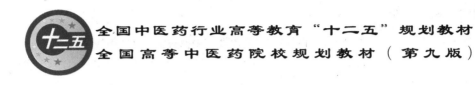

全国中医药行业高等教育"十二五"规划教材

全国高等中医药院校规划教材（第九版）

中药资源化学

（供中药资源与开发、中药学类及相关专业用）

主　编　段金廒（南京中医药大学）

　　　　陈士林（中国中医科学院中药研究所）

副主编　陈道峰（复旦大学）

　　　　陈纪军（中国科学院昆明植物所）

　　　　王喜军（黑龙江中医药大学）

　　　　乔延江（北京中医药大学）

　　　　沈志滨（广东药学院）

　　　　李会军（中国药科大学）

主　审　赵守训（中国药科大学）

　　　　周荣汉（中国药科大学）

中国中医药出版社

·北　京·

图书在版编目（CIP）数据

中药资源化学/段金廒，陈士林主编．—北京：中国中医药出版社，2013.9
全国中医药行业高等教育"十二五"规划教材
ISBN 978 -7 -5132 -1354 -7

Ⅰ．①中…　Ⅱ．①段…②陈…　Ⅲ．①中药化学 - 中医学院 - 教材
Ⅳ．①R284

中国版本图书馆 CIP 数据核字（2013）第 041955 号

中国中医药出版社出版
北京市朝阳区北三环东路 28 号易亨大厦 16 层
邮政编码　100013
传真　010 64405750
河北欣航测绘院印刷厂印刷
各地新华书店经销

*

开本 787 ×1092　1/16　印张 29.625　字数 661 千字
2013 年 9 月第 1 版　2013 年 9 月第 1 次印刷
书　号　ISBN 978 -7 -5132 -1354 -7

*

定价 48.00 元
网址　www. cptcm. com

全国中医药行业高等教育"十二五"规划教材
全国高等中医药院校规划教材（第九版）
专家指导委员会

吴咸中（天津中西医结合医院主任医师　中国工程院院士）

吴勉华（南京中医药大学校长　教授）

肖培根（中国医学科学院研究员　中国工程院院士）

陈可冀（中国中医科学院研究员　中国科学院院士）

陈立典（福建中医药大学校长　教授）

范永升（浙江中医药大学校长　教授）

范昕建（成都中医药大学校长　教授）

欧阳兵（山东中医药大学校长　教授）

周　然（山西中医学院院长　教授）

周永学（陕西中医学院院长　教授）

周仲瑛（南京中医药大学教授　国医大师）

郑玉玲（河南中医学院院长　教授）

胡之璧（上海中医药大学教授　中国工程院院士）

耿　直（新疆医科大学副校长　教授）

徐安龙（北京中医药大学校长　教授）

唐　农（广西中医药大学校长　教授）

梁光义（贵阳中医学院院长　教授）

程莘农（中国中医科学院研究员　中国工程院院士）

陈明人（江西中医药大学校长　教授）

谢建群（上海中医药大学常务副校长　教授）

路志正（中国中医科学院研究员　国医大师）

廖端芳（湖南中医药大学校长　教授）

颜德馨（上海铁路医院主任医师　国医大师）

秘　书　长　王　键（安徽中医药大学校长　教授）

洪　净（国家中医药管理局人事教育司巡视员兼副司长）

王国辰（全国中医药高等教育学会教材建设研究会秘书长
　　　　中国中医药出版社社长）

办公室主任　周　杰（国家中医药管理局人事教育司教育处处长）

林超岱（中国中医药出版社副社长）

李秀明（中国中医药出版社副社长）

办公室副主任　王淑珍（全国中医药高等教育学会教材建设研究会副秘书长
　　　　　中国中医药出版社教材编辑部主任）

裴　颢（中国中医药出版社教材编辑部副主任）

全国中医药行业高等教育"十二五"规划教材
全国高等中医药院校规划教材(第九版)

《中药资源化学》编委会

主　编	段金廒	(南京中医药大学)
	陈士林	(中国中医科学院中药研究所)
副主编	陈道峰	(复旦大学)
	陈纪军	(中国科学院昆明植物所)
	王喜军	(黑龙江中医药大学)
	乔延江	(北京中医药大学)
	沈志滨	(广东药学院)
	李会军	(中国药科大学)
编　委	(按姓氏笔画排序)	
	才　谦	(辽宁中医药大学)
	王　涛	(天津中医药大学)
	冯卫生	(河南中医学院)
	刘荣华	(江西中医药大学)
	李绍平	(澳门大学)
	吴　霞	(首都医科大学)
	吴德玲	(安徽中医药大学)
	张　帆	(新疆医科大学)
	张俊清	(海南医学院)
	殷　军	(沈阳药科大学)
	郭　玫	(甘肃中医学院)
	宿树兰	(南京中医药大学)
	董婷霞	(香港科技大学)
	薛培凤	(内蒙古医学院)
主　审	赵守训	(中国药科大学)
	周荣汉	(中国药科大学)

前　言

全国中医药行业高等教育"十二五"规划教材是为贯彻落实《国家中长期教育改革和发展规划纲要（2010－2020年)》、《教育部关于"十二五"普通高等教育本科教材建设的若干意见》和《中医药事业发展"十二五"规划》，依据行业人才需求和全国各高等中医药院校教育教学改革新发展，在国家中医药管理局人事教育司的主持下，由国家中医药管理局教材办公室、全国中医药高等教育学会教材建设研究会在总结历版中医药行业教材特别是新世纪全国高等中医药院校规划教材建设经验的基础上，进行统一规划建设的。鉴于由中医药行业主管部门主持编写的全国高等中医药院校规划教材目前已出版八版，为便于了解其历史沿革，同时体现其系统性和传承性，故本套教材又可称"全国高等中医药院校规划教材（第九版）"。

本套教材坚持以育人为本，重视发挥教材在人才培养中的基础性作用，充分展现我国中医药教育、医疗、保健、科研、产业、文化等方面取得的新成就，以期成为符合教育规律和人才成长规律，并具有科学性、先进性、适用性的优秀教材。

本套教材具有以下主要特色：

1. 继续采用"政府指导，学会主办，院校联办，出版社协办"的运作机制

在规划、出版全国中医药行业高等教育"十五"、"十一五"规划教材时（原称"新世纪全国高等中医药院校规划教材"新一版、新二版，亦称第七版、第八版，均由中国中医药出版社出版），国家中医药管理局制定了"政府指导，学会主办，院校联办，出版社协办"的运作机制，经过两版教材的实践，证明该运作机制符合新时期教育部关于高等教育教材建设的精神，同时也是适应新形势下中医药人才培养需求的更高效的教材建设机制，符合中医药事业培养人才的需要。因此，本套教材仍然坚持这个运作机制并有所创新。

2. 整体规划，优化结构，强化特色

此次"十二五"教材建设工作对高等中医药教育3个层次多个专业的必修课程进行了全面规划。本套教材在"十五"、"十一五"优秀教材基础上，进一步优化教材结构，强化特色，重点建设主干基础课程、专业核心课程，加强实验实践类教材建设，推进数字化教材建设。本套教材数量上较第七版、第八版明显增加，专业门类上更加齐全，能完全满足教学需求。

3. 充分发挥高等中医药院校在教材建设中的主体作用

全国高等中医药院校既是教材使用单位，又是教材编写工作的承担单位。我们发出关于启动编写"全国中医药行业高等教育'十二五'规划教材"的通知后，各院校积极响应，教学名师、优秀学科带头人、一线优秀教师积极参加申报，凡被选中参编的教师都以积极热情、严肃认真、高度负责的态度完成了本套教材的编写任务。

4. 公开招标，专家评议，健全主编遴选制度

本套教材坚持公开招标、公平竞争、公正遴选主编原则。国家中医药管理局教材办公室和全国中医药高等教育学会教材建设研究会制订了主编遴选评分标准，经过专家评审委员会严格评议，遴选出一批教学名师、高水平专家承担本套教材的主编，同时实行主编负责制，为教材质量提供了可靠保证。

5. 继续发挥执业医师和职称考试的标杆作用

自我国实行中医、中西医结合执业医师准入制度以及全国中医药行业职称考试制度以来，第七版、第八版中医药行业规划教材一直作为考试的蓝本教材，在各种考试中发挥了权威标杆作用。作为国家中医药管理局统一规划实施的第九版行业规划教材，将继续在行业的各种考试中发挥其标杆性作用。

6. 分批进行，注重质量

为保证教材质量，本套教材采取分批启动方式。第一批于2011年4月启动中医学、中药学、针灸推拿学、中西医临床医学、护理学、针刀医学、中药资源与开发7个本科专业124种规划教材。2012年下半年启动其他专业的教材建设工作。

7. 锤炼精品，改革创新

本套教材着力提高教材质量，努力锤炼精品，在继承与发扬、传统与现代、理论与实践的结合上体现了中医药教材的特色；学科定位准确，理论阐述系统，概念表述规范，结构设计更为合理；教材的科学性、继承性、先进性、启发性及教学适应性较前八版有不同程度提高。同时紧密结合学科专业发展和教育教学改革，更新内容，丰富形式，不断完善，将学科、行业的新知识、新技术、新成果写入教材，形成"十二五"期间反映时代特点、与时俱进的教材体系，确保优质教育资源进课堂，为提高中医药高等教育本科教学质量和人才培养质量提供有力保障。同时，注重教材内容在传授知识的同时，传授获取知识和创造知识的方法。

综上所述，本套教材由国家中医药管理局宏观指导，全国中医药高等教育学会教材建设研究会倾力主办，全国各高等中医药院校高水平专家联合编写，中国中医药出版社积极协办，整个运作机制协调有序，环环紧扣，为整套教材质量的提高提供了保障机制，必将成为"十二五"期间全国高等中医药教育的主流教材，成为提高中医药高等教育教学质量和人才培养质量最权威的教材体系。

本套教材在继承的基础上进行了改革与创新，但在探索的过程中，难免有不足之处，敬请各教学单位、教学人员以及广大学生在使用中发现问题及时提出，以便在重印或再版时予以修正，使教材质量不断提升。

国家中医药管理局教材办公室
全国中医药高等教育学会教材建设研究会
中国中医药出版社
2012年6月

编写说明

1987年8月由国家教育委员会决定在高等医药院校设置中药资源学专业。2002年经教育部批准设置中药资源与开发专业，2008年7月由中国自然资源学会天然药物资源专业委员会提出编写一套中药资源与开发专业系列教材。经过多方反复调研，最终确定本套教材的编写计划，并纳入国家"十二五"行业规划教材系列之中。本套教材在国家中医药管理局的统一规划和指导下，由全国高等教育研究会、全国高等中医药教材建设研究会具体负责，由南京中医药大学段金廒教授担任总主编，为我国中药与天然药物资源以及相关学科本科生提供了第一套包含12门课程的系列规划教材。

本系列教材的主要编写单位有南京中医药大学、中国药科大学、中国中医科学院中药研究所、中国医学科学院药用植物研究所、山东中医药大学、长春中医药大学、北京中医药大学、黑龙江中医药大学、中国科学院昆明植物研究所、南京农业大学、沈阳药科大学、复旦大学、天津中医药大学、广东药学院、河南中医学院、湖北中医药大学、上海中医药大学、江西中医药大学、安徽中医药大学、甘肃中医学院、湖南农业大学等。

中药资源化学（Resources Chemistry of Chinese Medicinal Materials）是一门揭示自然资源中对人类健康及其相关领域具有应用价值或潜在价值的资源性化学成分的性质、分布、积累与消长规律，并通过适宜技术集成以实现资源的合理生产与科学利用的综合性、应用性特色突出的基础学科。

中药资源化学以药用植物、菌物、动物、矿物等再生和非再生资源为研究对象，注重从中药资源的生产和利用目的出发，研究药用资源生物体不同生长阶段、不同组织器官中次生与初生代谢产物的生合成规律及其分布特征；研究生态环境诸因子影响资源性化学成分的积累动态与消长规律；研究稀缺资源的替代和补偿；挖掘中药资源的多途径利用和潜在价值等。目的是科学合理的生产和利用中药资源，经济有效的延伸和发展资源经济产业链。

本教材共分上、下两篇，共计七章，其中上篇为总论部分包括四章，第一章由段金廒、陈士林编写，第二章由段金廒、董婷霞、陈纪军编写，第三章由乔延江、王喜军、李绍平、李会军编写，第四章各类型化学成分分别由陈道峰、沈志斌、陈纪军、殷军、冯卫生、吴德玲、王涛、才谦编写；下篇为各论部分包括三章，第五章由段金廒、陈士林、陈纪军、张俊清、李会军、李绍平、刘荣华、张帆、吴霞编写，第六章、第七章由宿树兰、薛培凤、郭玫编写。全书由段金廒、陈士林统一审改定稿。

本教材可供高等中医药、农林、师范等院校的中药（天然药物）资源与开发、中药学、药学及相关专业的本科生使用，亦可供相关领域的研究生和科技工作者参考。

本教材的编写，得到中国中医药出版社、中药资源与开发专业国家"十二五"系列规划教材专家的悉心指导。周荣汉教授、姚新生院士对教材结构、内容提出宝贵意见，谨致衷心感谢！这是我国第一本中药资源化学本科教材，缺点和错误在所难免，希望广大读者提出宝贵意见，以便再版时修订和完善。

《中药资源化学》编委会

2012年5月

目　录

上篇　总论

第一章　绪论……………………………………………………………………… 1

　第一节　中药资源化学的概念与范畴…………………………………………… 1

　　一、中药资源化学的概念与性质……………………………………………… 1

　　二、中药资源化学的内涵与外延……………………………………………… 2

　第二节　中药资源化学学科的形成与发展……………………………………… 2

　　一、中药资源化学的学科形成………………………………………………… 2

　　二、中药资源化学的学科发展………………………………………………… 3

　第三节　中药资源化学的研究任务与内容……………………………………… 4

　　一、研究任务…………………………………………………………………… 4

　　二、研究内容…………………………………………………………………… 4

　第四节　中药资源化学研究思路………………………………………………… 8

　　一、以中医药学与中药资源学理论为指导的中药材规范化

　　　　生产………………………………………………………………………… 9

　　二、集成多元技术的中药资源科学高效利用………………………………… 9

　　三、中药资源健康可持续发展与资源经济产业链…………………………… 9

第二章　中药资源化学成分类型及其生物合成途径…………………………… 11

　第一节　药用植物资源化学成分类型及其生物合成途径……………………… 11

　　一、初生代谢产物生物合成途径……………………………………………… 11

　　二、次生代谢产物生物合成途径……………………………………………… 12

　第二节　药用动物资源化学生物代谢途径……………………………………… 31

　　一、脂肪酸类…………………………………………………………………… 31

　　二、蛋白质类…………………………………………………………………… 31

　　三、萜类………………………………………………………………………… 31

　　四、胆汁酸类…………………………………………………………………… 34

　　五、生物碱类…………………………………………………………………… 34

第三章　中药资源化学成分的研究方法………………………………………… 35

　第一节　中药资源化学成分的提取与分离方法………………………………… 35

　　一、中药资源化学成分的提取………………………………………………… 35

　　二、中药资源化学成分的分离………………………………………………… 41

　第二节　中药资源化学成分的结构鉴定方法…………………………………… 48

一、理化鉴定 ……………………………………………… 48

二、波谱鉴定 ……………………………………………… 49

第三节　中药资源化学成分动态积累与分析评价方法 ……… 58

一、中药资源化学成分动态积累与评价的意义 ………… 58

二、影响中药资源化学成分积累的主要因素 …………… 59

三、中药资源化学研究中的数理统计分析方法 ………… 60

第四章　中药资源化学成分主要类型 71

第一节　基于初生代谢的中药资源化学成分 ……………… 71

一、糖类 …………………………………………………… 71

二、氨基酸、肽及蛋白质类 ……………………………… 78

三、脂类 …………………………………………………… 85

第二节　基于次生代谢的中药资源化学成分 ……………… 89

一、脂肪酸及其酯类 ……………………………………… 89

二、苯丙素类 ……………………………………………… 93

三、酚酸类 ………………………………………………… 110

四、醌类 …………………………………………………… 117

五、黄酮类 ………………………………………………… 130

六、鞣质类 ………………………………………………… 161

七、萜类 …………………………………………………… 174

八、甾体类 ………………………………………………… 222

九、生物碱类 ……………………………………………… 248

下篇　各论

第五章　植物类中药资源化学 ………………………………… 271

第一节　藻类中药资源化学 ……………………………………… 271

一、藻类中药资源化学概述 ……………………………… 271

二、藻类中药资源化学研究实例 ………………………… 273

海藻 ………………………………………………………… 273

第二节　菌类中药资源化学 ……………………………………… 275

一、菌类中药资源化学概述 ……………………………… 276

二、菌类中药资源化学研究实例 ………………………… 279

冬虫夏草 …………………………………………………… 279

灵芝 ………………………………………………………… 282

第三节　蕨类中药资源化学 ……………………………………… 285

一、蕨类中药资源化学概述 ……………………………… 285

二、蕨类中药资源化学研究实例 ………………………… 288

卷柏 ………………………………………………………… 288

第四节　裸子植物类中药资源化学 ……………………………… 291

一、裸子植物类中药资源化学概述 …………………………… 291
二、裸子植物类中药资源化学研究实例 ………………… 293
　　银杏叶 ………………………………………………… 293
第五节　被子植物类中药资源化学 …………………………… 299
一、被子植物类中药资源化学概述 …………………… 299
二、被子植物类中药资源化学研究实例 ………………… 301
　　桑叶 …………………………………………………… 301
　　大黄 …………………………………………………… 306
　　淫羊藿 ………………………………………………… 312
　　五味子 ………………………………………………… 316
　　黄连 …………………………………………………… 320
　　赤芍 …………………………………………………… 323
　　板蓝根 ………………………………………………… 327
　　杜仲 …………………………………………………… 331
　　山楂 …………………………………………………… 335
　　甘草 …………………………………………………… 339
　　黄芪 …………………………………………………… 344
　　大枣 …………………………………………………… 348
　　酸枣仁 ………………………………………………… 354
　　人参 …………………………………………………… 358
　　三七 …………………………………………………… 366
　　刺五加 ………………………………………………… 370
　　当归 …………………………………………………… 374
　　白芷 …………………………………………………… 378
　　柴胡 …………………………………………………… 382
　　丹参 …………………………………………………… 387
　　黄芩 …………………………………………………… 395
　　金银花 ………………………………………………… 399
　　罗汉果 ………………………………………………… 403
　　菊花 …………………………………………………… 405
　　麦冬 …………………………………………………… 409
　　姜黄 …………………………………………………… 412
第六章　动物类中药资源化学 ………………………………… 417
第一节　药用动物资源化学研究概论 ………………………… 417
一、药用动物资源化学成分及分布 …………………… 417
二、珍稀濒危动物类中药资源的替代性研究 ………… 426
第二节　动物类中药资源化学研究实例 ……………………… 427
　　水蛭 …………………………………………………… 427
　　斑蝥 …………………………………………………… 429

　　　　珍珠···431

　　　　蟾酥···434

　　　　鹿茸···436

　　　　牛黄···440

　　　　水牛角···442

　　　　阿胶···443

第七章　矿物类中药资源化学·································446

　第一节　矿物类中药资源化学概论·····················446

　　一、药用矿物资源化学类型····························446

　　二、药用矿物资源的分布特点·························447

　　三、药用矿物资源的开发与利用·····················448

　第二节　矿物类中药资源化学研究实例················448

　　　　石膏···448

　　　　自然铜···449

　　　　芒硝···450

　　　　炉甘石···451

　　　　滑石···452

　　　　白矾···453

　　　　朱砂···453

参考文献···455

上 篇 总 论

第一章 绪 论

随着人口剧增和人们崇尚自然、回归自然理念的提升，国内外市场对中药及天然药物资源性产品的需求激增，利用资源与节约资源、保护资源之间的矛盾日益突出。为了实现中药资源的有效利用与可持续发展，必然要求人们对赖以生存的资源性物质的生产与利用等科学问题展开深入系统研究，以寻求可持续发展的策略与方法。

第一节 中药资源化学的概念与范畴

中药资源化学作为中药资源学学科体系的重要组成部分和分支学科，近年来随着中药和天然药物资源经济的快速发展日益受到重视并取得了长足进步。本节从中药资源化学的学科概念与性质、内涵与外延，以及学科建立的背景、学科体系框架、研究技术体系、目标与任务、学科特色、发展趋势等方面进行系统阐述。

一、中药资源化学的概念与性质

中药资源化学（Resources Chemistry of Chinese Medicinal Materials，RCCMM）是一门应用多学科知识与方法，以药用植物、菌物、动物、矿物等再生和非再生资源为研究对象，揭示其资源性化学成分的性质、分布、积累与消长规律，并通过适宜技术集成以实现中药资源的合理生产与科学利用的综合性应用基础学科。

中药资源化学具有资源学与化学的双重性质与学科基础。从资源学角度出发，研究资源性化学成分在生物体内的动态积累过程及其与环境因素的关系，重视各类型代谢产物生（合）成过程中关键酶的特性与表达水平对其积累的影响和动态变化规律。从化学角度出发，研究中药资源中可利用物质的类型、结构、性质、质量、数量、存在与分布以及利用途径等。

二、中药资源化学的内涵与外延

中药资源化学它是中药资源学的分支学科，是药用生物学、生理生态学、药材生产与加工学、中药化学与分析学、生物工程学、生物效应与功能评价、综合利用与产品开发、信息科学等多学科相互渗透、交叉融合形成的一门综合性新兴学科。

围绕中药及天然药物资源领域资源性产品的生产与利用、资源经济产业链的形成与发展等社会需求构建学科体系，进行人才培养和科学研究，主要涉及：①基于药用生物的生长发育过程研究资源生物体化学成分的种类与分布、合成途径、积累动态与生理生态的关系及其调控机制；②基于药材生产与加工过程研究资源性成分的生物转化、化学转化及其变化规律；③基于资源开发与综合利用角度研究药用资源中各类物质的可利用价值及其资源化过程；④基于资源产业化过程研究促进资源性化学成分利用效率的有效提升。立足于培养兼具中药资源学与资源化学等相关学科知识和技能的专门人才。

中药资源化学学科的外延涉及以药用或健康需求为目的开发利用自然资源的不同资源门类，如海洋生物资源、森林生物资源、菌藻生物资源等。因此，从广义上讲，中药资源化学是一门揭示自然资源中对人类健康及其相关领域具有应用价值或潜在价值的资源性化学成分的性质、分布、积累与消长规律，并通过适宜技术集成以实现资源的合理生产与科学利用的综合性与应用性特色突出的基础学科。

第二节　中药资源化学学科的形成与发展

为了实现自然资源的有效利用与可持续发展，20世纪中后期，国内外科技工作者对人类赖以生存的有限资源中可利用物质的生产与利用等科学问题展开了深入系统的研究，从而形成了以资源的合理、高效、节约利用为主要研究方向的新兴交叉学科——资源化学，并先后应用于石油资源、植物资源、海洋资源等的科学利用研究，分别形成了石油资源化学、植物资源化学、海洋资源化学等新兴学科或新研究领域。中药资源化学的建立有其社会背景、行业背景和学科背景，相对于其他领域研究而言，起步较晚。

一、中药资源化学的学科形成

（一）中药资源化学学科建立的社会背景

中药资源是国家战略资源，随着中药资源经济产业链的不断延伸和发展，国内外市场对中药及天然药物资源的需求量与日俱增，利用资源与节约资源、保护资源之间的矛盾日益突出。为了实现中药资源的有效利用与可持续发展，必然要求人们对赖以生存的有限资源中可利用物质的生产与利用等科学问题展开深入系统研究，以寻求可持续发展的策略与方法。同时，从"物尽其用"的观点出发，必须对生物资源中资源性成分进行多途径、多层次的开发与利用，挖掘资源利用价值，提升资源利用效益，以构建节约资源、循环经济、绿色产业的中药资源健康可持续发展模式。

（二）中药资源化学学科发展的行业背景

以消耗中药及天然药物资源为特征的资源经济产业链不断延伸,产业集群快速扩张,已成为我国生物医药独具特色的产业力量,为民众的健康和相关产业的发展作出了重要贡献。然而,由于该行业受传统生产方式、传统应用习惯和传统产业现代化程度诸因素影响,目前尚处于生产力水平不高,科学研究相对滞后的状态。因此,中药资源的生产、加工、开发利用及其产业化过程中需要更加科学合理与有效,以不断提升产品的品质,提高资源化利用效率,实现物尽其用的目的。中药资源化学学科的建立与发展将为中医药行业提供有力支撑,行业发展与社会需求也为中药资源化学的学科进步提供不竭动力。

（三）中药资源化学形成的学科背景

中药资源化学的形成与发展与中医药事业的发展密切相关,得益于自然资源学学科体系的建立和不断完善,尤其是资源生态学、资源地理学、植物资源学、动物资源学、资源经济学等多学科的有力支撑。同时,天然产物化学与分析化学等相关学科的发展及其适宜技术的有效利用,资源性产物的代谢规律及其生物与化学转化机制的不断揭示等为中药资源化学的形成与发展奠定了坚实的基础。

中药资源学作为国家二级学科,近年来得到了快速发展,学科体系不断完善。中药资源化学作为中药资源学的重要分支学科,不断开拓创新,形成了独具特色的中药资源化学科学研究体系,为中药资源的生产和科学利用提供了有力支撑,为中药资源学科的丰富和完善做出重要贡献。

二、中药资源化学的学科发展

中药资源化学学科的建立虽然起步较晚,但对于中药资源产业的发展至关重要。它集成现代科学体系中资源学、生物学、化学与分析学、工程技术、信息技术等理论与方法,服务于中药资源的合理生产与科学利用,为我国中药资源经济产业链的延伸,资源利用效率的提升、资源性产品的品质提高等相关领域的健康可持续发展起到重要引导和推动作用。

中药资源化学学科的建设和发展紧紧围绕我国丰富的药用生物资源,借助于化学与分析、资源生物学、生物工程等技术,以及生物活性评价和潜在利用价值的发现等现代多学科知识与技术,开展中药资源化学应用基础和资源综合利用研究。应用基础研究的目标是围绕资源可利用物质的研究和发展多元化资源产业,探讨资源生物体内可利用物质化学成分的结构与特征、形成与分布、积累动态与时空变化规律等,以充分挖掘和发现资源种类（类群）的可用性和多宜性价值;基于植物化学分类学原理开展替代资源的寻找及发现,以解决濒危稀缺资源问题等。综合利用研究是依据基础研究积累对其各类可利用物质进行多途径、多层次的综合开发利用研究,努力实现物尽其用,形成中药资源—可利用物质—多途径开发—功能产品群集成的资源化学研究与利用模式,充分发挥资源整体性价值。

因此,该学科的建立与发展对于中医药事业的发展尤为重要。作为中药资源学的分支学科，其人才培养、学科建设、科学研究贯穿于中药资源生产与利用全过程，也是中药资源学科体系进一步完善和发展的重要内容。

第三节　中药资源化学的研究任务与内容

围绕中药及天然药物资源领域资源性产品的生产与利用、资源经济产业链的形成与发展等社会需求构建学科体系，进行人才培养和科学研究，以有效提升其经济效益、社会效益与生态效益，为资源的健康可持续发展提供支撑。

一、研究任务

中药资源化学研究任务是以药用植物、药用菌物、药用动物、药用矿物等再生和非再生资源为研究对象，注重从中药资源的生产和利用角度出发，研究药用资源生物体不同生长阶段、不同组织器官中初生与次生代谢产物的生（合）成规律及其分布特征；研究生态环境诸因子对资源性化学成分积累的动态与消长规律；研究稀缺资源的替代和补偿；挖掘中药资源的多途径利用和潜在资源价值等。目的是科学合理的生产和利用中药资源，经济有效的延伸和发展资源经济产业链。

二、研究内容

1. 阐明药用资源生物体中资源性化学成分的动态积累与分布规律　植物类中药资源中次生代谢产物是植物在生长发育和对环境的适应过程中代谢产生的结构多样、种类丰富的小分子物质，研究这些小分子化学成分在资源生物体内的合成积累与生态环境中各因子的关系，揭示其生理生态调控机制，对于药材及其资源性原料适宜采收期的确定十分重要。

（1）植物次生代谢过程与资源性成分动态积累与调控　植物次生代谢过程与环境的关系、次生代谢产物积累的消长规律等是一系列复杂科学问题，国内外学者在该领域进行了系统的探索研究，形成植物次生代谢理论。研究表明，药用生物资源体内次生代谢产物的合成与积累需要环境条件的诱导，体现在细胞、分子水平上。植物细胞内控制次生代谢生物合成酶的基因，只有在特定的环境刺激诱导下才能表达。在环境胁迫条件下，植株生长变慢，次生代谢产物数量增加；而在良好环境条件下，植株生长快，次生代谢产物累积量少。当受到昆虫、病原菌攻击或生境严重胁迫时，植株生长和次生代谢都受到遏制，植物体内信号分子明显增加。

在中医药的形成发展过程中，古代医家们在不断实践过程中逐渐认识到环境因素与药材品质的形成密切相关，即药材的道地性特点。因此，学习和运用植物次生代谢理论对探究药用生物中资源性成分的合成、转化、积累、消长与环境诱导的关联规律具有重要价值。

（2）资源性代谢产物动态积累与药材适宜采收期的客观评价和确定　植物从发芽、展叶、开花、结实到根系的膨大和地上部分的凋萎等均是生物适应季节性环境周期变化而形成的生长发育节律，其实质是植物生长发育与环境条件关系的表征。物候的变化反映了植物生命现象对外部环境变化的响应，体现了植物体内初生和次生代谢产物对环境变化的适应，展现出生物资源与化学物质间的时空关系与特点。因此，处于不同物候期的资源生物其药用部位的生长发育与化学物质的积累是动态的、有节律的。从药用生物的生长发育过程探究资源性代谢产物动态积累规律与生态因子的关系，以客观评价和确定药材适宜采收期。

药材适宜采收期确立的基本原则是质量最优和产量最大化。药材品质优劣的核心评价指标是能够客观表征临床功效的药用化学物质组成和含量。然而，药用物质的形成与积累过程直接受到生态环境、气候条件和人为活动等复合因素的影响。通过采集同一资源生物种类在不同物候期特征性多指标代谢产物的动态积累和消长变化规律，并结合其药用部位生物产量，建立客观表征植物生长发育与环境条件的物候关系，以及影响药材品质形成与药用部位生物产量相关联的多指标综合评价模式，建立科学合理的确定药材适宜采收期的方法学。

2. 揭示药用资源生物体中资源性化学成分的生物转化与化学转化 中药资源化学强调资源性成分在药用生物体内的动态积累过程与环境因素的关系，资源性化学成分的累积、分布与其生（合）成途径以及酶系统调控密切相关，而酶系统的调控及其相关基因表达又受到环境因子的影响。采收药用部位并经产地初加工形成药材的过程，既是去除非药用部位的净制环节，又是依据药用需求分门别类采用适宜方法技术进行产地加工处理的重要环节，其过程中发生着一系列复杂的生物转化与化学成分间的相互转化等变化过程。

（1）药材生产与加工过程中资源性成分的生物转化及其变化规律 在药材生产与加工过程中资源生物体内的化学成分在酶系统的作用下发生着一系列具有一定规律性的消长变化。丹参 *Salvia miltiorrhiza* 的根及根茎经采挖和切割离开土壤和母体后其体内的一系列酶系被激活，尤其是在干燥加工"发汗"过程中，根中的酪氨酸、苯丙氨酸等氨基酸类成分在相关酶作用下转化形成丹酚酸类成分，使其资源性成分含量积累显著增加。地黄 *Rehmannia glutinosa* 新鲜块根中所含梓醇（catalpol）在 β-葡萄糖苷酶的作用下发生酶解，使其分子结构中具有的烯醚和缩醛活泼基团被打开失去糖基并进行重排，或继续与亲核性化学成分反应产生稳定的呈色物质。玄参 *Scrophularia ningpoensis* 的根在产地干燥加工的"发汗"环节中促使其含有的哈巴俄苷（harpagosiade）结构中的肉桂酰基水解，产生哈巴苷（harpagide）和肉桂酸。黄芩药材加工过程中采用的"杀酶保苷"措施，其目的是通过加工使生物组织中的酶系失活而抑制资源性成分被酶转化而影响其品质。

（2）药材生产与加工过程中资源性成分的化学转化及其变化规律 在药材生产与加工过程中，资源性化学成分在一定温度、湿度等条件作用下发生着一系列具有一定规律性的化学反应。丹参药材中含有的丹酚酸类（salvianolic acids）成分具热不稳定性，在加热干燥过程中随着温度的逐渐升高其含量不断下降。动态分析结果表明，以丹酚酸 B 为代表的缩合酚酸含量不断下降，而以丹参素、原儿茶醛为代表的小分子含量则不断上升，并有新的小分子生成，其内在机制是加热导致了丹酚酸 B 的酯基水解和苯骈呋喃开环降解。芍药 *Paeonia lactiflora* 鲜根经修剪、擦白（刮皮）、煮制、干燥等步骤形成白芍药材，在此过程中芍药根中所含主要活性成分芍药苷（paeoniflorin）被水解释放出具挥发性的蒎烷类化合物，并使药效降低。当归 Angelica sinensis 的药用部位根在甘肃岷县产地加工过程中，通过以豆秸等为燃料进行熏制，不仅有利于干燥，还使其挥发油组成及相对含量向有利于功效的方向转化，苯酞类、有机酸类活性成分含量明显提高，表明传统产地加工方法的科学性与合理性。

因此，揭示药材生产与加工过程中资源性化学物质的消长规律对建立科学合理的药材加工技术规范、保障药材品质、提高资源利用效益均有重要意义。

3. 揭示药用生物资源中各类化学物质的可利用价值及其资源的有效利用 资源的利用价值在于其可利用物质的多用性与多宜性。因此，发现和拓展其利用途径及其多层次利用价值是实现中药资源有效利用的重要任务。迄今为止，我们在药用生物资源的生产和利用方式上仍在沿袭千百年来的经验与局限，或是仅仅利用了资源生物的根、茎、叶、花、果实、种子等某一组织器官，或是仅仅限于药用的单一用途，导致中药资源利用效率低下，尚未形成有效的资源经济产业链。

（1）多途径多层次开发与拓展，促进资源利用效率的有效提升 以中医药学、民族医药学与资源学理论为指导，以中药资源化学研究为手段，以药用资源生物体传统药用部位和非药用部位的资源化系统利用为目的，集成多元适宜技术，进行多途径的拓展与开发，如人用药和功能性健康产品、精细化工产品、化妆品、香料、色素、生物农药、畜禽兽药产品等；进行多层次的利用价值发现与资源化研究，如以药材及饮片为原料的初级利用，以提取物、萃取部位、化学组分、化学成分为原料的梯度利用等。

例如，银杏 Gikgo biloba 主要分布于中国，以江苏、山东及其周边地区的资源集聚度和药用资源产量为高。经过数十年的多途径多层次开发利用研究，基本形成以银杏叶为（主要）原料的药品系列、功能性产品系列、保健饮品系列等不同利用途径的资源产品群和中药饮片、标准提取物系列、黄酮（内酯）化学组分系列、银杏内酯系列成分（聚戊烯醇成分）等多层次梯度深层利用的资源产品群；以银杏种子（种仁）为原料的白果药用及食用系列产品群和以银杏外种皮为原料的生物农药、多糖活性部位等产品群。构成了较为系统的银杏资源经济产业链。丹参药材的水提醇沉物中含有丰富的水苏糖（stachyose），是重要的制药原料，具有促进肠道功能等作用，又可作为制药、食品工业中的优良赋形剂和填充剂原料；根及地上部分含有的迷迭香酸（rosmarinic acid）等有机酸类成分尚可作为抗氧化、保护血管、延缓衰老等功能性产品开发利用。

近年来，我国当归种植面积达 30 余万亩，每年在收获其药用部位根及根茎的同时，产生的地上茎叶废弃物达 4.8 万吨。研究表明，当归地上部分中含有丰富的酚酸类化学组分，具有抗凝血、抑制大肠杆菌和枯草杆菌、抑制马铃薯腐烂线虫活性等作用。通过资源化利用可将其开发形成防治牛乳房炎、鸡鸭等菌痢的畜禽兽药和用于植物保护的生物农药等产品。对大枣 Ziziphus jujuba 及酸枣 Z. jujuba var. spinosa 叶的资源化学研究表明，其叶中均富含具抑制肿瘤细胞增殖作用的三萜类成分。从菊 Chrysanthemum morifolium 收获花序后废弃的茎叶中获得具有抗病毒、抗菌、抗肿瘤利用价值的黄酮类及倍半萜类资源性化学成分。

（2）珍稀濒危药用生物资源的替代性研究，保障中药资源的持续发展和供给 资源的有限性和稀缺性决定了人类在利用资源过程中需要不断寻找替代资源以补偿，如是既可保障资源的有效供给，又可保护珍稀濒危资源的持续发展。近些年来，运用中药资源化学与植物化学分类学思路和手段，通过对近缘药用生物类群资源性化学成分直接或潜在利用价值的发现，获得替代和补偿性资源。探索构建形成资源－化学－品质－功效－替代性－产品创制等研究技术体系并创新研究模式。

千层塔（蛇足石杉）*Huperzia serrata* 作为抗痴呆药物石杉碱甲（Huperzin A）的原料资源，面临资源短缺的严峻现状。通过对近缘植物类群石杉属植物的系统分析评价，从中发现高含量的资源植物 *H. lolckyeri*、*H. squarrosa* 等可替代和补偿资源。在阐明不同花色牦牛角、水牛角解热镇静等活性物质的基础上，证实其替代犀角、广角、羚羊角的资源可利用价值。

4. 通过工艺优化与技术集成促进资源性成分的转化与转移，提升资源利用效率 资源是人类社会发展的基础，资源利用效率不高是导致当今社会面临的资源日益短缺、生态环境加剧恶化的基本因素之一，已成为严重影响并危及到人类的生活、生存条件和社会可持续发展的主要因素。随着科学技术的进步，为维持生态平衡、促进循环经济发展，有效提高资源的利用效率已成为当前资源学领域的发展趋势。资源产业化过程中通过适宜技术集成和工艺条件优化，促进原料中资源性物质的有效转移和得率提高；通过对药用生物资源各类物质的利用价值不断研究发现，以逐步实现有限资源的多元化、精细化利用，已成为减少资源消耗以推进低碳经济发展模式、降低原料成本以提升产品竞争力、实现资源节约型和环境友好型行业、领域和社会的重大课题。因此，通过工程技术集成及技术革新，提升资源性成分的转化与转移率为目的的中药资源化学研究方向越来越受到重视。

近年来，超临界流体萃取技术、高压萃取技术、超声辅助提取技术、微波辅助提取技术、酶工程技术、膜分离技术、超微粉碎技术、复合多元溶剂萃取技术等现代高效提取分离、富集方法和技术的应用，为资源性成分利用效率提高提供了有效手段；通过对中药复杂化学组（成）分的有效拆分和大量生物模型的建立，以及高通量、高内涵活性筛选技术体系的应用，药用生物资源各类物质的利用价值不断被发现，逐步推进了中药和天然药物资源性化学成分的多元化和精细化利用。

沙棘 *Hippophae rhamnoides* 鲜果榨汁后的废渣中含有较为丰富的天然抗氧化剂——原花青素，通过优化提取工艺与大孔吸附树脂类型筛选，确定最佳生产工艺条件，显著提高了产物得率及其产品纯度（>85%）。温莪术（温郁金）*Cucuma wenyujin* 根茎中含有约2%的挥发油，油中主要含倍半萜类、桉油精类资源性物质，通过水蒸气蒸馏与超临界萃取不同工艺比较表明，采用后者挥发油得率是前者的2倍，且保持油的组成及其相对含量稳定。

甘草 *Glycyrrhiza spp.* 植物根中含有丰富的三萜皂苷类、黄酮类、香豆素类、多糖类及挥发性物质等资源性成分，各类化学成分的利用价值各不相同。通过水提/蒸馏－醇提液合并－大孔树脂吸附富集/梯度洗脱/分级纯化等多元技术集成和工艺优化，使得各类物质得到有效拆分，各得其用。

第四节 中药资源化学研究思路

中药资源是国家战略资源,是保障国民健康、发展民族医药产业的物质基础。中医药事业的发展有赖于中药资源的高效利用和可持续发展,有赖于药用生物资源可利用物质、潜在价值的发现技术水平和手段,有赖于挖掘资源可利用物质或资源性成分的多途径、多层次利用价值,从而实现物尽其用的资源研究目的,体现资源可用性、多用性的本质属性,体现资源的经济、社会及生态效益。中药资源化学的研究框架图见图1-1。

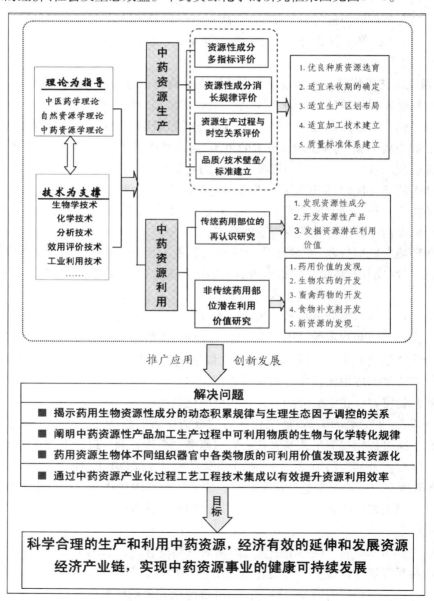

图1-1 中药资源化学研究框架示意图

中药资源化学的研究思路可从以下几个方面加以认识和把握。

一、以中医药学与中药资源学理论为指导的中药材规范化生产

遵循自然资源学的基本规律，从资源的可用性和多用性角度出发，服务于中药资源生产与利用全过程。中药资源生产主要涉及以中药资源生物体为研究对象，揭示其资源性化学成分的分布、积累、时空关系、消长规律等；通过优良种质资源选育、药材适宜采收期的确定、适宜生产区划布局、适宜加工技术建立以及多指标成分的质量标准体系建立等，实现中药资源的优质足量规范化生产。

二、集成多元技术的中药资源科学高效利用

以中医药学、民族医药学与资源学理论为指导，通过药效评价、保健功能评价、兽药活性评价、农药效应评价等适宜技术的应用，以发现和拓展传统药用部位和非药用部位在不同领域的可利用价值；通过现代分离、提取、精制、分析等技术和技术集成，以实现可利用物质的认知和获得，进而多途径开发利用，如人用药物产品、功能保健品、农药产品、兽药产品、食品、精细化工产品、化妆品、香料、色素等，多层次开发利用，如药材原料、提取物、化学组分、单体成分的开发利用等。集成生物资源学、中药及天然产物化学、分析化学、信息科学等相关学科的适宜方法和技术，为经济有效、科学合理、全面综合的利用有限资源，提升资源利用效率，以保障资源性产业健康可持续发展。

三、中药资源健康可持续发展与资源经济产业链

资源的有限性和稀缺性决定了人类在利用资源过程中需要不断寻找替代补偿资源、发现新资源、提高资源利用效率等以维持中药资源的可持续发展。运用资源化学与植物化学分类学的方法和手段，基于近缘生物类群蕴含着相似的化学物质组成和类同的生物活性的基本原理，开展珍稀、濒危药用生物资源的可替代性资源的寻找和发现，研究开发其类效品和替代品，构建从资源－化学－品质－功效－替代性－产品创制等技术平台和创新研究模式，是寻找替代资源和发现新资源的重要途径。

随着科学技术的迅猛发展，有效提高资源的利用效率，已是当前资源学科领域高效利用资源、维持生态平衡、循环经济的必然发展趋势。通过集成现代高效的提取分离、富集方法和技术，采用高压萃取技术、微波萃取技术、酶解技术、超微粉碎技术、复合多元溶剂萃取技术等，以改革已有传统中药制药工业经典工艺技术，有效提高资源性成分转移率，从而提高资源的利用效率，逐步实现资源密集型向技术密集型的转变。同时延伸资源经济产业链，提高资源综合利用价值，也是中药资源健康可持续发展的重要方面。

总之，中药资源化学研究体系是将生物资源、生产技术、化学物质、分析技术、信息处理等多学科研究技术方法融合集成，应用于中药资源生产及其产业化的过程。围绕我国丰富的生物资源，借助化学、生物学、生物工程等技术以及功能评价方法等现代多

学科交叉技术和手段开展中药资源化学应用基础和资源综合利用研究。揭示资源性化学成分在资源生物体中的分布、动态积累规律以及与生理生态诸因子的调控关系、资源性产品加工生产过程中可利用物质的生物与化学转化规律等，为人工资源生产和有效利用提供重要依据和技术支撑；依据基础研究积累与成果发现资源性化学成分的多途径、多层次利用价值，通过中药资源产业化过程工艺工程技术集成以有效提升资源利用效率，实现物尽其用的价值，形成中药资源－资源性化学物质－多途径开发－功能产品群集成的资源化学研究与利用模式，以科学合理的生产和利用中药资源，经济有效的延伸和发展资源经济产业链，实现中药资源事业的健康可持续发展。

第二章 中药资源化学成分类型及其生物合成途径

中药资源化学成分是指药用资源生物在其生命活动过程中产生和积累的代谢产物。依据其生物合成途径分为初生代谢产物（primary metabolite）和次生代谢产物（secondary metabolite）。了解和掌握源于中药和天然药物资源化学成分的生源（biogenesis）、合成途径（synthetic pathway）及其之间的联系与转化，对于资源性化学成分的分类、结构研究、仿生合成，以及客观分析和判断各类产物及其分子间的来龙去脉、积累规律与分布特征，科学有效的生产和利用资源等方面有着重要的理论指导意义和应用价值。

第一节 药用植物资源化学成分类型及其生物合成途径

药用植物资源生物类群中积累和分布的资源性化学成分，包括初生代谢产物和次生代谢产物两大类型。前者主要包括糖类、蛋白质类、脂类等类型化学成分；后者主要包括脂肪酸及其酯类、酚酸类、苯丙素类、香豆素类、醌类、黄酮类、萜类、生物碱类、甾体类等类型化学成分。

植物以甲戊二羟酸、脱氧木酮糖磷酸酯、氨基酸、莽草酸等为基本构造单元，通过乙酸-丙二酸途径（合成酚类等）、异戊二烯途径（合成萜类）、氨基酸途径（合成生物碱）等生物合成途径，形成结构多样的中药资源化学成分。这些成分在分子结构中都包含着某些基本组成单位。如脂肪酸、酚类、醌及聚酮类化合物具有二碳单位，苯丙素类化合物具有 C_6-C_3 单位，黄酮类化合物具有 $C_6-C_3-C_6$ 单位，萜类化合物具有重复的五碳单位，生物碱类化合物具有氨基酸单位等。

一、初生代谢产物生物合成途径

初生代谢与植物的生长发育和繁衍直接相关，为植物的生存、生长、发育、繁殖提供能源和中间产物。绿色植物及藻类通过光合作用将水和二氧化碳合成为糖类，进一步通过不同的途径，产生三磷酸腺苷（ATP）、辅酶 A（NADH）、丙酮酸、磷酸烯醇式丙酮酸（PEP）、4-磷酸赤藓糖、核糖等维持植物体生命活动不可缺少的物质。PEP 与 4-磷酸赤藓糖可进一步合成莽草酸；而丙酮酸经过氧化、脱羧后生成乙酰辅酶 A，再进入三羧酸循环中，生成一系列的有机酸及丙二酸单酰辅酶 A 等，并通过固氮反应得到一系列的氨基酸，这些过程为初生代谢过程。见图 2 - 1。

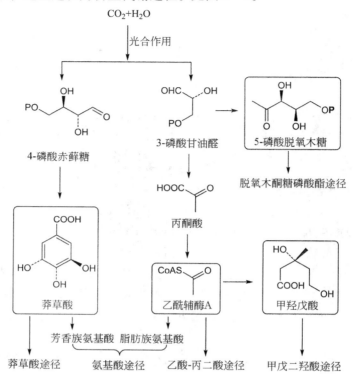

图 2 - 1　植物初生代谢过程简化示意图

二、次生代谢产物生物合成途径

植物次生代谢产物的种类繁多，化学结构多种多样，但从生物合成途径看，次生代谢是从几个主要分叉点与初生代谢相连接，初生代谢的一些关键产物是次生代谢的起始物。在次生代谢产物生物合成中，最重要的构造单元由乙酰辅酶 A、莽草酸、甲戊二羟酸及 5 -磷酸脱氧木糖等中间体合成，它们分别出现在乙酸 -丙二酸（acetate - malonate）途径、莽草酸（shikimate）途径、甲戊二羟酸（mevalonic acid）途径以及脱氧木酮糖磷酸酯（deoxyxylulose phosphate）途径中。乙酸途径产生的重要次级代谢产物包括酚类、前列腺素类、大环内酯类、脂肪酸衍生物等。莽草酸途径可合成种类丰富的酚类、桂皮酸衍生物、木质素以及生物碱等。甲羟戊酸途径和磷酸脱氧木糖途径共同负责合成大量的萜类和甾醇类代谢产物。除上述途径外，氨基酸也是天然产物生物合成中常见的构造单元，肽类、蛋白质、生物碱以及一些抗生素均来自氨基酸途径。

1. 乙酸 -丙二酸途径（acetate - malonate pathway，AA - MA 途径）　依据生物合成进行分类，聚酮（polyketides）是一大类天然产物，由乙酸（C2）单位通过缩合反应经多聚 -β -酮链中间体生物合成获得，其结构多样，主要包括脂肪酸、酚类、蒽醌及萘类化合物。2 分子乙酰辅酶 A（acetyl - CoA）经一次 Claisen 缩合反应得到乙酰乙酰辅酶 A（acetoacetyl - CoA），然后与乙酰辅酶 A 重复 Clsisen 反应可得到适宜长度的多聚 -β-酮酯，反应过程见图 2 -2。

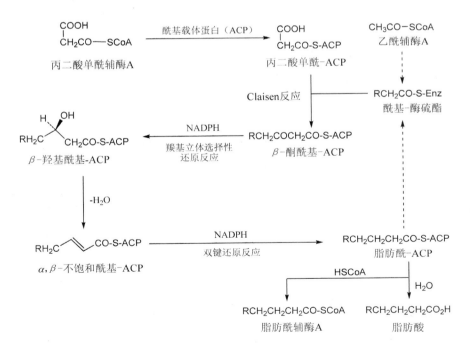

图 2 -2 乙酸 - 丙二酸途径

（1）脂肪酸类 脂肪酸的生物合成是由脂肪酸合酶（fatty acid synthase）参与完成的酶催化反应过程。乙酰辅酶 A 和丙二酸单酰辅酶 A 自身并不能缩合，而是以硫酯键与酶结合形成复合物参加反应。反应过程见图 2 -3，丙二酸单酰辅酶 A 与酰基载体蛋白（ACP）结合产生丙二酸单酰 -ACP 复合物，乙酰辅酶 A 与酶结合生成硫酯，二者经 Claisen 反应生成乙酰乙酰 -ACP，然后消耗 NADPH，立体选择性还原生成相应的β-羟基酰基 -ACP，消除一分子水，生成（E）-α,β-不饱和酰基 -ACP，DADPH 可进一步还原双键，生成饱和脂肪酰，碳链延长 2 个碳原子，脂肪酰 -ACP 重新进入反应体系，与丙二酸单酰 -ACP 进行缩合，经羰基还原、脱水、双键还原反应，循环一次，每次循环碳链延长两个碳原子，直到获得适宜长度的脂肪酰 -ACP。最后，硫酯酶催化分解脂肪酰 -ACP 复合物，释放出脂肪酰辅酶 A 或游离脂肪酸。碳链的长度由硫酯酶的特异性决定。不饱和脂肪酸有多种生物合成方式，在大多数生物体中通过相应烷基酸去饱和作用生成。

图 2 -3 饱和脂肪酸类化合物的生物合成途径

（2）酚类 脂肪酸生物合成中缩合反应和还原反应交替进行，生成不断延长的烃链。若合成过程中缺少还原步骤，则产物为多聚 $-\beta-$ 酮链。由 1 个乙酸酯起始单位和 3 个丙二酸酯延伸单位缩合生成的多聚 $-\beta-$ 酮酯，能通过 A、B 两种方式折叠，见图 2 -4。A 方式：$\alpha-$ 亚甲基离子化，与相隔 4 个碳原子的羰基发生羟醛缩合反应，羰基转化为季碳羟基并形成六元环，随后经脱水、烯醇化生成苔藓酸；B 方式：经分子内 Claisen 反应，断裂硫酯键并释放酶，生成环己三酮，烯醇化生成间三酚苯乙酮。

乙酸途径生物合成的芳环系统具有显著的特点：多聚 $-\beta-$ 酮链多个羰基氧原子保留在终产物中，并在芳环上交替排列，也有羰基因反应形成 C–C 键而脱去，如苔藓酸。这种在交替碳原子上发生氧化反应的方式称为间位氧化方式，特点明显、易辨认其生源前体，与莽草酸途径形成芳环的结构差别较大。

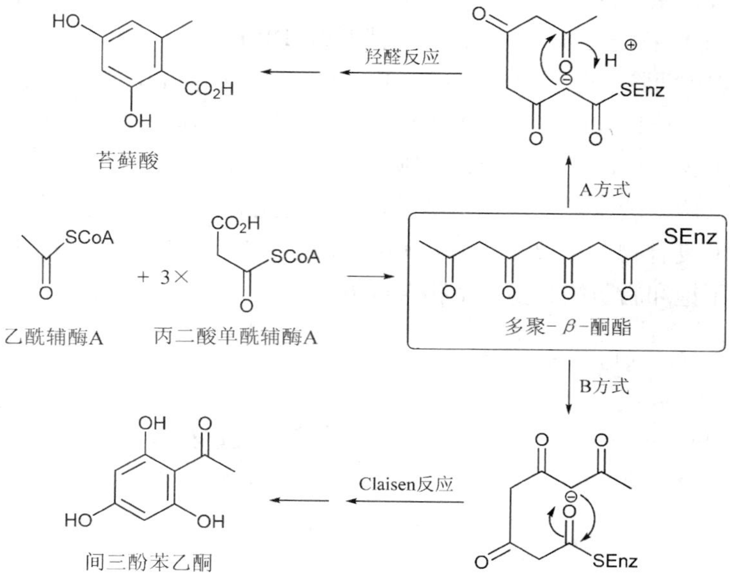

图 2 -4 乙酸途径生物合成的芳环系统

（3）蒽醌类 许多天然蒽醌类化合物也是由乙酸途径生物合成获得。蒽醌结构骨架以及相关多环结构是按照最合理的反应顺序分步构建完成，以大黄酚、大黄素为例说明该途径，过程见图 2 -5。聚酮链折叠后首先环合形成链中间环，然后分别构建另外两个环。由莽草酸和异戊二烯单位合成的蒽醌类化合物结构中，氧化反应通常发生在一个芳环上，不具有间位氧化方式的特点。

2. 莽草酸途径（shikimic acid pathway） 莽草酸途径是一条初生代谢与次生代谢共有途径，在植物体内大多数酚类化合物由该途径合成。

（1）芳香族氨基酸和简单苯甲酸类 高等植物将 D–赤藓糖 -4–磷酸（磷酸戊糖途径的产物）与磷酸烯醇式丙酮酸（糖酵解途径的产物）结合生成莽草酸，莽草酸转化为分支酸，分支酸经预苯酸生成苯丙氨酸和酪氨酸，为苯丙烷类化合物生物合成的起始分子，见图 2 -6。

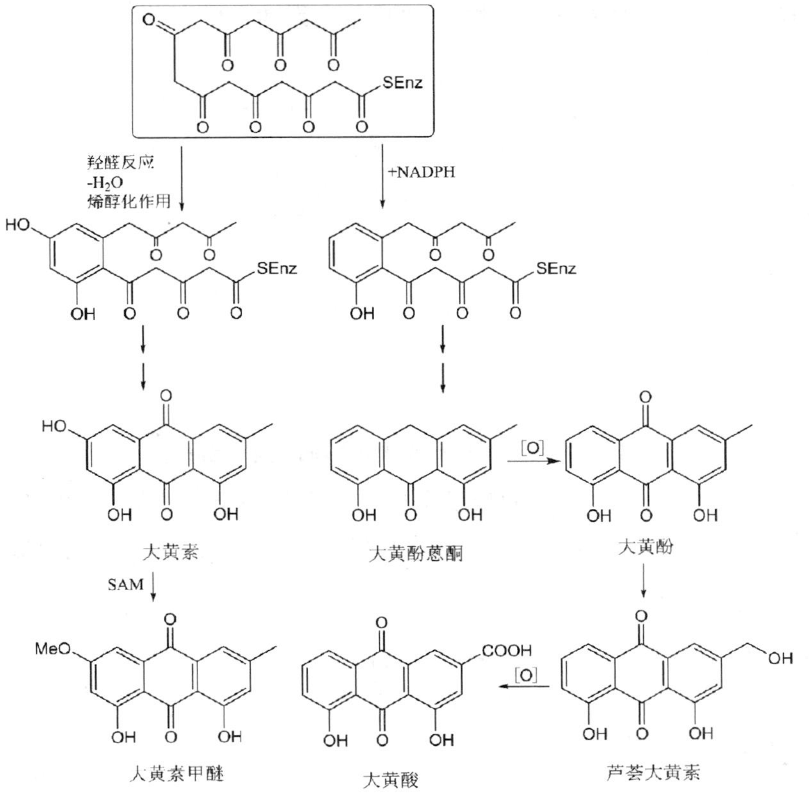

图 2-5 蒽醌类化合物的生物合成过程（以大黄酚、大黄素为例）

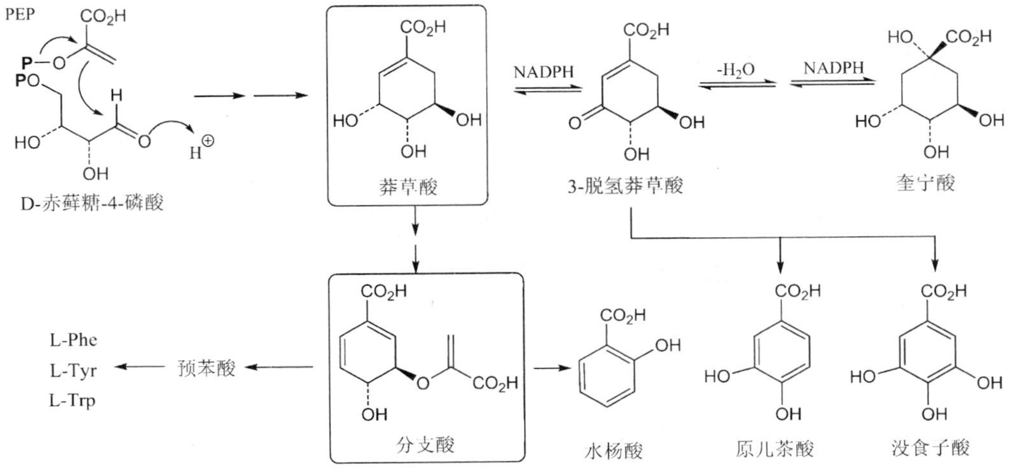

图 2-6 芳香族氨基酸和简单苯甲酸类化合物的生物合成途径

（2）木脂素和木质素类 木脂素是一类由苯丙素双分子聚合而成的天然化学成分，木质素是一类分子较大且具三维结构的芳香族高聚物。C_6-C_3 结构单元 L-酪氨酸脱去侧链氨基生成 4-香豆酸。L-苯丙氨酸经苯丙氨酸氨解酶（PAL）催化脱去侧链氨基生成桂皮酸,桂皮酸进一步羟基化和甲基化,生成木脂素和木质素类化合物,见图2-7。

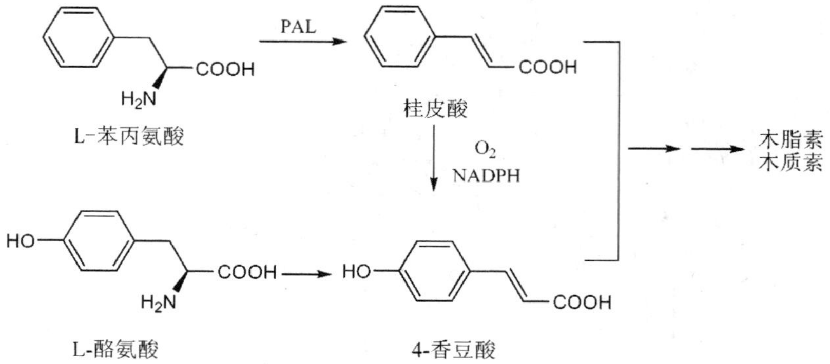

图2-7 木脂素和木质素类化合物的生物合成途径

（3）香豆素类 生物界存在的顺反异构和内酯化都是由酶促反应进行的。香豆素的生物合成不需要光照。桂皮酸及4-香豆酸侧链邻位碳的羟基化生成伞形花内酯及其香豆素的衍生物，见图2-8。

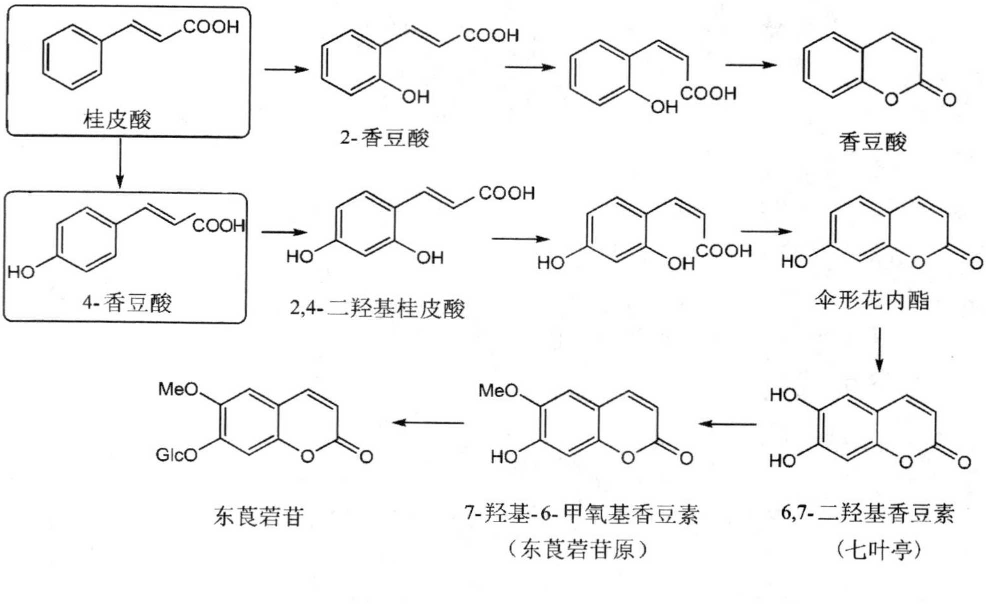

图2-8 香豆素类化合物的生物合成途径

（4）黄酮类和芪类 黄酮类和芪类化合物是以4-羟基桂皮酰辅酶A为起始单元，引入3分子的丙二酸单酰辅酶A生成。3个丙二酸单酰辅酶A和1个桂皮酰辅酶A单元在芪类合成酶或查耳酮合成酶催化下发生缩合反应，分别生成芪类（如白藜芦醇）或查耳酮类化合物。查耳酮是植物中普遍存在的各类黄酮类化合物的前体物质。大部分黄酮化合物均含有一个六元杂环，它由酚羟基亲核进攻不饱和酮发生 Michael 加成反应形成，产生黄烷酮（flavanone）（如柚皮素），该反应由酶催化，并立体专一性地生成一个黄烷酮对映体。诸如甘草素等黄酮类化合物，其结构中脱去一个羟基，导致乙酸途径来源的芳环是间苯二酚模式而非均苯三酚模式。黄烷酮化合物的基本骨架上发生改变可以生成如黄酮（flavones）、黄酮醇（flavonols）、花色素（anthocyanidins）和儿茶素等多种类型的化合物，见图 2 -9。

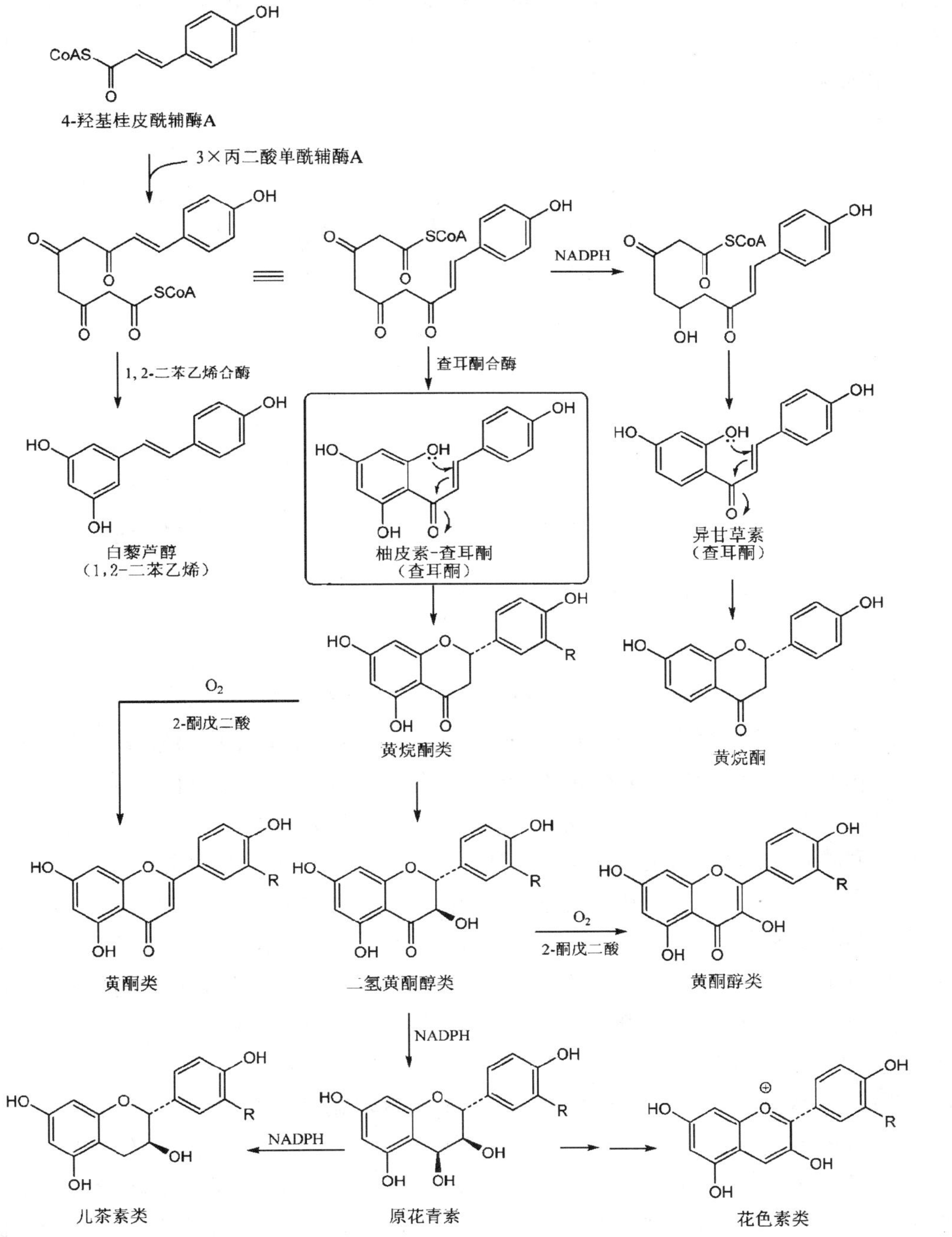

图 2 - 9 黄酮类和芪类化合物的生物合成途径

（5）异黄酮类　异黄酮（isoflavonoids）是黄酮类化合物中一个完全不同的亚类，其结构的差异在于莽草酸来源的芳环转移到了杂环碳的邻位。该重排过程由细胞色素P450 依赖性酶催化，并需要 NADPH 和 O_2 辅助因子参与，黄烷酮类化合物甘草素（liquiritigenin）和柚皮素（naringenin）经羟基异黄酮中间体分别转变为大豆黄酮（daidzein）和染料木黄酮（genistein）等异黄酮类成分，见图 2 −10。

上述重排机制生成的异黄酮类化合物几乎只存在于豆科植物中。

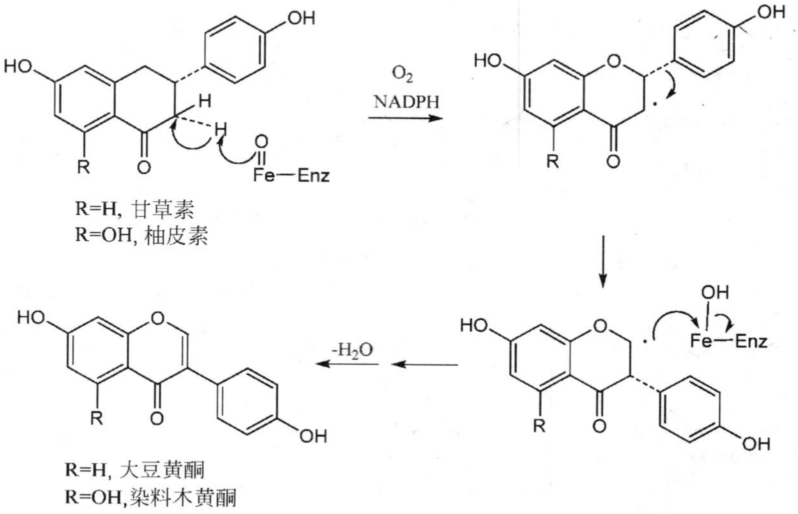

图 2−10　异黄酮类化合物的生物合成途径

3. 甲戊二羟酸途径（mevalonic acid pathway，MVA 途径）和脱氧木酮糖磷酸酯途径（deoxyxylulose phosphate pathway，DOXP）　萜类和甾类化合物是以异戊二烯为基本单位构成的一类化合物。异戊二烯基单元有两条来源途径：甲戊二羟酸途径（MVA途径）和脱氧木酮糖磷酸酯途径（DOXP）。MVA 途径由三分子乙酰辅酶 A 在细胞质内经生物合成产生甲戊二羟酸（MVA），然后经由磷酸化、脱羧过程形成异戊二烯类化合物的基本骨架焦磷酸异戊烯酯（isopentenyl pyrophosphate，IPP）和焦磷酸二甲烯丙酯（dimethylallyl pyrophosphate，DMAPP），见图 2 −11。DOXP 途径中，IPP 的直接前体不是 MVA，而是丙酮酸和甘油醛 −3 −磷酸（glyceraldehyde 3 −phosphate，GA −3P）。绝大多数的萜类都由五碳的 IPP 和 DMAPP 基本结构以"头 −尾"的方式形成。

（1）单萜类　DMAPP 和 IPP 通过异戊二烯转化酶生成焦磷酸香叶酯（geranyl diphosphate，GPP），GPP 通过离子化形成烯丙基阳离子中间态，该中间态发生移位重排生成焦磷酸沉香酯（linalyl PP，LPP），双键构型反转生成焦磷酸橙花酯（neryl PP，NPP），见图 2 −12。这三个化合物结构相应的变化丰富了链状单萜的化合物结构，这些化合物是调料和香料中挥发油的组成成分。最终产物可以是烃、醇、醛，也可以是酯，最常见的是乙酸酯。

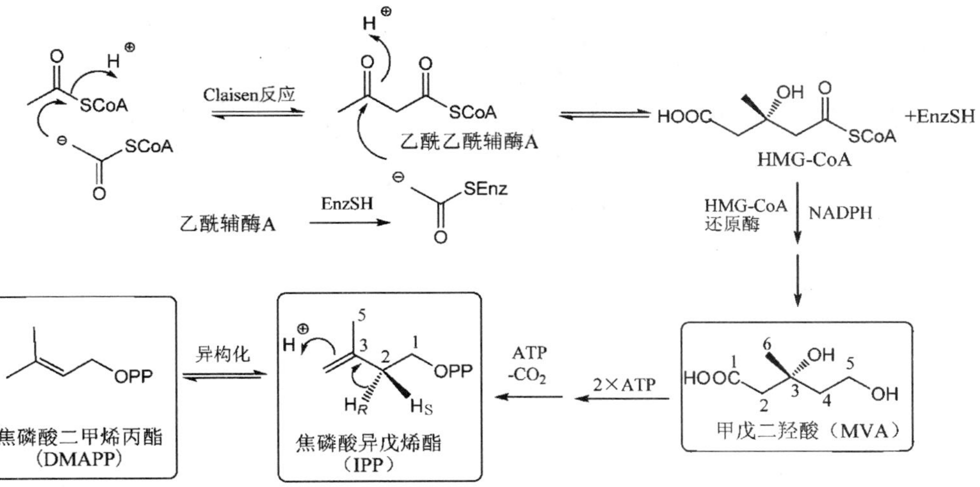

图 2-11 甲戊二羟酸途径

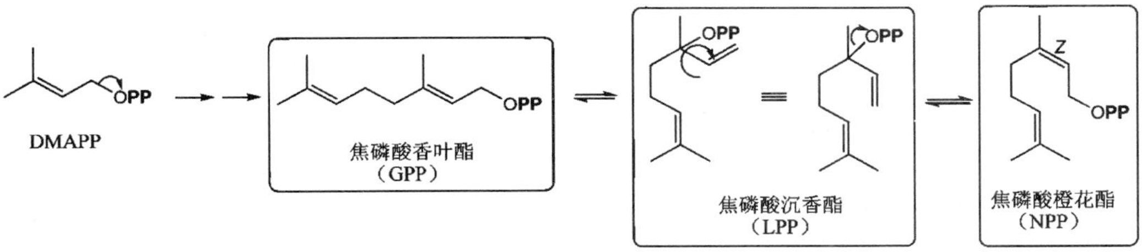

图 2-12 单萜类化合物的生物合成途径

　　单萜的结构经环化反应变得更加多样，LPP 和 GPP 是单环薄荷烷系列化合物的前体。

　　（2）环烯醚萜类　环烯醚萜属于单萜类化合物，为香叶醇折叠形成，香叶醇通过一系列的羟基化以及氧化反应生成双醛结构，氢负离子进攻该结构，环化形成臭蚁二醛，进一步氧化得到臭蚁三醛，再进一步形成半缩醛结构的杂环。大多数的环烯醚萜以苷的形式存在，如马钱素（loganin），糖基化过程可有效地将半缩醛键转化为缩醛。马钱素是许多其他环烯醚萜结构化合物生物合成中的一个关键中间体，同时也参与一些吲哚类生物碱或四氢异喹啉生物碱等化合物的生物合成。马钱素中的简单单萜骨架开裂后代谢为裂环马钱素（secologanin），这是裂环环烯醚萜（secoiridoids）的典型结构，见图 2-13。该过程由依赖细胞色素 P450 的加单氧酶催化氧化所致。

　　（3）倍半萜类　在异戊二烯转移酶的催化下，焦磷酸香叶酯加上一个五碳的 IPP 单元使链进一步延长，生成倍半萜的合成前体，焦磷酸金合欢酯（farnesyl diphosphate，FPP）。正常的碳正离子反应可以解释大部分常见倍半萜结构骨架的生成。以青蒿素的生物合成途径为例，见图 2-14，E,E-香叶基阳离子首先形成一个六元环，产生没药

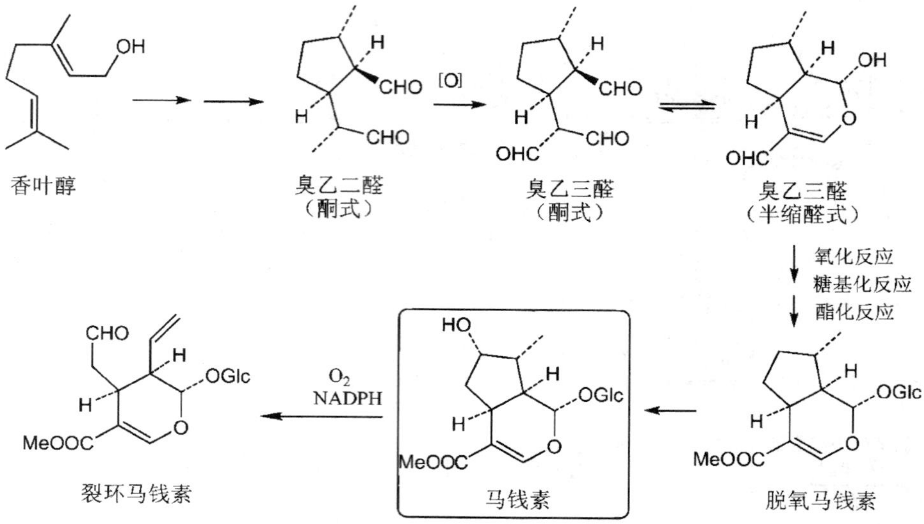

图 2 -13　环烯醚萜类化合物的生物合成途径

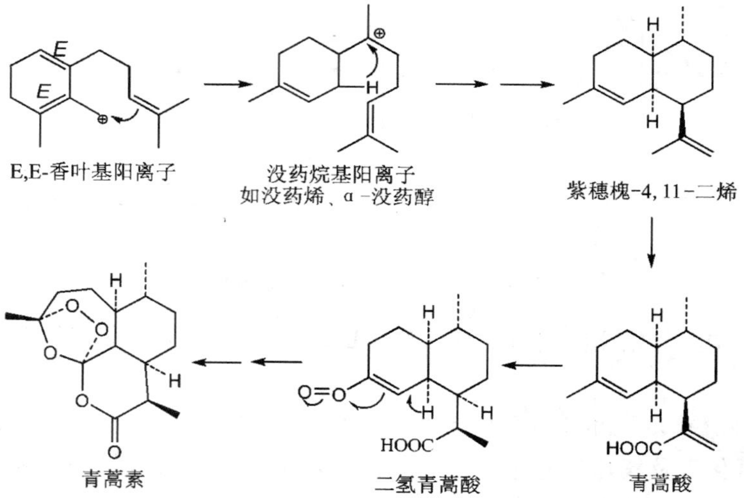

图 2 -14　倍半萜类化合物的生物合成途径（以青蒿素为例）

烷基阳离子，再发生 1,3 -氢迁移，最终生成紫穗槐 -4,11 -二烯，该化合物经过一定的氧化还原反应生成青蒿酸和二氢青蒿酸，经进一步非酶参与的反应，二氢青蒿酸可在植物正常的条件下发生氧介导的光氧化作用生成青蒿素（artemisinin）。

（4）二萜类　二萜由焦磷酸香叶基香叶酯（GGPP）转化而来，碳正离子诱导的GGPP 环化反应以及后续过程发生的 Wagner - Meerwein 重排反应可生成多种结构不同的二萜。GGPP 是焦磷酸金合欢酯通过如前述的相同方式进一步加成 1 个 IPP 分子后生成的。最简单而又最重要的一个二萜是叶绿醇（phytol），它是香叶基香叶醇的还原形式，是叶绿素脂溶性侧链部分。例如，焦磷酸古巴酯（labdadienyl PP）是银杏苦内酯的合成前体，其生物合成过程是经若干次重排、开环以及内酯环形成反应来实现，见图2-15。

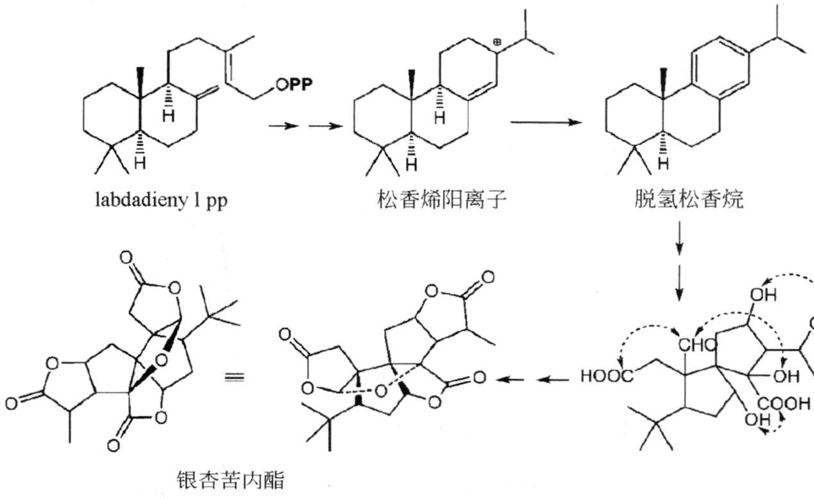

图2-15　二萜类化合物的生物合成途径（以银杏苦内酯为例）

（5）三萜类　两个焦磷酸金合欢酯通过尾-尾相连的方式缩合生成角鲨烯（squalene），在 O_2 和 NADPH 等辅助因子参与下，黄素蛋白催化角鲨烯生成氧化角鲨烯，氧化角鲨烯在酶表面相应位置固定并适当折叠，再经一系列环化反应及连续的甲基以及氢的 Wagner-Meerwein 跃迁重排，就形成了多环三萜结构，以环阿乔醇的生物合成途径为例说明，见图2-16。大部分三萜和甾醇结构中含有的 C_3 位羟基，是由氧化角鲨烯的环氧化物开环转化而来。

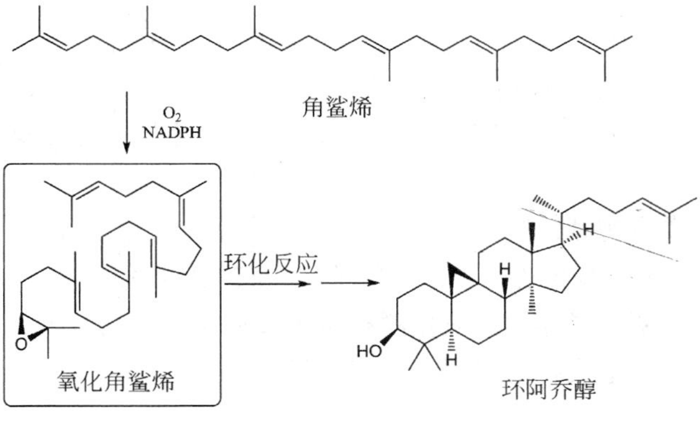

图2-16　三萜类化合物的生物合成途径（以环阿乔醇为例）

（6）四萜类　四萜仅包含一类化合物，即类胡萝卜素类化合物（carotenoids）。四萜骨架的形成，包括2分子 GGPP 的尾-尾缩合，此过程类似于角鲨烯和三萜类的生物合成。

（7）甾体皂苷类　甾体是结构被修饰的三萜，具有四环稠合结构，与三萜相比缺少 C_4 位和 C_{14} 位上的 3 个甲基。胆固醇具有甾体的基本骨架，甾体皂苷元螺环缩酮结构是由胆固醇侧链经一系列的氧化过程生成的，包括 C_{16} 位和一个末端甲基的羟基化反应以及在 C_{22} 位生成羰基的反应，见图 2 - 17。

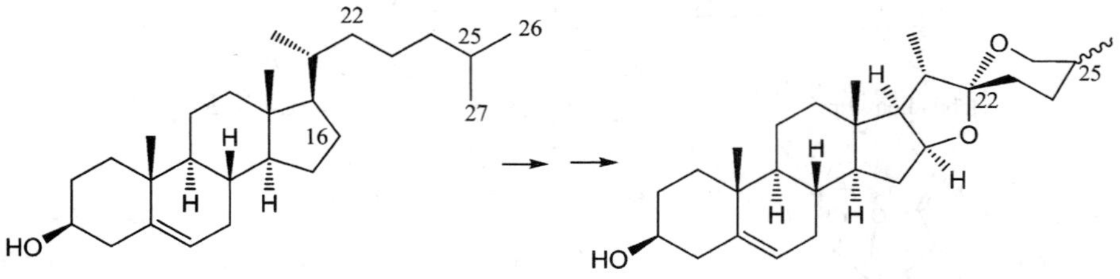

胆固醇　　　　　　　　　薯蓣皂苷 (雅姆皂苷)

图 2 - 17　甾体皂苷类化合物的生物合成途径（以薯蓣皂苷为例）

4. 氨基酸途径（amino acid pathway）　大多数生物碱类成分由此途径生成。有些氨基酸，如鸟氨酸、赖氨酸、苯丙氨酸、酪氨酸及色氨酸（tryptophane）等，经脱羧成为胺类，再经过一系列化学反应（甲基化、氧化、还原、重排等）生成各种生物碱化合物。

（1）来源于鸟氨酸的生物碱类　L - 鸟氨酸（L - ornithine）是动物体内构成尿素循环部分的非蛋白质氨基酸，在精氨酸酶的催化下由 L - 精氨酸生成。在植物中，L - 鸟氨酸主要由 L - 谷氨酸生成。鸟氨酸为生物碱提供了一个 C_4N 结构单元的吡咯烷环体系，该 C_4N 结构单元也是托品烷生物碱的组成部分。

①吡咯烷类生物碱和托品烷类生物碱：鸟氨酸经依赖 PLP 的脱羧反应生成腐胺，腐胺经甲基化生成 N - 甲基腐胺，在二胺氧化酶参与下，脱氨基生成醛，经席夫碱生成 N - 甲基 - Δ^1 - 吡咯啉阳离子。随后，乙酰辅酶 A 的烯醇式阴离子作为亲核试剂进攻吡咯啉离子发生类曼尼西反应，经克莱森缩合反应，延长侧链，生成 2 位取代的吡咯烷。莨菪碱和可卡因中托品烷骨架的二环结构由重复上述的类曼尼西反应生成，见图2 - 18。

②吡咯里西啶类生物碱：2 分子鸟氨酸经腐胺中间体过程生成二环吡咯里西啶基本骨架。在依赖 NAD^+ 氧化酶的作用下，2 分子的腐胺氧化脱氨基生成亚胺，再经 NADPH 还原生成高精脒。高精脒经连续的氧化脱氨基生成亚胺，然后醛的烯醇式阴离子发生分子内曼尼西反应，最终生成吡咯里西啶骨架，见图 2 - 19。

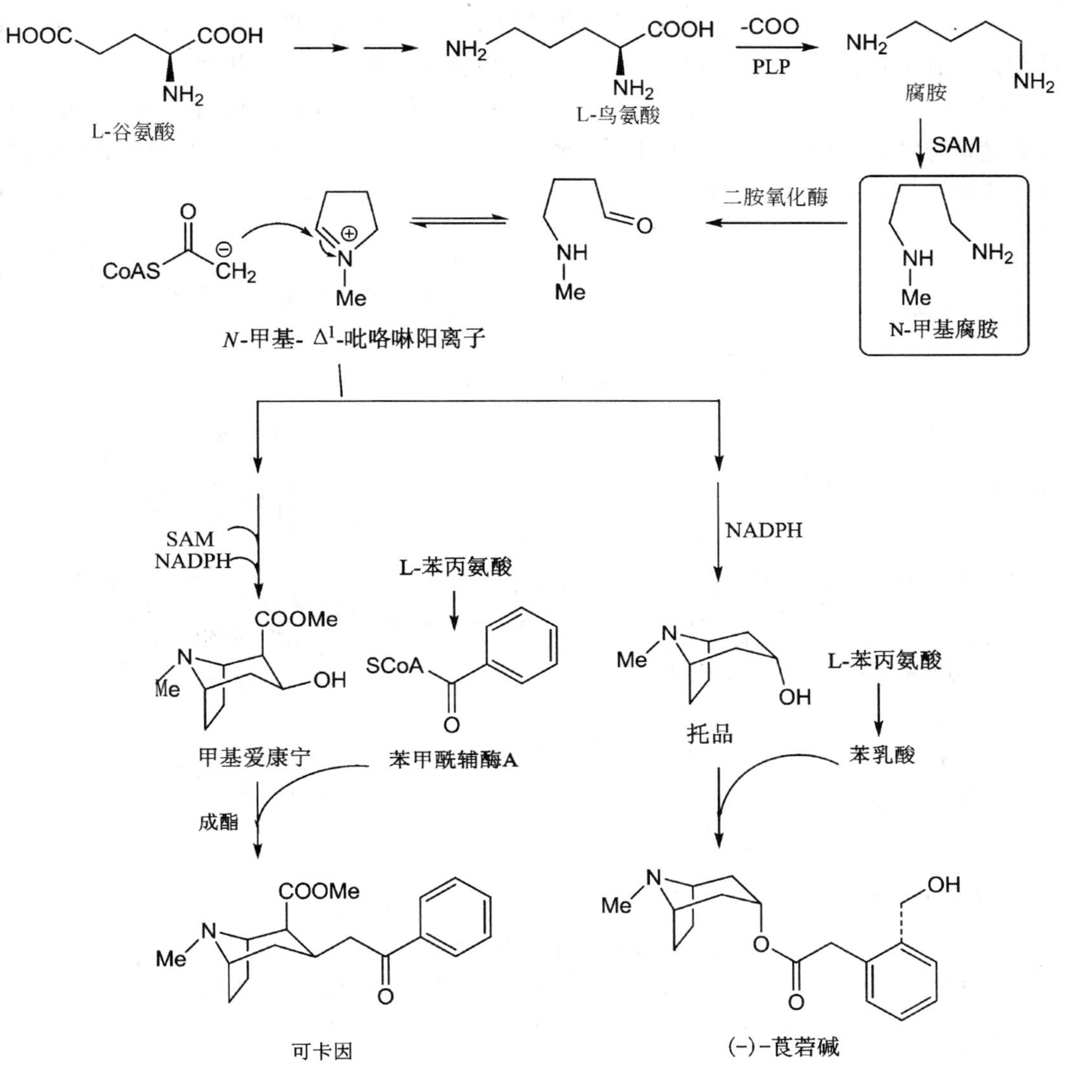

图 2 – 18　吡咯烷类生物碱和托品烷类生物碱的生物合成途径

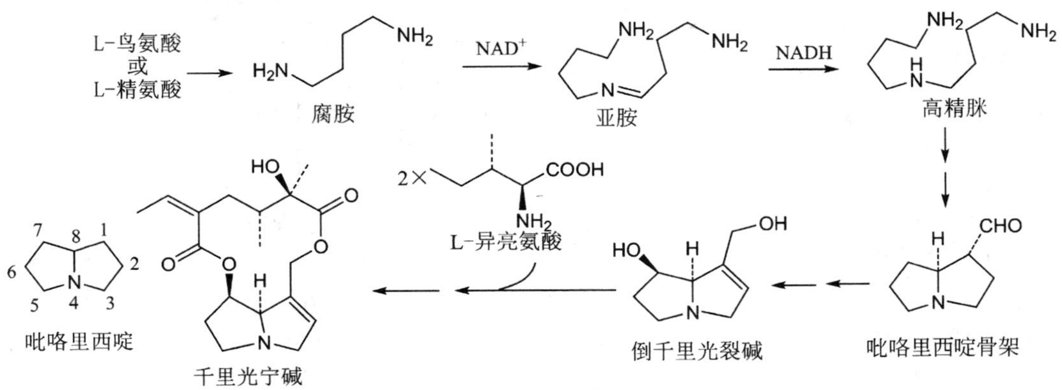

图 2 – 19　吡咯里西啶类生物碱的生物合成途径

（2）来源于赖氨酸的生物碱　L-赖氨酸是L-鸟氨酸的同系物，也是生物碱合成的前体，其生物合成途径与鸟氨酸衍化为相应生物碱类成分的过程相似。

①哌啶类生物碱：N-甲基石榴碱和伪石榴碱分别为古豆碱和托品酮的同系物，其生源途径与吡咯里西啶类生物碱相似，此处以尸胺（cadaverine）为中间体，Δ^1-哌啶盐与亲和性更强的乙酰乙酰辅酶A发生曼尼西反应，引入的乙酰乙酸基的羧基碳以水解或脱羧反应脱去，过程见图2-20。

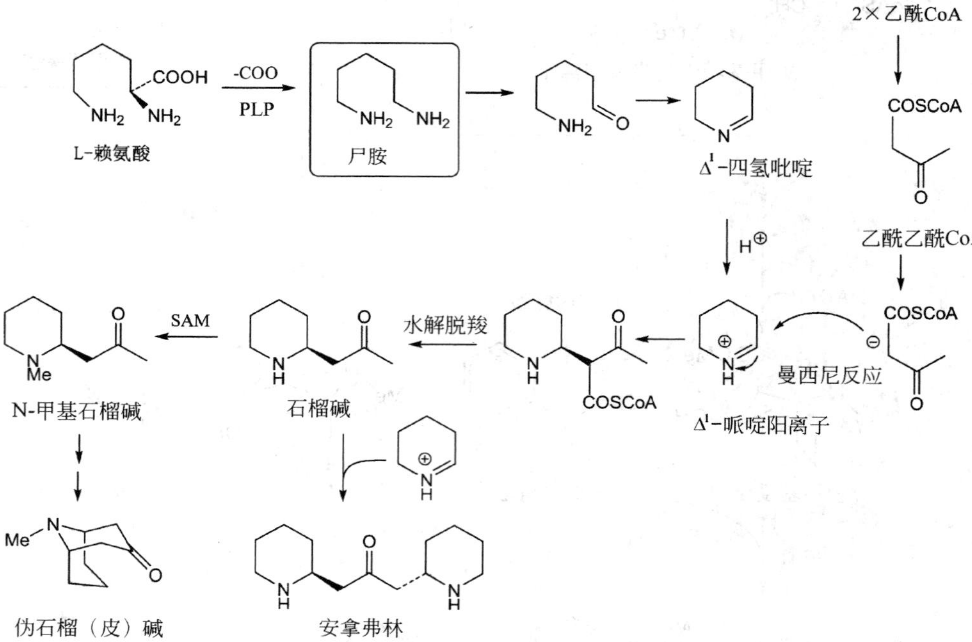

图2-20　哌啶类生物碱的生物合成途径

②喹诺里西啶类生物碱：喹诺里西啶的二环结构与鸟氨酸衍生的吡咯里西啶结构相似，但它是由2分子的赖氨酸形成的，见图2-21。

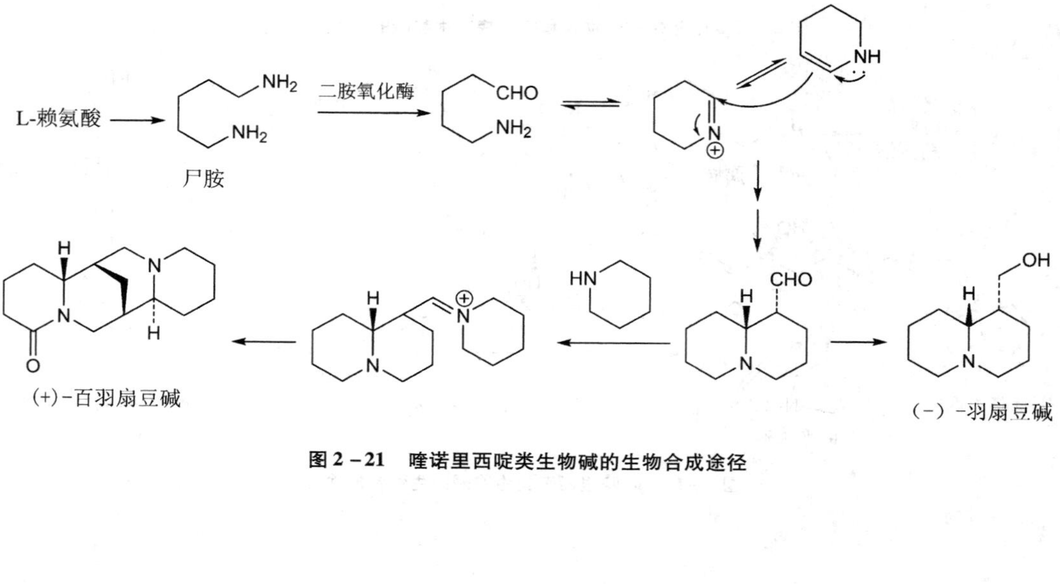

图2-21　喹诺里西啶类生物碱的生物合成途径

③吲哚里西啶类生物碱：吲哚里西啶类生物碱来源于赖氨酸，但与正常经赖氨酸途径生成的化合物结构不同。L－哌可酸（L－pipecolic acid）是其生源途径中的关键中间体。吲哚里西啶酮是一个分支点，它可通过连续的羟基化作用生成澳粟精胺，也可在环并合处生成具有相反构型的生物碱，如苦马豆碱，其立体化学的变化与平面型亚胺离子的生成有关，见图2－22。

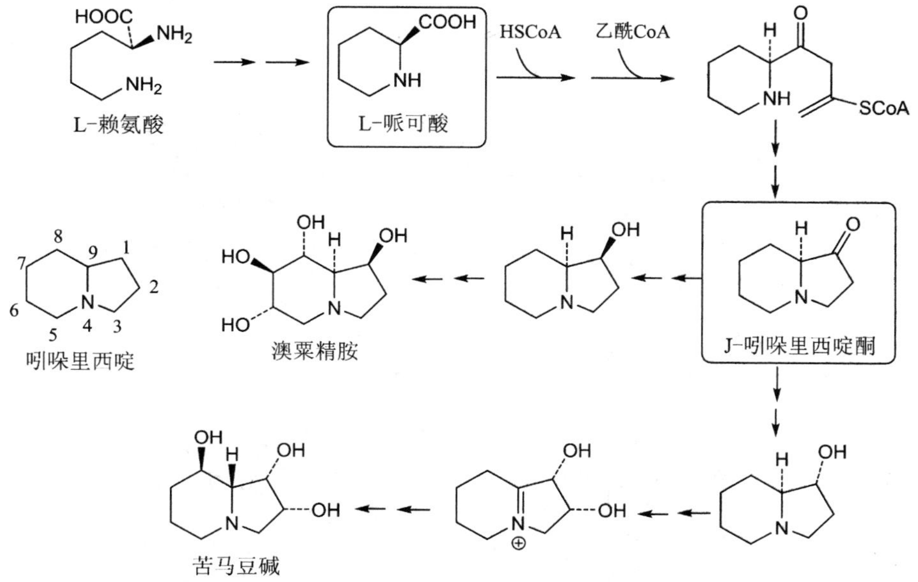

图2-22　吲哚里西啶类生物碱的生物合成途径

（3）来源于烟酸的生物碱类　在尼古丁的合成过程中，来源于鸟氨酸的吡咯烷环可能以 N－甲基－吡咯啉阳离子的形式取代烟酸中的羧基而连接到盐酸吡啶环上，见图2－23。

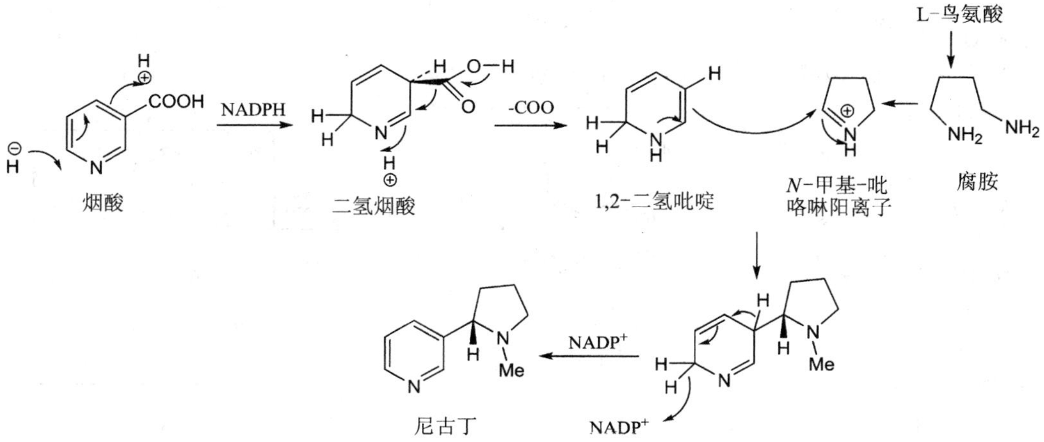

图2-23　尼古丁的生物合成途径

（4）来源于酪氨酸的生物碱类

①苯乙胺类和简单四氢异喹啉类生物碱：L-酪氨酸（tyrosine）通过依赖PLP（5-磷酸吡哆醛）的脱羧反应即可生成简单苯乙胺衍生物酪胺（tyramine）。苯乙基单元可与苯乙胺结合生成苄基四氢异喹啉骨架，苯乙胺部分经多巴胺形成，其余部分由酪氨酸经4-羟基苯丙酮酸或4-羟基苯乙醛形成，见图2-24。

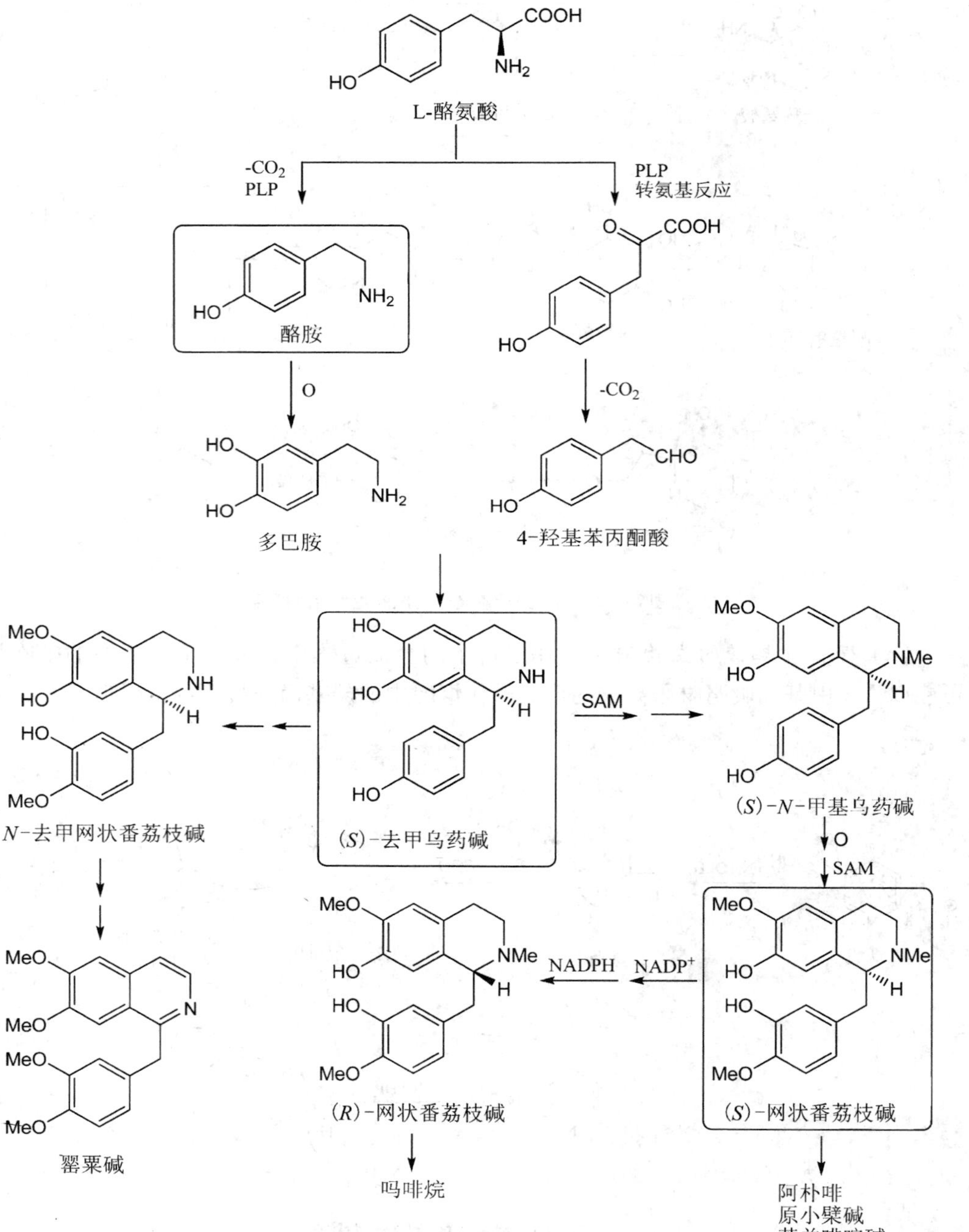

图2-24　苯乙胺类和简单四氢异喹啉类生物碱的生物合成途径

②修饰的苄基四氢异喹啉类生物碱：在由苄基四氢异喹啉骨架衍化生成其他结构类型生物碱的过程中，酚氧化偶联至关重要，网状番荔枝碱是吗啡烷生物碱的关键前体。（S）-网状番荔枝碱在小檗碱桥酶作用下，N-甲基先被氧化成亚胺离子，由酚羟基与芳环作用成环，生成原小檗碱类生物碱（S）-金黄紫堇碱，金黄紫堇碱中的酚羟基甲基化生成四氢非洲防己碱，再进一步氧化生成季铵异喹啉生物碱非洲防己碱，最后在 O_2 和 NADPH 参与下，依赖细胞色素 P450 酶催化邻酚甲基转化成亚甲二氧基，完成小檗碱的合成。过程见图 2-25。

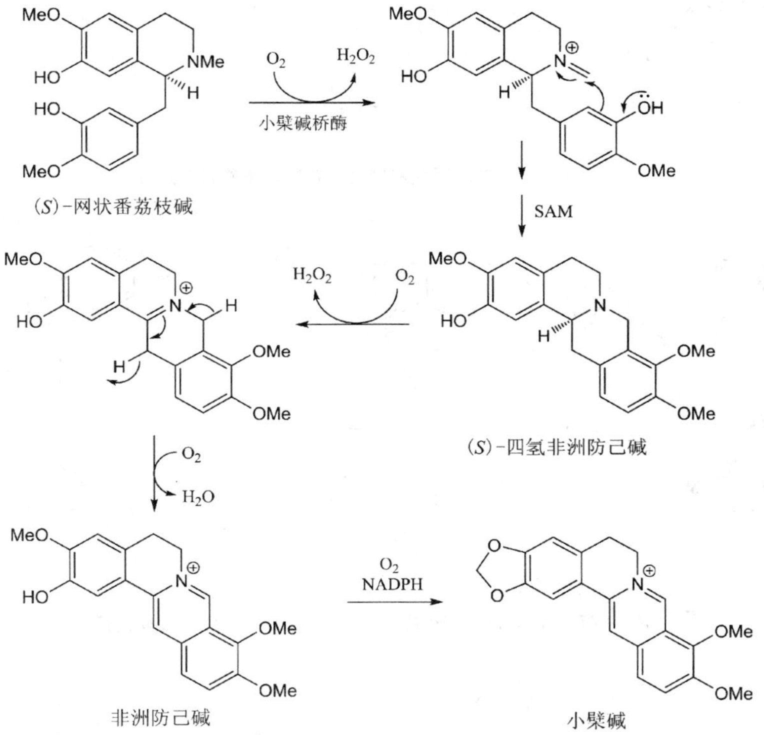

图 2-25 小檗碱的生物合成途径

（5）来源于色氨酸的生物碱类 L-色氨酸（L-tryptophan）是含有吲哚环结构的芳香氨基酸，经莽草酸途径由邻氨基苯甲酸合成而来，它是众多吲哚生物碱的合成前体。

①简单吲哚生物碱类：色氨酸通过脱羧、甲基化和羟基化等一系列反应生成色胺（tryptamine）及其系列衍生物。见图 2-26。

②简单 β-卡波琳类生物碱类：色氨酸分子的乙胺侧链发生与合成四氢异喹啉生物碱相类似的反应，生成一个新的六元杂环，得到含 β-卡波琳结构的生物碱，见图 2-27。

③萜类吲哚生物碱类：在所有萜类吲哚生物碱的结构中，除色胺片段外，其他部分通常是九碳或十碳片段。九碳或十碳片段为萜类生源，最初通过裂环烯醚萜开环番木鳖苷（secologanin）与色胺部分相连，通过分子中萜类部分的重排反应类型区别柯楠类、白坚木类和伊菠类三类不同生物碱成分，见图 2-28。

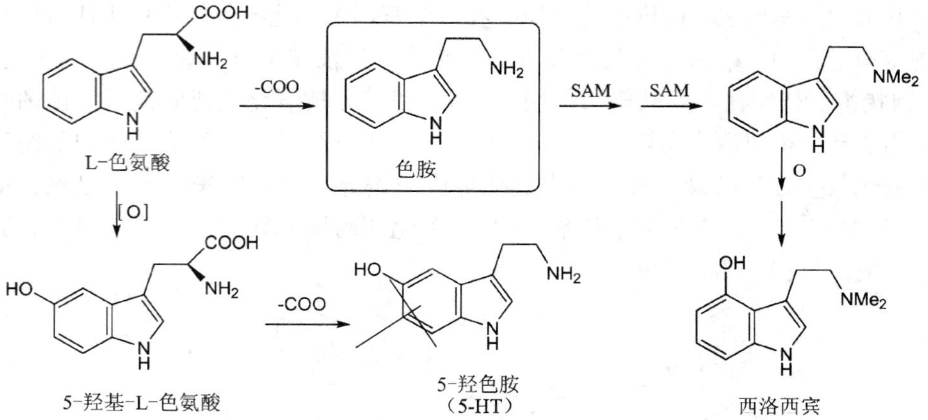

图 2-26 简单吲哚生物碱类化合物的生物合成途径

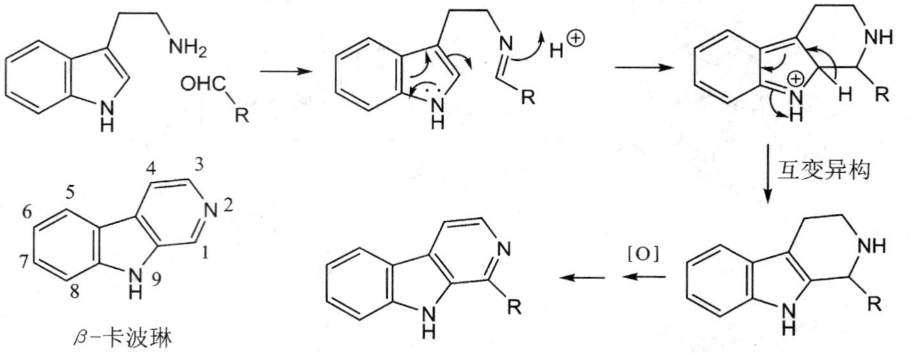

图 2-27 简单 β-卡波琳类生物碱类化合物的生物合成途径

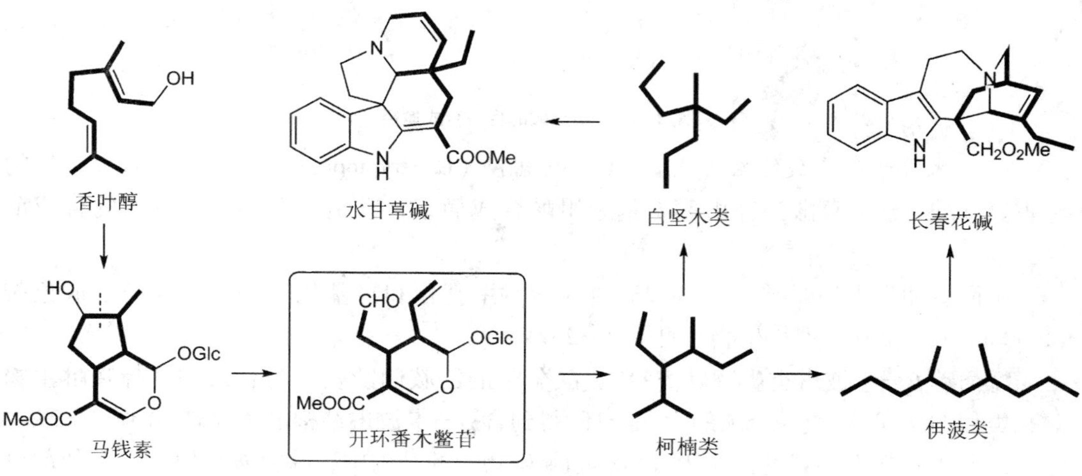

图 2-28 萜类吲哚生物碱类化合物的生物合成途径

④喹啉类生物碱类：喹啉类生物碱由萜类吲哚生物碱经修饰生成，见图2-29。

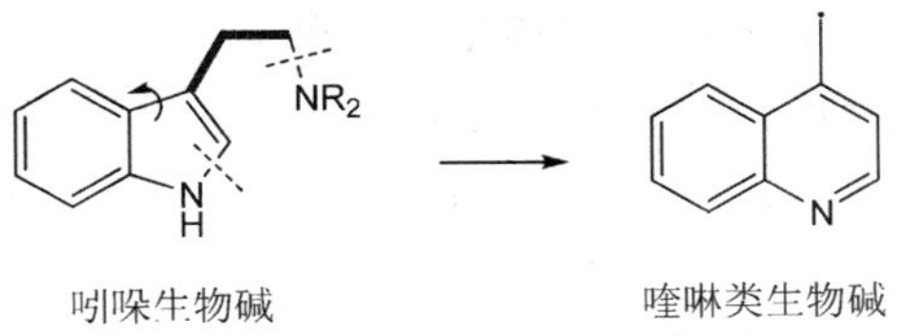

吲哚生物碱   喹啉类生物碱

图2-29 喹啉类生物碱类的修饰生成

⑤吡咯吲哚类生物碱类：吲哚环的 C_2 和 C_3 位具有亲核性，色胺的 C_3 位发生甲基化反应，随后伯胺进攻亚胺离子成环，再进一步发生取代反应生成毒扁豆碱，见图2-30。

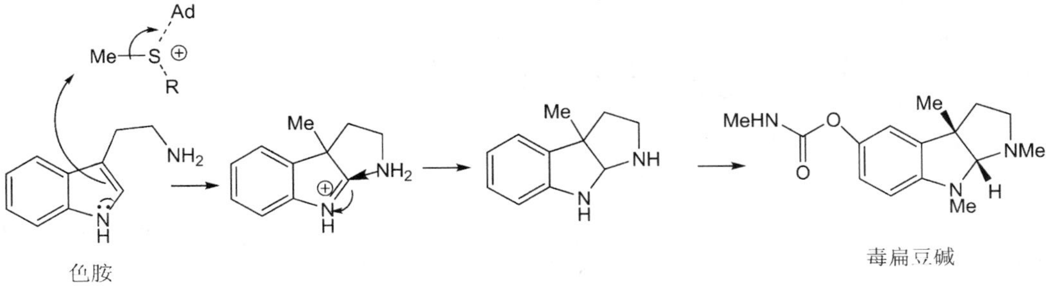

色胺   毒扁豆碱

图2-30 毒扁豆碱的生物合成途径

（6）来源于邻氨基苯甲酸的生物碱类 邻氨基苯甲酸（anthranilic acid）是 L-色氨酸生物合成过程的一个关键中间体，也参与合成吲哚类生物碱。在此转化过程中，邻氨基苯甲酸脱羧，只有 C_6N 骨架保留在吲哚生物碱结构中。该化合物本身也作为生物碱的前体，参与生物合成过程，全部骨架保留在结构中，羧基碳也被利用。

①喹唑啉类生物碱类：鸭嘴花碱（peganine）是一喹唑啉类生物碱化合物，与 β-卡波琳生物碱骆驼蓬碱（harmaline）共存于蒺藜科植物骆驼蓬（*Peganum harmala*）种子和茎叶中。鸭嘴花碱由邻氨基苯甲酸合成，而结构中的吡咯烷环部分来源于鸟氨酸，见图2-31。邻氨基苯甲酸上的氮原子对吡咯啉阳离子亲核进攻，生成酰胺，得到鸭嘴花碱骨架。但在鸭嘴花中，鸭嘴花碱以 N-乙酰邻氨基苯甲酸和天冬氨酸为生源前体合成。

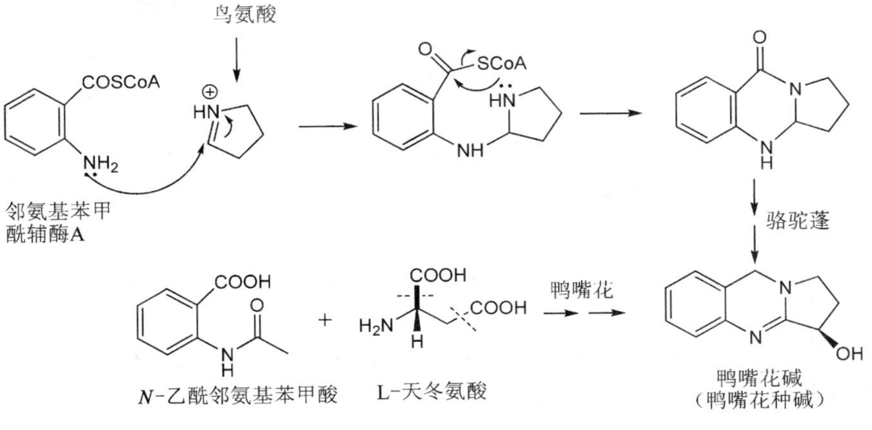

邻氨基苯甲酰辅酶A

N-乙酰邻氨基苯甲酸   L-天冬氨酸   鸭嘴花碱（鸭嘴花种碱）

图2-31 鸭嘴花碱的生物合成途径

②喹啉和吖啶类生物碱类：喹啉类生物碱（如奎宁和喜树碱）是由吲哚骨架结构发生彻底重排而产生，它们的生源前体物是色氨酸。邻氨基苯甲酸与乙酸/丙二酸复合途径是生成喹啉体系更直接的途径，此过程的延伸可生成吖啶环结构。

（7）氨基化反应生成的生物碱类 大多数生物碱的生源前体是氨基酸，通过并入氮原子和氨基酸碳骨架或骨架的大部分来形成生物碱的最终结构。然而，有些生物碱并不来源于氨基酸，它们主要由非氨基酸前体合成，其中氮原子是在生物合成相对较晚的阶段被引入到结构中。这些生物碱常以萜或甾体等为基本骨架。

①来源于乙酸的生物碱类：欧毒芹含有一系列简单哌啶类生物碱，如毒芹碱（coniine）和γ-烯毒芹碱（γ-coniceine）。脂肪酸前体辛酸参与其生物合成过程，见图2-32。

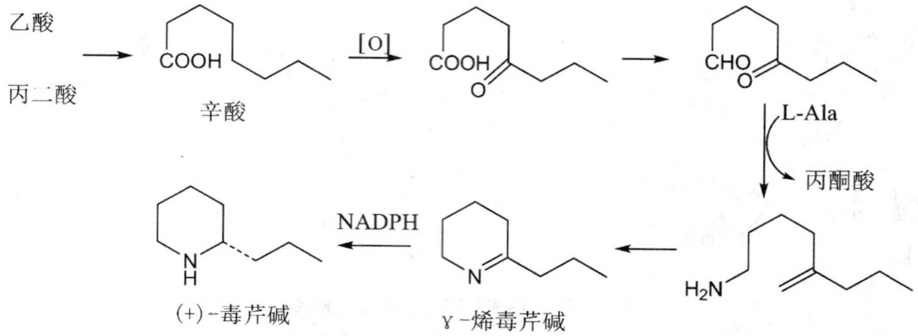

图2-32 毒芹碱的生物合成途径

②苯丙氨酸衍生的生物碱类：麻黄碱（ephedrine）的碳氢结构骨架与苯丙氨酸相同，L-苯丙氨酸是麻黄碱的生物合成前体物质，合（生）成过程见图2-33。

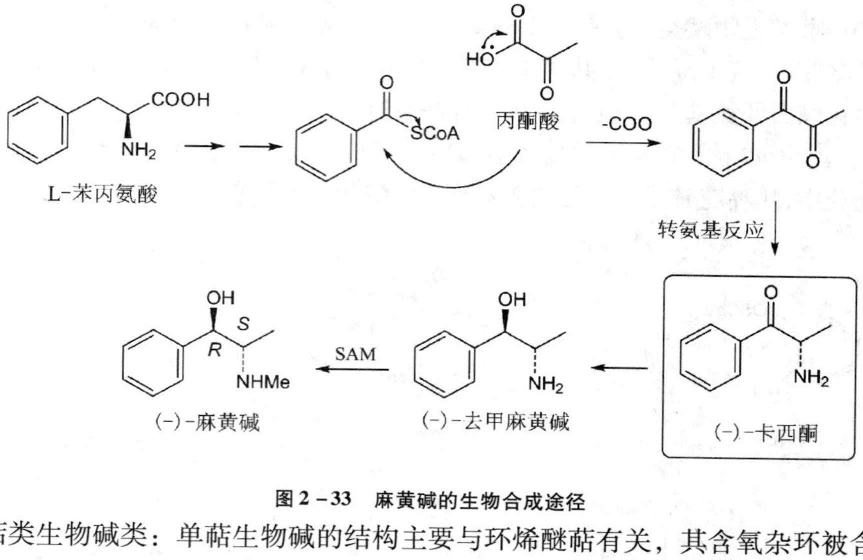

图2-33 麻黄碱的生物合成途径

③萜类生物碱类：单萜生物碱的结构主要与环烯醚萜有关，其含氧杂环被含氮原子的环结构取代。马钱素是萜类吲哚生物碱和吐根生物碱生物合成过程中的重要中间体，但它并不是合成萜类生物碱的前体。二萜生物碱（如乌头碱类）的生物合成过程可能与贝壳杉烯（ent-kaurene）有关。

④甾体生物碱类：甾体生物碱本质上都是甾体皂苷的含氮类似物。甾体生物碱来源于胆固醇，在生物合成过程中，胆固醇侧链发生了相应的改变。

第二节 药用动物资源化学生物代谢途径

药用动物资源化学成分种类繁多，结构复杂。涉及蛋白质类、肽类、氨基酸类、多糖类、脂类、萜类、甾体类、生物碱类、皂苷类、聚醚类、大环内酯类等多种类型化合物。

一、脂肪酸类

脂肪酸的生物合成是由脂肪酸合酶（fatty acid synthase）参与完成的酶催化反应过程。脂肪酸合酶在动物体内是一个多功能蛋白，具有合成过程所需的全部催化功能，而在植物和细菌体内往往是多种单一活性酶共同完成脂肪酸的合成。动物脂肪主要成分是饱和脂肪酸甘油酯，在鱼类体内则主要含有不饱和脂肪酸酯。脂肪和油是生物体的储能物质，参与氧化代谢。大多数真核生物含有 Δ^9 -去饱和酶，能够在 O_2 和 NADPH 或 NADH 的参与下向分子中引入顺式（cis）双键。硬脂酰硫酯作为底物生成油酰衍生物，在动物和真菌体内与辅酶 A 成酯，进一步去饱和的反应位置因生物体而异。过程见图 2 -34。

二、蛋白质类

蛋白质在核糖体上完成生物合成，信使 RNA（mRNA）从 DNA 上转录一个基因序列，携带的编码信息以一系列三碱基序列（密码子）形式储存在核苷酸上，指引氨基酸合成特定的蛋白质。翻译密码子的方向是沿着 mRNA 分子从 5′端至 3′端。首先氨基酸通过酯键与转运相应氨基酸的 tRNA 相连，生成氨基酰 -tRNA。氨基酰 -tRNA 核苷酸序列中的三个项链碱基成为反密码子，与 mRNA 上相应密码子通过氢键结合并定位于核糖体的 P 位（肽位），下一个氨基酰 -tRNA 通过密码子与反密码子配对作用与 mRNA 结合并定位于核糖体的 A 位（氨基酰位），A 位上氨基酸的氨基进攻 P 位上活化的酰基，形成肽键，进而发生蛋白质、肽类的合成。过程见图 2 -35。

三、萜类

1. 四萜 维生素 A 是一类重要的类胡萝卜素代谢产物，主要由 β -胡萝卜素在哺乳动物体内通过氧化裂解生成，过程见图 2 -36。

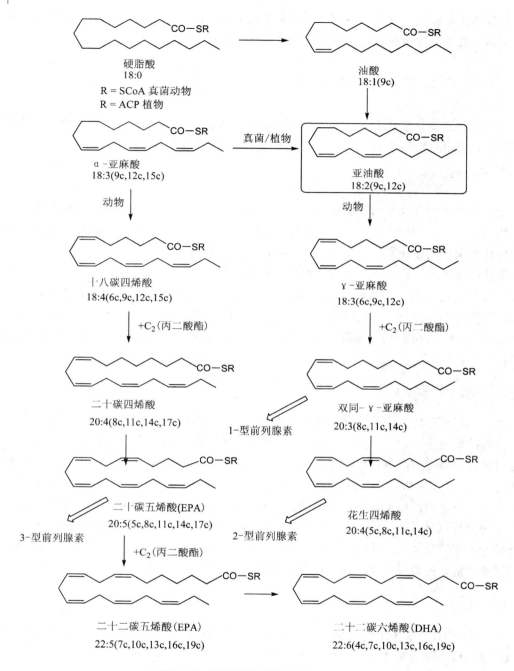

图 2 - 34 动物脂肪酸类化合物的生物合成途径

注：图中文字为脂肪酸名称；结构为生物合成实际反应形式——脂肪硫酸酯

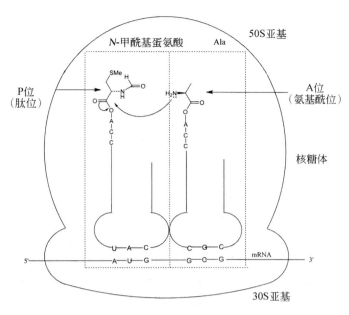

图 2-35　蛋白质类化合物的生物合成途径

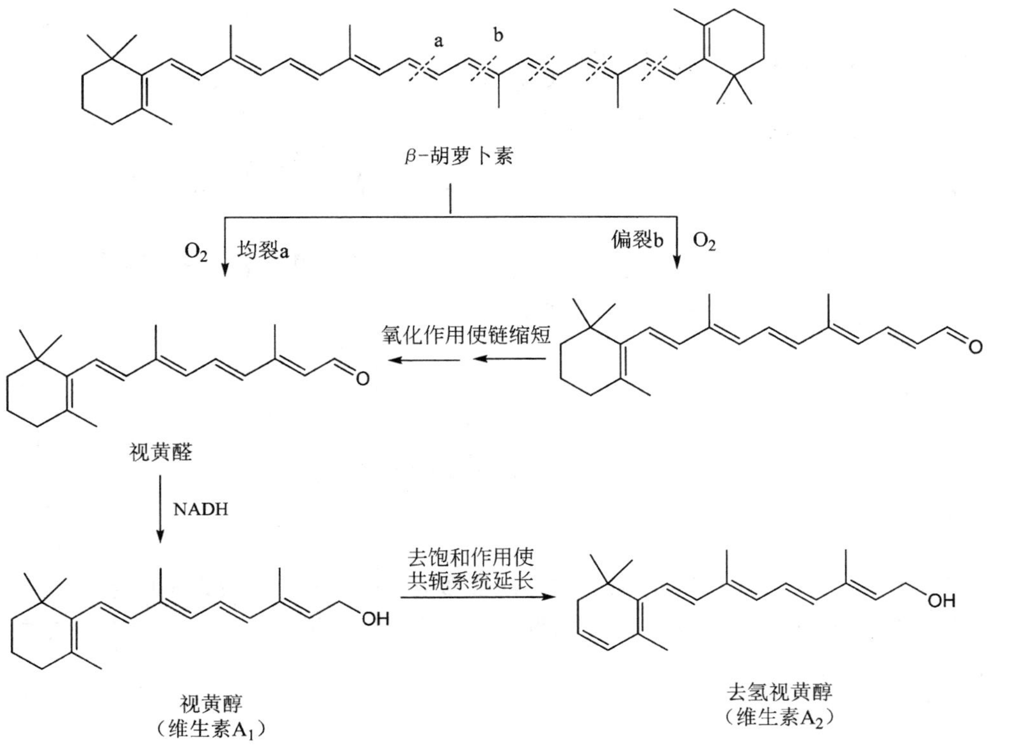

β-胡萝卜素

O₂ 均裂a　　　　　偏裂b O₂

氧化作用使链缩短

视黄醛

NADH

视黄醇
（维生素A₁）

去饱和作用使
共轭系统延长

去氢视黄醇
（维生素A₂）

图 2-36　维生素 A 的生物合成途径

2. 二倍半萜　迄今已分离获得的天然二倍半萜类成分，主要分布在真菌和海洋生物中，海洋二倍半萜 sclarin 的结构可以认为是焦磷酸香叶基金合欢酯（GFPP）经过一系列环化反应的结果，见图 2-37。

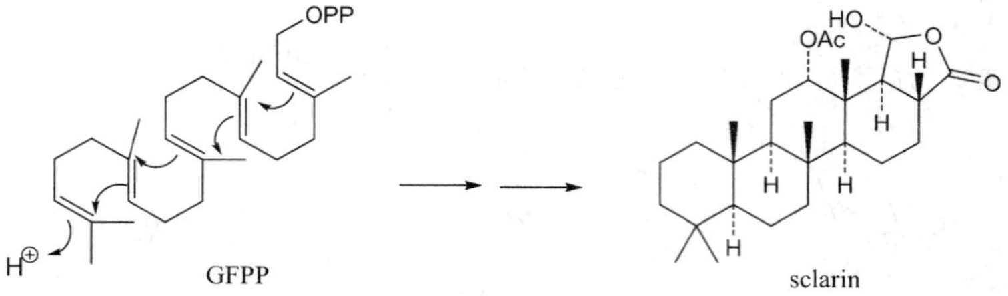

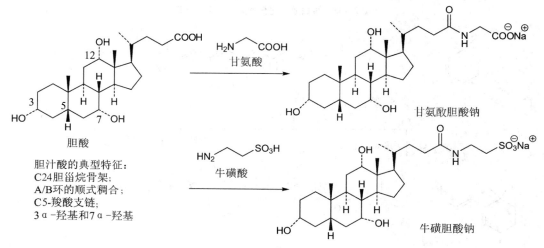

图 2 - 37   sclarin 的生物合成途径

四、胆汁酸类

胆汁酸是一类二十四碳的甾体酸，在胆汁中以盐的形式存在，分泌至肠中使脂肪乳化，促进其吸收。胆汁酸甾核部分具有亲脂性，胆汁酸侧链含有的羧基通过酰胺键与甘氨酸和牛磺酸结合，表现为亲水性。如胆酸通常以甘氨酸胆酸钠和牛磺酸胆酸钠的形式存在，具有强表面活性，见图 2 - 38。胆酸盐通常被重吸收，储存在胆囊中，人体胆固醇过量时，会以胆酸盐的形式分泌排泄。当胆汁酸的合成和分泌过程无法消除胆固醇时则会导致体内胆固醇量的增高，引起动脉粥样硬化或胆结石。人体胆结石中大约含有 70% 的胆固醇。

图 2 - 38   胆汁酸类化合物的生物合成途径

五、生物碱类

河豚毒素是一种海洋神经毒素，含有一个强极性的胍基。河豚毒素的碳骨架结构中除包含来源于精氨酸的部分外，剩下的五碳片段为异戊二烯单元，它来源于焦磷酸异戊烯酯（IPP）。见图 2 - 39。

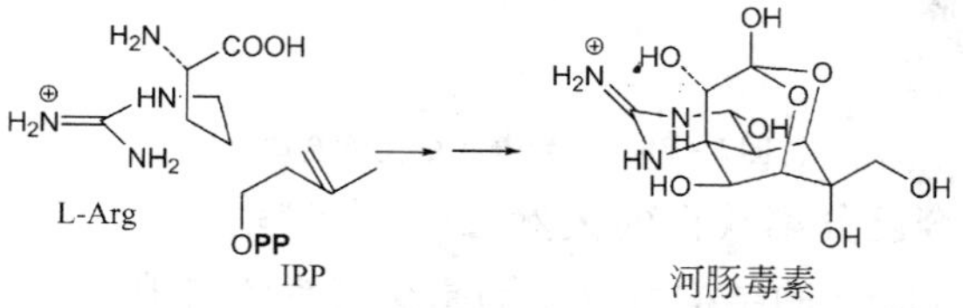

图 2 - 39   河豚毒素的生物合成途径

第三章 中药资源化学成分的研究方法

第一节 中药资源化学成分的提取与分离方法

中药资源化学成分的提取与分离是研究中药资源化学成分组成和结构的基础。提取分离方法应根据被研究对象所含化学成分类型的理化性质进行设计，选择适宜的提取分离技术和分离材料，通过由粗至精的工作路径逐步实现其目的。为了提高资源性化学成分的提取效率，必要时可将物理、化学、生物等多元技术联合运用，以实现资源性化学物质的有效转移、转化与利用。

一、中药资源化学成分的提取

（一）溶剂提取法

1. 溶剂提取法的原理 溶剂提取法是根据化学成分与溶剂间"极性相似相溶"的原理，依据各类成分溶解度的差异，选择对所需化学成分溶解度大、对杂质溶解度小的溶剂，依据"浓度差"原理实现有效转移，达到分离目的的方法。由于溶剂的扩散、渗透作用是逐渐通过细胞壁透入到细胞内溶解可溶性物质，而造成细胞内外的浓度差，细胞内的浓溶液不断向外扩散，溶剂又不断进入组织细胞中，如此循环，直至实现资源性化学成分（群）尽可能的溶出。

中药资源性化学成分在溶剂中的溶解度直接与溶剂性质有关。溶剂可分为水、亲水性有机溶剂及亲脂性有机溶剂，被溶解物质也有亲水性与亲脂性的不同。有机化合物分子结构中亲水性基团越多，其极性越大而疏于油；亲水性基团越少，其极性越小而疏于水。这种亲水、亲脂性质及其程度，与化合物的分子结构直接相关。一般来说，两种基本母核相同的成分，其分子中功能基的极性越大，或极性功能基数量越多，则整个分子的极性越大，亲水性越强，而亲脂性就越弱，其分子中非极性部分越大，或碳键越长，则极性越小，亲脂性越强，而亲水性就越弱。

各类溶剂的性质与其分子结构也有关。例如，甲醇、乙醇是亲水性比较强的溶剂，它们的分子比较小，有羟基存在，与水的结构很近似，所以能够和水任意混合。丁醇和戊醇分子中虽也有羟基，与水有相似处，但分子加大，与水的性质也就逐渐疏远，所以它们能部分互溶，在达到饱和状态之后，与水分层。氯仿、苯和石油醚是烃类或氯烃衍生物，分子中没有氧，属于亲脂性强的溶剂。

依据中药资源性化学成分的结构性质，选用适宜的溶剂系统。例如葡萄糖、蔗糖等分子比较小的多羟基化合物，具有强亲水性，极易溶于水，在亲水性较强的乙醇中难于溶解。淀粉虽然羟基数目多，但分子太大，所以难溶解于水。蛋白质和氨基酸都是酸碱两性化合物，有一定的极性，能溶于水，不溶或难溶于有机溶剂。苷类成分比相应苷元的亲水性强，尤其是皂苷，由于它们的分子中往往结合有多个糖分子，羟基数目多，能表现出较强的亲水性，而皂苷元则属于亲脂性强的化合物。多数游离的生物碱是亲脂性化合物，与酸结合成盐后，能够离子化，增加极性，变为亲水性物质，故生物碱可称为半极性化合物。生物碱盐类易溶于水，不溶或难溶于有机溶剂；而多数游离的生物碱不溶或难溶于水，易溶于亲脂性溶剂，一般以在氯仿中溶解度最大。鞣质是多羟基化合物，为亲水性物质。油脂、挥发油、蜡、脂溶性色素都是强亲脂性的成分。总之，被提取分离化学成分的亲水性和亲脂性与溶剂的性质相当，就会在其中有较大的溶解度，即所谓"相似相溶"规律。这是选择适当溶剂的主要依据之一。

2. 溶剂的选择   运用溶剂提取法的关键是选择适当的溶剂。溶剂选择适当，可以顺利地将需要的成分提取出来。选择溶剂要注意以下三点：①溶剂对有效成分溶解度大，对杂质溶解度小；②溶剂不能与中药的化学成分发生化学变化；③溶剂要经济、易得、使用安全等。

常见的提取溶剂可分为以下 3 类：亲脂性有机溶剂、亲水性有机溶剂、水。常用提取溶剂按照极性由弱到强的顺序如下。

石油醚 ＜四氯化碳 ＜苯 ＜二氯甲烷 ＜氯仿 ＜乙醚 ＜乙酸乙酯 ＜正丁醇 ＜丙酮 ＜甲醇（乙醇）＜水

选择溶剂要根据相似相溶的原则，最大限度地提取所需要的化学成分，而对于共存的杂质应使溶解度最小。此外，还应注意溶剂的沸点应适中，易于回收，低毒安全。

（1）水   水是一种强极性溶剂。中药中的无机盐、单糖和低聚糖类、氨基酸及其肽类、有机酸及其盐类、生物碱及其盐类、糖苷类等亲水性的资源性化学成分，在水中均有良好的溶解性。为了增加某些成分的溶解度，常采用酸水及碱水作为提取溶剂。酸水提取可使生物碱与酸生成盐类溶出，碱水提取有利于有机酸类、黄酮类、蒽醌类、香豆素及其内酯类、酚酸类等资源性成分转移溶出。但需注意的是以水为溶剂提取易发生糖苷类等成分的酶解，以及因时间、温度等因素易导致霉变败坏。某些含果胶、黏液质类成分丰富的动植物性资源生物材料，其水提取液常常难以过滤。当采用沸水提取时，根及根茎和果实、种子中富含的淀粉可被糊化而增加过滤的困难。许多生物组织中含有丰富的皂苷及黏液质类成分，其水提取液在减压浓缩时会产生大量泡沫，造成浓缩困难。通常可在蒸馏器上装置一个气－液分离防溅球加以克服，工业上则常用薄膜浓缩装置。

（2）亲水性有机溶剂   指与水能混溶的有机溶剂，如乙醇、甲醇、丙酮等，其中以乙醇最为常用。乙醇的溶解性能较好，对生物组织细胞的穿透能力较强。亲水性成分除蛋白质、黏液质、果胶、淀粉和部分多糖等外，大多能在乙醇中溶解。难溶于水的亲脂性成分，在乙醇中的溶解度也较大。根据被提取物质的性质，采用不同浓度的乙醇进行提取。用乙醇提取比用水量少，提取时间短，溶解出的水溶性杂质也少。乙醇为有机溶剂，虽易燃，但毒性小，价格便宜，来源方便，可回收反复使用，而且乙醇提取液不易发霉变质。因此，乙醇提取方法是最常用的方法之一。甲醇的性质和乙醇相似，沸点较低（64℃），但有毒性，使用时应注意。

（3）亲脂性有机溶剂　指与水不能混溶的有机溶剂，如石油醚、苯、氯仿、乙醚、乙酸乙酯、二氯乙烷等。这些溶剂选择性能强，不能或不容易提出亲水性杂质。但这类溶剂挥发性大，多易燃（氯仿除外），一般有毒，价格较贵，对设备要求较高，且它们透入生物组织的能力较弱，往往需要长时间反复提取才能提取完全。如果生物组织中含有较多水分，用这类溶剂就很难浸出其有效成分。因此，大量提取中药资源原料时，直接应用这类溶剂有一定的局限性。

3. 提取方法　常采用浸渍法、渗漉法、煎煮法、回流提取法及连续回流提取法等。同时，原料的粉碎度、提取时间、提取温度、设备条件等因素均影响提取效率，故必须加以考虑。

（1）浸渍法　将待提取原料装入适当容器中，加入适宜的溶剂（如乙醇、稀醇或水），通过浸渍以转移溶出其中化学物质的方法。本法简单易行，但提取效率较低，适宜对热不稳定的原料及其资源性化学成分的提取。需要注意的是当以水为溶剂浸渍提取时，由于所需时间较长，其提取液易发霉变质，必要时可加入适当的防腐剂。

（2）渗漉法　将待提取原料装入适当的渗漉器中，添加溶剂使其浸没表面并浸泡适当时间，然后打开渗漉器下部阀门，使渗漉液徐徐流出。该方法的特点是当渗漉液向下移行时，上层的溶液或稀浸液便置换位置，形成良好的浓度差，使扩散能较好地进行，故提取效率优于浸渍法。但应控制流速，在渗漉过程中随时自上补充新溶剂，直至其中的资源性成分充分浸出。或当渗漉液颜色极浅或渗漉液的体积相当于原药材重的10倍时，可认为已完成提取。在大生产中常将收集的稀渗漉液作为另一批新原料的溶剂。

（3）煎煮法　煎煮法是传统提取方法。所用容器一般为陶器、砂罐或铜制、搪瓷器皿，不宜用铁、铝等易发生或催化化学反应的材质器具。直火加热时最好时常搅拌，以免局部药材受热太高，容易焦煳。有蒸气加热设备的药厂，多采用向大反应锅、大铜锅、大木桶，或水泥砌的池子中通入蒸汽加热。还可将数个煎煮器通过管道互相连接，进行连续煎煮。

（4）回流提取法　应用有机溶剂加热提取，需采用回流加热装置，以免溶剂挥发损失。实验室操作时，可在圆底烧瓶上连接回流冷凝器。溶剂浸过药材表面约 $1\sim2cm$。在水浴中加热回流，一般保持沸腾约1小时，过滤，再在药渣中加溶剂，第二、三次加热回流分别约半小时，至提取完成。此法提取效率较冷浸法高，大量生产中多采用回流提取法。

（5）连续提取法　连续提取法的特点是需用溶剂量较少，提取成分较完全。实验室常用脂肪提取器（即索氏提取器）。连续提取法一般需数小时才能提取完全。被提取原料及其化学成分在容器中受热时间较长，对遇热不稳定易发生变化者不宜采用此法。

（二）水蒸气蒸馏法

适用于能随水蒸气蒸馏而不被破坏的中药挥发性成分的提取。此类成分的沸点多在100℃以上，与水不相混溶或仅微溶，且在约100℃时存在一定的蒸气压。当与水在一起加热时，其蒸气压和水的蒸气压总和为一个大气压时液体就开始沸腾，水蒸气将挥发性物质一并带出。有些挥发性成分在水中的溶解度稍大些，常需将蒸馏液重新蒸馏，在最先蒸馏出的部分，分出挥发油层，或在蒸馏液水层经盐析法并用低沸点溶剂将成分提取出来，例如薄荷油、玫瑰油等精油的制备多采用此法。

（三）升华法

固体物质受热直接气化，遇冷后又凝固为固体化合物，称为升华。中药及天然产物中有一些成分具有升华的性质，故可利用升华法直接获得产物。采用升华法从龙脑樟茎叶中获取樟脑（camphor）的方法早在《本草纲目》中已有详细记载，为世界上最早应用升华法制取药用成分的记述。大黄药材中含有的蒽醌类成分、茶叶中的咖啡碱均能发生升华而不被分解。游离羟基蒽醌类、香豆素类、有机酸类等成分类型中有些化合物也具有升华性质。

升华法虽简单易行，但当原料被炭化后常产生挥发性的焦油状物粘附在升华物上，不利于精制。其次，升华不易完全，产率低，有时还伴随有分解现象。

（四）超临界流体萃取法

超临界流体（supercritical fluid，SF）是指气-液混合物在操作压力和温度均高于临界点时，使其密度接近液体，而扩散系数和黏度均接近气体，性质介于气体和液体之间的流体。这种流体同时具有液体和气体的双重特性，它的密度与液体相似、黏度与气体相近，扩散系数虽不及气体大，但比液体大100倍。物质的溶解过程包括分子间的相互作用和扩散作用，物质的溶解与溶剂的密度、扩散系数成正比，与黏度成反比，因此，超临界流体对许多物质有很强的溶解能力，是一种集提取和分离于一体，又基本不用有机溶剂的方法技术。超临界流体萃取法（supercritical fluid extraction，SFE）就是以超临界流体为溶剂，从固体或液体中萃取出某些可利用组分，以达到分离的目的。

超临界流体萃取法的特点在于充分利用超临界流体兼有气、液两重性的特点，在临界点附近，超临界流体对组分的溶解能力随体系的压力和温度发生连续变化，从而可方便的调节组分的溶解度和溶剂的选择性。该法具有萃取和分离的双重作用，物料无相变过程而节能明显，工艺流程简单，萃取效率高，无有机溶剂残留，产品质量好，无环境污染。

可作为超临界流体的气体很多，如二氧化碳、乙烯、氨、氧化亚氮、二氯二氟甲烷等，通常使用二氧化碳作为超临界萃取剂。应用二氧化碳超临界流体作溶剂，具有临界温度（$T_c = 31.4℃$）与临界压力（$P_c = 7.37\ MPa$）低、化学惰性等特点，适于提取分离挥发性物质及热敏性组分物质，且本身呈惰性，价格便宜。但是，超临界流体萃取法对被提取物质有一定选择性和局限性，较为适宜于亲脂性、分子量相对较小的物质萃取。其萃取效率主要与物质的极性、沸点、分子量密切相关。极性较低的酯、醚、内酯和含氧化合物易萃取；化合物极性基团多，如羟基、羧基增加，则萃取较难。工艺流程简图见图 3 −1。

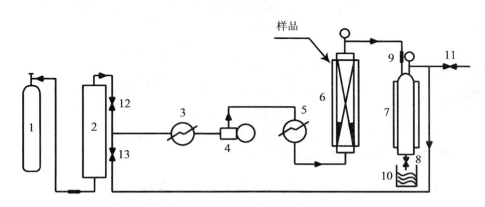

图 3 −1　CO_2 −SFE 工艺流程简图

1. CO_2 气瓶；2. 纯化器；3. 冷凝器；4. 高压泵；5. 加热器；6. 萃取器；7. 分离器；
8. 放油器；9. 减压阀；10. 精制品；11.12.13. 阀门

可通过加入夹带剂的方法扩展适应范围或改善提取效率。夹带剂是在被萃取溶质和超临界流体组成的二元系统中加入的第三组分，目的是改善原来溶质的溶解度。常用夹带剂有甲醇、乙醇、丙酮等，用量一般不超过15%。

超临界流体萃取中药资源性化学成分的主要优点：操作温度接近室温，防止某些对热不稳定的成分被破坏或逸散；萃取过程中几乎不用或少用有机溶剂，萃取物中无或少有机溶剂残留，对环境无公害；提取效率高，节约能耗等。

（五）微波辅助萃取法

微波辅助萃取法（microwave − assisted extraction）是微波和传统的溶剂提取法相结合后形成的一种新的提取方法。微波辅助萃取法的应用原理是在微波场中，吸收微波能力的差异使得基体物质的某些区域或萃取体系中的某些组分被选择性加热，从而使被萃取物质从基体和体系中分离，进入到介电常数较小、微波吸收能力相对差的萃取剂中。

与传统的提取方法相比，用微波辅助萃取技术提取中药资源性化学成分具有穿透力强、选择性高、溶剂消耗量少、提取率高、提取时间短等特点。该法适于挥发油、苷类、多糖类、萜类、生物碱类、黄酮类、甾体类、有机酸类等物质的提取。

（六）超声提取法

超声提取法（ultrasonication − assisted extraction）是利用超声波辐射产生的强烈的空

化作用加速化学成分溶出，超声波次级效应（机械震动乳化、扩散、击碎、化学效应等）也能加速提取成分的扩散、释放并与溶剂充分混合而利于提取。

该法广泛适用于中药资源性化学成分的提取，与传统的提取方法相比具有无需高温、提取效率高、对溶剂和目标提取物的性质要求不高、溶剂用量少等特点。适宜于皂苷类、生物碱类、黄酮类、蒽醌类、有机酸类及多糖类等成分的提取。

（七）生物酶解法

生物酶解法主要包括酶法提取和酶法分离精制两方面。酶法提取是根据植物细胞壁的构成，利用酶反应具有高度专一性的特点，选择相应的酶将细胞壁的组成成分（纤维素、半纤维素和果胶质）水解或降解，以破坏细胞壁结构使细胞内的成分溶解、混悬或胶溶于溶剂中，从而达到提高提取率的目的。酶法分离精制是对富含淀粉、蛋白质、果胶、树胶、树脂、黏液质等的资源生物组织，这些成分的存在往往使提取液呈混悬状态，并影响提取液的滤过速度。酶法除杂是分离精制的新方法，此方法是根据提取液中生物大分子杂质的种类、性质，有针对性地采用相应的酶将这些杂质分解或除去，以改善溶液的澄清度，提高其稳定性。

（八）动态连续逆流提取及动态循环阶段逆流提取法

动态连续逆流提取（dynamic continuous counter current extraction）是利用固－液两相的浓度梯度差，逐级将药材中化学成分扩散至起始浓度相对较低的提取溶液中，达到最大限度转移物料中可利用成分的目的。该方法确保了各提取单元的物料与溶剂始终保持较大的有效成分浓度差，增加提取推动力，提高提取效率，提高最终溶剂成分的浓度，降低后续浓缩能耗，降低溶剂的绝对用量。

在动态连续逆流提取过程中添加各种物理场（超声波、微波、电脉冲等）、外源温度、压力等作用，强化提取效率，可以缩短提取时间。由此又衍生了动态连续逆流超声波提取法、动态连续逆流微波提取法、动态连续逆流电脉冲提取法、负压动态连续逆流提取法等。与其他现有分离技术（膜技术、高速离心、大孔树脂吸附等技术）的一种或几种组合可形成以动态连续逆流提取有效成分为核心的中药资源产业化高效提取分离技术体系和应用模式。

动态循环阶段逆流提取（dynamic multistage counter current extraction）是针对中药常规提取方法溶剂用量大的不足，将多个提取单元有效组合，单元之间的浓度梯度（物料和溶剂）合理排列并进行相应的流程配置。每个单元利用机械手段采用强制循环方式，使溶剂自上而下或自下而上连续循环，流动浸出，促使固、液两相产生较高的相对运动速度，提高固－液扩散界面层的更新速度，提高浸出效率。

（九）其他方法

针对某些对热不稳定的资源性化学成分，可采用新鲜原料组织破碎－压榨提取的方法。此外，近年来澄清剂法、大孔树脂吸附法、超滤法、仿生提取法、免加热提取法也常被用于中药资源化学成分的提取。

二、中药资源化学成分的分离

中药资源性原料经提取浓缩后，得到的仍是含有多种成分的混合物，需选用适当的方法将其中所含各种成分逐一分开，加以精制纯化而获得单体化合物，这一过程称为分离。

（一）溶剂法

1. 酸碱溶剂法　利用混合物中各组分酸碱性的不同而进行分离。

（1）酸溶　有机碱性成分可与无机或有机酸成盐而溶于水。

（2）碱溶　化学成分结构中具有羧基的，可用碳酸氢钠；具有酚羟基的，可用氢氧化钠；具有内酯或内酰胺结构的成分，可被皂化而溶于水。

应用此方法时需注意其酸碱的强度、加热温度、与被分离化学成分接触的时间等。

2. 两相溶剂萃取法　两相溶剂萃取法简称萃取法。利用混合物中各单一组分或成分在两相溶剂中的分配系数（K）不同而达到分离的方法。分配系数是指在一定温度时，一种物质溶解在相互接触但不混溶的两相溶剂中，溶解平衡后，两溶剂中溶质浓度的比值。此比值在一定温度及压力下为一常数，可以用式3-1表示：

$$K = C_H / C_L \qquad\qquad （式3-1）$$

式3-1中，K为分配系数；C_H为物质在上层溶剂中的浓度；C_L为物质在下层溶剂中的浓度。

溶剂分配法的两相往往是互相饱和的水相与有机相。混合物中各成分在两相中分配系数相差越大，分离效果越好。

常采用系统溶剂萃取法，即混合物的水溶液，依次以正己烷（或石油醚）、三氯甲烷（或乙醚）、乙酸乙酯、正丁醇等进行系统萃取，则得到相应极性的组分或成分；水层减压浓缩至干，又可得到甲醇（或乙醇）可溶部分及不溶部分。

（1）简单萃取法　实验室常用分液漏斗或下口瓶。一般在水和亲脂性有机溶剂中进行，根据情况也可用酸水或碱水萃取。中药成分比较复杂，一般一次萃取分离难以获得纯品，需要再配合其他方法。需注意，由于化学成分的复杂性及相互作用，萃取过程中易发生乳化影响有效分离。破坏乳化的方法有物理的、化学的或结合使用多种方法。

（2）pH梯度萃取法　该方法是分离酸性或碱性成分的常用方法。以pH成梯度的酸水溶液依次萃取亲脂性有机溶剂溶解的不同碱性的混合生物碱；反之，以pH成梯度的碱水溶液依次萃取亲脂性有机溶剂溶解的不同酸性的混合酚、酸类成分。

（3）连续萃取法　采用连续萃取器萃取。利用两溶液比重不同自然分层和分散相液滴穿过连续相溶剂时发生传质而达到分离的目的。此法可克服用分液漏斗多次萃取操作的麻烦。

（4）液滴逆流分配法（DCCC法）　是利用流动相形成液滴，通过作为固定相的液柱而达到分离纯化的目的。见图3-2。

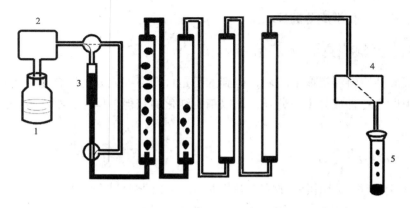

图 3 - 2　液滴逆流分配法装置

1. 溶剂储罐；2. 微型泵；3. 样品注入器；4. 检测器；5. 分步收集器

（二）沉淀法

系指中药提取液中加入某种试剂或溶剂，使某些成分沉淀而与杂质分离的方法。依据加入试剂或溶剂不同，分为下述几个方法。

1. 专属试剂沉淀法　某些试剂能选择性地沉淀某类成分，称为专属试剂。如雷氏铵盐能与季胺类生物碱生成沉淀，可用于分离季胺类生物碱；胆甾醇能和甾体皂苷沉淀，可使其与三萜皂苷分离；明胶能沉淀鞣质，可用于分离或除去鞣质等。

2. 分级沉淀法　改变加入溶剂的极性或数量而使沉淀逐步析出的方法称为分级沉淀法。可分为：①水提取醇沉淀法：于水提浓缩液中加入乙醇，使体系内含醇量达 60% 以上，可使多糖、蛋白质沉淀。②醇提取水沉淀法：于醇提取浓缩液中加入水 10 倍量以上，可沉淀亲脂性成分。尚可采用乙醇提取，乙醚（丙酮）使皂苷类成分得到沉淀。

3. 铅盐沉淀法　利用中性醋酸铅或碱式醋酸铅在水或稀醇溶液中能与许多化合物生成难溶的铅盐或络合盐沉淀而分离的方法。中性醋酸铅可沉淀具有邻二酚羟基和羧基的成分；碱式醋酸铅的沉淀范围较广，可沉淀含酚羟基和羧基及中性皂苷等。通过此法可达到精制的目的；若沉淀物为所需资源性化学成分，则可将其沉淀悬浮于水或稀醇中，通 H_2S 气体或加入稀 H_2SO_4、Na_2SO_4 等脱铅，即可获得目标物。

4. 酸碱沉淀法　酸提取碱沉淀方法常用于生物碱的提取分离；碱提取酸沉淀方法常用于酚、酸类成分和内酯类成分的提取分离。

5. 盐析法　向混合物水溶液中加入易溶于水的无机盐至一定浓度或呈饱和状态，使某些中药成分在水中溶解度降低而析出，达到与其他杂质分离的目的。常用于盐析的无机盐有氯化钠、硫酸钠、硫酸镁、硫酸铵等。

（三）结晶法

通过适宜方法处理，将处于非结晶状态的化合物，促使其形成结晶状物质的过程称为结晶。用反复结晶的方法，将不纯的结晶制得较纯结晶的过程称为重结晶。结晶法往往用于固体物质的精制纯化，是利用混合物中各成分对某种溶剂溶解度的差别，使单一成分呈过饱和并以结晶状态析出，从而达到分离目的。

1. 结晶过程的具体操作 选用合适的溶剂，将已初步提纯的混合物加热或采用适当的方法促使其溶解，形成饱和溶液（如需要脱色时，可加适量活性炭或硅藻土等材料），趁热滤去不溶杂质，滤液于室温或较低温度放置或蒸去部分溶剂后再低温放置，则可使大部分结晶析出，以达到与溶液中杂质分离的目的。

2. 结晶溶剂的选择 结晶法的关键是选择适宜的溶剂。恰当的溶剂一般应符合下列条件。

（1）溶解度 对待结晶成分热时溶解度大，冷时溶解度小；对杂质则冷、热均溶或均不溶。

（2）化学反应 所选溶剂与被结晶成分不发生化学反应。

（3）沸点 溶剂的沸点要适中，若沸点过高，则附着于晶体表面不易除去，过低又不利于晶体析出。

常用于结晶的溶剂有甲醇、乙醇、丙酮、乙酸乙酯、醋酸、吡啶等。当用单一溶剂不能结晶时，可用两种或两种以上溶剂组成的混合溶剂进行结晶操作。常用的混合溶剂有水 - 乙醇、水 - 丙酮、乙醇 - 乙醚、乙醇 - 氯仿、乙醇 - 乙酸乙酯 - 乙醚等。

3. 结晶纯度的判断

（1）晶形和色泽 结晶性纯净物质一般具有一定的晶形和均匀的色泽。化合物结晶的形状往往因所用溶剂不同而有差异。

（2）熔点和熔距 单体化合物应有一定的熔点和较小的熔距。如为纯净化合物，重结晶前后的熔点应该一致。

（3）色谱分析法 晶体纯度的进一步确认常采用薄层色谱、纸色谱、液相色谱等色谱法加以评判。

若某成分经同一溶剂数次结晶，其晶形一致，色泽均匀，熔点一定且熔距较小，同时在色谱条件下，经数种不同展开剂系统鉴定，均得到一个斑点，一般可认为是单体化合物。

（四）膜分离法

利用天然或人工合成的高分子膜，以外加压力或化学位差为推动力，对混合物溶液中的化学成分进行分离、分级、提纯和富集。反渗透、超滤、微滤、电渗析为四大常规应用的膜分离技术，其中反渗透、超滤、微滤系过滤技术。溶剂、小分子能透过膜，而大分子被膜截留。不同膜过滤被截留的分子大小有所区别。如运用超滤法，选用适当规格的膜可实现对中药提取液中多糖类、多肽类、蛋白质类的截留分离。

（五）分馏法

利用混合物中各成分沸点的不同进行分离的方法。适用于能够完全互溶的液体混合物的分离。在中药资源化学成分的研究工作中，常用分馏法分离挥发性成分及一些小分子生物碱类成分。分馏法分为常压分馏、减压分馏、分子蒸馏等。

（六）色谱分离法

色谱法（chromatography）又称层析法，是一种分离、精制和鉴定化合物的有效方法，其最大的优点在于分离效能高、快速简便。对一些结构和理化性质相似化合物的分离，用经典的萃取法、沉淀法和结晶法等难以达到分离目的时，用色谱法往往可以收到良好的分离效果。

根据分离原理色谱法可分为吸附色谱、分配色谱、凝胶色谱与离子交换色谱等；根据分离方法又可分为薄层色谱法（thin layer chromatography，TLC）、柱色谱法（column chromatography）、纸色谱法（paper chromatography，PC）、高效液相色谱法和气相色谱法等。

1. 吸附色谱　吸附色谱是利用吸附剂对被分离化合物分子的吸附能力的差异而实现分离的一类色谱方法，装置示意图见图 3 - 3。

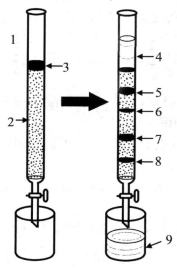

图 3 - 3　柱层析装置示意图

1. 色谱柱；2. 固定相；3. 待分离样品；4. 流动相；5～8. 分离色带；9. 洗脱流分

常用的吸附剂包括硅胶、氧化铝、活性炭、聚酰胺等。硅胶吸附色谱的应用较广泛，中药各类资源化学成分大多可用其进行分离；氧化铝吸附色谱主要用于碱性或中性亲脂性成分的分离，如生物碱类、甾体类、萜类等成分；活性炭吸附主要用于分离水溶性物质，如氨基酸类、糖类及苷类等成分；聚酰胺色谱以氢键作用为主，主要用于酚酸类、黄酮类、蒽醌类等成分的分离。

2. 凝胶过滤色谱（排阻色谱、分子筛色谱）　凝胶过滤色谱的分离原理主要是分子筛作用，根据凝胶的孔径和被分离化合物分子的大小而达到分离目的。

凝胶是具有多孔隙网状结构的固体物质，被分离物质的分子大小不同，它们能够进入到凝胶内部的能力不同，当混合物溶液通过凝胶柱时，比凝胶孔隙小的分子可以自由进入凝胶内部，而比凝胶孔隙大的分子不能进入凝胶内部，只能通过凝胶颗粒间隙。因此移动速率有差异，分子大的物质的速度不被迟滞（排阻），保留时间则较短，分子小的物质由于向孔隙沟扩散，移动被阻滞，保留时间则较长，而达到分离。示意图见图3-4。中药中多糖类、蛋白质、苷和苷元的分离可用凝胶色谱。

葡聚糖凝胶（Sephadex G）是由葡聚糖（右旋糖酐）和甘油基通过醚桥（—O—CH₂—CHOH—CH₂O—）相交联而成的多孔性网状结构，有亲水性，在水中溶胀。商品型号即按交联度大小分类并以吸水量（干凝胶每1g吸水量×10）表示，见表3-1，Sephadex G 只适于水中应用，不同规格适合分离不同分子量的物质。

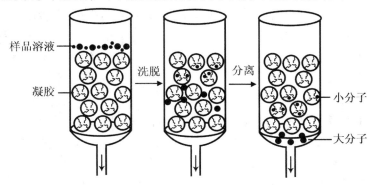

图3-4 凝胶过滤色谱示意图

表3-1 Sephadex G 的性质

型号	吸水量（ml/g）	床体积（ml/g）	分离范围（分子量）		最少溶胀时间（小时）	
			蛋白质	多糖	室温	沸水浴
G-10	1.0 ±0.1	2~3	<700	<700	3	1
G-15	1.5 ±0.2	2.5~3.5	<1500	<1500	3	1
G-25	2.5 ±0.2	4~6	1000~1500	100~5000	6	2
G-50	5.0 ±0.3	9~11	1500~30000	500~10000	6	2
G-75	7.5 ±0.5	12~15	3000~70000	1000~50000	24	3
G-100	10.0 ±1.0	15~20	4000~150000	1000~100000	48	5
G-150	15.0 ±1.5	20~30	5000~400000	1000~150000	72	5
G-200	20.0 ±2.0	30~40	5000~800000	1000~200000	72	5

亲水性凝胶尚有聚丙烯酰胺凝胶（Sephacrylose，商品名 Biogel P）、琼脂糖凝胶（Sepharose，商品名 Biogel A）等，均适用于分离水溶性大分子化合物。

羟丙基葡聚糖凝胶（Sephadex LH-20）是在 Sephadex G-25 的羟基上引入羟丙基而成醚状结合态。既有亲水性又有亲脂性，因此不仅可在水中应用，也可在极性有机溶剂或它们与水组成的混合溶剂中膨胀使用，扩大了使用范围。

3. 离子交换色谱 离子交换色谱是基于混合物中各成分解离度差异进行分离的方法。以离子交换树脂为固定相,水或酸水、碱水为流动相,在流动相中的离子性物质与树脂进行交换而被吸附,再用适合溶剂将被交换成分从树脂上洗脱下来即可。中药中的碱性成分可用阳离子交换树脂交换,酚酸性成分可用阴离子交换树脂交换,然后将交换后的树脂通过调整酸碱环境使吸附物游离，选择适当溶剂将吸附物溶解出即可。由于被交换的混合物的酸性或碱性不同而解离度不同，与同一离子交换树脂的交换能力不同而被分离。

　　离子交换剂有离子交换树脂、离子交换纤维素和离子交换凝胶三种。离子交换树脂对交换化合物的能力强弱，主要取决于化合物解离度的大小、带电荷的多少等因素。化合物解离度大的（酸性、碱性强）易交换在树脂上，相对来说难洗脱。因此，当两种不同解离度的化合物被交换在树脂上，解离度小的化合物先于解离度大的化合物洗脱，由此实现分离。

　　离子交换纤维素和离子交换凝胶是在纤维素或葡聚糖等大分子的羟基上，通过化学反应引入能释放离子的基团所形成。它们既有离子交换性质，又有分子筛的作用，对水溶性成分的分离十分有效。主要用于分离纯化如蛋白质、多糖、生物碱和其他水溶性成分等。如二乙基氨乙基纤维素（DEAE‑cellulose）、羧甲基纤维素（CM‑cellulose）、二乙基氨乙基葡聚糖凝胶（DEAE‑sephadex）、羧甲基葡聚糖凝胶（CM‑sephadex）等。

　　4. 大孔树脂色谱　大孔树脂是一类没有可解离基团，具有多孔结构，不溶于水的固体高分子物质。可以通过物理吸附有选择地吸附有机物质而达到分离的目的。具有选择性好、机械强度高、再生处理方便、吸附速度快等特点。

　　根据骨架材料是否带有功能基团，大孔吸附树脂可分为非极性、中等极性与极性三类。由于大孔吸附树脂的孔度、孔径、比表面积及构成类型不同而具有许多型号，其性质各异。

　　常用的大孔吸附树脂有 Amberlite 系列（美国），Diaion 系列（日本），GDX 系列（天津试剂二厂），SIP 系列（上海医药工业研究所），南开大学化工厂生产的多种型号的产品如 AB‑8、X‑5、NKA‑9 等。

　　一般来说，大孔树脂的色谱行为具有反相性质。被分离物质的极性越大，其 R_f 值越大，反之 R_f 值越小。对洗脱剂而言，极性大的溶剂洗脱能力弱，而极性小的溶剂则洗脱能力强，故大孔树脂在水中的吸附性强。

　　5. 分配色谱　利用被分离成分在固定相和流动相之间的分配系数的不同而达到分离的色谱方法。按照固定相与流动相的极性差别，分配色谱法有正相与反相色谱法之分。在正相分配色谱法中，流动相的极性小于固定相。常用的固定相有氰基与氨基键合相，主要用于分离极性及中等极性的分子型物质；在反相分配色谱法中，流动相的极性大于固定相极性。常用的固定相有十八烷基硅烷（ODS，octadecane silica）或 C$_8$ 键合相。流动相常用甲醇‑水或乙腈‑水。主要用于分离非极性及中等极性的各类分子型化合物。由它派生的反相离子对色谱法和离子抑制色谱法，可以分离有机酸、碱、盐等离子型化合物。

　　反相分配色谱法应用广泛，其常用的固定相是在普通硅胶表面进行化学修饰，键合上长度不同的烃基（R）形成亲脂性表面，习称键合相，如十八烷基或辛基硅烷键合相。

　　此外，色谱分离技术快速发展，出现了如制备型薄层色谱技术、制备型加压液相柱色谱技术、色谱联用技术等。加压液相色谱多用反相色谱柱，所用载体是颗粒直径小、机械强度及比表面积均大的球形硅胶微粒，有薄壳型、表面多孔型硅球及全多孔硅胶微球，其上键合不同极性的有机化合物以适应不同类型分离工作，因而柱效大大提高。如 Zorbax 系列高效液相填充柱的型号及分离方式，见表 3 - 2。

表 3 - 2　HPLC 用 Zorbax 系列柱

柱名	键合和固定相组成	适用分离方式
Zorbax ODS	十八烷基组、—$C_{18}H_{37}$	反相
Zorbax C_8	辛基组、—C_8H_{17}	反相
Zorbax NH_2	氨基组、—NH_2	正相、反相、离子交换
Zorbax CN	氰基丙基组、—C_3H_7CN	正相、反相
Zorbax TMS	三甲基硅组、—Si（CH_3）$_3$	反相
Zorbax SAX	季铵组、—N^+R_3	阴离子交换
Zorbax SiL	氧化硅、—SiOH	吸附
Zorbax SCX -300	磺酸基组、—SO_3H	阳离子交换

其他系列填充柱也有类似型号，如 Lichrosob RP - 18、μ - Bondapak C_{18} 等均为键合—$C_{18}H_{37}$ 的填充剂。

加压液相色谱根据所用压力大小不同，分为高效液相色谱（HPLC，>20 个大气压），中压液相色谱（MPLC，5～20 个大气压），低压液相色谱（LPLC，<5 个大气压），快速色谱（flash chromatography，约 2 个大气压）等。

6. 高速逆流色谱（high - speed countercurrent chromatography，HSCCC）　是采用离心力固定液态固定相的逆流色谱，改变了以往逆流色谱耗时这一缺点。该方法属于流体动力学平衡体系。固定相不需要载体，因而消除了气液色谱中由于使用载体而带来的吸附现象，特别适用于制备性分离，进样量可从毫克级到克级，进样体积可从几毫升到几十毫升。不但适用于非极性化合物的分离，而且适用于极性化合物的分离。既可应用于天然产物粗提物的杂质去除，也可用于产物的精制，甚至直接从粗提物一步纯化达到纯品。现已被广泛用于中药及天然产物化学成分的分离制备研究，主要用于黄酮类、苯丙素类、生物碱类、萜类、多酚类及甾体类等化合物的分离。

7. 生物色谱法（biochromatography）　是生命科学与色谱分离技术交叉形成的一种新兴色谱技术。基于分子识别原理,该方法利用药物产生效应(或产生毒性作用),一般是通过药物与靶点(受体、通道、酶等)结合的原理,采用生物靶点选择性地固化效应物质,从而分析、分离效应物质,是一种效应 - 化学分析 - 成分分离联动的技术,尤其适合于天然药物效应物质基础的研究。目前,生物色谱法主要采用活性生物大分子、活性细胞膜(或仿生物膜)、活细胞等键合在色谱载体上,根据固定相的不同,生物色谱法有分子生物色谱法、细胞膜色谱法、仿生物膜色谱法、细胞生物色谱法等种类。

（1）分子生物色谱法（molecular biochromatography）　是以具有活性的酶、受体、抗体、DNA、血浆中的运输蛋白和其他具有重要生理功能的生物大分子作为分子生物色谱的固定相,用来分析、测定活性成分及其生化参数,开展药物活性成分研究。

（2）细胞膜色谱法（cell membrane chromatography，CMC）　是以人或动物的活性

细胞膜为固定相，研究药物与细胞膜、膜受体、酶相互作用的一种新型亲和色谱技术，将药物在体内的作用过程在色谱内进行动态模拟。由于细胞膜是生物效应靶点最集中的部位，因此，CMC 体系实质上是一种新型的具有生物活性的亲和色谱系统。CMC 法中的细胞膜固定相具有细胞膜活性和色谱分离的双重特性，由 CMC 模型获得的色谱保留参数与药物的药理作用密切相关，对药物异构体有识别能力。

（3）仿生物膜色谱法（artificial biomembrane chromatography）　以脂质体、蛋黄卵磷脂、大豆卵磷脂等为固定相配基，能够模拟生物膜的脂质双层结构，可以用来分离酶、蛋白质，研究药物透过生物膜的过程，预测药物的活性参数，或在仿生物膜中嵌入各种配基以实现特定的色谱目的。脂质体被视为最接近天然生物膜的简单理想的模型，并以毒性低、制备简单、可使药物包裹入脂质双分子层、可避免药物的降解、可实现药物靶向给药等特点，而被广泛作为药物载体使用。

（七）分子蒸馏法

分子蒸馏也称短程蒸馏，是在高真空度下（0.1～100Pa）进行的连续蒸馏。该方法是一种特殊的液 - 液分离技术，其实质是分子的蒸发过程。分子蒸馏能在极高的真空度下操作，它依据分子运动平均自由程的差别，使液体在远低于其沸点的温度下分离，特别适用于高沸点、热敏性及易氧化化合物的分离。且该技术具有蒸馏温度低于物料的沸点、蒸馏压强低、受热时间短、分离程度高等特点，可降低高沸点物料的分离成本。

第二节　中药资源化学成分的结构鉴定方法

中药资源化学成分的结构鉴定是中药资源生产与利用研究过程的重要步骤。为了进一步研究资源性成分的生物活性、构效关系、代谢过程，以及进行结构改造、化学合成等研究，就必须进行资源性化学成分的结构鉴定。开展化学成分的结构鉴定，首先要保证化合物的纯度，如果被测样品达不到一定纯度，则无法准确鉴定其结构。鉴定结构采用的方法有化学法、波谱法等。波谱法是目前最常用的较为先进的分析方法，包括紫外光谱（UV）、红外光谱（IR）、核磁共振法（^1H-NMR、$^{13}C-NMR$）、质谱法（MS）等。

一、理化鉴定

1. 物理常数的测定　物理常数的测定内容包括熔点、沸点、比旋度、折光率和比重等。

2. 分子式的确定　目前最常用的是质谱法。高分辨质谱法（HR - MS）可给出化合物的精确分子量。也可通过质谱中出现的同位素峰强度推定化合物的分子式。

分子离子峰不稳定的化合物，难以用 HR - MS 测出，可用自动元素分析仪进行定性定量分析，或制备衍生物后用质谱法测定其分子量，以求得化合物的分子式。

3. 结构骨架与官能团的确定　计算化合物的不饱和度，可以了解化合物可能含有的双键数或环数。采用化学法推定分子结构骨架主要依靠各类化学成分的呈色反应：羟基蒽醌类化合物通过碱液显色反应（Bornträger 反应）检识；黄酮类化合物可用盐酸镁粉反应、四氢硼钠还原反应等鉴定；强心苷类化合物可利用甾体母核、α,β - 五元不饱和内酯环和 α -去氧糖的呈色反应。

二、波谱鉴定

（一）红外光谱法（IR）

利用物质的分子对红外辐射的吸收，得到与分子结构相应的红外光谱图，从而鉴别分子结构的方法，称为红外吸收光谱法（infrared absorption spectrometry，IR）。

测定范围在波数 $4000 \sim 500 \mathrm{cm}^{-1}$ 之间，其中 $1600 \mathrm{cm}^{-1}$ 以上为化合物的特征基团区，$1000 \sim 500 \mathrm{cm}^{-1}$ 为指纹区。如果被测物结构基本相同，但局部构型不同，在指纹区就会有差别。例如，25R 与 25S 型螺甾烷型皂苷元，在 $980 \sim 860 \mathrm{cm}^{-1}$ 附近有显著区别，很容易鉴别。

1. 红外光谱法的特点　优点是特征性强、测定快速、不破坏试样、试样用量少（$5 \sim 10 \mu \mathrm{g}$）、操作简便、能分析各种状态的试样。不足是分析灵敏度较低、定量分析误差较大。

2. 对测试样品的要求

（1）试样纯度应大于 98%，或符合商业规格。便于与化合物红外标准光谱或商业光谱进行对照。

（2）试样不应含水（结晶水或游离水）。水有红外吸收，与羟基峰有干扰，而且会浸蚀吸收池的盐窗。所用试样应当经过干燥处理。

（3）试样浓度和厚度要适当。以保证使最强吸收透光度在 5% ～ 20% 之间。

（二）紫外 - 可见分光光谱法（UV - Vis）

分子的紫外 - 可见分光光谱法是基于分子内电子跃迁产生的吸收光谱进行分析的一种常用的光谱分析法。分子在紫外 - 可见区的吸收与其电子结构紧密相关。UV - Vis 光谱的研究对象大多是具有共轭双键结构的分子，可据此判断共轭体系中取代基的位置、种类和数目。对某些具有共轭体系类型的中药有效成分，如蒽醌类、黄酮类以及强心苷类等成分的结构确定具有重要的应用价值。

（三）核磁共振光谱法（NMR）

NMR 谱是化合物分子在磁场中受电磁波的辐射，有磁矩的原子核吸收一定能量产生能级跃迁，即发生核磁共振，以吸收峰的频率对吸收强度作图所得的图谱。NMR 能提供分子中有关氢和碳原子的类型、数目、连接方式、化学环境以及构型、构象的结构信息。随着超导核磁的普及，各种同核（如 $^1\mathrm{H} - {}^1\mathrm{H}$、$^{13}\mathrm{C} - {}^{13}\mathrm{C}$）和异核（如 $^1\mathrm{H} - {}^{13}\mathrm{C}$）二维相关谱的测试与解析技术日新月异，在结构鉴定中发挥重要作用。

1. 氢谱（$^1\mathrm{H} - \mathrm{NMR}$ 谱）　$^1\mathrm{H} - \mathrm{NMR}$ 谱的化学位移（δ）范围在 $0 \sim 20\mathrm{ppm}$，能提

供化合物的结构信息参数，主要是化学位移（δ）、偶合常数（J）及质子数。^{1}H 核因周围化学环境不同，其外围电子云密度及绕核旋转产生的磁屏蔽效应不同，不同类型的 ^{1}H 核共振信号出现在不同区域，据此可以识别。磁不等同的两个或两组氢核，在一定距离内因相互自旋偶合干扰使信号发生裂分，其形状有二重峰（d）、三重峰（t）、四重峰（q）及多重峰（m）等。裂分间的距离为偶合常数（J）。相邻 ^{1}H 核间依各种不同环境而分别具有一定的偶合常数值。

除了常规 ^{1}H - NMR 谱技术外，还有一些有助于结构分析的辅助技术，如选择性去偶、重氢交换、加入反应试剂、各种双照射等。应用较多的双照射技术是核增益效应（NOE）。NOE 是在核磁共振中选择性地照射一种质子使其饱和，则与该质子在立体空间位置上接近的另一个或数个质子的信号强度增高的现象。它不但可以找出互相偶合的两个核的关系，还可以反映出不互相偶合、但空间距离较近的两个核之间的关系。

例如，五味子甲酯的联苯结构部分有 2 个芳氢，^{1}H - NMR 示 2 个单峰，δ 值分别为 6.76、6.43，这两个单峰的归属可用双照射的 NOE 技术予以确定。照射 δ3.64 的甲氧基，发现位于 δ6.76 的芳氢峰增益 19%，照射另外 3 个甲氧基，均未见到 NOE 现象，故推测位于甲氧基邻位的芳氢 δ 值为 6.76，位于亚甲二氧基邻位芳氢的 δ 值为 6.43。

五味子甲酯

2. 碳谱（^{13}C - NMR 谱）　　^{13}C - NMR 谱的化学位移范围为 0 ~ 250ppm，比 ^{1}H - NMR 谱范围大。碳谱提供的结构信息是分子中各种不同类型及化学环境的碳核化学位移，异核偶合常数（J_{CH}）及驰豫时间（T_1），其中利用度最高的是化学位移（δ_c）。常见的碳谱测定技术如下。

（1）**质子宽带去偶**　也称质子噪音去偶或全氢去偶。此时 H 的偶合影响全部被消除，从而简化了图谱。在分子中没有对称因素和不含 F、P 等元素时，每个碳原子都会给出一个单峰，互不重叠。因照射 H 后产生 NOE 现象，连有 H 的 C 信号强度增加。季碳因不连有 H，信号峰较弱。

（2）**偏共振去偶**　在偏共振去偶谱中，每个连接质子的碳有残余裂分，故在所得图谱中次甲基（—CH）碳核呈双峰，亚甲基（—CH$_2$）呈三重峰，甲基（—CH$_3$）呈四重峰，季碳呈单峰且强度最低。据此可获得碳所连接的质子数、偶合情况等信息。

（3）**低灵敏核极化转移增强法（INEPT）**　用调节驰豫时间（Δ）来调节 CH、CH$_2$、CH$_3$ 信号的强度，从而有效地识别 CH、CH$_2$、CH$_3$。

当 Δ = 1/4（J_{CH}）时，CH、CH$_2$、CH$_3$ 皆为正峰；

当 $\Delta = 2/4$（J_{CH}）时，只有正的 CH 峰；

当 $\Delta = 3/4$（J_{CH}）时，CH、CH$_3$ 为正峰，CH$_2$ 为负峰。

由此可以区分 CH、CH$_2$ 和 CH$_3$ 信号。

再与质子宽带去偶谱对照，还可以确定季碳信号。季碳因为没有极化转移条件，所以在 INEPT 谱中无信号。

（4）无畸变极化转移增强法（DEPT）　是 INEPT 的一种改进方法。

在 DEPT 法中，通过改变照射 ^{1}H 的脉冲宽度（θ），使为 45°、90° 和 135° 变化并测定 ^{13}C – NMR 谱。所得结果与 INEPT 谱类似。

当 $\theta = 45°$ 时，所有的 CH、CH$_2$、CH$_3$ 均显正信号；

当 $\theta = 90°$ 时，仅 CH 显示正信号；

当 $\theta = 135°$ 时，CH 和 CH$_3$ 为正信号，而 CH$_2$ 为负信号。季碳同样无信号出现。

图 3 – 5 为岩大戟内酯 A（Jolkinolide A）的 DEPT 谱。

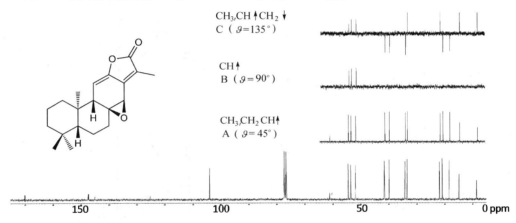

图 3 – 5　岩大戟内酯 A（Jolkinolide A）DEPT 谱

3. 二维核磁共振谱（2D – NMR 谱）　二维化学位移相关谱（2D – COSY 谱）是最常用的一种测试技术。分为同核和异核相关谱两种。相关谱的二维坐标 F_1 和 F_2 都表示化学位移。在化学成分结构研究中常用的相关谱类型如下。

（1）同核化学位移相关谱　^{1}H –^{1}H COSY 也称氢 – 氢化学位移相关谱，是同一个偶合体系中质子之间的偶合相关谱。可以确定质子化学位移以及质子之间的偶合关系和连接顺序。

图谱多以等高线图表示。对角线上的峰为一维谱，对角线两边相应的交叉峰与对角线上的峰连成长方形，该长方形对角线上的两峰即表示有偶合相关关系。

例如，地胆草新内酯（scabphantopin）是一个榄香烷型倍半萜内酯化合物，在其的 ^{1}H –^{1}H COSY（图 3 –6）谱中可见母核榄香烷的六元碳环上 H –8（δ5.52）与 H –7（δ2.88）有交叉峰，H –7 与 H –6（δ4.22）有交叉峰，以及 H –8 与 H –9（δ1.91），H –6 与 H –5（δ2.39）也有交叉峰。

（2）^{1}H 检测的异核化学位移相关谱　异核化学位移相关谱，特别是 ^{13}C –^{1}H COSY 谱，对于鉴定化合物的结构是十分重要的方法，常用的有 HMQC 谱和 HMBC 谱。

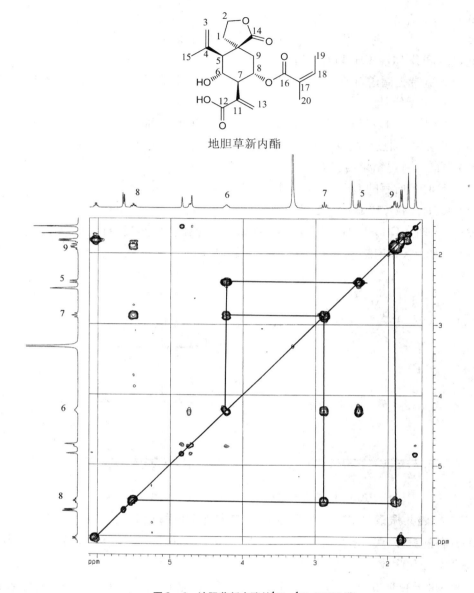

图 3 - 6　地胆草新内酯的 $^1H-^1H$ COSY 谱

①HMQC 谱：是通过 ^1H 核检测的异核多量子相关谱（简称 HMQC），此谱能反映 ^1H 核和与其直接相连的 ^{13}C 的关联关系，以确定 C—H 偶合关系（$^1J_{CH}$）。在 HMQC 谱中，F_1 域为 ^{13}C 化学位移，F_2 域为 ^1H 化学位移。直接相连的 ^{13}C 与 ^1H 将在对应的 ^{13}C 和 ^1H 化学位移的交点处给出相关信号。由相关信号分别沿两轴画平行线，就可将相连的 ^{13}C 与 ^1H 信号予以直接归属。

例如，在地胆草新内酯的 HMQC 谱中，可找到各碳、氢的相关峰，由此可容易确定各碳氢的归属，见图 3 -7。

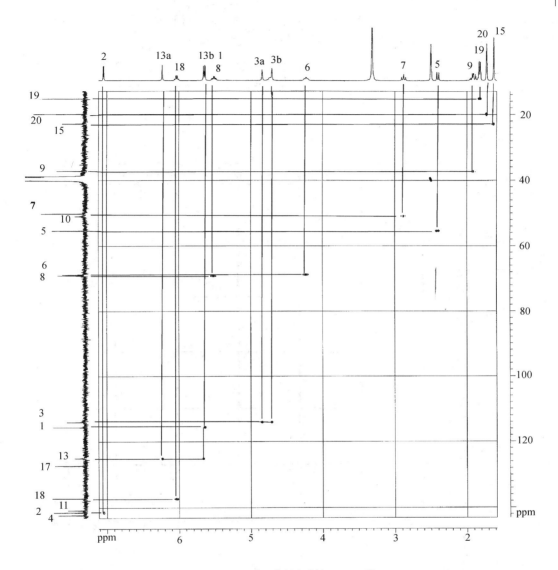

图3-7 地胆草新内酯的 HMQC 谱

②HMBC 谱：是通过 ^{1}H 核检测的异核多键相关谱（简称 HMBC），它把 ^{1}H 核和与其远程偶合的 ^{13}C 核关联起来。在 HMBC 谱中，F_1 域为 ^{13}C 化学位移，F_2 域为 ^{1}H 化学位移，HMBC 可以高灵敏地检测 ^{1}H - ^{13}C 远程偶合（$^nJ_{CH}, n \geqslant 2$），2~3 个键的质子与季碳的偶合也有相关峰。从 HMBC 谱中可得到有关碳链骨架的连接信息、有关季碳的结构信息及因杂原子存在而被切断的偶合系统之间的结构信息。

例如，在地胆草新内酯的 HMBC 谱中可见 H - 5（δ2.39）与 C - 6（δ68.8）、C - 10（δ50.2）、C - 1（δ115.6）、C - 14（δ179.3）的相关峰；以及 H - 9（δ1.91）与 C - 14（δ179.3）、C - 5（δ55.4）、C - 8（δ69.1）和 C - 7（δ50.2）的相关峰，由此可确定母核上五元内酯环与六元碳环通过 10 位季碳连接成一个螺环结构。同时还可见 H - 5 与 C - 4（δ142.3）、C - 3（δ114.0）及 C - 15（δ22.9）有远程相关；H - 7（δ2.88）与 C - 11 （δ140.8）、C －13（δ125.0）、C －12（δ167.8）和 C －8（δ69.1）相关,说明异丙烯基与六元碳环的 5 位相连,异丙羧烯基与六元环的 7 位相连,由此形成 15 个碳的榄香烷型倍半萜内酯。另外地胆草新内酯的 HMBC 谱上还显示 H －8（δ5.52）与侧链当归酰氧基 C －16（δ166.2）的远程相关峰,说明侧链当归酰氧基与母核的 8 位相连。见图 3 －8。

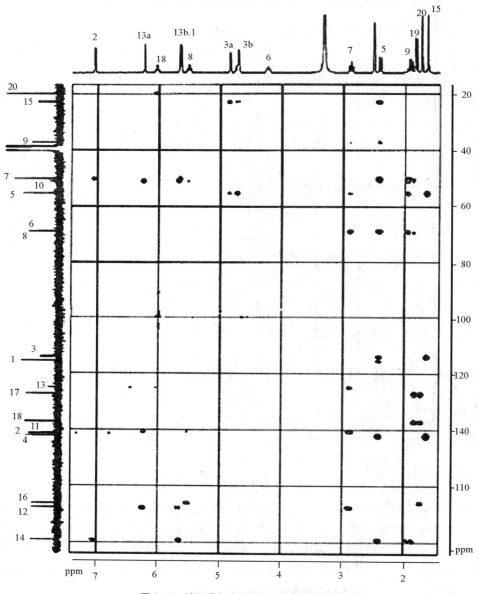

图 3 －8　地胆草新内酯的 HMBC 图谱

（四）质谱法（MS）

质谱法是通过测定样品离子的质量和强度进行成分结构分析的一种方法。将样品转化成气态,置于高真空 （<10^{-3} Pa） 离子源中,受到高能电流的轰击或强直流电场等作

用，使样品分子失去一个外层电子而生成带正电荷的分子离子；或使化学键断裂生成各种碎片离子，在质量分析器中按质荷比分离、检测后即得质谱图。

质谱法的基本原理是有机物样品在离子源中发生电离，生成不同质荷比（m/z）的带电荷离子，经加速电场作用形成离子束，进入质量分析器，再利用电场和磁场使其发生色散、聚焦，获得质谱图，从而确定不同离子的质量，通过解析，可获得有机化合物的分子量和分子式以及结构片段的信息。

质谱法的主要技术及相应的特点如下。

1. 电子轰击质谱（electron impact mass spectrometry，EI－MS）　在电子轰击条件下，大多数分子电离后生成缺一个电子的分子离子，并可以继续发生键的断裂形成"碎片"离子。

2. 化学电离质谱（chemical ionization spectrometry，CI－MS）　通过引入大量试剂气体产生反应离子而与样品分子之间的离子－分子反应，使样品分子实现电离。

3. 场解吸质谱（field deporption mass spectrometry，FD－MS）　将样品吸附在作为离子发射体的金属丝上送入离子源，只要在细丝上通以微弱电流，提供样品从发射体上解吸的能量，解吸出来的样品即扩散到高场强的场发射区域进行离子化。

FD－MS 特别适用于难气化和热稳定性差的固体样品分析，如有机酸、甾体类、糖苷类、生物碱、氨基酸、肽和核苷酸等。特点是形成的 M^+ 没有过多的剩余内能，减少了分子离子进一步裂解的概率，增加了分子离子峰的丰度，碎片离子峰相对减少。因此用于极性化合物的测定，可得到明显的分子离子峰或 $[M+1]^+$ 峰，但碎片离子峰较少，提供的结构信息较为有限。为提高灵敏度可加入微量阳离子 K^+、Na^+ 等碱金属化合物于样品中，能产生明显的准分子离子峰 $[M+Na]^+$、$[M+K]^+$ 和碎片离子峰。

4. 快原子轰击质谱（fast atom bombardment mass spectrometry，FAB－MS）和液体二次离子质谱（liquid secondary ion mass spectrometry，LSI－MS）　是以高能量的初级离子轰击表面，再对由此产生的二次离子进行质谱分析的方法。这两种技术均采用液体基质（如甘油）负载样品，其差异仅在于初级高能量粒子不同，前者使用中性原子束，后者使用离子束。

样品若在基质中的溶解度小，可预先采用能与基质互溶的溶剂（如甲醇、乙腈、H_2O、DMSO、DMF 等）溶解，然后再与基质混匀。

此法常用于大分子极性化合物，特别是糖苷类化合物的研究。除得到分子离子峰外，还可得到糖和苷元的结构碎片峰，从而弥补了 FD－MS 的不足。

5. 基质辅助激光解吸电离质谱（matrix－assisted laser desporption mass spectrometry，MALDI－MS）　是将样品溶解于在所用激光波长下有强吸收的基质中，利用激光脉冲辐射分散在基质中的样品使其解离成离子，并根据不同质核比的离子在仪器无场区内飞行和到达检测器时间，即飞行时间的不同而形成质谱。

此种质谱技术适用于结构较为复杂、不易气化的大分子，如多肽、蛋白质等的研究，可得到分子离子、准分子离子和具有结构信息的碎片离子。

6. 电喷雾电离质谱（electrospray ionization mass spectrometry，ESI－MS）　是

一种使用强静电场的电离技术，既可分析大分子，也可分析小分子。

对于分子量在 1000Da 以下的小分子，会产生［M＋H］⁺或［M－H］⁻离子，选择相应的正离子或负离子模式进行检测，就可得到物质的分子量。

分子量高达 20 000Da 的大分子会生成一系列多电荷离子，通过数据处理系统也能得到样品的分子量。

7. 串联质谱（tandem mass spectrometry，MS－MS）　是一种用质谱作质量分离的质谱技术。它可以研究母离子和子离子的关系，获得裂解过程的信息，用以确定前体离子和产物离子的结构。

（五）旋光光谱（ORD）和圆二色光谱（CD）

1. 旋光光谱（optical rotatory dispersion，ORD）　用不同波长（200～760nm）的偏振光照射光学活性化合物，并用波长对比旋光度［α］或摩尔旋光度［φ］作图所得的曲线即旋光谱。常见的类型如下。

（1）平坦谱线　没有发色团的光学活性化合物，其旋光谱是平坦的，没有峰和谷。比旋光度向短波处升高的谱形是正性谱红（图 3－9A），向短波处降低的谱形是负性谱线（图 3－9B）。谱形的正负性与旋光值的正负无关。

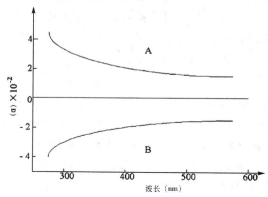

图 3－9　平坦谱线（A. 正性；　B. 负性）

（2）Cotton 谱线　化合物分子手性中心邻近有发色团，在发色团吸收波长区域附近，旋光度发生显著变化，产生峰和谷的现象称为 Cotton 效应，所绘制的谱图称为 Cotton谱线。谱线中只有一个峰和谷的称为单纯 Cotton 谱线，有数个峰和谷的称复合 Cotton谱线。图 3－10 为胆甾酮（Δ^5－cholestenone）的 Cotton 谱线。波长短波方向为谷，长波方向为峰的为正性 Cotton 效应，相反则为负 Cotton 效应。图中 A、B 两个化合物结构式相同，但绝对构型不同。

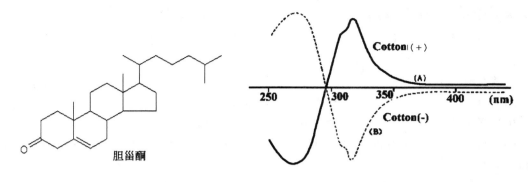

图 3 – 10 Δ⁵ – 胆甾酮的 Cotton 谱线

A. 天然胆甾酮(+)Cotton 谱线；B. 绝对构型相反的胆甾酮(−)Cotton 谱线

2. 圆二色谱（circular dichroism，CD） 旋光性化合物对组成平面偏振光的左旋圆偏振光和右旋圆偏振光的摩尔吸光系数是不同的，这种现象称为圆二色性。

两种摩尔吸光系数之差 $\Delta\epsilon = \epsilon_L - \epsilon_R$，随入射偏振光的波长变化而变化。

以 $\Delta\epsilon$ 或 $[\theta]$ 为纵坐标，波长为横坐标，得到的图谱称为圆二色谱。

由于 $\Delta\epsilon$ 绝对值很小，常用摩尔椭圆度 $[\theta]$ 来代替，$[\theta] = 3300\Delta\epsilon$。

因为 $[\theta] = 3300\Delta\epsilon$，$\Delta\epsilon$ 可为正值亦可为负值，所以圆二色性曲线也有正性谱线（向上）和负性谱线（向下）。图 3 – 11 为泽泻醇 F 的圆二色谱图。

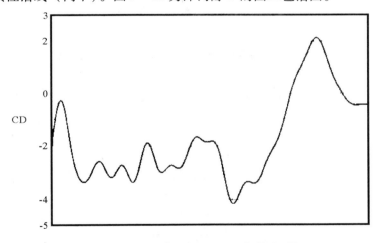

图 3 – 11 泽泻醇 F（orientalol F）的 CD 谱

（六）X 射线衍射法（X – Ray Diffraction Method）

通过测定化合物晶体对 X 射线的衍射谱，并通过计算机用数学方法解析衍射谱，再还原为分子中各原子的排列关系，最后获得每个原子在某一坐标系中的分布，从而给出化合物的化学结构。晶体 X 射线衍射法测定出的化学结构可靠性强，能测定化学法和其他波谱法难以测定的化合物结构。不仅能测定出化合物的一般结构，还能测定出化合物结构中的键长、键角、构象、绝对构型等结构细节。

晶体 X 射线衍射法是测定大分子物质结构最有力的工具，现在已能测定分子量 800

万的大分子物质的化学结构。

例如，泽泻萜酮（orientanone）的单晶 X – Ray 测定。

泽泻萜酮：无色结晶（MeOH/H₂O），mp. 241℃～242℃。HR – ESI MS 法测定其准分子离子峰［M＋H］⁺为 349.1132（理论值为 349.1138），检索出其合理的准分子式为 $C_{15}H_{25}S_2O_5$，即分子式为 $C_{15}H_{24}S_2O_5$。为了确证该化合物的立体结构，通过培养单晶，以单晶 X 射线衍射法测定其立体结构。由图 3 – 12 结果可知，O – 1、C – 6、C – 8 与 C – 7 键之间的夹角均近 120°（121.7°、123.2°），且 C – 7 与 O – 1 的键长较短（1.198），因此，C – 7 上的氧为羰基。碳、硫和氧之间的键角及键长（1.44）特征均符合单键特征，它们之间的键为配位键，即磺矽矸（砜）的衍生物。H – 1 与 H – 5 处于顺式。见图 3 –12。

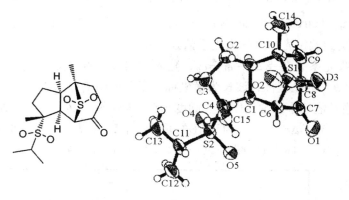

图 3 – 12   泽泻萜酮化学平面结构及单晶 X 射线衍射结构图

第三节   中药资源化学成分动态积累与分析评价方法

从生物体的整体性和动态性出发，研究资源性化学成分在动植物生命过程中的生源途径、动态积累规律、功能与作用，以及与外界环境和系统进化的关系等。通过资源性化学成分动态分析评价，揭示其在资源生产与利用过程中各环节与因素的影响及其变化规律，此研究关系到中药资源的科学生产与合理利用。

一、中药资源化学成分动态积累与评价的意义

药用植物资源化学成分的质和量是动态的，遵循自然节律（时间层次）和地域差异（空间层次）的变化规律。动态变化规律与物种密切相关，不同物种具有不同的种质，从而具有不同的资源性化学成分积累与分布；动态变化规律与植物个体发育的不同阶段、生物系统发育地位、环境条件（经纬度、海拔、气候等）、生物合成途径以及基因调控等也密切相关。

中药资源化学成分既包括直接组成资源总体的化学物质，也包括个体在新陈代谢过程中的一系列产物，甚至包括作用于生命活动的物质。从资源化学的角度进行研究，不仅要明确化学成分的自身特性（结构、性质等）以及在资源生物体内分布特点，还要

探究其在不同群体中的量，在某一群体各个生长发育期的量，以及各种生态因子对资源性成分量的影响等。总之，中药资源化学研究始终以动态的观点去认识药用生物资源，使有限的资源得以充分的多途径开发利用。这是资源化学不同于中药化学或天然药物化学的一个最基本的特征。

二、影响中药资源化学成分积累的主要因素

中药资源性化学成分的合成与积累受到诸多因素的影响，包括生态环境因子、生物因子以及人为因素的影响等。

1. 生态环境对资源性化学成分合成与积累的影响　生态环境对中药资源性化学成分的影响起着重要作用。当生态环境因素发生变化时，药用生物体的外部形态及资源性成分均会因代谢的变化而发生变化，进而影响中药的质量与产量。各种生态因子包括地形、地貌、海拔、土壤、光照、温度、水分、生物间的相互作用等，这些因素之间相互联系、相互作用、相互影响，其综合作用决定着中药资源性成分的合成与积累。因此，为揭示中药资源性化学成分的合成与积累规律，必须探讨药用生物与环境的关系，研究生态环境因子对药用生物体内代谢产物合成与积累的影响，最终揭示影响资源性成分的主导因子及其调控机制。

例如，人参皂苷类成分积累与生态因子的关系研究表明，土壤中硼、铁、氮与人参皂苷含量呈显著正相关，即适当提高土壤中有效硼、有效铁和速效氮的含量可以促进人参皂苷成分的积累；土壤水分与人参皂苷类成分的积累（Rb_3除外）呈显著正相关；人参皂苷与气候因子相关分析表明，温度（年活动气温、年平均气温、7月最高气温、7月平均气温、1月最低气温、1月平均气温）与人参皂苷含量呈显著负相关，其中与《中国药典》中人参含量测定项下的人参皂苷 Rg_1、Re、Rb_1 负相关尤为显著（$R > 0.6$），说明在一定温度范围内，人参皂苷随温度的降低而升高，即适当低温有利于人参皂苷有效成分的积累；海拔与人参皂苷 Rc、Rb_2、Rb_3 含量呈显著正相关（$R > 0.6$），即相对较高的海拔可以促进这 3 种成分的积累；而年均降水量、年相对湿度和年均日照时数与人参皂苷相关不显著。其中温度在人参皂苷类成分积累过程中起决定性作用。

研究表明，影响刺五加中刺五加苷 B 积累的生态因子主要有纬度、年降水量、年平均气温、日照时数和 7 月最高气温；各种生态因子对刺五加苷 E 影响不大；影响绿原酸积累的生态因子是日照时数、7 月最高气温、坡度；影响异嗪皮啶积累的生态因子为坡度、7 月最高气温、年平均气温、纬度和年降水量。综合各生态因子的作用，对野生刺五加根茎中资源性化学成分积累的主要生态影响因子为日照时数、坡度、7 月最高气温。

2. 生物因子对资源性化学成分合成与积累的影响　生物因子包括病菌、昆虫及竞争性物种等。生物因子与资源性化学成分的积累有着密切关系。例如，虫害可使初生代谢产物总量呈现下降趋势，进而影响次生产物的合成与积累。同时，虫害也能促进植物生成诱导性抵抗产物。例如，五倍子蚜虫吸食五倍子树汁时刺激植物组织中次生异常代谢产物鞣质的积累，诱发和造成植物局部细胞增生而形成虫瘿，在该虫瘿的鞣质含量可

高达 70% 以上。

一旦植物遭受昆虫侵害，其次生代谢活动就会加强。忍冬科植物受到蚜虫侵害后，叶片中的绿原酸含量就会明显提高。一些病原微生物侵染植株后，也会刺激植株合成次生代谢物质而发挥抗病作用。丹参植株根部受根结线虫侵害后，其隐丹参酮、丹参酮 Ⅱ A 含量就有大幅度提高。

次生代谢物质还在植物之间的竞争中发挥重要作用。植物次生代谢物质通过地上器官的挥发、淋溶及根系分泌等途径释放到环境中，对自身及其他植物的正常生长发育产生影响。药用植物中根及根茎类药材约占 70%，其中多数品种连续种植数茬后会出现"连作障碍"，导致药材的品质与产量下降。连作障碍的产生与次生代谢产物在土壤中的积累往往有密切关系。

3. 人为因素对资源性化学成分合成与积累的影响　优质资源品质的形成，除了受遗传因子的调控和生态环境条件的影响外，还受到人类活动的影响，特别是野生抚育、采收时节与初加工技术，以及人工栽培生产过程等环节诸多因素的干预和影响。因此，资源性化学成分的积累与人为因素密切相关。

产地加工对资源性化学成分的影响在于，各地在药材的产地加工过程中，由于酶活性、湿度、温度等因素的综合作用，促使资源性成分发生生物转化与化学转化，致使资源性成分的升高、降低或转化为其他化学物质等。例如，丹参药材中含有的丹酚酸类（salvianolic acids）成分具热不稳定性，在加热干燥过程中随着温度的逐渐升高其含量不断下降。动态分析结果表明，以丹酚酸 B 为代表的缩合酚酸含量不断下降，而以丹参素、原儿茶醛为代表的小分子含量则不断上升，并有新的小分子生成，其内在机制是加热导致了丹酚酸 B 的酯基水解和苯骈呋喃开环降解。芍药 *Paeonia lactiflora* 鲜根经修剪－擦白（刮皮）－煮芍－干燥等步骤形成白芍药材，在此过程中芍药根中所含主要活性成分芍药苷（paeoniflorin）被水解释放出具挥发性的蒎烷类化合物，并使其药效降低。

三、中药资源化学研究中的数理统计分析方法

药用生物资源性原料的适宜采收期确立的基本原则是质量最优和产量最大，其品质优良的核心评价指标是能够客观表征其资源价值的化学物质组成和量。然而，资源性化学物质的形成与积累过程直接受到生态环境、气候条件和人为活动等复合因素的影响。不同物候期的资源生物其药用部位的生长发育与化学物质的积累是动态的、有节律的。从植物的发芽、展叶、开花、结实到根系的膨大和地上部分的凋萎等均是生物长期适应季节性周期变化的气候环境而形成的生长发育节律，其实质是植物生长发育与环境条件的关系表征。因此，物候的变化反映了植物生命现象对外部环境变化的响应，体现了植物体内初生和次生代谢产物对环境变化的适应，展现出资源与化学成分间的时空关系与特点。通过采集同一资源生物种类在不同物候期特征性多指标代谢产物的动态积累和消长变化数据，并结合其药用部位产量，在适宜数学模型和分析方法支持下，建立科学合理的药材适宜采收期方法学。

近年来，化学计量学等多学科交叉技术方法的引入，通过调查多个产地的多组不同

生长发育阶段的植物个体、群落的数据，以及一组或数组环境因子数据，采用适宜的统计分析方法分析和评价它们之间的相互关系，为客观评价药用生物资源性原料品质提供了技术支撑，为中药资源性化学成分在生物体内动态积累规律以及与时、空变化的相关性规律的揭示提供了可靠的方法学。

（一）主成分分析方法

主成分分析（principal component analysis，PCA）是一种常用的统计分析方法，多用于从多个成分或环境因子中总结出具有较大影响的综合变量或建立相关关系。在资源化学研究中，为了客观、全面地分析评价资源化学成分，样品的多指标分析技术已广泛采用，常需要分析多个指标并考虑众多的影响因素，这样的数据虽然可以提供丰富的信息，但同时也使数据分析工作更趋复杂化。在大多数情况下，许多变量之间可能存在相关性而增加了问题分析的复杂性。如果分别利用每一指标进行评价，然后再综合各指标评价的结论，这样做一是可能会出现得出的结论不一致，从而给最后的综合评价带来困难；二是工作量明显增大，不利于进一步的统计分析。盲目减少指标会损失很多信息，容易产生错误的结论。因此需要找到一个合理的方法，希望通过对原始指标相互关系的研究，找出少数几个综合指标，这些综合指标是原始指标的线性组合，它既保留了原始指标的主要信息，且又互不相关。这种从众多原始指标之间相互关系入手，寻找少数综合指标以概括原始指标信息的多元统计方法称为主成分分析。

主成分分析是一种降维的方法，可以在力求数据信息损失最少的原则下，对高维变量空间进行降维处理。其工作对象是一张样本点×定量变量类型的数据表。它的工作目标就是要对这种多变量数据表进行最佳综合简化。如果在原数据表中有 p 个变量 x_1，$\cdots$，x_p，主成分分析将考虑对这个数据表中的信息重新调整组合，从中提取 m 个综合变量 F_1，$\cdots$，F_m（$m<p$），使这 m 个综合变量能最多地概括原数据表中的信息。在一个低维空间做系统分析要比在高维空间容易得多。以下通过 2 个实例来说明主成分分析在中药资源研究中的应用。

1. 主成分分析法用于确定药材适宜采收期　传统采收期的确定大多依据药材中单一或少数化学成分的含量结合药材产量确定采收期，以指标性成分总量得率作为确定适宜采收期的判断指标。但该方法无法全面评价不同生长期药材的质量，确定的采收期也无法保证获得最优质量的药材。基于主成分分析及其综合评分法可能是客观表征中药材适宜采收期的客观评价体系。主成分分析法与现今技术条件下普遍采用的多指标含量测定评价药材质量的方法密切结合，从多个数值变量间的相互关系入手，利用降维的思想，将多个变量简化为几个综合变量，建立综合评价药材适宜采收期的数学模型。

通过现代分析技术测定药材的多项指标，采用主成分分析综合评分方法结合药材生长发育特点，将多个成分的复杂变化情况简化为一个综合分值 f，以 f 值确定药材适宜采收期。具体步骤如下。

（1）**各原始数据标准化**　假设测定了 n 个样品，每个样品测得 m 个指标的数值，记录如表 3 - 3。

表 3 - 3　原始数据记录表

样品编号	测定指标			
	X_1	X_2	…	X_m
1	X_{11}	X_{12}	…	X_{1m}
2	X_{21}	X_{22}	…	X_{2m}
…	…	…		…
n	X_{n1}	X_{n2}	…	X_{nm}

$$X'_{ij} = \frac{X_{ij} - \bar{X}_j}{S_j} \qquad (j = 1, 2, 3, \cdots, m) \qquad (式 3 - 2)$$

按式 3 - 2 将原始指标标准化，然后用标准化的数据 X'_{ij} 来计算主成分。

（2）求出各主成分

$$Z_i = a_i X = a_{i1} X_1 + a_{i2} X_2 + \cdots + a_{im} \qquad (X_{mi} = 1, 2, \cdots, m) \qquad (式 3 - 3)$$

（3）主成分个数的选取　当前 k 个主成分的累积贡献率达到某一特定的值时（一般大于70%为宜），则保留前 k 个主成分。

（4）计算各主成分的贡献率　选择前 k 个主成分 Z_1，Z_2，…，Z_k，以每个主成分的贡献率 $c_i = \lambda_i / m$ 作为权数，构造综合评价函数：

$$f = c_1 Z_1 + c_2 Z_2 + \cdots + c_k Z_k \qquad (式 3 - 4)$$

对各样品进行综合评价时，f 值越大，则表明该样品的综合评价效果越好。以 f 值代表各指标性成分的含量测定结果，并结合其产量以确定药材的适宜采收期。

【实例】　当归药材适宜采收期的确定

依据当归具有的补血和血、调经止痛、润肠通便的功效，以及现代研究表明当归主要含挥发油类、有机酸类、内酯类、苯酞类、多糖类等化学物质，其中藁本内酯、正丁烯基酞内酯、阿魏酸、多糖类等成分与其功效密切相关。因此选择藁本内酯、正丁烯基酞内酯、阿魏酸、总多糖等化学成分群作为当归药材适宜采收期多指标评价体系。

（1）样品多指标检测方法与结果　对甘肃省岷县当归生产基地不同物候期当归样品按照确定的分析方法，测定其藁本内酯、阿魏酸、正丁烯酞内酯、多糖的含量。

①藁本内酯、正丁烯基酞内酯、阿魏酸测定

仪器　Waters 2695 高效液相泵，Waters 2996 二极管阵列检测器。

色谱柱　Wonda Sil C_{18} 柱（250mm ×4.6mm，5μm）。

色谱条件　流速 1ml/min；柱温 30℃；流动相为甲醇（A）-0.5%醋酸（B）梯度洗脱，0~5min 5%A~45%A，5~9min 45%A，9~11min 45%A~70%A，11~15min 70%A，15~40min 70%A~95%A，40~55min 95%A；测定波长为阿魏酸和藁苯内酯 328nm，正丁烯酞内酯 260nm。

②总多糖测定

仪器 UV-2000 紫外可见分光光度计。

测定方法 以紫外-可见分光光谱法测定样品中的多糖，中性多糖的测定采用硫酸-苯酚显色，测定波长为490nm；酸性多糖的测定采用硫酸-咔唑显色，测定波长为512nm。总多糖含量为中性多糖与酸性多糖含量之和。

根据单位面积药材的生物量及药材中各指标成分的含量，得到各指标的有效物质总量。各有效物质总量随物候期的变化如图3-13所示，因彼此消长而无法判断适宜采收期。

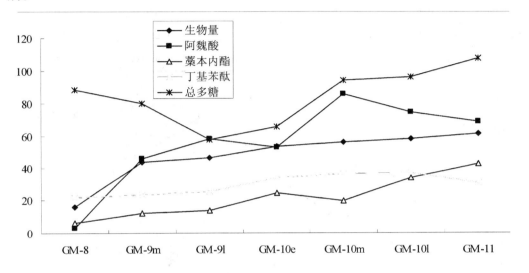

图 3-13 当归药材不同生长期各成分含量

（2）**主成分分析** 采用主成分分析综合评分方法，将多个成分的复杂变化情况简化为一个综合分值 f，以 f 值确定当归药材适宜采收期。

采用 SPSS 13.0 软件对测定结果进行主成分分析，结果显示：前两个因子在影响当归质量评价指标中起着主导作用，两个主成分的累积贡献率达95%，能够较客观地反映当归药材的内在质量，故选取前两个主成分进行分析。

根据各主要因子的权重系数进行累加，权重系数的计算依据其方差贡献率的大小，即各主成分的贡献率与两个主成分的总贡献率之比，第一主成分的权重 $w_{f1} = 63.525\%/95.642\% = 0.6642$，同理可得第二主成分的权重 w_{f2} 为 0.3358。各主要成分因子得分与其权重乘积之和相加，得出各个当归样品的总因子得分 f，以简化后的单一指标 f 值的变化结合生物产量，确定适宜采收期，为绘图方便将 f 值进行转换，纵坐标值 $=(f+1) \times 40$。结果见表 3-4 及图 3-14。

表 3-4　不同生长期当归药材主成分因子得分

序号	采集时间	f_1	f_2	f	纵坐标变换
1	2008.08l	−0.52166	−0.9558	−0.66745	13.3
2	2008.09m	−0.66863	0.35221	−0.32583	27.0
3	2008.09l	−0.10731	−0.47421	−0.23052	30.8
4	2008.10e	0.23749	−0.05295	0.139959	45.6
5	2008.10m	0.80027	0.20604	0.600725	64.0
6	2008.10l	0.06369	0.5515	0.227499	49.1
7	2008.11e	0.00316	0.89444	0.302455	52.1

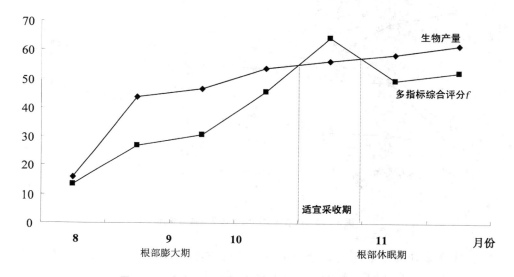

图 3-14　主成分分析综合评分法确定岷县当归适宜采收期

如图 3-14 所示，甘肃岷县当归适宜采收期应在 10 月中下旬为宜。

2. 主成分分析法用于近缘资源品种的比较分析和药材品质评价研究　中药材由于历史、地域等原因大多存在多基原品种。不同基原品种的药材其功效作用也有所不同。部分药材品种尚存在着地域性、民族和民间用药等混淆品或代用品种。近年来，色谱指纹图谱，特别是以 HPLC-DAD 联用获得的指纹图谱，已经广泛应用于品种真伪的鉴别和品质优劣的评价。然而，由于中药所含化学成分复杂，单一指纹图谱评判往往不足以代表样品的整体化学特征。因此，近年来采用多维指纹图谱技术结合化学信息方法对较为复杂的样品进行质量控制的报道日渐增多，并且较传统的指纹图谱技术更为全面地反映供试样品的整体化学特征。主成分分析方法就是最常采用的多维数据分析方法之一。通过主成分分析，可以根据药材成分含量直接给出类别划分，不需人工干预。具体步骤如下。

（1）**药材各成分含量测定**　采用化学分析的方法测定不同品种或不同产地药材中化学成分含量。测定方法以高效液相色谱方法为主，包括 HPLC-UV 和 HPLC-MS。测定数据可以各成分的实际含量表示，也可以色谱峰面积等相对定量的方法表示，形成化学成分含量矩阵。矩阵每一行表示一个样品，每一列表示一个成分的含量。

（2）化学成分数据的标准化 同上例标准化方法，对化学成分含量矩阵进行标准化处理。

（3）求出各主成分

$$Z_i = a_i X = a_{i1}X_1 + a_{i2}X_2 + \cdots + a_{im}X_m \quad (i = 1, 2, \cdots, m) \qquad （式3-5）$$

（4）主成分个数的选取 为了便于以图形方式表示各样品的聚集状态，主成分的个数一般选择 2 或 3 个为宜。选取 2 个主成分可以将各样品投影在二维图形中，3 个主成分则可以表示为三维图形。更多的主成分就无法采用图形表示了。

（5）绘制主成分得分图和载荷图 以选取 2 个主成分为例，分别以这 2 个主成分所对应的得分为坐标在二维图形上进行绘图，根据各样品在图形中的聚集情况进行类别划分。在实践中，通常选取代表最大信息的前 2 个主成分进行绘图。

以选取主成分对应的因子载荷为坐标绘图，可得载荷图。载荷图中各点代表药材中的各化学成分，点的位置在图中距离聚集中心越远，位置越分散，代表该成分在各个样品中含量差异越大。

【实例】 近缘植物大枣和酸枣药材的比较研究

在中医临床应用中，大枣药性甘温，可补中益气，养血安神，临床多用作补气药；而酸枣药性酸甘，可止血止泻，临床多用为收涩药。二者亲缘关系和化学成分类型与组成相近，以其三萜及皂苷类、黄酮类等多指标化学成分对大枣和酸枣进行比较分析和评价。

分别对采自山东、河北、山西、陕西、河南、宁夏、江苏和新疆等省区的 14 种大枣样品，采自宁夏、河北、山东等省区的 7 种酸枣样品，利用 HPLC 联用 DAD 和 ELSD 的方法，全面反映大枣与酸枣的综合化学信息，应用主成分分析的方法，研究 2 种枣类在化学成分上的差异。

仪器 Waters 2695 Alliance 高效液相色谱系统；Waters 2998 型 DAD 检测器；Waters 2424 型 ELSD 检测器；Empower™色谱工作站软件。

色谱分析条件 色谱柱：Apollo C_{18} 色谱柱（250mm ×4.6mm，5μm）；流动相：甲醇（A）-0.1% 乙酸（B），梯度洗脱程序为 0~15min，26%~29% A；15~45min，29%~46% A；45~55min，46%~86% A；55~75min，86%~87% A；75~95 min，87%~95% A。流速：0.8ml/min；进样体积：20 μl；柱温：25℃。DAD 检测波长：350nm。ELSD 漂移管温度：80℃；雾化器压力：40psi；增益：100。

对由二元检测器指纹图谱获得的融合矢量经标准化处理后，进行主成分分析。提取代表总体变异最大的前 2 个主成分（PC1 和 PC2）用于绘制散点坐标图。每个样品由其对应的 2 个主成分的得分确定其坐标位置。每一变量以其对应主成分的载荷值确定其坐标位置。提取得到的主成分 1 代表的变异占总体变异的 40.4%，主成分 2 代表的变异占总体变异的 35.0%，前 2 个主成分代表的变异占到总体变异的 75.4%，可以认为前 2 个主成分基本包含了原始数据的主要信息。主成分分析结果见图 3-15（每一个点代表一个样品)。样品大致被分为 2 个区域,酸枣位于区域 I (样品 15~21),剩余样品位于区域 II,代表大枣。

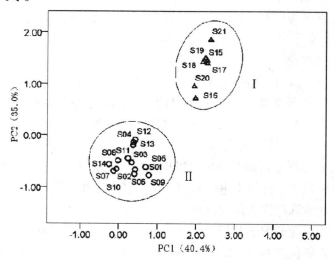

图 3-15 大枣和酸枣样品得分图

(二) 聚类分析方法

聚类分析(cluster analysis,CA)是常用于研究分类的一种统计方法,属于数值分类学的一个新分支,也可称为集群分析、群分析、点群分析等。这一方法在中药资源分类研究中有着广泛的应用,它的工作目标是根据"物以类聚"的总原则,对样本或变量(指标)进行分类,使同一类中的个体具有较大的相似性,不同类中的个体具有较大的差异性。与其他分析方法相比,聚类分析在理论上和方法上并不十分完善,但是由于它能解决很多实际问题,仍引起了人们的重视。

其基本原理是在没有任何模式可依据或参考的情况下,即没有任何先验知识的前提下,根据所研究对象(样品或变量)的多个观测指标,找出一些能够衡量样品或变量之间相似程度的统计量,以这些统计量作为分类的标准,把性质相似的样本或变量归为一类,把性质不同的归为另一类。

1. 聚类统计量 常用于描述样本间的亲疏程度。常见的距离有如下两种。

(1) 绝对值距离 $d_{ij}(1) = \sum_{k=1}^{m} |x_{ik} - x_{jk}|$ (式 3-6)

(2) 欧氏距离 (Euclidean distance) $d_{ij}(2) = \left[\sum_{k=1}^{m} (x_{ik} - x_{jk})^2 \right]^{\frac{1}{2}}$ (式 3-7)

2. 系统聚类法 系统聚类法(hierachicalcluster)是目前使用最多的,也是比较成熟的一种聚类方法。其基本思想是,先将 n 个样本各自看成一类,然后定义类与类之间的距离,此时各类间的距离就是各样本间的距离,将距离最近的两类合并成一个新类,再计算新类与其他类的距离,再将距离最近的两类合并,直到所有样本都合并为一类为止。然后再根据需要或者给出的距离临界值确定分类数及类。

【实例】关于赤、白芍药的聚类分析

芍药是具有多种功效的传统中药，有赤、白之分。《中国药典》2010 年版规定白芍为毛茛科植物芍药 *Paeonia lactiflora* 的干燥根，夏、秋二季采挖，洗净，除去头尾和细根，置沸水中煮后除去外皮或去皮后再煮，晒干。具有养血柔肝、缓中止痛、敛阳收汗的功效。赤芍为毛茛科植物芍药 *P. lactiflora* 或川赤芍 *P. veitchii* 的干燥根，春、秋二季采挖，除去根茎、须根及泥沙，晒干。具有清热凉血、散瘀止痛之功效。新疆芍药 *P. hybrida* 的干燥纺锤状块根，因在新疆地区资源丰富，作为赤芍代用品在当地应用。目前，对赤芍和白芍的质量控制主要是根据芍药苷的含量高低来进行评价。采用高效液相色谱法建立了评价赤芍和白芍质量的特征指纹分析方法，收集赤芍与白芍样品 67 份，经鉴定其基原分别为白芍 *P. lactiflora*（No. 1～21）；赤芍 *P. lactiflora*（No. 22～41）；赤芍 *P. veitchii*（川赤芍）（No. 42～63）；赤芍 *P. hybrida*（新疆赤芍）（No. 64～67）。以特征指纹图谱进行聚类分析，并与形态学鉴定结果相比较。

仪器　Agilent 1100 高效液相色谱仪，配有二极管阵列检测器。

色谱条件　色谱柱 Polaris C_{18}－A（4.6mm×250mm，5μm）；流动相乙腈（A）－磷酸水溶液（pH 3.0，B），梯度洗脱程序为 0～8min 5%～9% A；8～20min 9%～15% A；20～25min 15%～17% A；25～40min 17% A；40～45min 17%～30% A；45～60min 30% A。流速 1.0 ml/min；色谱峰采集波长范围 190～400nm；检测波长 230nm；柱温 30 ℃。

系统聚类分析　依据所测样品的色谱指纹图谱特征数据，对样品进行分类。以经形态学鉴定的 67 份不同批次和产地的芍药样品为研究对象，获得包括芍药苷在内的具有 27 个色谱峰的特征指纹谱。将各色谱峰相对于参比色谱峰的峰面积量化，得到 67×27 阶原始数据矩阵，采用离差平方和法（Ward's Method），利用欧氏距离（Euclidean distance）作为样品的测度对其进行系统聚类分析。通过对照药材并结合形态学鉴定结果，聚类分析首先将芍药样品分白芍和赤芍 2 大类，其次又将赤芍区分为 2 类，即可以认为分成 3 类：第Ⅰ类为白芍 *P. lactiflora*，第Ⅱ类为赤芍 *P. lactiflora*，第Ⅲ类为川赤芍 *P. veitchii* 和新疆赤芍 *P. hybrida*。因为收集到的新疆赤芍样品数较少且与川赤芍的亲缘关系较近，所以共同划分到第Ⅲ类。分类结果见图 3－16。

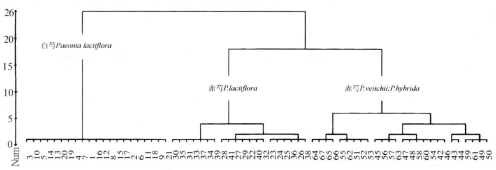

图 3－16　赤芍和白芍的系统聚类分析图

（三）关联分析方法

关联分析法（relational analysis，RA）是对系统发展动态的量化比较分析，可表征两个事物间的关联程度。基本思想是通过确定参考数列和若干个比较数据列的曲线几何形状的相似程度来判断关联程度。在系统发展过程中，若两个事物变化的趋势具有一致性，即同步变化程度较高，即可谓二者关联程度较高；反之，则较低。

一般步骤如下：

（1）指定参考数列，记作 $x_0(t)$，$x_0(t) = [x_0(1), x_0(2), \cdots, x_0(n)]$，$x_0(n)$ 为第 n 个时刻所对应的值。同理，将比较数列分别记作 $x_1(t)$，$x_2(t)$，$\cdots$。

（2）将所有数据进行无量纲化处理，常用的有初值化、均值化等。初值化，即用每一数列的第一个数 $x_i(1)$ 除其他数 $x_i(k)$。均值化，则是用平均值去除所有数据。

（3）关联程度实质上就是曲线间几何形状的差别程度。故关联程度的衡量尺度可采用比较曲线与参考曲线间差值大小来表示。

$$\xi_i(k) = \frac{\min_i(\Delta_i \min) + \zeta_i \max(\Delta_i \max)}{|x_0(k) - x_i(k)| + \zeta_i \max(\Delta_i \max)} \qquad （式 3-8）$$

式 3-8 中，$\xi_i(k)$ 称为 x_i 对 x_0 在 k 时刻的关联系数，是第 k 个时刻比较曲线 x_i 与参考曲线 x_0 的相对差值。ζ 为分辨系数，$0 < \zeta < 1$。

$$\min_i(\Delta_i \min) = \min_i(\min_k |x_0(k) - x_i(k)|) \qquad （式 3-9）$$

$$\max_i(\Delta_i \max) = \max_i(\max_k |x_0(k) - x_i(k)|) \qquad （式 3-10）$$

（4）求得的关联系数为比较数列与参考数列各个时刻的关联程度值，数值较多，信息分散，不便于比较，故对其求平均值，记作关联度 r_i，以作为关联程度的数量表示。

$$r_i = \frac{1}{n} \sum_{k=1}^{n} \xi_i(k) \qquad （式 3-11）$$

（5）关联度按大小排序，如果 $r_1 < r_2$，则参考数列 x_0 与比较数列 x_2 更相似。

【实例】基于灰色关联分析的全蝎、蜈蚣药材质量评价

全蝎、蜈蚣为传统常用中药，分别来源于节肢动物门钳蝎科动物东亚钳蝎 *Buthus martensii*、蜈蚣科少棘巨蜈蚣 *Scolopendra subspinipes mutilans* 的干燥全体。对购于各地药店及药材市场不同全蝎、蜈蚣药材商品，测定主要成分总核苷、总磷脂、总多糖、多胺、可溶性蛋白质含量，以灰色关联分析方法中相对关联度为测度，构建评价全蝎、蜈蚣药材商品质量的灰色关联分析模型。

方法　分别采用 HPLC 法测定各全蝎、蜈蚣药材商品中尿苷、黄嘌呤、次黄嘌呤的含量，之和为总核苷的含量（Ⅰ）；腐胺、精胺及精脒的含量，之和为总多胺的含量；比色法测定总磷脂含量、总多糖含量、可溶性蛋白质含量。

质量评价结果　按照数据处理方法，分别对两药材序列中的数据进行原始数据规格化，计算每个样品相对于最优、最差参考序列的关联系数 $\xi_{k(s)}^i$、$\xi_{k(t)}^i$、关联度 $r_{i(s)}$、$r_{i(t)}$，以及相对关联度 r_i，结果见表 3-5、表 3-6。

表 3 – 5　全蝎各药材商品相对关联度及质量优劣排序

编　号	1	2	3	4	5	6	7	8	9	10
相对关联度 r_i	0.502	0.812	0.497	0.484	0.452	0.675	0.514	0.415	0.516	0.411
质量排序	5	1	6	7	8	2	4	9	3	10

表 3 – 6　蜈蚣各药材商品相对关联度及质量优劣排序

编　号	1	2	3	4	5	6	7	8	9	10
相对关联度 r_i	0.453	0.531	0.515	0.692	0.460	0.560	0.488	0.523	0.591	0.586
质量排序	10	5	7	1	9	4	8	6	2	3

　　10 个批次全蝎药材商品中，其相对关联度 r_i 值由 0.812 ~ 0.411 不等，表明目前全蝎药材商品的质量差别较为明显。10 个批次蜈蚣药材商品中，相对关联度 r_i 值虽然最大的仅为 0.692，但共有 7 个相对关联度 r_i 值大于 0.5，在 3 个相对关联度 r_i 值小于 0.5 的样品中，最小的 r_i 值为 0.45，表明蜈蚣商品药材的质量差异较小。

（四）人工神经网络

　　人工神经网络（artificial neural network，ANN）是一种模拟生物神经网络行为特征，进行分布式信息处理的数学模型，具有自学习和自适应的能力，其不同于以往人工智能领域中的基于逻辑和符号处理的理论和方法，开辟了人工智能研究的新途径。

　　1943 年，由心理学家 W. S. McCulloch 和数理逻辑学家 W. Pitts 建立了神经元机理的数学模型，即著名的 MP 模型。随后，进一步完善的神经网络模型相继提出，包括感知机、自适应线性元件等。1986 年，Rumelhart 提出了误差多层反传网络（error back – propagation）算法，或称反向传播（back propagation，BP）算法，并对其运算能力和潜力进行了较为深入的研究。该算法是目前应用最为广泛的神经网络算法之一，大多数的人工神经网络模型均是采用 BP 网络或它的改进算法。

　　神经元是神经网络的基本处理单元，一般为多输入、单输出的非线性器件。最简单的人工神经元模型为 MP 模型，如图 3 – 17 所示。其中，x_1，x_2，$\cdots$，x_n 是来自其他人工神经元的信息，作为该人工神经元的输入，相应权值 ω_1，ω_2，$\cdots$，ω_n 表示各输入的连接强度，θ 是神经元兴奋时的内部阈值，当神经元输入的加权和大于 θ 时，神经元处于兴奋状态。Y 表示神经元的输出，f 为作用函数。

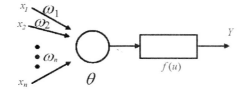

图 3 – 17　简单人工神经元的 MP 模型

　　BP 网络是一种按误差逆传播算法训练的多层前馈网络，其拓扑结构如图 3 – 18 所示，包括输入层、隐含层（可含有多层）和输出层。BP 网络能学习和存贮大量输入 – 输出模式映射关系，而无需事前揭示描述这种映射关系的数学方程。它采用误差逆传播算法，即多层误差修正梯度下降法离线学习，通过反向传播来不断调整网络的权值和阈值，使网络误差平方和达到最小。

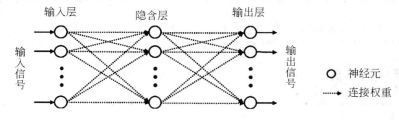

图 3 – 18　BP 网络的拓扑结构

神经网络方法的具体步骤如下。

（1）各原始数据标准化　数据标准化可以抵消原始数据中不同指标间的测量单位差异和方差差异，使各指标数据集中地位相当，有利于提高模型的稳定性。

（2）建立训练数据集　神经网络具有自学习能力，在应用之前需要进行训练，通过对已知数据的不断学习训练来逐步拟合数据集中隐藏的规律。在建立神经网络之前，需要预先建立已知输入和输出的数据集，用于神经网络的训练和验证。训练数据集的数据量越多，覆盖范围越广，据此建立的神经网络模型就越稳定，预测性能越好。

（3）网络模型建立　根据应用的性质和特点，选择适当的网络类型。其中 BP 神经网络是应用较广的一种，其他类型网络也有所应用。每种网络都需要初始化一些关键参数，以 BP 网络为例，有隐含层神经元个数、各神经元权值和阈值、各神经元传递函数等。网络的建立过程也就是各参数逐步调优的过程。神经网络的各参数一般常以随机数进行初始化，在训练过程中根据一定的算法来调整各权值阈值。

（4）网络模型的验证　建立模型后，还需对模型进行一定的验证，以避免出现过拟合或不稳定的现象。验证可以采用独立的已知数据集来进行，也可以用训练集中的一部分。即在训练集中随机留出少量数据不参与训练，待模型训练稳定后作为预示集进行验证。训练集中数据可交替留出进行验证。

（5）模型的预示　经过训练和验证的网络模型就可以用于未知数据的预示。为了提高准确率，针对网络的预示结果，可以抽取少量以其他可靠方法再次进行验证，以保证结果的准确性。

第四章　中药资源化学成分主要类型

中药资源化学成分可分为基于初生代谢的资源化学成分和基于次生代谢的资源化学成分。基于初生代谢的资源化学成分主要包括糖类、氨基酸、肽及蛋白质类、脂类等；基于次生代谢的资源化学成分主要包括脂肪酸及其酯类、苯丙素类、酚酸类、醌类、黄酮类、鞣质类、萜类、甾体类和生物碱类等。

第一节　基于初生代谢的中药资源化学成分

一、糖类

（一）概述

糖类（saccharides）是含有醛基或酮基的多羟基化合物及其衍生物的总称。大多数糖分子中氢和氧的比例是 $2:1$，具有 $C_x(H_2O)_y$ 的通式。例如，葡萄糖为 $C_6(H_2O)_6$，蔗糖为 $C_{12}(H_2O)_{11}$，淀粉为 $[C_6(BFQH_2O)_5]_n$。因此，糖又称为碳水化合物（carbohy-drates），但有少数糖分子的组成并不符合这一通式，如鼠李糖、脱氧核糖等。

糖类是植物光合作用的初生产物，是构成生物体的重要基础物质之一。在生物体中，糖类成分可分布于各个部位和组织器官中，植物的根、茎、叶、花、果实、种子等大多含有葡萄糖、果糖、淀粉和纤维素等糖类物质。因此，糖类物质是植物组织与细胞的重要营养物质和支持物质。动物通过摄入糖类物质，提供生理活动以及其他运动所需的能量。

糖及其衍生物是中药资源的重要生物活性物质之一，如枸杞多糖、灵芝多糖、黄芪多糖等具有增强免疫功能、保肝、抗衰老等作用。当归多糖、猪苓多糖等具有抗辐射和辅助抗肿瘤的活性。

（二）糖类的结构与分类

糖类物质可根据其能否水解和分子量的大小分为单糖（monosaccharides）、低聚糖（oligosaccharides）和多糖（polysaccharides）。

1. 单糖　单糖指葡萄糖、果糖等不能再被简单水解成更小分子的糖，是糖类物质的最小单位，也是构成其他糖类物质的基本单元。自然界中发现的单糖约有 200 余种，从三碳糖到八碳糖都存在，但以五碳糖和六碳糖最为常见，而单糖的衍生物以糖醇和糖醛酸为多见。中药资源中较为常见的单糖及其衍生物有以下几类。

（1）**五碳醛糖**　D－木糖（D－xylose，xyl）、D－核糖（D－ribose，rib）、L－阿拉伯糖（L－arabinose，ara）。

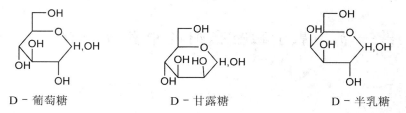

D－木糖　　　　　　　D－核糖　　　　　　　L－阿拉伯糖

（2）**六碳醛糖**　D－葡萄糖（D－glucose，glc）、D－甘露糖（D－mannose，man）、D－半乳糖（D－galactose，gal）。

D－葡萄糖　　　　　　D－甘露糖　　　　　　D－半乳糖

（3）**六碳酮糖**　D－果糖（fructose，fru）、L－山梨糖（L－sorbose，sor）。

D－果糖　　　　　　　　　　　L－山梨糖

（4）**糖醛酸**（uronic acid）　是指末端羟甲基被氧化成羧基的一类单糖。例如，存在于植物胶、硫酸软骨素等多糖中的 D－葡萄糖醛酸（D－glucuronic acid）、D－半乳糖醛酸（D－galacturonic acid）等。

D－葡萄糖醛酸　　　　　　　　　D－半乳糖醛酸

（5）**糖醇**（sugar alcohol）　单糖的醛或酮基还原成羟基后所得到的多元醇称糖醇。糖醇在中药及天然药物资源中分布较为广泛。例如，卫矛科植物中含有的卫矛醇（ducitol），玄参科植物地黄中含有的 D－甘露醇（D－mannitol），蔷薇科植物中含有的 D－山梨醇（D－sorbitol）等。

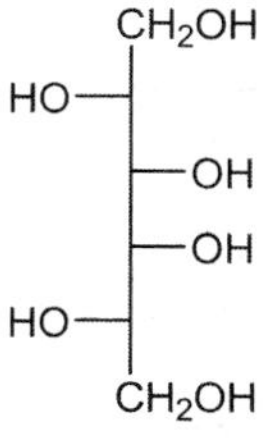

卫矛醇 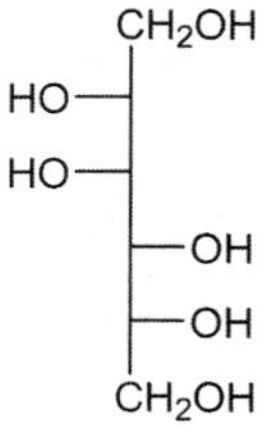   D-甘露醇 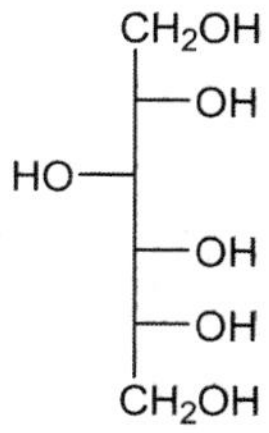   D-山梨醇

关于糖的绝对构型，通常以哈沃斯（Haworth）式表示，式中六碳吡喃糖 C_5 位（五碳呋喃糖的 C_4 位）上取代基的取向，向上的为 D 型，向下的为 L 型。端基碳原子的相对构型 α 或 β 是指 C_1 羟基与六碳糖 C_5 位（五碳糖 C_4 位）取代基的相对关系，当 C_1－羟基与六碳糖 C_5 位（五碳糖 C_4 位）上取代基在环的同一侧为 β 构型，在环的异侧为 α 构型（以下糖结构式中的部分羟基未画出）。

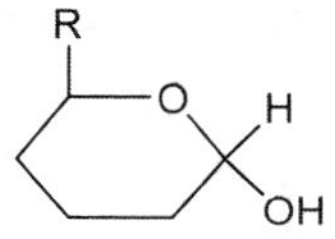

α–D–糖 β–D–糖 α–L–糖 β–L–糖

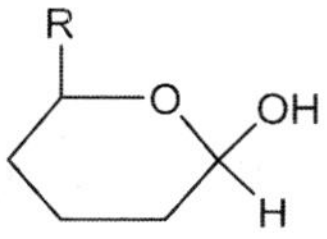

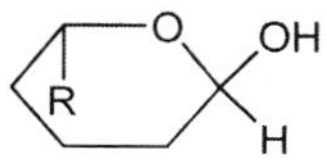

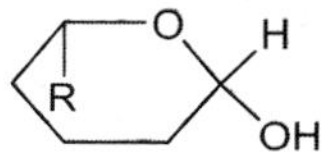

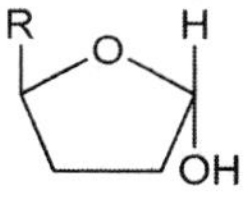

α–D–糖 β–D–糖 α–L–糖 β–L–糖

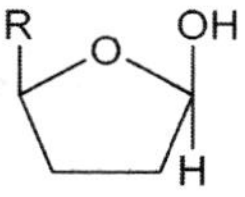

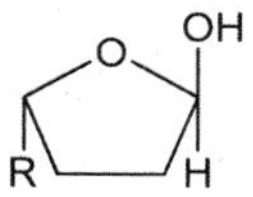

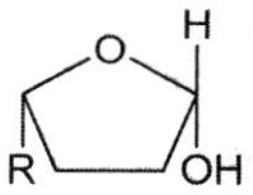

2. 低聚糖　低聚糖是指由 2~9 个单糖通过糖苷键聚合而成的糖类物质，能被水解为相应数目的单糖，又称为寡糖。天然存在的低聚糖多数由 2~4 个单糖基组成，在皂苷等成分中，有时可存在由 7~8 个单糖基组成的低聚糖片段。按组成低聚糖的单糖基数目，低聚糖分为二糖、三糖、四糖等。常见的二糖有蔗糖、龙胆二糖（gentiobiose）、麦芽糖（maltose）、芸香糖（rutinose）、蚕豆糖（vicianose）、槐糖（sophorose）等。

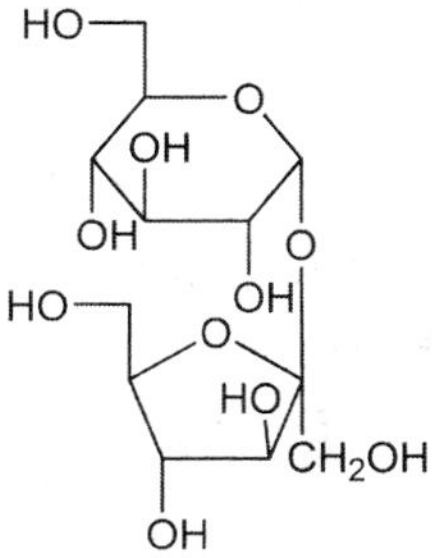

蔗糖 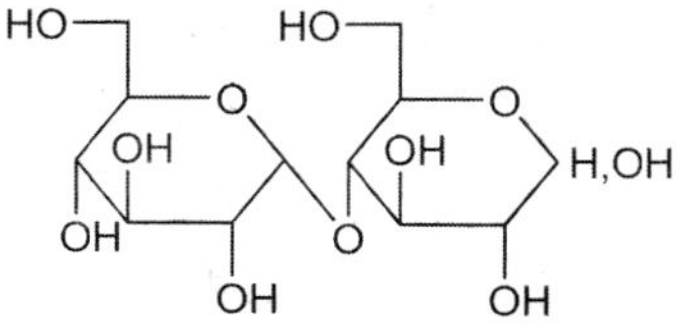   麦芽糖 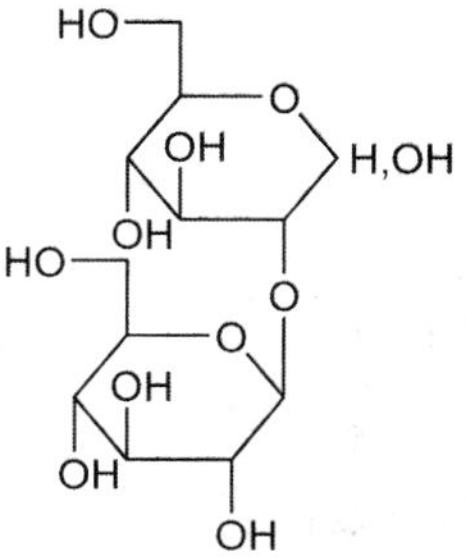   槐糖

天然存在的三糖大多是在蔗糖的基本结构上再连接一个单糖而成。例如，分布于锦葵科植物果实中的棉子糖（raffinose），以及在丹参、地笋等药用植物资源中较为丰富的

水苏糖（stachyose）等。

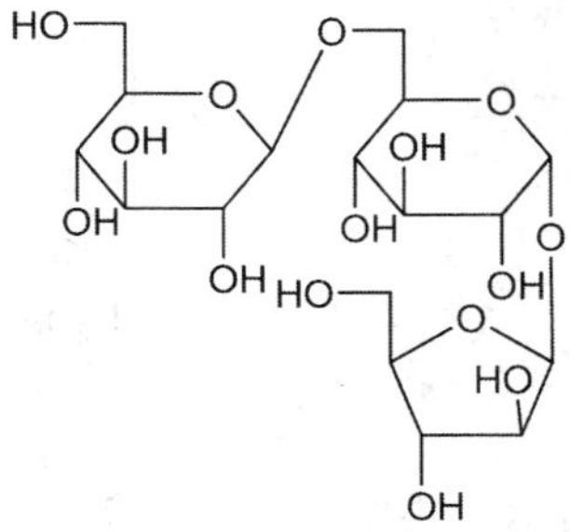

棉子糖 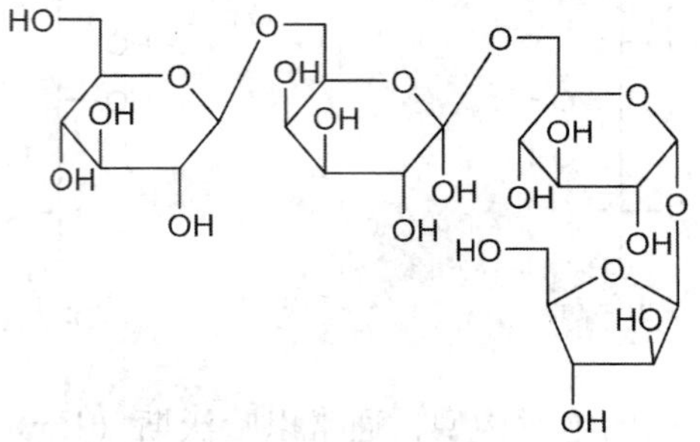　　　　　　　　　　　　　　　　水苏糖

根据是否含有游离的醛基或酮基，将低聚糖分为还原糖和非还原糖。组成低聚糖的单糖基中，如果两个单糖端基上的羟基脱水缩合，形成的低聚糖就没有游离的醛基或酮基，失去还原性，称为非还原糖。如蔗糖、棉子糖、水苏糖等均为非还原糖，槐糖、芸香糖等均为还原糖。

3. 多聚糖　多聚糖（polysaccharides）简称多糖，是由 10 个以上的单糖分子通过糖苷键连接而成，通常由几百个甚至几万个单糖分子组成。一般无甜味，也无还原性。多糖大致分为两类。一类为水不溶物，在动、植物体内主要起支持组织的作用，如植物中的半纤维素和纤维素，动物甲壳中的甲壳素等，分子呈直糖链型。另一类为水溶物，如动、植物体内贮藏的营养物质淀粉、菊糖、黏液质、果胶、树胶等；再如植物体内的初生代谢产物人参多糖、黄芪多糖、刺五加多糖、昆布多糖等。多糖有直糖链分子，但多为支糖链分子。由一种单糖组成的多糖称均多糖（homosaccharides），如葡聚糖、甘露聚糖、果聚糖等；由两种以上单糖组成的称杂多糖（heterosaccharides）。

（1）**植物多糖**

①淀粉（starch）：是中药及天然药用植物资源中积累和储备最为丰富的多糖，尤其在根及根茎类、果实种子类药用植物资源中，不仅是维持其生存繁衍的物质基础，又具有诸多对人体健康有益的功能。淀粉是葡萄糖的高聚物，约由 73% 以上的胶淀粉（支链淀粉）和 27% 以下的糖淀粉（直链淀粉）组成。糖淀粉是 α1→4 连接的 D - 葡聚糖，聚合度为 300～350；胶淀粉聚合度在 3000 左右，也是 α1→4 葡聚糖，但有 α1→6 连接的分支链，平均支链长为 25 个葡萄糖单位。淀粉可溶于热水，胶淀粉还可溶于冷水，可受淀粉酶的作用水解成糊精，再变成麦芽糖，最后水解为葡萄糖。胶淀粉除 α1→4 麦芽糖外，还可得到 α1→6 异麦芽糖。淀粉分子具有螺旋结构，每一螺环由 6 个葡萄糖组成。遇碘呈色，是因为碘分子和离子排列进入螺环通道中形成有色包结化合物。所呈色调与聚合度有关，糖淀粉遇碘呈蓝色，胶淀粉遇碘呈紫红色。

②黏液质（mucilage）：是植物种子、果实、根、茎和海藻中存在的一类黏多糖，起保持植物水分、维持其正常生理过程的作用。黏液质可溶于热水，冷后呈胶冻状。富含黏液质的中药资源种类有百合科植物的黄精、玉竹、知母等，兰科植物石斛、白及等；薯蓣科的山药等，车前 *Plantago major* 种子中含有的车前子胶（plantosan），由 D -

木糖$\beta1\rightarrow4$连接成主链，C_2位上连接着 D－木糖、L－阿拉伯糖、D－半乳糖、D－半乳糖醛酸、L－鼠李糖组成的支链。从昆布 *Thallus laminariae* 或海藻 *Sargassum pallidum* 中提取的褐藻酸（alginic acid）多糖，是 $1\rightarrow4$ 结合的α－L－古洛糖醛酸残基和 $1\rightarrow4$ 结合的β－D－甘露糖醛酸残基以不规则方式排列组成的多聚体，L－古洛糖醛酸是α－结合的 1C 构象，D－甘露糖醛酸是β－结合的 1C 构象。

③果聚糖（fructans）：是一类水溶性、非还原性多糖。富含果聚糖的中药资源种类有菊科植物菊苣、桔梗科植物桔梗，以及紫草科、花葱科等植物类群。代表性的是菊糖（inulin），又称菊淀粉，由 35 个 D－果糖以$\beta2\rightarrow1$ 糖苷键连接而成，最后接上 D－葡萄糖基，故其末端为一个蔗糖结构。

④植物胶（gum）：植物胶分为树脂、果胶等类型。可溶于热水，冷后呈凝胶状。富含植物胶的资源类群有豆科、蔷薇科、芸香科等。代表性产品有胡芦巴胶、阿拉伯胶、桃胶、乳香、没药等。例如，没药含有 64% 树胶，是由 D－半乳糖（4 份）、L－阿拉伯糖（1 份）和 4－甲基－D－葡萄糖醛酸（3 份）组成的酸性杂多糖。

⑤纤维素（cellulose）：纤维素是自然界种类最多的植物多糖，是植物细胞壁的主要组成成分。纤维素是一类由 3000～5000 分子的 D－葡萄糖通过$\beta1\rightarrow4$ 苷键以反向连接聚合而成的直链葡聚糖，呈直线状，不易被稀酸或碱水解。纤维素不能被人类或食肉动物消化利用，因为他们体内没有可水解纤维素的酶存在。纤维素可经弱酸水解获得纤维二糖，强酸作用下可产生约 20% 的葡萄糖等。纤维素的衍生物具有多种用途，如羧甲基纤维素钠可作为医药品的混悬剂、黏合剂等。

纤维素

（2）真菌类多糖 真菌种类繁多，大型真菌的子实体或菌核是获得真菌类多糖的重要资源。这是由于许多真菌都能产生含糖醛酸的胞外多糖和β－D－葡聚糖。该类成分不仅在真菌生命活动中发挥重要作用，同时又具有对人体健康有益的功效。

从多孔菌科真菌赤芝 *Ganoderma lunidum* 中分离得到的灵芝多糖，有葡聚糖（$\beta1\rightarrow6$，$\beta1\rightarrow3$ 等结合方式）、杂多糖（$\beta1\rightarrow6$，$\beta1\rightarrow3$ 阿拉伯半乳聚糖等）及肽多糖。具有抗肿瘤、抗辐射、增强机体免疫功能的作用。

茯苓多糖（pachyman）是多孔菌科真菌茯苓 *Poria cocos* 菌核中的多糖类物质，是以$\beta1\rightarrow6$ 吡喃葡萄糖为支链的$\beta1\rightarrow3$ 葡聚糖。茯苓多糖本身无抗肿瘤活性，若切断其所含的$\beta1\rightarrow6$ 吡喃葡聚糖支链，成为单纯的$\beta1\rightarrow3$ 葡聚糖则具有显著的抗肿瘤作用。

猪苓多糖（polyporus polysaccharide）是多孔菌科真菌猪苓 *Polyporus umbellatus* 菌核中以$\beta1\rightarrow3$、$\beta1\rightarrow4$、$\beta1\rightarrow6$ 键结合的葡聚糖，支链在 C_3 和 C_6 位上。药理实验证明，能

显著提高荷瘤小鼠巨噬细胞的吞噬能力，促进抗体形成，是良好的免疫调节剂，具有抗肿瘤转移和调节机体细胞免疫功能的作用。

（3）动物多糖

①糖胺聚糖（glycosaminoglycan）：糖胺聚糖是由特定二糖单位（均含己糖胺）多次重复构成的酸性杂多糖。分子量大，有黏性，常称之为酸性黏多糖。依其分布和结构组成特点分为肝素、透明质酸、硫酸软骨素等类。

②肝素（heparin）：主要存在于动物肝脏及肺脏中，是 L－艾杜糖醛酸与 D－葡萄糖胺两种二糖单位链接而成的高度硫酸酯化的右旋多糖，其相对分子质量均为 5000～15000。肝素为临床常用的血液抗凝剂，用于预防和治疗血栓形成。

③透明质酸（hyaluronic acid）：主要存在于哺乳动物眼球玻璃体、脐带、血管壁、鸡冠、鸡胚中。是由 D－葡萄糖醛酸与 N－乙酰氨基葡萄糖连接而成的直链酸性黏多糖。透明质酸产品可用于视网膜病变、关节腔润滑的治疗，以及作为皮肤保湿因子等。

④硫酸软骨素（chondroitin sulfate）：是动物组织中用以保持水分和弹性的基础物质，分为 A、B、C 等多种类型。软骨素 A 是软骨组织的主要成分，是由 D－葡萄糖醛酸与 4－硫酸酯基－2－乙酰－D－半乳糖胺连接而成的多糖类物质，可用于改善动脉粥样硬化、调血脂等。

⑤糖原（glycogen）：糖原是动物体内的基础养料成分，存在于肝脏与肌肉细胞的胞液中，其分子结构是 $\alpha 1 \rightarrow 4$ 连接的葡聚糖，也存在 $\alpha 1 \rightarrow 6$ 连接的分支糖链。糖原的糖链分支程度高，平均支链长 12～18 个葡萄糖单位。

⑥壳多糖（chitin）与壳聚糖（chitosan）：壳多糖又称为甲壳素、几丁质，是 N－乙酰葡萄糖胺以 $\beta 1 \rightarrow 4$ 反向连接的直链多糖。广泛分布于虾、蟹等节肢动物的外骨骼、软体动物的贝壳、甲壳类昆虫的外壳，以及酵母菌等微生物细胞壁中。

壳聚糖亦称几丁聚糖，是壳多糖经脱乙酰得到的氨基多糖。近年研究发现，壳聚糖具有调血脂、降胆固醇、降血压、增强机体免疫力、改善消化吸收作用，以及辅助抗肿瘤作用。尚可作为制造透析膜、人造皮肤、手术缝合线等的高分子材料。因而是一类重要的动物多糖资源。

（三）糖类的检识

糖的检识主要是利用糖的还原性和糖的脱水反应所产生的颜色变化、生成沉淀等现象来进行理化检识。色谱检识则利用薄层色谱和纸色谱等方法进行。

1. 理化检识　糖的理化检识，对纯化合物或是已经部分分离得到的较为纯净的部位，可直接进行检识。对中药样品，可用冷水浸取液作初步的检识，但一般应先提取出糖，并经初步的纯化后检识。

（1）α－萘酚反应（Molish 反应）　取样品提取液 1ml，加 5%α－萘酚乙醇液 1～3 滴，摇匀后沿试管壁缓缓加入浓硫酸，若在两液面间有紫色环产生，提示样品组成中含有糖类。

反应机理为：在浓硫酸作用下，单糖（或是低聚糖、多糖经水解成的单糖）脱水生成的糠醛及其衍生物与 α-萘酚反应产生缩合物显色。

（2）菲林反应（Fehling 反应）和多伦反应（Tollen 反应）　样品与菲林试剂或多伦试剂反应呈阳性，提示存在还原糖，而非还原糖则呈阴性反应。将反应液酸水解后再进行菲林反应或多伦反应，如果为阳性反应，说明存在多糖。

单糖均为还原性糖，低聚糖分为还原性和非还原性两类，多糖无还原性。只有还原性糖中的游离醛基或 α-羟基酮方能还原菲林或多伦试剂；非还原性糖经水解后才能发生反应。

2. 色谱检识

糖的色谱检识主要有薄层色谱和纸色谱，薄层色谱常用的吸附剂是硅胶、反相硅胶，也可用纤维素进行薄层色谱。

（1）纸色谱（PC）　常用展开剂有正丁醇-乙酸-水（4:5:1，上层）、正丁醇-乙醇-水（4:2:1）、水饱和的苯酚。

（2）薄层色谱（TLC）　常用展开剂有正丁醇-乙酸-水（4:5:1，上层）、氯仿-甲醇-水（65:35:10，下层）、乙酸乙酯-正丁醇-水（4:5:1，上层）。对一些极性较小的苷类，也常用适当比例的氯仿-甲醇、丙酮-甲醇等二元溶剂系统展开。使用反相硅胶薄层色谱时，常用氯仿-甲醇、氯仿-甲醇-水、甲醇-水等溶剂系统为展开剂。

常用的显色剂有苯胺-邻苯二甲酸试剂、三苯四氮盐试剂（TTC 试剂）、间苯二酚-盐酸试剂、双甲酮-磷酸试剂等。

显色剂中有硫酸的试剂只能用于薄层色谱，例如茴香醛-硫酸试剂、间苯二酚-硫酸试剂、α-萘酚-硫酸试剂、酚-硫酸试剂等。喷后一般要在 100℃ 左右加热数分钟至斑点显现。

（四）糖类的提取与分离

1. 糖类的提取　一般单糖、低聚糖在水和乙醇中均有良好的溶解性。从中药中提取糖时，一般都是用水或稀醇提取。由于多种物质共存的助溶作用，用乙醇（甲醇）回流提取也可提出单糖和一些低聚糖。

由于植物内有水解聚合糖的酶与糖共存，必须采用适当的方法破坏或抑制酶的作用，以保持糖的原存形式。提取时可采用加入无机盐（如碳酸钙），或加热回流等方法破坏酶的活性。若共存有酸性成分，还应用碳酸钙、碳酸钠等中和，尽量在中性条件下提取。

多糖以及分子量较大的低聚糖可用水加热提取，根据多糖的具体性质的不同，采用不同的提取方法，如多糖可溶于热水，不溶于乙醇；酸性多糖、纤维素可溶于稀碱液；碱性多糖可溶于稀酸液等。

多糖常与其他成分共存于中药中，可利用多糖不溶于乙醇的性质，在提取液中加入乙醇、甲醇或丙酮使多糖从提取液中沉淀出来，达到初步纯化的目的。含葡萄糖醛酸等酸性基团的多糖，可用乙酸或盐酸使成酸性再加乙醇，使多糖沉淀析出，也可加入铜盐等生成不溶性络合物或盐类沉淀而析出。

2. 糖类的分离　提取物中单糖或二糖含量较高时，可采用多元溶剂法并浓缩至过饱和使其形成结晶分出。但糖混合物一般需要通过色谱方法进行分离。常用活性炭、大孔吸附树脂、纤维素柱色谱，以及离子交换层析、凝胶过滤、分级沉淀等方法进行分离。

以活性炭柱色谱分离糖类时，可将糖混合物以适量的水溶解，加到活性炭柱的顶端，以缓慢的流速让其充分吸附。先用水洗脱，最先洗下的一般是无机盐和游离氨基酸，同时或稍后洗下的是单糖；洗下单糖后，用逐渐增加浓度的稀醇洗脱，大约10%的稀醇可洗下二糖，15%的稀醇可洗下三糖。随着醇浓度的增加，依次洗下分子量较大的糖，一般35%～45%的稀醇即能洗下所有的单糖和低聚糖。

大孔树脂色谱一般选用非极性或低极性大孔树脂作吸附剂，洗脱的溶剂系统和方法基本同活性炭柱色谱。

以纤维素色谱分离糖类，一般可获良好分离效果，溶剂系统可用水、稀乙醇、稀丙酮、水饱和正丁醇或异丙醇等。但对酸性多糖，可在溶剂系统中加入适量乙酸（甲酸），以避免拖尾。

对于多糖的分离，一般采用分级沉淀法精制后再用色谱法分离。分级沉淀法即将多糖水提取液适当浓缩后，加入一定量的乙醇（丙酮）至不同的浓度，使多糖分级沉淀，得到不同的多糖组分。此外，多糖中的小分子物质可用透析法除去。

凝胶过滤（分子筛）法适用于分离大小或形状不同的分子。目前常用于糖类物质的分离材料有葡聚糖凝胶（Sephadex G）、琼脂糖凝胶（Sephadex，Bio - Gel A）、聚丙烯酰胺凝胶（Bio - Gel P）。对于低聚糖或糖苷分子的分离一般采用 Sephadex G - 25、G - 50 等筛孔小的凝胶材料；多糖的分离纯化策略是先用筛孔小的 Sephadex G - 15、G - 25 过滤除去单糖、无机盐等小分子化合物，继而用大孔径的凝胶 Sephadex G - 200 进行纯化。

凝胶过滤色谱分离多糖较为理想，分子大小不同的多糖在分离过程中不断扩散和排阻，大分子多糖先流出，小分子多糖后流出。

酸性多糖在电场作用下向两极迁移的速度不同，可用电泳法分离。

多糖在超离心条件下，由于分子大小不同，其沉积速率不同，故也可用超速离心法分离多糖。

二、氨基酸、肽及蛋白质类

（一）氨基酸类

1. 概述　氨基酸（amino acid）是一类既含氨基又含羧基的化合物，广泛存在于动植物中。已分离得到的氨基酸达300余种，大多具有一定的生物活性。氨基酸有两种来源，一类是组成蛋白质成分的氨基酸，这类氨基酸由蛋白质水解而来。常见的蛋白质氨基酸有20种，均为 L - α - 氨基酸。此类氨基酸大部分已被应用于医药等方面。如精氨酸、谷氨酸作为肝昏迷抢救药之一；组氨酸用于治疗胃及十二指肠溃疡和肝炎等。

非蛋白质氨基酸不参与蛋白质合成，但有些是重要的代谢物前体或中间产物。例如，五加科植物三七 *Panax notoginseng* 根中的田七氨酸（三七素，dencichine），具有止血活性；γ－氨基丁酸是一种重要的神经递质和降血压成分；百合科葱属植物蒜 *Allium sativum*、洋葱 *A. cepa* 及其同属植物的鳞茎中含有具硫元素的氨基酸，如蒜氨酸（allin）、环蒜氨酸（cycloallin）等，具有抗菌活性；海洋生物中含有丰富的牛磺酸（β－氨基乙磺酸），具有促进脑部神经发育的作用；中药使君子 *Quisqualis indica* 中的使君子氨酸（quisqualic acid）、鹧鸪茶 *Caloglossa leprieuii* 中的海人草氨酸（kainic acid）都是驱蛔虫的有效成分；南瓜子 *Cucurbita moschata* 中的南瓜子氨酸（cucurbitine）具有抑制血吸虫幼虫生长发育的作用；天冬 *Asparagus cochinchinensis*、玄参 *Scrophularia ningpoensis* 和棉根 *Cossypium herbaceum* 中均含有天门冬素（asparagine），具有止咳平喘作用。因此，氨基酸类是中药及天然药物资源中重要的资源化学物质。

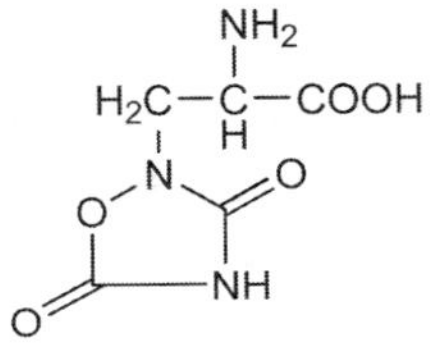

使君子氨酸 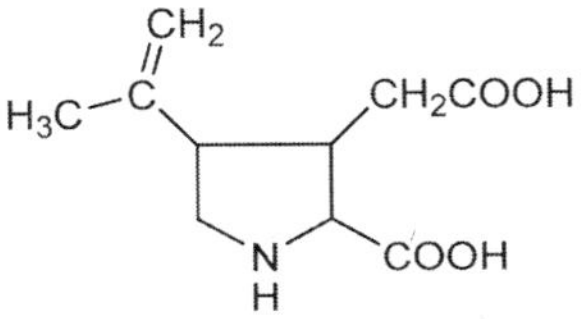　　　　　　　　　　　　　　　　海人草氨酸

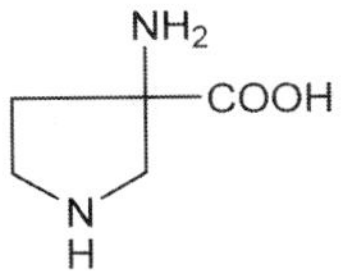

南瓜子氨酸 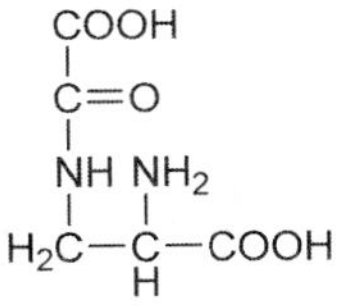　　　　　　　三七素 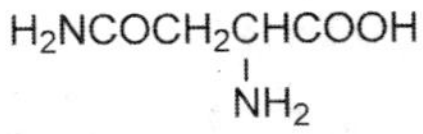　　　　　　天门冬素

2. 氨基酸的结构与分类　从结构上看氨基酸是羧酸分子中烃基上的氢被氨基取代的衍生物。根据氨基和羧基相对位置，即氨基处于羧基的邻位（α 位）、间位（β 位）和间隔二位（γ 位）等，将氨基酸分为 α－氨基酸、β－氨基酸、γ－氨基酸等，其中以 α－氨基酸占多数。

此外，还可根据氨基酸分子中所含氨基和羧基的数目，分为中性氨基酸、酸性氨基酸和碱性氨基酸三类。中性氨基酸分子中羧基和氨基数目相等，酸性氨基酸分子中羧基多于氨基，碱性氨基酸则氨基多于羧基。

3. 氨基酸的理化性质

（1）性状　大多为无色结晶，具较高熔点。

（2）溶解性　多数氨基酸易溶于水，难溶于有机溶剂，如丙酮、乙醚、氯仿等。

（3）成盐　氨基酸与强酸、强碱均能成盐，因而氨基酸既有碱性又有酸性，是一种两性化合物。同时，分子内氨基和羧基可相互作用生成内盐。

（4）等电点　在水溶液中，分子中的羧基和氨基可以分别像酸、碱一样离子化。因为反应是可逆的，故当向溶液中加酸时，抑制了羧基的电离，在强酸溶液中，氨基酸主要以阳离子状态存在；反之，如果加碱，则抑制氨基电离，在强碱溶液中，氨基酸主要以阴离子状态存在。当将氨基酸溶液调至某一特定 pH 值时，氨基酸分子中羧基电离和氨基电离的趋势恰好相等，这时溶液的 pH 值称为该氨基酸的等电点。不同的氨基酸，具有不同的等电点。在氨基酸的等电点，分子以内盐的形式存在，因而其溶解度最小，可以沉淀析出。

（5）与茚三酮反应   α－氨基酸与水合茚三酮加热反应，产生紫色混合物。可用于鉴别氨基酸以及氨基酸的薄层色谱显色。

（6）与亚硝酸反应   除亚氨基酸（脯氨酸、羟脯氨酸）外，α－氨基酸中的氨基能与亚硝酸作用，放出氮气，生成 α－羟基酸。

4. 氨基酸的检识

供试液制备：取中药粗粉 1～2g，加水 10～20ml 温浸 1 小时，滤过，滤液供下述试验用。

（1）理化检识

①茚三酮反应（Ninhydrin 反应）：取供试液 1ml，加 0.2% 茚三酮溶液 2～3 滴，摇匀，在沸水浴中加热 5 分钟，冷却后，如显蓝色或蓝紫色，表明含有氨基酸、多肽或蛋白质。此反应亦可作色谱检识，但有的氨基酸产生黄色斑点，并受氨气、麻黄碱、伯胺、仲胺等杂质的干扰而产生假阳性。

②吲哚醌反应（Isatin 反应）：取供试液滴于滤纸上，晾干，喷洒吲哚醌试液，加热 5 分钟，不同氨基酸类显示不同的颜色。

③荧光胺反应（Fluorescamine）：取供试液滴于滤纸上，晾干，喷洒荧光胺试剂，生成带有荧光的产物，于 390nm、475nm 检测，灵敏性高。

（2）色谱检识

①纸色谱检识：展开剂：正丁醇－醋酸－乙醇－水（4:1:1:2）；甲醇－水－吡啶（20:20:4）；水饱和的酚。

②薄层色谱检识：展开剂为正丁醇－醋酸－水（4:1:5，上层）；氯仿－甲醇－17% 氨水（2:2:1）；96% 乙醇－26% 氨水（77:23）；酚－水（3:1）。在检识氨基酸的色谱中，可用单向色谱法或双向色谱法，较好的双向展开系统是正丁醇－醋酸－水（3:1:1）与酚－水（3:1）溶剂。显色剂：茚三酮试剂：喷后于 110℃ 加热，显紫色。如为脯氨酸、海人草氨酸则显黄色。氨也有反应，因此要注意氨气的干扰。吲哚醌试剂：灵敏度不如茚三酮试剂。1,2－萘醌－4－磺酸试剂：喷后于室温干燥，不同的氨基酸显不同的颜色。

5. 氨基酸的提取与分离

（1）提取   蛋白质氨基酸的提取是将蛋白质经酸、碱或酶水解后，分离得到各种氨基酸。天然游离氨基酸的提取是采用水或稀醇等极性溶剂进行。

①水提取法：将中药粗粉用适量水浸泡，滤过，减压浓缩至 1ml 相当于 1g 药材，加 2 倍乙醇或甲醇除去蛋白质、多糖等杂质，滤过，将滤液减压浓缩至无醇味，通过强酸型阳离子交换树脂，用 1mol/L 氢氧化钠或 2mol/L 氨水溶液洗脱，收集对茚三酮呈阳性部分，浓缩，得总氨基酸。

②稀乙醇提取法：动物性药材或是富含淀粉、黏液质的植物性原料，提取氨基酸类成分时常采用醇提的方法进行。具体过程是：加 70% 乙醇回流提取（或冷浸），滤过，减压浓缩至无醇味，然后按水提法通过阳离子交换树脂后即得总氨基酸。

（2）分离　游离氨基酸类成分的分离是用热水或稀醇提取，过滤，浓缩，加入乙醇至溶液体系醇浓度达到 80%，静置析出并分离沉淀物，浓缩上清液至无醇味，再经层析分离或采用其他简便易行的方法进行分离。

①溶剂法：根据各种氨基酸在水和乙醇等溶剂中溶解度的不同，将氨基酸彼此分离。例如：胱氨酸和酪氨酸在冷水中极难溶解，而其他氨基酸易溶，故可将这两种氨基酸与其他氨基酸分离；酪氨酸在热水中溶解度大，而胱氨酸在冷、热水中溶解度均小，可借此分离。

②成盐法：氨基酸与某些无机或有机化合物结合，生成难溶性的氨基酸盐，可利用这一性质分离纯化某些氨基酸。如南瓜子中南瓜子氨酸的分离是通过与过氯酸形成结晶性盐；亮氨酸可与邻二甲苯 - 4 - 磺酸反应生成亮氨酸磺酸盐，然后再与氨水反应得亮氨酸。在总氨基酸水溶液中加入正丁醇，先提出中性氨基酸，再向水溶液中加磷钨酸、苦味酸或苦酮酸（picrolonic acid）等试剂，沉淀得到碱性氨基酸混合物。

③离子交换树脂法：在阳离子交换树脂上，酸性氨基酸和羟基氨基酸吸附力最弱，中性氨基酸较强，含芳香环的氨基酸更强，碱性氨基酸最强。常用洗脱液为枸橼酸钠和醋酸钠缓冲液，将此缓冲液 pH 值调到 3.28、4.30 和 6.71，则可依次洗脱出酸性氨基酸、中性氨基酸和碱性氨基酸。

④电泳法：将总氨基酸水溶液调至适当 pH 值，点样于电泳槽或纸片上，在一定电场中，中性氨基酸留在原点，带净正电荷的碱性氨基酸移向阴极，带净负电荷的酸性氨基酸则移向阳极，此种现象称为电泳。氨基酸的电泳移速，与氨基酸本身所带电荷、缓冲液离子性质、pH 值、黏度、温度等有关。溶液的 pH 值越接近等电点，氨基酸净电荷越低，离子移动速度越慢；反之，则加快。因此，控制电泳液 pH 值，可使氨基酸完全分离。

（二）肽类

1. 概述　肽（peptide）是氨基酸分子间的羧基与氨基脱水键合，以肽键相连的一类酰胺衍生物，一般是由 2～20 个氨基酸组成。将由 n 个 α - 氨基酸通过肽键结合的肽分子称之为 n 肽；由 9 个以上的 α - 氨基酸构成的肽链称之为多肽；氨基酸首‐尾相连成环状分子的肽类称之为环肽。

肽类分子是机体多种细胞功能的生物活性物质，发挥着调节生物体内各个系统和细胞的生理功能，激活体内有关酶系，是机体完成各种复杂生理活性必不可少的参与者。

2. 肽的分类　肽类依其结构特征分为直链肽和环肽两大类。

（1）直链肽　目前从药用植物资源中发现的直链肽分布于伞形科、茄科、百合科、禾本科等植物类群中，常存在于它们的叶肉组织细胞中，如植物磺肽素（phytosulfokine）。从哺乳动物性腺中获得的黄体激素释放激素，以及从海洋生物海兔中分得的海兔毒素（dolastatin），水蛭中含有的具抗凝作用的水蛭多肽（hirudin），蜂毒中的蜂毒肽（melittin）、蜂毒胺肽（apamine），具有舒张血管作用的蛙皮多肽（dermorphin）等，均为直链肽。

（2）**环肽**（cyclopeptides）　主要来源于植物、海洋生物和微生物等。已发现石竹科、鼠李科、茜草科、梧桐科、露兜树科、荨麻科、卫矛科、菊科、唇形科、马鞭草科、紫金牛科、茄科、番荔枝科等科植物含有环肽类成分。近年来，从石竹科3亚科约10属植物中发现丰富的均环肽。环肽具有多方面的生物活性，如从茜草科植物小红参 *Rubia yunnanensis* 根中分得的六环肽；从茜草中得到一系列十四元环茜草环肽具有抗肿瘤作用；从印度洋海兔 *Dolabella auricularia* 中分离得到的具有抗肿瘤活性的海兔抑制素 - 3（dolastatin - 3）为环肽。植物环肽的研究起步较晚，但其显著的生物活性以及结构的新颖性和多样化，已成为中药资源化学新的研究热点。

基于目前已发现的植物环肽骨架结构，环肽可分为均环肽和杂环肽，包含几个结构类型见图4 -1所示。

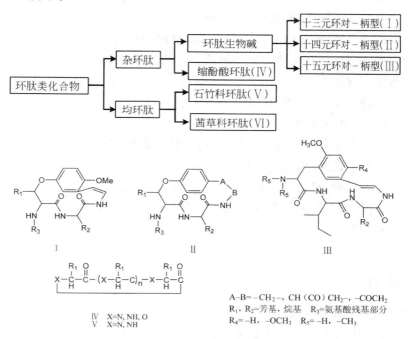

图 4 -1　环肽类化合物的结构类型

①环肽的理化性质

a. 性状：易于结晶，熔点多高于260℃，有旋光性。

b. 溶解性：易溶于水，可溶于甲醇、氯仿等有机溶剂。

②环肽的提取分离

a. 酸碱法：采用经典的生物碱提取法，即酸提取液经中和、浓缩、碱化后，用硅胶柱色谱分离，不同比例氯仿 - 甲醇（99:1 ～70:30）洗脱。此法适合于Ⅰ ～Ⅲ型环肽分离。

b. 溶剂法：甲醇或乙醇提取，提取液浓缩，经溶剂（多用乙酸乙酯或氯仿）分离，通过硅胶柱色谱、高效液相色谱、制备薄层色谱以及制备衍生物等方法进一步分离。此法适合于Ⅴ型和Ⅵ型环肽分离。

多肽类成分的分离纯化策略通常是：依据其分子量大小不同，采用透析和超滤、凝胶过滤的方法；利用其溶解度的不同，应用其等电点和 pH 值控制等措施改变各成分的溶液环境实现相互分离。

③环肽的检识

a. 薄层色谱检识方法：吸附剂：硅胶 G 或硅胶 H；展开剂：氯仿 - 甲醇（9：1），显色剂：0.2% 茚三酮溶液。

b. 特征性检识方法：应用茚三酮试剂显色的薄层原位化学反应方法，是环肽类成分的特征性检识方法。具体过程是通过单向层析不水解和单向层析酸水解加热（浓盐酸，110℃加热，1~2 小时）的方法，检识环肽或肽酰胺的存在，再通过双向薄层层析法区别环肽和肽酰胺。

（三）蛋白质和酶类

1. 概述　蛋白质（protein）和酶（enzyme）类是动植物界生物细胞重要的组成部分，是一切生物生命活动的物质基础。它们是由 20 余种蛋白质氨基酸通过肽链链接而成的大分子化合物。

依据蛋白质的组成可将其分为简单蛋白质和结合蛋白质两大类。简单蛋白质其组分只有 α - 氨基酸，广泛存在于植物细胞液和动物组织中；结合蛋白质是指由简单蛋白质与非蛋白质结合而成的一类复合蛋白质。

蛋白质
- 简单蛋白质
  - 清蛋白（白蛋白）：易溶于水，如血清清蛋白、乳清清蛋白等。
  - 球蛋白：微溶于水而易溶于稀中性盐溶液，如血清球蛋白、肌球蛋白和大豆球蛋白等。
  - 谷蛋白：不溶于水、醇和中性盐溶液，可溶于稀酸、稀碱溶液中，如麦蛋白、米蛋白等。
  - 醇溶蛋白：不溶于水，可溶于乙醇中，如玉米蛋白等。
  - 精蛋白：溶于水和酸性溶液，如鲑鱼精蛋白等。
  - 组蛋白：溶于碱和稀酸溶液，如珠蛋白等。
  - 硬蛋白：不溶于水、稀酸、稀碱和盐溶液中，如动物角类、蹄甲、毛发、甲壳等的角蛋白等。
- 结合蛋白质
  - 色蛋白：由简单蛋白质与色素类物质结合而成，如血红蛋白、叶绿蛋白、细胞色素 C 等。
  - 糖蛋白：由蛋白质与糖类结合而成，如细胞膜糖蛋白等。
  - 磷蛋白：由蛋白质与磷酸结合而成，如酪蛋白、卵黄蛋白等。
  - 核蛋白：由蛋白质与核酸结合而成，存在于一切细胞中。
  - 脂蛋白：由蛋白质与脂类结合而成，如血清 α、β 脂蛋白等。

一切有活性的蛋白质及其前体，如酶、激素蛋白、运输蛋白、运动蛋白、贮存蛋白、保护和防御蛋白、受体蛋白、毒蛋白等为生命体的构建和机体功能的维持发挥着重要作用。源于自然界动植物的能源性蛋白质，不仅为机体运行提供保障，同时为人类的健康做出贡献。例如，从葫芦科栝楼属植物栝楼 *Trichosanthes kirilowii* 中提取分离获得的天花粉蛋白（trichosanthin），具有引产和抗病毒作用；从植物番木瓜 *Carica papaya* 中获得的蛋白水解酶（papain），可驱除肠内寄生虫；超氧化物歧化酶可阻止脂质过氧化物生成，降低自由基对人体损害，延缓机体衰老；从动物地龙 *Pheretima aspergillum* 中提取的蚯蚓纤溶酶，对血栓和纤维蛋白有显著溶解作用；从水蛭 *Hirudo medicinal* 中分离获得的水蛭素（hirudin）具有高度特异的抗凝血酶活性，抑制凝血酶结合底物，具有很好的抗凝血作用。大麦 *Hordeum vulgare* 颖果经发芽后的干燥加工品称麦芽，其中含有的淀粉酶（amylase）具有治疗食积不消之功；苦杏 *Prunus armeniaca* 植物的成熟干燥种子中的苦杏仁酶（emulsin），具有止咳平喘作用。

2. 蛋白质和酶的理化性质　蛋白质和酶都是由氨基酸组成的高分子化合物，其理化性质一部分与氨基酸相似，如两性电离、等电点、显色反应、成盐反应等；也有一部分性质不同于氨基酸，如变性、沉淀、胶体性质等。

（1）溶解性　多数蛋白质和酶溶于水形成胶体溶液，不溶于有机溶剂。蛋白质的溶解度受 pH 值影响。

（2）高分子量　蛋白质和酶的分子量多在 1 万以上，高的可达数千万，为高分子物质。因此，在溶液中表现为分子扩散性、较大的黏度和不能透过半透膜的基本性质。

（3）两性电离和等电点　蛋白质分子两端有氨基和羧基，同氨基酸一样具有两性电离和等电点。

（4）盐析和变性　蛋白质和酶在水溶液中可被高浓度的硫酸铵或氯化钠溶液盐析而沉淀，此性质是可逆的。当蛋白质和酶在加热、高压、光照和剧烈振荡作用下，以及与酸碱有机溶剂、尿素等反应时，可变性而失去活性。此反应不可逆。

（5）沉淀反应

①与酸作用：蛋白质与鞣质、三氯醋酸、苦味酸、硅钨酸等反应产生不溶性物质。

②与金属盐作用：蛋白质与汞、铅、钼、银等多种金属盐反应产生沉淀，沉淀的条件与 pH 值密切相关。

（6）显色反应

①双缩脲反应（Biuret 反应）：蛋白质在碱性溶液中与稀硫酸铜溶液作用，产生红色或紫红色。

②丹酰化反应（Dansyl 反应）：分子中末端氨基在碳酸氢钠溶液中与 1 - 二甲氨基萘 - 5 - 磺酰氯反应生成相应的磺酰胺衍生物，显黄色荧光，浓度在 $0.001 \sim 0.1 \mu mol/L$ 时也能被检出。

3. 蛋白质与酶的提取与分离

（1）蛋白质的提取　一般采用水或 5% ～8% 的氯化钠水溶液提取蛋白质。为防止原料中可能存在的酸或碱的影响，常用 pH 缓冲液提取，使溶液保持近中性，得到的提取液加氯化钠或硫酸铵至饱和，析出总蛋白质。

（2）蛋白质的分离

①沉淀法：在一定浓度的有机溶剂、盐和 pH 溶液中，蛋白质类物质均具有一定的溶解度，可借此分离纯化。

有机溶剂沉淀法：丙酮、乙醇等能降低溶液的介电常数，并部分引起蛋白质脱水，使蛋白质沉淀析出。一般应在低温下操作，加入不同量的有机溶剂，分别收集沉淀物，使蛋白质有效部分得到分离。

盐析法：根据不同蛋白质盐析所需的离子强度不同，而得以分离。常用盐有硫酸铵、氯化钠、硫酸钠。

等电点沉淀法：将蛋白质溶液的 pH 值调至被分离蛋白质的等电点，收集沉淀，达到与其他蛋白质类成分的分离。

②透析法：分级沉淀法所得到的粗蛋白质中，常含有盐及其他小分子杂质，可采用透析法除去。

③超速离心法：不同分子量的蛋白质经超速离心，其沉降速度有显著差异，据此以分离不同分子量的蛋白质混合物。

④色谱法：常用的色谱法有离子交换色谱法、葡聚糖凝胶色谱法等。实际工作中这两种色谱法常配合应用。

酶是活性蛋白质。因此，凡是用于蛋白质分离纯化的方法均适用于酶的分离纯化。此外，酶的纯化过程尚需选用迅速简便的活力定量方法。

4. 蛋白质和酶的检识

（1）理化检识

①加热沉淀试验：取供试溶液 1ml，加热煮沸，如产生混浊或沉淀，可能含有蛋白质。或直接加入 5% 硫酸铵溶液 1ml，若产生沉淀，亦表明可能含有蛋白质。

②双缩脲反应：取供试溶液 1ml，加 40% 氢氧化钠溶液 2 滴，摇匀，滴加 1% 硫酸铜溶液 1~2 滴，摇匀，如显紫色，示含多肽或蛋白质。

③Solway purple 反应：将供试液点在纸片上，滴加酸性蒽醌紫试剂，如呈紫色，示含蛋白质，氨基酸、多肽皆不显色。

（2）色谱检识　薄层吸附剂：硅胶 G；展开剂：氯仿 - 甲醇（或丙酮）（9∶1）；显色剂：2% 茚三酮溶液。

三、脂类

脂类（Lipids）是多种脂质类物质的总称，是一类不易溶于水而易溶于非极性溶剂的生物有机分子。大多数脂类的化学本质是脂肪酸和醇所形成的酯及其衍生物。包括油脂、磷脂、糖脂、鞘脂、蜡等类型。其中 95% 以上的天然脂类以油脂的形式存在于动植物体内。主要生物学类型包括：①贮存脂质，甘油三酯与长链脂肪酸为代谢燃料（脂肪）的主要贮存形式；②结构脂质，细胞的外周膜、核膜和各种细胞器的膜总称为生物膜，构成生物膜的主要结构为磷脂双分子层；③活性脂质，是含量较少的一类脂质，具有专一的重要生物活性。

脂类化合物广泛存在于生物体内，是维护生命活动不可缺少的物质，包括油脂和类脂。油脂指植物油和动物脂肪。类脂化合物通常是指磷脂、糖脂、蜡、萜类和甾体化合物等，虽然它们在化学组成、理化性质、结构及生物功能上差异很大，但有共同的物理性质，如不溶于水，易溶于乙醚、丙酮、氯仿等有机溶剂，而且常与油脂一起共同存在于生物体内。

（一）油脂

1. 油脂的分类 按照常温下油脂的状态，可将其分为油和脂肪。在常温下为液态的油脂称为油（oil），如豆油、花生油、菜籽油、棉籽油等；在常温下为固态和半固态的油脂称为脂肪（fat），如猪油、牛油、羊油等。

2. 油脂的组成 从化学结构看，油脂都是三分子高级脂肪酸与一分子甘油所形成的酯。

若 R_1、R_2、R_3 相同，为简单甘油酯；若不相同，为混合甘油酯。天然油脂大多数是多种混合甘油酯的混合物。

$$CH_2OCOR_1$$
$$CHOCOR_2$$
$$CH_2OCOR_3$$
油脂

3. 油脂的用途 天然油脂主要存在于植物和动物体内，油脂是人类生存不可缺少的食物和营养品，特别是植物油脂，是人类生存必需的营养品。油脂也是重要的化工原料，食品、医药工业的生产原料。

4. 油脂的物理性质 纯净的油脂是无色、无味的中性化合物。天然油脂因其溶有维生素和色素，有的带有特殊气味，有的有颜色。油脂的密度都小于 $1g/ml$，不溶于水，易溶于乙醚、氯仿、丙酮、苯和热乙醇等有机溶剂。天然油脂大多是混合甘油酯的混合物，所以没有固定的熔点和沸点。

5. 油脂的化学性质及检识 油脂是甘油三酯的混合物，具有酯的化学性质，可进行水解、皂化和酯的交换等反应。脂肪酸是油脂的水解产物，可见羧酸的化学反应、成盐反应、酯化反应、还原反应、取代反应等。并可利用油脂中不饱和双键进行加成、氧化、异构化和聚合反应。

（1）皂化反应 油脂在酸、碱或酶的作用下，可水解生成一分子甘油和三分子脂肪酸。如果在氢氧化钠或氢氧化钾碱性条件下水解，得到的产物是甘油和高级脂肪酸的钠盐或钾盐，即肥皂，因此，油脂的碱性水解反应称为"皂化"。

（2）加成反应 含有不饱和脂肪酸的甘油三酯，其分子中的碳－碳双键可与氢、卤素等进行加成。

①氢化：油脂中不饱和脂肪酸的碳－碳双键在金属催化下，与氢元素发生加成反应，从而转化成饱和脂肪酸含量较多的油脂，这样得到的油脂称为氢化油，并且由液态变为半固态或固态。油脂的氢化又称油脂的硬化，氢化油又称硬化油。硬化油熔点高，性质稳定不易变质，便于储藏和运输。

②加碘：油脂中不饱和脂肪酸的碳－碳双键可与碘发生加成反应，100g 油脂所能吸收碘的克数称为碘值（iodine number）。碘值越大，甘油三酯中所含的双键数目越多，

油脂的不饱和程度也越大。

（二）磷脂与糖脂

磷脂（phospholipids）是含有磷酸二酯键结构的脂类，分为甘油磷脂和鞘磷脂两种，由甘油构成的磷脂称为甘油磷脂，由鞘氨醇构成的磷脂称为鞘磷脂。含有糖分子的脂称之为糖脂（glycolipids）。

1. 甘油磷脂　甘油磷脂又称为磷酸甘油酯，其母体结构是磷脂酸，即一分子甘油与两分子脂肪酸和一分子磷酸通过酯键结合而成的化合物。通常，R_1 为饱和脂肪酰基，R_2 为不饱和脂肪酰基，所以 C_2 是手性碳原子。磷脂酸有一对对映体，天然磷脂酸为 R 构型。

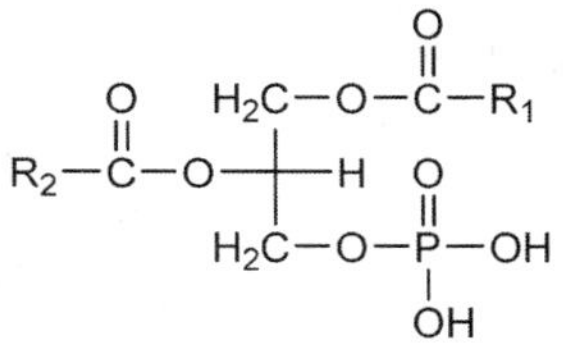

磷脂酸中的磷酸与其他物质结合，可得到各种不同的甘油磷脂，最常见的是卵磷脂和脑磷脂。

（1）卵磷脂（lecithin）　α-卵磷脂又称为磷脂酰胆碱，是由磷脂酸分子中的磷酸与胆碱中的羟基酯化的产物。

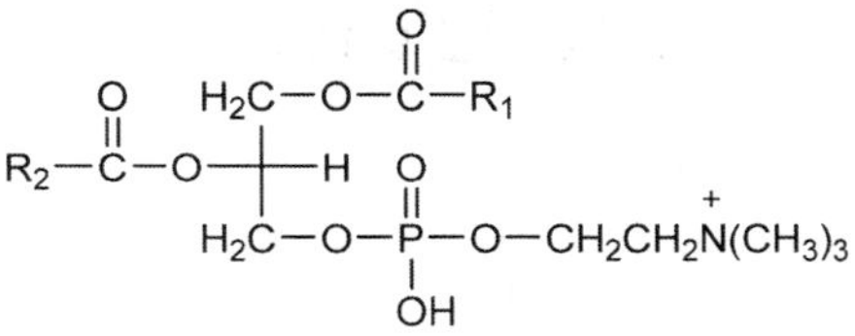

胆碱磷酸酰基可连接甘油基的 α 或 β 位上，故有 α 和 β 两种异构体，天然卵磷脂为 α 型。卵磷脂完全水解可得到甘油、脂肪酸、磷酸和胆碱。

卵磷脂为白色蜡状固体，吸水性强。在空气中放置，分子中的不饱和脂肪酸被氧化，生成黄色或棕色的过氧化物。卵磷脂不溶于水和丙酮，易溶于乙醚、乙醇及氯仿。卵磷脂存在于脑和神经组织及植物的种子中，在卵黄中含量丰富。

（2）脑磷脂（cephalin）　脑磷脂又称为磷脂酰胆胺，是由磷脂酸分子中的磷酸与胆胺（乙醇胺）中的羟基酯化生成的产物。

脑磷脂完全水解可得到甘油、脂肪酸、磷酸和胆胺（乙醇胺）。脑磷脂的结构和理化性质与卵磷脂相似，在空气中放置易变棕黄色，脑磷脂易溶于乙醚，难溶于丙酮、冷乙醇，而卵磷脂易溶于乙醇，借此性质可将卵磷脂与脑磷脂分离。

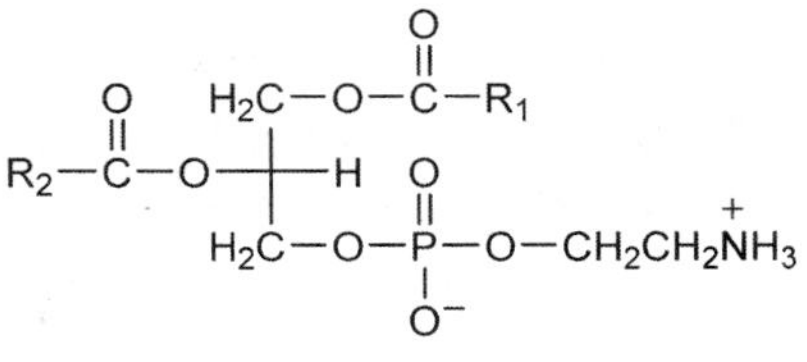

脑磷脂通常与卵磷脂共存于脑、神经组织和许多组织器官中，在蛋黄和大豆中含量也较丰富。

2. 神经磷脂　神经磷脂又称鞘磷脂，鞘磷脂的主链为鞘氨醇，是一类脂肪族长碳链氨基二元醇。鞘氨醇的氨基与脂肪酸以酰胺键相连，形成 N-脂酰鞘氨醇，即神经酰胺。神经酰胺的羟基与磷酸胆碱酯化形成鞘磷脂。

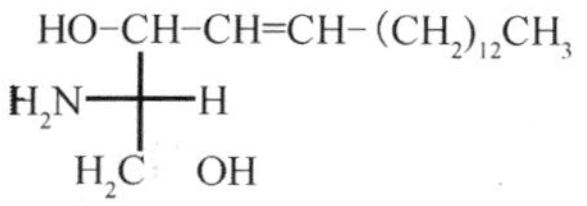

鞘氨醇 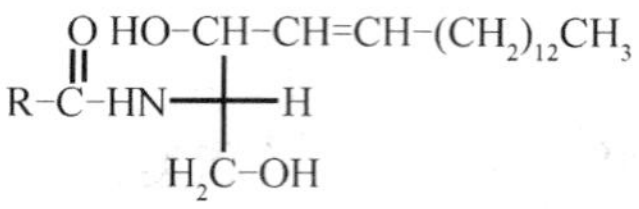   神经酰胺 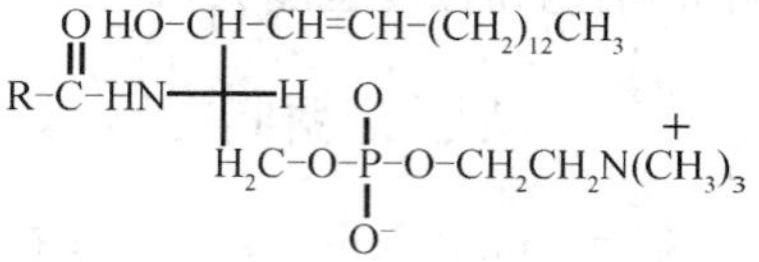   鞘磷脂

鞘磷脂是白色晶体，化学性质比较稳定，因为分子中碳碳双键少，在空气中不易被氧化。不溶于丙酮及乙醚，而溶于热乙醇中，这是鞘磷脂与卵磷脂和脑磷脂的不同之处。鞘磷脂是细胞膜的重要成分之一，大量存在于动物脑和神经组织中，是包绕神经的纤维鞘样结构的一类成分。

（三）蜡

蜡（waxes）的主要成分是高级脂肪酸和高级一元醇（24~36碳）结合而成的酯类。蜡在常温多为固体，性质稳定，不溶于水，不易皂化。

植物蜡大多分布于叶片、花瓣、果实、种子和茎枝的表面，起保护植物免受病虫害侵袭，以及减少水分蒸腾流失的作用。

药用蜡类有来自于植物的蔗蜡、米糠蜡等，以及源于蜜蜂科昆虫的蜂巢的蜂蜡、虫白蜡、羊毛蜡等。

（四）脂类的提取与分离

1. 脂类的提取 依据植物源脂类的来源大多是果实种子或全草及地下组织器官，动物性脂类则主要储存在脂肪组织或肝脏、卵、乳汁中的特点，设计和采用可保持脂类稳定性且收率高、简便易廉的生产工艺进行提取。

（1）压榨法 将富含脂类成分的植物、动物组织器官粉碎，经过热压或冷压处理获得粗脂。

（2）溶剂浸出法 一般用于脂类含量低的原料，或是稀、贵油料，如麦芽油、玫瑰花油等的提取。溶剂通常选用沸点适宜、残留少的正烷型溶液（适宜于提取油脂）、戊烷型（适宜于提取热不稳定性脂类）等。

（3）超临界 CO_2 萃取法 该方法应用于脂类的提取，方法已较成熟，通过优化温度、压力、夹带剂等各参数，可获得满意的提取效率。

2. 脂类的分离

（1）蒸馏法 该法是在减压条件下进行的，适用于C12、C16、C18、C20脂肪酸成分的相互分离。

（2）结晶法 该法是利用饱和脂肪酸在室温或较低温度下呈固态的性质，通过环境温度调节使其结晶与母液分离，达到重结晶精制的目的。不饱和脂肪酸也可采用低温（0℃~-90℃）结晶析出的方法，实现分离和纯化的设计要求。该方法适于易氧化的多烯酸。常用溶剂是有石油醚、乙醚、甲醇等。

（3）尿素分级法 饱和脂肪酸容易与尿素结合形成稳定的络合物，可利用此性质将尿素与混合脂肪酸一起溶于热的甲醇或与乙醇的混合溶剂中，然后置于室温或 0℃ 下结晶，将其络合物与母液分离，继以乙醚或石油醚萃取即可得到分级的脂肪酸。

第二节　基于次生代谢的中药资源化学成分

一、脂肪酸及其酯类

（一）概述

脂肪酸是脂肪族中含有羧基的一类化合物。此类化合物广泛分布于动、植物中。脂肪酸在生物体内是以乙酰辅酶 A 和丙二酸单酰辅酶 A 为原料而被生物合成的，它们在生物体内几乎均以酯的形式存在。脂肪酸类成分是重要的中药资源性化学物质，具有重要的作用。此外，中药资源中一些生物活性物质是由各种脂肪酸通过生物合成而得到的。例如，由花生四烯酸转化而成的前列腺素类成分具有非常强的生物活性，使其与其他花生四烯酸类代谢产物一起成为新药开发的目标。

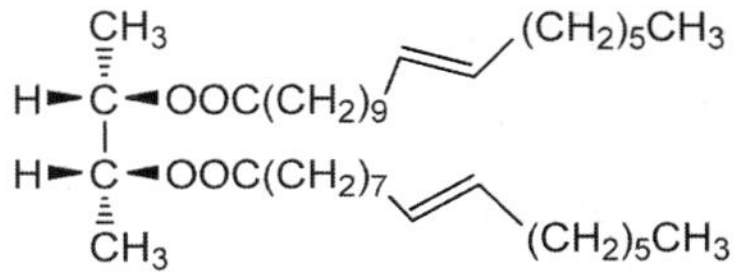

脂肪酸酯为脂肪酸与多元醇、糖结合形成的酯类化合物，包括脂肪酸甘油酯、脂肪酸多元醇酯、脂肪酸糖酯等。如甘油三酯是被储存起来的热量源，是油脂和脂肪成分。脂肪酸蔗糖酯是一种非离子表面活性剂，由蔗糖和脂肪酸经酯化反应生成的单质或混合物。

薏苡仁酯

薏苡仁含薏苡仁酯（coixenolide）为脂肪酸丁二醇酯，为薏苡仁抗肿瘤活性成分之一。

（二）脂肪酸类化合物的结构与分类

脂肪酸根据碳氢链饱和与不饱和的不同可分为 3 类，即饱和脂肪酸（saturated fatty acids，SFA），碳氢上没有不饱和键；单不饱和脂肪酸（monounsaturated fatty acids，MUFA），其碳氢链有一个不饱和键；多不饱和脂肪酸（polyunsaturated fatty acids，PUFA），其碳氢链有两个或两个以上不饱和键。

1. 饱和脂肪酸　其结构特点为分子中没有双键。如分子中含 16 个碳的棕榈酸和含 18 个碳的硬脂酸广泛分布于动植物中。饱和脂肪酸能促进人体对胆固醇的吸收，使血中胆固醇含量升高，二者易结合并沉积于血管壁上，是血管硬化的主要原因。

$$棕榈酸（16:0）\quad CH_3—（CH_2）_{14}—COOH$$
$$硬脂酸（18:0）\quad CH_3—（CH_2）_{16}—COOH$$

2. 不饱和脂肪酸　根据不饱和脂肪酸分子中双键数目的不同，不饱和脂肪酸可分为单不饱和脂肪酸和多不饱和脂肪酸。大多数的天然不饱和脂肪酸都是顺式的，植物油中较多。因为高温下容易变质，保存不当容易酸败，性质不稳定。

（1）单不饱和脂肪酸　分子中有一个双键。如 16 个碳的棕榈油酸和 18 个碳的油酸。陆地动物细胞不能合成更多的脂肪酸双键，故陆地动物脂肪中只含有单不饱和脂肪酸。单不饱和脂肪酸对人体胆固醇代谢影响不大。如从桃仁中分离得到的油酸及其甘油酯有良好的抗凝血作用。

油酸（18:1）　　$CH_3-(CH_2)_7-CH=CH-(CH_2)_7-COOH$

棕榈油酸（16:1）　　$CH_3-(CH_2)_5-CH=CH-(CH_2)_7-COOH$

（2）多不饱和脂肪酸　分子中有两个或两个以上双键，双键的数目多为2~7个，含2个或3个双键的脂肪酸多分布于植物油脂中；4个以上双键的多不饱和脂肪酸主要存在于海洋动物的脂肪中。多不饱和脂肪酸主要包括亚油酸、α-亚麻酸、γ-亚麻酸、花生四烯酸、二十二碳六烯酸（DHA）和二十碳五烯酸（EPA）等。多不饱和脂肪酸在人体中易乳化、输送和代谢，不易在动脉壁上沉淀，有良好的降血脂作用。人脑细胞脂质中有10%是DHA，DHA很容易通过大脑屏障进入脑细胞。因此，DHA对脑细胞的形成和生长起着重要的作用，对提高记忆力、延缓大脑衰老有积极作用。DHA和EPA主要存在于鱼油中，尤其是深海冷水鱼油中含量较高。人体能利用糖和蛋白质合成饱和脂肪酸及单不饱和脂肪酸，但是人体不能合成亚油酸和α-亚麻酸，必须从食物或药物中摄取。亚油酸在人体内可转化为花生四烯酸和γ-亚麻酸，花生四烯酸是前列腺素的前体物质，前列腺素具有较广泛的调节机体代谢的重要作用。α-亚麻酸通过脱氢酶和碳链延长酶的催化作用，最后合成EPA和DHA，所以亚油酸和α-亚麻酸被称为人体必需脂肪酸。

亚油酸（18:2）　　$CH_3-(CH_2)_4-(CH=CH-CH_2)_2-(CH_2)_6-COOH$

α-亚麻酸（18:3）　　$CH_3-CH_2-(CH=CH-CH_2)_3-(CH_2)_6-COOH$

γ-亚麻酸（18:3）　　$CH_3-(CH_2)_4-(CH=CH-CH_2)_3-(CH_2)_3-COOH$

花生四烯酸（20:4）　　$CH_3-(CH_2)_4-(CH=CH-CH_2)_4-(CH_2)_2-COOH$

第二节十碳五烯酸（20:5）　　$CH_3-CH_2-(CH=CH-CH_2)_5-(CH_2)_2-COOH$

第二节十二碳六烯酸（22:6）　　$CH_3-CH_2-(CH=CH-CH_2)_6-CH_2-COOH$

3. 羟基脂肪酸　含有羟基脂肪酸的油脂广泛分布于从自然界的高级动物到低级微生物。蓖麻醇酸（ricinoleic acid）和12-羟基硬脂酸作为链中具有羟基的脂肪酸有特殊的性质，在多领域均有广泛应用，常作为表面活性剂、化妆品基质等使用。羟基脂肪酸有较好的生理活性，如从油菜花粉中分离得到的10,11,12-三羟基-十七碳二烯酸和15,16-二羟基亚油酸具有显著的抑制5α-还原酶和芳香化酶作用；2-羟基脂肪酸还是鞘脂类成分的组成部分。

蓖麻醇酸

（三）脂肪酸的理化性质

1. 溶解性　脂肪酸不溶于水，溶于乙醚、己烷、苯、氯仿、热乙醇等有机溶剂，可溶于冷的氢氧化钠溶液中。

2. 酸性　脂肪酸含有羧基，可与碱结合成盐。

3. 羟基的置换反应　羧基中的羟基可被卤素、烃氧基、酰氧基、氨基等置换，分别生成酰卤、酯、酸酐和酰胺。

4. 酸败　脂肪酸在空气中久置会产生难闻的气味，这种变化称为酸败。酸败是由空气中氧、水分或霉菌引起的。

5. 显色反应　脂肪酸特别是一些不饱和脂肪酸，可与某些试剂产生颜色反应。常见的显色反应主要有以下几类。

（1）碘酸钾 - 碘化钾试验　取5mg样品（或样品的饱和溶液2滴）加2%碘化钾溶液及4%碘酸钾溶液各2滴，加塞，沸水浴加热1分钟，冷却，加0.1%淀粉溶液1～4滴，呈蓝色。

（2）溴的四氯化碳试验　样品的四氯化碳溶液加2%溴的四氯化碳溶液2滴，振摇后溶液褪色。

（3）高锰酸钾试验　样品的丙酮溶液加1%的高锰酸钾溶液2滴，振摇后溶液褪色。

（4）溴 - 麝香草酚蓝试验　样品溶液加溴 - 麝香草酚蓝试液，呈蓝色。

（四）脂肪酸的提取与分离

1. 提取

（1）有机溶剂提取法　常用乙醚、石油醚及环己烷等亲脂性有机溶剂进行提取，回收溶剂即得粗脂肪酸。

（2）超临界流体萃取法　通常在0.1～5kPa，温度30℃～45℃下提取总脂肪酸。

2. 分离

（1）蒸馏法　实际工作中可分为减压分馏和分子蒸馏两类方法。通过控制温度及真空度，即减压降低沸点、减少热变性等手段达到分离纯化的目的，常和尿素结晶法配合使用。

（2）丙酮冷冻法　因碳链长度及饱和程度不同的脂肪酸在过冷的丙酮溶剂中溶解度不同，借此达到分离的目的。将脂肪酸混合物加到预先冷至 - 25℃以下的丙酮中，搅拌，滤过，除去结晶，浓缩后，即得含有较高浓度EPA及DHA的溶液。

（3）脂肪酸盐结晶法　将脂肪酸混合物经氢氧化钠醇溶液皂化为脂肪酸盐，冷却，使饱和及单不饱和脂肪酸盐析出，滤液酸化提纯，即得高浓度多不饱和脂肪酸溶液。此法适用于工业生产。

（4）尿素结晶法　是一种提纯多不饱和脂肪酸的经典方法。尿素能与脂肪族化合物形成加合物，形成加合物的能力与脂肪酸的饱和程度有关，不饱和程度愈低，愈易形成加合物。利用这一原理可将多不饱和脂肪酸与饱和脂肪酸、单不饱和脂肪酸分离。将脂肪酸混合物与尿素的醇溶液混合，保温搅拌，冷却，滤过，得较高浓度的EPA和DHA溶液。

（五）结构鉴定实例

从油菜花粉中分离得到一氧化脂肪酸 BC－1，经理化性质和波谱学鉴定为 10,11,12－三羟基－十七碳二烯酸，药理实验结果表明，化合物 BC－1 具有显著的抑制 5α－还原酶和芳香化酶作用。

化合物 BC－1：无色油状物，碘熏显棕色，$[\alpha]_D^{20}-21.00$，ESI－MS（negative ＋positive）给出准分子离子峰 m/z 313.2 $[M-H]^-$，349.2 $[M+Cl]^-$，627.4 $[2M-H]^-$，337.2 $[M+Na]^+$ 和 651.4 $[2M+Na]^+$；HRESI－MS 给出分子离子峰 m/z 315.2178 $[M+H]^+$，由此可以推出该化合物的分子式为 $C_{17}H_{30}O_5$。IR 谱 V_{max}^{KBr}（cm^{-1}）特征吸收峰有 3399，1712（$C\!=\!O$），1459，1403，1217，1130，1046，说明该化合物结构中有羟基、双键和羰基存在。^1H－NMR 和 ^{13}C－NMR 数据结合质谱数据显示该化合物为三羟基－十七碳二烯酸，在 HMBC 谱中，信号为 $\delta0.95$ 的甲基和信号为 $\delta2.06$ 的亚甲基与信号为 $\delta135.1$ 的烯碳相关，说明一个烯键位于 C_{14} 位和 C_{15} 位。在 ^1H－^1H COSY 谱中，信号为 $\delta5.40$ 的烯质子与信号在 $\delta2.30$ 的亚甲基相关，信号在 $\delta2.30$ 的亚甲基与信号在 $\delta3.53$ 的次甲基相关，信号在 $\delta3.53$ 的次甲基与信号在 $\delta3.46$ 的次甲基相关，说明一个烯键位于 C_7 位和 C_8 位，三个羟基位于 C_{10} 位、C_{11} 位和 C_{12} 位。由 C_6 位的 ^{13}C－NMR 位移值 $\delta27.3$ 和 C_{16} 位的 ^{13}C－NMR 位移值 $\delta20.7$，可推出两个双键为顺式构型。化合物 BC－1 被鉴定为 10,11,12－三羟基－$7Z,14Z$－十七碳二烯酸。

化合物 BC－1 的波谱数据归属如下：$[\alpha]_D^{20}-21.00°$（c0.50，$CHCl_3$）；IR ν_{max}（KBr）cm^{-1}：3399，2929，2855，1712（$C\!=\!O$），1459，1403，1217，1130，1046，976，724；^1H－NMR（400MHz，$CDCl_3$）：δH5.56（2H，m，H－7,15），5.40（2H，m，H－8,14），3.53（2H，m，H－10,12），3.46（1H，m，H－11），2.30（6H，m，H－2,9,13），2.08（2H，m，H－16），2.04（2H，m，H－6），1.60（2H，m，H－3），0.95（3H，t，$J=7.5Hz$，H－17）；^{13}C－NMR（100MHz，$CDCl_3$）：δ178.7（s，C－1），33.9（t，C－2），25.3（t，C－3），28.9～29.3（t，C－4,5），27.3（t，C－6），124.8（d，C－7），133.4（d，C－8），31.7（C－9,13），73.3（d，C－10,12），74.0（d，C－11），135.1（d，C－14），124.1（d，C－15），20.7（d，C－16），14.2（q，C－17）；HRESI－MS：m/z315.2178 $[M+H]^+$（calcd for $C_{17}H_{31}O_5$，315.2171）；ESI－MS（positive ＋negative）：m/z337 $[M+Na]^+$，651 $[2M+Na]^+$，313 $[M-H]^-$，349 $[M+Cl]^-$，627 $[2M-H]^-$。故 10,11,12－三羟基－$17Z,14Z$－十七碳二烯酸结构简式如下。

10,11,12－三羟基－$17Z,14Z$－十七碳二烯酸

二、苯丙素类

(一) 概述

苯丙素类 (phenylpropanoids) 是一类具有一个或几个 C_6 - C_3 单元的化合物，是广泛存在于中药资源生物体中的天然产物，具有多方面的生理活性。依据其生源合成途径，苯丙素类化合物分为简单苯丙素类 (simple phenylpropanoids) 包括苯丙烯、苯丙醇、苯丙醛、苯丙酸等，香豆素类 (coumarins)，木脂素 (lignans) 和木质素类 (lignins)，黄酮类 (flavonoids)。狭义而言，苯丙素类化合物是指简单苯丙素类、香豆素类、木脂素类。现就狭义的苯丙素类化合物进行介绍。

(二) 简单苯丙素类

1. 简单苯丙素类的结构与分类 简单苯丙素类是中药资源中常见的芳香族化合物，结构上属苯丙烷衍生物，依 C_3 位所连侧链的结构变化，可分为苯丙烯、苯丙醇、苯丙醛、苯丙酸等类型。

（1）**苯丙烯类** 中药丁香挥发油的主要成分丁香酚 (eugenol)，八角茴香挥发油的主要成分茴香脑 (anethole)，中药细辛、石菖蒲挥发油中的主要成分 α - 细辛醚 (α - asarone)、β - 细辛醚 (β - asarone) 均是苯丙烯类化合物。

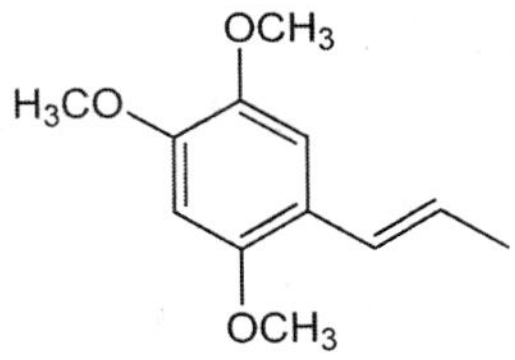

α - 细辛醚 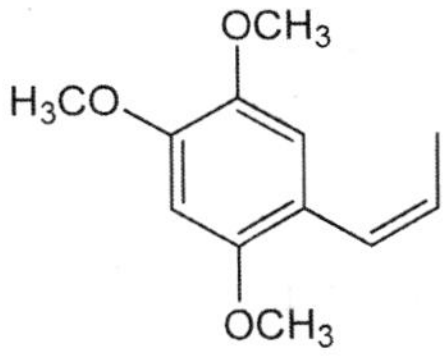　　　　　　　　　β - 细辛醚 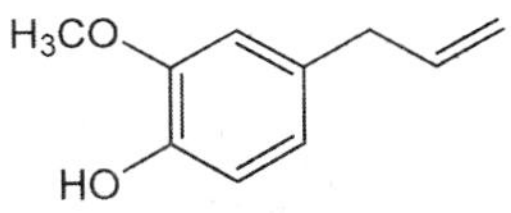　　　　　　　　　丁香酚

（2）**苯丙醇类** 松柏醇 (coniferol) 是常见的苯丙醇类化合物，在植物体中缩合后形成木质素；紫丁香酚苷 (syringinoside) 是从刺五加中得到的苯丙醇苷，均属苯丙醇类化合物。

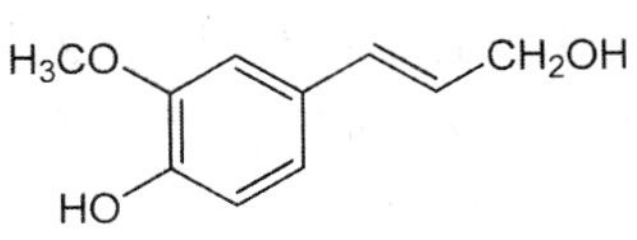

松柏醇 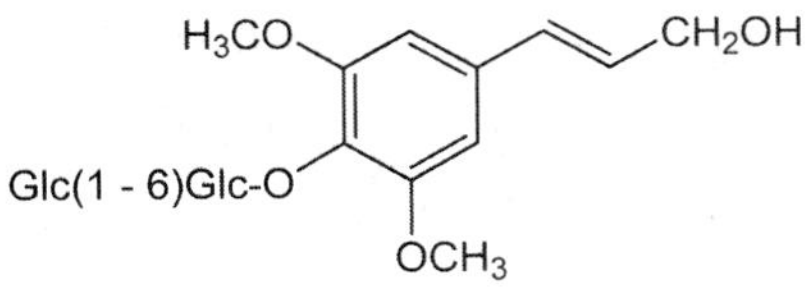　　　　　　　　　　紫丁香酚苷 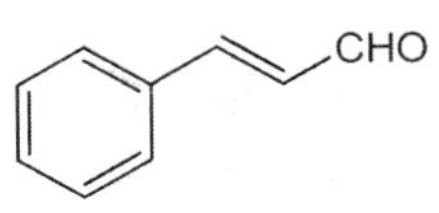　　　　　　　　　桂皮醛

（3）**苯丙醛类** 中药肉桂中含有的桂皮醛 (cinnamaldehyde) 是其主要的活性成分之一。

（4）**苯丙酸类** 中药资源植物类群中分布广泛的是对羟基桂皮酸 (p - hydroxycinnamic acid) 及其衍生物咖啡酸、阿魏酸和芥子酸类成分，是中药中重要的简单苯丙素类化合物。桂皮酸存在于桂皮中，咖啡酸 (caffeic acid) 存在于蒲公英中，阿魏酸

（ferulic acid）是当归的主要成分，丹参素（danshensu）是丹参活血化瘀的水溶性成分，均属苯丙酸类。

咖啡酸　　　　　　　　　阿魏酸　　　　　　　　　丹参素

苯丙酸类化合物常以酯或苷的形式存在于中药资源植物体中，如广泛分布于忍冬科、玄参科、唇形科、木樨草科等类群中的绿原酸、新绿原酸、3,4 - 二咖啡酰基奎宁酸（3,4 - dicaffeoylquinic acid）、青连翘苷（forsythiaside）等，它们常具有较强的生理活性。

2. 简单苯丙素类的提取与分离　　简单苯丙素类成分大多具有一定的水溶性，常采用水提或稀醇提取、浓缩后，再以乙酸乙酯从中萃取进行分离的方法。或依其极性大小和溶解性的不同，也可采用甲醇或乙酸乙酯直接提取的方法。按照中药化学成分分离的一般方法分离，如硅胶柱色谱、高效液相色谱等。其中苯丙烯、苯丙醛及苯丙酸的简单酯类衍生物多具有挥发性，是挥发性芳香族化合物的主要组成部分，可用水蒸气蒸馏法提取。

（三）香豆素类

香豆素（coumarin）始得自于豆科植物香豆 *Coumarouna odorata* 而命名。从结构上可以看成是顺式邻羟基桂皮酸脱水而形成的内酯类化合物，具有苯骈α - 吡喃酮或苯骈α - 1,2 - 吡喃酮的结构母核。目前，已经发现的天然香豆素类化合物约 2000 个。

香豆素类广泛分布于药用植物资源类群中，亦有少数来自微生物及动物。富含香豆素类成分的植物科属有伞形科、芸香科、菊科、豆科、茄科、瑞香科、兰科、木犀科、五加科、藤黄科等。中药白芷、前胡、蛇床子、独活、九里香、茵陈、补骨脂、秦皮等都含有香豆素类成分。

1. 香豆素类的结构与分类　　香豆素类化合物在生物合成上起源于对羟基桂皮酸，经氧化、环合形成苯骈吡喃酮的母核结构。大多香豆素类成分只在苯环一侧有取代，也有部分香豆素类成分在 α - 吡喃酮环上有取代。在苯环上各个位置（5、6、7、8 位）均可能有含氧官能团取代，常见的含氧官能团为羟基、甲氧基、糖基、异戊烯氧基及其衍生物等；因为 6 位、8 位碳的电负性较高，易于烷基化，因此，在 6、8 位也常见异戊烯基及其衍生物取代，并可进一步和 7 位氧原子环合形成呋喃环或吡喃环。在 α - 吡喃酮环一侧，3、4 位均可能有取代，常见的取代基团是小分子烷基、苯基、羟基、甲氧基等。

香豆素类成分的化学结构分类，主要依据在 α - 吡喃酮环上有无取代，7 位羟基是否和 6、8 位取代异戊烯基缩合形成呋喃环、吡喃环来进行，通常将香豆素类化合物大致分为四类。

（1）简单香豆素类（simple coumarins）　　是指仅在苯环上有简单取代基，且 7 位羟基未与 6 （或 8）位取代基形成呋喃环或吡喃环的香豆素类化合物。这些取代基一般为羟基、甲氧基、亚甲氧基、异戊烯基，取代的位置以 C_7、C_6 和 C_8 位上较多。广泛存在于伞形科植物中的伞形花内酯、秦皮中的七叶内酯和七叶苷、茵陈中的滨蒿内酯、蛇床子中的蛇床子素、独活中的当归内酯（angelicon）、瑞香中的瑞香内酯（daphnetin）等均属简单香豆素类。

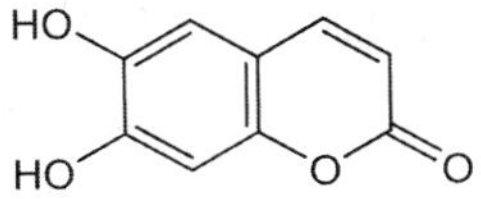

七叶内酯 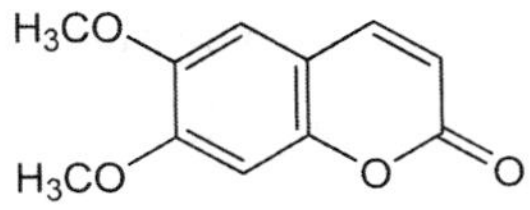　　　　　　　　滨蒿内酯 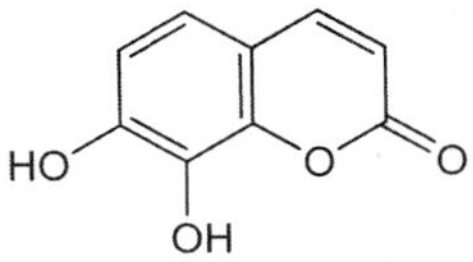　　　　　　　　瑞香内酯

（2）**呋喃香豆素类**（furanocoumarins）　是指 7 位羟基和 6 （或 8）位取代异戊烯基缩合形成呋喃环的香豆素类成分。呋喃香豆素类还可根据呋喃环的相对位置分为不同类型：6 位异戊烯基与 7 位羟基形成呋喃环，则呋喃环与苯环、α - 吡喃酮环处在一条直线上，称为线型（linear）呋喃香豆素，代表性化合物为补骨脂内酯（psoralen），故该类又称补骨脂内酯型香豆素；8 位异戊烯基与 7 位羟基形成呋喃环，则呋喃环与苯环、α - 吡喃酮环处在一条折线上，称为角型（angular）呋喃香豆素，因其代表性化合物为异补骨脂内酯（isopsoralen），故该类又称异补骨脂内酯型香豆素。

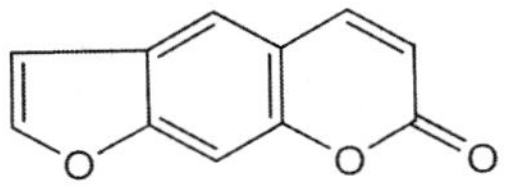

补骨脂内酯（线型） 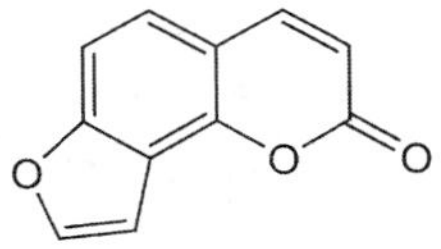　　　　　　　异补骨脂内酯（角型）

（3）**吡喃香豆素类**（pyranocoumarins）　是指 7 位羟基和 6 （或 8）位取代异戊烯基缩合形成吡喃环类香豆素类成分。6 位异戊烯基与 7 位羟基形成吡喃环者，称为线型吡喃香豆素，如从紫花前胡中得到一系列具有抗血小板聚集活性的线型吡喃香豆素：紫花前胡素（decursidin）、紫花前胡醇（l - decursidinol）、紫花前胡香豆素 I 等。8 位异戊烯基与 7 位羟基形成吡喃环者，称为角型吡喃香豆素。白花前胡中的角型二氢吡喃香豆素成分多为凯尔内酯（khellactone）衍生物，亦具有抗血小板聚集、扩张冠状动脉等活性，如北美芹素（pteryxin）、白花前胡丙素［（+）praeruptorin A］、白花前胡苷 II（praeroside II）。吡喃环被氢化者称为二氢吡喃香豆素。

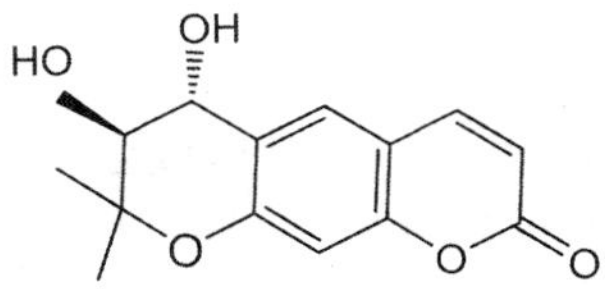

紫花前胡醇（线型） 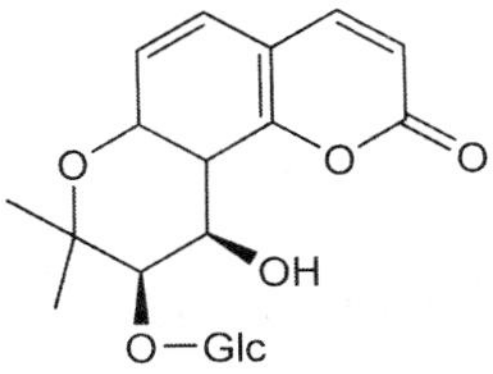　　　　　　　白花前胡苷 II（角型）

在生物合成中，简单香豆素、呋喃香豆素、吡喃香豆素结构的转化过程是简单香豆素类在 C_6 或 C_8 位烷基化，取代异戊烯基进一步与 7 位羟基环合转化为二氢呋喃香豆素类或二氢吡喃香豆素类，再进一步可以形成呋喃香豆素类或吡喃香豆素类。这种结构的转化与沟通过程，在植物化学分类学上具有一定的意义。

（4）其他香豆素类　该类香豆素类成分是指化合物结构不能归属于上述 3 个类型的香豆素类化合物，主要包括在 α‐吡喃酮环上有取代的香豆素类，如从甘草 *Glycyrrhza spp.* 植物中分得的异甘草香豆素（isoglycycoumarin）；香豆素二聚体、三聚体类，如从续随子中得到的双七叶内酯（bisaesculetin）是香豆素二聚体；异香豆素类，如从茵陈中得到的茵陈内酯（capillarin）等。

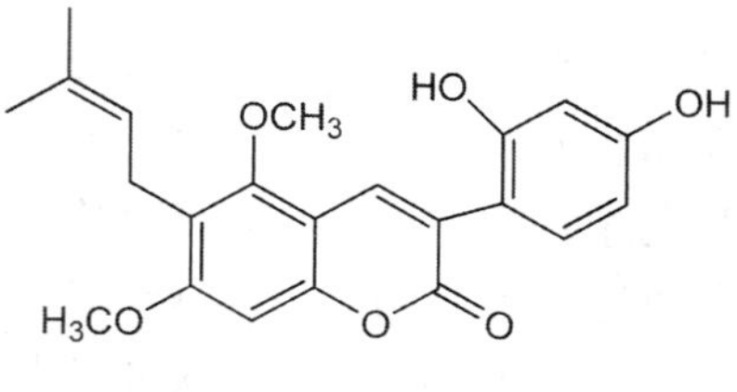

异甘草香豆素 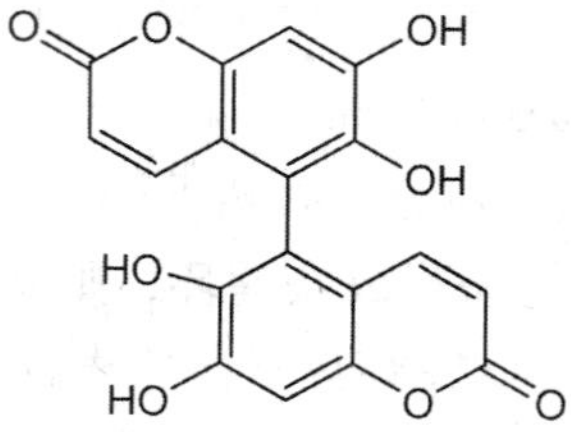　　　　　双七叶内酯 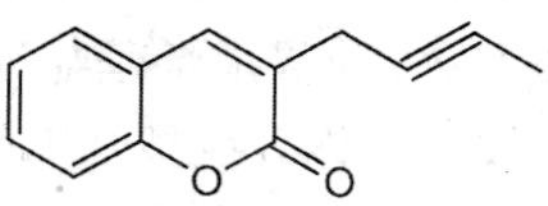　　　　　茵陈蒿内酯

2. 香豆素类的理化性质

（1）性状　游离香豆素类成分多为结晶性物质，有的香豆素类成分呈玻璃态或液态。分子量小的游离香豆素类化合物多具有芳香气味与挥发性，能随水蒸气蒸馏出来，且具升华性。香豆素苷类一般呈粉末或晶体状，不具挥发性，也不能升华。在紫外光照射下，香豆素类成分多显现蓝色或紫色荧光。

（2）溶解性　游离香豆素类成分易溶于乙醚、氯仿、丙酮、乙醇、甲醇等有机溶剂，也能部分溶于沸水，但不溶于冷水。香豆素苷类成分易溶甲醇、乙醇，可溶于水，难溶于乙醚、氯仿等低极性有机溶剂。

（3）内酯的碱水解　香豆素的 α‐吡喃酮环具有 α,β‐不饱和内酯结构，在碱性条件下可水解开环，生成顺式邻羟基桂皮酸盐。顺式邻羟基桂皮酸盐溶液经酸化至中性或酸性即闭环恢复为内酯结构。但如果与碱液长时间加热，开环产物顺式邻羟基桂皮酸衍生物则发生双键构型的异构化，转变为反式邻羟基桂皮酸衍生物，此时，再经酸化也不能环合为内酯。

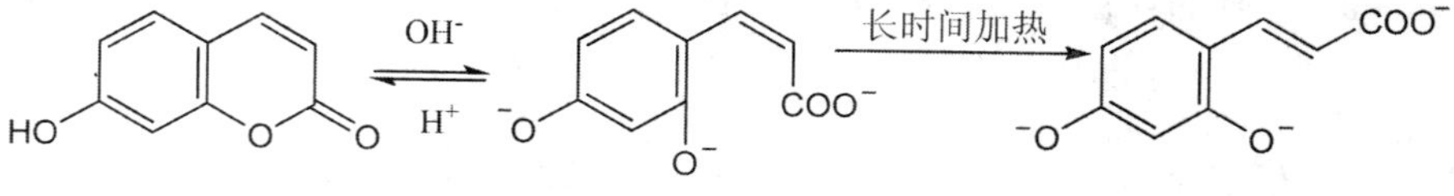

（4）与酸的反应　香豆素类化合物在酸性条件下能环合形成含氧的杂环结构呋喃环或吡喃环。如分子中存在醚键，尤其是烯醇醚和烯丙醚，酸性条件下能水解。在酸性条件下，具有邻二醇结构的香豆素类成分还会发生重排。表现出含有异戊烯基的香豆素易与邻酚羟基环合，以及酯键开裂和双键加成反应。

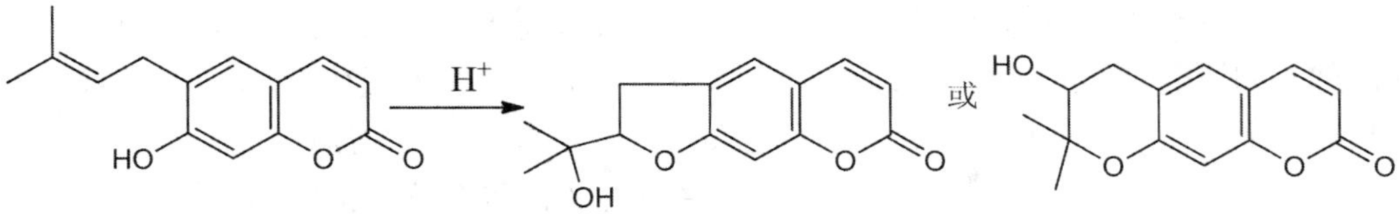

（5）显色反应

①异羟肟酸铁反应：内酯结构在碱性条件下开环，与盐酸羟胺缩合生成异羟肟酸，在酸性条件下再与 Fe^{3+} 络合而显红色。

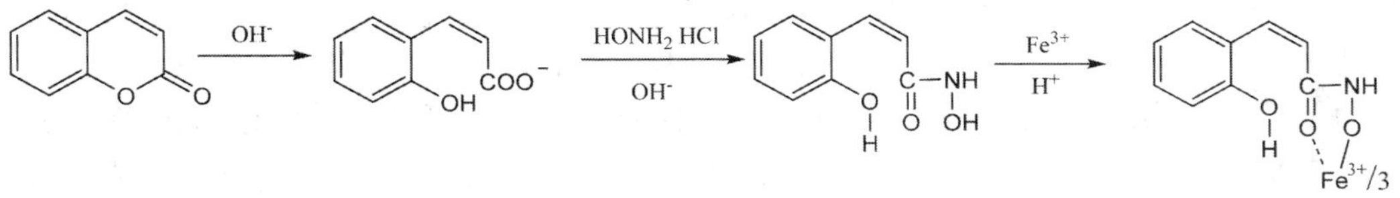

②酚羟基反应：香豆素类成分常具有酚羟基取代，可与三氯化铁溶液反应产生绿色至墨绿色沉淀。若取代酚羟基的邻、对位无取代，可与重氮化试剂反应而显红色至紫红色。

③Gibb's 反应：在碱性条件（pH9～10）下香豆素类成分的内酯环可水解生成酚羟基，如果其对位（6位）无取代，则与2,6－二氯苯醌氯亚胺（Gibb's 试剂）反应而显蓝色。利用此反应可判断香豆素分子中 C_6 位是否有取代基存在。

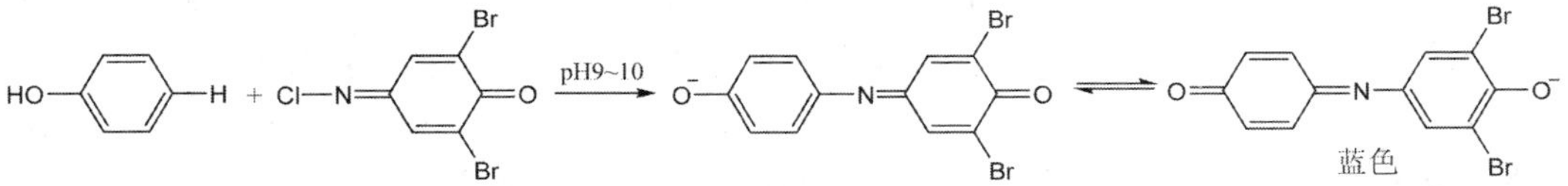

④Emerson 反应：香豆素类成分如在6位无取代，内酯环在碱性条件下开环后与4－氨基安替比林和铁氰化钾（Emerson 试剂）反应生成红色。此反应可用于判断 C_6 位有无取代基存在。

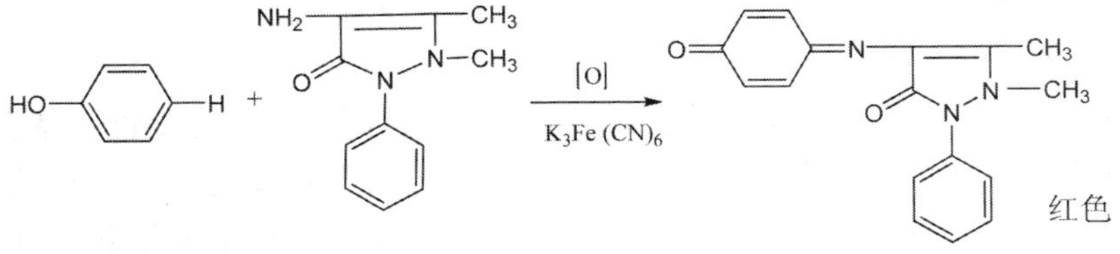

（6）加成反应　香豆素类成分除了 $C_3\!=\!C_4$ 双键外，还可能有呋喃环或吡喃环上的双键、取代侧链上的双键。在控制条件下氢化，非共轭的侧链双键最先被氢化，然后是和苯环共轭的呋喃环或吡喃环上的双键氢化，最后才是 $C_3\!=\!C_4$ 双键氢化。$C_3\!=\!C_4$ 双键可与溴加成生成3,4－二溴加成衍生物，再经过碱处理脱去1分子溴化氢，生成3－溴香豆素衍生物。

3. 香豆素类的提取与分离

（1）香豆素类的提取　香豆素类成分大多以游离形式存在于植物中，可用乙醚、氯仿、丙酮等提取并易形成结晶析出。而香豆素苷类因极性增大而具亲水性，可选亲水性溶剂，如甲醇、乙醇或水提取。此外，香豆素类成分具有内酯结构，亦可用碱溶酸沉法提取；部分小分子香豆素类成分具有挥发性，可用水蒸气蒸馏法提取。

①溶剂提取法：香豆素类成分提取方法可采用乙醚等溶剂先提取脂溶性成分，再用甲醇（乙醇）或水提取极性大的成分。也可先用甲醇（乙醇）或水提取，再用溶剂法或大孔吸附树脂法划分脂溶性部位和水溶性部位。

②超临界 CO_2 萃取法：该方法十分适宜于香豆素类成分的提取，尤其适宜于对热敏感、易氧化的香豆素类成分的提取和富集。游离状态的小分子香豆素，仅需用纯 CO_2 萃取即可，对于极性较强、分子量较大者尚需加入适当的夹带剂（甲醇、乙醇等）。

③碱溶酸沉法：可利用香豆素类具有内酯结构，能溶于稀碱液而和其他中性成分分离，碱溶液酸化后内酯环合，香豆素类成分即可游离析出，也可用乙醚等有机溶剂萃取得到。可有效减少用溶剂法提取香豆素类成分时常有的大量中性杂质。

（2）香豆素类的分离　中药资源植物中的香豆素类成分往往是结构类似、极性相近、共同存在，用常规的溶剂法、结晶法难以相互分离，一般应用色谱法进行分离纯化。常用的色谱分离方法有柱色谱、制备薄层色谱、高效液相色谱、气质联用色谱、液质联用色谱、凝胶色谱等。常用的分离材料有硅胶、氧化铝、凝胶等。

色谱分离一般采用硅胶为吸附剂，洗脱剂可先用薄层色谱试验筛选，常用的洗脱系统有环己烷（石油醚）－乙酸乙酯、环己烷（石油醚）－丙酮、氯仿－丙酮等。氧化铝一般不用于香豆素类成分的柱色谱分离。香豆素苷类的分离也可用反相硅胶（RP－18、RP－8 等）柱色谱，常用的洗脱系统有水－甲醇、甲醇－氯仿。此外，葡聚糖凝胶 Sephadex LH－20 柱色谱等也可用于香豆素类成分的分离。

高效液相色谱用于分离香豆素类成分十分有效，尤其是对极性小的香豆素类、极性较强的香豆素苷类分离效果好。小极性香豆素类成分的分离既可使用正相色谱（Si－60 等），也可使用反相色谱，对香豆素苷类则仅用反相色谱（RP－18、RP－8 等）。

4. 香豆素类的检识

（1）理化检识

①荧光检识：在紫外光（365nm）照射下香豆素类化合物一般显蓝色或紫色荧光。7－羟基香豆素类有较强的蓝色荧光，加碱后其荧光更强，颜色变为绿色；羟基香豆素醚化，或导入非羟基取代基往往使荧光强度减弱、色调变紫；多烷氧基取代的呋喃香豆素类一般呈黄绿色或褐色荧光。

②显色反应：香豆素类分子中具有内酯结构，往往还具有酚羟基，通过这些基团的显色反应，能为检识与鉴别香豆素类成分提供依据。常用异羟肟酸铁反应检识香豆素内酯环的存在与否，利用与三氯化铁溶液的反应判断酚羟基的有无。Gibb's 反应和 Emerson 反应可用来检查 C_6 位是否有取代基。

（2）色谱检识　薄层色谱检识常用硅胶作为吸附剂，游离香豆素类可用环己烷（石油醚）－乙酸乙酯（5:1~1:1）、氯仿－丙酮（9:1~5:1）等溶剂系统展开。香豆素苷类可依极性选用不同比例的氯仿－甲醇作展开剂。在紫外光（365nm）下观察，香豆素类成分在色谱上多显蓝色、紫色荧光斑点，或喷异羟肟酸铁试剂显色。此外，纸色谱、聚酰胺色谱也可用于香豆素类化合物的检识。

5. 香豆素类的结构研究

（1）红外光谱（IR）　香豆素类化合物的内酯结构在 IR 光谱 $1750 \sim 1700 \mathrm{cm}^{-1}$ 显示一个强的吸收，这个吸收峰一般是其 IR 光谱的最强峰。同时，内酯也在 $1270 \sim 1220 \mathrm{cm}^{-1}$、$1100 \sim 1000 \mathrm{cm}^{-1}$ 出现强的吸收。芳环一般在 $1660 \sim 1600 \mathrm{cm}^{-1}$ 之间出现 3 个较强的吸收。根据这些特征可以确定香豆素类母核结构，并区别于黄酮类、色原酮类、木脂素类。如果是呋喃香豆素类，其呋喃环 C—H 在 $3175 \sim 3025 \mathrm{cm}^{-1}$ 有弱小但尖锐的双吸收峰。

（2）紫外光谱（UV）　香豆素类成分的紫外光谱鉴定是一简便而常用的方法，主要有苯环和 α - 吡喃酮结构的吸收。未取代的香豆素在 274nm（$\lg \varepsilon 4.03$）和 311nm（$\lg \varepsilon 3.72$）处分别有最大吸收，前者由苯环、后者由 α - 吡喃酮所致。当香豆素母核上引入取代基时，常引起吸收峰位置的变化。烷基取代对其影响不大，但含氧官能团取代会使主要吸收红移。如 7 位引入含氧取代基（7 - 羟基、7 - 甲氧基或 7 - O - 糖基等），则在 217nm 及 $315 \sim 325$nm 处出现强吸收峰（$\lg \varepsilon$ 约 4）。含有酚羟基的香豆素类成分，在碱性溶液中的吸收峰有显著的红移现象，且吸收有所增强。

（3）核磁共振谱（NMR）　在 ^{1}H - NMR 中，3、4 位无取代的香豆素类成分的 H - 3、H - 4 构成 AB 系统，成为一组 dd 峰，具有较大的偶合常数（约 9.5Hz），由于受内酯环羰基的吸电子共轭效应影响，H - 4 向低场移动，出现在 $\delta 7.50 \sim 8.20$，H - 3 出现在 $\delta 6.10 \sim 6.50$。天然香豆素类化合物绝大多数在 3、4 位无取代，因此，这一组 dd 峰是香豆素类化合物 ^{1}H - NMR 上最具鉴别特征的典型信号。

苯环上 5、6、8 位质子的信号和一般芳环质子信号特征类似。如是 7 位取代香豆素类，H - 5 呈现为 d 峰（和 H - 6 偶合，J 约为 8.0Hz），受内酯环羰基影响，出现在低场；H - 6 呈现为 dd 峰（和 H - 5、H - 8 均偶合，J 约为 8.0Hz、2.0Hz）；H - 8 呈现为 d 峰（和 H - 6 偶合，J 约为 2.0Hz）。如是 5、7 位取代香豆素类，就只有 H - 6、H - 8 的间位偶合关系。如是 6、7 位取代香豆素类，H - 5、H - 8 分别呈现为单峰信号，线型呋喃或吡喃香豆素类即属此类取代模式。如是 7、8 位取代，只有 H - 5、H - 6 的偶合关系，角型呋喃或吡喃香豆素类即属此类取代模式。

香豆素类母核 H - 8 和 H - 4 在高分辨谱上能观察到远程偶合，偶合常数约为 $0.60 \sim 1.0$Hz。呋喃香豆素类成分呋喃环上 2 个质子是 AB 系统，其吸收为一组 dd 峰，出现在 $\delta 7.50 \sim 7.70$ 和 $\delta 6.70 \sim 7.20$，具有特征的偶合常数（$2.0 \sim 2.5$Hz）。芳环上如有甲氧基取代，一般以单峰出现在 $\delta 3.8 \sim 4.0$ 处。此外，香豆素类分子结构中常见的结构片段，如异戊烯基、乙酰氧基、当归酰氧基、千里光酰氧基等，也有相应的 ^{1}H - NMR 特征可供确定。表 4 -1 列出伞形花内酯等 5 个化合物（结构式见前文）的 ^{1}H - NMR 数据供参考。

表4－1　部分香豆素类化合物的^{1}H－NMR数据

H	I（DMSO-d_6）	II（DMSO-d_6）	III（CDCl$_3$）	IV（DMSO-d_6）	V（CDCl$_3$）
3	6.27（d，9.6Hz）	6.21（d，9.5Hz）	6.28（d，9.9Hz）	6.18（d，9.5Hz）	6.20（d，9.5Hz）
4	7.63（d，9.6Hz）	7.88（d，9.5Hz）	8.15（d，9.9Hz）	7.89（d，9.5Hz）	7.64（d，9.5Hz）
5	7.35（d，8.2Hz）	7.07（s）	——	7.47（s）	7.40（d，8.5Hz）
6	6.80（dd，8.2，2.5Hz）	——	——	——	6.82（d，8.5Hz）
8	6.69（d，2.5Hz）	6.65（s）	7.13（s）	6.79（s）	——
2′	——	——	7.64（d，2.5Hz）	4.71（t，7.6Hz）	——
3′	——	——	7.04（d，2.5Hz）	3.22（d，7.6Hz）	5.34（d，5.6Hz）
4′	——	——	——	——	6.62（d，5.6Hz）
偕二甲基	——	——	——	1.16（s），1.29（s）	1.45（s），1.48（s）

注：I为伞形花内酯；II为七叶内酯；III为佛手柑内酯［甲氧基信号为δ4.37（s）］；IV为紫花前胡苷元；V为北美芹素［3′乙酰氧基信号为δ2.11（s），4′当归酰氧基信号为δ6.05（br.q，$J=7.0$Hz），2.01（br.d，$J=7.0$Hz），1.90（br.s）］

^{13}C－NMR在香豆素类成分的结构测定上有重要作用，尤其对香豆素苷类结构研究中糖的连接位置和连接顺序均可提供重要的信息。香豆素类成分母核骨架9个碳原子中，2位碳是羰基碳，C$_7$位由于常连接羟基或其他含氧基团，加上羰基共轭的影响，信号均低场移动，二者一般皆在δ160.0左右。母核上的C$_3$位、C$_4$位因常无取代，且受苯环影响较小，其化学位移的范围亦较有规律，如一般3位碳出现在δ110.0～113.0，4位碳出现在δ143.0～145.0的区域内。此外，母核上的2个季碳常出现在δ149.0～154.0（9位碳）、δ110.0～113.0（10位碳）。这些信号是香豆素类母核的特征之一。表4－2列出伞形花内酯等5个化合物（结构式见前文）的^{13}C－NMR数据供参考。

表4－2　部分香豆素类化合物的^{13}C－NMR数据

C	I（DMSO-d_6）	II（DMSO-d_6）	III（CDCl$_3$）	IV（DMSO-d_6）	V（CDCl$_3$）
2	161.3（s）	161.4（s）	160.8（s）	160.6（s）	159.7（s）
3	111.5（d）	112.1（d）	112.9（d）	112.2（d）	113.3（d）
4	144.6（d）	144.3（d）	139.4（d）	144.7（d）	143.2（d）
5	130.0（d）	113.1（d）	149.9（s）	124.0（d）	129.3（d）
6	113.2（d）	143.2（s）	113.0（s）	125.0（s）	114.4（s）
7	160.5（s）	151.2（s）	158.7（s）	163.4（s）	157.1（s）
8	102.3（d）	103.0（d）	93.7（d）	96.8（d）	107.4（d）
9	155.7（s）	149.7（s）	153.3（s）	155.2（s）	154.3（s）
10	111.4（s）	111.4（s）	106.6（s）	111.2（s）	112.6（s）
2′	——	——	145.5（d）	90.0（d）	77.3（d）
3′	——	——	105.7（d）	29.8（t）	70.6（t）
4′	——	——	——	71.6（s）	60.2（s）
偕二甲基	——	——	——	25.8（q），24.7（q）	25.4（q），22.2（q）

注：Ⅰ为伞形花内酯；Ⅱ为七叶内酯；Ⅲ为佛手柑内酯［甲氧基信号为 $\delta60.1$（s）］；Ⅳ为紫花前胡苷元；Ⅴ为北美芹素［3′乙酰氧基信号为 $\delta171.2$（s）、21.3（q），4′当归酰氧基信号为 $\delta168.1$（s）、128.9（s）、137.2（d）、21.1（q）、15.6（q）］。

（4）质谱（MS）　香豆素类化合物在 EI－MS 中大多具有强分子离子峰，简单香豆素类和呋喃香豆素类的分子离子峰经常是基峰。由于香豆素类分子中一般具有多个和芳环连接的氧原子、羟基、甲氧基，故其质谱经常出现一系列连续失去 CO、失去 OH 或 H_2O、甲基或甲氧基的碎片离子峰。

（5）结构鉴定实例　伞形花内酯的结构研究

伞形花内酯（umbelliferone）是简单香豆素类的代表性化合物，存在于伞形科植物胡萝卜 *Daucus carota* var. *sativa* 的根；豆科植物多变小冠花 *Coronilla varia* 的种子；芸香科植物芸香 *Ruta graveolens* 全草等多种植物中。其化学结构的分析鉴定如下。

伞形花内酯为无色针晶（甲醇），mp. 226℃～228℃，易溶于乙醇，氯仿，紫外光灯下有强烈蓝色荧光；Emerson 反应阳性，提示羟基对位无取代，香草醛－浓硫酸反应显紫色，由 EI－MS 获知分子量为 162.1446，并由此确定分子式为 $C_9H_6O_3$。

UV λ_{max}（CH_3OH）nm：215，315；IR ν_{max}（KBr）cm^{-1}：3230，1694（C=O），1622，1604，1571，1475，1368，1235，1125，1100，830；EIMS：m/z162（M^+，100），134，106，78。

^1H－NMR 谱（600MHz，DMSO－d_6）：$\delta6.20$（1H，d，$J=9.5Hz$，H－3），7.93（1H，d，$J=9.5Hz$，H－4），提示可能为 C_3 位、C_4 位未被取代的香豆素；$\delta7.53$（1H，d，J=8.5Hz，H－5），6.78（1H，dd，$J=8.5Hz$，2.0Hz，H－6），6.71（1H，d，$J=2.0Hz$，H－8）构成一组 ABX 偶合系统质子信号；$\delta10.6$（1H，brs）为 7 位羟基质子信号。

^{13}C－NMR（CD_3OD，100MHz）：$\delta162.7$（C－2），111.8（C－3），145.6（C－4），130.2（C－5），114.0（C－6），163.2（C－7），102.9（C－8），156.8（C－9），102.6（C－10）。该化合物的结构式如下。

伞形花内酯

（四）木脂素

木脂素（lignans）又称木脂体，因最早从植物的木质部和树脂中被发现而得名。是一类由两分子苯丙素衍生物聚合而成的天然化合物，主要存在于植物的木部和树脂中，多数呈游离状态，少数与糖结合成苷。木脂素类资源性化学成分在自然界中分布较广。迄今研究表明，木脂素类化合物具有多方面生物活性，五味子科木脂素成分五味子酯甲、乙、丙和丁（schisantherin A、B、C、D）能保护肝脏和降低血清 GPT 水平；愈创木树脂中分得的二氢愈创木脂酸（dihydroguaiaretic acid，DGA）对合成白三烯的脂肪氧化酶和环氧化酶具有抑制作用。

1. 木脂素的结构与分类

天然合成木脂素类化合物的苯丙素单元分子常见的有 4 种：桂皮酸（cinnamic acid）及桂皮醛（cinnamaldehyde）、桂皮醇（cinnamyl alcohol）、苯丙烯（propenyl benzene）及烯丙苯（allyl benzene）。前两种单体的侧链 γ - 碳原子是氧化型的，后两种单体的 γ - 碳原子是非氧化型的。

由于组成木脂素的 C_6 - C_3 单体缩合位置不同及其侧链 γ - 碳原子上的含氧基团相互脱水缩合等反应，形成了不同类型的木脂素。依其化学结构将木脂素分为下列几类。

（1）简单木脂素（simple lignans）　由两分子苯丙素通过 β 位碳原子（C_8 - $C_{8'}$）连接而成，也是一些类型木脂素的生源前体。二氢愈创木脂酸、叶下珠脂素（phyllanthin）是分别从愈创木树脂及珠子草中分得的简单木脂素类化合物。

二氢愈创木脂酸　　　叶下珠脂素

（2）单环氧木脂素（monoepoxylignans）　其结构特征是在简单木脂素基础上衍化形成 C_7 - O - $C_{7'}$ 或 C_9 - O - $C_{9'}$ 或 C_7 - O - $C_{9'}$ 等四氢呋喃结构。恩施脂素（enshizhisu）是从翼梗五味子 *Schisandra henryi* 中分离得到的 7,7′ 位环氧化合物；荜澄茄脂素（cubebin）是从荜澄茄 *Piper cubeba* 果实中分得的 9,9′ 位环氧的单环氧木脂素类。从中药祖师麻的原植物之一陕甘瑞香 *Daphne tangatica* 中分得的落叶松脂素（lariciresinol）则为 7,9′ 位环氧的单环氧木脂素。

C_7 - O -$C_{7'}$环合　　　C_9 - O -$C_{9'}$环合　　　C_7 - O -$C_{9'}$环合　　　恩施脂素

（3）木脂内酯（lignanolides）　木脂内酯的结构特征是在简单木脂素基础上，9,9′ 位环氧，9 位碳为羰基。木脂内酯常与其单去氢或双去氢产物共存于同一植物中。

药用植物牛蒡 *Arctium lappa* 的果实称牛蒡子入药，主要含有牛蒡子苷（arctiin）和牛蒡子苷元（arctigenin）等，均属于木脂内酯类成分。得自桧柏 *Juniperus sabina* 心材中的台湾脂素 B（taiwain B，又称桧脂素 salvinin）和台湾脂素 A（taiwain A）都是侧链去氢的木脂内酯类化合物。

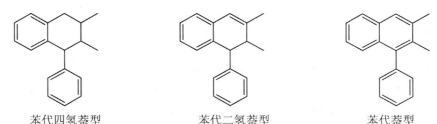

R=H 牛蒡子苷元　R=glc 牛蒡子苷　　台湾脂素 B　　台湾脂素 A

（4）环木脂素（cyclolignans）　在简单木脂素基础上，通过一个苯丙素单位中苯环的 6 位与另一个苯丙素单位的 7 位环合而成的环木脂素。此类产物又可进一步分为苯代四氢萘、苯代二氢萘及苯代萘等结构类型，自然界中以苯代四氢萘型居多。从中国紫杉 *Taxus cuspidata* 中分得的异紫杉脂素（isotaxiresinol），从小檗科鬼臼属植物中分得的去氧鬼臼毒脂素葡萄糖酯苷都具有苯代四氢萘结构，来自奥托肉豆蔻 *Myristica otoba* 果实中的奥托肉豆蔻烯脂素（otoboene）具有苯代二氢萘的基本结构。

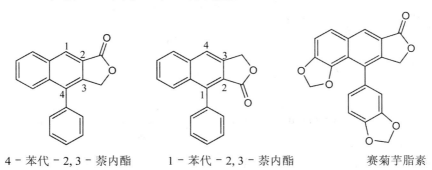

苯代四氢萘型　　　　　苯代二氢萘型　　　　苯代萘型

（5）环木脂内酯（cyclolignolides）　环木脂内酯是环木脂素 C_9 - $C_{9'}$ 间环合成的内酯环。按其内酯环上羰基的取向可分为上向和下向两种类型。对于苯代萘内酯型环木脂内酯，上向的称 4 - 苯代 - 2,3 - 萘内酯，下向的称为 1 - 苯代 - 2,3 - 萘内酯。*l* - 鬼臼毒脂素（*l* - podophyllotoxin）及其葡萄糖苷属 1 - 苯代 - 2,3 - 萘内酯，赛菊芋脂素（helioxanthin）属 4 - 苯代 - 2,3 - 萘内酯。

4 - 苯代 - 2,3 - 萘内酯　　　1 - 苯代 - 2,3 - 萘内酯　　　　赛菊芋脂素

（6）双环氧木脂素（bisepoxylignans）　是由两分子苯丙素侧链相互连接形成两个

环氧（即具有双骈四氢呋喃环）结构的一类木脂素，存在许多光学异构体。常见的有以下 4 种光学异构体。

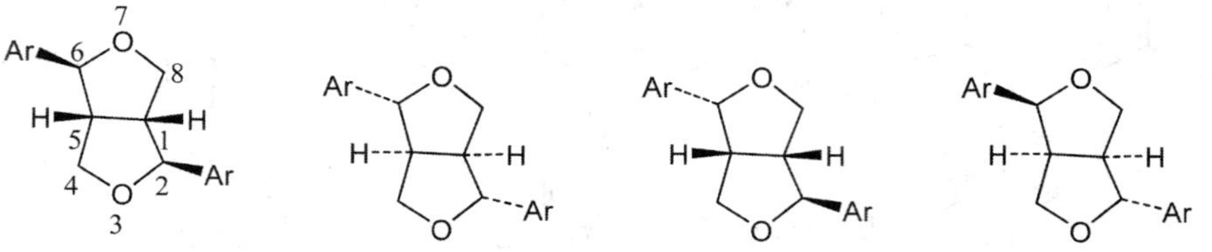

对映体　　　　　　　　　　　　　　　对映体

从木犀科植物连翘的果实中分得的连翘脂素（phillygenol）及连翘苷（phillyrin）、从五加科植物刺五加茎皮中分得的丁香脂素（syringaresinol），以及从马兜铃科植物细辛中分得的 l - 细辛脂素（l - asarinin）均为双环氧木脂素。

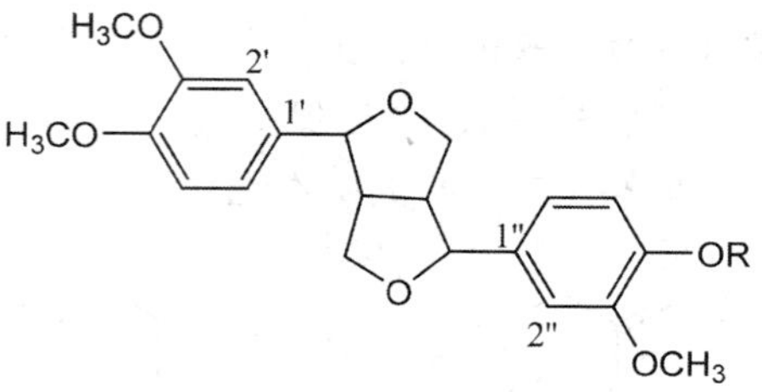

连翘脂素　R=H

连翘苷　　R=glc

（7）联苯环辛烯型木脂素（dibenzocyclooctene lignans）　该类木脂素结构中既有联苯的结构，又有联苯与侧链环合成的八元环状结构。此类化合物至今已发现 60 多种化合物，联苯环辛烯型木脂素成分五味子醇（schizandrol）、五味子素（schizandrin）等主要来源于五味子属植物，具有降低转氨酶作用，且其含量与降 GPT 作用是线性关系。

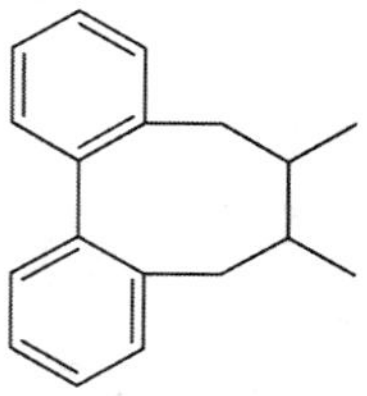

联苯环辛烯型

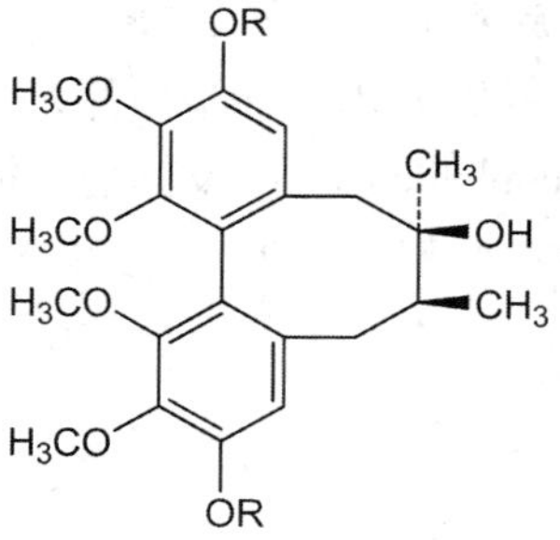

R=H　　五味子醇
R=CH$_3$　五味子素

（8）联苯型木脂素（biphenylene lignans）　该类木脂素中两个苯环通过 C$_3$ - C$_{3'}$ 直接相连而成，其侧链为未氧化型。从中药厚朴树皮中分到的厚朴酚（magnolol）及和厚朴酚（honokiol）是典型的联苯型木脂素。

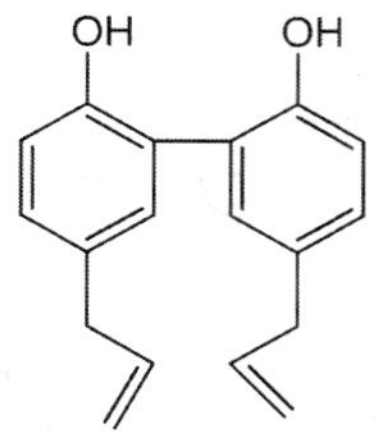

厚朴酚 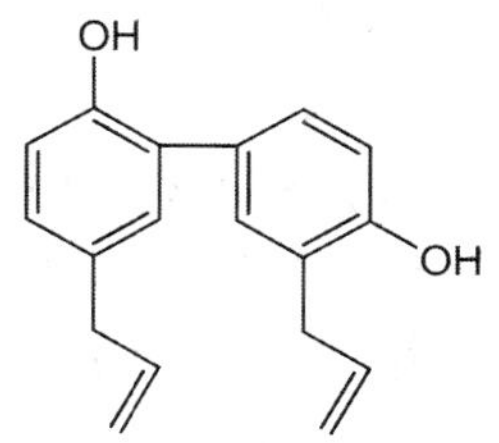 　　　　　　　　　　　和厚朴酚

（9）**其他木脂素类**　从中药及天然药物资源中分离得到一些化学结构不属于以上8种类型结构的木脂素，如一分子苯丙素与黄酮、香豆素或萜类产物相连而成的天然化合物等。例如，菊科植物水飞蓟果皮中含有的保肝活性成分水飞蓟素（silybin）就属于黄酮木脂素；从大戟科地锦草属植物狡猫眼草全草中分得的猫眼草素（maoyancaosu）则为香豆素木脂素。

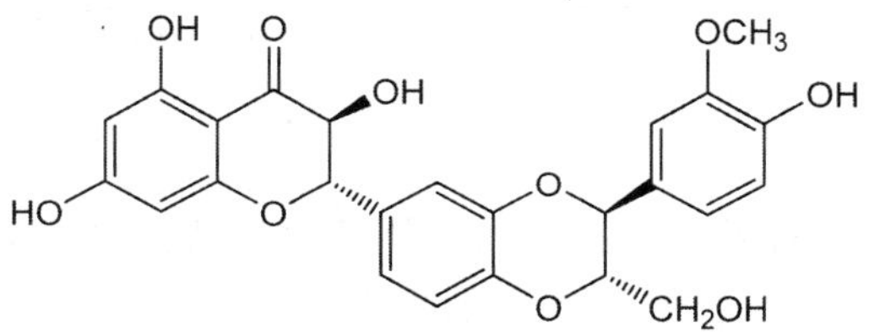

水飞蓟素 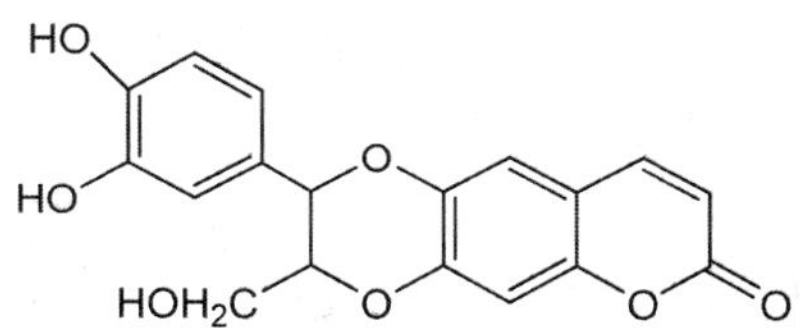 　　　　　　　　　　猫眼草素

2. 木脂素的理化性质

（1）**性状及溶解度**　木脂素化合物多数为无色结晶，不具挥发性，少数有升华性，如二氢愈创木脂酸。游离木脂素多具有亲脂性，一般难溶于水，易溶于苯、乙醚、氯仿及乙醇等有机溶剂，具有酚羟基的木脂素类可溶于碱性水溶液中。木脂素苷类水溶性增大。

（2）**光学活性与异构化**　木脂素常有多个手性碳原子或手性中心，大部分具有光学活性，遇酸易异构化。例如，天然鬼臼毒脂素具有苯代四氢萘环和 2α，3β 反式构型的内酯环结构，其抗癌活性与分子中 $C_1 - C_2$ 顺式和 $C_2 - C_3$ 反式的构型有关，在光学活性上为左旋性 $[\alpha]_D - 133°$。如在碱溶液中其内酯环很容易转变为 2β，3β 的顺式结构，所得异构体苦鬼臼脂素（picropodophyllin）的旋光性为右旋性 $[\alpha]_D + 9°$，即失去抗癌活性。

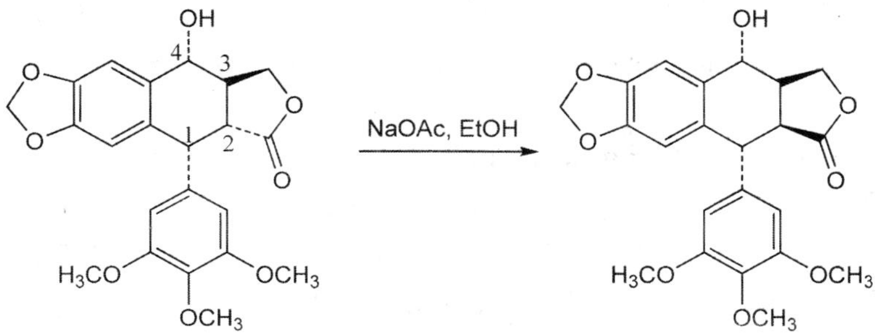

鬼臼毒脂素 　　　　　　　　　　苦鬼臼脂素

3. 木脂素的提取与分离

（1）溶剂法　游离木脂素的亲脂性较强，能溶于乙醚等低极性溶剂，在石油醚和苯中溶解度比较小。木脂素苷类极性较大，可按苷类的提取方法以甲醇或乙醇提取。一般常将药材先用乙醇或丙酮提取，提取液浓缩成浸膏后，用石油醚、乙醚、乙酸乙酯等依次萃取，可得到极性大小不同的部位。木脂素在植物体内常与大量的树脂状物共存，在用溶剂处理过程中容易树脂化，这是在提取分离过程中需要注意解决的问题。

（2）碱溶酸沉法　具有酚羟基或内酯环结构的木脂素可用碱水溶解，碱水液加酸酸化后，木脂素游离并沉淀析出，从而达到与其他组分分离目的。但应注意避免产生异构化而使木脂素类化合物失去生物活性。

（3）色谱法　常用吸附剂为硅胶和中性氧化铝，洗脱剂可根据被分离物质的极性，选用石油醚－乙醚、氯仿－甲醇等溶剂洗脱。

近年来，应用超临界 CO_2 萃取技术提取分离中药资源中的木脂素类成分已趋于成熟。超临界 CO_2 萃取法与传统的提取分离法相比，提取效率高，有机溶剂残留少，尤其适宜于结构不稳定成分的提取。

4. 木脂素的检识

（1）理化检识　木脂素分子中常含有酚羟基、亚甲二氧基及内酯结构等，可利用这些功能基团的性质和反应进行木脂素的检识，如用三氯化铁反应检查酚羟基的有无。因木脂素类化合物常含有亚甲二氧基，故也可用 Labat 反应来检查亚甲二氧基的存在与否等。在 Labat 反应中，具有亚甲二氧基的木脂素加浓硫酸后，再加没食子酸，可产生蓝绿色。

（2）色谱检识　常用硅胶薄层色谱进行检识，展开剂一般以亲脂性的溶剂如苯、氯仿、氯仿－甲醇（9∶1）、氯仿－二氯甲烷（1∶1）、氯仿－乙酸乙酯（9∶1）和乙酸乙酯－甲醇（95∶5）等系统。常用的显色剂有：①1%茴香醛浓硫酸试剂，110℃加热 5 分钟。②5% 或 10%磷钼酸乙醇溶液，120℃加热至斑点明显出现。③10% 硫酸乙醇溶液，110℃加热 5 分钟。④三氯化锑试剂，100℃加热 10 分钟，在紫外光下观察。⑤碘蒸气，熏后观察应呈黄棕色，或置紫外灯下观察荧光。

5. 木脂素的结构测定

（1）化学方法　利用氧化反应对木脂素进行化学降解，可以获得保持原取代模式的降解产物，然后通过波谱测定分析这些降解产物的结构，有助于木脂素结构的确定，但本法需要消耗较多样品，为其不足。目前大多采用波谱分析法。

（2）波谱分析法

①紫外光谱法：多数木脂素的两个取代芳环是两个孤立的发色团，其紫外吸收峰位置相似，吸收强度也具有加和性。一般在 220～240nm（lgε>4.0）和 280～290nm（lgε3.5～4.0）出现两个吸收峰。木脂素的立体构型对紫外光谱一般无影响，但在某些类型的木脂素中，紫外光谱亦可提供重要的结构信息。4－苯基萘类化合物在 260nm 显示最强峰（lgε>4.5），并在 225、290、310 和 355nm 显示强吸收峰，成为此类化合物的显著特征。根据这一特点，可将苯代四氢萘类化合物经化学脱氢后变成苯代萘类，再

根据后者的紫外吸收确定其骨架类型。

②红外光谱法：木脂素结构中常有羟基、甲氧基、亚甲二氧基、芳环及内酯环等基团，在 IR 光谱中均可呈现其特征吸收峰。除具有苯环的特征吸收（1600cm^{-1}，1585cm^{-1}和1500cm^{-1}）外，还含有亚甲二氧基的特征吸收峰（936cm^{-1}）及饱和五元内酯环的吸收峰（1760～1780cm^{-1}）。苯代萘型木脂素中，多数有不饱和内酯环结构，在1760cm^{-1}显示特征吸收。

③核磁共振谱法：木脂素的结构类型较为丰富，依其 NMR 光谱特征可提供有效的结构信息。选择木脂素中代表性类型化合物的^{1}H - NMR 和^{13}C - NMR 光谱规律进行介绍。

④^{1}H - NMR 谱：选择环木脂内酯、双环氧木脂素两种木脂素类型母核进行氢谱特征的解析。

a. 环木脂内酯：采用^{1}H - NMR 谱可以区别因内酯环羰基上、下位不同的两种类型结构。内酯环羰基上位者，其 H - 1 的 δ 值约为8.25；而下位者，其 H - 4 的 δ 值为7.6～7.7。此外，内酯环中亚甲基质子的 δ 值与环的方向也有关，下向者 δ 值为5.32～5.52，而上向者其 δ 值为5.08～5.23。这是因为 C（苯）环平面与 A、B（萘）环平面是垂直的，内酯环上向时，环中亚甲基处在 C 环面上，受苯环各向异性屏蔽效应的影响，位于较高磁场。

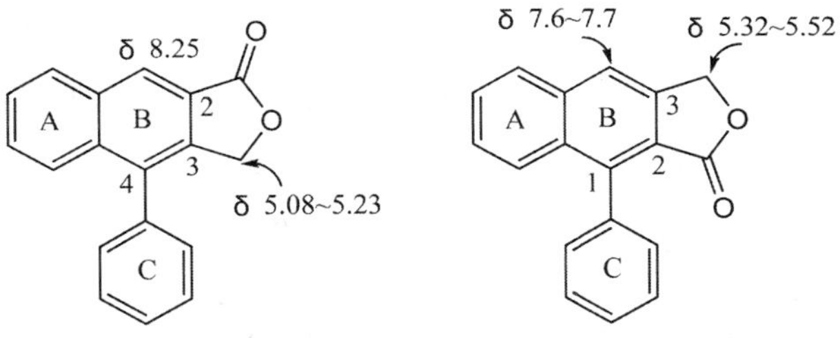

4 - 苯代萘内酯　　　　　　　1 - 苯代萘内酯

b. 双环氧木脂素：在双环氧木脂素的异构体中，根据^{1}H - NMR 谱中 H - 2 和 H - 6的 J 值，可以判断两个芳香基是位于同侧还是位于异侧。如果位于同侧，则 H - 2 与 H - 1 及 H - 6 与 H - 5 均为反式构型，其 J 值相同，约为4～5Hz；如两个芳香基位于异侧，则 H - 2 与 H - 1 为反式构型，J 值为4～5Hz，而 H - 6 与 H - 5 则为顺式构型，J 值约为7Hz。

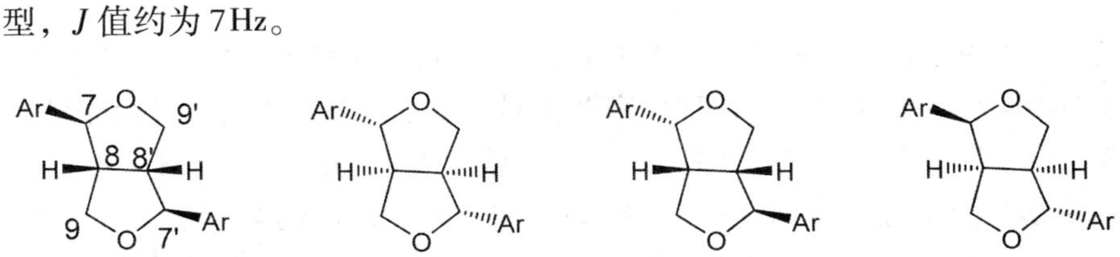

同侧　　　　　　　　　　　　　异侧

⑤^{13}C - NMR 谱：通过对以下简单木脂素（Ⅰ）、木脂素内酯（Ⅱ）和环木脂素（Ⅲ）类母核碳谱信号归属和解析，为木脂素类化合物结构解析提供借鉴。

简单木脂素　　　　　　木脂素内酯　　　　　　环木脂素

表 4 – 3　简单木脂素、木脂内酯及环木脂素的¹³C – NMR 谱数据（δ）

化合物	I	II	III
C – 1	132.4	129.4	131.7
C – 2	111.7	110.8	112.8
C – 3	146.6	146.4	148.9
C – 4	143.7	144.2	146.9
C – 5	114.3	113.9	110.8
C – 6	121.5	121.2	121.7
C – 7	35.8	38.3	48.0
C – 8	43.7	40.9	48.2
C – 9	60.5	71.3	62.6
C – 1′	132.4	129.5	128.1
C – 2′	111.7	111.3	110.7
C – 3′	146.6	146.5	147.3
C – 4′	143.7	144.3	147.0
C – 5′	114.3	114.3	111.9
C – 6′	121.5	121.9	137.6
C – 7′	35.8	34.5	33.2
C – 8′	43.7	46.5	39.9
C – 9′	60.5	178.6	66.2
OCH$_3$	55.7	55.7	55.7

从表 4 – 3 中可以看出：①化合物 I 中 1~9 位碳的 δ 值和与之相对应的 1′~9′位碳的 δ 值分别相同，其他碳的化学位移也完全相同，这是由于它所连接的两个芳香基是对称的。②化合物 I、II 和 III 的 3,4 位和 3′,4′位碳的 δ 值均高于芳香环上其他位置上碳的 δ 值，因为它们都连有含氧基团（羟基或甲氧基）。③化合物 II 9′位碳的 δ 值为 178.6ppm（一般酯中羰基碳的 δ 值范围约为 165 ~ 180ppm），位于最低场，因其是内酯环羰基。④化合物 I 和 III 的 9、9′位碳上连有醇羟基，而化合物 II 的 9 位碳上连有氧，因此其 δ 值均高于 7、8，7′和 8′位碳的 δ 值。

⑤MS 谱法：游离木脂素可用 EI – MS 谱测定，多数木脂素可得到分子离子峰。木

脂素类化合物中常含有苄基基团，因而，电子轰击时可发生苄基裂解，为其重要的质谱信息特征。

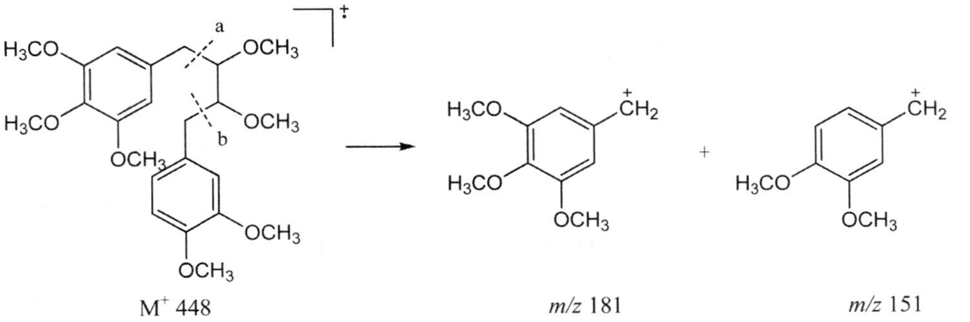

（3）结构鉴定实例 芫花木脂素的结构鉴定

芫花为瑞香科植物芫花 *Daphne genkwa* 的干燥花蕾，味辛、苦，性温，有毒。具有泻水逐饮的功效，外用杀虫疗疮；用于水肿胀满，胸腹积水，痰饮积聚，气逆咳喘，二便不利；外治疥癣秃疮，痈肿，冻疮。

取芫花药材 10.0kg，粉碎，用 EtOH 回流提取，得流浸膏。浸膏依次用 Pet、CH_2Cl_2、EtOAc、*n* - BuOH 萃取。取 $CHCl_2$ 萃取物经硅胶柱色谱分得化合物 E_1，为淡黄色粉末，mp. 167.5℃ ~168.5℃。各种波谱测定数据如下。

ESI - MS：*m/z* 417 ［M - H］⁻，419 ［M +H］⁺，441 ［M +Na］⁺，示 E_1 的分子量为 418。

$[\alpha]_D^{25}$ （c 0.13，MeOH）。

UV （MeOH）：λ_{max} （nm） 215，272。

IR （KBr） （cm^{-1}）：3438 （羟基），1610，1520，1430 （芳环）。

¹H - NMR 谱见表 4 - 4。

表 4 - 4 化合物 E_1 的 ¹H - NMR 谱的部分数据与归属 （$CDCl_3$）

No.	δ
1, 5	3.09 （2H, m）
2, 6	4.73 （2H, d, *J* =4.5Hz）
4α, 8α	4.28 （2H, dd, *J* =9.0，6.5Hz）
4β, 8β	3.91 （2H, d, *J* =3.5Hz）
2′, 2″, 6′, 6″	6.59 （4H, s）
3′, 5′, 3″, 5″ - OCH_3	3.90 （12H, s）
4′, 4″ - OH	5.48 （2H, s）

基于 ¹H - NMR 谱数据，并结合其分子量 418 提示该化合物结构可能是完全对称的。¹H - NMR 谱 δ 6.59 （4H, s） 示有 4 个芳氢；δ 3.90 （12H, s） 示有 4 个—OCH_3。

^{13}C - NMR 谱见表 4 - 5。

表 4 - 5　化合物 E_1 的^{13}C - NMR 谱数据及归属（$CDCl_3$）

No.	δ	No.	δ
1	54.4（CH）	6′	102.8（CH）
2	86.1（CH）	1″	132.2（C）
4	71.8（CH_2）	2″	102.8（CH）
5	54.4（CH）	3″	147.2（C）
6	86.1（CH）	4″	134.3（C）
8	71.8（CH_2）	5″	147.2（C）
1′	132.2（C）	6″	102.8（CH）
2′	102.8（CH）	3′ - OCH_3	56.4（OCH_3）
3′	147.2（C）	5′ - OCH_3	56.4（OCH_3）
4′	134.3（C）	3″ - OCH_3	56.4（OCH_3）
5′	147.2（C）	5″ - OCH_3	56.4（OCH_3）

化合物 E_1 的^{13}C - NMR 谱中，除去 δ56.4 的 4 个甲氧基外，尚余 18 个碳信号，δ147.2，134.4，132.1，102.8 归属为 12 个芳碳，示有两个苯环；δ86.1，71.8 归属为 4 个连氧碳。依据^1H - NMR 谱、^{13}C - NMR 谱数据分析，并结合分子量，推知该化合物为具有双四氢呋喃结构特征的双环氧木脂素。^1H - NMR 谱中 δ4.73（2H，d，J = 4.5Hz）归属为 H - 2、H - 6，其 J 值均为 4.5Hz，说明两个芳环位于同侧。与文献报道的（-）- 丁香树脂醇〔（-）- syringaresinol〕一致。

综上分析，确定化合物 E_1 的结构为（-）- 丁香树脂醇。

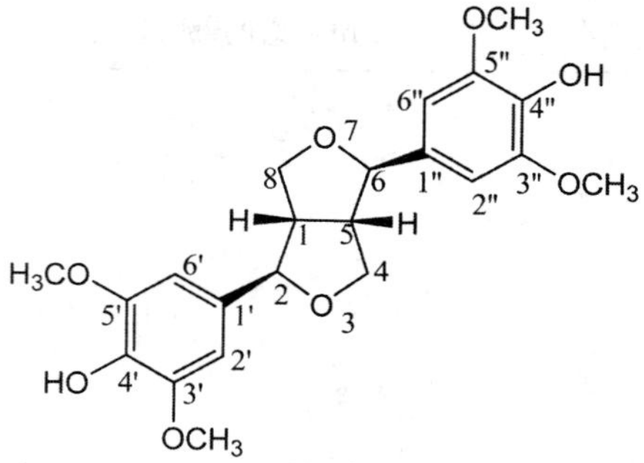

(-)-丁香树脂醇

三、酚酸类

（一）概述

酚酸是一类对植物生长发育具有重要调节作用的具有酚羟基的有机酸类物质。酚酸类成分广泛分布于药用植物中，具有广泛的生理活性，如清除自由基、抗炎、抗病毒、免疫调节、抗凝血及抗肿瘤等作用。该类化合物多数来源于莽草酸途径，莽草酸是合成芳香族化合物的关键中间体，在植物次生代谢中具有重要作用。莽草酸主要存在于木兰科八角属植物八角茴香 *Illicium verum* 的果实中，莽草酸及其衍生物具有抗炎、镇痛、抗肿瘤、抗血栓、抗脑缺血等作用。此外，莽草酸还是合成抗禽流感药物"达菲"的关键原料，在医药、食品等行业具有广泛用途。

（二）酚酸类化合物的结构分类

1. 以苯甲酸为母核的酚酸类成分　以苯甲酸为母核的酚酸类成分广泛存在于植物界，多游离或结合成酯，例如，菊科植物蒲公英中含有的原儿茶酸（protocatechuic acid）、对 - 羟基苯甲酸、香草酸（vanillic acid）、丁香酸（syringic acid）；橄榄科植物方榄茎皮中含有的没食子酸（gallic acid）、没食子酸甲酯（gallate）、没食子酸乙酯（ethanol gallate）、鞣花酸（ellagic acid）等。

银杏外种皮、果肉及叶中均含有白果酸（ginkgolic acid）、氢化白果酸（hydrog-inkgolic acid）、氢化白果亚酸（ginkgolinic acid）、白果酚（ginkgol）和银杏酚（bilobal）等烷基酚和烷基酚酸类成分，属漆树酚酸类化合物。该类成分与致过敏、致突变活性有关。

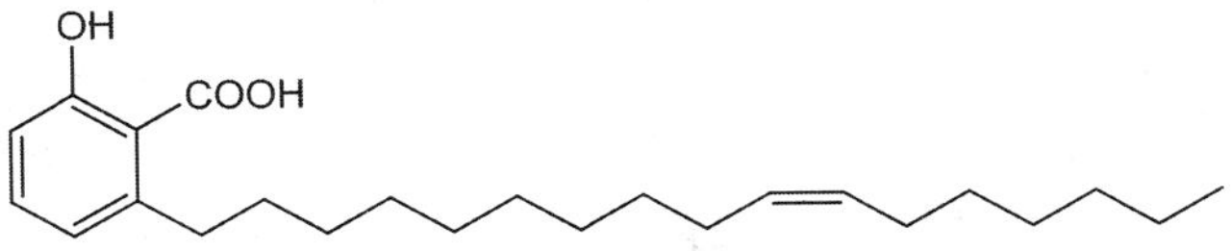

白果酸

地衣次生代谢产物中最为丰富的是酚酸类化合物，此类成分常发生分子间的酯化反应，形成一系列双苯环缩酚酸、三苯环缩酚酸、四苯环缩酚酸及其酯类化合物。如黑茶渍素、氯代黑茶渍素、富马原岛衣酸（fumarprotocerearic acid）、维任西酸（virensic acid）等。

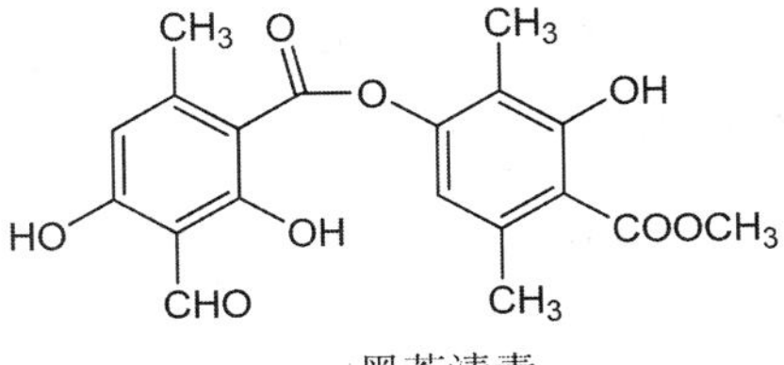

黑茶渍素

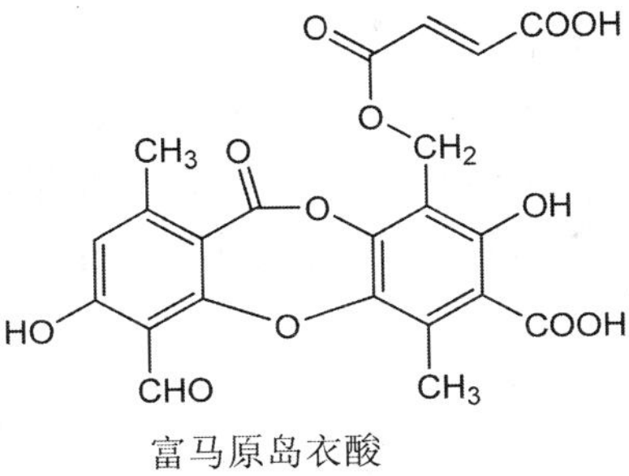

富马原岛衣酸

2. 以桂皮酸为母核的酚酸类成分　以桂皮酸为母核的酚酸类成分是桂皮酸及其衍生物，以及桂皮酸及其衍生物与其他分子缩合或酯化后的产物。以桂皮酸为母核的酚酸酯化或缩合产物为中药资源性成分中的重要活性物质。例如，蔷薇科植物中含有的绿原酸，山茶科植物中含有的咖啡酸、阿魏酸等。

　　鼠尾草属植物中含有大量的咖啡酸衍生物，多数以咖啡酸为基本单位经过不同途径缩合生成，按咖啡酸的单位数可分为单聚体、二聚体、三聚体及四聚体，以及一些更复杂的寡聚体。它们是鼠尾草属植物水溶性部分的主要成分。例如，丹参 *Salvia Miltiorrhiza* 中的迷迭香酸、丹酚酸 B 等，具有抗氧化、对心脑血管的缺血再灌注损伤保护以及抗肝纤维化作用。

　　金银花主要有效成分为绿原酸类化合物，包括绿原酸和异绿原酸，其中异绿原酸为一混合物，它的异构体有 7 种，分别为 4,5 - 二咖啡酸酰奎尼酸（4,5 - DCQA）、3,4 - 二咖啡酸酰奎尼酸、3,5 - 二咖啡酸酰奎尼酸、1,3 - 二咖啡酸酰奎尼酸、3 - 阿魏酰奎尼酸、4 - 阿魏酰奎尼酸、5 - 阿魏酰奎尼酸。

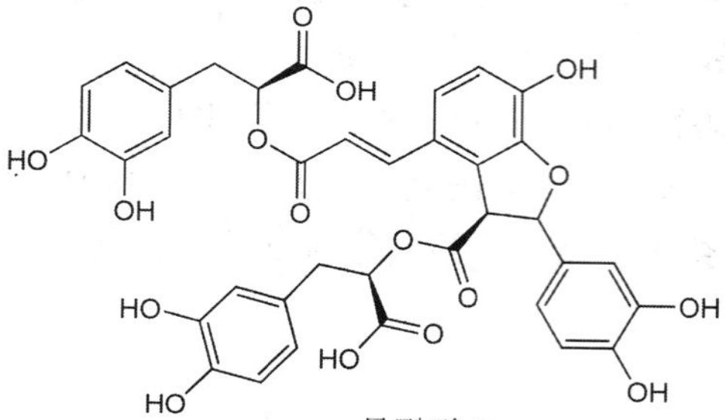

丹酚酸 B 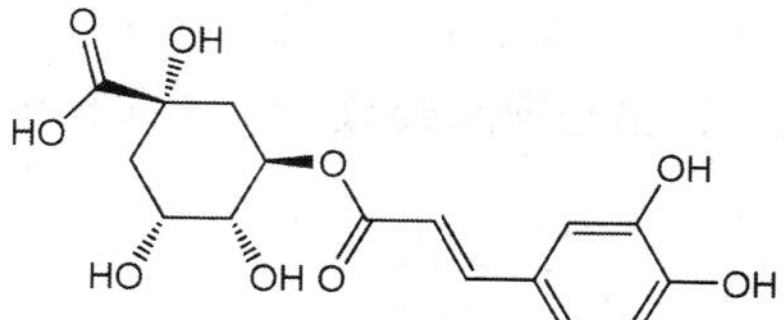　　　　　　　　　　　　绿原酸

　　3. 苯乙酸为母核的酚酸类成分　苔藓植物壶藓属和 *Aplodon* 属的一些种类有苯乙酸类成分。蒲公英中除了以苯甲酸、桂皮酸为母核的酚酸类物质外，在其根部分离得到了对羟基苯乙酸（phydroxyphenyl acetic acid）。在连翘的果实中同样得到了该类化学成分。

　　4. 间苯三酚类成分　鳞毛蕨科中的鳞毛蕨属 *Dryopteris* 植物中发现丁酰基间苯三酚类化合物有 80 多种。该类化合物主要由各种脂肪链取代的绵马酸片断和绵马酚片断通过亚甲基连接而成。芳香环上的碳或氧被不同取代基取代形成了不同的化合物。

　　从仙鹤草 *Agrimonia pilosa* 植物中分离鉴定间苯三酚类化合物有鹤草酚（agrimophol）、仙鹤草酚（agrimol）A、B、C、D、E、F、G 等，该类成分具有显著的驱虫活性。

　　藤黄科 Guttiferae 植物中尚存在多环多异戊烯基间苯三酚（polycyclic polyprenylated acylphloroglucinols）类成分，如藤黄酚（garcinol）、藤黄酮（guttiferones）等。该类化合物具有天然产物中少见的桥环、螺环乃至金刚烷等复杂的核心结构，且往往带有多个异戊烯基取代基，多具有抗肿瘤、抗抑郁、抗菌等作用。

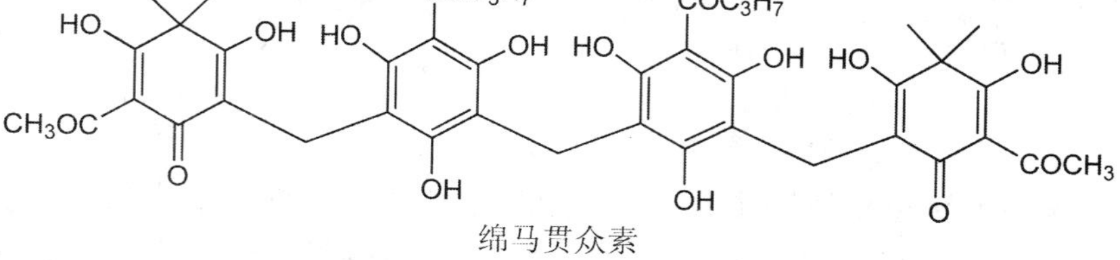

绵马贯众素

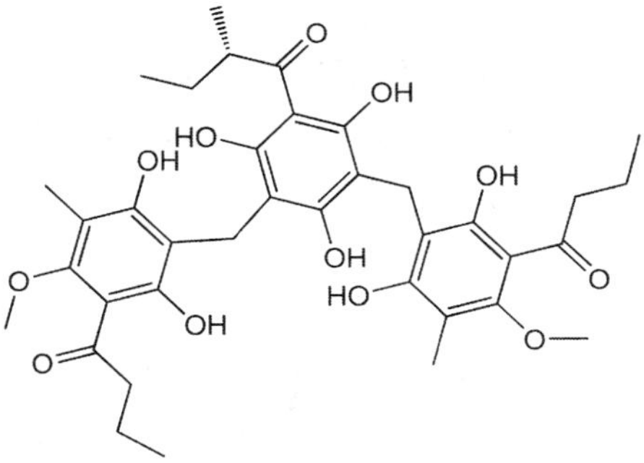

仙鹤草酚 B 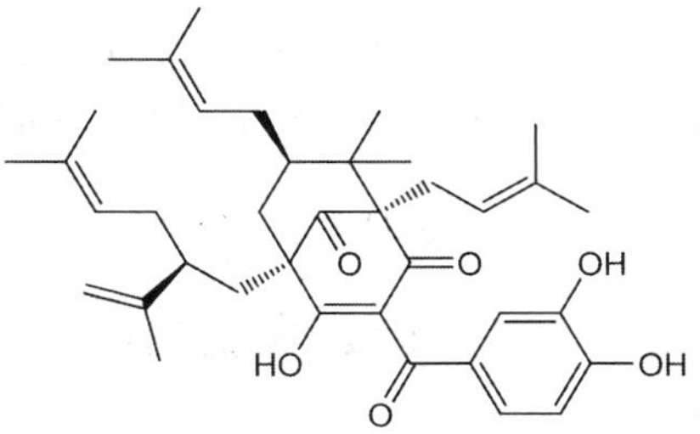　　　　　　　　　藤黄酚

5. 多羟基芪类成分　多羟基芪类化合物（polyhydroxystibene，PHS）又称芪多酚，是具有均二苯乙烯母核的酚羟基衍生物或其聚合物的一类物质的总称，在植物的木质部薄壁细胞中含量最多，是植物受到病虫害或其他不利刺激时产生的应激产物。PHS 主要存在于种子植物中，在苔藓植物中也发现该类物质。自 1822 年从大黄中分离出第一个天然 PHS 以来，已经从 24 科 53 属的植物中分离出大约 100 余种此类化合物。PHS 在蓼科植物大黄、虎杖、何首乌、藜芦等中分布较多，还在葡萄、花生、桑椹等许多食物中存在。含有 PHS 的植物不易腐烂，因此 PHS 又被称为植物杀菌素（phytoalexine）。PHS 主要有白藜芦醇（resveratrol）、赤松素、丹叶大黄素、蝶苷、云杉新苷等，具有抗菌、抗氧化、抗高脂血症、抗凝血及抗肿瘤等多种生物活性。尤其是 1997 年美国伊利诺依大学 Pezzt 等发现葡萄皮中含有天然抗癌活性物质白藜芦醇以来，该类资源性成分越来越受到人们的关注。

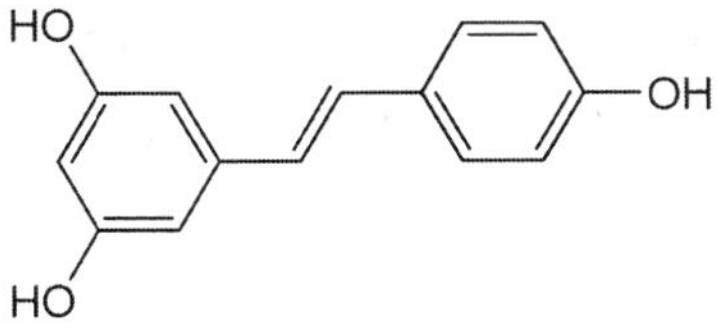

白藜芦醇

（三）酚酸的理化性质

1. 物理性质　酚酸类成分多数为结晶状固体，少数为无定形粉末，并多具有吸湿性。极性较强的酚酸类成分溶于水、甲醇、乙醇、丙酮，可溶于乙酸乙酯、丙酮和乙醇的混合液，难溶或不溶于乙醚、苯、氯仿、石油醚及二硫化碳等。

2. 化学性质

（1）酸性　酚酸含有很多酚羟基和羧基，可与碱结合成盐。

（2）还原性　酚酸含有很多酚羟基，为强还原剂，很易被氧化。

（3）苯环上的取代　由于多电子 p‑π 共轭效应，酚比苯更易进行卤代、硝化等亲电取代反应。

（4）与三氯化铁的作用　酚酸的水溶液与 $FeCl_3$ 作用，产生蓝黑色或绿黑色反应或产生沉淀。

（5）与铁氰化钾氨溶液的作用　酚酸与铁氰化钾氨溶液反应呈深红色。

（6）酚与羰基化合物的缩合　酚的邻对位氢原子特别活泼，可与羰基化合物（醛或酮）发生缩合反应，如 Gibbs 反应、Emnerson 反应等。

（四）酚酸的检识

（1）理化检识　酚酸类化合物可直接滴加三氯化铁试剂检查酚羟基的有无。反应机理为酚取代了溶剂化离子中的溶剂分子而形成铁络合物。具有间苯二酚和间苯三酚结构的酚酸类化合物点在纸片上，喷洒 1% 香草醛 - 盐酸试剂，呈不同程度的红色。

（2）色谱检识　酚酸类成分一般具有较强的亲水性，常用硅胶薄层色谱，展开剂为正丁醇 - 醋酸 - 水（4∶1∶5）等，在展开剂中加入一定比例的酸可减少拖尾。常用的显色剂有 1%～5% 三氯化铁水溶液或乙醇溶液、1% 香草醛 - 盐酸溶液。

（五）酚酸的提取与分离

1. 酚酸的提取　酚酸类成分依其极性大小和溶解性的不同，一般用有机溶剂或水提取，例如，从银杏外种皮中提取总银杏酚酸，以 80% 乙醇为提取溶剂，在 60℃ 条件下回流提取两次，每次 4 小时，经过滤，真空浓缩后，采用大孔吸附树脂精制，冷冻干燥后得到总银杏酚酸。提取以丹酚酸 B 为代表的丹酚酸一般以水作提取剂，提取时间控制在 40～50 分钟。

2. 酚酸的分离　酚酸类化合物一般应用色谱法进行分离纯化。常用的色谱分离方法有离子交换色谱、大孔吸附树脂色谱、硅胶柱色谱、高速逆流色谱等。

丹参提取液先用壳聚糖絮凝和乙醇沉降除杂，再用石油醚萃取脱脂，然后将水相调pH2，最后用乙酸乙酯萃取，可得到含量 80% 左右的丹酚酸 B。进一步采用硅胶精制，可使丹酚酸 B 含量提高到 90% 以上。

（六）结构鉴定实例

鹤草酚（agrimophol）是从中药仙鹤草 *Agrimonia pilosa* 根芽中分离得到的一种具有显著驱绦虫活性的间苯三酚类化合物。鹤草酚的核磁共振数据见表 4 - 6。

鹤草酚的 ^1H - NMR（300MHz，$CDCl_3$）图谱中，低场区给出 4 个活泼氢信号：$\delta 19.26$（1H，s），15.57（1H，s），11.11（1H，s），9.65（1H，s），为间苯三酚类化合物特征的缔合酚羟基信号。高场区给出 1 个甲氧基质子信号 $\delta 3.79$（3H，s）和 2 个芳甲基质子信号 $\delta 1.92$（3H，s），2.20（3H，s）；给出一组丁酰基结构片段信号，$\delta 1.01$（3H，t，$J=7.3Hz$），1.78（2H，m）和 3.16（2H，m）；给出一组 2 - 甲基丁酰基结构片段信号，$\delta 0.89$（3H，t，$J=7.3Hz$），1.19（3H，d，$J=6.1Hz$），1.41（1H，m），1.71（1H，m），3.88（1H，m，$J=6.8Hz$）。鹤草酚的 ^{13}C - NMR（300MHz，$CDCl_3$）图谱中给出 25 个碳信号，其中一组芳香碳信号：$\delta 106.2$，107.5，112.3，160.4，160.7，163.0；3 个羰基碳信号：$\delta 200.9$，207.1，209.7；4 个烯碳信

号：δ104.2（×2），174.2，190.3，其中 2 个为连氧烯碳信号（δ174.2，190.3）；12 个脂肪碳信号：δ7.0，9.1，11.8，13.9，16.8，18.1，26.5，27.8，43.0，44.2，52.6，61.5，其中 1 个为甲氧基碳信号（δ61.5）。

　　鹤草酚的 HMBC 谱中，可见 δ_H0.89（H－4″）和 1.19（H－5″）分别与 δ_C26.5（C－3″）和 43.0（C－2″）有远程相关性，且 δ_H1.19（5″－H）还与 δ_C9.7（C－1″）有远程相关性，证实结构中存在 2－甲基丁酰基—COCH（CH$_3$）CH$_2$CH$_3$ 片段。δ_H1.01（H－4′）处的甲基质子信号与 δ_C18.1（C－3′）和 44.2（C－2′）有远程相关性，且 δ_H1.78（3′－H）与 δ_C44.2（C－2′），13.9（C－4′）和 207.1（C－1′）有远程相关性，证实结构中存在丁酰基—COCH$_2$CH$_2$CH$_3$ 片段。δ_H1.05（7－CH$_3$）处的甲基质子与 δ_C27.8（C－13），174.2（C－8）和 200.9（C－12）有远程相关性，可确证其连接于 C－7 上（δ_C52.6），δ_H1.92（3H，s）甲基质子与 δ_C174.2（C－8），104.2（C－9）和 190.3（C－10）有远程相关性，证明其连于 C－9 上。δ_H2.20（3－CH$_3$）甲基质子信号与 δ_C112.3（C－3），163.0（C－2）和 160.7（C－4）有远程相关性，说明其连于 C－3 上。δ_H3.79（4－OCH$_3$）与 δ_C160.7（C－4）有远程相关性，证明 OCH$_3$ 连于 C－4 上。δ_H2.96（H－13），3.13（H－13）与 δ_C106.2（C－1），163.0（C－2），160.4（C－6），52.6（C－7），174.2（C－8）和 200.9（C－12）有远程相关性，说明其为连于两个环系之间的亚甲基桥。δ_H19.26（10－OH）处的羟基质子与 δ_C190.3（C－10），104.2（C－9）和 104.2（C－11）有远程相关性，说明其连在 C－10 上。δ_H15.57（6－OH）处的羟基质子与 δ_C107.5（C－5），160.4（C－6）和 106.2（C－1）有远程相关性，证明其连在 C－6 上。δ_H9.65（8－OH）处的羟基质子与 δ_C174.2（C－8）和 104.2（C－9）有远程相关性，证明其连在 C－8 上。在对鹤草酚进行全面的 ^{1}H 和 ^{13}C－NMR 检测基础上，通过 HSQC、HMBC 等 2D－NMR 技术对其所有的 ^{1}H 和 ^{13}C－NMR 信号进行了详细归属，其结构如下。

鹤草酚

表 4 - 6 鹤草酚的核磁共振数据

No.	δH (J/Hz)	δC (HSQC)	Signals Correlated in HMBC
1		106.2	
2		163.0	
3		112.3	
4		160.7	
5		107.5	
6		160.4	
7		52.6	
8		174.2	
9		104.2	
10		190.3	
11		104.2	
12		200.9	
13	2.96 (1H, d, 16.3) 3.13 (1H, d, 16.3)	27.8	106.2 (C - 1), 163.0 (C - 2), 160.4 (C - 6) 52.6 (C - 7), 174.2 (C - 8), 200.9 (C - 12)
1′		207.1	
2′	3.16 (2H, m)	44.2	207.1 (C - 1′), 18.1 (C - 3′), 13.9 (C - 4′)
3′	1.78 (2H, m)	18.1	207.1 (C - 1′), 44.2 (C - 2′), 13.9 (C - 4′)
4′	1.01 (3H, t, 7.3)	13.9	44.2 (C - 2′), 18.1 (C - 3′)
1″		209.7	
2″	3.88 (1H, m, 6.8)	43.0	209.7 (C - 1″), 26.5 (C - 3″), 16.8 (C - 5″), 11.8 (C - 3″)
3″	1.41 (1H. m) 1.71 (1H. m)	26.5	209.7 (C - 1″), 43.0 (C - 2″), 16.8 (C - 5″)
4″	0.89 (3H, t, 7.3)	11.8	43.0 (C - 2″), 26.5 (C - 3″)
5″	1.19 (3H, d, 6.7)	16.8	209.7 (C - 1″), 43.0 (C - 2″), 26.5 (C - 3″)
2 - OH	11.11 (1H, s)		
3 - CH₃	2.20 (3H, s)	9.1	163.0 (C - 2), 112.3 (C - 3), 160.7 (C - 4)
4 - OCH₃	3.79 (3H, s)	61.5	160.7 (C - 4)
6 - OH	15.57 (1H, s)		106.2 (C - 1), 107.5 (C - 5), 160.4 (C - 6)
7 - CH₃	1.05 (3H, s)	26.5	174.2 (C - 8), 200.9 (C - 12), 27.8 (C - 13)
8 - OH	9.65 (1H, s)		174.2 (C - 8), 104.2 (C - 9)
9 - CH₃	1.92 (3H, s)	7.0	174.2 (C - 8), 104.2 (C - 9), 190.3 (C - 10)
10 - OH	19.26 (1H, s)		104.2 (C - 9), 190.3 (C - 10), 104.2 (C - 11)

四、醌类

（一）概述

醌类化合物是一类分子内具有共轭不饱和环二酮（醌式）结构的资源性化学成分。依其化学结构主要分为苯醌、萘醌、菲醌和蒽醌四种。

在中药及天然药物资源中，醌类化合物分布十分广泛。来源于蓼科植物资源类群的常用中药有大黄、何首乌、虎杖等，唇形科鼠尾草属植物的丹参等，茜草科植物的茜草等，豆科植物的决明子、番泻叶等，百合科植物的芦荟等，紫草科植物的紫草、滇紫草等，均含有不同类型的醌类化合物。醌类在一些低等植物，如地衣类和菌类的代谢产物中也有存在。

醌类化合物的生物活性和临床应用价值是多方面的，如番泻苷类化合物具有较强的致泻作用；游离羟基蒽醌类化合物具有抗菌作用，尤其是对金黄色葡萄球菌具有较强的抑制作用；萘醌类色素具有抗菌、抗病毒及止血作用；丹参菲醌类具有扩张冠状动脉的作用，用于治疗冠心病、心肌梗死等。

由于天然醌类化合物结构中具有的共轭体系与多羟基特点，显现出黄、红、紫等鲜艳颜色，是国内外许多民族生产、生活中的天然染料和食用色素。

（二）醌类化合物的结构与分类

1. 苯醌类　苯醌类（benzoquinones）化合物可分为邻苯醌和对苯醌两大类。由于邻苯醌结构不稳定，自天然生物资源中获得的苯醌化合物多为对苯醌及其衍生物。

天然苯醌类化合物多为黄色或橙色的结晶体，能随水蒸气蒸馏逸出，对皮肤和黏膜有一定的刺激性，大多具有抗炎和抑菌活性。如在苦木科、紫金牛科、杜鹃花科、鹿蹄草科等植物类群中分布较为广泛的2,6－二甲氧基对苯醌等。具有苯醌类结构的泛醌类（ubiquinones）能参与生物体内氧化还原过程，是生物氧化反应的一类辅酶，称为辅酶Q类（coenzymes Q），其中辅酶Q_{10}（$n=10$）已用于治疗心脏病、高血压及癌症。

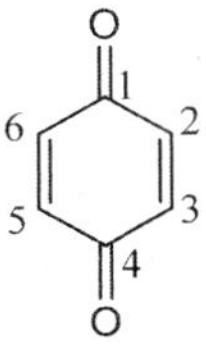

对苯醌 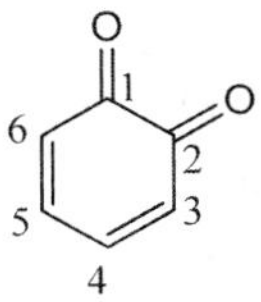　　　　邻苯醌

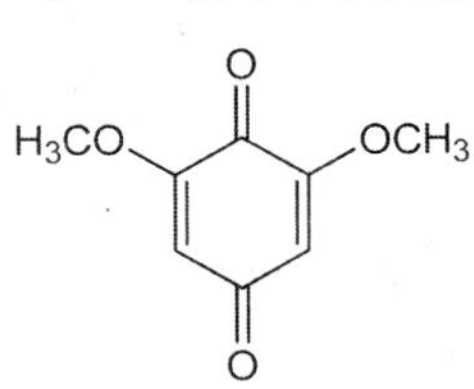

2,6－二甲氧基苯醌 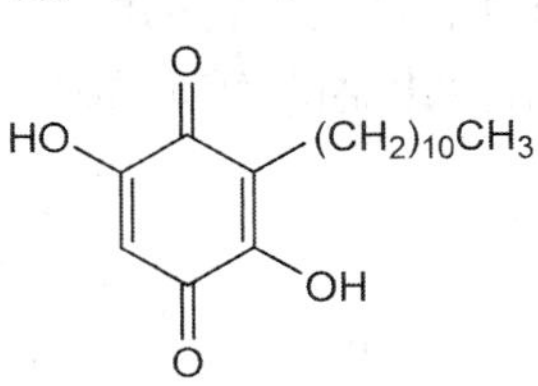　　　信筒子醌 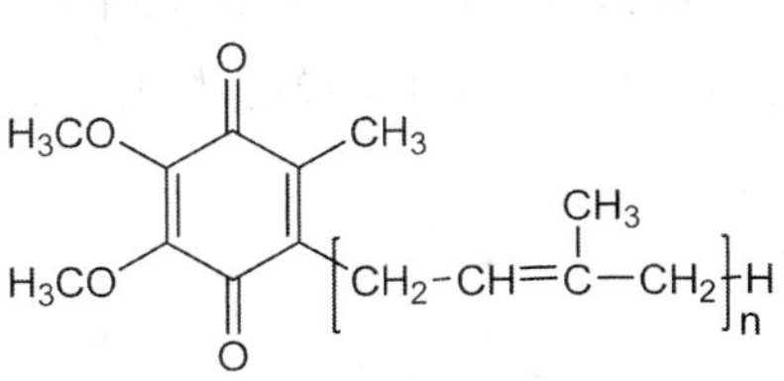　　　　辅酶Q_{10}（$n=10$）

2. 萘醌类　萘醌类（naphthoquinones）化合物依其结构又可分为1,4－萘醌（α－萘醌）、1,2－萘醌（β－萘醌）及2,6－萘醌（amphi－萘醌）三种类型。迄今，从天然生物资源中发现的大多为1,4－萘醌类衍生物，多为橙色或橙红色结晶，少数呈紫色。

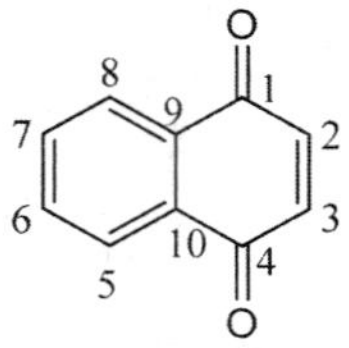

α - (1, 4)萘醌 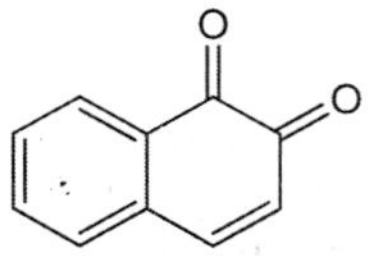　　　　　β - (1, 2)萘醌 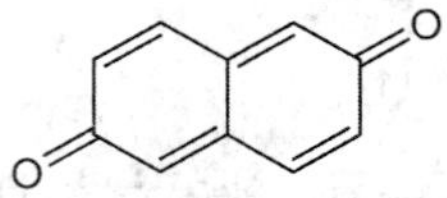　　　　　*amphi* - (2, 6)萘醌

在自然界中从低等植物到高等植物类群中均可见到 1,4 - 萘醌类成分的分布。常见于紫草科、柿树科、紫薇科和白花丹科植物中。例如，具有抗菌作用的胡桃醌（juglone），具有镇咳祛痰及抗菌作用的蓝雪醌（plumbagin）。中药紫草中含有的紫草素（shikonin）类化合物具有止血、抗菌消炎及抗肿瘤等功效。柿树叶片中含有的柿醌（diosquinone）为 1,2 - 萘醌类化合物。

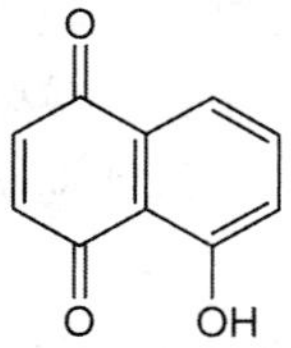

胡桃醌 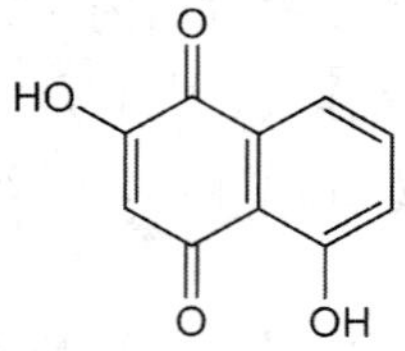　　　　　　　　　蓝雪醌 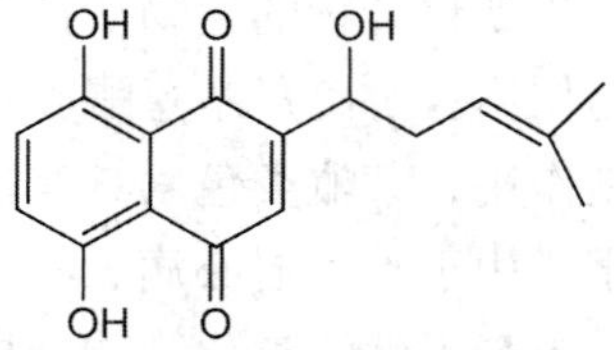　　　　　　　　　紫草素

3. 菲醌类　天然菲醌（phenanthraquinone）分为邻醌及对醌两种类型。大多呈现橙色、红色或黑紫色。例如，从中药丹参根中分得的多种菲醌衍生物，均属于邻菲醌类和对菲醌类化合物。

邻菲醌　　　　　　　　对菲醌

自然界中菲醌类化合物资源较少，其中以对菲醌类相对较多。多见于唇形科鼠尾草属、兰科多属植物，以及裸子植物的柏科、蕨类植物的鳞始蕨科类群。中药丹参中含有的丹参酮 ⅡA、ⅡB 等菲醌类成分是其活血化瘀的物质基础之一。

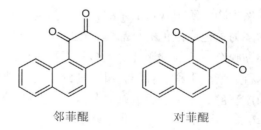

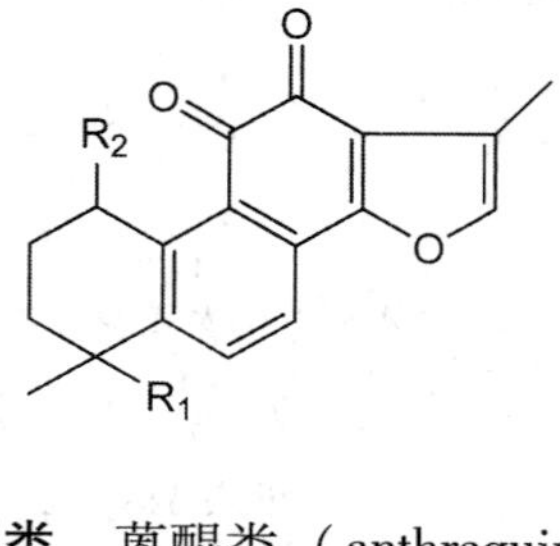

丹参醌 ⅡA　　　$R_1 = CH_3$　　　$R_2 = H$
丹参醌 ⅡB　　　$R_1 = CH_2OH$　　　$R_2 = H$
羟基丹参醌 ⅡA　　　$R_1 = CH_3$　　　$R_2 = OH$
丹参酸甲酯　　　$R_1 = COOCH_3$　　　$R_2 = H$

4. 蒽醌类　蒽醌类（anthraquinones）成分按母核的结构分为单蒽醌及双蒽醌两大

类。天然蒽醌类包括蒽醌及其还原产物蒽酚或蒽酮的衍生物。蒽醌类化合物主要存在于蓼科、茜草科、鼠李科、豆科、百合科等植物类群中，现已发现它们在真菌、地衣等低等植物，以及在海洋生物中的存在。代表性的富含蒽醌类成分的中药有大黄、何首乌、番泻叶、虎杖、茜草、决明子、芦荟等。具有泻下、抗菌、抗肿瘤和免疫调节作用。

（1）单蒽醌类

①蒽醌及其苷类：天然蒽醌类化合物依据其羰基稠环的位置，分为 9,10 - 蒽醌、1,4 - 蒽醌和 1,2 - 蒽醌，其中以 9,10 - 蒽醌最为常见，由于整个分子形成一共轭体系，性质比较稳定；1,4 - 蒽醌较为少见；而 1,2 - 蒽醌迄今尚未在自然界中发现。

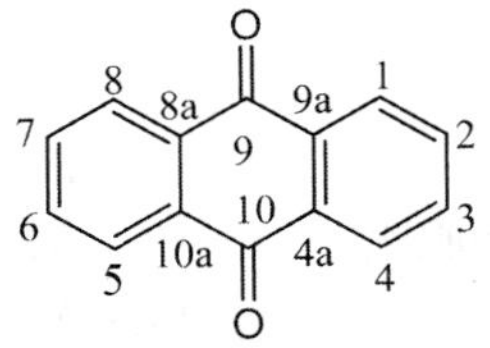

1, 4, 5, 8 位为 α 位

2, 3, 6, 7 位为 β 位

9, 10 位为 *meso* 位，又称中位

蒽醌母核上常有羟基、羟甲基、甲基、甲氧基和羧基取代。它们以游离形式或与糖结合成苷的形式存在于植物体内。蒽醌苷大多为氧苷，但也见有碳苷类化合物，如源自芦荟植物的芦荟苷。

根据羟基在蒽醌母核上的分布位置，可将羟基蒽醌衍生物分为两种类型。

a. 大黄素型：羟基分布在两侧苯环上，多数化合物呈黄色。中药大黄、虎杖、何首乌等含有的主要蒽醌成分多属于这一类型。

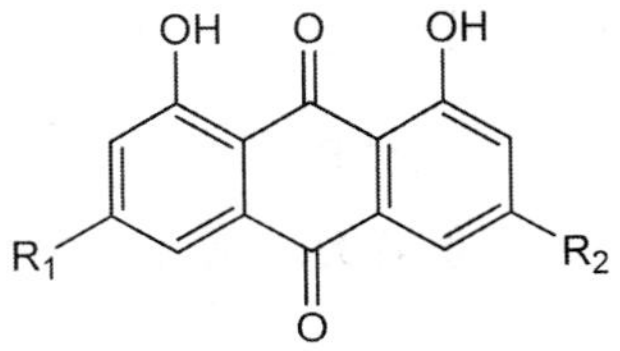

大黄酚（chrysophanol）	R_1= H	R_2= CH$_3$
大黄素（emodin）	R_1= OH	R_2= CH$_3$
大黄素甲醚（physcion）	R_1= OCH$_3$	R_2= CH$_3$
芦荟大黄素（aloe-emodin）	R_1=H	R_2=CH$_2$OH
大黄酸（rhein）	R_1=H	R_2=COOH

b. 茜草素型：羟基分布在同一侧苯环上，此类化合物多为橙黄色至橙红色。中药茜草中含有的茜草素类化合物即属此型。

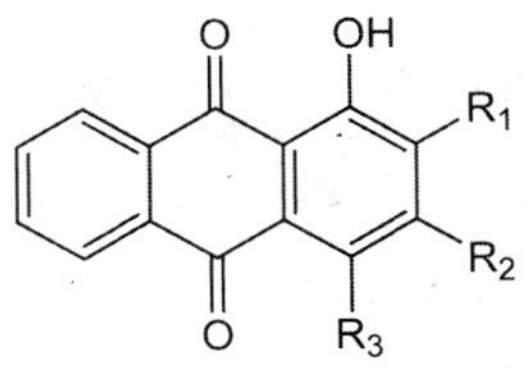

茜草素（alizarin）	R_1=OH	R_2=H	R_3=H
羟基茜草素（purpurin）	R_1=OH	R_2=H	R_3=OH
伪羟基茜草素（pseudopurpurin）	R_1=OH	R_2=COOH	R_3=OH

②蒽酚或蒽酮衍生物：蒽醌在酸性环境中被还原，可生成蒽酚及其互变异构体蒽酮。蒽酚或蒽酮又可被氧化成蒽醌。

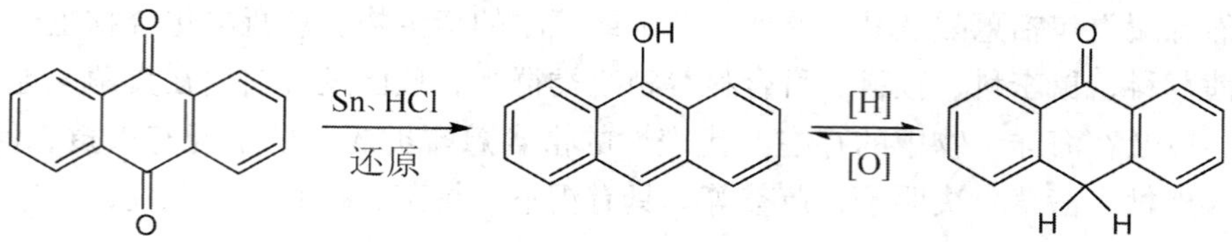

蒽醌   蒽酚   蒽酮

蒽酚（或蒽酮）的羟基衍生物常以游离状态或结合状态与相应的羟基蒽醌共存于新鲜药用植物中。新鲜大黄经 2 年以上贮存则检识不到蒽酚。因为它们已被氧化为蒽醌类成分，如果蒽酚衍生物的 meso 位羟基与糖缩合成苷，则性质比较稳定，只有经过水解除去糖才能易于被氧化转变成蒽醌衍生物。

（2）双蒽醌类

①二蒽酮类：二蒽酮类成分可看成是 2 分子蒽酮脱去一分子氢，通过碳-碳键结合而成的二聚体化合物。其结合方式多为 C_{10} - $C_{10'}$，也有其他位置连结。例如，大黄及番泻叶中致泻的主要有效成分番泻苷 A 和 B 等皆为此类型。

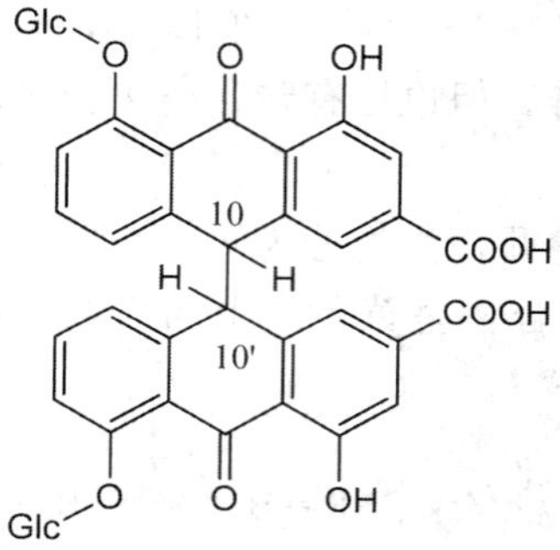

番泻苷 A 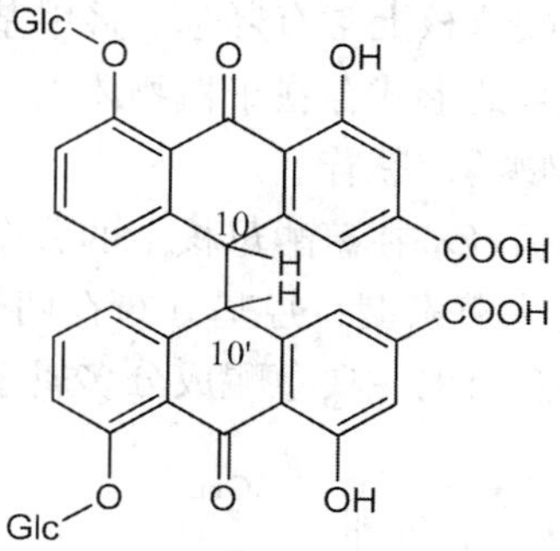   番泻苷 B

②二蒽醌类：蒽醌类脱氢缩合或二蒽酮类经氧化均可形成二蒽醌类。天然二蒽醌类化合物中的 2 个蒽醌环都是相同而对称的，由于空间位阻的相互排斥，两个蒽环呈反向排列。例如，存在于豆科决明属植物中的山扁豆双醌（cassiamine）和 Siameanin 等即属此类。

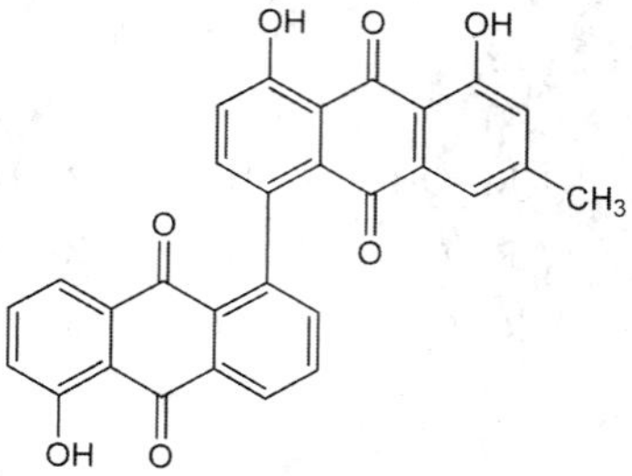

Siameanin 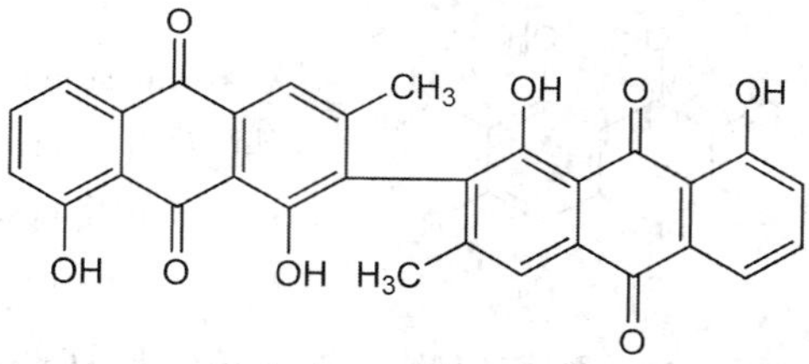   山扁豆双醌

藤黄科金丝桃属 *Hypericum* 植物地上部分含有的抗抑郁活性成分金丝桃素（hypericin）、伪金丝桃素（pesudohypericin）、原金丝桃素（protohypericin）等二蒽醌类化合物即是以双键或三键相连而成的产物。它们具有暗紫色的晶体状态。

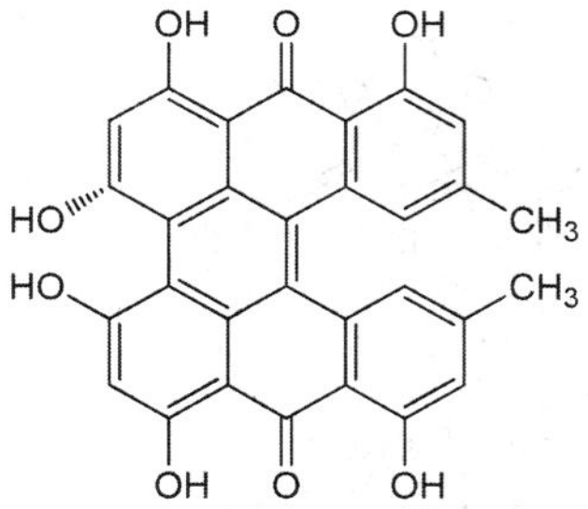

原金丝桃素

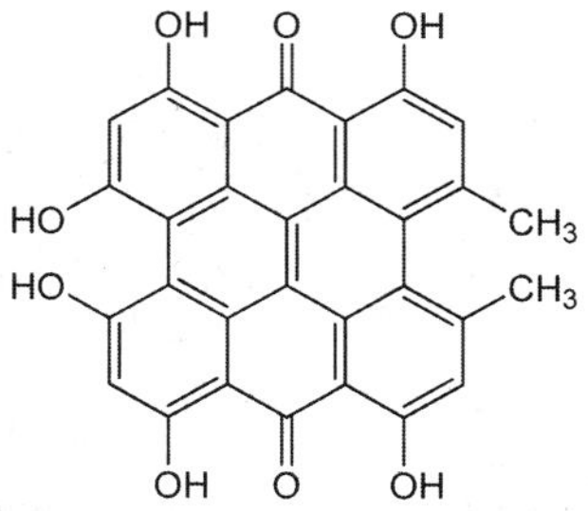

金丝桃素

（三）醌类化合物的理化性质

1. 物理性质

（1）性状 醌类化合物母核上随着酚羟基等助色团的引入而呈一定的颜色。取代的助色团越多，颜色越深，有黄、橙、棕红色以至紫红色等。天然存在的醌类成分因分子中多有取代故为有色结晶。苯醌和萘醌多以游离态存在，而蒽醌一般结合成苷存在于植物体中。

（2）升华性及挥发性 游离的醌类化合物一般具有升华性。小分子苯醌类及萘醌类还具有挥发性，能随水蒸气蒸馏，利用此性质可对其进行分离和纯化。

（3）溶解度 游离醌类极性较小，一般溶于甲醇、乙醇、丙酮、乙酸乙酯、氯仿、乙醚、苯等有机溶剂，几乎不溶于水。与糖结合成苷后极性显著增大，易溶于甲醇、乙醇中，在热水中也可溶解，但在冷水中溶解度较小，几乎不溶于苯、乙醚、氯仿等极性较小的有机溶剂中。蒽醌的碳苷在水中的溶解度都很小，亦难溶于有机溶剂，但易溶于吡啶中。

有些醌类化合物对光照不稳定，应注意避光分离和保存。

2. 化学性质

（1）酸碱性 醌类化合物多具有酚羟基，故具有一定的酸性。在碱性水溶液中成盐溶解，加酸酸化后游离又可析出。

醌类化合物因分子中羧基的有无及酚羟基的数目与位置不同，酸性强弱表现出显著差异。一般来说，含有羧基的醌类化合物的酸性强于不含羧基者；酚羟基数目增多，酸性增强；β - 羟基醌类化合物的酸性强于 α - 羟基醌类化合物。例如 2 - 羟基苯醌或在萘醌的醌核上有羟基时，为插烯酸的结构，故表现出与羧基相似的酸性，可溶于碳酸氢钠水溶液中，而 α - 位上的羟基因与 C=O 基形成氢键缔合，表现出更弱的酸性，只能用氢氧化钠水溶液才能溶解。

根据醌类酸性强弱的差别，可用 pH 梯度萃取法进行这类化合物的分离工作。以游离蒽醌类衍生物为例，酸性强弱按下列顺序排列：含—COOH >含 2 个或 2 个以上 β - OH >含 1 个 β - OH >含 2 个或 2 个以上 α - OH >含 1 个 α - OH。故可从有机溶剂中依次用 5% 碳酸氢钠、5% 碳酸钠、1% 氢氧化钠及 5% 氢氧化钠水溶液进行梯度萃取，达到分离的目的。

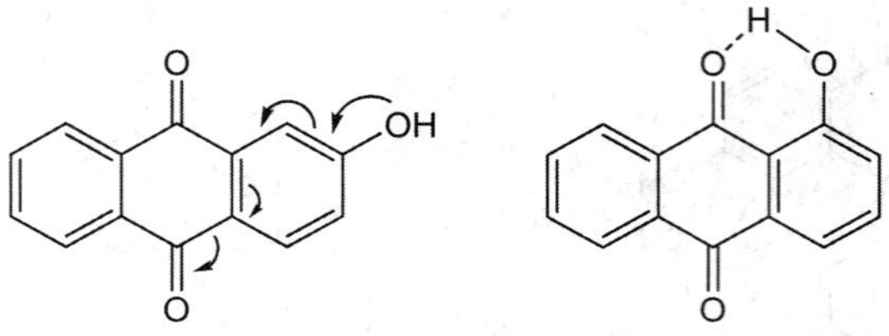

β-羟基蒽醌　　　　　　　α-羟基蒽醌

由于羰基上氧原子的存在，蒽醌类成分也具有微弱的碱性，能溶于浓硫酸中成𬭩盐再转成阳碳离子，同时伴有颜色的显著改变，如大黄酚为暗黄色，溶于浓硫酸中转为红色，大黄素由橙红变为红色，其他羟基蒽醌在浓硫酸中一般呈红至红紫色。

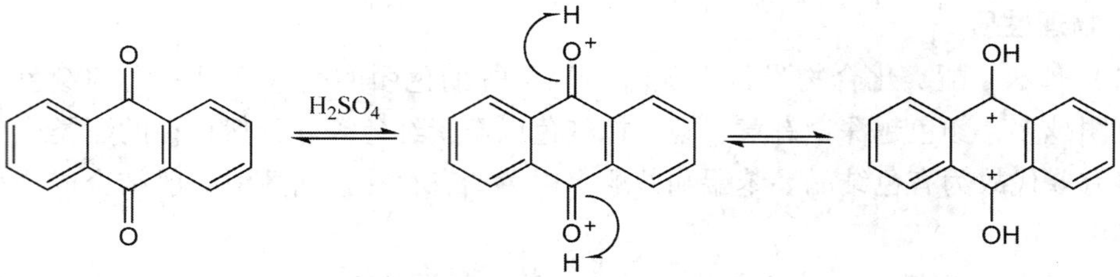

（2）颜色反应　醌类的颜色反应主要基于其氧化还原性质以及分子中的酚羟基性质。

①Feigl 反应：醌类衍生物在碱性条件下经加热能迅速与醛类及邻二硝基苯反应生成紫色化合物。

②无色亚甲蓝（leucomethylene blue）反应：为苯醌类及萘醌类的专用显色剂。无色亚甲蓝溶液的配制方法为将亚甲蓝 100mg 溶于乙醇 100ml 中，再加入冰乙酸 1ml 及锌粉 1g，缓缓振摇至蓝色消失后备用。此反应可在 PC 或 TLC 上进行，样品在 PC 或 TLC 上呈蓝色斑点，可与蒽醌类化合物相区别。

③Bornträger 反应：羟基醌类在碱性溶液中发生颜色改变，会使颜色加深。多呈橙、红、紫红及蓝色。例如羟基蒽醌类化合物遇碱显红～紫红色，其机理如下：

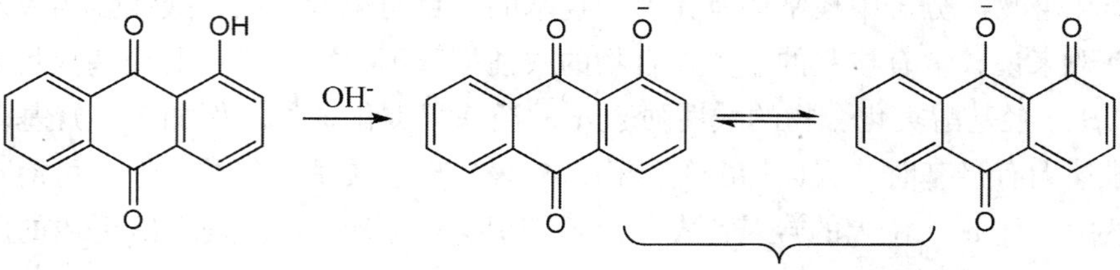

α-羟基蒽醌　　　　　　　　　　　红色

④Kesting － Craven 反应（活性亚甲基试剂的反应）：苯醌及萘醌类化合物当其醌环上有未被取代的位置时，可在碱性条件下与一些含有活性次甲基试剂（如乙酰乙酸酯、丙二酸酯、丙二腈等）的醇溶液反应，生成蓝绿色或蓝紫色。以萘醌与丙二酸酯的反应为例，反应时丙二酸酯先与醌核生成产物①，再进一步经电子转位生成产物②而显色。

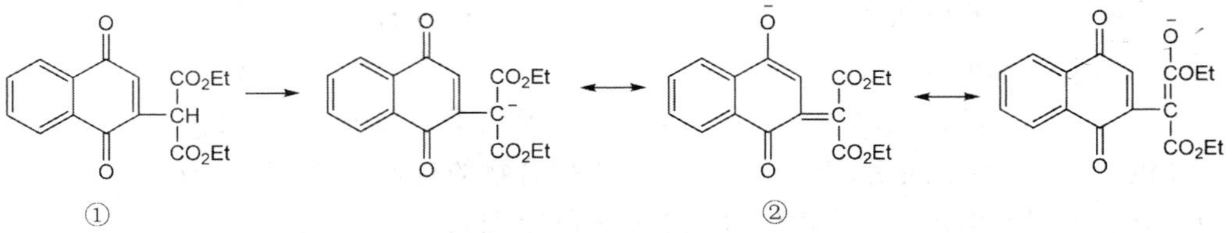

⑤与金属离子的反应：蒽醌类化合物中存在 α - 酚羟基或邻二酚羟基结构时，则可与 Pb^{2+}、Mg^{2+} 等金属离子形成络合物。以乙酸镁为例，生成物可能具有下列结构：

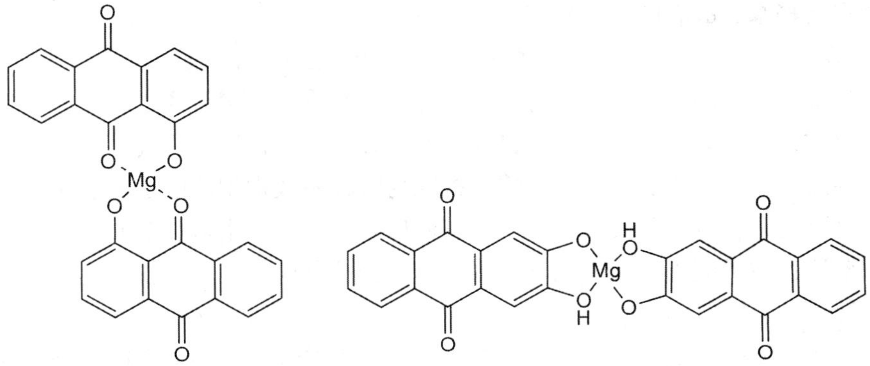

当蒽醌化合物具有不同的结构时，与醋酸镁形成的络合物也具有不同的颜色，如橙黄、橙红、紫红、紫、蓝色等。

⑥对亚硝基二甲苯胺反应：9 位或 10 位未取代的羟基蒽酮类化合物，尤其是 1,8 - 二羟基衍生物，其羰基对位的亚甲基上的氢很活泼，可与 0.1% 对亚硝基 - 二甲苯胺吡啶溶液反应缩合而产生各种颜色。

（四）醌类化合物的提取与分离

1. 醌类化合物的提取方法

（1）有机溶剂提取法　游离醌类的极性较小，可用极性较小的有机溶剂提取。苷类极性较苷元大，故可用甲醇、乙醇和水提取。实际工作中，一般常选甲醇或乙醇作为提取溶剂，可以把不同类型、不同存在状态、性质各异的醌类成分都提取出来，所得的总醌类提取物可进一步纯化与分离。

（2）碱提酸沉法　用于提取具有游离酚羟基的醌类化合物。酚羟基与碱成盐而溶于碱水溶液中，酸化后酚羟基游离而沉淀析出。

（3）水蒸气蒸馏法　适用于分子量小、有挥发性的苯醌及萘醌类化合物。

2. 醌类化合物的分离

（1）蒽醌苷类与游离蒽醌的分离　蒽醌苷类与游离蒽醌衍生物的极性差别较大，在有机溶剂中的溶解度不同。蒽醌苷类在氯仿中不溶，而游离者则溶于氯仿。但应当注意一般羟基蒽醌类衍生物及其相应的苷类在植物体内多通过酚羟基或羧基结合成镁、钾、钠、钙盐形式存在，为充分提取出蒽醌类衍生物，必须预先加酸酸化使之全部游离后再进行提取。同理，在用氯仿等极性较小的有机溶剂从水溶液中萃取游离蒽醌衍生物时也必须使之处于游离状态，才能达到分离苷或游离蒽醌的目的。

（2）游离蒽醌的分离

①pH 梯度萃取法：采用 pH 梯度萃取法是分离游离蒽醌的常用方法。

②色谱法：色谱法是系统分离羟基蒽醌类化合物的有效手段，当药材中含有一系列结构相近的蒽醌衍生物时，常需通过色谱法才能得到满意的分离。

分离游离羟基蒽醌衍生物时常用的吸附剂是硅胶，一般不用氧化铝，尤其不用碱性氧化铝，以避免与酸性的蒽醌类成分发生不可逆吸附而难以洗脱。另外，游离羟基蒽醌衍生物含有酚羟基，故有时也可采用聚酰胺色谱法。

（3）蒽醌苷类的分离　蒽醌苷类因其分子中含有糖，故极性较大，水溶性较强，分离和纯化都比较困难，主要应用色谱方法分离。在进行色谱分离之前，往往采用溶剂法处理粗提物，除去大部分杂质，制得较纯的总苷后再进行层析分离。

①溶剂法：在用溶剂法纯化总蒽醌苷提取物时，一般常用乙酸乙酯、正丁醇等极性较大的有机溶剂，将蒽醌苷类从水溶液中提取出来，使其与水溶性杂质相互分离。

②色谱法：主要应用硅胶柱色谱、葡聚糖凝胶柱色谱和反相硅胶柱色谱，使极性较大的蒽醌苷类化合物得到有效分离。

应用葡聚糖凝胶柱色谱分离蒽醌苷类成分主要依据分子大小的不同，例如大黄蒽醌苷类的分离：将大黄的 70% 甲醇提取液加到 Sephadex LH－20 凝胶柱上，并用 70% 甲醇洗脱，分段收集，依次先后得到二蒽酮苷（番泻苷 B、A、D、C）、蒽醌二葡萄糖苷、蒽醌单糖苷、游离苷元。

（五）醌类化合物的检识

1. 理化检识　通常采用的是 Feigl 反应、无色亚甲蓝反应和 Keisting－Craven 反应来鉴定苯醌、萘醌。利用 Bornträger 反应初步确定羟基蒽醌化合物；利用对亚硝基二甲苯胺反应鉴定蒽酮类化合物。检识反应可在试管中进行，也可在 PC 或 TLC 上进行。

2. 色谱检识

（1）薄层色谱　吸附剂多采用硅胶、聚酰胺，展开剂多采用混合溶剂，如苯、苯－甲醇（9:1）、庚烷－苯－氯仿（1:1:1）等，对蒽醌苷采用极性较大的溶剂系统。

蒽醌类及其苷在可见光下多显黄色，在紫外光下则显黄棕、红、橙色等荧光，若用氨熏或以 10% 氢氧化钾甲醇溶液、3% 氢氧化钠或碳酸钠溶液喷之，颜色加深或变色。亦可用 0.5% 醋酸镁甲醇溶液，喷后 90℃ 加温 5 分钟，再观察颜色。

（2）纸色谱　羟基蒽醌类的纸色谱一般在中性溶剂系统中进行，可用水、乙醇、丙酮等与石油醚、苯混合使达饱和，分层后取极性小的有机溶剂层进行展开，常用展开剂有石油醚以甲醇饱和、正丁醇以浓氨水饱和等。显色剂一般用 0.5% 醋酸镁甲醇液，根据羟基位置不同而显不同颜色的斑点，也可用 1%～2% 氢氧化钠或氢氧化钾溶液喷雾，显红色斑点。

蒽苷类具有较强亲水性，采用含水量较大的溶剂系统展开，才能得到满意结果。常用展开剂如苯－丙酮－水（4:1:2）、苯－吡啶－水（5:1:10）、氯仿－甲醇－水

（2∶1∶1，下层）等。

（六）醌类化合物的结构研究

1. 化学方法

（1）锌粉干馏　羟基蒽醌衍生物与锌粉混合进行干馏时，蒽醌取代基中的氧原子被还原除去而生成相应的母体烃类，此反应过去常用来确定母核类型、侧链的有无及某些取代基的位置等。如仅有羟基、甲氧基或羧基则得到的产物是蒽，如为甲基或羟甲基取代的蒽醌得到的产物是甲基蒽。

（2）氧化反应　未取代的蒽醌一般很难氧化，如环上有羟基取代就有氧化开环的可能，氧化产物为苯二甲酸的衍生物，不同氧化剂和不同的反应条件，能生成不同的产物，最常用的氧化剂是碱性高锰酸钾或三氧化铬，通过分析氧化产物，有利于判断取代基的有无及位置。

（3）甲基化反应　化学环境不同的羟基对甲基化反应的难易顺序依次为：醇羟基、α - 酚羟基、β - 酚羟基、羧基。

甲基化反应的难易及作用位置与试验中所用的甲基化试剂的种类和反应条件也有关系。常用的甲基化试剂有重氮甲烷（CH_2N_2）、硫酸二甲酯 $[(CH_3)_2SO_4]$ 及碘甲烷，其反应能力的强弱与反应功能基之间的关系密切。

（4）乙酰化反应　常用的乙酰化试剂按乙酰化能力强弱顺序排列为：$CH_3COCl > (CH_3CO)_2O > CH_3COOR > CH_3COOH$。试剂和反应条件不同，影响乙酰化的作用位置。

2. 波谱分析

（1）紫外光谱

①苯醌和萘醌类的紫外光谱特征：醌类化合物由于存在较长的共轭体系，在紫外区域均出现较强的紫外吸收。苯醌类的主要吸收峰有 3 个：~240nm，强峰；~285nm，中强峰；~400nm，弱峰。萘醌主要有 4 个吸收峰，其峰位与结构的关系如下所示：

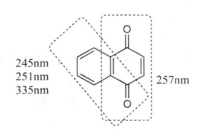

当分子中具有羟基、甲氧基等助色团时，可引起分子中相应的吸收峰红移。例如1,4 - 萘醌，当醌环上引入—OH 或—OCH₃取代基时，只影响257nm 峰红移，而不影响来源于苯环的 3 个吸收带。但当苯环上引入上述取代基时，如 α - 羟基，将使335nm 的吸收峰红移至427nm。

②蒽醌类的紫外光谱特征：蒽醌母核有四个吸收峰，分别由苯样结构（a）及醌样

结构（b）引起。

羟基蒽醌衍生物的紫外光谱与蒽醌母核相似。此外，多数在 230nm 附近还有一强峰，故羟基蒽醌类化合物有以下 5 个主要吸收带。第 I 峰：230nm 左右；第 II 峰：240～260nm（由苯样结构引起）；第 III 峰：262～295nm（由醌样结构引起）；第 IV 峰：305～389nm（由苯样结构引起）；第 V 峰：>400nm（由醌样结构中的 C＝O 引起）。

（2）红外光谱　醌类化合物红外光谱的主要特征是羰基吸收峰以及双键和苯环的吸收峰。羟基蒽醌类化合物在红外区域有 $\upsilon_{C=O}$（1675～1653cm^{-1}）、υ_{OH}（3600～3130cm^{-1}）及 $\upsilon_{芳环}$（1600～1480cm^{-1}）的吸收。其中 $\upsilon_{C=O}$ 吸收峰位与分子中 α - 酚羟基的数目及位置有较强的相关性，对推测结构中 α - 酚羟基的取代情况有帮助。

当蒽醌母核上无取代基时，因两个 C＝O 的化学环境相同，只出现一个 C＝O 吸收峰，在石蜡糊中测定的峰位为 1675cm^{-1}。当芳环引入一个 α - 羟基时，因与一个 C＝O 缔合，使其吸收显著降低，另一个游离 C＝O 的吸收则变化较小。当芳环引入的 α - 羟基数目增多及位置不同时，两个 C＝O 的缔合情况发生变化，其吸收峰位也会随之改变。

（3）核磁共振氢谱

①醌环上的质子：苯醌及萘醌在醌环有质子，在无取代时化学位移分别为 6.72（s）（p - 苯醌）及 6.95（s）（1,4 - 萘醌）。醌环质子因取代基而引起的位移基本与顺式乙烯中的情况相似。无论 p - 苯醌还是 1,4 - 萘醌，当醌环上有供电取代基时，将使醌环上其他质子移向高场。

②芳环质子：具有芳氢的只有萘醌（最多 4 个）及蒽醌（最多 8 个），可分为 α - H 与 β - H 两类。其中 α - H 因处于羰基的负屏蔽区，受影响较大，芳氢信号出现在低场，化学位移值较大；β - H 受羰基的影响较小，化学位移值较小。1,4 - 萘醌的芳氢信号分别为 δ8.06（α - H）及 δ7.73（β - H），蒽醌的芳氢信号为 δ8.07（α - H）及 δ7.67（β - H）。

③取代基质子的化学位移及对芳环质子的影响：蒽醌衍生物中取代基的性质、数目和位置不同，对芳氢的化学位移、峰的微细结构会产生一定的影响。

a. 甲基：蒽醌核上—CH$_3$质子的化学位移约为 δ2.1～2.9，为单峰或宽单峰，具体峰位与甲基在母核上的位置（α 或 β）有关，并受其他取代基的影响。例如：1,3,5 - 三羟基 - 6 - 甲基蒽醌中，—CH$_3$处于 C$_5$ - OH 的邻位，受其影响较大，故质子的化学位移较小（δ2.16），而在 1,3,5 - 三羟基 - 7 - 甲基蒽醌中，—CH$_3$处于 C$_5$ - OH 的间位，受其影响较小，故化学位移较大（$\delta 2.41$）。

甲基对相邻芳氢的影响：甲基作为供电子基，可使相邻芳氢向高场位移约 0.15 左右；使间位向高场位移约 0.10。另外，—CH_3 可与相邻芳氢发生丙烯偶合，其偶合常数很小（$J = 0.6 \sim 0.9 Hz$），可使甲基峰与芳氢峰的宽度加大为宽峰，宽甲基峰的半高宽约为 2.2Hz，而正常甲基峰为 $1 \sim 1.5 Hz$；如果甲基两侧均为芳氢，则两个间位芳氢由于互相远程偶合（$J < 3 Hz$）而使每个芳氢分裂为 2 个小峰，再与甲基偶合，使这 4 个峰（2 个二重峰）变成 2 个宽峰，其半高宽约为 4Hz。

b. 甲氧基：芳环上—OCH_3 化学位移约为 $\delta 4.0 \sim 4.5$ 左右，单峰。甲氧基可向芳环供电，使邻位及对位芳氢向高场位移约 0.45ppm。

c. 羟甲基：与苯环相连的—CH_2OH，其—CH_2—质子的 δ 值在 4.6 左右，一般呈单峰，但有时因与羟基质子偶合而呈现双峰，羟基上的质子一般在 $\delta 4.0 \sim 6.0$。羟甲基可使邻位芳氢向高场位移约 0.45。

d. 酚羟基及羧基：α - 酚羟基受 $C=O$ 影响大，质子共振发生在很低磁场区，δ 值约为 $11 \sim 12$，β - 酚羟基 δ 值多小于 11。—COOH 质子的 δ 值也在此范围内。但酚羟基为供电子基可使邻位及对位芳氢的共振信号向高场移动约 0.45，而—COOH 则使邻位芳氢向低场移动约 0.8。

（4）核磁共振碳谱　^{13}C - NMR 谱在确定醌类化合物结构方面已积累形成了许多经验规律。现介绍 1,4 - 萘醌及蒽醌类的 ^{13}C - NMR 谱基本特征。

① 1,4 - 萘醌类化合物的碳谱信息特征：1,4 - 萘醌母核的 ^{13}C - NMR 化学位移值（δ）如下所示：

a. 醌环上取代基的影响：取代基对醌环碳信号化学位移的影响与简单烯烃的情况相似。例如，C_3 位有—OH 或—OR 基取代时，引起 C_3 的信号向低场位移约 20，并使相邻的 C_2 信号向高场位移约 30。如果 C_2 位有烃基（R）取代时，可使 C_2 信号向低场位移约 10，C_3 信号向高场位移约 8，且 C_2 信号向低场位移的幅度随烃基 R 的增大而增加，但 C_3 信号则不受影响。

b. 苯环上取代基的影响：在 1,4 - 萘醌中，当 C_8 位有—OH、—OMe 或—OAc 时，因取代基引起的化学位移变化如表 4 - 7 所示。但当取代基增多时，对 ^{13}C - NMR 谱信号的归属认定则比较困难，可借助 DEPT 技术、2D - NMR 技术，以及 HMBC 谱加以确认。

② 蒽醌类化合物的碳谱信息特征：蒽醌母核及 α 位有一个—OH 或—OMe 时，其 ^{13}C - NMR 化学位移如下所示：

当蒽醌母核每一个苯环上只有一个取代基时，母核各碳信号化学位移值呈规律性的位移，如表 4 - 7 所示。

表 4 - 7　蒽醌 ^{13}C - NMR 谱的取代基位移值（$\Delta\delta$）

C	C_1 - OH	C_2 - OH	C_1 - OMe	C_2 - OMe	C_1 - Me	C_2 - Me	C_1 - OCOMe	C_2 - OCOMe
C - 1	+34.73	-14.37	+33.15	-17.13	+14.0	-0.1	+23.59	-6.53
C - 2	-0.63	+28.76	-16.12	+30.34	+4.1	+10.1	-4.84	+20.55
C - 3	+2.53	-12.84	+0.84	-12.94	-1.0	-1.5	+0.26	-6.92
C - 4	-7.80	+3.18	-7.44	+2.47	-0.6	-0.1	-1.11	+1.82
C - 5	-0.01	-0.07	-0.71	-0.13	+0.5	-0.3	+0.26	+0.46
C - 6	+0.46	+0.02	-0.91	-0.59	-0.3	-1.2	+0.68	-0.32
C - 7	-0.06	-0.49	+0.10	-1.10	+0.2	-0.3	-0.25	-0.48
C - 8	-0.26	-0.07	0.00	-0.13	0.0	-0.1	+0.42	+0.61
C - 9	+5.36	+0.00	-0.68	+0.04	+2.0	-0.7	-0.86	-0.77
C - 10	-1.04	-1.50	+0.26	-1.30	0.0	-0.3	-0.37	-1.13
C - 10a	-0.03	+0.02	-1.07	+0.30	0.0	-0.1	-0.27	-0.25
C - 8a	+0.99	+0.16	+2.21	+0.19	0.0	-0.1	+2.03	+0.50
C - 9a	-17.09	+2.17	-11.96	+2.14	+2.0	-0.2	-7.89	+5.37
C - 4a	-0.33	-7.84	+1.36	-6.24	-2.0	-2.3	+1.63	-1.58

（5）质谱　游离醌类化合物 MS 共同特征是分子离子峰多为基峰，且可见出现丢失 1～2 分子 CO 的碎片离子峰。苯醌及萘醌易从醌环上脱去 1 个 CH≡CH 碎片，如果在醌环上有羟基，则断裂同时将伴随有特征的 H 重排。

①对 - 苯醌的质谱特征：无取代的苯醌分子通过 A、B、C 3 种主要裂解特征，分别得到 m/z 82、80 及 54 三种碎片离子。也可连续脱去 2 分子的 CO 出现重要的 m/z 52 碎片离子（环丁烯离子）。

②1,4 - 萘醌类化合物的质谱特征：苯环上无取代时，将出现 m/z 104 的特征碎片离子及其分解产物 m/z 76 及 m/z 50 的离子。但苯环上有取代时，上述各峰将相应移至较高质荷比处。例如 2,3 - 二甲基萘醌的开裂方式如下：

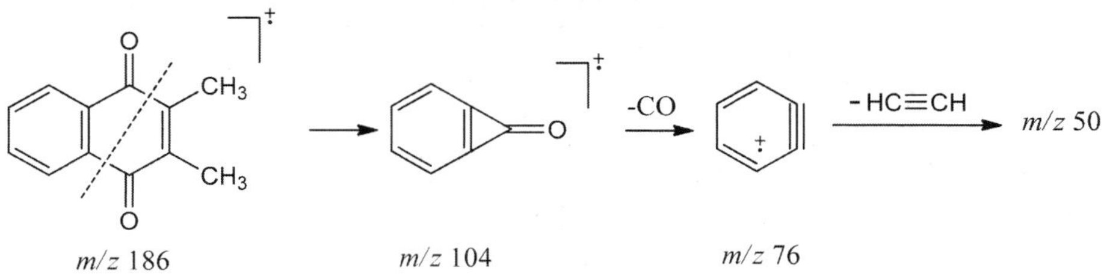

O
CH_3
CH_3
O
O
-CO
- HC≡CH
m/z 50
m/z 186
m/z 104
m/z 76

③蒽醌类化合物的质谱特征：游离蒽醌依次脱去2分子CO，在 *m/z* 180（M - CO）及152（M - 2CO）处得到丰度很高的离子峰，并在 *m/z* 90 及 *m/z* 76 处出现它们的双电荷离子峰。蒽醌衍生物也会经过同样的开裂方式，得到与之相应的碎片离子峰。

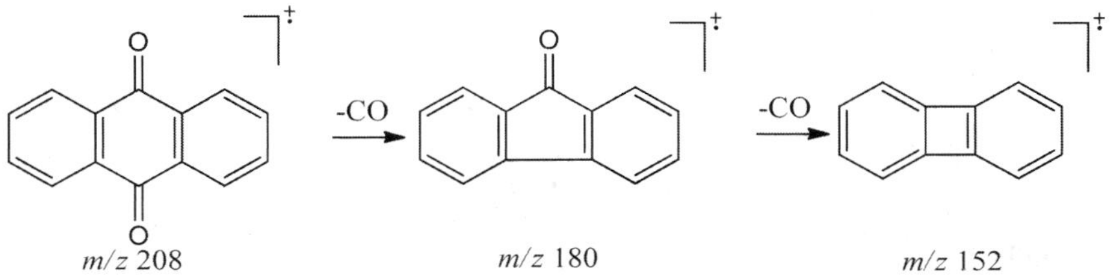

O
O
-CO
O
-CO
m/z 208
m/z 180
m/z 152

用电子轰击质谱蒽醌苷类化合物不易得到分子离子峰，其基峰常为苷元离子，需用场解吸质谱（FD - MS）或快原子轰击质谱（FAB - MS）才能出现准分子离子峰。

（6）结构鉴定实例　黑三棱中大黄素甲醚的结构鉴定

从黑三棱科植物黑三棱 *Sparganium sloloniferum* 的块茎中分得多个蒽醌类化合物，其中一个化合物为橙黄色针状结晶，mp. 197℃ ~198℃，分子式 $C_{16}H_{12}O_5$（M^+284）。在5%氢氧化钠水溶液中呈深红色，提示为蒽醌化合物。与乙酸镁甲醇液反应呈橙红色，表明存在 α - 酚羟基。

IR 光谱显示有羟基（3439cm^{-1}）和游离羰基（1675cm^{-1}）及缔合（1628cm^{-1}）羰基存在，且根据两个羰基峰的频率差可推知其可能存在1,8 - 二羟基。

^{1}H - NMR 谱（$CDCl_3$）在δ10.01（1H）和δ9.59（1H）各有一个宽单峰信号，且用重水交换两峰均消失，表明有两个酚羟基质子。此外δ3.94（3H，单峰）、δ2.45（3H，单峰）处的信号提示有一个甲氧基和一个甲基存在。δ7.63（1H，双峰，*J* = 1.1Hz）和δ7.08（1H，双峰，*J* =1.1Hz）为苯环上一对间位偶合芳氢信号；δ7.37（1H，双峰，*J* =2.5Hz）和δ6.69（1H，双峰，*J* =2.5Hz）为另一苯环上的一对间位偶合芳香质子，与前一对间位芳氢比，其化学位移值处于较高场，说明其邻位可能连接供电子的甲氧基而不是甲基。由此推知该化合物结构应是1,8 - 二羟基 - 3 - 甲氧基 - 6 - 甲基 - 9,10 - 蒽醌，即大黄素甲醚。

该化合物的^{13}C - NMR 数据也确证所推导的结构，δ190.8、δ182.0 处的碳信号为蒽醌环上的两个羰基峰，δ56.1 和δ22.2 分别为甲氧基和甲基碳信号，δ166.5、δ165.2 和δ162.5 为3个连氧碳信号，与结构中有2个酚羟基和1个甲氧基取代相符。进一步利用二维核磁共振技术，确定了各碳原子的归属如表4 - 8 所示。

表4－8　大黄素甲醚的^{13}C－NMR

C	化学位移（δ）	C	化学位移（δ）
1	166.5s	9	190.8
2	108.7d	10	182.0
3	162.5s	4a	135.2
4	106.7d	8a	110.3
5	121.3d	9a	113.7
6	148.4s	10a	133.2
7	124.5d	—CH₃	22.2
8	165.2s	—OCH₃	56.1

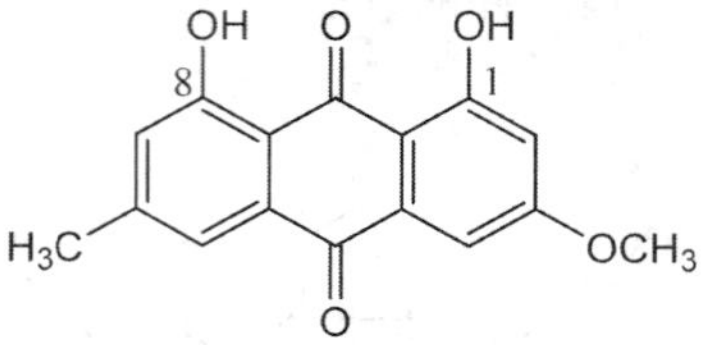

大黄素甲醚

五、黄酮类

（一）概述

黄酮类化合物（flavonoids）在植物中分布最广，几乎存在于所有绿色植物中。黄酮类成分的存在对植物的生长发育、开花结果，以及保护防御起着重要作用。由于其在自然界分布广泛，且含量也较高，因此是被人类发现较早、研究和利用较为深入系统的天然产物。据报道，黄酮类化合物集中分布于被子植物中，尤以唇形科、玄参科、爵麻科、苦苣苔科、菊科等植物中存在较多；黄酮醇类较广泛分布于双子叶植物，特别是一些木本植物的花和叶中；二氢黄酮类特别在蔷薇科、芸香科、豆科、杜鹃花科、菊科、姜科中分布较多；二氢黄酮醇类较普遍地存在于豆科植物中；异黄酮类以豆科蝶形花亚科和鸢尾科植物中存在较多。在裸子植物中也有存在，如双黄酮类多局限分布于裸子植物，尤其是松柏纲、银杏纲和凤尾纲等植物中。在菌类、藻类、地衣类等低等植物中较少见黄酮类成分的存在。黄酮类化合物在植物体内大部分以与糖结合成苷的形式存在，少部分以游离形式存在。

黄酮类化合物具有多方面的生物活性。芦丁（rutin）、橙皮苷（hesperidin）、_d_－儿茶素（_d_－catechin）等具有降低毛细血管脆性和异常通透性作用，可用作毛细血管性出血的止血药及治疗高血压、动脉硬化的辅助药。川陈皮素（nobiletin）、槲皮素等具止咳祛痰作用染料木素（genistein）、金雀花异黄素、大豆素等异黄酮类具有雌性激素样作用和抗氧化、抗肿瘤作用。木犀草素（luteolin）、黄芩苷（baicalin）、黄芩素（baicalein）以及槲皮素、桑色素（morin）等具有抗菌、抗病毒作用。牡荆素（vitexin）、桑色素、_d_－儿茶素等具有抗肿瘤作用。目前，国内外市场上防治心脑血管疾病的银杏叶类药物多以黄酮类成分为主要组成。

（二）黄酮类化合物的结构与分类

黄酮类化合物具有 C_6-C_3-C_6 的基本母核，且根据黄酮类化合物 A 环和 B 环中间的三碳链的氧化程度、三碳链是否构成环状结构、3 位是否有羟基取代以及 B 环（苯基）连接的位置（2 或 3 位）等特点，可将主要的天然黄酮类化合物分为黄酮类、黄酮醇类、查尔酮、橙酮、异黄酮类、花青素类，以及各类二氢衍生物。

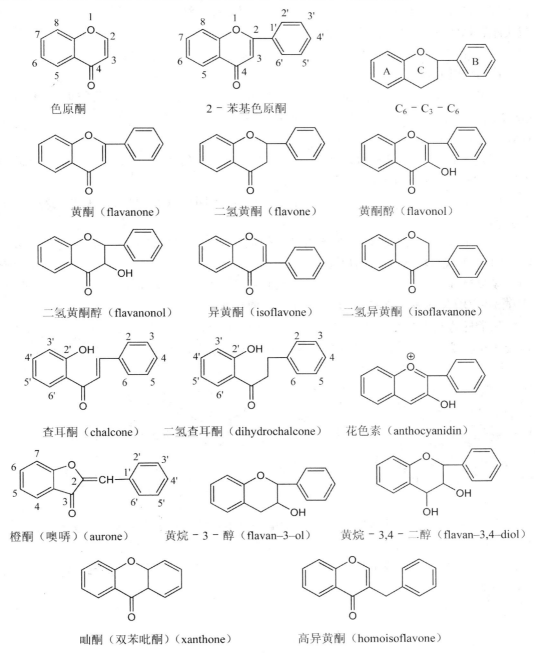

色原酮

2－苯基色原酮

C_6-C_3-C_6

黄酮（flavanone）

二氢黄酮（flavone）

黄酮醇（flavonol）

二氢黄酮醇（flavanonol）

异黄酮（isoflavone）

二氢异黄酮（isoflavanone）

查耳酮（chalcone）

二氢查耳酮（dihydrochalcone）

花色素（anthocyanidin）

橙酮（噢呿）（aurone）

黄烷－3－醇（flavan-3-ol）

黄烷－3,4－二醇（flavan-3,4-diol）

𠮿酮（双苯吡酮）（xanthone）

高异黄酮（homoisoflavone）

此外，尚有由两分子黄酮、两分子二氢黄酮，或一分子黄酮及一分子二氢黄酮按 C—C 或 C—O—C 键方式连接而成的双黄酮类化合物（biflavonoids）。另有少数黄酮类化合物结构复杂，亦难归属于上述类型中，本书将它们归入其他黄酮类中加以介绍。

在各类型结构中，A、B 环上常见的取代基有羟基、甲基、甲氧基及异戊烯基等。

天然黄酮类化合物多以苷类形式存在，由于苷元不同，以及糖的种类、数量、连接位置和连接方式的不同，使天然界中形成了数目众多、结构各异的黄酮苷类化合物。组成黄酮苷糖的种类主要有以下几种。

（1）单糖类　D－葡萄糖、D－半乳糖、D－木糖、L－鼠李糖、L－阿拉伯糖及 D－葡萄糖醛酸等。

（2）双糖类　槐糖（glcβ1→2glc）、龙胆二糖（glcβ1→6glc）、芸香糖（rhaα1→6glc）、新橙皮糖（rhaα1→2glc）（neohesperidose）、刺槐二糖（rhaα1→6gal）（robinobiose）等。

（3）三糖类　龙胆三糖（glcβ1→6glcβ1→2fru）（gentianose）、槐三糖（glcβ1→2glcβ1→2glc）（sophorotriose）等。

（4）酰化糖类　2－乙酰基葡萄糖（2－acetylglucose）、咖啡酰基葡萄糖（caffeoylglucose）等。

糖的连接位置与苷元结构类型有关。例如，黄酮、二氢黄酮和异黄酮苷类，多在 7－OH 上形成单糖链苷。黄酮醇和二氢黄酮醇苷类中多在 3－，7－，3′－，4′－OH 上形成单糖链苷或在 3,7－，3′,4′－及 7,4′－二 OH 上形成双糖链苷。在花色苷类中，多在 3－OH 上连接一个糖或形成 3，5－二葡萄糖苷。

除常见的上述 O－苷外，在中药及天然产物中还存在有 C－苷，在 C－苷中糖多连接在 6 位或 8 位或 6,8 位都连接。例如牡荆素、葛根素等。

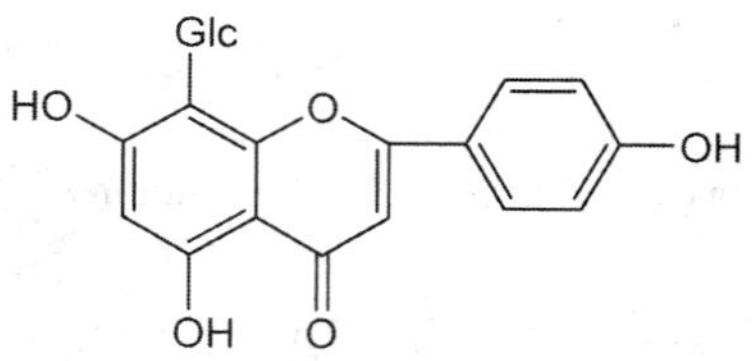

牡荆素 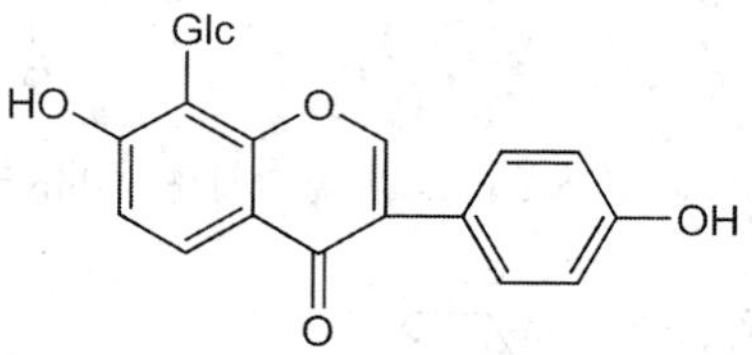　　　　　　　　　　葛根素

1. 黄酮类　黄酮类即以 2－苯基色原酮为基本母核，且 3 位上无含氧基团取代的一类化合物。天然黄酮 A 环的 5,7 位几乎同时带有羟基，而 B 环常在 4′位有羟基或甲氧基，3′位有时也有羟基或甲氧基。已发现的黄酮苷元有 30 种以上，常见的黄酮及其苷类有芹菜素（apigenin）、木犀草素、黄芩苷等。

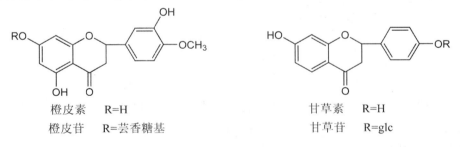

芹菜素   木犀草素

2. 黄酮醇类 黄酮醇类的结构特点是在黄酮基本母核的 3 位上连有羟基或其他含氧基团。已发现的黄酮醇苷元达 60 种以上，常见的黄酮醇及其苷类有山奈酚、槲皮素、杨梅素（myricetin）、芦丁等。

山奈酚   槲皮素　　R=H
                           芦　丁　　R=芸香糖基

3. 二氢黄酮类 二氢黄酮类结构可视为黄酮基本母核的 2,3 位双键被氢化而成。橙 *Citrus aurantiun* 的果皮中含有的橙皮素（hesperitin）和橙皮苷；甘草 *Glycyrrhiza uralensis* 根部含有甘草素（liquiritigenin）和甘草苷（liquiritin），对消化性溃疡有抑制作用。

橙皮素　　R=H   甘草素　　R=H
橙皮苷　　R=芸香糖基   甘草苷　　R=glc

4. 二氢黄酮醇类 二氢黄酮醇是黄酮醇的还原产物，常与相应的黄酮醇类成分共存于同一植物体中。满山红 *Rhododendron dahuricum* 叶中的二氢槲皮素（dihydroquercetin）和槲皮素共存；桑枝中的二氢桑色素（dihydromorin）和桑色素共存。黄柏 *Phellodendron chinense* 叶中具有抗癌活性的黄柏素 - 7 - O - 葡萄糖苷（phellamurin）亦属二氢黄酮醇类。此类苷元已发现有 40 余种，最为常见的是橙皮素。

5. 异黄酮类 异黄酮类母核为 3 - 苯基色原酮的结构，即 B 环连接在 C 环的 3 位上。豆科植物葛根中所含的大豆素、大豆苷（daidzin）、大豆素 - 7,4′ - 二葡萄糖苷（daidzien - 7,4′ - diglucoside）、葛根素和葛根素木糖苷（puerarin - xyloside）等均属于异黄酮类化合物。

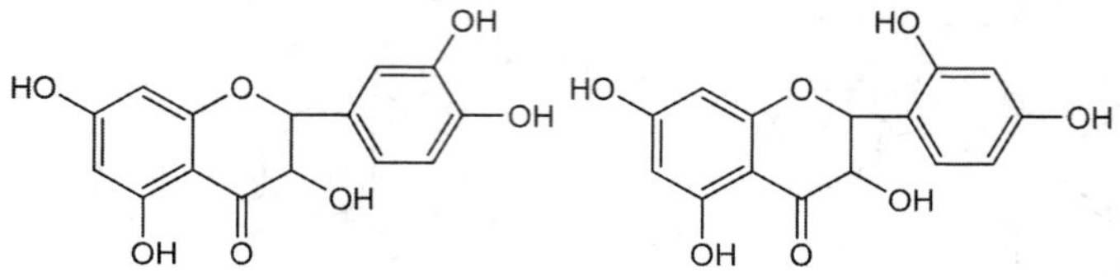

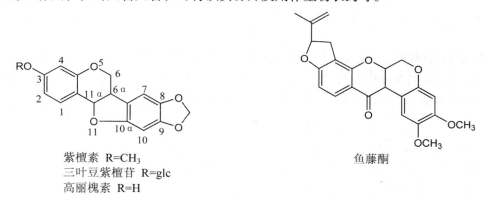

二氢槲皮素   二氢桑色素

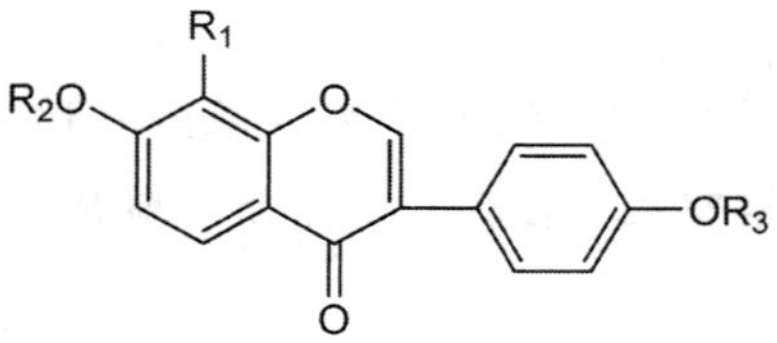

大豆素	$R_1=R_2=R_3=H$	
大豆苷	$R_1=R_3=H$	$R_2=glc$
葛根素	$R_2=R_3=H$	$R_1=glc$
大豆素-7,4′-二葡萄糖苷	$R_1=H$	$R_2=R_3=glc$
葛根素木糖苷	$R_1=glc$ $R_2=xyl$	$R_3=H$

6. 二氢异黄酮类　二氢异黄酮类的基本母核是异黄酮的 2,3 位被氧化而成。中药广豆根中所含有的紫檀素（pterocarpin）、三叶豆紫檀苷（trifolirhizin）和高丽槐素（maackiain）等均属二氢异黄酮衍生物，皆有抗癌活性，其苷的活性强于苷元。毛鱼藤 *Derris elliptica* 中所含的鱼藤酮（rotenone）也属于二氢异黄酮的衍生物，具有较强的杀虫和毒鱼作用，但对人畜无害，可将该资源开发用作生物农药等。

紫檀素 R=CH₃
三叶豆紫檀苷 R=glc
高丽槐素 R=H

鱼藤酮

7. 查耳酮类　查耳酮类的结构特点是二氢黄酮 C 环的 C_1-C_2 键断裂生成开环衍生物，即三碳链不构成环。它的母核碳原子的编号也与其他黄酮类化合物不同。查耳酮从化学结构上可视为由苯甲醛与苯乙酮类缩合而成的一类化合物，其 2′-羟基衍生物为二氢黄酮的异构体，两者可以相互转化。在酸的作用下查耳酮可转为无色的二氢黄酮，碱化后又转为深黄色的 2′-羟基查耳酮。

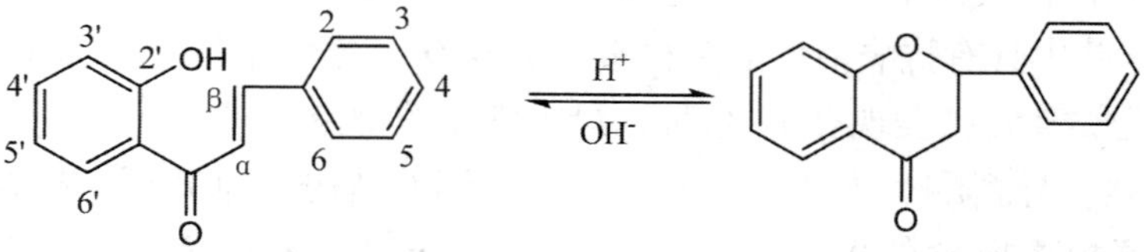

2′-羟基查耳酮   二氢黄酮

红花 *Carthamus tinctorius* 的花序中含红花苷（carthamin）、新红花苷（neocarthamin）和醌式红花苷（carthamone）。当红花在开花初期时，由于花中主要含无色的新红花苷及微量的红花苷，故花冠呈淡黄色；开花中期由于花中主要含的是红花苷，故花冠为深黄色；开花后期则氧化变成红色的醌式红花苷，故花冠呈红色。

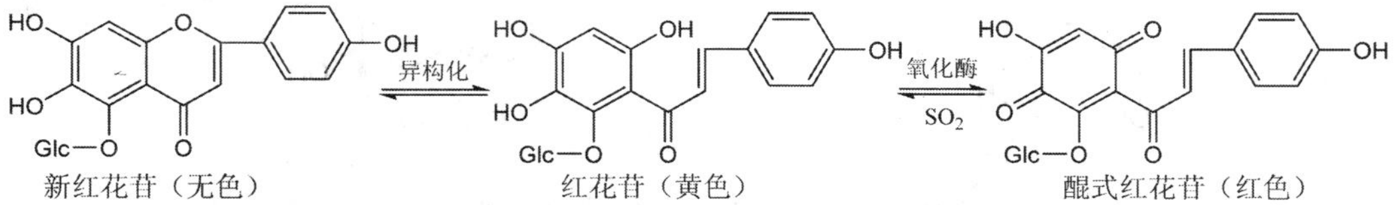

新红花苷（无色）　　　　　红花苷（黄色）　　　　　醌式红花苷（红色）

8. 二氢查耳酮类　二氢查耳酮类为查耳酮 α,β 位双键氢化而成。该类型在植物界分布极少，已发现的有蔷薇科梨属植物根皮和苹果种仁中含有的梨根苷（phloridzin）；豆科槐属植物苦参 *Sophora flavescens* 根中分得的次苦参素（kuraridin）、次苦参醇素（kuraridinol）等。

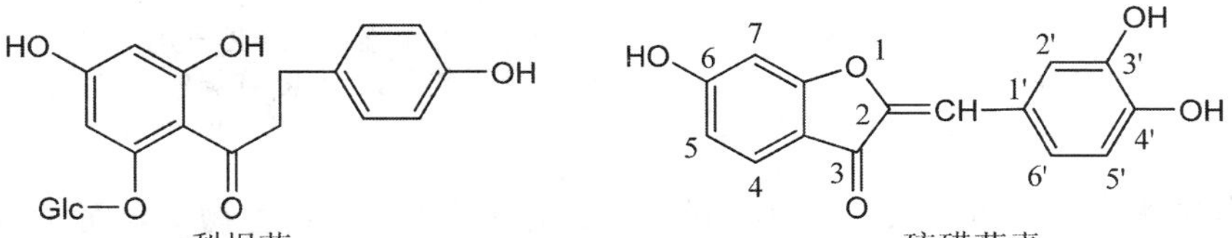

梨根苷　　　　　　　　　　硫磺菊素

9. 橙酮类　橙酮类又称噢呐类，其结构特点是 C 环为含氧五元环，它的定位母核碳原子的编号也与其他黄酮类不同。此类化合物较少见，主要存在于玄参科、菊科、苦苣苔科以及单子叶植物沙草科中。例如，在黄花波斯菊的花序中发现的硫磺菊素（sulphuretin）属于此类。

10. 花色素类　花色素类的结构特点是基本母核的 C 环无羰基，1 位氧原子以钅羊盐形式存在。在中药资源中多以苷的形式存在。花色素是使植物的花、果、叶、茎等呈现蓝、紫、红等颜色的色素，尤以矢车菊苷元（cyanidin）、飞燕草苷元（delphinidin）和天竺葵苷元（pelargonidin）以及它们所组成的苷最为常见。花色苷（anthocyanin）一般用 20% 盐酸煮沸 3 分钟即可水解生成苷元和糖类。

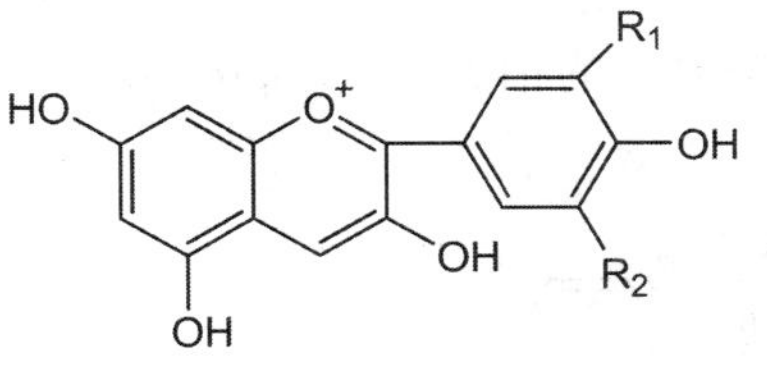

矢车菊苷元　　　R_1=OH　　R_2=H
飞燕草苷元　　　R_1=R_2=OH
天竺葵苷元　　　R_1=R_2=H

11. 黄烷醇类　黄烷醇类可根据其 C 环 3,4 位存在羟基的情况分为黄烷 - 3 - 醇和黄烷 - 3,4 - 二醇。此类化合物在植物体内可用作鞣质的前体，常以分子聚合的形式生成鞣质。

（1）黄烷 - 3 - 醇类　又称为儿茶素类，在植物中分布较广，主要存在于含鞣质的木本植物中。儿茶素为中药儿茶 *Acacia catechu* 的主要成分，有 4 个光学异构体，但在植物体中主要异构体有 2 个，即（＋）儿茶素和（－）表儿茶素（epicatechin）。

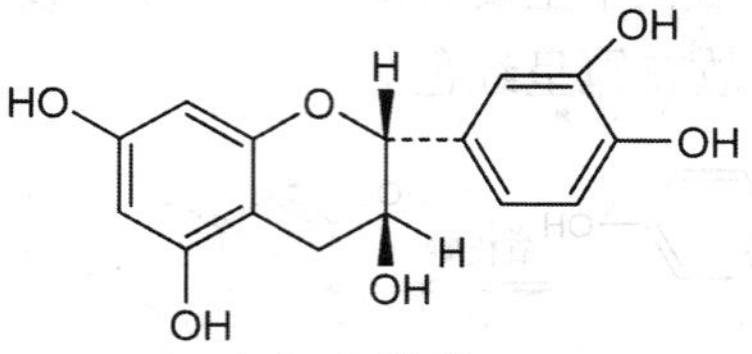

（＋）儿茶素 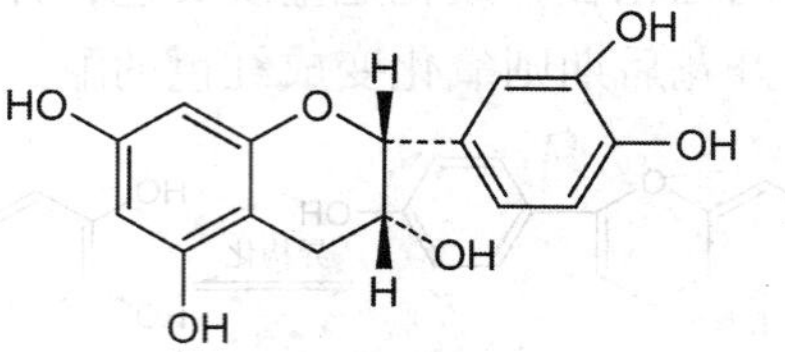　　　　　　　　　　　　　　　（－）表儿茶素

（2）黄烷－3,4－二醇类　又称为无色花色素类，常见的有无色矢车菊素（leuco-cyanidin）、无色飞燕草素（leucodelphinidin）和无色天竺葵素（leucopelargonidin）等。这类成分在植物界分布也很广，尤在含鞣质的木本植物和蕨类植物中多见。

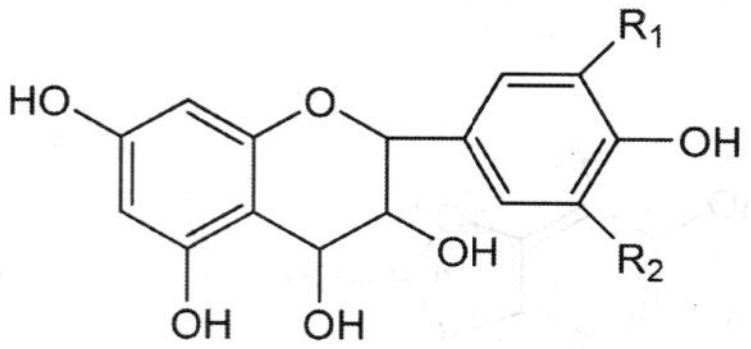

无色矢车菊素　　R₁=OH　　R₂=H
无色飞燕草素　　R₁=R₂=OH
无色天竺葵素　　R₁=R₂=H

12. 双黄酮类　双黄酮类（biflavonoids）是由两分子黄酮衍生物聚合而成的二聚物。常见的天然双黄酮是由两分子的芹菜素或其甲醚衍生物构成，根据它的结合方式可分为3类。

（1）3′,8″－双芹菜素型　由银杏叶中分离出的银杏素（ginkgetin）、异银杏素（isoginkgetin）和白果素（bilobetin）等均属于3′,8″－双芹菜素型双黄酮。银杏双黄酮具有解痉、降压和扩张冠状血管作用。

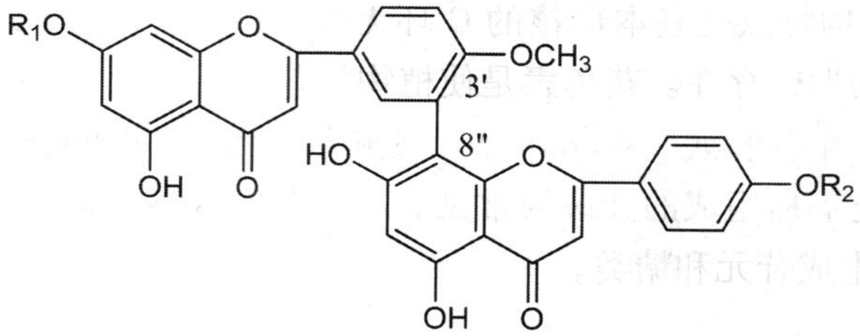

银杏素　　R₁=CH₃　　R₂=H
异银杏素　　R₁=H　　R₂=CH₃
白果素　　R₁=H　　R₂=H

（2）8′,8″－双芹菜素型　由裸子植物中分得的柏黄酮（cupresuflavone）等。

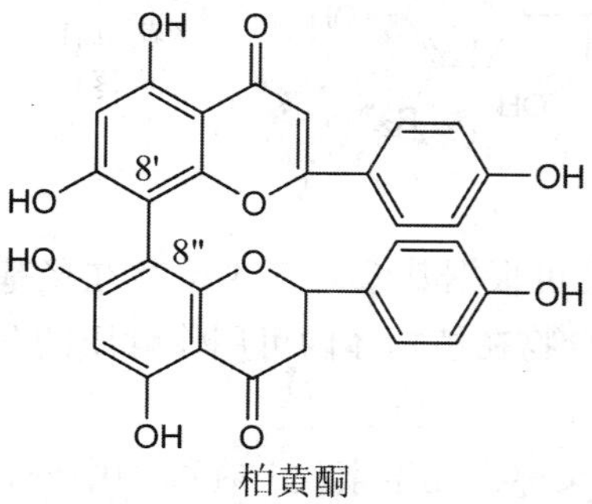

柏黄酮

（3）双苯醚型　是由二分子芹菜素通过 $C_{4'}-O-C_{6''}$ 醚键连接而成，如扁柏黄酮（hinokiflavone）等。

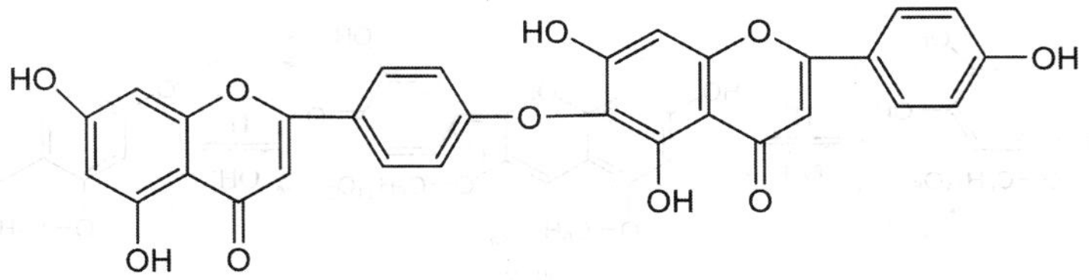

扁柏黄酮

13. 𠮟酮类 𠮟酮类又称双苯吡酮或苯骈色原酮，其基本母核由苯环与色原酮的 2,3 位骈合而成。存在于龙胆科、藤黄科植物中，在百合科植物中也有分布。异芒果素（isomengiferin）存在于芒果叶、知母 *Anemarrhena asphodeloides* 叶和蕨类植物石韦 *Pyrrosia lingua* 中，具有止咳祛痰作用。

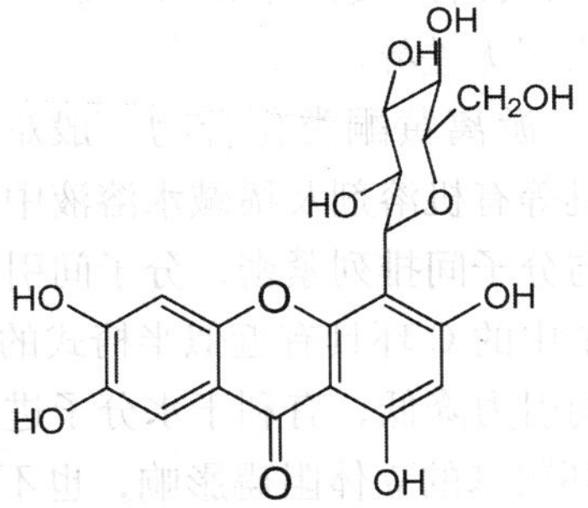

异芒果素

（三）黄酮类化合物的理化性质

1. 性状

（1）形态 黄酮类化合物多为结晶性固体，少数为无定形粉末。

（2）颜色 黄酮类化合物大多呈黄色，所呈颜色主要与分子中是否存在交叉共轭体系有关，助色团（—OH、—OCH$_3$ 等）的种类、数目以及取代位置对颜色也有一定影响。以黄酮为例来说，其色原酮部分原本无色，但在 2 位上引入苯环后，即形成交叉共轭体系，并通过电子转移、重排，使共轭链延长，因而显现出颜色。一般情况下，黄酮、黄酮醇及其苷类多显灰黄～黄色，查耳酮为黄～橙黄色；而二氢黄酮、二氢黄酮醇及黄烷醇因 2,3 位双键被氢化，交叉共轭体系中断，几乎为无色；异黄酮因 B 环接在 3 位，缺少完整的交叉共轭体系，仅显微黄色。

在黄酮、黄酮醇分子中，尤其在 7 位或 4′ 位引入—OH 及—OCH$_3$ 等供电子基团后，产生 p－π 共轭，促进电子移位、重排，使共轭系统延长，化合物颜色加深。但—OH、—OCH$_3$ 引入分子结构中其他位置，则对颜色影响较小。

花色素的颜色可随 pH 不同而改变，一般 pH ＜7 时显红色，pH 为 8.5 时显紫色，pH ＞8.5 时显蓝色。以矢车菊苷（cyanin）为例：

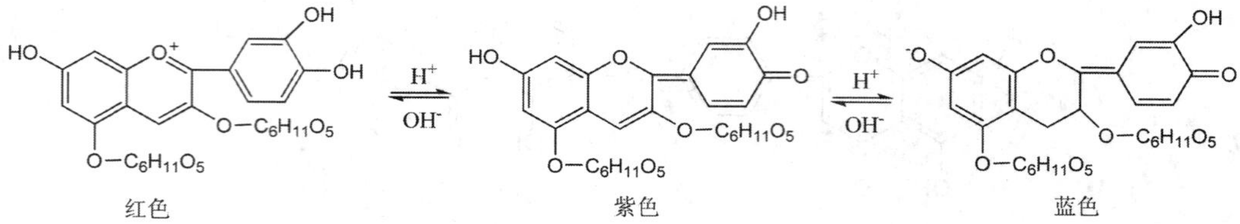

红色　　　　　　　　　　紫色　　　　　　　　　　蓝色

2. 旋光性　在游离的黄酮类化合物中，二氢黄酮、二氢黄酮醇、黄烷醇、二氢异黄酮等类型，由于分子内含有不对称碳原子（2 位或 2,3 位），因此具有旋光性。其余类型的游离黄酮类化合物无旋光性。黄酮苷类由于结构中含有糖部分，故均有旋光性，且多为左旋。

3. 溶解性　黄酮类化合物的溶解度因结构类型及存在状态（苷或苷元、单糖苷、双糖苷或三糖苷等）不同而有很大差异。

（1）**游离黄酮类化合物**　游离黄酮类化合物一般难溶或不溶于水，易溶于甲醇、乙醇、乙酸乙酯、氯仿、乙醚等有机溶剂及稀碱水溶液中。其中，黄酮、黄酮醇、查耳酮等为平面型分子，因分子与分子间排列紧密，分子间引力较大，故难溶于水。而二氢黄酮及二氢黄酮醇等，因分子中的 C 环具有近似半椅式的结构，非平面型分子，故分子与分子间排列不紧密，分子间引力降低，有利于水分子进入，故在水中溶解度稍大。异黄酮类化合物的 B 环受吡喃环羰基的立体阻碍影响，也不是平面型分子，故亲水性比平面型分子增加。花色素类虽具有平面型结构，但因以离子形式存在，具有盐的通性，故亲水性较强，水溶度较大。

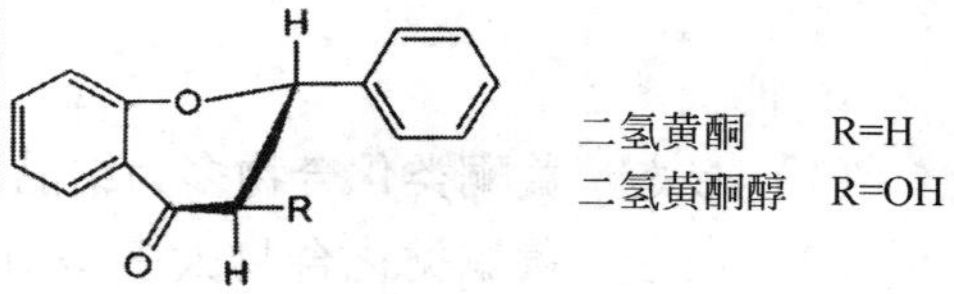

黄酮类化合物如分子中引入的羟基增多，则水溶性增大，脂溶性降低；而羟基被甲基化后，则脂溶性增加。黄酮类化合物大多为多羟基化合物，一般不溶于石油醚中，

二氢黄酮　　R=H
二氢黄酮醇　R=OH

故可与脂溶性杂质分开。但具有多甲氧基黄酮的川陈皮素（5,6,7,8,3′,4′-六甲氧基黄酮）则可溶于石油醚等有机溶剂中。

（2）**黄酮苷类**　黄酮类化合物的羟基被糖苷化后水溶性增加，脂溶性降低。黄酮苷一般易溶于水、甲醇、乙醇等强极性溶剂中，但难溶或不溶于苯、氯仿、乙醚等有机溶剂。苷分子中糖基数目的多少和结合位置，对溶解度亦有一定影响。一般多糖苷比单糖苷水溶性大，3-羟基苷比相应的 7-羟基苷水溶性大。例如，槲皮素-3-O-葡萄糖苷的水溶性比槲皮素-7-O-葡萄糖苷大，这可能是由于 C_3-O-糖基与 C_4-羰基的立体障碍使分子平面性较差所致。

4. 酸碱性

（1）**酸性**　黄酮类化合物因分子中多具有酚羟基，故显酸性，可溶于碱性水溶液、吡啶、甲酰胺及二甲基甲酰胺中。

黄酮类化合物的酸性强弱与酚羟基数目的多少和位置有关。以黄酮为例其酚羟基酸性由强至弱的顺序是：7,4′-二 OH >7-或 4′-OH >一般酚羟基 >5-OH，其中 7-

和 4′-位同时有酚羟基者，在 p-π 共轭效应的影响下，使酸性增强而可溶于碳酸氢钠水溶液；7-或 4′-位上有酚羟基者，只溶于碳酸钠水溶液，不溶于碳酸氢钠水溶液；具有一般酚羟基者只溶于氢氧化钠水溶液；仅有 5 位酚羟基者，因可与 4 位羰基形成分子内氢键，故酸性最弱。此性质可用于提取、分离及鉴定工作。

（2）碱性　黄酮类化合物分子中 γ-吡喃酮环上的 1 位氧原子，因有未共用电子对，故表现出微弱的碱性（全甲基化的多羟基黄酮类化合物碱性较强），可与强无机酸，如浓硫酸、盐酸等生成𨦩盐，该𨦩盐极不稳定，加水后即分解。

黄酮类化合物溶于浓硫酸中生成的𨦩盐，常常表现出特殊的颜色，可用于黄酮类化合物结构类型的初步鉴别。例如黄酮、黄酮醇类显黄色至橙色，并有荧光；二氢黄酮类显橙色（冷时）至紫红色（加热时）；查耳酮类显橙红色至洋红色；异黄酮、二氢异黄酮类显黄色；橙酮类显红色至洋红色。

5. 显色反应　黄酮类化合物的颜色反应主要是利用分子中的酚羟基及 γ-吡喃酮环的性质。

（1）还原反应

①盐酸-镁粉反应：将样品溶于甲醇或乙醇 1ml 中，加入少许镁粉振摇，再滴加几滴浓盐酸，1～2 分钟内（必要时微热）即可显色。多数黄酮、黄酮醇、二氢黄酮及二氢黄酮醇类化合物显红～紫红色，少数显蓝色或绿色，分子中特别是当 B 环上有—OH 或—OCH₃ 取代时，呈现的颜色亦即随之加深。但查耳酮、橙酮、儿茶素类则无该显色反应。异黄酮类除少数例外，也不显色。

②钠汞齐还原反应：在样品的乙醇溶液中加入钠汞齐，放置数分钟至数小时或加热，过滤，滤液用盐酸酸化，则黄酮、二氢黄酮、异黄酮、二氢异黄酮类显红色，黄酮醇类显黄～淡红色，二氢黄酮醇类显棕黄色。

③四氢硼钠还原反应：四氢硼钠（NaBH₄）是对二氢黄酮类化合物专属性较高的一种还原剂。此反应可在试管中进行：取样品 1～2mg 溶于甲醇中，加 NaBH₄10mg，再滴加 1% 盐酸；也可在滤纸上进行：先在滤纸上喷 2% NaBH₄ 的甲醇溶液，1 分钟后熏浓盐酸蒸气。二氢黄酮类或二氢黄酮醇类被还原产生红～紫红色，若 A 环与 B 环有一个以上—OH 或—OCH₃ 取代则颜色加深。其他黄酮类均为负反应。故此反应可用于鉴别二氢黄酮类、二氢黄酮醇类和其他黄酮类化合物。

（2）与金属盐类试剂的络合反应　黄酮类化合物分子中若具有 3-羟基、4-羰基，或 5-羟基、4-羰基或邻二酚羟基，则可以与许多金属盐类试剂如铝盐、锆盐、锶盐等反应，生成有色的络合物或有色沉淀，有的还产生荧光。

①三氯化铝反应：此反应可在滤纸、薄层上或试管中进行。将样品的乙醇溶液和

1%三氯化铝乙醇溶液反应，生成的络合物多呈黄色，置紫外灯下显鲜黄色荧光，但4′－羟基黄酮醇或7,4′－二羟基黄酮醇显天蓝色荧光。

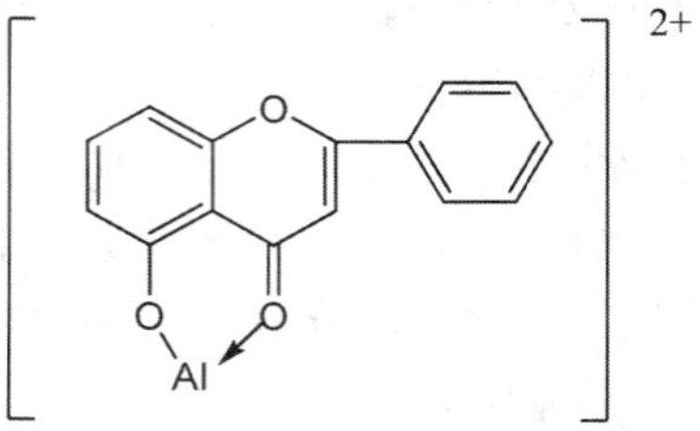

5－羟基黄酮铝络合物 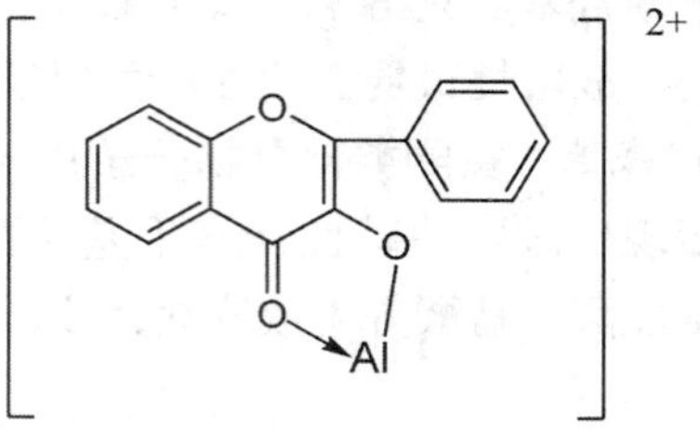　　　　　　黄酮醇铝络合物

②锆盐－枸橼酸反应：可利用此反应鉴别黄酮类化合物分子中3－或5－OH的存在与否。方法是取样品0.5～1mg用甲醇10ml溶解，加2%二氯氧锆（$ZrOCl_2$）甲醇溶液1ml，若出现黄色，说明3－OH或5－OH与锆盐生成了络合物。继之再加入2%枸橼酸甲醇溶液，如黄色不减褪，示有3－OH或3,5－二OH；如果黄色显著减褪，示无3－OH，但有5－OH。因为5－羟基、4－羰基与锆盐生成的络合物稳定性没有3－羟基、4－羰基锆络合物稳定，容易被弱酸分解。此反应也可在滤纸上进行，得到的锆盐络合物斑点多呈黄绿色并有荧光。

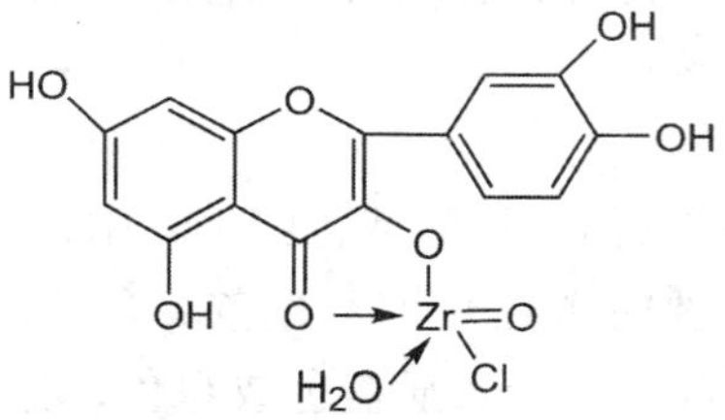

锆络合物

③氨性氯化锶反应：黄酮类化合物的分子中如果有邻二酚羟基，则可与氨性氯化锶试剂反应。方法是取少许样品置小试管中，加入甲醇1ml溶解（必要时可在水浴上加热）后，再加0.01mol/L氯化锶（$SrCl_2$）的甲醇溶液3滴和被氨气饱和的甲醇溶液3滴，如产生绿色至棕色乃至黑色沉淀，则表示有邻二酚羟基。

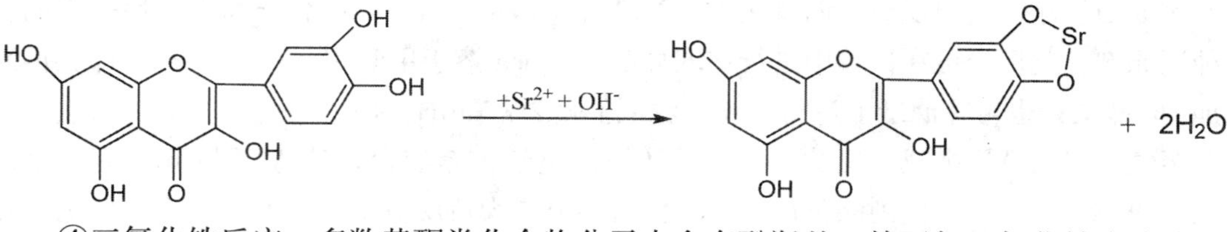

④三氯化铁反应：多数黄酮类化合物分子中含有酚羟基，故可与三氯化铁水溶液或醇溶液发生显色反应。并且黄酮类化合物依分子中所含的酚羟基数目及位置的不同，可呈现紫、绿、蓝等不同颜色。

（3）**硼酸显色反应**　黄酮类化合物分子中含有如右结构时，在无机酸或有机酸存在条件下，可与硼酸反应，产生亮黄色。一般在草酸存在下显黄色并具有绿色荧光，但在枸橼酸丙酮存在的条件下，则只显黄色而无荧光。5 - 羟基黄酮及 6′- 羟基查耳酮类结构符合上述要求，故呈阳性反应，利用此反应可将 5 - 羟基黄酮、6′- 羟基查耳酮类化合物与其他类型的黄酮类化合物相区别。

（4）碱性试剂反应　黄酮类化合物与碱性溶液可生成黄色、橙色或红色等，且显色情况与化合物类型有关。因此，观察用碱性试剂处理后的颜色变化情况，对于鉴别黄酮类化合物类型有一定意义。此外，利用碱性试剂反应还可帮助鉴别分子中某些结构特征。

黄酮类在冷和热的氢氧化钠水溶液中能产生黄～橙色。查耳酮类或橙酮类在碱液中能很快产生红或紫红色；二氢黄酮类在冷碱中呈黄～橙色，放置一段时间或加热则呈深红～紫红色，此系二氢黄酮类在碱性条件下开环后变成查耳酮之故。黄酮醇类在碱液中先呈黄色，当溶液中通入空气后，因 3 - 羟基易氧化，溶液即转变为棕色。黄酮类化合物当分子中有 3 个羟基相邻时，在稀氢氧化钠溶液中往往能产生暗绿色或蓝绿色纤维状沉淀。

也可将黄酮类化合物与碱性试剂通过纸斑反应，在可见光或紫外光下观察颜色变化情况来鉴别黄酮类化合物。其中用氨蒸气处理后呈现的颜色变化置空气中随即褪去，但经碳酸钠水溶液处理而呈现的颜色置空气中却不褪色。

（5）与五氯化锑反应　将样品 5～10mg 溶于无水四氯化碳 5ml 中，加 2% 五氯化锑的四氯化碳溶液 1ml，若为查耳酮类则生成红或紫红色沉淀，而黄酮、二氢黄酮及黄酮醇类显黄色至橙色，利用此反应可以区别查耳酮类与其他黄酮类化合物。需要注意的是由于在湿空气及含水溶液中颜色产物不稳定，反应时所用溶剂必须无水。

（四）黄酮类化合物的提取与分离

1. 黄酮类化合物的提取　黄酮类化合物的提取主要是根据被提取物的性质及伴存产物来选择适合的提取溶剂。大多数游离的黄酮类化合物宜用极性较小的溶剂，如用氯仿、乙醚、乙酸乙酯等提取，而对多甲氧基黄酮，甚至可用苯进行提取。黄酮苷类以及极性较大的游离黄酮（如羟基黄酮、双黄酮、橙酮、查耳酮等），一般可用乙酸乙酯、丙酮、乙醇、甲醇、水或某些极性较大的混合溶剂如甲醇（乙醇）- 水（1:1）进行提取。一些多糖苷类则可以用沸水提取。在提取花色素类化合物时，可加入少量酸（如 0.1% 盐酸）。但提取一般黄酮苷类成分时，则应当慎用，以免发生水解反应，为了避免在提取过程中黄酮苷类发生水解，也常按一般提取苷的方法预先破坏酶的活性。

（1）醇提取法　乙醇或甲醇是最常用的提取黄酮类化合物的溶剂，高浓度的醇（如 90%～95%）适于提取游离黄酮，60% 左右浓度的醇适于提取黄酮苷类。提取方法包括冷浸法、渗漉法和回流法等。葛根总黄酮的提取采用乙醇或甲醇冷浸法；橙皮苷的提取采用 50% 或 60% 的乙醇渗漉法；银杏叶总黄酮的提取方法为 70% 乙醇回流提取，收率大大高于水煎法。

（2）热水提取法　热水仅限于提取黄酮苷类。在提取过程中要考虑加水量、浸泡时间、煎煮时间及煎煮次数等因素。例如，淫羊藿 *Epimedium brevicornum* 总黄酮的提取方法是加 20 倍水，浸泡 1.5 小时，煎煮 2 次，每次煎煮 1 小时。

（3）碱性水或碱性稀醇提取法　由于黄酮类成分大多具有酚羟基，因此可用碱性水（如碳酸钠、氢氧化钠、氢氧化钙水溶液）或碱性稀醇（50% 的乙醇）浸出，浸出液经酸化后可使黄酮类化合物游离，或沉淀析出，或用有机溶剂萃取。常用的碱性水溶液为稀氢氧化钠溶液和石灰水。稀氢氧化钠水溶液浸出能力较强，但浸出杂质较多，如将其浸出液酸化，迅速滤去先析出的沉淀物，滤液中再析出的沉淀物可能是较纯的黄酮类化合物。石灰水（氢氧化钙水溶液）的优点是使含有多羟基的鞣质，或含有羧基的果胶、黏液质等水溶性杂质生成钙盐沉淀，有利于浸出液的纯化。例如，从槐米 *Sophora japonica* 中提取芦丁。但其缺点是浸出效果可能不如稀氢氧化钠水溶液，且有些黄酮类化合物能与钙结合成不溶性物质。5% 氢氧化钠稀乙醇液浸出效果较好，但浸出液酸化后，析出的黄酮类化合物在稀醇中有一定的溶解度，故可能降低产品的收率。

2. 黄酮类化合物的分离　黄酮类化合物的分离包括黄酮类化合物与非黄酮类化合物的分离，以及黄酮类化合物中各单体的分离。黄酮类化合物的分离主要根据其极性差异、酸性强弱、分子量大小和有无特殊结构等，采用适宜的分离方法。黄酮类化合物的分离方法虽然很多，但单体的分离仍主要依靠各种色谱法。

（1）溶剂萃取法　用水或不同浓度的醇提取得到的浸出物成分复杂，往往不能直接析出黄酮类化合物，需尽量蒸去溶剂，使成糖浆状或浓水液。然后用不同极性的溶剂进行萃取，可能使游离黄酮与黄酮苷分离或使极性较大与极性较小的黄酮分离。如先用乙醚自水溶液中萃取游离黄酮，再用乙酸乙酯反复萃取得到黄酮苷。

（2）pH 梯度萃取　pH 梯度萃取法适用于酸性强弱不同的游离黄酮类化合物的分离。根据黄酮类化合物酚羟基数目及位置不同其酸性强弱也不同的性质，将混合物溶于有机溶剂中，依次用 5% $NaHCO_3$ 萃取出 7,4′ - 二羟基黄酮、5% Na_2CO_3 萃取出 7 - 或 4′ - 羟基黄酮、0.2% NaOH 萃取出具有一般酚羟基的黄酮、4% NaOH 萃取出 5 - 羟基黄酮。

（3）柱色谱法　柱色谱的填充剂有硅胶、聚酰胺、氧化铝、葡聚糖凝胶和纤维素粉等，其中以硅胶、聚酰胺最常用。

①硅胶柱色谱：适宜于分离异黄酮、二氢黄酮、二氢黄酮醇及高度甲基化或乙酰化的黄酮及黄酮醇类。针对多羟基黄酮醇及黄酮苷类等极性较大的化合物，可在加水去活化后用于分离。在用硅胶柱分离游离黄酮时，一般选择有机溶剂为洗脱剂，常采用不同比例的氯仿 - 甲醇混合溶剂等；分离黄酮苷时常用含水的溶剂系统洗脱：氯仿 - 甲醇 - 水（80∶20∶1 或 65∶20∶2）和（80∶18∶2），也可用乙酸乙酯 - 丙酮 - 水（25∶5∶1）等。

②聚酰胺柱色谱：聚酰胺对各种黄酮类化合物有较好的分离效果，且其容量比较大，适合于制备性分离。聚酰胺色谱的分离机理，一般认为是"氢键吸附"，即聚酰胺的吸附作用是通过其酰胺羰基与黄酮类化合物分子上的酚羟基形成氢键缔合而产生的，其吸附强度主要取决于黄酮类化合物分子中酚羟基的数目与位置等及溶剂与黄酮类化合物或与聚酰胺之间形成氢键缔合能力的大小。溶剂分子与聚酰胺或黄酮类化合物形成氢键缔合的能力越强，则聚酰胺对黄酮类化合物的吸附作用将越弱。黄酮类化合物在聚酰胺柱上洗脱时大体有下列规律：

黄酮类化合物分子中能形成氢键的酚羟基基团数目越多则吸附力越强，在色谱柱上越难以被洗脱。例如，桑色素的吸附力强于山柰酚。

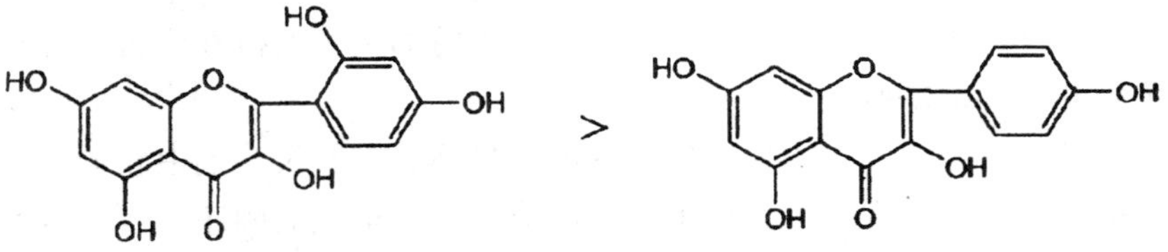

桑色素 > 山柰酚

当分子中酚羟基数目相同时，酚羟基的位置对吸附也有影响。例如，所处位置易于形成分子内氢键，则其与聚酰胺的吸附力减小，易被洗脱下来。故聚酰胺对处于 C_4 - 羰基邻位的羟基（即 3 或 5 位）的吸附力小于处于其他位置的羟基；对具有邻二酚羟基的黄酮的吸附力小于具有间二酚羟基或对二酚羟基的黄酮。此外，当黄酮类分子中的羟基与上述以外的其他基团也能形成分子内氢键时，则聚酰胺对它的吸附力也会降低。例如，大豆素的吸附力强于卡来可新（calycosin）。

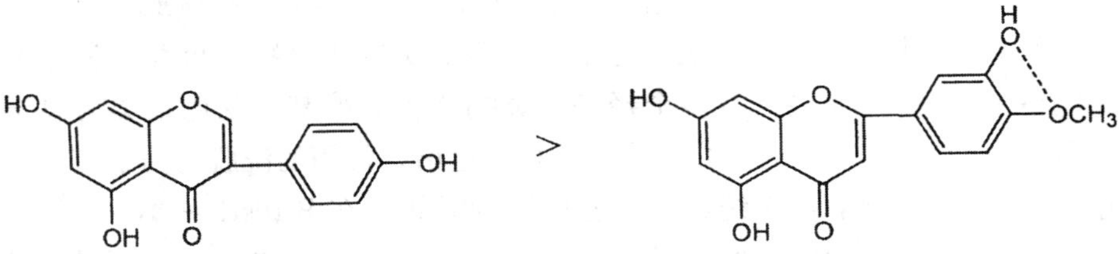

大豆素 > 卡来可新

分子内芳香化程度越高，共轭双键越多，则吸附力越强，故查耳酮要比相应的二氢黄酮吸附力强。例如，对橙皮查耳酮的吸附力强于橙皮素。

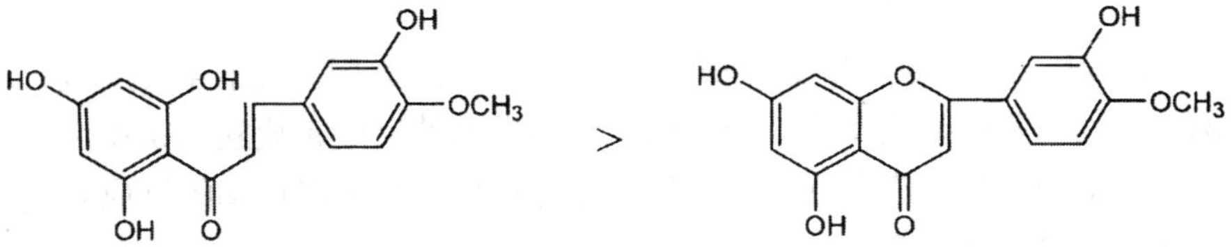

橙皮查耳酮 > 橙皮素

不同类型黄酮类化合物被吸附强弱的顺序为：黄酮醇 > 黄酮 > 二氢黄酮醇 > 异黄酮。

游离黄酮与黄酮苷的分离若以含水流动相（如甲醇 - 水）作洗脱剂，黄酮苷比游离黄酮先洗脱下来，且洗脱的先后顺序一般是：叁糖苷 > 双糖苷 > 单糖苷 > 游离黄酮。若以有机溶剂（氯仿 - 甲醇）作洗脱剂，结果则相反，游离黄酮比苷先洗脱下来，因后者是不符合"氢键吸附"规律的。也有学者提出聚酰胺具有"双重色谱"性能的观点，认为其分子中既有非极性的脂肪链，又有极性的酰胺基团，当用极性流动相（如含水溶剂系统）洗脱时，聚酰胺作为非极性固定相，其色谱行为类似反相分配色谱，因黄酮苷比游离黄酮极性大，所以苷比游离黄酮容易洗脱。当用有机溶剂洗脱时，聚酰胺作为极性固定相，其色谱行为类似正相分配色谱，因游离黄酮的极性比黄酮苷小，所以游离黄酮比黄酮苷容易被洗脱。

聚酰胺与各类化合物在水中形成氢键的能力最强，在有机溶剂中较弱，在碱性溶剂中最弱。因此，各种溶剂在聚酰胺柱上的洗脱能力由弱至强的顺序为：水＜甲醇或乙醇＜丙酮＜稀氢氧化钠水溶液或氨水＜甲酰胺＜二甲基甲酰胺＜尿素水溶液。

③氧化铝柱色谱：氧化铝对黄酮类化合物吸附力强，特别是具有 3 - 羟基或 5 - 羟基、4 - 羰基及邻二酚羟基结构的黄酮类化合物与铝离子络合而被牢固地吸附在氧化铝柱上，难以洗脱。当黄酮类化合物分子中没有上述结构，或虽有上述结构但羟基已被甲基化或苷化时，也可用氧化铝柱分离。

④葡聚糖凝胶柱色谱：Sephadex G 型及 Sephadex LH - 20 型凝胶，常用于黄酮类化合物的分离。其分离原理是：分离游离黄酮时，主要靠吸附作用，因吸附力的强弱不同而分离，一般黄酮类化合物的酚羟基数目越多，与凝胶的吸附强度越大，越难洗脱。分离黄酮苷时，主要靠分子筛作用，黄酮苷的分子量越大，越容易被洗脱。

（4）高效液相色谱法　高效液相色谱法对各类黄酮化合物均可获得良好的分离效果。由于黄酮类化合物大多具有多个羟基，黄酮苷含有糖基，花色素类为离子型化合物，故用高效液相色谱分离时，往往采用反相柱色谱，常用的洗脱剂为含有一定比例的甲酸或乙酸的水 - 甲醇溶剂系统或水 - 乙腈溶剂系统。在 Portisil - 10 - ODS 反相柱上，用水 - 乙腈（4:1）作流动相可使大豆 *Glycine max* 中的 5,7,4' - 三羟基异黄酮、金雀异黄酮和 6,7,4' - 三羟基异黄酮分离。对于多甲氧基黄酮或黄酮类化合物的乙酰物可用正相色谱，以苯 - 乙腈或苯 - 丙酮等溶剂系统作为洗脱剂。

（五）黄酮类化合物的检识

1. 理化检识　黄酮类化合物的物理检识主要根据黄酮类化合物的形态、颜色等。化学检识主要利用各种显色反应，用于检识母核类型的反应有盐酸 - 镁粉反应、四氢硼钠反应、碱性试剂显色反应和五氯化锑的反应等；用于检识取代基的反应有锆盐 - 枸橼酸反应、氨性氯化锶反应等。

2. 色谱检识　黄酮类化合物的色谱检识主要有纸色谱法、硅胶薄层色谱法、聚酰胺薄层色谱法。

（1）纸色谱　适用于分离各种类型的黄酮化合物，包括游离黄酮和黄酮苷类。混合物的检识常采用双向纸色谱。以黄酮苷来说，一般第一相采用醇性展开剂，如正丁醇 - 乙酸 - 水（4:1:5 上层，BAW）、叔丁醇 - 乙酸 - 水（3:1:1，TBA）或水饱和的正丁醇等，此为正相分配色谱，极性小的化合物比极性大的化合物 R_f 值大。第二相常采用水性展开剂，如水、2%～6%乙酸、3%氯化钠及乙酸 - 浓盐酸 - 水（30:3:10）等，其色谱行为类似于反相分配色谱，极性大的化合物比极性小的化合物 R_f 值大。

游离黄酮类化合物的检识，一般宜用醇性展开剂或苯－乙酸－水（125:72:3）、氯仿－乙酸－水（13:6:1）、苯酚－水（4:1）等。花色素及花色苷的检识则可用含盐酸或乙酸的水溶液作展开剂。

多数黄酮类化合物在纸色谱上用紫外灯检查时，可以看到有色斑点，以氨蒸气处理后常产生明显的颜色变化。此外，还可喷以2% $AlCl_3$甲醇溶液（在紫外灯下检查）或1% $FeCl_3$－1% $K_3Fe（CN）_6$（1:1）水溶液等显色剂。

（2）**薄层色谱法**　薄层色谱法是分离和检识黄酮类化合物的重要方法之一。一般采用吸附薄层，吸附剂大多用硅胶和聚酰胺，其次是纤维素分配薄层。

①硅胶薄层色谱：主要用于分离和检识极性较小的大多数游离黄酮类化合物，也可用于分离和检识黄酮苷。分离检识游离黄酮常用甲苯－甲酸甲酯－甲酸（5:4:1）等有机溶剂系统展开，也可以根据待分离成分极性的大小适当调整甲苯与甲酸的比例。另外，尚有苯－甲醇（95:5）、氯仿－甲醇（8.5:1.5，7:0.5）、苯－甲醇－乙酸（35:5:5）等。苯－乙酸（45:4）或二氯甲烷－乙酸－水（2:1:1）对分离检识游离二氢黄酮较好。

②聚酰胺薄层色谱：适宜于分离与检识各类型含游离酚羟基的游离黄酮和苷，其色谱行为可参考在柱色谱上的规律。由于聚酰胺对黄酮类化合物吸附能力较强，需要用展开能力较强的展开剂，在展开剂中大多含有醇、酸或水，或兼有两者。分离检识游离黄酮常用有机溶剂为展开剂，如氯仿－甲醇（94:6，96:4）、氯仿－甲醇－丁酮（12:2:1）、苯－甲醇－丁酮（90:6:4，84:8:8，60:20:20）等。分离检识黄酮苷常用含水的有机溶剂为展开剂，如甲醇－乙酸－水（90:5:5）、甲醇－水（1:1）、丙酮－水（1:1）、异丙醇－水（3:2）、水－乙醇－丁酮－乙酰丙酮（65:15:15:5）和水－正丁醇－丙酮－乙酸（16:2:2:1）等。

③纤维素薄层色谱：分离游离黄酮的溶剂系统有苯－乙酸－水（125:72:3）或氯仿－乙酸－水（10:9:1）。经典的溶剂系统即5%～40%乙酸、正丁醇－乙酸－水（4:1:5，上层）等亦经常用于分离黄酮类化合物。

（六）黄酮类化合物的结构研究

1. 紫外光谱　UV光谱在黄酮类化合物结构研究中具有重要的应用价值。这主要是因为黄酮类化合物化学结构规律，能够很特征地在其UV光谱中得到体现；且UV光谱的测定仅需要少量的纯样品，通常在纸色谱上黄酮类化合物的一个斑点，就可以满足做几个UV光谱的样品量；此外，使用被称为诊断试剂的一些特殊试剂与黄酮母核上的一个或几个官能团发生反应，由此测得的UV光谱在进行结构鉴定时还可以大大地增加结构的信息量。

（1）**黄酮类化合物在甲醇溶液中的UV光谱特征**　在甲醇溶液中，大多数黄酮类化合物在甲醇中的紫外吸收光谱由两个主要吸收带组成。出现在300～400nm之间的吸收带称为带Ⅰ，出现在240～280nm之间的吸收带称为带Ⅱ。带Ⅰ是由B环桂皮酰基系统的电子跃迁引起的吸收，而带Ⅱ是由A环苯甲酰基系统的电子跃迁引起的吸收，如下式所示。

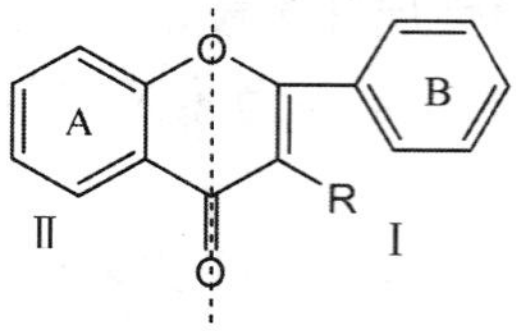

黄　酮　R=H

黄酮醇　R=OH

不同类型的黄酮化合物的带 I 或带 II 的峰位、峰形和吸收强度不同，如表 4 - 9 所示。因此，根据它们的紫外光谱特征可以大致推测黄酮类化合物的结构类型。

表 4 - 9　黄酮类化合物 UV 吸收范围

带 II （nm）	带 I （nm）	黄酮类型
250～280	304～350	黄酮
250～280	328～357	黄酮醇（3 - OH 取代）
250～280	358～385	黄酮醇（3 - OH 游离）
245～270	310～330（肩峰）	异黄酮
270～295	300～330（肩峰）	二氢黄酮、二氢黄酮醇
220～270（低强度）	340～390	查耳酮
230～270（低强度）	370～430	噢哢
270～280	465～560	花青素及其苷

（2）加入诊断试剂的 UV 光谱在黄酮类化合物结构研究中的应用　在测定黄酮类化合物在甲醇溶液中的 UV 光谱后，可分别向其甲醇溶液中加入甲醇钠（NaOMe）、乙酸钠（NaOAc）、乙酸钠/硼酸（NaOAc/H_3BO_3）、三氯化铝（$AlCl_3$）及三氯化铝/盐酸（$AlCl_3$/HCl）等诊断试剂，不同类型的黄酮类化合物，都可以利用在其甲醇溶液中加入诊断试剂的方法以获得更多的结构信息，且均有各自的规律性。例如，可使黄酮化合物中的不同酚羟基解离或形成络合物而导致光谱发生变化。将上述各种 UV 光谱图进行分析比较，可以获得更多有关结构的重要信息。

以黄酮、黄酮醇类为例，介绍诊断试剂的加入对其 UV 光谱的影响。

①甲醇钠：NaOMe 碱性较强，可使黄酮类化合物母核上所有的酚羟基解离，导致相应吸收带红移。

如带 I 红移 40～65nm，强度不变或增加，则示有 4′- OH。

如带 I 红移 50～60nm，强度减弱，则示有 3 - OH，但无 4′- OH。

7 - OH 如果游离，则一般应在 320～330nm 处有吸收。如果 7 - OH 结合成苷，则该吸收即消失。

含有 3,4′- 二羟基或 3,3′,4′- 三羟基的黄酮类，在 NaOMe 碱性条件下容易被氧化分解，故吸收带随测定时间延长而衰退。含有 5,6,7 - 或 5,7,8 - 或 5,3′,4′- 三羟基的黄酮也对 NaOMe 敏感。

②乙酸钠：NaOAc 的碱性比 NaOMe 小，只能使黄酮类化合物母核上酸性较强的酚羟基解离，导致相应的吸收带红移。

如存在 7 - OH，则带Ⅱ特征性地红移 5～20nm。但在 6 位和 8 位同时有含氧取代基（如—OCH₃ 等供电基）的 7 - 羟基黄酮（不包括黄酮醇），可能由于 7 - OH 酸性减低，而使上述红移幅度很小或不能辨别。

在 4′- OH 黄酮及黄酮醇类化合物中，7 - OH 是否被取代，可以通过比较在甲醇钠及 NaOAc 中光谱带Ⅰ的位移情况而判断。如果 7 - OH 被取代，则由 NaOAc 引起的带Ⅰ位移距离与 NaOMe 相同或稍大一些。

黄酮或黄酮醇类化合物如果具有 5,6,7 - 或 5,7,8 - 或 3,3′,4′- 三羟基或 3,4′- 二羟基 - 3′- 甲氧基等，因对 NaOAc 敏感，故加 NaOAc 后得到的光谱图随时间延长而衰退。

③乙酸钠/硼酸：黄酮或黄酮醇类化合物的 A 环或 B 环上如果具有邻二酚羟基时（5，6 - 邻二酚羟基除外），在 NaOAc 碱性条件下可与 H₃BO₃ 络合，使相应的吸收带红移，B 环有邻二酚羟基时，带Ⅰ红移 12～30nm，A 环有邻二酚羟基时（不包括 5,6 - 邻二酚羟基），带Ⅱ红移 5～10nm。

④三氯化铝及三氯化铝/盐酸：AlCl₃ 可与具有 3 - 羟基、4 - 羰基或 5 - 羟基、4 - 羰基的黄酮或黄酮醇类化合物作用生成络合物，使带Ⅰ或带Ⅱ红移。AlCl₃ 也能与 A 环或 B 环上的邻二酚羟基作用生成络合物，使相应的吸收带红移。但邻二酚羟基与 AlCl₃ 形成的络合物没有 3 - 羟基、4 - 羰基和 5 - 羟基、4 - 羰基与 AlCl₃ 形成的络合物稳定，当加入 HCl 后可分解（少数例外），使相应的吸收带紫移。因此，在实际测定中，多数测定样品在 MeOH 中的光谱基础上测定样品的 MeOH + AlCl₃ 光谱，然后加入盐酸，测定样品 MeOH + AlCl₃/HCl 光谱，再进行比较分析。

与 MeOH 谱比较，黄酮或黄酮醇类当有 5 - OH 而无 3 - OH 时，加入 AlCl₃/HCl 后带Ⅰ红移 35～55nm。如仅红移 17～20nm，则表示有 6 - 含氧取代；当有 3 - 或 3 - 和 5 - OH 时，加入 AlCl₃/HCl 后，带Ⅰ红移 50～60nm。当 B 环上有邻二酚羟基时，将"样品 + AlCl₃"和"样品 + AlCl₃/HCl"光谱比较，则后者带Ⅰ较前者紫移约 30～40nm。如果仅紫移约 20nm，则 B 环上有邻三酚羟基。当 A 环上有邻二酚羟基时（不包括能产生氢键的 5 - OH），也可用同法根据带 Ⅱ 的位移情况作出鉴别，但没有充分的例子来说明 A 环邻二酚羟基系统中紫移的范围。

从以上所述可以看出，根据这些规律利用 UV 光谱包括各种加入诊断试剂后测得的 UV 光谱，能够判断出黄酮化合物的基本母核和取代基，特别是羟基的取代模式。但是，在实际研究中，仍需结合化学方法及其他波谱方法进行综合分析，才能更为准确地确定被测样品的化学结构。

2. ^1H - NMR 谱 ^1H - NMR 谱是黄酮类化合物结构研究的一种重要方法，具有简便、快速且可获得大量极有价值的结构信息等优点。根据黄酮类化合物的溶解度的不同，可选用 $CDCl_3$、DMSO - d_6 及 C_5D_5N - d_5、$(CD_3)_2CO$ 等溶剂进行测定。其中，DMSO - d_6 在黄酮苷及游离黄酮的测定中为常用的理想溶剂。使用 DMSO - d_6 为测定溶剂有很多优点，大部分黄酮苷及游离黄酮均易溶于 DMSO - d_6 中，可直接测定其 NMR 谱，而不需要制备衍生物；DMSO - d_6 溶剂信号（$\delta2.50$）也很少与黄酮类化合物信号重叠；且对各质子信号分辨率高；可分别观察到黄酮类各酚羟基的质子信号等。但是，DMSO - d_6 最大的缺点是沸点太高，测定后溶剂的回收一般经冷冻干燥法才能完成。

（1）C 环质子 各类黄酮化合物结构上的主要区别在于 C 环的不同，且 C 环质子在 ^1H - NMR 谱中也各有其特征，故可用来确定它们的结构类型和相互鉴别。

①黄酮和黄酮醇类：黄酮类 H - 3 常以一个尖锐的单峰出现在 $\delta6.30$ 处。它可能会与 5,6,7 - 或 5,7,8 - 三氧取代黄酮中的 H - 8 或 H - 6 信号相混淆，应注意区别。黄酮醇类的 3 位有含氧取代基，故在 ^1H - NMR 谱上无 C 环质子。

②异黄酮类：H - 2 因受到 1 位氧原子和 4 位羰基影响，以一个尖锐的单峰出现在 $\delta7.60\sim7.80$，较一般芳香质子位于更低磁场。如用 DMSO - d_6 作溶剂测定时，该质子信号还可向低场移至 $\delta8.50\sim8.70$ 处。

③二氢黄酮类：H - 2 因受两个不等价的 H - 3 偶合，故被分裂成一个双二重峰（$J_{trans}=Ca.11.0Hz$，$J_{cis}=Ca.5.0Hz$），中心位于约 $\delta5.2$ 处。两个 H - 3 各因偕偶（$J=17.0Hz$）和与 H - 2 的邻偶也被分裂成一个双二重峰（$J_{trans}=Ca.11.0Hz$，$J_{cis}=Ca.5.0Hz$），中心位于 $\delta2.80$ 处，但往往相互重叠（数据见表 4 - 10）。

④二氢黄酮醇类：H - 2 和 H - 3 为反式二直立键，故分别以二重峰出现（$J_{aa}=Ca.11.0Hz$），H - 2 位于 $\delta4.80\sim5.00$ 处，H - 3 位于 $\delta4.10\sim4.30$ 处。当 3 - OH 成苷后，则使 H - 2 和 H - 3 信号均向低磁场方向位移，H - 2 位于 $\delta5.0\sim5.60$，H - 3 位于 $4.30\sim4.60$ 间。

表 4 - 10　二氢黄酮和二氢黄酮醇中 H - 2 和 H - 3 的化学位移（δ）

化合物	H - 2	H - 3
二氢黄酮	5.00~5.50（dd）	接近 2.80（dd）
二氢黄酮醇	4.80~5.00（d）	4.10~4.30（d）
二氢黄酮醇 - 3 - O - 糖苷	5.00~5.60（d）	4.30~4.60（d）

⑤查耳酮类：H – α 和 H – β 分别以二重峰（J = Ca. 17.0Hz）形式出现，其化学位移分别约为 δ6.70～7.40 和 δ7.00～7.70。

查耳酮

橙酮

⑥橙酮类：C 环的环外质子 ═CH 常以单峰出现在 δ6.50～6.70 处，其确切的峰位取决于 A 环和 B 环上羟基取代情况，羟基化作用增大，该峰向高磁场区位移（与没有取代的橙酮相比），其中以 C₄ 位（– 0.19）和 C₆ 位（– 0.16）羟基化作用影响最明显。

（2）A 环质子

①5,7 – 二羟基黄酮类化合物：5,7 – 二羟基黄酮类化合物 A 环的 H – 6 和 H – 8 分别以间位偶合的双重峰（J = Ca. 2.5Hz）出现在 δ5.70～6.90 之间，且 H – 6 的双重峰总是比 H – 8 的双重峰位于较高场。当 7 – 羟基被苷化后，H – 6 和 H – 8 信号均向低磁场位移（数据见表 4 – 11）。

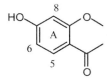

表 4 – 11　5, 7 – 二羟基黄酮类化合物中 H – 6 和 H – 8 的化学位移（δ）

化合物	H – 6	H – 8
黄酮，黄酮醇，异黄酮	6.00～6.20（d）	6.30～6.50（d）
上述化合物的 7 – O – 葡萄糖苷	6.20～6.40（d）	6.50～6.90（d）
二氢黄酮、二氢黄酮醇	5.75～5.95（d）	5.90～6.10（d）
上述化合物的 7 – O – 葡萄糖苷	5.90～6.10（d）	6.10～6.40（d）

②7 – 羟基黄酮类化合物：7 – 羟基黄酮类化合物 A 环的 H – 5 因与 H – 6 的邻偶，故表现为一个双峰（J = Ca. 8.0Hz），又因其处于 4 位羰基的负屏蔽区，故化学位移约为 δ8.0 左右。H – 6 因与 H – 5 的邻偶和 H – 8 的间位偶合作用，故表现为双二重峰。H – 8 因与 H – 6 的间位偶合，故表现为一个双峰（J = Ca. 2.0Hz）。7 – 羟基黄酮类化合物中的 H – 6 和 H – 8 的化学位移值在 δ6.30～7.10 之间，比 5,7 – 二羟基黄酮类化合物中相应质子的化学位移值大，并且位置可能相互颠倒（数据见表 4 – 12）。

表 4 – 12　7 – 羟基黄酮类化合物中 H – 5、H – 6 和 H – 8 的化学位移（δ）

化合物	H – 5	H – 6	H – 8
黄酮、黄酮醇、异黄酮	7.90～8.20（d）	6.70～7.10（q）	6.70～7.00（d）
二氢黄酮、二氢黄酮醇	7.70～7.90（d）	6.40～6.50（q）	6.30～6.40（d）

（3）B 环质子

①4′-氧取代黄酮类化合物：4′-氧取代黄酮类化合物 B 环的 4 个质子可以分成 H－2′、H－6′和 H－3′、H－5′两组，每组质子均表现为双重峰（2H，$J=Ca.8.0Hz$），化学位移位于 $\delta6.50\sim7.90$，比 A 环质子处于稍低磁场，且 H－2′、H－6′总是比 H－3′、H－5′位于稍低磁场，这是因为 C 环对 H－2′、H－6′的去屏蔽效应及 4′-OR 的屏蔽作用。H－2′、H－6′的具体峰位，与 C 环的氧化水平有关（数据见表 4－13）。

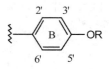

表 4－13　4′-氧取代黄酮类化合物中 H－2′、H－6″和 H－3′、H－5′的化学位移（δ）

化合物	H－2′、6′	H－3′、5′
二氢黄酮类	7.10～7.30（d）	6.50～7.10（d）
二氢黄酮醇类	7.20～7.40（d）	6.50～7.10（d）
异黄酮类	7.20～7.50（d）	6.50～7.10（d）
查耳酮（H－2、H－6 和 H－3、H－5）类	7.40～7.60（d）	6.50～7.10（d）
橙酮类	7.60～7.80（d）	6.50～7.10（d）
黄酮类	7.70～7.90（d）	6.50～7.10（d）
黄酮醇类	7.90～8.10（d）	6.50～7.10（d）

②3′,4′-二氧取代黄酮类化合物：如 3′,4′-二氧取代黄酮和黄酮醇，该取代模式中 B 环 H－5′因与 H－6′的邻位偶合而以双重峰的形式出现在 $\delta6.70\sim7.10$（d，$J=Ca.8.0Hz$）。H－2′因与 H－6′的间偶，亦以双重峰的形式出现在约 $\delta7.20$（d，$J=2.0Hz$）处。H－6′因分别与 H－2′和 H－5′偶合，则以双二重峰出现在约 $\delta7.90$（dd，$J=2.0$ 和 8.0Hz）处。有时 H－2′和 H－6′峰重叠或部分重叠，需认真辨认（数据见表 4－14）。

表 4－14　3′,4′-二氧取代黄酮类化合物中 H－2′和 H－6′的化学位移（δ）

化合物	H－2′	H－6′
黄酮（3′,4′-OH 及 3′-OH，4′-OCH_3）	7.20～7.30（d）	7.30～7.50（dd）
黄酮醇（3′,4′-OH 及 3′-OH，4′-OCH_3）	7.50～7.70（d）	7.60～7.90（dd）
黄酮醇（3′-OCH_3，4′-OH）	7.60～7.80（d）	7.40～7.60（dd）
黄酮醇（3′,4′-OH，3-*O*-糖）	7.20～7.50（d）	7.30～7.70（dd）

从 H - 2'和 H - 6'的化学位移分析，可以区别黄酮和黄酮醇的3',4'-位上是3'-OH，4'-OMe 还是 3'-OMe，4'-OH。在 4'-OMe，3'-OH 黄酮和黄酮醇中，H-2'通常比 H - 6'出现在高磁场区，而在 3'-OMe，4'-OH 黄酮和黄酮醇中，H - 2'和H - 6'的位置则相反。

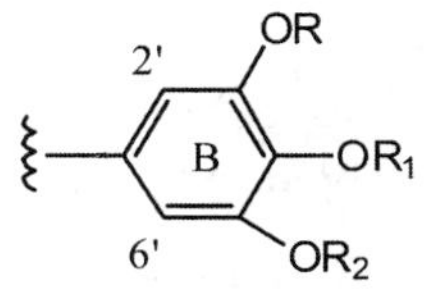

③3',4'-二氧取代异黄酮、二氢黄酮及二氢黄酮醇：H - 2'，H - 5'及 H - 6'为一复杂多重峰（常常组成两组峰）出现在 δ6.70~7.10 区域。此时 C 环对这些质子的影响极小，每个质子化学位移主要取决于它们相对于含氧取代基的邻位或对位。

④3',4',5'-三氧取代黄酮类化合物：如果 3',4',5'取代均为羟基，则 H - 2'和H - 6'以一个相当于 2 个质子的单峰出现在 δ6.50~7.50 区域。但当 3'-或 5'-OH 被甲基化或苷化，则 H - 2'和 H - 6'因相互偶合而分别以一个双重峰（J =Ca. 2.0Hz）出现。

（4）糖基上的质子

①糖苷类：糖的端基质子（以 H - 1″表示）与糖的其他质子相比，位于较低磁场区。其具体的峰位与成苷的位置及糖的种类等有关。如黄酮类化合物的葡萄糖苷，连接在 3 - OH 上的葡萄糖端基质子与连接在 4'-或 5 - 或 7 - OH 上的葡萄糖端基质子的化学位移不同，前者出现在约 δ5.80 左右，后三者出现在约 δ5.00 处。对于黄酮醇 - 3 - O - 葡萄糖苷和黄酮醇 - 3 - O - 鼠李糖苷来说，它们端基质子的化学位移值也有较大的区别，但二氢黄酮醇 - 3 - O - 葡萄糖苷和 3 - O - 鼠李糖苷端基质子的化学位移值则区别很小（数据见表 4 - 15）。当黄酮苷类直接在 DMSO - d_6 中测定时，糖的端基质子（H - 1″）有时与糖上的羟基质子信号混淆，但当加入 D_2O 后，羟基质子信号则消失，糖的端基质子（H - 1″）可以清楚地显示出来，如木犀草素 - 7 - O - β - D - 葡萄糖苷，其 H - 1″位于 δ5.10 处，见图 4 - 1。黄酮苷类化合物中端基质子信号的偶合常数，可被用来判断其苷键的构型。

表 4 - 15 黄酮类单糖苷中 H - 1″的化学位移 ($δ$)

化合物	H - 1″
黄酮醇 - 3 - O - 葡萄糖苷	5.70~6.00
黄酮类 - 7 - O - 葡萄糖苷	4.80~5.20
黄酮类 - 4' - O - 葡萄糖苷	4.80~5.20
黄酮类 - 5 - O - 葡萄糖苷	4.80~5.20
黄酮类 - 6 - 及 8 - C - 糖苷	4.80~5.20
黄酮醇 - 3 - O - 鼠李糖苷	5.00~5.10
黄酮醇 - 7 - O - 鼠李糖苷	5.10~5.30
二氢黄酮醇 - 3 - O - 葡萄糖苷	4.10~4.30
二氢黄酮醇 - 3 - O - 鼠李糖苷	4.00~4.20

在单鼠李糖苷中，鼠李糖上的 C—CH₃ 以一个二重峰（J =6.5Hz）或多重峰出现在 δ0.80~1.20 处，易于识别。

②双糖苷类：末端糖的端基质子（以 H - 1‴表示）因离黄酮母核较远，受其负屏蔽影响较小，它的信号比 H - 1″处于较高磁场，而且，其向高场位移的程度因末端糖的连接位置不同而异。例如由葡萄糖、鼠李糖构成的黄酮类 3 - 或 7 - O - 双糖苷中，常见下列两种类型：

苷元 - 芦丁糖基〔即苷元 - O - β - D - 葡萄糖（6→1）- α - L - 鼠李糖〕及苷元 - 新橙皮糖基〔即苷元 - O - β - D - 葡萄糖（2→1）- α - L - 鼠李糖〕，两种连接方式可通过部分水解法和波谱解析法进行确定，有时也可以通过比较鼠李糖上端基质子或 C—CH₃质子（H - 6‴）的化学位移来区别（数据见如表 4 - 16）。

表 4 - 16   鼠李糖的 H - 1‴和 H - 6‴的化学位移（δ）

化合物	H - 1‴	H - 6‴
芦丁糖基	4.20～4.40（d, J =2.0Hz）	0.70～1.00（d）
新橙皮糖基	4.90～5.00（d, J =2.0Hz）	1.10～1.30（d）

在双糖苷中，末端鼠李糖上的 C - CH₃质子以一个二重峰或多重峰出现在 δ0.70～1.30 处。

（5）其他质子

①酚羟基质子：测定酚羟基质子，可将黄酮类化合物直接用 DMSO - d₆ 为溶剂测定。例如，在木犀草素 - 7 - O - β - D - 葡萄糖苷的 ¹H - NMR 谱中，酚羟基质子信号分别出现在 δ12.99（5 - OH）、δ10.01（4′ - OH）和 δ9.42（3′ - OH）处。向被测定的样品溶液中加入 D_2O，这些信号即消失（见图 4 - 1，4 - 2）。

②C_6 - 和 C_8 - CH₃质子：其中 C_6 - CH₃质子比 C_8 - CH₃质子出现在稍高磁场处（约 δ0.2）。如以异黄酮为例，前者出现在 δ2.04～2.27 处，而后者出现在 δ2.14～2.45 处。

③甲氧基质子：除少数例外，甲氧基质子一般以单峰出现在 δ3.50～4.10 处。虽然糖基上的一般质子也在此区域出现吸收峰，但它们均不是单峰，故极易区别。

甲氧基在母核上的位置，可采用苯诱导位移技术来判断（数据见表 4 - 17），现在多采用 NOE 技术或 2D - NMR 技术如 HMBC 谱等确定。

表 4 - 17   甲氧基质子信号（无邻位取代基时）的苯诱导位移值

甲氧基位置	$\Delta = （\delta CDCl_3 - \delta C_6H_6）$
C_3	- 0.07～+0.34
C_5	- 0.43～+0.58
C_7	+0.54～+0.76
$C_{2'}$	+0.40～+0.53
$C_{4'}$	+0.54～+0.71

④乙酰氧基上的质子：黄酮类化合物有时也制成乙酰化衍生物后进行结构测定。通常糖基上的乙酰氧基质子信号以单峰出现在 δ1.65～2.10 处。而苷元上酚羟基形成的乙酰氧基质子信号则以单峰出现在 δ2.30～2.50 处，二者易于区分。

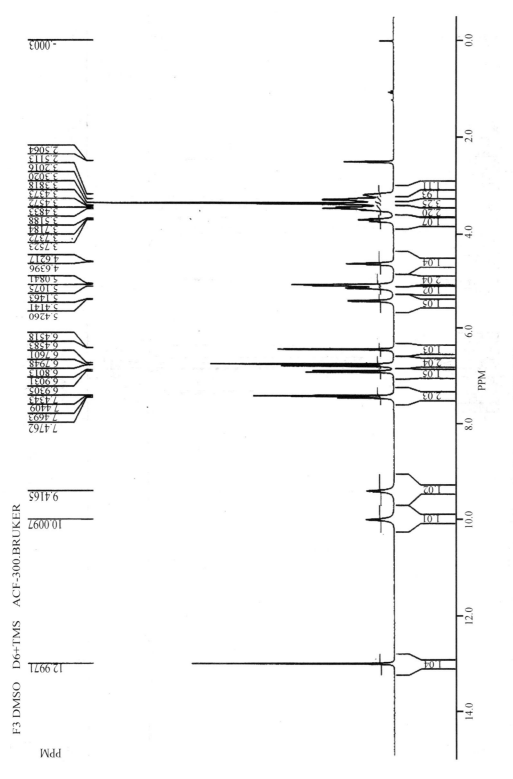

图4-1 木犀草素-7-O-β-D-葡萄糖苷的¹H-NMR图

F3 DMSO D6+TMS ACF-300.BRUKER

PPM

2.5064
2.5113
3.2016
3.3020
3.3818
3.4373
3.4572
3.4833
3.5188
3.7184
3.7372
3.7523
4.6217
4.6396
5.0841
5.1075
5.1463
5.4141
5.4260
6.4518
6.4583
6.7601
6.7948
6.8013
6.9031
6.9305
7.4343
7.4409
7.4693
7.4762
9.4165
10.0097
12.9971

1.11
1.93
3.25
2.20
1.07
1.04
2.04
1.02
1.05
1.03
2.04
1.05
2.03
1.02
1.01
1.04

.0003

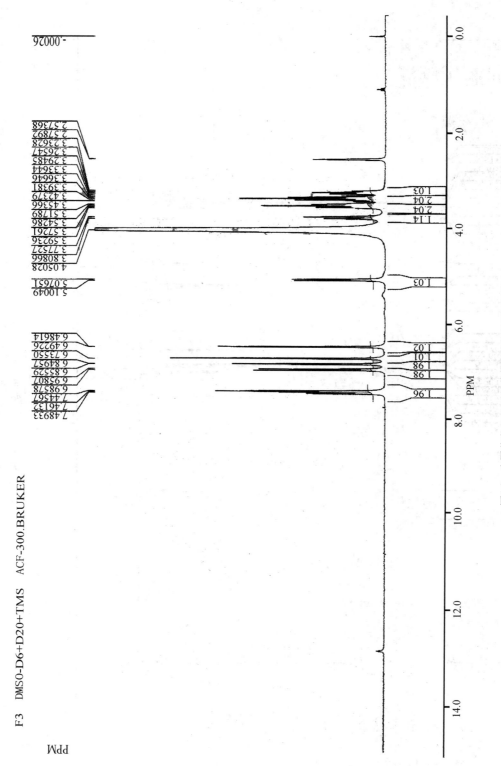

图4-2 木犀草素-7-O-β-D-葡萄糖苷的¹H-NMR图

3.¹³C－NMR谱　¹³C－NMR谱已广泛应用于黄酮类化合物的结构研究。通过与简单的模型化合物如苯乙酮、桂皮酸及其衍生物碳谱作比较，或结合经验性的简单芳香化合物的取代基位移加和规律进行计算，以及用已知的黄酮类化合物的碳谱作对照等方法，对大量各种类型的黄酮类化合物的¹³C－NMR谱信号进行了准确的归属，并已阐明了各类型黄酮类化合物碳信号的化学位移特征。利用这些研究结果，可以比较容易地进行黄酮类化合物的结构确定。

（1）黄酮类化合物骨架类型的判断　在黄酮类化合物的¹³C－NMR谱中，不同类型的黄酮类化合物，其母核仅根据芳碳的共振信号是难以区别的。但C环的三个碳原子信号则因母核结构不同而各具特征，它的化学位移和裂分情况，有助于推断黄酮类化合物的骨架类型。具体详见表4－18。

表4－18　黄酮类化合物C环三碳核的化学位移（δ）

化合物	C=O	C-2	C-3
黄酮类	176.3～184.0（s）	160.0～165.0（s）	103.0～111.8（d）
黄酮醇类	172.0～177.0（s）	145.0～150.0（s）	136.0～139.0（s）
异黄酮类	174.5～181.0（s）	149.8～155.4（d）	122.3～125.9（s）
二氢黄酮类	189.5～195.5（s）	75.0～80.3（d）	42.8～44.6（t）
二氢黄酮醇类	188.0～197.0（s）	82.7（d）	71.2（d）
查耳酮类	188.6～194.6（s）	136.9～145.4（d）*	116.6～128.1（d）*
橙酮类	182.5～182.7（s）	146.1～147.7（s）	111.6～111.9（d）（=CH—）

* 查耳酮的C-2为C-β，C-3为C-α。

（2）黄酮类化合物取代模式的确定　黄酮类化合物中的芳环碳原子的信号，虽然对确定其基本母核的类型不能发挥作用，但它们的信号特征却可以用于确定母核上取代基的取代模式。例如，无取代基的黄酮的¹³C－NMR信号被归属如下。

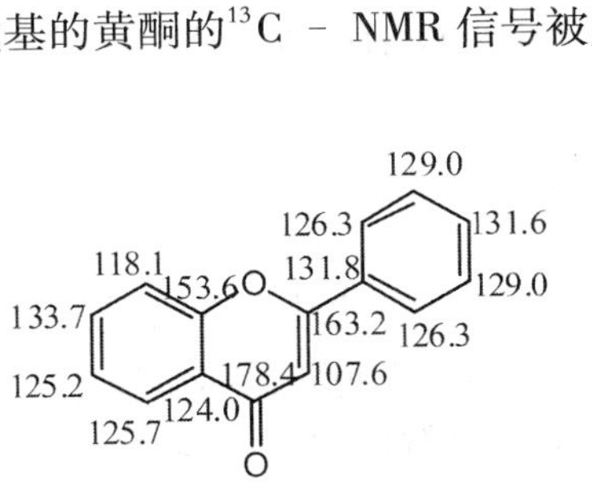

①取代基位移的影响：黄酮类化合物，特别是B环上引入取代基（X）时，其取代基的位移效应与简单苯衍生物的取代影响基本一致，见表4－19。

表 4–19　黄酮类化合物 B 环上的取代基位移效应

X	Z_i	Z_o	Z_m	Z_p
OH	+26.0	–12.8	+1.6	–7.1
OCH_3	+31.4	–14.4	+1.0	–7.8

由表 4–19 可见羟基及甲氧基的引入可使同碳原子（α–C）信号大幅度移向低场，邻位碳（β–C）及对位碳则向高场位移。间位碳虽然也向低场位移，但幅度较小。

当 A 环或 B 环上引入取代基时，位移影响通常只限于引入了取代基的 A 环或 B 环。如果一个环上同时引入几个取代基时，其位移影响符合某种程度的加和性。但是，当黄酮类母核上引入 5–OH 时，不但会影响 A 环，而且由于 5–OH 与羰基形成氢键缔合，减少 C_4、C_2 位的电子密度，使 C_4 和 C_2 信号分别向低场位移 +4.5 和 +0.87，而 C_3 信号则向高场位移 –1.99。如果 5–OH 被甲基化或苷化，氢键缔合被破坏，上述信号则分别向相反方向位移。

②5,7–二羟基黄酮中的 C_6 及 C_8 信号特征：多数 5,7–二羟基黄酮类化合物，C_6 及 C_8 信号一般出现在 $\delta 90 \sim 100$ 范围内，而且 C_6 信号的化学位移总是大于 C_8 信号。在二氢黄酮中两碳信号的化学位移差别较小，$\Delta\delta$ 约为 0.9，而在黄酮及黄酮醇中它们的差别则较大，$\Delta\delta$ 约为 4.8。

C_6 或 C_8 位有无烃基或芳香基取代可以通过观察 C_6 及 C_8 信号是否发生位移而判定。例如，被甲基取代的碳原子信号将向低场位移 6.0~10.0 左右，而未被取代的碳原子其化学位移则无多大改变。同理，6–碳糖苷或 8–碳糖苷或 6,8–二碳糖苷也可以据此进行鉴定。

③黄酮类化合物–O–糖苷中糖的连接位置：黄酮类化合物形成 O–糖苷后，苷元及糖基的相关碳原子均将产生相应的苷化位移。由于苷元上苷化的酚羟基位置及糖的种类不同，苷元碳原子位移的幅度也不相同，可以利用这些规律判断糖在苷元上的连接位置。

糖的苷化位移及端基碳的信号在酚苷中，糖的端基碳信号因苷化向低场位移约 4.0~6.0，其位移的具体数值取决于酚羟基周围的环境。当苷化位置为黄酮类化合物苷元的 7– 或 2′，3′，4′–位时，糖的端基碳信号一般位于约 $\delta 100.0 \sim 102.5$ 处。但 5–O–葡萄糖苷及 7–O–鼠李糖苷例外，其端基碳信号在 $\delta 98.0 \sim 109.0$ 范围内，如芫花素–5–O–β–D–茜黄樱草糖苷，糖的端基碳信号位于 $\delta 103.0$。见图 4–3。

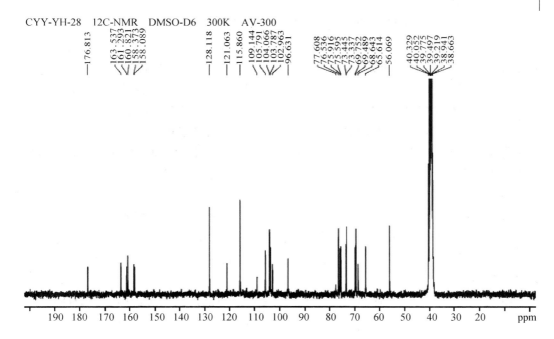

图4 – 3 芫花素 – 5 – O – β – D – 茜黄樱草糖苷^{13}C – NMR 谱（DMSO – d_6）

④苷元的苷化位移：利用苷元的苷化位移规律可判断黄酮类化合物 – O – 糖苷中糖的连接位置。通常，苷元经苷化后，直接与糖基相连的碳原子向高场位移，其邻位及对位碳原子则向低场位移，且对位碳原子的位移幅度最大。

表4 – 20 黄酮类化合物^{13}C – NMR 谱上的苷化位移

苷化位置	苷元的苷化位移平均值														
	2	3	4	5	6	7	8	9	10	1′	2′	3′	4′	5′	6′
7 – O – 糖						+0.8	– 1.4		+1.1	+1.7					
7 – O – 鼠李糖					+0.8	– 2.4	+1.0			+1.7					
3 – O – 糖	+9.2	– 2.1	+1.5	+0.4						+1.0	– 0.8	+1.1	– 0.3	+0.7	+1.5
3 – O – 鼠李糖	+10.3	– 1.1	+2.0	+0.6						+1.1					
5 – O – 葡萄糖	– 2.8	+2.2	– 6.0	– 2.7	+4.4	– 3.0	+3.2	+1.4	+4.3	– 1.3	– 1.2	– 0.4	– 0.8	– 1.0	– 1.2
3′ – O – 葡萄糖	– 0.5	+0.4								+1.6	0	+1.4	+0.4	+3.2	
4′ – O – 葡萄糖	+0.1		+1.0							+3.7	+0.4	+2.0	– 1.2	+1.4	0

从表4 – 20中可见，C_3 – OH 糖苷化后，对C_2引起的苷化位移比一般邻位效应要

大得多。这说明 $C_{2,3}$ 双键与一般的芳香系统不同，具有更多的烯烃特征。当 C_7 - OH 或 C_3 - OH 与鼠李糖成苷时，C_7 或 C_3 位碳信号的苷化位移比一般糖苷要大些，据此可与一般糖苷相区别。当 C_5 - OH 糖苷化后，因其与 C_4 -半羰基的氢键缔合被破坏，故对 C 环碳原子也将产生较大影响，使 C_2、C_4 信号明显移向高场，而 C_3 信号则移向低场。

4. 质谱   在黄酮类化合物结构分析中，MS 能得到大量有用的信息。对于极性较小的游离黄酮类，最常用是电子轰击质谱（EI - MS），可以得到强分子离子峰［M^+］，且常为基峰，亦无需作成衍生物即可进行测定。对于极性大、难以气化及对热不稳定的黄酮苷类，在 EI - MS 中往往看不到分子离子峰，需制成甲基化、乙酰化或三甲基硅烷化等适当的衍生物，才能观察到分子离子峰。近年来由于场解吸质谱（FD - MS）、快原子轰击质谱（FAB - MS）及电喷雾质谱（ESI - MS）等软电离质谱技术的应用，使得黄酮类 - O - 糖苷即使不作成衍生物也能直接进行测定，且能获得很强的分子离子峰［M^+］或准分子离子峰，同时也能获得有关苷元及糖基部分的重要结构信息，为黄酮苷类化合物的结构确定提供了重要的依据。

（1）EI - MS 在游离黄酮类化合物结构鉴定中的应用   游离黄酮类化合物的 EI - MS 中，除分子离子峰［M^+］外，在高质量区常可见［M - H］$^+$、［M - CH_3］$^+$（含有甲氧基者）、［M - CO］$^+$ 等碎片离子峰出现。对鉴定黄酮类化合物最有用的离子，是含有完整 A 环和 B 环的碎片离子。这些离子分别用 A_1^+、A_2^+……和 B_1^+、B_2^+……表示。特别是碎片 A_1^+ 与相应的碎片 B_1^+ 的质荷比之和等于分子离子［M^+］的质荷比，因此，这两种碎片离子在结构鉴定中具有重要意义。

黄酮类化合物主要有下列两种基本的裂解方式。

裂解方式 I（RDA 裂解）：

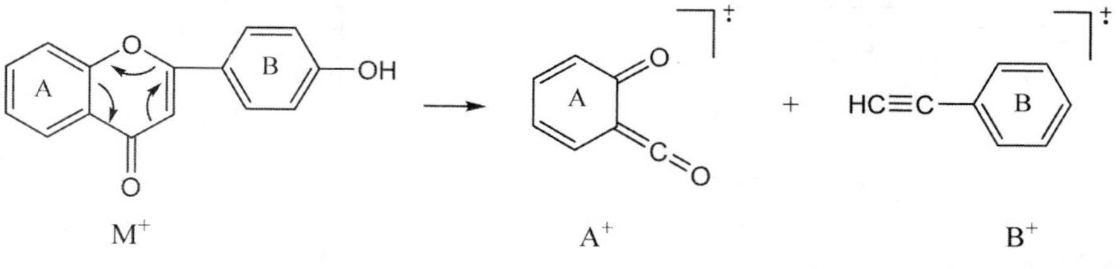

裂解方式 II

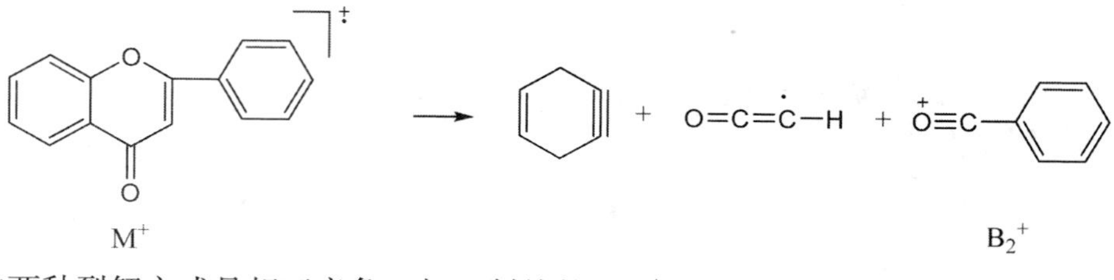

这两种裂解方式是相互竞争、相互制约的，B_2^+、［B_2 - CO］$^+$ 离子强度几乎与 A_1^+、B_1^+ 离子，以及由 A_1^+、B_1^+ 进一步裂解产生的一系列离子，如［A_1 - CO］$^+$、［A_1 - CH_3］$^+$ 等总强度成反比。

①黄酮类：基本裂解方式如下。

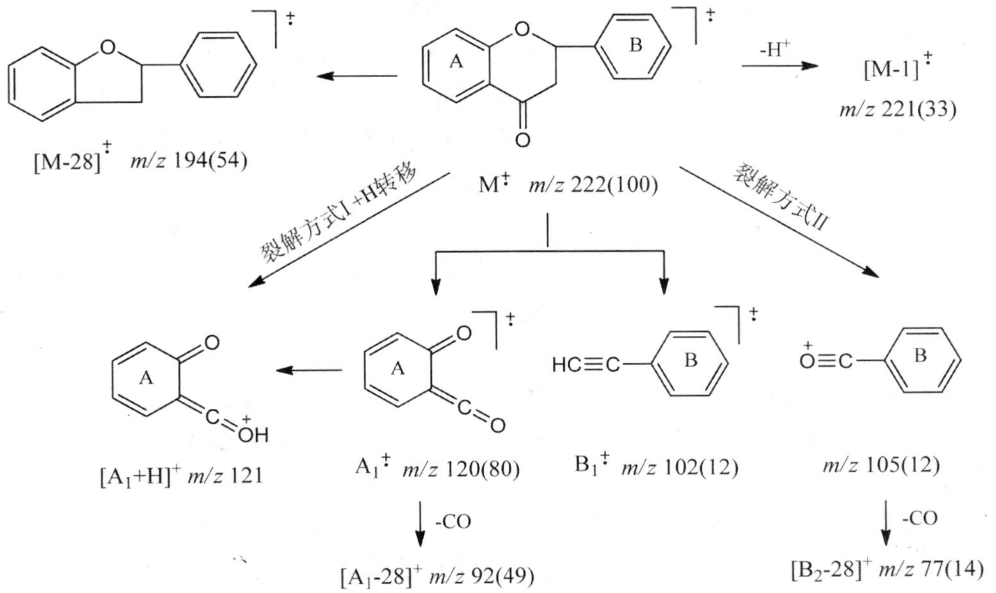

大多数游离黄酮的分子离子峰［M］⁺为基峰，其他较重要的峰有［M－H］⁺、［M－CO］⁺和由裂解方式Ⅰ产生的碎片 A_1^+、［A_1－CO］⁺和 B_1^+峰。

A 环取代情况可根据 A_1^+碎片的质荷比（m/z）来确定。例如，5,7－二羟基黄酮的质谱中有与黄酮相同的 B_1^+碎片（m/z102），但是，它的 A_1^+比后者高 32 质量单位，即 m/z152 代替了 m/z120，说明 A 环上应有两个羟基取代。同理，B 环上的取代情况可根据 B_1^+碎片确定。例如，芹菜素（5,7,4′－三羟基黄酮）和刺槐素（5,7－二羟基－4′－甲氧基黄酮）有相同的 A_1^+（m/z152），但是刺槐素的 B_1^+（m/z132）比芹菜素 B_1^+（m/z118）高 14 个质量单位，说明刺槐素在 B 环上有一个甲氧基。

有 4 个或 4 个以上含氧取代基的黄酮类常常在裂解方式Ⅰ中产生中等强度的 A_1^+和 B_1^+碎片，具有诊断价值。而有 4 个或 4 个以上含氧取代基的黄酮醇类只能产生微弱的 A_1^+和 B_1^+碎片离子。

②黄酮醇类：基本裂解方式如下：

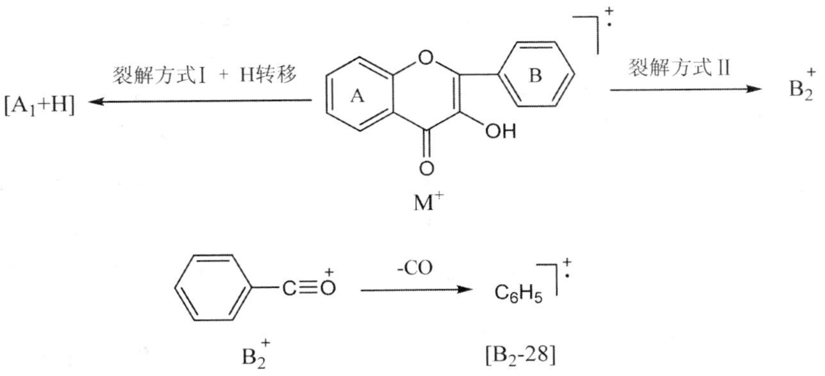

多数游离黄酮醇类的分子离子峰是基峰，裂解时主要按裂解方式 Ⅱ 进行，得到的 B_2^+ 离子及其失去 CO 而形成的 $[B_2 - 28]^+$ 离子是具有重要诊断价值的碎片离子。

由于 B_2^+ 和 $[B_2 - 28]^+$ 离子总强度几乎与 A_1^+、B_1^+ 及由 A_1^+、B_1^+ 衍生的一系列离子的总强度互成反比。如果在一个黄酮或黄酮醇质谱中看不到由裂解方式 Ⅰ 得到的碎片离子时，则应当检查 B_2^+ 离子。例如，在黄酮醇分子中，如果 B 环上羟基数不超过 3 个时，则其全甲基化的质谱图上，B_2^+ 离子应出现在 m/z 105（B 环无羟基取代），或 135（B 环有一个羟基），或 165（B 环有 2 个羟基），或 195（B 环有 3 个羟基）处，其中最强峰即为 B_2^+。由 B_2^+ 和分子离子之间的质荷比差，可以判断黄酮醇中 A 环和 C 环的取代情况。

游离黄酮醇类的质谱上除了 M^+、B_2^+、A_1^+、$[A_1 + H]$ 离子外，还可看到 $[M - 1]^+$（M - H）、$[M - 15]^+$（M - CH_3），$[M - 43]^+$（M - CH_3 - CO）等碎片离子，可以为结构分析提供重要信息。

（2）MS 在黄酮苷类化合物结构鉴定中的应用 以往经典的方法是将黄酮苷类化合物制备成全甲基化（PM）或全氘甲基化（PDM）衍生物再进行 EI - MS 测定，从中获得苷的分子量、糖在母核上的连接位置、糖的种类、糖与糖之间连接方式等信息。在 PM 或 PDM 的 EI - MS 谱中，一般分子离子峰 $[M]^+$ 强度很弱，基峰通常为苷元的碎片峰。分子离子峰强度为：7 - O - 糖苷 >4′ - O - 糖苷 >3 - 及 5 - O - 糖苷，其中 7 - O - 糖苷分子离子峰强度最大。另外，在 PM 及 PDM 黄酮类化合物 - O - 糖苷中，不同的糖苷（己糖基、去氧己糖基、戊糖基及双糖基等）可产生相应的具有诊断价值的碎片离子，为黄酮苷的结构研究提供了重要信息。

5. 结构鉴定实例 从睡莲科植物莲 *Nelumbo nucifera* 的干燥雄蕊（莲须）*Nelumbinis Stamen* 中分得一化合物 F1，结构测定如下。

化合物 F_1 为黄色结晶，mp. 221.9℃ ~ 222.7℃。盐酸镁粉反应阳性，$FeCl_3$ 反应阳性，产生墨绿色沉淀。与 $AlCl_3$ 反应阳性，紫外灯下为黄绿色荧光。推测该化合物为黄酮类化合物。Molish 反应阳性，示分子中含糖，酸水解检出半乳糖。氨性 $SrCl_2$ 溶液反应阴性，显示分子中不含有邻二酚羟基。$ZrOCl_2$ 反应阳性，加入枸橼酸后黄色明显减褪，示分子中含有 C_5 - OH，不含 C_3 - OH 或者 C_3 - OH 成苷。

化合物 F_1 的 ^1H - NMR 谱（300MHz，DMSO - d_6）数据如表 4 - 21 所示。δ12.63（1H，s）处的信号为 5 位羟基的质子信号，因其于 C=O 形成氢键而大幅度移向低场，且在加入 D_2O 或乙酰化后，该信号消失。δ8.08（2H，d，J=9.0Hz）和 6.86（2H，d，J=9.0Hz）处的 2 组双峰是典型的 4′ - 氧取代黄酮类化合物 B 环上的 H - 2′、6′和 3′、5′质子信号。δ6.44（1H，d，J=2.0Hz）和 6.21（1H，d，J=2.0Hz）处的 2 组双峰可归属为 A 环的 H - 8 和 H - 6，示 A 环为 5,7 - 二氧取代，推测该化合物苷元为山萘酚。δ5.41 处还可见有一个归属于半乳糖的端基质子信号（1H，d，J=7.7Hz），据其偶合常数可知糖苷键为 β - 构型。

化合物 F_1 的 ^{13}C - NMR（75MHz，DMSO - d_6）中，给出 19 个碳信号，但是 δ131.13 和 115.21 两个峰高为其他峰高的 2 倍，因此该化合物含 21 个碳，说明该化合

物含一个六碳糖，其碳谱数据为 δ93.82，75.94，73.27，71.38，68.05，60.35，经与文献对照为半乳糖。此化合物苷元部分与山柰酚的 ^{13}C - NMR 谱数据对照，发现 3 位碳向高场位移 2.4ppm，2 位碳向低场位移 9.9ppm，说明半乳糖应连在 3 位上。其全部碳信号的归属见表 4 - 21。综合上述各种结果，鉴定 F_1 为山柰酚 - 3 - O - β - D - 吡喃半乳糖苷（kaempferol - 3 - O - β - D - galactopyranoside）。

表 4 - 21　化合物 F_1 的 ^{1}H - NMR 和 ^{13}C - NMR 数据（DMSO - d_6）

No.	δ_C	δ_H	No.	δ_C	δ_H
2	156.52		1'	121.04	
3	133.42		2', 6'	131.13	8.08（2H, d, J=9.0Hz）
4	177.70		3', 5'	115.21	6.86（2H, d, J=9.0Hz）
5	161.38		4'	160.11	
6	98.85	6.21（1H, d, J=2.0Hz）	1''	101.85	5.41（1H, d, J=7.7Hz）
7	164.28		2''	71.38	
8	93.82	6.44（1H, d, J=2.0Hz）	3''	73.27	
9	156.52		4''	68.05	
10	104.13		5''	75.94	
C_5 - OH		12.63（1H, s）	6''	60.35	
C_7 - OH		10.88（1H, s）			
$C_{4'}$ - OH		10.18（1H, s）			

六、鞣质类

（一）概述

鞣质又称单宁（tannins），是一类广泛存在于植物体内的多元酚类化合物。人类最初是将其用于鞣制皮革，因其具有的理化性质而能与生兽畜皮中的蛋白质结合形成致密柔韧、适于生产生活需求的加工皮革。中华民族医药发展过程中很早就发现富含鞣质的中药大多具有收敛、止泻、止血、抗菌消炎等功效，如五倍子、地榆、大黄、儿茶、诃子等。

20 世纪 80 年代开始，鞣质成为十分活跃的研究领域。目前已分离鉴定的鞣质化合物有 400 余种，新发现的化合物数量之多、类型之广，都超过了以往的总和。鞣质研究之所以受到重视，这是由其重要性决定的，鞣质具有多方面生物活性。近 20 年来，随着结构鉴定技术的进步和新型分离材料与方法技术的提高，大量鞣质类化合物从植物中发现，并不断证实该类成分具有广泛的生物活性。主要表现在抗肿瘤作用，抗脂质过氧化、清除自由基作用，抗病毒作用，抗过敏、疱疹作用以及利用其收敛性用于止血、止泻、治烧伤等。

（二）鞣质类化合物的结构与分类

根据鞣质的化学结构特征，将鞣质分为可水解鞣质（hydrolysable tannins）、缩合鞣质（condensed tannins）和复合鞣质（complex tannins）三大类。

1. 可水解鞣质类　可水解鞣质由于分子中具有酯键和苷键，在酸、碱、酶的作用下，可水解成小分子酚酸类化合物和糖或多元醇。根据水解的主要产物不同，进一步又可分为没食子鞣质、逆没食子鞣质（鞣花鞣质）、可水解鞣质低聚体（hydrolysable tannin oligomers）、C－苷鞣质和咖啡鞣质等。

（1）没食子鞣质（gallotannins）　此类鞣质主要是由糖或多元醇与没食子酸或缩酚酸通过酯键形成的，糖及多元醇部分最常见的为葡萄糖，此外还有 D－金缕梅糖（D－hamamelose）、原栎醇（protoquercitol）、奎宁酸（quinic acid）等。没食子鞣质广泛分布于植物中，具有多种生物活性，是皮革和医药工业的重要原料。

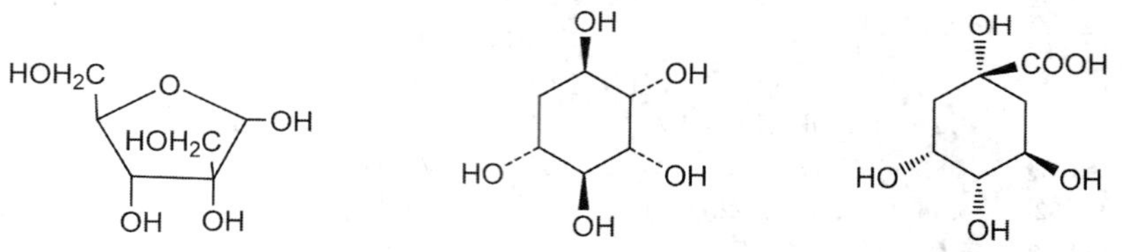

| D－金缕梅糖 | 原栎醇 | 奎宁酸 |

五倍子鞣质，在国外称为中国榕单宁（chinese gallotannin），是可水解鞣质类的代表。研究证明，五倍子鞣质可以分成 8 个组分（$G_5 \sim G_{12}$），并从中分离出 8 个单体化合物。

五倍子鞣质所有组分的化学结构，都是以 1,2,3,4,6－五没食子酰葡萄糖为"中心"，在 2,3,4 位上有更多的没食子酰基以缩酚酸的形式相连接形成的。

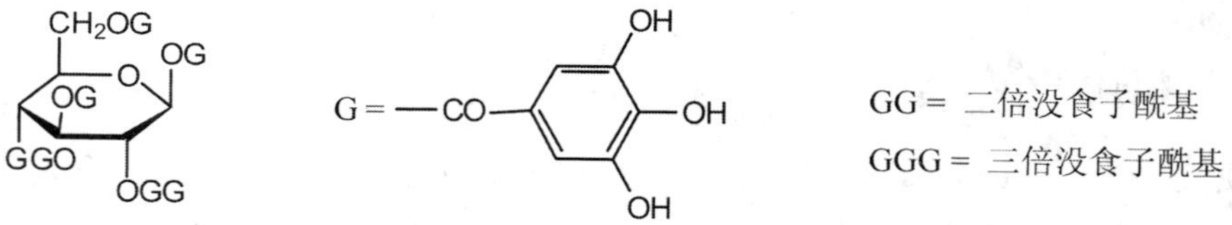

GG = 二倍没食子酰基
GGG = 三倍没食子酰基

根据以上结果得知，五倍子鞣质混合物是由五至十二－O－没食子酰葡萄糖组成的，七至九－O－没食子酰葡萄糖最常见，平均分子量为 1434。每个葡萄糖基平均含有 8.3 个没食子酰基。五倍子鞣质制成的软膏外用具有收敛、止血作用；与蛋白质相结合制成鞣酸蛋白（tannalbin），内服用于治疗腹泻、慢性胃肠炎及溃疡等。五倍子鞣质经酸或酶水解可以得到大量没食子酸，这是制药工业上合成磺胺增效剂 TMP 的重要原料。

从枫香树 *Liquidarabar formosana* 植物茎枝和美洲金缕梅 *Hamamedis viginiana* 树皮中分得一种具有抑制肺癌细胞生长的多酚类化合物金缕梅鞣质（5,6－di－O－galloyl-hamelose），它是由两个没食子酰基和金缕梅糖组成的没食子鞣质。该化合物在中药地榆中也存在。

（2）逆没食子鞣质（ellagitannins）　是六
羟基联苯二酸或与其有生源关系的酚羧酸与多
元醇（多数是葡萄糖）形成的酯。水解后可产
生逆没食子酸（鞣花酸，ellagic acid）。与六羟
基联苯二甲酰基（HHDP）有生源关系的酚羧酸

金缕梅鞣质

酰基主要有脱氢二没食子酰基（DHDG）、橡腕酰基（valoneoyl，Val）、地榆酰基（san-guisorboyl，Sang）、脱氢六羟基联苯二酰基（DHHDP）、诃子酰基（chebuloyl，Che）
等。这些酰基态酚羧酸在植物体内均来源于没食子酰基，是相邻的 2 个、3 个或 4 个没
食子酰基之间发生脱氢、偶合、重排、环裂等变化形成的。它们之间的衍生关系可由图
4 – 4 表示。

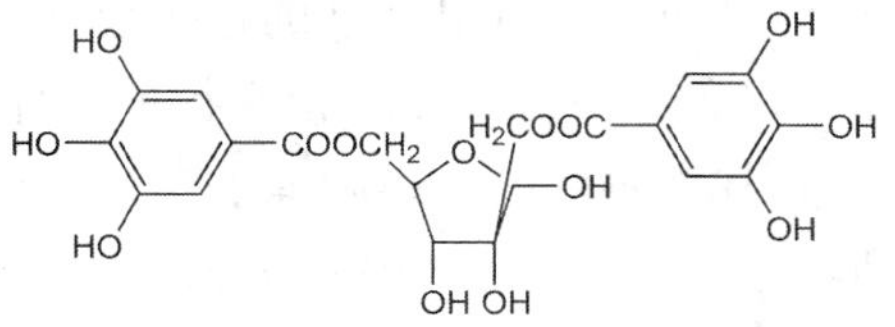

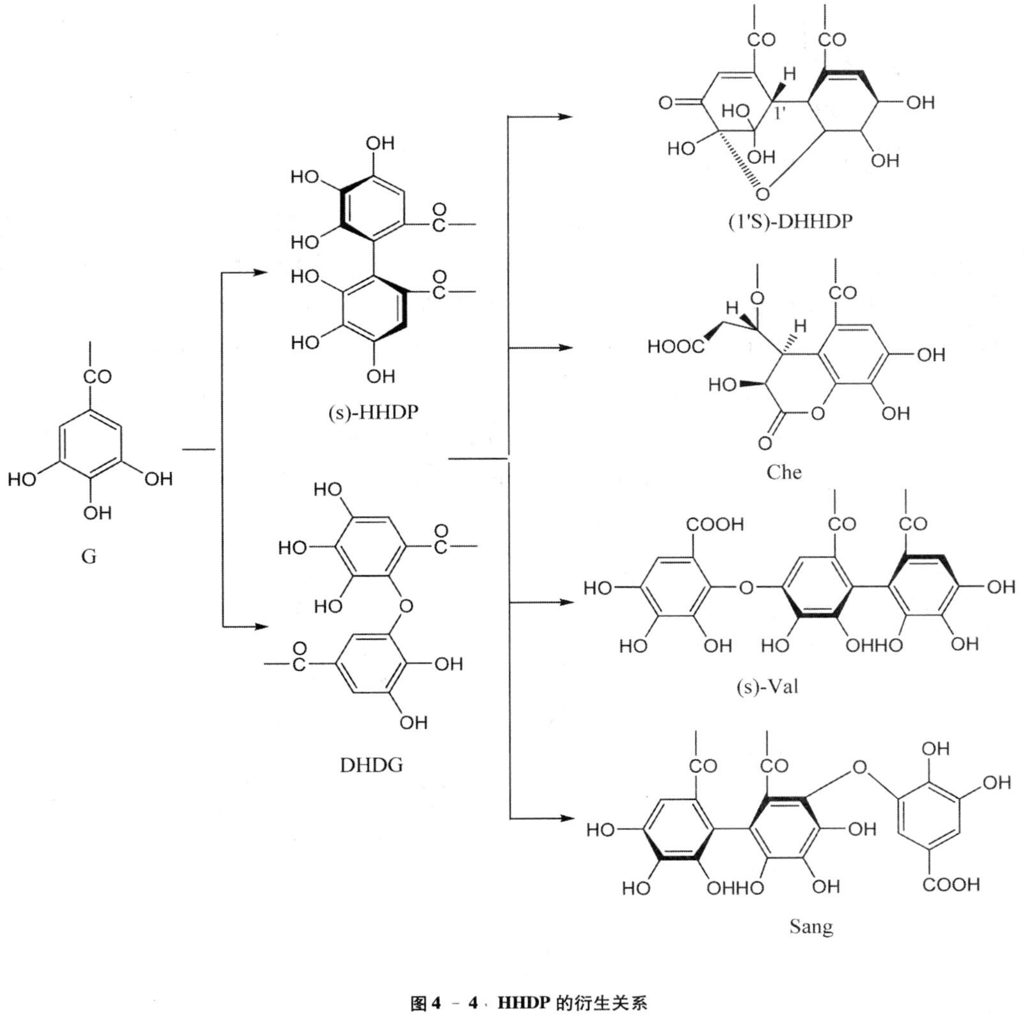

图 4 – 4 HHDP 的衍生关系

　　鞣花鞣质是植物中分布最广泛、种类最为丰富的一类可水解鞣质。例如，特里马素
Ⅰ、Ⅱ（tellimagrandin Ⅰ、Ⅱ），木麻黄亭（casuarictin）、英国栎鞣花素（peduncula-

gin）等均是具 HHDP 基的逆没食子鞣质。这类鞣质因 HHDP 基及没食子酰基的数目、结合位置等不同，可组合成各种各样的结构。从牻牛儿苗科植物老鹳草 *Geranium thanbergii* 地上茎叶中分得吡喃葡萄糖型鞣花鞣质 geraniinic acid B；从壳斗科植物胭脂虫栎 *Quercus coccifera* 的叶片中分得一寡聚鞣花鞣酸 concerferin D 等。

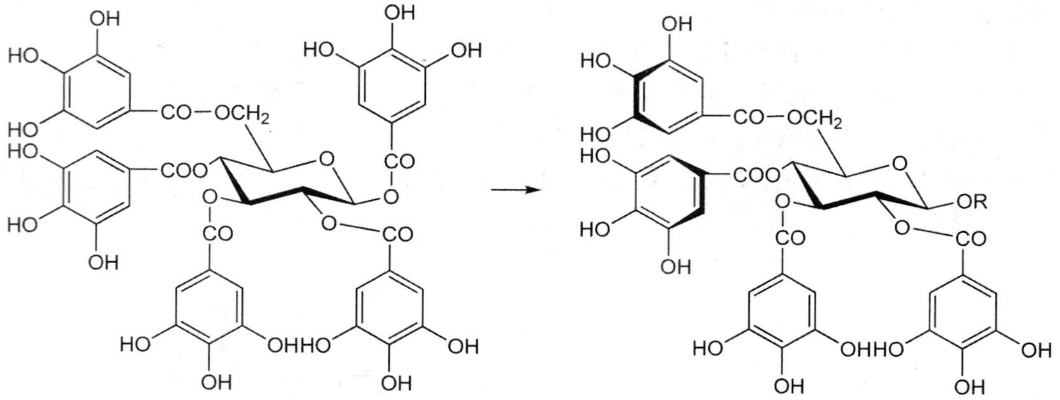

五没食子酰基葡萄糖

特里马素Ⅰ：R＝H（α，β）
特里马素Ⅱ：R＝G

（3）可水解鞣质低聚体（hydrolysable tannin oligomers）　鞣花鞣质二分子以上缩合可形成可水解鞣质低聚体。根据葡萄糖核的数目，已从中药资源植物中分得的可水解鞣质低聚体，可分为二聚体、三聚体及四聚体。它们都是由于单分子之间偶合而形成的，因没食子酰基（G）、HHDP 基等位置、缩合度不同衍生出各种低聚体。其中二聚体最多，约有 200 多种，三聚体约有 20 多种，四聚体有近 10 种。例如，从中药山茱萸中分得的山茱萸素（cornusiin）A、D、E 及 C、F 即分别为二聚体及三聚体；从地榆中分得的地榆素 H－11（sanguiin H－11）即为四聚体。

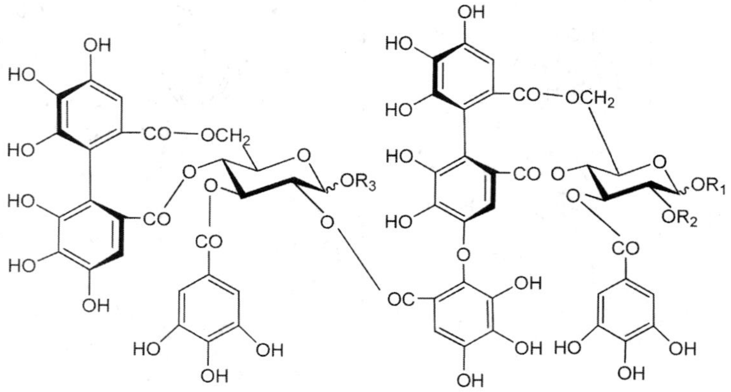

	R_1	R_2	R_3
山茱萸素 A	H	G	H
山茱萸素 D	H	G	G(β)
山茱萸素 E	G(β)	G	G(β)

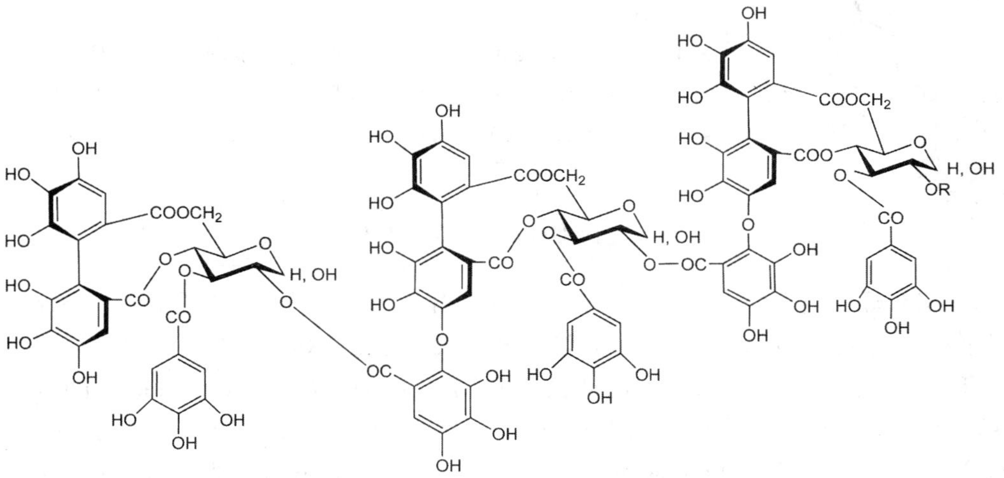

山茱萸素 C　R=G
山茱萸素 F　R=H

（4）C－苷鞣质（C－glycosidic tannins）　木麻黄宁（casuarinin）是最初从麻黄科植物中分得的 C－苷鞣质，糖开环后端基 C－C 相连，后来又分得多种 C－苷鞣质，如旌节花素（stachyurin）等。

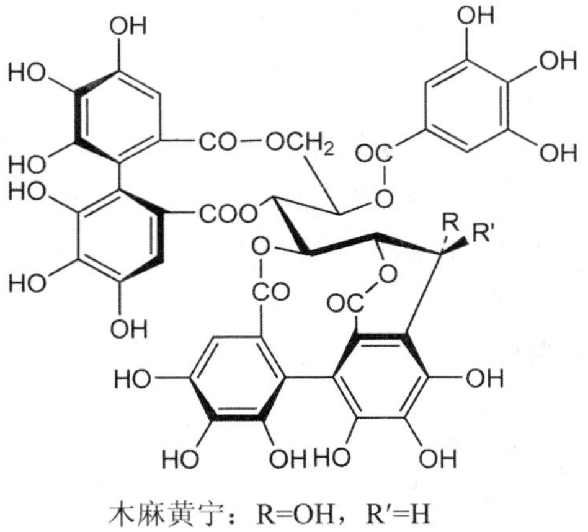

木麻黄宁：R=OH，R′=H
旌节花素：R=H，　R′=OH

（5）咖啡鞣质（caffeetannins）　咖啡豆所含的多元酚类成分主要是绿原酸（chlo-rogenic acid），少量含有的 3,4－、3,5－、4,5－二咖啡酰奎宁酸化合物均具鞣质活性，这些化合物称为咖啡鞣质。此类二咖啡酰奎宁酸（dicaffeoylquinic acid）类化合物也多见于菊科植物中。

	R_1	R_2	R_3
chlorogenic acid	caffeoyl	H	H
3, 4-di-O-caffeoylquinic acid	caffeoyl	caffeoyl	H
3, 5-di-O-caffeoylquinic acid	caffeoyl	H	caffeoyl
4, 5-di-O-caffeoylquinic acid	H	caffeoyl	caffeoyl

caffeoyl= —CO—CH＝CH—

2. 缩合鞣质类　缩合鞣质是以黄烷-3-醇等为单元构成的缩合产物，因此，又称为黄烷类鞣质（flavonoid tannin）。该类鞣质成分用酸、碱、酶处理或久置均不能水解，但可缩合为高分子不溶于水的产物"鞣红"（亦称鞣酐，tannin reds, phlobaphenies），故又称为鞣红鞣质类（phlobatannins）。此类鞣质基本结构是（＋）儿茶素（catechin）、（－）表儿茶素（epicatechin）等黄烷-3-醇（flavan-3-ol）或黄烷-3,4-二醇类（flavan-3,4-diol）通过4,8-或4,6位以C-C缩合而成的。

缩合鞣质主要存在于植物的果实、种子及树皮等中。例如，柿子、槟榔、钩藤、山茶、麻黄、翻白草、茶叶、大黄、肉桂等都均含有缩合鞣质。缩合鞣质与空气接触，特别是在酶的影响下很易氧化、脱水缩合为暗棕色或红棕色的鞣红沉淀。因其缩合度大，结构内不同单体间的4,8-及4,6-位结合可能同时存在，且C_3-OH部分又多数与没食子酰基结合。同时，类似化合物往往同时存在于一种植物中，多数形成复杂的混合体，使得缩合鞣质的分离、精制和结构测定十分复杂。作为缩合鞣质的组成单元，黄烷醇的结构特征、化学性质、波谱特征，无不反映于缩合鞣质中。因此，研究和了解缩合鞣质，可先从黄烷醇着手切入。

（1）黄烷-3-醇类　此类产物中儿茶素是最重要的化合物，儿茶素又称儿茶精，因最初由印度儿茶中得到而名之。化学结构式是5,7,3′,4′-四羟基黄烷-3-醇，且分子中有2位碳、3位碳两个手性碳原子，故应有四个立体异构体，即（＋）儿茶素、（－）儿茶素、（＋）表儿茶素和（－）表儿茶素。它们在热水中易发生差向立体异构化反应。在天然界中分布最广泛的是（＋）儿茶素和（－）表儿茶素。

(+)儿茶素　　　　　　　　　　（－)表儿茶素

儿茶素不属于鞣质，但可作为鞣质的前体物。在强酸的催化下，（＋）儿茶素可发生聚合反应，生成二儿茶素。这种类型的二聚体仍具有亲电和亲核中心，可以继续发生缩合生成多聚体，聚合位置除在C_8位外，还可能在C_6位。（＋）儿茶素是在各种多元酚氧化酶的催化作用下所生成的鞣质，与（＋）儿茶素通过自氧化生成的鞣质极为相似，反应也需要氧参与，但反应时间及温度都低于自氧化反应。

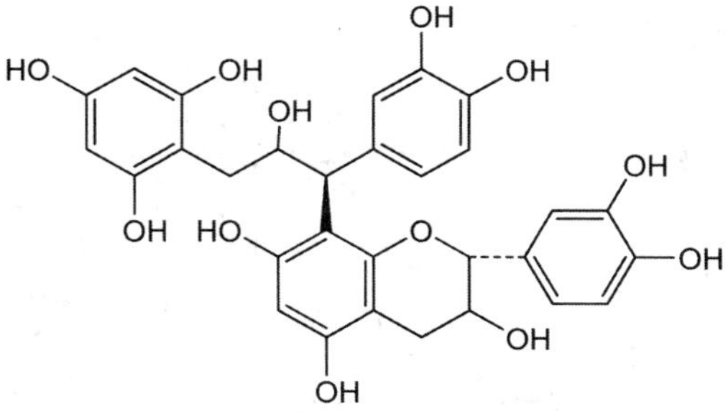

二儿茶素

（2）黄烷 - 3,4 - 二醇类　此类化合物是儿茶素类 C_4 - 羟基衍生物，又称为无色花色素或白花素类（leucoanthocyanidins）。它与黄烷 - 3 - 醇都是缩合鞣质的前体。黄烷 - 3,4 - 二醇的化学性质比黄烷 - 3 - 醇活泼，容易发生聚缩反应，在植物体内含量较少。

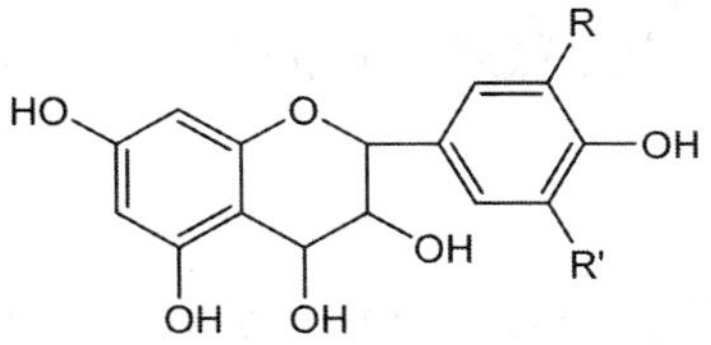

R=OH，R′=H　无色矢车菊苷元（leucocyanidin）
R=R′=H　无色天竺葵苷元（leucopelargonidin）
R=R′=OH　无色飞燕草苷元（leucodelphinidin）

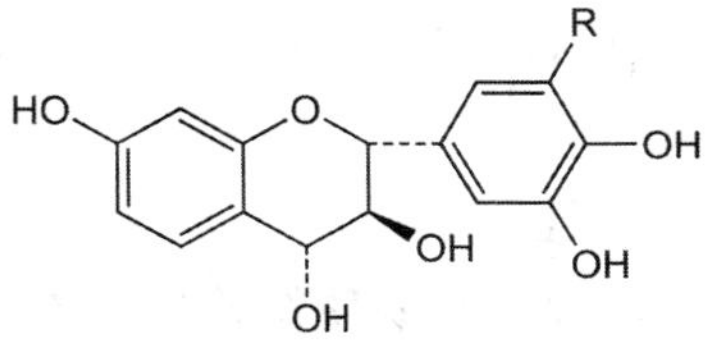

R=OH　（+)白刺槐定（leucorobinetinidin）
R=H　（+)柔金合欢素（mollisacacidin）

（3）原花色素类（proanthocyanidin）　原花色素是植物体内形成的、在热酸 - 醇处理下能生成花色素（anthocyanidins）物质。绝大部分天然缩合鞣质都是聚合的原花色素。原花色素本身不具鞣性，二聚原花色素能使蛋白质沉淀，具有不完全鞣性，自三聚体起才有明显的鞣性，以后随分子量的增加而鞣性增加。原花色素组成单元的酚羟基类型不同，它们相应生成的花色素也不同。例如，在酸处理下，原花青定生成花青定，原菲瑟定生成菲瑟定是，但在植物体内二者之间并不存在生源上的关系。

3. 复合鞣质　复合鞣质（complex tannine）是由构成缩合鞣质的单元黄烷 - 3 - 醇与可水解鞣质部分通过 C - C 键连接而成的一类化合物，因此，兼有可水解鞣质和缩合鞣质的结构特征和性质。该类鞣质首先是从壳斗科植物中分离得到，现已发现它们同时存在于含有可水解鞣质和缩合鞣质的植物中。如得自于使君子科植物榄仁树 *Terminalia catappa* 及其近缘植物中的 anogeissinin 等，以及从山茶 *Camellia japonica* 植物中分得的山茶素 B、D 等均属于此类。

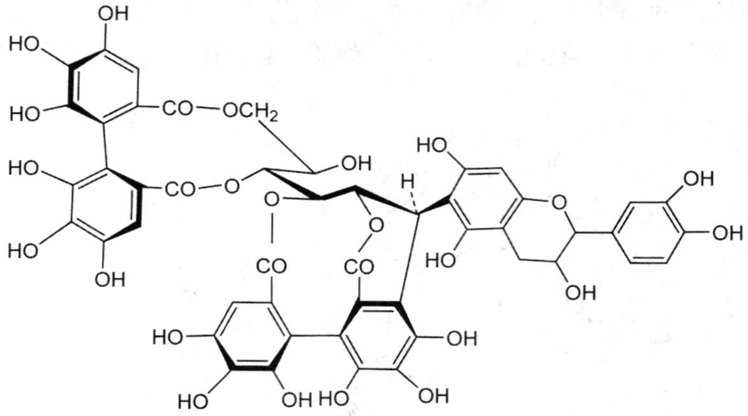

山茶素 B

（三）鞣质的理化性质

1. 物理性质　鞣质大多为灰白色无定形粉末，并多具有吸湿性。鞣质极性较强，溶于水、甲醇、乙醇、丙酮，可溶于乙酸乙酯、丙酮和乙醇的混合液，难溶或不溶于乙醚、苯、氯仿、石油醚及二硫化碳等。少量水存在能够增加鞣质在有机溶剂中的溶解度。

2. 化学性质

（1）还原性　鞣质结构中含有酚羟基，为强还原剂，很易被氧化，能还原斐林试剂等。

（2）与蛋白质沉淀　鞣质能与蛋白质结合产生不溶于水的沉淀，能使明胶从水溶液中沉淀析出。

（3）与重金属盐沉淀　鞣质的水溶液能与重金属盐，如醋酸铅、醋酸铜、氯化亚锡或碱土金属的氢氧化物溶液等作用生成沉淀。

（4）与生物碱沉淀　鞣质的水溶液可与生物碱生成难溶或不溶的沉淀，故可用作生物碱沉淀试剂。

（5）与三氯化铁的作用　鞣质的水溶液与 $FeCl_3$ 作用，呈蓝黑色或绿黑色或产生沉淀。蓝黑墨水的制造就以鞣质为原料。

（6）与铁氰化钾氨溶液的作用　鞣质与铁氰化钾氨溶液反应呈深红色，并很快变成棕色。

（四）鞣质的提取与分离

1. 鞣质的提取　用于提取鞣质的中药原料最好用鲜品，且宜立即浸提，也可以用冷冻或浸泡在丙酮中的方法贮存。原料的干燥宜在尽可能短的时间内完成，以避免鞣质在水分、日光、氧气和酶的作用下发生转化，提取鞣质类化合物要在选择合适溶剂的基础上，注意控制提取的温度和时间，力求快速、完全，以达到不破坏鞣质之目的。

提取鞣质时常用的溶剂是 50% ～70% 含水丙酮，其比例视原料含水率而异。含水丙酮对鞣质的溶解能力强，提取率提高。提取过程见图 4 -4。

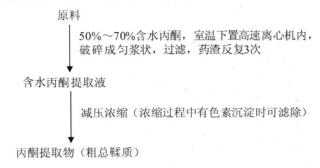

图 4 -4　鞣质提取流程图

2. 鞣质的分离　鞣质是复杂的多元酚，有较大的分子量和强的极性，且又常是由许多化学结构和理化性质十分接近的化合物组成的复杂混合物，故难于分开。同时，鞣质的化学性质比较活泼，在分离时可能发生氧化、缩合等反应而改变了原有的结构等。随着各种色谱方法技术的发展及应用，鞣质类成分的分离研究有了快速的发展，即使如此，鞣质的分离和纯化仍然是鞣质研究中十分费时而又困难的工作。将鞣质制成甲醚化或乙酸酯衍生物有助于鞣质的分离，目前缩合鞣质中绝大部分高聚物的纯化合物都是以甲基醚或乙酸酯的形式分离出来的。

鞣质的分离及纯化方法主要有沉淀法、透析法、结晶法和色谱法。

（1）**溶剂法**　通常将含鞣质的水溶液先用乙醚等极性小的溶剂萃取，除去极性小的杂质，然后用乙酸乙酯提取，可得到较纯的鞣质。亦可将鞣质粗品溶于少量乙醇或乙酸乙酯中，逐渐加入乙醚，鞣质可沉淀析出。

（2）**沉淀法**　利用鞣质可与蛋白质结合的性质，从水溶液中分离鞣质。向含鞣质的水溶液中分批加入明胶溶液，滤取沉淀，用丙酮回流，鞣质溶于丙酮，蛋白质不溶于丙酮而析出，这也是将鞣质与非鞣质成分相互分离的常用方法。

（3）**柱色谱法**　柱色谱是目前制备鞣质及其化合物的有效方法。普遍采用的固定相是 Diaion HP - 20、Toyopearl HW - 40、Sephadex LH - 20 及 MCI Gel CHP - 20。以水 - 甲醇、水 - 乙醇、水 - 丙酮为流动相。

利用 Sephadex LH - 20 柱对提取物进行初步分组的流程如图 4 -5 所示。依次采用不同的流动相进行洗脱，可得到不同的组分。

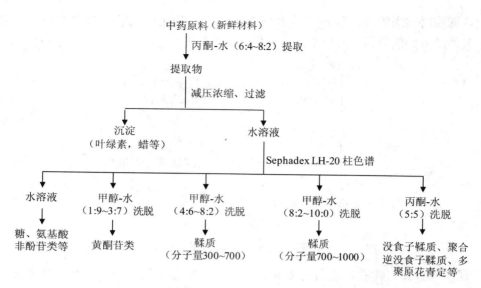

图4-5　Sephadex LH-20 分离鞣质流程图

　　常采用多种柱色谱相结合的方法进行鞣质分离纯化，经验方法是依此顺序组合使用：Diaion HP - 20→Toyopearl HW - 40→MCI Gel CHP - 20，因它们在水中吸附力最强，故开始先用水冲洗，洗脱出一些多糖、多肽及蛋白质等水溶性杂质。然后依次用10%、20%、30%、40%……含水甲醇洗脱，最后用70%含水丙酮洗脱。流程如图4-6所示。

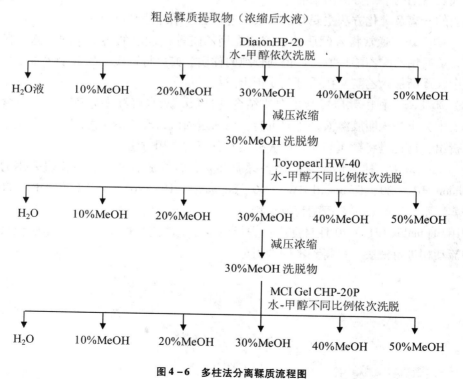

图4-6　多柱法分离鞣质流程图

经 MCI GHP－20P 柱色谱后的各洗脱流分过程中即可用 HPLC 检测，单一组分者合并后回收溶剂，即可得到单体鞣质化合物。

（4）**高效液相色谱法**　HPLC 法对鞣质不仅具有良好的分离效果，而且还可以用于判断鞣质分子的大小、各组分的纯度及 α、β－异构体等，具有简便、快速、准确、实用性强等优点。

正相 HPLC 采用的分离柱多为 Superspher Si 60 及 Zorbax SIL；检测波长为 280nm；流动相为环己烷－甲醇－四氢呋喃－甲酸（60:45:15:1，V/V）＋草酸 500mg/1.2L；反相 HPLC 采用的分离柱多为 Lichrospher RP－18，检测波长为 280nm，温度 40℃，流动相为①0.01mol/L 磷酸－0.01mol/L 磷酸二氢钾－乙酸乙酯（85:10:5），②0.01mol/L 磷酸－0.01mol/L 磷酸二氢钾－乙腈（87:13）。

①可水解鞣质分子大小的判断：测定用样品的制备程序一般为：原料用 70% 含水丙酮室温破碎提取，提取液减压浓缩至干，再用适量无水甲醇溶解，离心除去不溶物即可用于正相 HPLC。可水解鞣质依据葡萄糖核的数目可分为单体、二聚体、三聚体及四聚体等。因其分子大小及基团极性的不同，从而使其正相 HPLC 的保留时间（t_R）产生显著的正比差异。在同一流动相中，分子量越大，t_R 越大。因而，利用正相 HPLC 可以初步判断样品中各组分的分子大小。

②各组分纯度及 α,β－异构体的判断：在对粗鞣质进行柱色谱分离时，需要对各个流分进行纯度检查。正、反相 HPLC 均能达到快速准确目的。反相 HPLC 一般具有更加灵敏准确的优点，尤其是在判断葡萄糖的 C_1－OH 是否游离从而表现为 α,β－异构体方面有独到之处。例如，当用正相 HPLC 展开，被测样品呈现为单峰，而用反相 HPLC 展开呈现双峰时，就可能有两种情况，一是样品不纯，为 2 个组分混合物；二是样品中的葡萄糖部分 C_1－OH 游离，从而形成的 α,β－对端基异构体。这两种情况的区别方法是：在被测样品中加入少量 $NaBH_4$，振摇，还原反应完成后，在同样条件下进行反相 HPLC，若原来的双峰消失，产生了新的比原来的双峰 t_R 较小的单峰，则该样品为 α,β 异构体，无需进一步分离；若无变化，则说明该样品为两成分的混合物，需要进一步分离。

（五）鞣质的检识

鞣质的定性检识反应最基本的是使明胶溶液变混浊或生成沉淀。鞣质的简易定性检识法如图 4－7 所示。以丙酮－水（8:2）浸提植物原料（0.1～0.5g），将提取物在薄层色谱上（硅胶 G 板上，多用氯仿－丙酮－水－甲酸不同比例作展开剂）展开后，分别依次喷以三氯化铁及茴香醛－硫酸或三氯化铁－铁氰化钾（1:1）溶液，根据薄层上的斑点颜色可初步判断化合物的类型。

鞣质由于分子量大，含酚羟基多，故薄层鉴定时一般需在展开剂中加入微量的酸，以提高极性，增加酚羟基的游离度。在硅胶层析中，常用的展开系统为苯－甲酸乙酯－甲酸（2:7:1）。此外，利用化学反应也可对可水解鞣质与缩合鞣质进行初步的区别，方法和结果见表 4－22。

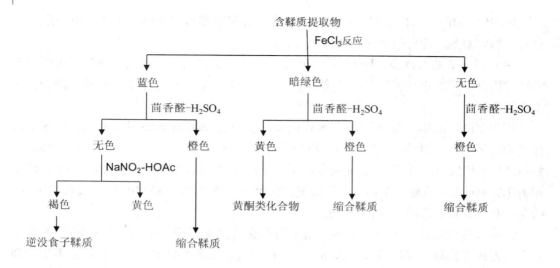

图 4 - 7　鞣质的简易定性检识法

表 4 - 22　可水解鞣质、缩合鞣质的鉴别反应

鉴别试剂	可水解鞣质	缩合鞣质
稀酸（共沸）	无沉淀	暗红色鞣红沉淀
溴水	无沉淀	黄色或橙红色沉淀
三氯化铁	蓝色或蓝黑色（或沉淀）	绿或绿黑色（或沉淀）
石灰水	青灰色沉淀	棕或棕红色沉淀
乙酸铅	沉淀	沉淀（可溶于稀乙酸）
甲醛或盐酸	无沉淀	沉淀

（六）鞣质的结构研究

结构研究的基本方法是结合经典方法首先使用酸使鞣质完全水解或用水或酶使之部分水解，或用硫酸降解法等，而后充分发挥各种波谱法的优势。

1. ^1H - NMR 谱　通过制备甲基化衍生物后再测定^1H - NMR，可测定出酚羟基的数目，根据^1H - NMR 中糖上 C_1 - H 的数目可以判断糖的个数，根据偶合常数关系可以找出各组糖上氢的归属，根据芳香氢数目及化学位移，可以判断其芳核的取代情况。此外，根据^1H -^1H COSY 谱的测定，可以确定各氢间的关系。

（1）芳香氢部分

①没食子酰基（G）：在 $\delta 6.9 \sim 7.2$ 会出现一个双质子单峰，根据此范围内出现的双质子单峰的个数，可推断分子中没食子酰基的数目。

②六羟基联苯二甲酰基（HHDP）：在δ6.3～6.8出现分别归属于 H_A 和 H_B 的两个单峰信号。但 H_A 与 H_B 的确定，一般较难进行。

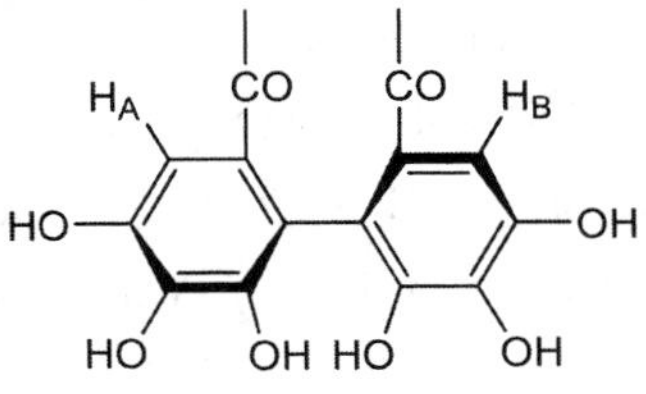

s-HHDP

③橡腕酰基（Val）：在δ6.3～6.8分别出现两个质子的单峰信号，在δ6.9～7.2出现一个质子的单峰信号，它们分别归属于 H_A、H_B 及 H_C。

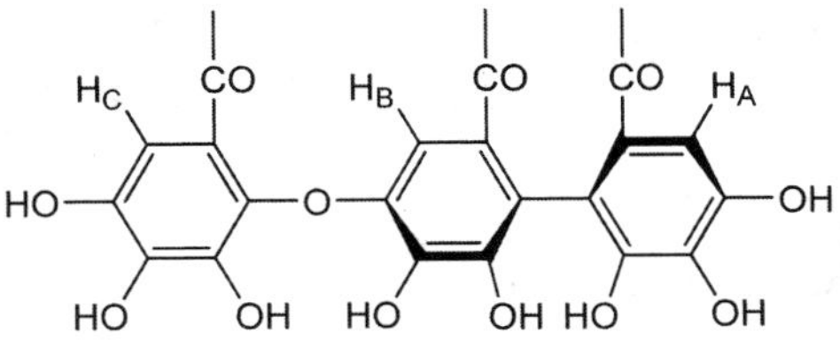

S-Val

④地榆酰基（Sang）及脱氢二没食子酰基（DHDG）：两者在δ6.8～7.4均可出现来源于没食子酰基 H_A 和 H_B 的两个双峰信号，偶合常数约2Hz；另外，在δ7.0～7.20还可见一个单质子的单峰信号（H_C）。

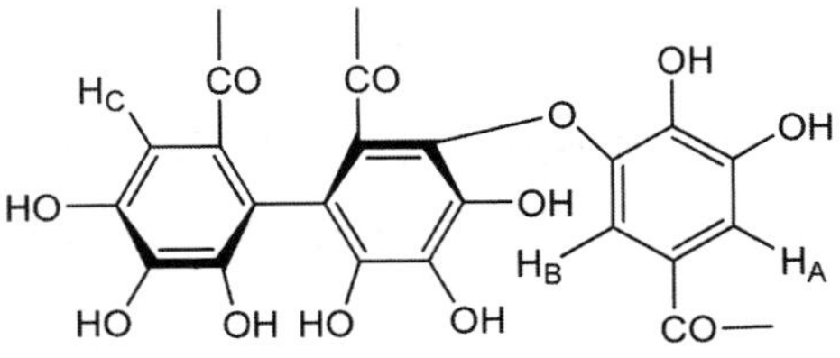

Sang

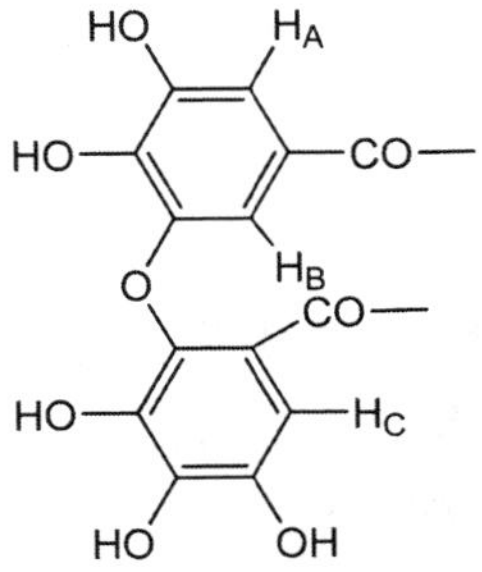

DHDG

（2）糖基部分　鞣质中的糖部分主要为葡萄糖。它以 $^4C_1$ 型或 $^1C_4$ 型两种形式存在，其中 $^4C_1$ 型最为多见。$^1C_4$ 型因羟基均为直立键，不稳定，若被酰化后羟基被固定，各个氢均能分开，并显著向低场位移。

2. ^{13}C - NMR谱　^{13}C - NMR能判断可水解鞣质中没食酰基（G）、六羟基联苯二甲酰基（HHDP）的数目、酰化位置及糖基的构型。对于 $^4C_1$ 的葡萄糖基，某两个碳原子上的羟基被酰化时，该两个碳原子的 δ 增加0.2～1.2，而相邻碳原子的 δ 值降低1.4～2.8。例如：4、6位碳被酰化时，C-4、C-6的 δ 值增加，C-3、C-5的 δ 值降低。

HMQC及HMBC的应用，使得鞣质化学结构的判断更为方便、准确。通过前者测定，可以知道结构中C与H的关系，后者可以了解相距两个或三个键以上的C与H间的偶合，从而确定它们之间的相对位置。迄今已有大量关于鞣质及其有关化合物的^{1}H－NMR 及^{13}C－NMR 谱可以利用，有效地提高了鞣质化合物结构解析的工作效率。例如，玫瑰素 A（rugosin A）结构中的 valoneoyl 基与 glucose 残基中，4、6 位连接的确定，即采用 HMBC 技术，通过测定其三键长距离偶合（J_{CH} =10Hz），结果发现 Val 基羰基碳信号不但与 H_B 相关，而且也与葡萄糖的 C_6－H 相关，Val 基的另一羰基碳信号不但与 H_C 相关，亦与葡萄糖的 C_4－H 相关，从而证明了 Val 基中的 HHDP 连接在葡萄糖 4、6 位上。

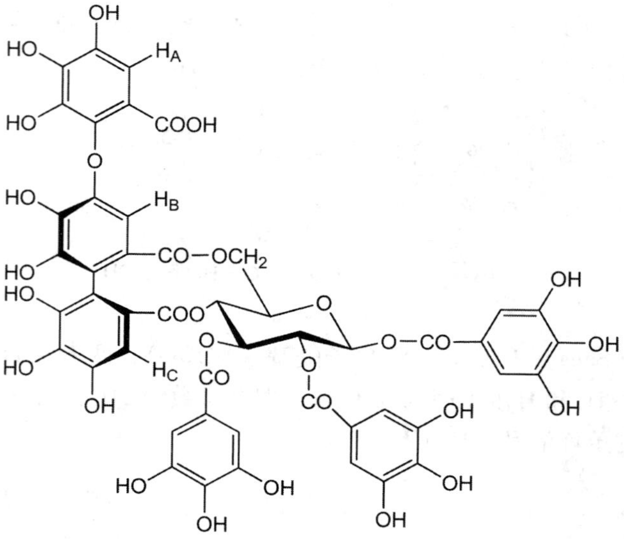

玫瑰素 A

3. 质谱 鞣质类化合物的结构鉴定过程中多采用 FAB－MS 谱技术进行。可直接测定可水解鞣质不必制备衍生物，常可见到 [M＋Na]$^+$、[M＋K]$^+$或 [M＋H]$^+$峰，这是因为在测定时使用了 NaCl 或 KCl。

七、萜类

（一）概述

1. 萜类的含义及分类 萜（terpenoid）通常是指具有五个碳基本单元的化合物及其衍生物，从生源上看是由甲戊二羟酸（mevalonic acid，MVA）衍生而成；从结构上看，萜类是由异戊二烯或异戊二烷以多种形式连接而成的一类化合物。因此，分子通式符合（C_5H_8）$_n$的化合物称为萜类。

关于萜类化合物的结构分类，目前仍沿用经典的 Wallach 的异戊二烯法则（isoprene rule），按异戊二烯单位的多少进行分类。见表 4－23。

表4 - 23　萜类的分类及存在形式

类别	碳原子数	异戊二烯单位数	存在形式
半萜	5	1	植物叶
单萜	10	2	挥发油
倍半萜	15	3	挥发油
二萜	20	4	树脂、苦味素、植物醇、叶绿素
二倍半萜	25	5	海绵、植物病菌、昆虫代谢物
三萜	30	6	皂苷、树脂、植物乳汁
四萜	40	8	植物胡萝卜素
多萜	$\sim 7.5 \times 10^3$ 至 3×10^5	>8	橡胶、硬橡胶

2. 萜类化合物的分布　萜类化合物在中药资源中分布极为广泛，藻类、菌类、地衣类、苔藓类、蕨类、裸子植物及被子植物中均有萜类成分的存在，尤其在裸子植物及被子植物中萜类化合物分布得更为普遍，种类及数量更多。在被子植物的30多个目、数百个科属中发现有萜类化合物。分布规律如下。

单萜类成分在唇形科、伞形科、樟科及松科的腺体、油室及树脂道内大量存在。倍半萜类成分种类数量最多，在木兰目、芸香目、山茱萸目及菊目中分布较为集中，但在毛莨目植物中尚未见到倍半萜类化合物。二萜类化合物分布丰富的科属有五加科、马兜铃科、菊科、橄榄科、杜鹃花科、大戟科、豆科、唇形科和茜草科。二倍半萜数量不多，在羊齿植物、菌类、地衣类、海洋生物及昆虫的分泌物中存在。三萜类化合物在自然界中分布很广，菌类、蕨类、单子叶和双子叶植物、动物及海洋生物中均有分布，尤以双子叶植物中分布最多，是构成植物皂苷、树脂等的重要物质。四萜类化合物主要是一些脂溶性色素，广泛分布于植物中，一般为红色、橙色或黄色结晶。

（二）萜类化合物的结构与分类

1. 单萜　单萜（monoterpenoid）是指含有2个异戊二烯的萜类化合物，其基本碳架由10个碳原子组成。多是挥发油的组成成分，常存在于高等植物的腺体、油室及树脂道等分泌组织内，昆虫和微生物的代谢产物，以及海洋生物中。单萜多具有较强的香气和生物活性，是医药、食品及化妆品工业的重要原料。

在单萜的生物合成途径中，形成焦磷酸香叶酯（GPP）后，即可衍生成无环单萜，而GPP亦可经异构化酶作用转化成焦磷酸橙花酯，再进而生成各类环状单萜。

单萜类可分为无环（开链）、单环、双环及三环等结构种类，大多为六元环，也有三元、四元、五元及七元的碳环。

（1）无环单萜（acyclic monoterpenoids）

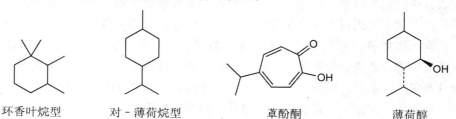

月桂烷型　　　艾蒿烷型　　　香叶醇　　　　香橙醇　　　　蒿酮　　　　柠檬醛

香叶醇（geraniol）习称牻牛儿醇，玫瑰油、香叶天竺葵油及香茅 Cymbopogon marfini 叶的挥发油中均含有此成分，是玫瑰系香料必含的组成成分，亦是香料工业不可缺少的原料。玫瑰花中含有香叶醇葡萄糖苷（geranyl‑β‑D‑glucoside），此苷可缓慢水解，使花的芳香保持久长。香橙醇（nerol）是香叶醇（反式）的几何异构体，在香橙油及香柠檬 Citrus bergamia 果皮挥发油中存在，也是香料工业重要的原料。蒿酮（artemisia ketone）存在于黄花蒿 Artemisia annua 植物的挥发油中。

柠檬醛（citral）又称枸橼醛，有顺反异构体，反式为α‑柠檬醛，又称香叶醛（geranial），顺式柠檬醛又称橙花醛（neral）。它们通常混合共存，但以反式柠檬醛为主，具有柠檬香气，为重要的香料。在香茅油中可达70%～85%，山鸡椒 Litsea cubeba、橘子油中均有大量存在。

（2）单环单萜（monocyclic monoterpenoids）　　单环单萜类化合物是由链状单萜经环合而成的产物，主要有对薄荷烷型和环香叶烷型。

环香叶烷型　　　对‑薄荷烷型　　　草酚酮　　　　薄荷醇

薄荷醇（menthol）的左旋体习称薄荷脑，是薄荷油中的主要组成部分。薄荷醇具有一定的镇痛、止痒和局麻作用，亦有防腐、杀菌和清凉作用。

胡椒酮（piperitone）习称辣薄荷酮、洋薄荷酮。存在于芸香草（含量可达35%以上）等多种中药的挥发油中，有松弛平滑肌作用，是治疗支气管哮喘的有效成分。

桉油精（cineole，eucalyptol）是桉叶挥发油中的主成分（约占70%），在桉油低沸点馏分（白油）中可达30%。蛔蒿花蕾挥发油中亦含有桉油精。本品遇盐酸、氢溴酸、磷酸及甲苯酚等可形成结晶性加成物，加碱处理又分解出桉油精。有似樟脑香气，用作防腐杀菌剂。

紫罗兰酮（ionone）存在于千屈菜科指甲花 Lawsonia inermis 挥发油中，工业上由柠檬醛与丙酮缩合制备。紫罗兰酮是混合物，α‑紫罗兰酮（环中双键处于4,5位）可作香料，β‑紫罗兰酮（环中双键处于5,6位）可用作合成维生素A的原料。二氢α‑紫罗兰酮存在于龙涎香中，有较佳的香气。尚从玄参科植物地黄 Rehmannia glutinosa 的块根中分得新单萜苷类化合物 rehmaionoside A、B、C、D，为环香叶烷型苷类和紫罗兰酮苷类化合物。

斑蝥素（cantharidin）存在于斑蝥及其同属各种芫青虫体中，约含2%，可作为皮肤发赤、发泡或生毛剂。制备成 *N* - 羟斑蝥胺（*N* - hydroxy - cantharidimide），可用于肝癌的治疗。

（3）双环单萜（bicyclic monoterpenoid） 双环单萜类化合物的结构类型约有15种之多，较常见的有蒈烷型、蒎烷型、莰烷型、守烷型、异莰烷型和葑烷型。

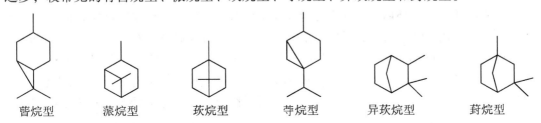

| 蒈烷型 | 蒎烷型 | 莰烷型 | 莳烷型 | 异莰烷型 | 葑烷型 |

芍药苷（paeoniflorin）是芍药 *Paeonia albiflora* 根中的蒎烷单萜苷。在芍药中还有白芍药苷（albiflorin）、氧芍药苷（oxypaeoniflorin）、苯甲酰芍药苷（benzylpaeoniflorin）等结构类似的苷，多具有镇静、镇痛、抗炎活性。

龙脑（borneol）即中药冰片。龙脑的右旋体［α］ +37.7°（乙醇）是得自龙脑香树 *Dryobalanops camphora* 树干裂隙、节结或空洞内的渗出物。左旋龙脑［α］ - 37.7°（乙醇），在海南省产的艾纳香 *Blumea balsmifera* 全草中含有。合成品是消旋龙脑。均用于香料、清凉剂及中成药。

樟脑（camphor）的右旋体在樟脑油中约占50%，左旋樟脑在菊蒿 *Tanacetum vulgare* 油中存在，合成品为消旋体。消旋体在菊 *Chrysanthemum sinensis* var. *japonicum* 中亦有存在。樟脑有局部刺激和防腐作用，可用于神经痛、炎症及跌打损伤的治疗。

刺柏烯（sabinene）又称冬青油烯，在刺柏 *Juniperus sabina* 挥发油中含有。莰烯（camphene）是唯一结晶性萜烯，右旋体熔点51℃～52℃，存在于樟木、樟叶挥发油中。左旋体熔点49℃～50℃，存在于缬草油、香茅油中。二者沸点均为158℃～160℃。

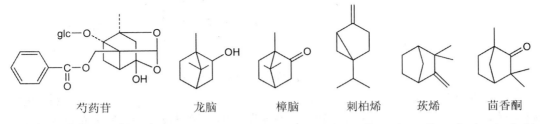

| 芍药苷 | 龙脑 | 樟脑 | 刺柏烯 | 莰烯 | 茴香酮 |

（4）环烯醚萜类（iridoids） 环烯醚萜类化合物为植物界中虹彩二醛（iridoidial）通过分子内羟醛缩合形成的产物。环烯醚萜类多具有半缩醛及环戊烷环结构，其半缩醛 C_1 - OH 性质不稳定，故环烯醚萜类化合物主要以 C_1 - OH 与糖成苷的形式存在于植物体内，而根据环戊烷环是否裂环，可将环烯醚萜类化合物分为环烯醚萜苷及裂环环烯醚萜苷两大类。环烯醚萜类化合物在中药资源中分布较广，特别是在玄参科、茜草科、唇形科及龙胆科中较为常见。

①环烯醚萜及其苷类：其苷元结构特点为1位碳多连有羟基，并多成苷，且多为

β－D－葡萄糖苷，常有双键存在，一般为 $\Delta^{3(4)}$，也有 $\Delta^{6(7)}$ 或 $\Delta^{7(8)}$ 或 $\Delta^{5(6)}$，5、6、7位碳有时连羟基，8位碳多连甲基或羟甲基或羟基，6位或7位碳可形成环酮结构，7和8碳之间有时具环氧醚结构，1、5、8、9位碳多为手性碳原子。

根据 C_4 位取代基的有无，此类化合物进一步又分为环烯醚萜苷及4－去甲基环烯醚萜苷两种类型。环烯醚萜苷的 C_4 位多连有甲基或羧基、羧酸甲酯、羟甲基，故又称为 C_4 位有取代基环烯醚萜苷。

在酸性环境下，环烯醚萜苷类化合物易发生水解反应，生成半缩醛结构的苷元，由于半缩醛结构化学性质活泼，易发生缩合。因此，水解环烯醚萜苷时难以得到原苷元。

栀子苷（jasminoidin, geniposide）及京尼平－1－O－龙胆双糖苷（genipin－1－O－gentiobioside）存在于栀子 *Gardenia jasminoides* 果实中，它们与栀子清热泻火、治疗肾炎水肿作用有一定关系。栀子苷具有一定泻下作用，其苷元京尼平（genipin）具有显著的促进胆汁分泌活性。

鸡屎藤苷（paederoside）是鸡屎藤 *Paederia scanden* 的主要成分，其 C_4 位羧基与 C_6 位羟基形成 γ－内酯，鸡屎藤组织损伤时产生鸡屎嗅味，系此化合物酶解生成甲硫醇所致。马鞭草苷（verbenalin）存在于马鞭草 *Verbena offinalis* 中，具有与麦角相似的收缩子宫作用，也是副交感神经作用器官的兴奋剂，并有镇咳作用。

臭蚁内酯（iridomyrmecin）是从臭蚁 *Iridomyrmex humilis* 防卫分泌物中分离出的成分，是从动物体内发现的第一个抗生素，可抑制根霉、青霉、麦菊霉等多种真菌生长，并有杀灭多种昆虫作用，其效果大于六六六及 DDT，且对人畜无害。此外对猫有特异兴奋引诱作用。

4－去甲基环烯醚萜苷为环烯醚萜苷 C_4 位去甲基降解苷，苷元碳架部分由9个碳组成，又称作 C_4 位无取代基环烯醚萜苷，其他取代与环烯醚萜苷相似。

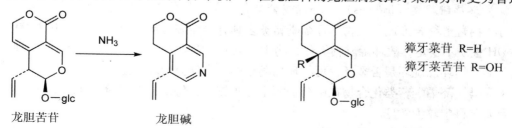

栀子苷　　　京尼平－1－O－龙胆双糖苷　　　鸡屎藤苷　　　马鞭草苷

②裂环环烯醚萜及其苷类：此类化合物苷元的结构特点为 C_7－C_8 间键断裂成裂环状态，断裂后 C_7 有时还可与 C_{11} 形成六元内酯结构。裂环环烯醚萜苷在龙胆科、睡菜科、忍冬科、木犀科等植物中分布较广，在龙胆科的龙胆属及獐牙菜属分布更为普遍。

龙胆苦苷　　　　　　　龙胆碱　　　　　　獐牙菜苷　R=H
　　　　　　　　　　　　　　　　　　　　獐牙菜苦苷　R=OH

龙胆苦苷（gentiopicroside）在龙胆科多属植物中存在，是中药龙胆 *Gentiana scabra*、当药 *Swertia pseudochinensis* 及獐牙菜（青叶胆）*Swertia mileensis* 的主要有效成分和苦味成分。该类成分味极苦，将其稀释至 1∶12000 的水溶液，仍有显著苦味。龙胆苦苷在氨的作用下可转化成龙胆碱（gentianine），因此，有学者认为龙胆和当药中的龙胆碱是在提取过程中加入氨等原因使龙胆苦苷转化而成，但也有不同观点认为龙胆苦苷与龙胆碱在龙胆及当药中原本就共存。

环烯醚萜类化合物大多为白色结晶或粉末，多具有旋光性，味苦。易溶于水和甲醇，可溶于乙醇、丙酮和正丁醇，难溶于氯仿、乙醚和苯等亲脂性有机溶剂。

环烯醚萜类的苷易被水解，苷元遇酸、碱、羰基化合物和氨基酸等都能变色。例如，车叶草苷（asperuloside）与稀酸混合加热，能被水解、聚合产生棕黑色树脂状聚合物沉淀；若用酶水解，则显深蓝色，也不易得到结晶型苷元。游离的苷元遇氨基酸并加热，即产生深红色至蓝色，最后生成蓝色沉淀。因此，与皮肤接触，也能使皮肤染成蓝色。苷元溶于冰乙酸溶液中，加少量铜离子，加热显蓝色。这些呈色反应，可用于环烯醚萜苷的检识及鉴别。

2. 倍半萜类　倍半萜类（sesquiterpenoids）的骨架类型及化合物数量是萜类成分中最多的一类，倍半萜类的基本碳架是由 15 个碳原子，即 3 个异戊二烯单位构成，其通式为 $C_{15}H_{24}$。多与单萜类共存于植物挥发油中，是挥发油高沸程（250℃～280℃）的主要组分。倍半萜的含氧衍生物多有较强的香气和生物活性，是医药、食品、化妆品工业的重要原料。

焦磷酸金合欢酯（FPP）是倍半萜生物合成的前体，*cis*,*trans* - FPP 及 *trans*,*trans* - FPP 脱去焦磷酸基后，与其相应的双键环化形成适当的环状正碳离子，再经 Wagner - Meerwein 重排或甲基及氢的 1,2 - 移位（或消去）而衍生成各种碳架类型的倍半萜类化合物。

倍半萜类可分为无环(开链)、单环、双环、三环及四环等结构种类,其碳环可有五、六、七,乃至十二元的大环。倍半萜的结构类型、部分基本碳架及主要代表化合物介绍如下。

（1）**无环倍半萜**（acyclic sesquiterpenoids）　常见的无环倍半萜类化合物有金合欢烯、金合欢醇、橙花醇等。金合欢烯（farnesene）又称麝子油烯，存在于蔷薇科植物枇杷 *Eriobotrya japonica* 的叶片中、姜科植物姜 *Zingiber officinal* 等植物的挥发油中。

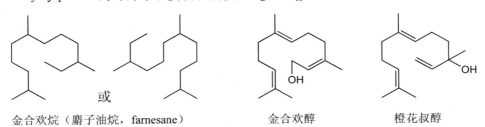

金合欢烷（麝子油烷，farnesane）　　金合欢醇　　　　　橙花叔醇

金合欢醇（farnesol）存在于金合欢 *Acacia farnesiana* 花油、橙花油及玫瑰花油中，香茅地上部分的挥发油中含量较多，为重要的高级香料原料。橙花醇（nerolidol）又称苦橙油醇，具有苹果香，是香橙 *Citrus aurantium* 花中主要芳香成分。该成分在降香 *Lig-*

num dalbergiae 挥发油中也存在。

（2）单环倍半萜（monocyclic sesquiterpenoids）　该类成分主要分为没药烷型（bis-abolane）、吉马烷型（germacrane）、榄烷型（elemane）、蛇麻烷型（humulane）等。

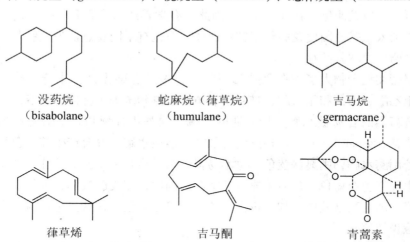

没药烷　　　　　　　　蛇麻烷（葎草烷）　　　　　　吉马烷
（bisabolane）　　　　　　（humulane）　　　　　　　（germacrane）

葎草烯　　　　　　　　　吉马酮　　　　　　　　　青蒿素

没药烯（bisabolene）存在于没药树脂的挥发油中，以及樟油、檀香油、八角茴香油等芳香油资源中；蛇麻烯（humulene）也称葎草烯（α-丁香烯，humulene，α-caryophyllene），存在于啤酒花 *Humulus lupulus* 挥发油中，为β-丁香烯（双环九碳大环）的十一碳大环异构物。

吉马酮（germacrone，又称杜鹃酮）存在于牻牛儿苗科植物大根老鹳草 *Geranium macrorrhizum* 植物的地上部分，以及杜鹃花科植物兴安杜鹃 *Rhododendron dauricum* 叶的挥发油中，具有平喘、镇咳之功效。

青蒿素（arteannuin，artemisinin）是从中药青蒿（黄花蒿）*Artemisia annua* 中分离到的具过氧结构的倍半萜内酯，具有确切的抗恶性疟疾活性，其多种衍生物制剂已应用于临床。

（3）双环倍半萜（bicyclic sesquiterpenoids）　双环倍半萜类化合物主要分为萘烷型和薁型等。萘烷型常见的有杜松烷、桉叶烷、颉草烷等型。

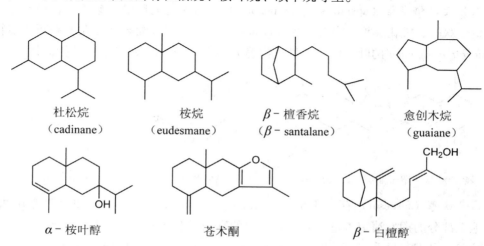

杜松烷　　　　　桉烷　　　　　β-檀香烷　　　　　　愈创木烷
（cadinane）　　（eudesmane）　（β-santalane）　　　（guaiane）

α-桉叶醇　　　　　　苍术酮　　　　　　β-白檀醇

桉叶醇（eudesmol）有两种异构体，分别称 α - 桉醇（α - eudesmol）及 β - 桉醇（β - eudesmol），在桉油、厚朴、苍术中含有。

苍术酮（atractylone）存在于苍术挥发油中，分子结构存在 1 个呋喃环，仍属桉烷型。棉酚（gossypol）是有毒的黄色色素，有杀精子作用，还有抗菌、杀虫活性，可视为焦磷酸金合欢酯（FPP）衍生的杜松烯型双分子衍生物，结构中不含手性碳原子，但由于两个苯环折叠障碍而有光学活性。在棉籽中为消旋体，有多种熔点不同的晶体：mp. 184℃（乙醚）、199℃（氯仿）、214℃（石油醚）。棉籽中约含 0.5%，在棉的茎、叶中亦含有。

薁类化合物（azulenoids）是由五元环与七元环骈合而成的芳烃衍生物。这类化合物可看成是由环戊二烯负离子和环庚三烯正离子骈合而成。所以薁是一种非苯型的芳烃类化合物，具有一定的芳香性。在挥发油分级蒸馏时，高沸点馏分中有时可看见蓝色或绿色的馏分，这显示可能有薁类成分存在。

薁类化合物在中药中有少量存在，多数是由存在于挥发油的氢化薁类脱氢而成。例如，愈创木醇（guaiol）是存在于愈创木 *Guajacum officinale* 木材的挥发油中的氢化薁类衍生物，当愈创木醇类成分在蒸馏、酸处理时可氧化脱氢而成薁类。

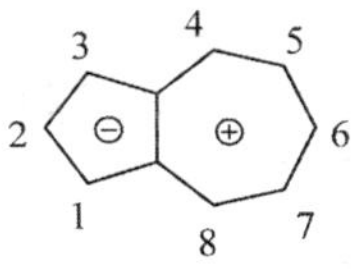

薁 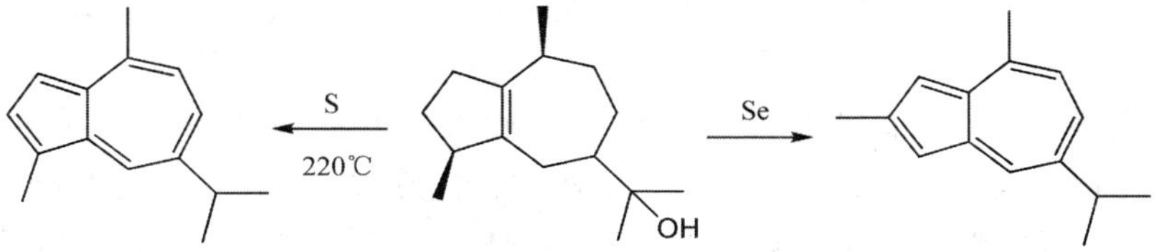　　　愈创木薁　　　　　愈创木醇　　　2，4 - 二甲基 - 7 - 异丙基薁

薁类沸点较高，一般在 250℃ ～300℃，不溶于水，可溶于有机溶剂和强酸，加水稀释又可析出，故可用 60% ～65% 硫酸或磷酸提取。也能与苦味酸或三硝基苯试剂产生 π 络合物结晶，此结晶具有敏锐的熔点可供鉴定。薁分子具有高度共轭体系的双键，在可见光（360～700nm）吸收光谱中有强吸收峰。中药中存在的薁类化合物多为其氢化产物，多无芳香性，且多属愈创木烷结构。

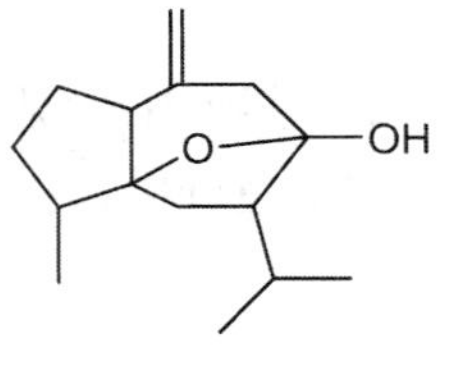

莪术醇 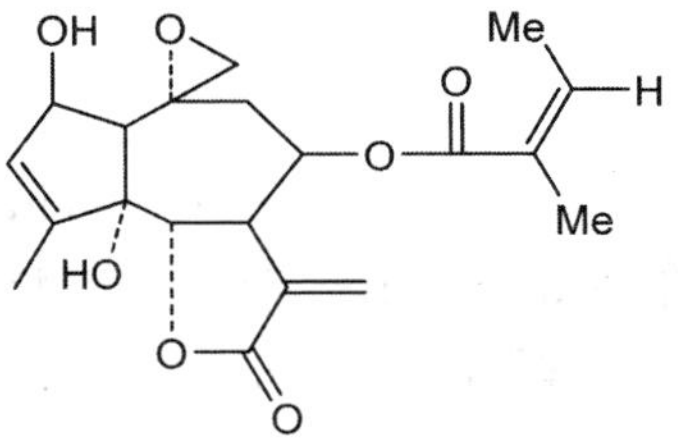　　　　　　　　　泽兰苦内酯

薁类化合物多具有抑菌、抗肿瘤、杀虫等活性。莪术醇（curcumol）存在于莪术根茎的挥发油内，具有抗肿瘤活性。泽兰苦内酯（euparotin）是圆叶泽兰 *Eupatorium rotundifolium* 中抗癌活性成分之一。

（4）三环倍半萜（tricyclic sesquiterpenoids）　常见的三环倍半萜类化合物有 α -

檀香烯（α－santalene）、α－檀香醇（α－santalol）、环桉醇（cycloeudesmol）等。

α－檀香烷　（α-santalane）　　　　　　　环桉醇　　　　　　　　　α－白檀醇

环桉醇（cycloeudesmol）存在于对枝软骨藻 *Chondric oppsiticlada* 植物体中，有很强的抗金黄色葡萄球菌作用，还有抗白色念珠菌活性。

α－白檀醇（α－santalol）存在于白檀木的挥发油中，属 α－檀香烷衍生物，有强大的抗菌作用，曾用作尿道消毒药。

3. 二萜类　二萜类（diterpenoids）的基本碳架是 20 个碳原子，即由 4 个异戊二烯单位构成，绝大多数不能随水蒸气蒸馏。二萜在自然界分布很广，属二萜类的植物醇为叶绿素的组成部分，凡绿色植物均含有，植物的乳汁及树脂多以二萜类化合物为主成分，在松科、毛茛科植物中分布尤为普遍。近年来，在菌类生物的代谢物及海洋生物中发现了一系列结构新颖的二萜类化合物。许多二萜含氧衍生物具有良好的生物活性，如穿心莲内酯、芫花内酯、雷公藤内酯、银杏内酯、紫杉醇等。

焦磷酸香叶基香叶醇（GGPP）是二萜类生物合成的前体，GGPP 脱去焦磷酸基形成环化正碳离子后，经反式 1,2－加成或移位反应，即可衍生成各种二萜类化合物。

二萜类的结构分为无环（开链）、单环、双环、三环、四环、五环等类型，天然无环及单环二萜较少，双环及三环二萜数量较多。二萜的结构类型，部分基本碳架及主要代表化合物介绍如下。

（1）无环二萜（acyclic diterpenoids）　　如植物醇（phytol），是广泛存在于叶绿素的中的成分，也是维生素 E 和 K_1 的合成原料。

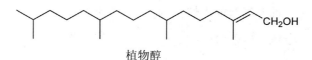

植物醇

（2）单环二萜（monocyclic diterpenoids）　　该类化合物在自然界中少见。樟油高沸程馏分中含有的 α－樟二萜烯，以及存在于动物肝脏中，特别是鱼肝中，往往以酯的形式存在的维生素 A（vitamin A）均为单环二萜。

维生素 A

（3）双环二萜（bicyclic diterpenoids）　　双环二萜类化合物多为半日花烷型（labdane）和克罗烷型（clerodane）。

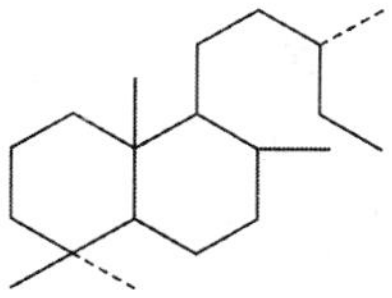

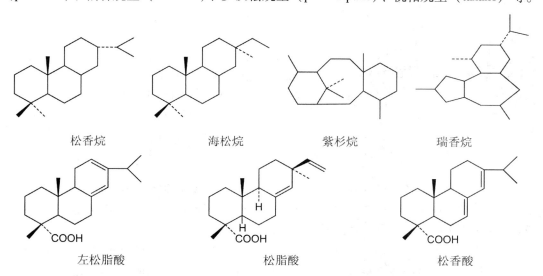

半日花烷（labdane） 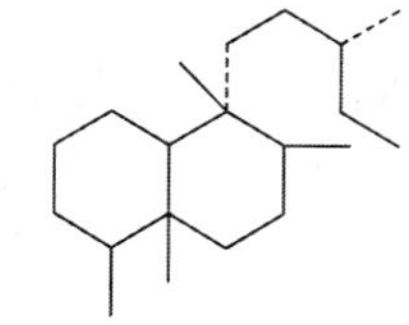　　克罗烷（clerodane） 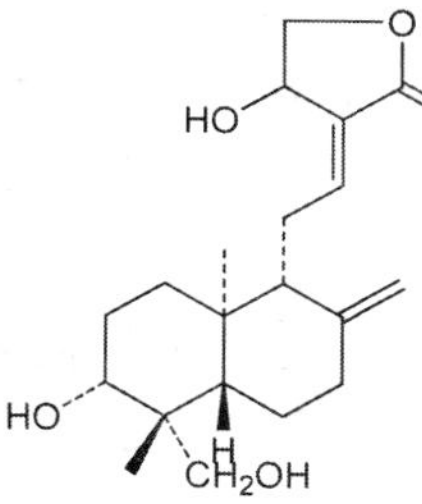　　穿心莲内酯 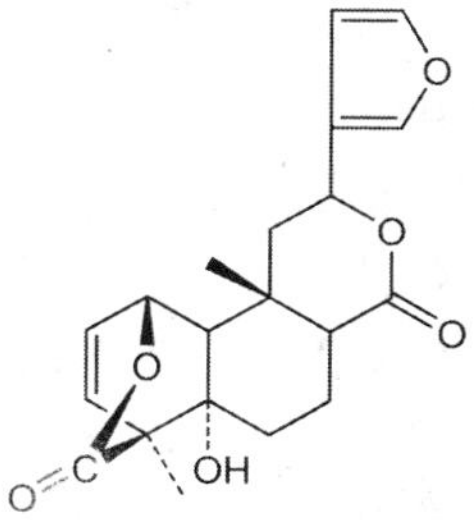　　　防己内酯

穿心莲内酯（andrographolide）系穿心莲 *Andrographis paniculata* 的抗炎主成分，临床已用于治疗急性菌痢、胃肠炎、咽喉炎、感冒发热等。

防己内酯（columbin）系克罗烷型二萜，是非洲防己 *Jatrorrhiza palmata* 根及中药金果榄 *Tinospora capillipes* 块根中的强苦味成分，有免疫抑制作用。

银杏内酯（ginkgolides）是银杏 *Ginkgo biloba* 根皮及叶的强苦味成分，主要有银杏内酯 A、B、C、M、J（ginkgolide A、B、C、M、J）。银杏内酯的最大特征是在结构上存在着 2 个戊烷环、3 个内酯环，并在侧链上连有一个叔丁基，这在天然产物中非常罕见。

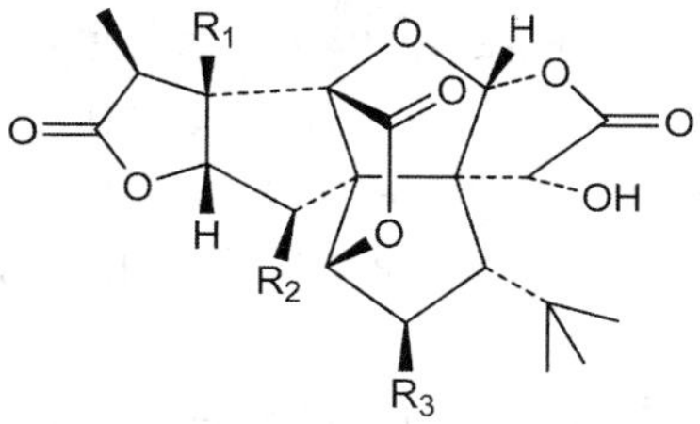

	R_1	R_2	R_3
银杏内酯 A	OH	H	H
银杏内酯 B	OH	OH	H
银杏内酯 C	OH	OH	OH
银杏内酯 M	H	OH	OH
银杏内酯 J	OH	H	OH

（4）三环二萜（tricyclic diterpenoid）　三环二萜类化合物类型多样，包括海松烷型（pimarana）、松香烷型（abietane）、罗汉松烷型（podocarpane）、桃柘烷型（taxane）等。

松香烷　　　　海松烷　　　　紫杉烷　　　　瑞香烷

左松脂酸　　　　松脂酸　　　　松香酸

从叉子圆柏 *Sabina vulgaris* 的树皮中分得的海松烷型二萜山达海松酸（sandaracopimaric acid），对白血病 P388 细胞具有明显的抑制作用。

左松脂酸（levopimaric acid）、松脂酸（pimaric acid）和松香酸（abietic acid）等松香烷型二萜是从松树干中流出的黏稠液体，称为松脂，其中挥发油称松节油，不挥发性成分中以左松脂酸为主。其在空气中放置能转化为松脂酸，如用热的矿酸处理可得松香酸，实际上松脂经水蒸气蒸馏分出松节油后，在剩余的松香中已全部转变为松香酸，而不再以左松脂酸形式存在。该类化合物具有多种生物活性，如抗菌、抗溃疡、抗过敏、心血管活性，以及成膜和表面活性作用。工业上用其制成各种松香酸的酯，是重要的医药和化工工业产品原料。

结构母核为松香烷型二萜化合物的雷公藤甲素（triptolide）、雷公藤乙素（tripdiolide）、雷公藤内酯（triptolidenol）及 16 - 羟基雷公藤内酯醇（16 - hydroxytriptolide）是从雷公藤 *Tripterygium wiefcrdii* 植物根的木质部分分离出的抗癌活性物质。昆明山海棠 *T. hypoglaucum*、东北雷公藤（黑蔓）*T. regelii* 中亦含有此类化合物。雷公藤甲素对乳癌和胃癌细胞系集落形成有抑制作用，16 - 羟基雷公藤内酯醇具有较强的抗炎、免疫抑制和雄性抗生育作用。

雷公藤甲素	R_1=H	R_2=H	R_3=CH$_3$
雷公藤乙素	R_1=OH	R_2=H	R_3=CH$_3$
雷公藤内酯	R_1=H	R_2=OH	R_3=CH$_3$
16-羟基雷公藤内酯醇	R_1=H	R_2=H	R_3=CH$_2$OH

瑞香科植物芫花 *Daphe genkwa* 的花蕾中含有芫花酯甲（yuanhuacin）及乙（yuanhuadin），具有中期妊娠引产作用，现已被用于临床。大戟科大戟属多种植物含有此类二萜成分，常具有抗肿瘤活性。

	R_1	R_2
瑞香毒素	H	C$_6$H$_5$
芫花酯甲	OCOC$_6$H$_5$	(CH=CH)$_2$-(CH$_2$)$_4$-CH$_3$
芫花酯乙	OCOCH$_3$	(CH=CH)$_2$-(CH$_2$)$_4$-CH$_3$

紫杉醇（taxol）又称红豆杉醇，是存在于红豆杉科红豆杉属 *Taxus* 多种植物中的具有抗癌作用的紫杉烷型二萜类化合物，临床上用于治疗卵巢癌、乳腺癌和肺癌等。现已从红豆杉属植物中分离出 200 余种紫杉烷二萜衍生物。

（5）四环二萜（tetracyclic diterpenoid）　三环二萜类化合物的骨架类型较为丰富，其中最多的是贝壳杉烷型（kaurane）、贝叶烷型（beyerane）、赤霉烷型（gibberellane）和阿替生烷型（atisane）等。

贝壳杉烷 （kaurane）　　大戟烷 （phorbane）　　木藜芦毒烷 （grayanotoxane

甜菊苷　　　　冬凌草素　　　香茶菜甲素　　　大戟醇（巴豆醇）

甜菊苷（stevioside）是菊科植物甜叶菊 *Stevia rebaudianum* 叶中所含的四环二萜甜味苷，有甜菊苷 A、D、E（rebaudioside A、D、E）等多种甜味苷，甜菊苷 A 甜味较强，但含量较少。总甜菊苷含量约 6%，其甜度为蔗糖的 300 倍。甜叶菊在我国已大面积栽培，甜菊苷类资源性化学成分在医药、食品工业等方面有着广泛用途。

冬凌草素（oridonin）是从冬凌草 *Rabdosia rubescens* 植物中得到的抗癌有效成分，此成分曾由延命草 *Isodon trichocupus* 中提取分离鉴定。香茶菜甲素（amethystoidin A）是香茶菜 *Rabdesia amethystoides* 叶中的资源性成分，具有抗肿瘤及抑制金黄色葡萄球菌活性。我国学者已从香茶菜属多种植物中分离鉴定出四环二萜化合物有 100 余种。

大戟醇（phorbol）属大戟二萜醇型成分，存在于大戟科和瑞香科的许多植物中，属于辅助致癌剂。例如，巴豆油是巴豆种子的脂肪油，过去曾用作剧泻药，也作发红剂和抗刺激剂用。后来发现巴豆油有辅助致癌活性，现临床上已不再将巴豆油作药用。其所含的辅助致癌活性成分，均得自巴豆油的偏亲水性部分，其母体化合物为大戟醇，本身没有辅助致癌活性。但分子中 5 个羟基中的 12 和 13 位碳上的两个羟基被酯化生成二元酯时，若其中一个酯键由长链脂肪酸形成，而另一个酯键是由短链脂肪酸形成，所得的化合物即有辅助致癌活性。当大戟二萜醇碳架上的 14 和 15 位碳之间的键断裂开环后，则形成瑞香烷型化合物。

4. 二倍半萜类　二倍半萜类化合物（sesterterpenoids）是由 5 个异戊二烯单位构成，含 25 个碳原子的化合物类群。这类化合物在生源上是由焦磷酸香叶基金合欢酯（geranylfarnesy pyrophosphate，GFPP）衍生而成，多为结构复杂的多环性化合物。该类化合物数量少，迄今来自天然的二倍半萜有 6 种类型约 30 种化合物，分布在蕨类植物、植物病原菌、海洋生物海绵、地衣及昆虫分泌物中。

蛇孢子假壳素 A（ophiobolin A）是从寄生于水稻的植物病原菌芝麻枯 *Ophiobulus miyabeanus* 中分离出的第一个二倍半萜成分，具有 $C_5 - C_8 - C_5$ 并环的基本骨架，该物质显示有抑制白藓菌、毛滴虫菌等生长发育的作用。

呋喃海绵素 – 3（furanospongin – 3）是从海绵中得到的含呋喃环的链状二倍半萜；网肺衣酸（retigeranic acid）是从网肺衣 *Lobaria retigera* 及其近缘种中得到的具有五环骨架二倍半萜；另在昆虫分泌物中分离到多种大环二倍半萜。

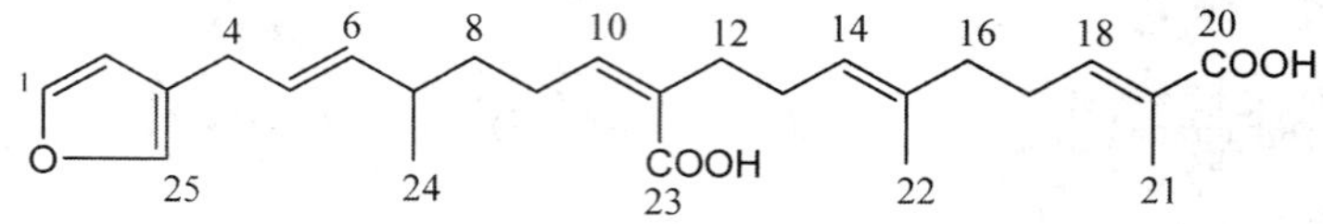

呋喃海绵素-3

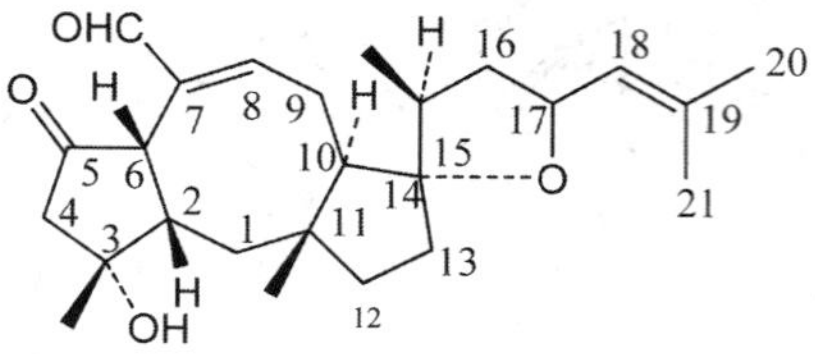

蛇孢假壳素 A

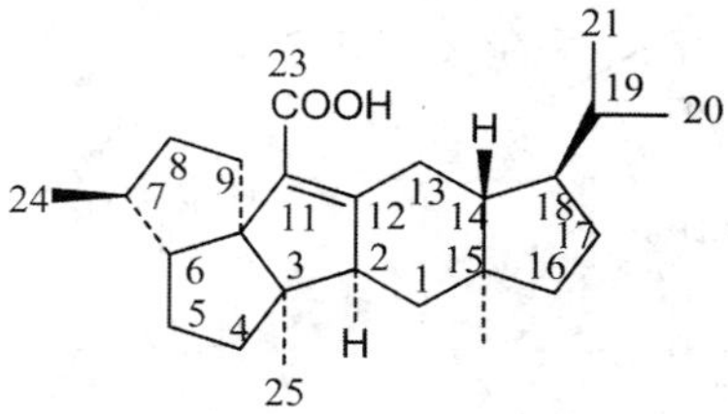

网肺衣酸

华北粉背蕨 *Aleuritopteris khunii* 是中国蕨科粉背蕨属植物，具有润肺止咳、清热凉血的功效。从其叶的正己烷提取液中分离得到粉背蕨二醇（cheilanthenediol）和粉背蕨三醇（cheilanthenetriol），属于三环二倍半萜类成分。

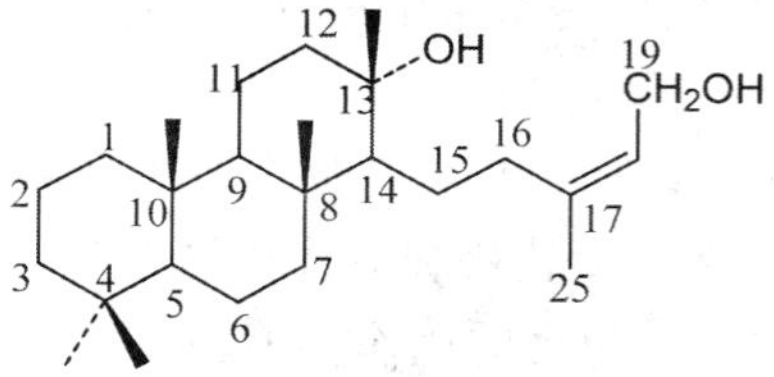

粉背蕨二醇

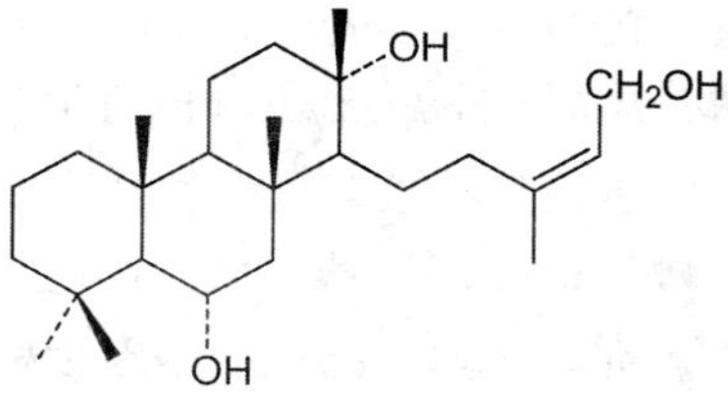

粉背蕨三醇

5. 三萜类

（1）概述　三萜类（triterpenes）化合物是一类基本母核由 30 个碳原子组成的萜类物质，其结构可视为 6 个异戊二烯单位聚合而成，也是一类重要的中药资源化学成分。

三萜类化合物在自然界中分布很广，菌类、蕨类、单子叶和双子叶植物、动物及海洋生物中均有分布，尤以双子叶植物中分布最多。它们以游离形式或者与糖结合成苷或成酯的形式存在。游离三萜主要来源于菊科、豆科、大戟科、楝科、卫矛科、茜草科、橄榄科、唇形科等植物；三萜苷类在豆科、五加科、桔梗科、远志科、葫芦科、毛茛科、石竹科、伞形科、鼠李科、报春花科等植物分布较多。一些常用中药如人参、黄芪、甘草、三七、桔梗、远志、柴胡、茯苓、川楝皮、甘遂和泽泻等都含有三萜类化合物。游离的三萜类化合物几乎不溶或难溶于水，可溶于常见的有机溶剂；三萜苷类化合物则多数可溶于水，其水溶液振摇后能产生大量持久性肥皂样泡沫，故被称为三萜皂苷（triterpenoid saponins）。三萜皂苷多具有羧基，所以又常被称为酸性皂苷。

三萜皂苷的苷元又称皂苷元（sapogenins），常见的皂苷元为四环三萜和五环三萜类化合物。组成三萜皂苷的常见糖有 D－葡萄糖、D－半乳糖、D－木糖、L－阿拉伯糖、L－鼠李糖、D－葡萄糖醛酸和 D－半乳糖醛酸，另外也可有 D－夫糖、D－鸡纳糖、D－芹糖、乙酰基和乙酰氨基糖等，这些糖多以低聚糖的形式与苷元成苷，且多数为吡喃型糖苷，但也见有呋喃型糖苷。三萜皂苷多为醇苷，但也有酯苷，后者又称酯皂苷（ester saponins），有的皂苷分子中既有醇苷键，又有酯苷键。另外根据皂苷分子中糖链的多少，可分为单糖链皂苷（monodesmosidic saponins）、双糖链皂苷（bisdesmosidic saponins）、叁糖链皂苷（tridesmosidic saponins），有的糖链甚至以环状结构存在。当原生苷由于水解或酶解，部分糖被降解时，所生成的苷称为次级皂苷或原皂苷元（prosapogenins）。

三萜类化合物具有广泛的生理活性。通过对三萜类化合物的生物活性及毒性研究结果显示，其具有溶血、抗癌、抗炎、抗菌、抗病毒、降低胆固醇、杀软体动物、抗生育等活性。乌苏酸为夏枯草等植物的抗癌活性成分；雪胆甲素是山苦瓜的抗癌活性成分；雷公藤提取物临床用于治疗类风湿性关节炎、系统性红斑狼疮和肾炎等症，药理实验显示其具有免疫调节、抗炎、抗肿瘤和男性抗生育作用；甘草中的三萜皂苷类成分甘草次酸可有效抑制疱疹性口腔炎病毒；人参和黄芪皂苷可增强机体的免疫功能；赤芝为名贵滋补类药材，有扶正固本、延年益寿之功效，从其子实体中分离到多种三萜类化合物，体外试验表明，部分三萜类化合物有抗 HIV－1 病毒及抗 HIV－1 蛋白酶活性、抑制 ACE 活性和抑制肿瘤细胞增殖等作用；柴胡皂苷 A 和 D 可降低由于饲喂胆固醇而引起的血浆胆固醇、三油酸甘油酯和磷脂的升高等。

三萜类化合物的生物合成途径从生源来看，是由鲨烯（squalene）通过不同的环化方式转变而来的，而鲨烯是由焦磷酸金合欢酯（farnesyl pyrophosphate，FPP）尾尾缩合生成。

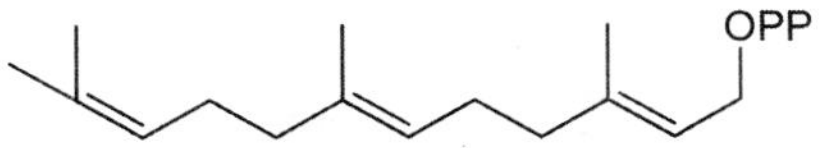

焦磷酸金合欢酯 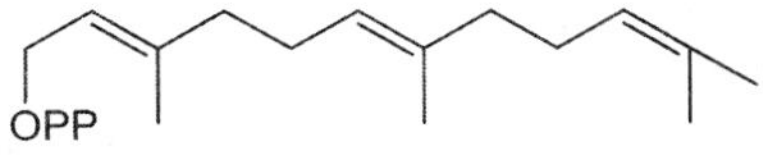　　　　　　　　焦磷酸金合欢酯

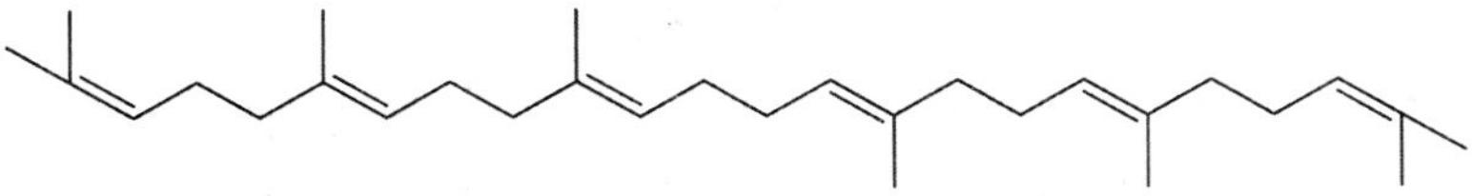

鲨烯

（2）三萜类化合物的结构与分类　根据三萜类化合物在自然资源中的存在形式、结构和性质，可分为三萜皂苷及其苷元和其他三萜类（包括树脂、苦味素、三萜生物碱及三萜醇等）两大类。但一般则根据三萜类化合物碳环的有无和多少进行分类。目前已发现的三萜类化合物，多数为四环三萜和五环三萜，少数为链状、单环、双环和三环三萜。近些年来，还发现了许多由于氧化、环裂解、甲基转位、重排及降解等而产生的结

构复杂的高度氧化的新骨架类型的三萜类化合物。

①链状三萜类：多为鲨烯类化合物，鲨烯（角鲨烯）主要存在于鲨鱼肝油及其他鱼类肝油中的非皂化部分，也存在于某些植物油（如茶籽油、橄榄油等）的非皂化部分。2,3 - 环氧角鲨烯（squalene - 2,3 - epoxide）是角鲨烯转变为三环、四环和五环三萜的重要生源中间体。在动物体内，它是由角鲨烯在肝脏通过环氧酶的作用而生成的。2,3 - 环氧基角鲨烯在环化酶（从鼠肝中提得）或弱酸性介质中很容易被环化。

从苦木科植物 *Eurycoma longiolin* 中分离到的化合物 logilene peroxide，是含有 3 个呋喃环的鲨烯类链状三萜化合物。

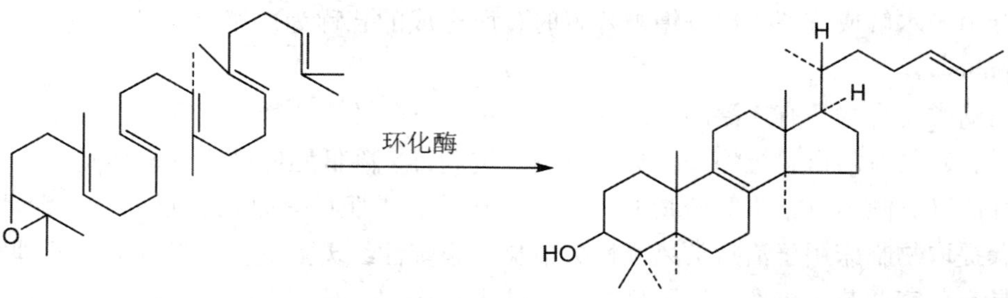

2,3 - 环氧角鲨烯　　　　　　羊毛脂醇

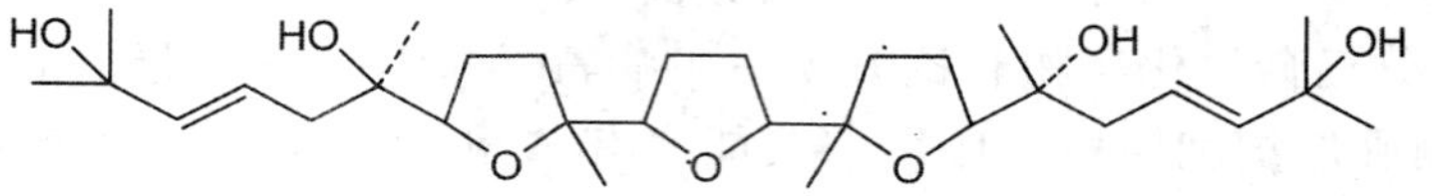

logilene peroxide

②单环三萜类：从菊科蓍属植物 *Achillea odorta* 中分离得到的蓍醇 A（achilleol A）是一个具有新单环骨架的三萜类化合物，这是 2,3 - 环氧鲨烯在生物合成时环化反应停留在第一步的首例报道，环上取代基除甲基和亚甲基外，还连有 1～3 个侧链。

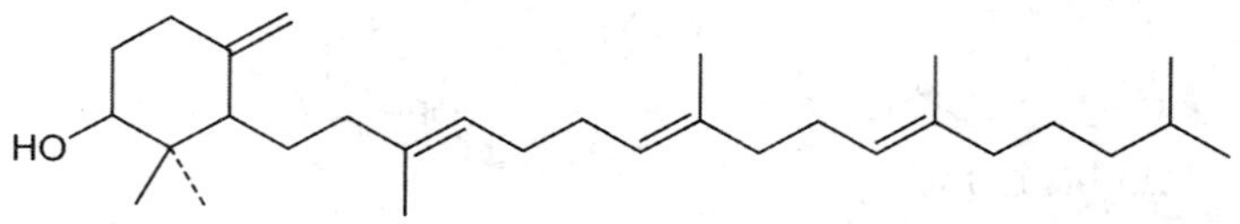

蓍醇 A

③双环三萜类：从海洋生物 *Asteropus sp.* 中分离得到的 pouoside A～E 是一类具有双环骨架的三萜半乳糖苷类化合物，分子中含有多个乙酰基。其中 pouoside A 具有细胞毒作用。

Siphonellinol 则是从一种红色海绵 *Siphonochalina siphonella* 中分离得到的具有七元含氧环的新双环骨架的三萜类化合物。

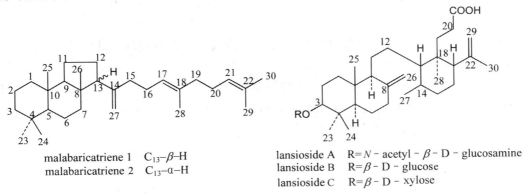

	R₁	R₂	R₃	R₄
pouoside A	OAc	Ac	H	H
pouoside B	OAc	H	H	H
pouoside C	H	Ac	H	H
pouoside D	OAc	Ac	Ac	H
pouoside E	OAc	Ac	H	Ac

④三环三萜类：从蕨类植物伏石蕨 *Lemmaphyllum microphyllum* var. *obovatum* 的新鲜全草中分离到 2 个油状三环三萜类碳氢化合物 13β－H－malabaricatriene 和 13α－H－malabaricatriene（1 和 2），从生源上可看作是由 α－polypodatetraenes 和 γ－polypodatetraenes 环合而成。

从楝科植物 *Lansium domesticum* 的果皮中分离得到的 lansioside A、B 和 C，是具有新三环骨架的三萜苷类化合物。lansioside A 是从植物中得到的一种非常罕见的乙酰氨基葡萄糖苷，其在极低的浓度下就能有效地抑制白三烯 D_4 诱导的豚鼠回肠收缩。

malabaricatriene 1　C_{13}－β－H
malabaricatriene 2　C_{13}－α－H

lansioside A　R＝N－acetyl－β－D－glucosamine
lansioside B　R＝β－D－glucose
lansioside C　R＝β－D－xylose

⑤四环三萜类：四环三萜类化合物在中药资源中分布很广，许多植物包括高等植物和低等菌藻类植物以及某些动物都可能含有此类成分。它们大部分具有环戊烷骈多氢菲的基本母核；母核的 17 位上有一个由 8 个碳原子组成的侧链；在母核上一般有 5 个甲基，即 4 位有偕二甲基，10 位和 14 位各有一个甲基，另一个甲基常连接在 13 位或 8 位上。存在于天然界中的四环三萜或其皂苷苷元主要有以下类型。

a. 羊毛脂甾烷（lanostane）型：羊毛脂甾烷也称羊毛脂烷，其结构特点是 A/B 环、B/C 环和 C/D 环都是反式，C_{20} 为 R 构型，侧链的构型分别为 10β、13β、14α、17β。

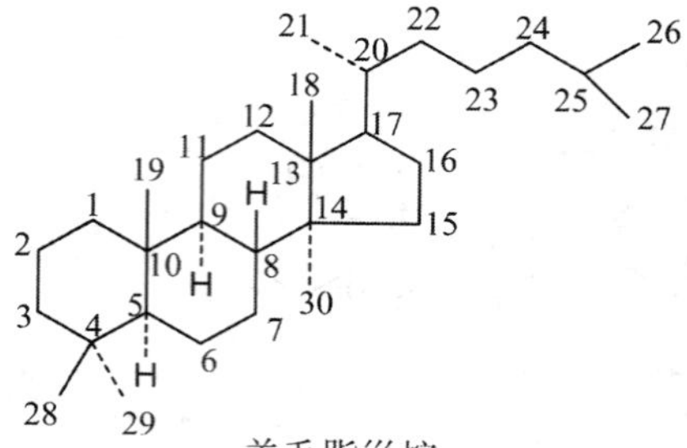

羊毛脂甾烷

羊毛脂醇（lanosterol）是羊毛脂的主要成分，它也存在于大戟属植物 *Euphorbia balsamifera* 的乳液中。

茯苓酸（pachymic acid）和块苓酸（tumulosic acid）等是具有利尿、渗湿、健脾、安神功效的中药茯苓 *Poris cocos* 的主要成分。这类化合物的特征是多在 C_{24} 位上连有一个额外的碳原子，即为含 31 个碳原子的三萜酸。

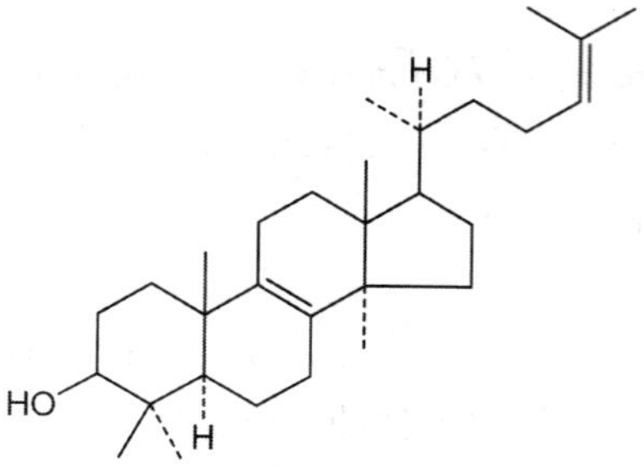

羊毛脂醇

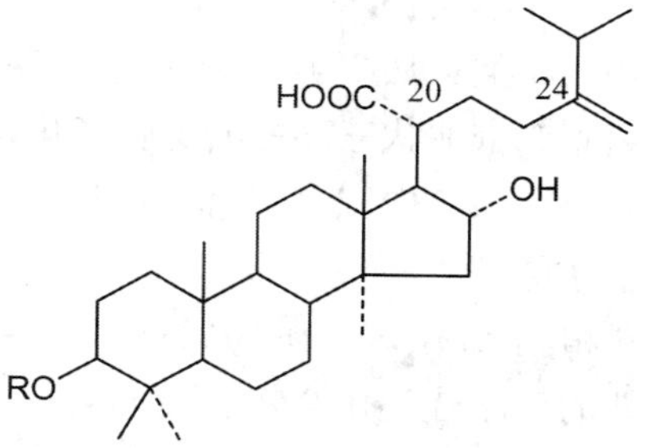

茯苓酸　R=COCH₃
块苓酸　R=H

b. 大戟烷（euphane）型：大戟烷是羊毛脂甾烷的立体异构体，基本碳架相同，只是 13、14 和 17 位碳上的取代基构型不同，即是 13α、14β、17α - 羊毛脂甾烷，C_{20} 位为 S 构型。大戟醇（euphol）存在于大戟属多种植物乳液中，在甘遂、狼毒和千金子中均有存在。乳香中含有的乳香二烯酮酸（masticadienonic acid）和异乳香二烯酮酸（iso-masticadienonic acid）也属于大戟烷衍生物。

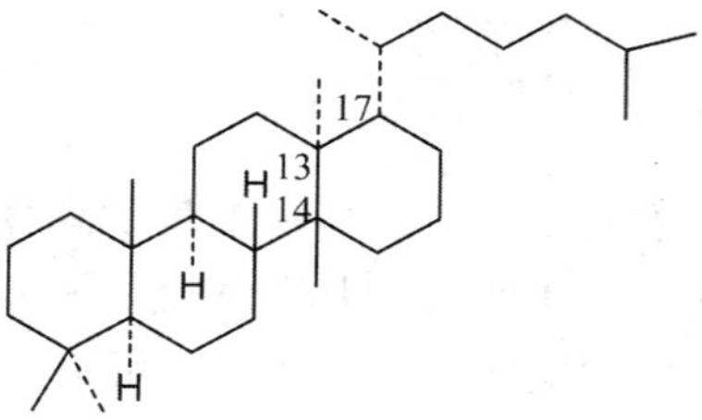

大戟烷

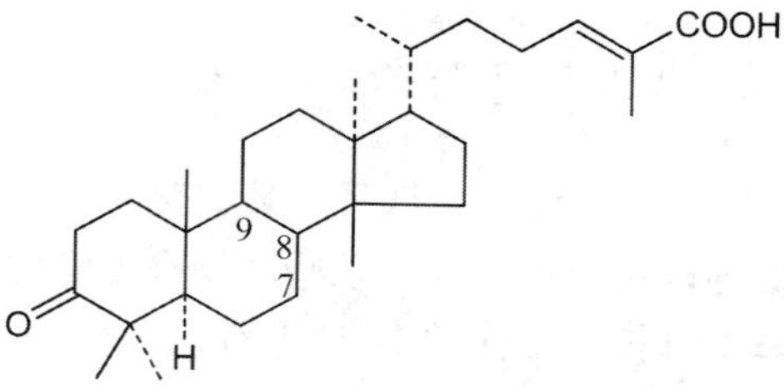

乳香二烯酮酸　△7(8)

异乳香二烯酮酸　△8(9)

c. 达玛烷（dammarane）型：达玛烷型的结构特点是在 8 位和 10 位有 β 构型的角甲基，13 位连有 β - H，17 位的侧链为 β - 构型，C_{20} 的构型为 R 或 S。

从酸枣仁中分离出酸枣仁皂苷 A 和 B（jujuboside A、B），前者经酶解失去一分子葡萄糖转变成后者。它们的苷元酸枣仁皂苷元（jujubogenin）属达玛烷型三萜化合物。通过对酸枣仁皂苷元的溴代苯甲酸单酯的结晶进行 X 射线衍射分析，证明它 C_{20} 的绝对构型为 S，C_{23} 为 R。

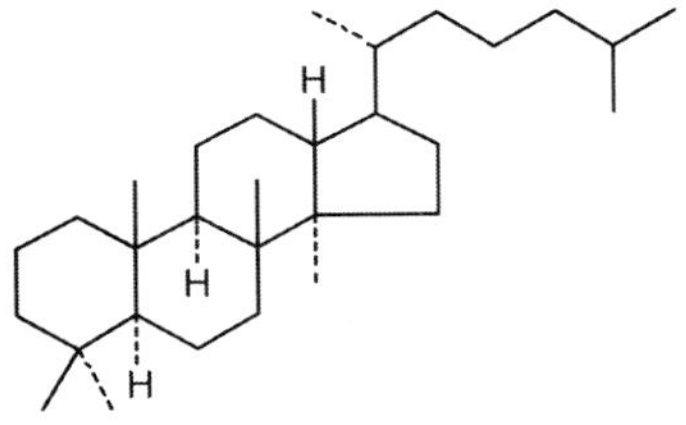

达玛烷

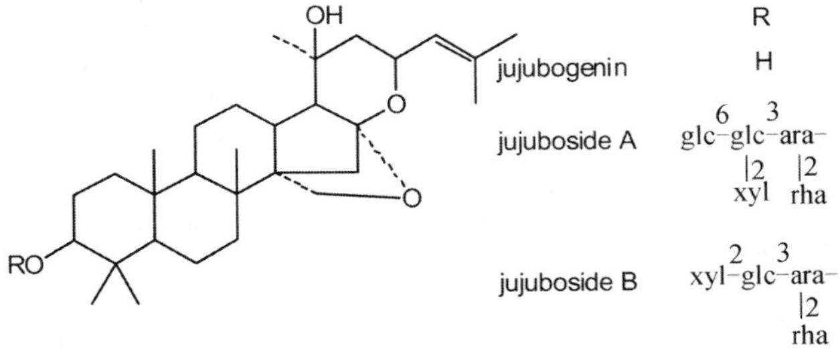

	R
jujubogenin	H
jujuboside A	glc⁶–glc³–ara–
jujuboside B	xyl²–glc³–ara–

d. 葫芦素烷（cucurbitane）型：基本骨架同羊毛甾烷型，唯其 A/B 环上的取代基不同，即有 5β - H、8β - H、10α - H，9 位连有 β - CH_3。许多来源于葫芦科植物的中药，如甜瓜蒂、丝瓜子、苦瓜、喷瓜等均含有此类成分，总称为葫芦素类（cucurbitacins）。葫芦素类除有抑制肿瘤的作用外，还有抗菌、消炎、催吐、致泻等广泛的生物活性。例如，由雪胆属植物小蛇莲 *Hemsleya amabilis* 根中分出雪胆甲素和乙素（cucurbitacin Ⅰa、Ⅱb），临床上用于急性痢疾、肺结核、慢性气管炎的治疗。

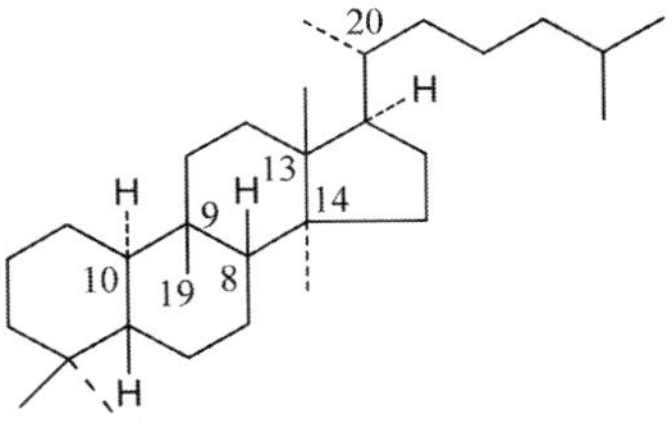

葫芦素烷

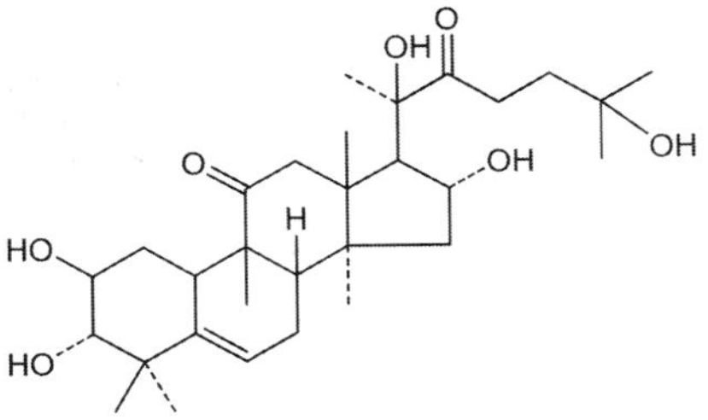

雪胆甲素 R=Ac
雪胆乙素 A=H

e. 原萜烷（protostane）型：原萜烷型化合物的结构特点是 C_{10} 位和 C_{14} 位上有 β - CH_3，C_8 位上有 α - CH_3，C_{20} 位为 S 构型。

泽泻萜醇 A（alisol A）和泽泻萜醇 B（alisol B）等是从利尿渗湿中药泽泻中得到的主要成分，可降低血清总胆固醇，用于治疗高脂血症。

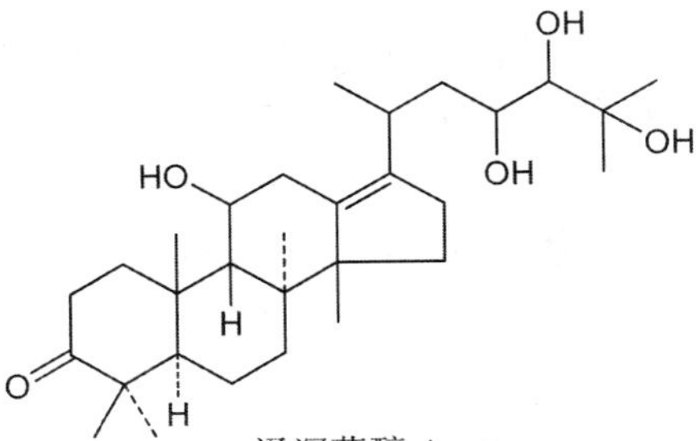

泽泻萜醇 A

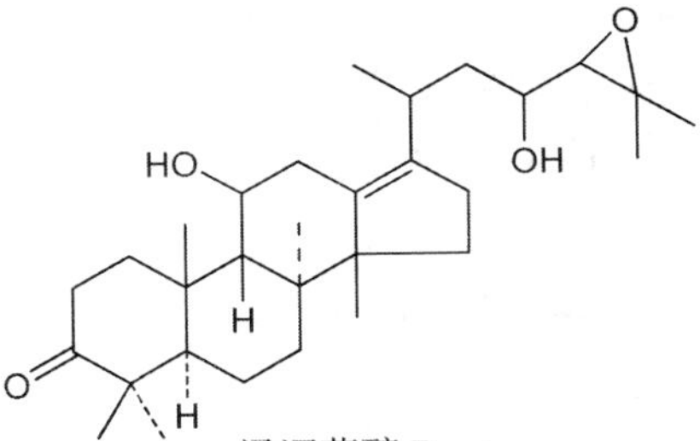

泽泻萜醇 B

f. 楝烷（meliacane）型：楝科楝属植物果实及树皮中含多种三萜成分，具苦味，总称为楝苦素类成分，其由 26 个碳构成，属于楝烷型。川楝素（chuanliansu）和异川楝素（isochuanliansu）是川楝 Melia toosendan 皮所含成分。川楝皮为驱蛔药，川楝素和异川楝素均有驱蛔作用，但异川楝素的毒性远比川楝素大。

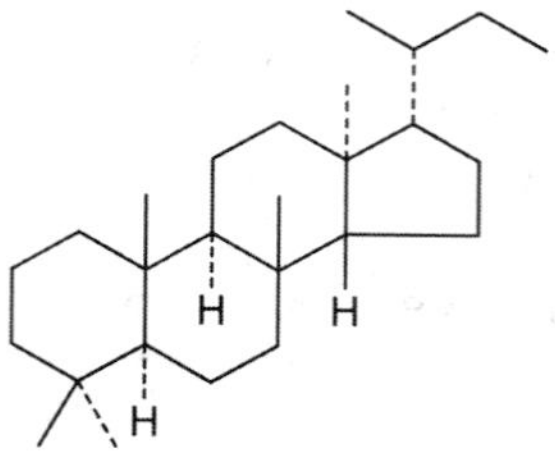

楝烷 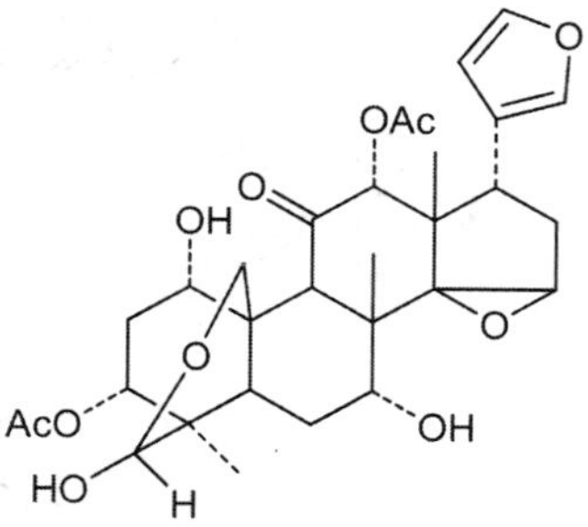　　　　　　　　　川楝素 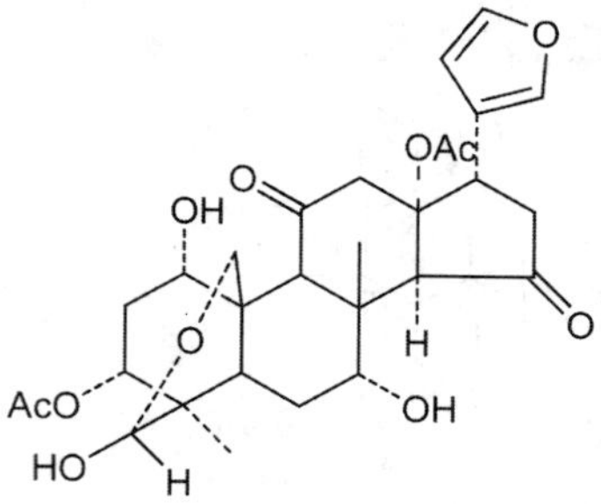　　　　　　　　异川楝素

g. 环菠萝蜜烷（cycloartane）型：环菠萝蜜烷又称环阿屯烷型，此类化合物分子中虽然有 5 个碳环，但其基本碳架与羊毛脂甾烷很相似，差别仅在于 10 位上的甲基与 9 位脱氢形成三元环，且化学转变的关系也较密切，故仍将此类化合物视为四环三萜。

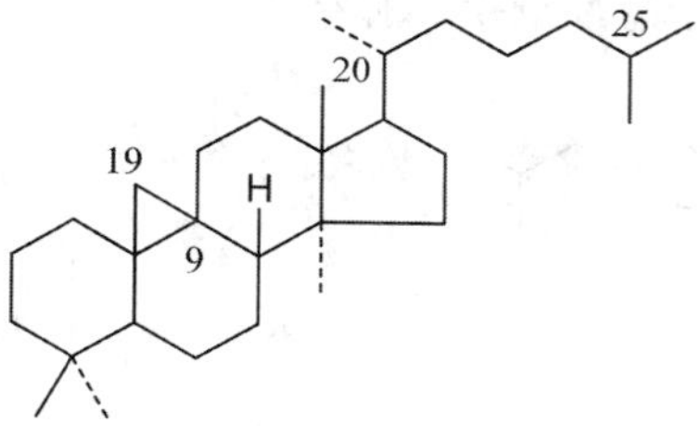

环菠萝蜜烷

黄芪具有补气固表、利尿托毒之功效。从膜荚黄芪 Astragalus membranaceus 植物的根中分离鉴定的皂苷近 20 种，绝大多数为环菠萝蜜烷型三萜皂苷，其苷元多为环黄芪醇（cycloastragenol）。环黄芪醇在黄芪中以与糖结合成单糖链、双糖链或三糖链皂苷的形式存在。黄芪苷Ⅰ（astragalosideⅠ）具有降压、抗炎、镇静和调节代谢作用，是植物体中原存皂苷元的 3 位和 6 位羟基分别与一分子糖相连而成的双糖链皂苷，其中 3 位上的木糖分子上还有乙酰基取代。黄芪苷Ⅴ（astragalosideⅤ）亦是双糖链皂苷，其皂苷元的 3 位和 25 位羟基分别与糖相连。黄芪苷Ⅶ（astragalosideⅦ）则是自然界发现的第一个三糖链三萜苷。当这些皂苷在酸性条件下进行水解时，除获得共同皂苷元环黄芪醇外，同时亦获得黄芪醇（astragenol），这是由于环黄芪醇结构中环丙烷环极易在酸水解时开裂，生成具 $\Delta^{9(11)}$，19 - CH_3 的人工产物黄芪醇。因此，为避免环的开裂，一般采用两相酸水解或酶水解。

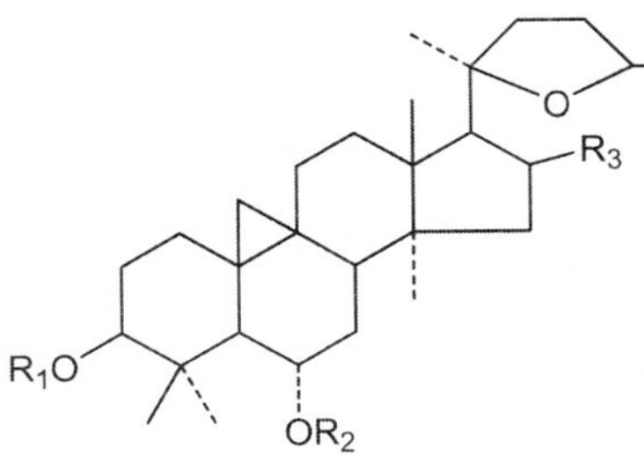

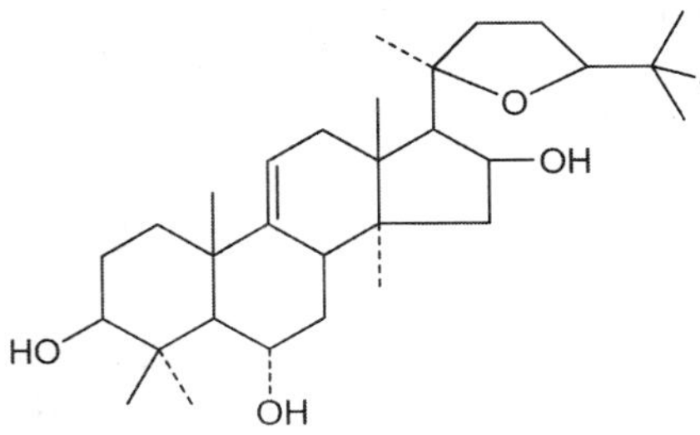

	R_1	R_2	R_3
环黄芪醇	H	H	H
黄芪苷 I	xyl(2, 3 - diAc)	glc	H
黄芪苷 IV	xyl	glc	OH

黄芪醇

⑥五环三萜类：五环三萜类成分主要的结构类型有齐墩果烷型、乌苏烷型、羽扇豆烷型和木栓烷型等。

a. 齐墩果烷（oleanane）型：齐墩果烷又称 β - 香树脂烷（β - amyrane）型，此类化合物在植物界中分布极广泛，主要分布在豆科、五加科、桔梗科、远志科、桑寄生科、木通科等的植物类群中。其基本碳架是多氢蒎的五环母核，环的构型为 A/B 环、B/C 环、C/D 环均为反式，而 D/E 环为顺式。母核上有 8 个甲基，其中 10、8、17 位碳上的甲基均为 β 型，而 14 位碳上的甲基为 α 型，4 和 20 位碳上各有两个甲基。分子中还可能有羟基、羧基、羰基和双键等取代基存在。一般在 3 位碳上有羟基，而且多为 β 型，也有 α 型，如 α - 乳香酸（α - boswellic acid）。若有双键，则多在 12 位或 11 位碳上；若有羰基，则多在 11 位碳上；若有羧基，则多在 28 位、30 位或 24 位碳上。

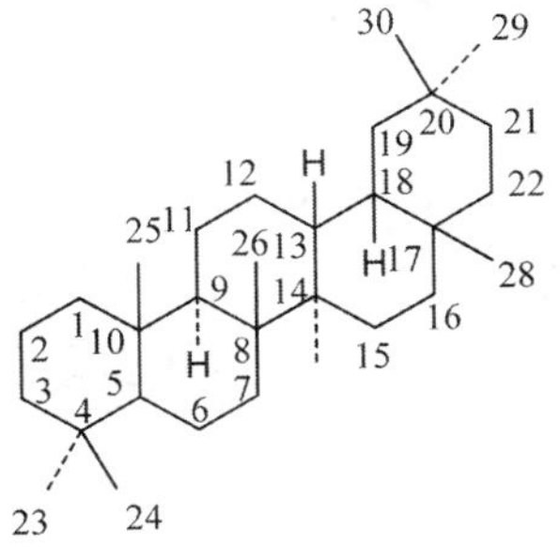

齐墩果烷 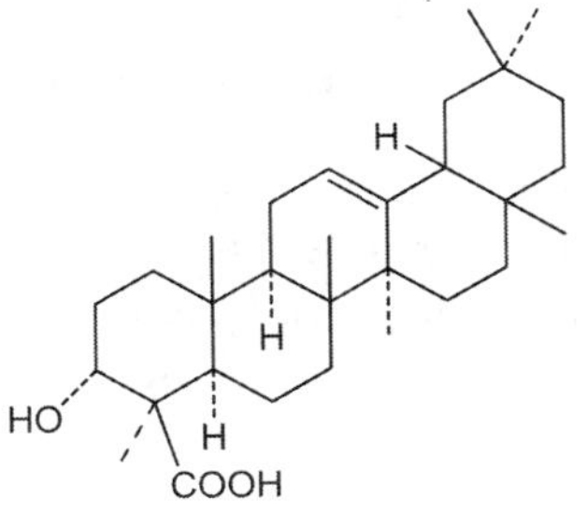　　　　　　α - 乳香酸 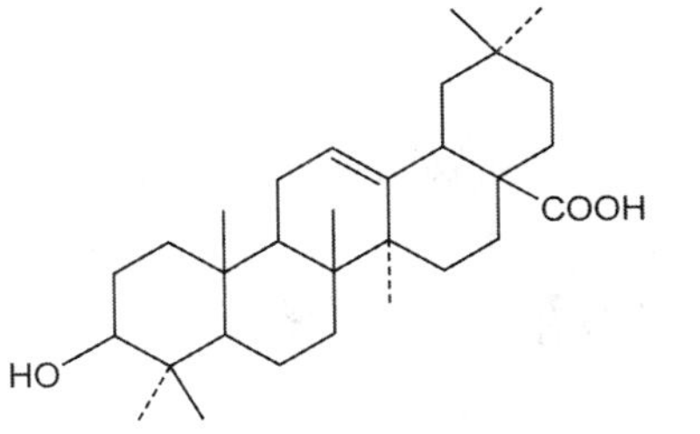　　　　　　齐墩果酸

齐墩果酸（oleanolic acid）首先由木犀科植物油橄榄 *olea europaea*（习称齐墩果）的叶中分得。大多数以与糖结合成苷的形式存在。例如，在人参、三七、紫菀、柴胡、八月札、木通、牛膝、楤木等植物体中存在。以游离形式存在的中药有青叶胆、女贞子、白花蛇舌草、柿蒂、连翘等。齐墩果酸具有降转氨酶作用，对四氯化碳引起的大鼠急性肝损伤有明显的保护作用，能促进肝细胞再生，防止肝硬化，已用作治疗急性黄疸型肝炎和迁延型慢性肝炎的有效药物。

b. 乌苏烷（ursane）型：乌苏烷型又称 α - 香树脂烷（α - amyrane）型或熊果烷型。其分子结构与齐墩果烷型不同之处是 E 环上两个甲基位置不同，即在 19 位和 20 位碳上分别各有一个甲基。

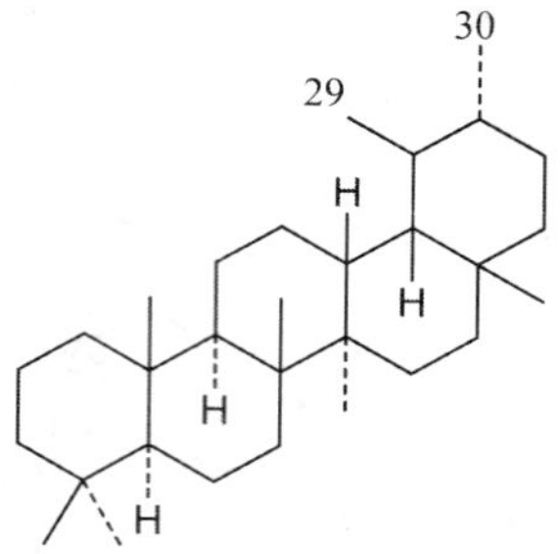

乌苏烷

乌苏酸（ursolic acid）又称熊果酸，是乌苏烷型的代表性化合物。乌苏酸在体外对革兰阳性菌、阴性菌及酵母菌有抑制活性，并具有抗病毒、抗肿瘤、安定等作用。它以游离或与糖结合成苷的形式存在于众多中药中，如地榆、山茱萸、车前草、石榴叶和果实等。地榆 *Sanguisorba officeinalis* 的根和根茎，具凉血止血、解毒敛疮作用，除含有大量鞣质外，还含有多种皂苷，其中地榆皂苷 B 和 E（sanguisoubin B、E）是以乌苏酸为皂苷元的皂苷。

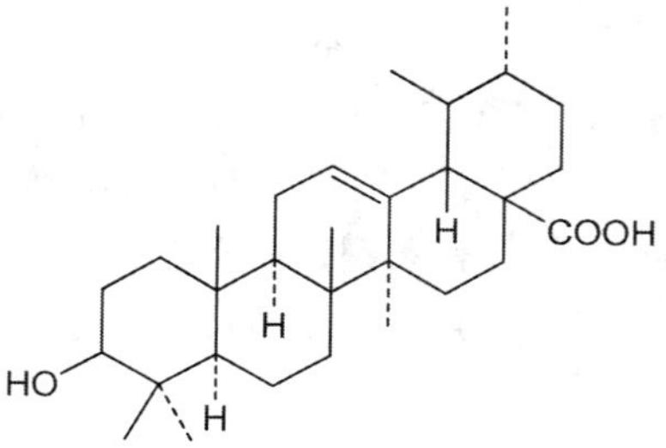

乌苏酸（熊果酸）

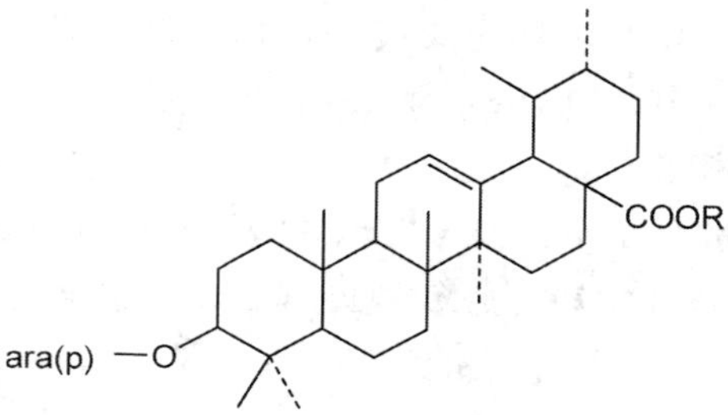

地榆皂苷 B　　R=H
地榆皂苷 E　　R=3‑Ac‑glc

c. 羽扇豆烷（lupane）型：羽扇豆烷型与齐墩果烷型不同点是 C_{21} 与 C_{19} 相接形成五元环 E 环，且 D/E 环的构型为反式。同时，在 E 环的 19 位有 α‑构型的异丙基取代，并多有 $\Delta^{20(29)}$ 双键。

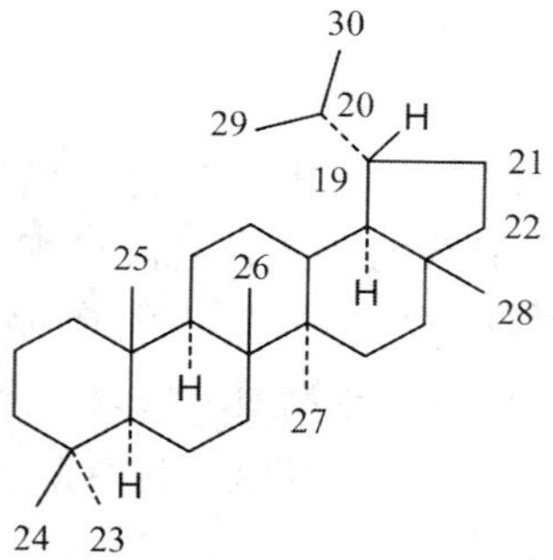

羽扇豆烷

羽扇豆醇（lupeol）存在于羽扇豆种皮中。白桦脂醇（betulin）存在于中药酸枣仁、槐花等中。白桦脂酸（betulinic acid）存在于酸枣果实、大枣、桦树皮、柿蒂、天门冬、石榴树皮及叶中。以上3种羽扇豆烷型化合物已在多种柿属植物及鼠李科枣属植物中检出。从枣属植物滇刺枣 *Ziziphus mauritiana* 种子中还分到白桦脂醛（betulinaldehyde）。毛茛科白头翁属植物钟膜白头翁 *Pulsatilla campanella* 中含有多种羽扇豆烷型三萜皂苷成分，其皂苷元为23 - 羟基白桦脂酸（23 - hydroxybetulinic acid），如白头翁苷 A、B（pulsatiloside A、B）。

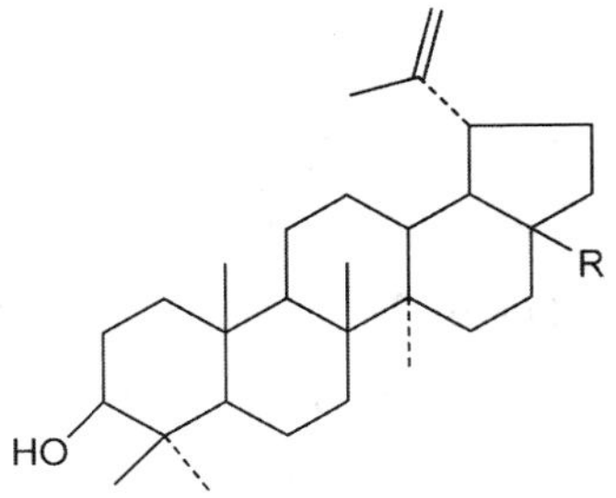

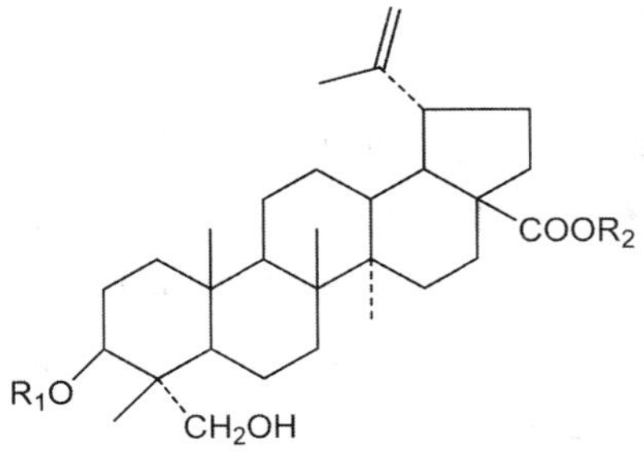

羽扇豆醇	R=CH$_3$
白桦脂醇	R=CH$_2$OH
白桦脂酸	R=COOH
白桦脂醛	R=CHO

23 - 羟基白桦脂酸　R$_1$=R$_2$=H

白头翁苷 A　R$_1$= ara(2→1) - glc(4→1) - glc
　　　　　　R$_2$=H

白头翁苷 B　R$_1$= ara(2→1) - glc(4→1) - glc
　　　　　　R$_2$= glc(6→1) - glc(4→1) - rha

d. 木栓烷（friedeiane）型：木栓烷型的结构特点是 A/B、B/C、C/D 环均为反式，D/E 环为顺式；C$_4$、C$_5$、C$_9$、C$_{14}$ 位各有一个 β - CH$_3$ 取代；C$_{17}$ 位多为 β - CH$_3$（有时为—CHO、—COOH 或—CH$_2$OH）取代；C$_{13}$ - CH$_3$ 为 α - 型；C$_2$、C$_3$ 位常有羰基取代。

卫矛科植物雷公藤 *Tripterygium wilfoedii* 去皮根中分离出的雷公藤酮（triptergone），可视为是失去25位甲基的木栓烷型三萜类化合物。

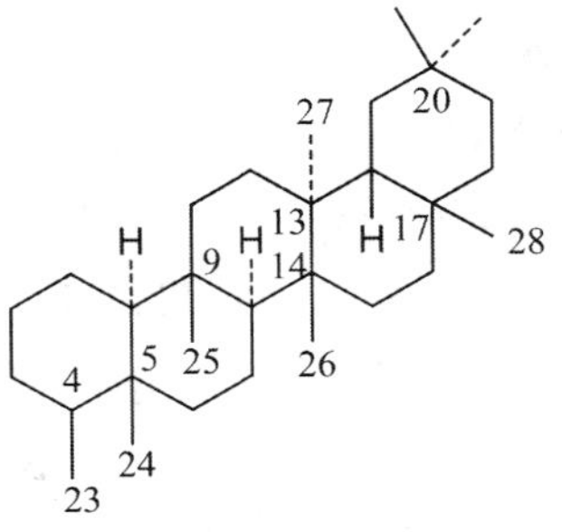

木栓烷 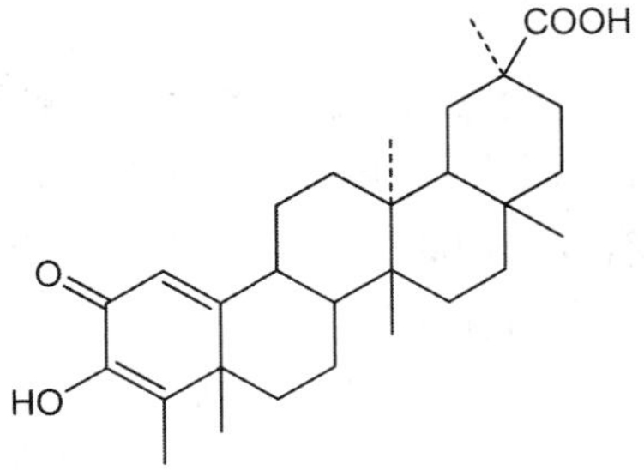　　　　　　　　　　雷公藤酮

e. 羊齿烷（fernane）型和异羊齿烷（lsofernane）型：这两种类型的三萜类成分，可认为是羽扇豆烷型的异构体，E 环上的取代基在 C$_{22}$ 位上，而 C$_8$ 位上的角甲基转到 C$_{13}$ 位上。

从日本产白茅 *Imperata cylindria* 根中分得多种羊齿烷型和异羊齿烷型三萜成分，包括白茅素（cylindrin）、芦竹素（arundoin）和羊齿烯醇（fernenol）等。前者为异羊齿烷型，C_{13}－甲基为 β－构型，C_{14} 甲基为 α－构型；后两者为羊齿烷型，C_{13} 甲基为 α－构型，C_{14} 甲基为 β－构型。

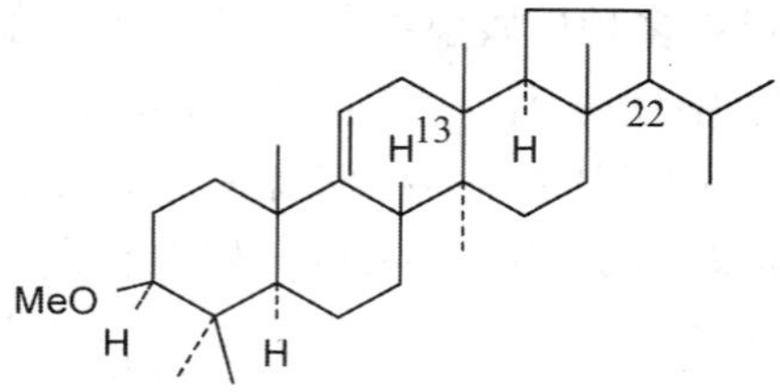

白茅素 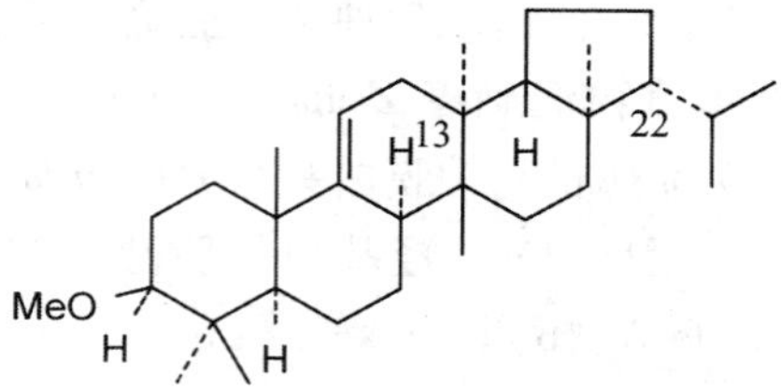　　　　　　　　　　　　　　　芦竹素

f. 何帕烷（hopane）型和异何帕烷（isohopane）型：何帕烷和异何帕烷型三萜类结构式均为羊齿烷的异构体，C_{14} 和 C_{18} 位均有角甲基。

东北贯众（绵马鳞毛蕨）*Dryopteris crassirhizoma* 和石韦 *Pyrrosia lingua* 全草中含有的里白烯（diploptene）、京大戟 *Euphorbia pekinensis* 中的新莫替醇（neomotiol）均属何帕烷型三萜化合物。

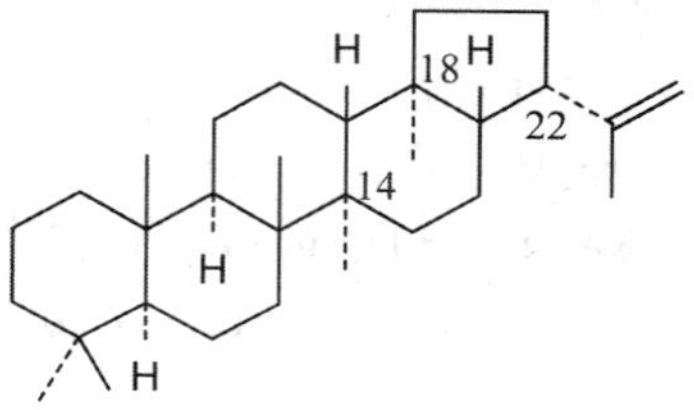

的里白烯 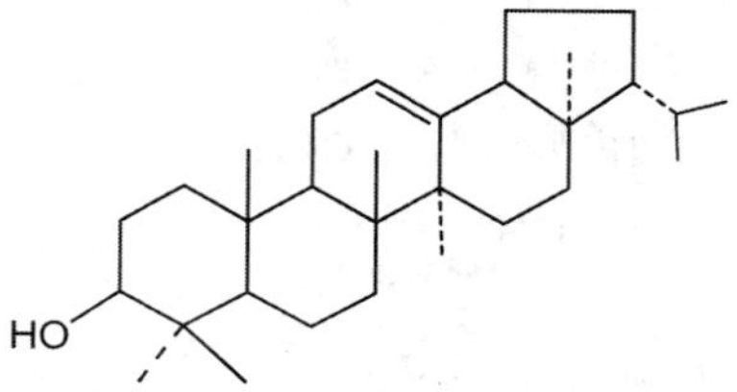　　　　　　　　　　　　　　新莫替醇

（三）萜类化合物的理化性质

1. 物理性质

（1）性状　单萜及倍半萜在常温下多为油状液体，少数为固体结晶，具挥发性及特异性气味。二萜及二倍半萜多为固体结晶。萜苷多为固体结晶或粉末，不具挥发性。

萜类化合物多具苦味，早年所称苦味素（bitter principles）成分实际多为萜类。也有少数萜具有较强甜味，如甜菊苷。单萜及倍半萜（萜苷除外）可随水蒸气蒸馏，其沸点随其结构中的五碳单位数、双键数、含氧基团数的升高而规律性地升高。在提取分离单萜及倍半萜时可利用这些性质。

游离三萜类化合物大多结晶性较好，但三萜皂苷大多为无色或白色无定形粉末，仅少数为晶体，如常春藤皂苷为针状结晶。皂苷因极性较大，常具有吸湿性。

皂苷多有苦味和辛辣味，且对人体黏膜有强烈刺激性。某些皂苷内服能刺激消化道黏膜，产生反射性黏液腺分泌，故可用于祛痰止咳。

（2）熔点与旋光性　大多数萜类化合物都含有手性碳，具光学活性。

游离三萜类化合物有固定的熔点，有羧基者熔点较高，如齐墩果酸的熔点是 308℃～310℃，乌苏酸的熔点是 285℃～291℃。皂苷的熔点较高，也有的在熔融前即分解而无明显的熔点，一般测得的大多是分解点，多在 200℃～350℃之间。三萜类化合物均有旋光性。

（3）溶解度　游离的萜类化合物难溶于水，溶于甲醇、乙醇，易溶于乙醚、氯仿、乙酸乙酯、苯等亲脂性有机溶剂。具羧基、酚羟基及内酯结构的萜还可分别溶于碳酸氢钠或氢氧化钠水液，加酸使之游离或环合后，又可自水中析出或转溶于亲脂性有机溶剂，此性质常用于提取分离此类结构的萜类化合物。

萜苷类化合物随分子中糖数目的增加而水溶性增强，脂溶性降低。一般能溶于热水，易溶于甲醇及乙醇，不溶或难溶于亲脂性有机溶剂。

萜类化合物对热、光、酸及碱较敏感，长时间接触常会引起其氧化、重排及聚合反应，导致结构变化。因此，在提取、分离及贮存萜类化合物时，应注意尽量避免其影响。

游离三萜类化合物能溶于石油醚、乙醚、氯仿、甲醇、乙醇等有机溶剂，而不溶于水。三萜皂苷类，由于糖分子的引入，使极性增大，可溶于水，易溶于热水、稀醇、热甲醇和热乙醇中，几不溶或难溶于丙酮、乙醚以及石油醚等极性小的有机溶剂。皂苷在含水丁醇或戊醇中溶解度较好，在实验研究中常将正丁醇作为提取分离皂苷的溶剂。皂苷水解成次级苷后，在水中的溶解度降低，而易溶于低级醇、丙酮、乙酸乙酯中。皂苷有助溶性，可促进其他成分在水中的溶解度。

（4）发泡性　三萜皂苷水溶液经强烈振摇能产生持久性的泡沫，且不因加热而消失，这是由于皂苷具有降低水溶液表面张力的缘故。因此，有的皂苷也可作为清洁剂、乳化剂应用。皂苷的表面活性与其分子内部亲水性和亲脂性结构的比例相关，只有当二者比例适当，才能较好地发挥出这种表面活性。某些皂苷由于亲水性强于亲脂性或亲脂性强于亲水性，则不呈现此种活性或只有微弱的泡沫反应，如甘草皂苷的起泡性就很弱。

（5）溶血作用　三萜皂苷水溶液大多能破坏红细胞而有溶血作用，若将其水溶液注射进入静脉中，毒性极大，低浓度就能产生溶血作用，因此皂苷通常又称为皂毒类（sapotoxins）。皂苷水溶液肌肉注射易引起组织坏死，口服则无溶血作用。各类皂苷的溶血作用强弱可用溶血指数表示。溶血指数是指在一定条件（等渗、缓冲及恒温）下能使同一来源动物血液中红细胞完全溶血的最低浓度，例如甘草皂苷的溶血指数为1:4000，薯蓣皂苷的溶血指数为 1:400000。

皂苷的溶血作用，是因为多数皂苷能与胆甾醇结合生成不溶性的分子复合物。当皂苷水溶液与红细胞接触时，红细胞壁上的胆甾醇与皂苷结合，生成不溶于水的复合物沉淀，破坏了血红细胞的正常渗透性，使细胞内渗透压增加而发生崩解，从而导致溶血现象。因此，胆甾醇能解除皂苷的溶血毒性。但并不是所有皂苷都能破坏红细胞而产生溶血现象，相反，有的皂苷甚至还有抗溶血作用。例如，人参总皂苷没有溶血现象，但经分离后，B 型和 C 型人参皂苷具有显著的溶血作用，而 A 型人参皂苷则有抗溶血作用。

值得注意的是中药提取液中的一些其他成分也有溶血作用，如某些植物的树脂、脂肪酸、挥发油等亦能产生溶血作用。鞣质则能凝集血红细胞而抑制溶血。因此，要判断是否由皂苷引起溶血除进一步提纯后再进行试验外，还可以结合胆甾醇沉淀法，如沉淀后的滤液无溶血现象，而沉淀分解后有溶血活性，则表示确系由皂苷引起的溶血现象。

2. 化学性质

（1）加成反应　多数萜烯、萜醛和萜酮可与相应的试剂产生加成反应，加成产物常因改变其溶解性而析出结晶，故可用加成反应分离和纯化这些类型的萜类化合物、了解其不饱和程度及进行初步鉴定，还可制备出所需溶解性的衍生物。

①双键加成反应

a. 卤化氢加成反应：氯化氢及溴化氢等卤化氢类试剂在冰乙酸为溶剂时，可对萜类双键进行加成，其加成产物可于冰水中析出结晶。向 β - 荜澄茄烯（β - cadinene）的冰乙酸溶液中加入氯化氢饱和的冰乙酸，反应结束后倾入冰水中，即析出加成物结晶。不饱和萜的氢卤化物与苯胺或 N,N - 二乙基苯胺等进行分解反应又可复原成原不饱和萜。

b. 溴加成反应：在冰冷却条件下，于不饱和萜的冰乙酸或乙醚 - 乙醇混合溶液中滴加溴，可生成其溴加成物的结晶。

c. 亚硝酰氯反应：亚硝酰氯（Tilden 试剂）能与很多不饱和萜的双键加成，生成亚硝基氯化物。反应时将不饱和萜或其冰乙酸溶液与亚硝酸戊酯（或亚硝酸乙酯）混合，冷却条件下加入浓盐酸，振摇，即可析出亚硝基氯化物结晶（必要时可用乙醇及丙酮重结晶），其结晶多为蓝色或蓝绿色，可用于不饱和萜的分离及鉴别（此亚硝基氯化物也可用于不饱和萜卤化氢加成物的复原而分解出原萜烯）。萜烯的亚硝基衍生物还可与伯胺或仲胺（常用六氢吡啶）缩合成具有较好结晶及一定物理常数的亚硝基胺类产物，颇具鉴定意义。反应过程如下。

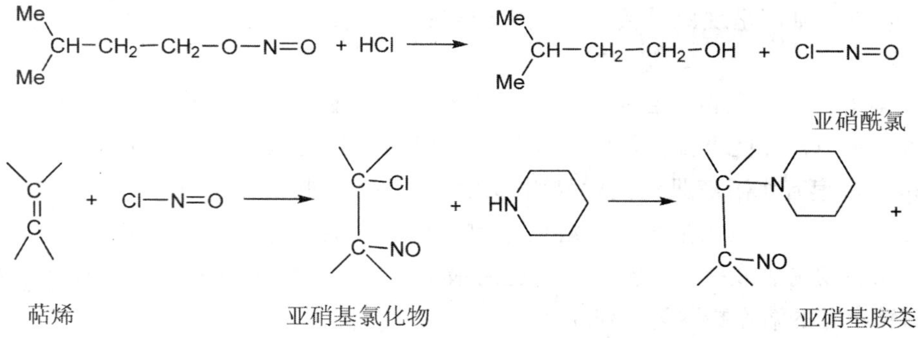

需要注意的是，非四取代萜烯的亚硝基氯化物结晶多为无色的二聚体，可加热至熔融或做成溶液解聚而呈蓝或蓝绿色。

d. Diels - Alder 反应：共轭二烯结构的萜类化合物能与顺丁烯二酸酐产生 Diels - Alder 反应，生成物为结晶，可借此初步证明共轭双键的存在。有些具 2 个非共轭双键的萜类也可与顺丁烯二酸酐生成加成物，故用此反应判定共轭双键结构时，应结合紫外光谱等其他数据综合分析。

②羰基加成反应

a. 亚硫酸氢钠加成：具羰基的萜类化合物可与亚硫酸氢钠加成生成结晶性的加成

物而与非醛酮类的萜类成分实现分离。此加成物用酸或碱（草酸、硫酸或碳酸钠）处理，可分解复原成原萜醛或萜酮。用此法处理具有双键的萜醛或萜酮时要注意控制反应条件，因反应时间过长或温度过高时会使双键发生不可逆加成。

　　b. 吉拉德（girard）试剂加成：吉拉德试剂是一类带季铵基团的酰肼，可与具羰基的萜类生成水溶性加成物而与脂溶性非羰基萜类分离，常用的试剂为吉拉德 T 及 P 试剂（girard T、girard P）2 种。

　　反应时在萜酮及萜醛的乙酸－无水乙醇（1:10，重量比）溶液中加入吉拉德试剂（加乙酸为促进反应），加热回流，反应完毕后水稀释，用乙醚萃取非羰基类化合物后，分取水层用硫酸或盐酸酸化，再用乙醚萃取，乙醚萃取液蒸去溶剂即得原萜酮或萜醛。

　　（2）分子重排反应：萜类化合物在发生加成、消除或亲核取代反应时，常发生 Wagner － Meerwein 重排，使碳架发生改变。目前工业上由 α － 蒎烯合成樟脑，就是经 Wagner － Meerwein 重排后，再进行氧化制得。

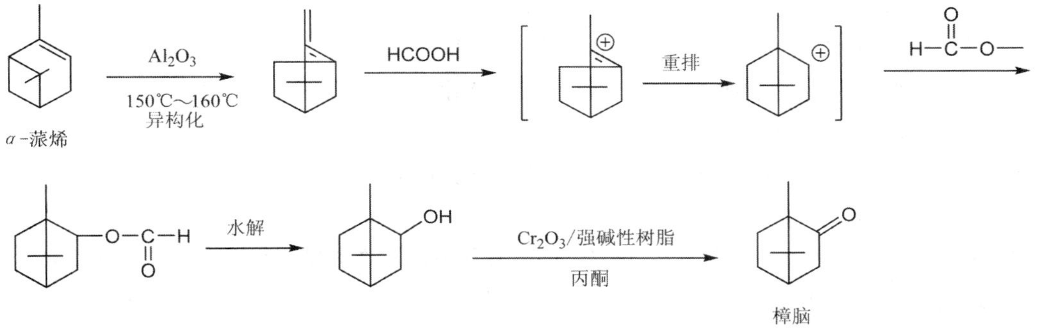

　　萜类化合物除具有上述加成和分子重排反应外，氧化和脱氢等反应在萜类化合物的结构测定中也曾有过重要的应用，但目前主要用波谱法测定萜类化合物结构。

　　（3）三萜类化合物的显色反应　三萜类化合物在无水条件下，与强酸（硫酸、磷酸、高氯酸）、中等强酸（三氯乙酸）或 Lewis 酸（氯化锌、三氯化铝、三氯化锑）作用，会产生颜色变化或荧光。具体作用原理尚不清楚，但可能主要是使分子中的羟基脱水，增加双键结构，再经双键移位、双分子缩合等反应生成共轭双烯系统，继续在酸作用下形成阳碳离子盐而呈色。有共轭双键的化合物呈色很快，孤立双键的呈色较慢。

　　①Liebermann － Burchard 反应：将样品溶于乙酸酐中，加浓硫酸－乙酸酐（1:20）数滴，可产生黄→红→紫→蓝等颜色变化，最后褪色。

　　②Kahlenberg 反应：将样品的氯仿或醇溶液点于滤纸上，喷 20% 五氯化锑的氯仿溶液（或三氯化锑饱和的氯仿溶液），干燥后 60℃ ~70℃ 加热，显蓝色、灰蓝色、灰紫色等多种颜色。

　　③Rosen － Heimer 反应：将样品溶液滴在滤纸上，喷 25% 三氯乙酸乙醇溶液，加热至 100℃，呈红色逐渐变为紫色。

　　④Salkowski 反应：将样品溶于氯仿，加入浓硫酸后，在硫酸层呈现红色或蓝色，氯仿层有绿色荧光出现。

⑤Tschugaeff反应：将样品溶于冰乙酸中，加乙酰氯数滴及氯化锌结晶数粒，稍加热，则呈现淡红色或紫红色。

（4）沉淀反应　皂苷的水溶液可以和一些金属盐类如铅盐、钡盐、铜盐等产生沉淀。酸性皂苷（通常指三萜皂苷）的水溶液加入硫酸铵、乙酸铅或其他中性盐类即生成沉淀。中性皂苷（通常指甾体皂苷）水溶液则需加入碱式乙酸铅或氢氧化钡等碱性盐类才能生成沉淀。

（5）皂苷的水解　皂苷可采用酸水解、酶水解、乙酰解、Smith降解等方法进行水解。选择合适的水解方法或通过控制水解的具体条件，可以使皂苷完全水解，也可以使皂苷部分水解。

①酸水解：皂苷酸水解的速度与苷元和糖的结构有关，因此对于含有两条以上糖链的皂苷，由于各个苷键对酸的稳定性不同，故可以通过改变水解条件得到不同的次级皂苷。需要注意的是，有些三萜皂苷在酸水解时，易引起皂苷元发生脱水、环合、双键转位、取代基移位、构型转化等而生成人工产物，得不到原始皂苷元，如欲获得皂苷元，则应采用两相酸水解、酶水解或Smith降解等方法。

②乙酰解：将化合物的全乙酰化物在BF_3催化下用乙酸酐使苷键裂解，得到全乙酰化寡糖和全乙酰化苷元。

③Smith降解：此法水解条件比较温和，许多在酸水解中不稳定的皂苷元可采用此法获得皂苷元，如人参皂苷的水解。

④酶水解：某些皂苷对酸碱均不稳定，用$NaIO_4$降解也易被破坏，可采用酶水解。

⑤糖醛酸苷键的裂解：对难水解的糖醛酸苷除常规方法外，需采用一些特殊的方法，如光解法，四乙酸铅-乙酸酐法，微生物转化法等。

光分解法是用500W的高压汞灯为光源，照射皂苷数小时，皂苷分子中的糖醛酸与苷元间的苷键裂解而释放出皂苷元。光解是有选择性的。例如，竹节人参皂苷Ⅳ（chikusetusaponin Ⅳ）是一个含有酯苷键的双糖链皂苷，在同样条件下，用光照射，得到的是保持酯苷键的次皂苷。此外，糖醛酸上的羧基甲酯化后，不影响苷键的裂解。

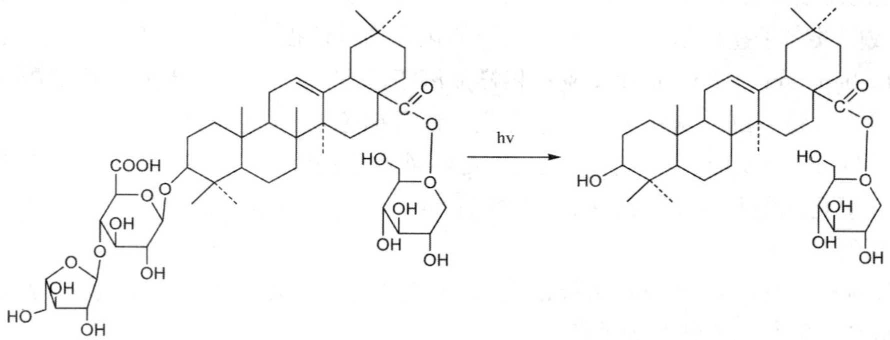

竹节人参皂苷Ⅳ

⑥酯苷键的水解：含有酯键的皂苷易被碱水解，酯皂苷的酯苷键一般可在NaOH/

H₂O 中回流一定时间使其水解，但在此条件下，水解下来的糖常伴有分解反应，因此一些较容易水解的酯苷键可以用 5mol/L 的氨水水解。近年来，酯皂苷的水解常采用 LiI 在 2,6 - 二甲基吡啶/甲醇溶液中与皂苷一起回流，则酯皂苷中的以酯苷键形式与皂苷元相连的寡糖链可在保持其寡糖结构不变的情况下被定量地裂解下来，并通过色谱法得到相应的次皂苷和被水解下来的寡糖，进而分别测定它们的结构，这对于解析复杂结构的皂苷是很有用的，且对皂苷结构中的其他酰基无影响。

（四）萜类化合物的提取与分离

萜类化合物种类繁杂、数量庞大，理化性质差异较大，而且同分异构体多，结构稳定性差，所以提取分离难度相对较大。一般多根据此类成分挥发性、亲脂亲水性、特殊官能团的专属反应性以及极性等差异进行提取分离。如前所述，提取分离萜类化合物要注意减少或避免光、热、酸及碱对结构的影响。

1. 萜类化合物的提取与纯化

（1）萜类化合物的提取

①溶剂提取法：除可用提取挥发油的方法提取挥发性萜外，还可用甲醇或乙醇提取，醇提取液根据需要，浓缩至一定体积，并调整适当的醇浓度，再用不同极性的亲脂性有机溶剂按极性由小到大递增的顺序依次萃取，可得到不同脂溶性的萜类提取物。

对富含油脂及叶绿素的中药资源性原料经醇提取后，可将醇浓缩液的含醇量调至 70%~80%，用石油醚萃取去除强亲脂性杂质后，再选用一定的亲脂性有机溶剂萃取总萜；若药材含极性较大的萜类（如多羟基萜内酯），则可先用石油醚对药材脱脂后，再用醇提取。

醇类溶剂提取法为目前提取皂苷的常用方法，提取流程如下：

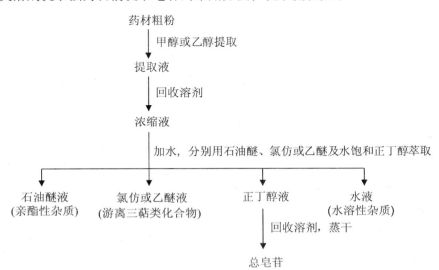

许多三萜类化合物在植物中是以皂苷形式存在，如欲得到皂苷元，可采用酸水解有机溶剂萃取法，先将植物原料在酸性或碱性溶液中加热水解，过滤，药渣水洗后干燥，

然后用氯仿等有机溶剂提取出皂苷元。也可先用醇类溶剂提取皂苷，然后进行水解，滤出水解物，再用有机溶剂提取出皂苷元。有些三萜皂苷在酸水解时，由于水解条件比较剧烈，发生结构的改变而得不到原来的皂苷元。如欲获得原生皂苷元，可采用两相水解、酶水解或 Smith 降解等温和的水解方法。

②碱提取酸沉淀法：萜内酯的提取可结合其结构特点进行。先用提取萜的方法提取出含萜内酯的粗总萜，然后利用内酯在热碱溶液中易开环成盐溶于水，酸化环合又可析出原内酯的特性，用碱水提取酸化沉淀的方法处理粗总萜，可得到较纯的总萜内酯（倍半萜内酯用此法较多）。但某些因酸碱易引起结构发生不可逆变化的萜内酯，不可用碱溶酸沉法纯化。某些皂苷含有羧基，可溶于碱水，因此可用碱溶酸析法提取。

（2）萜类化合物的纯化　萜内酯的纯化也可用硅胶或氧化铝柱色谱法进行，一般多采用硅胶作固定相。以石油醚及石油醚混合不同比例的乙醚洗脱，据报道，萜内酯多集中在石油醚 - 乙醚（1:1）的洗脱流分中。

提取萜苷类多用甲醇或乙醇作溶剂，也可用水、稀丙酮及乙酸乙酯，提取液经减压浓缩后加水溶解，滤去水不溶性杂质，用乙醚、氯仿或石油醚萃取去除脂溶性杂质，脱脂后的萜苷水溶液可采用下述方法去除水溶性杂质：①正丁醇萃取法：萜苷水液以正丁醇萃取，正丁醇萃取液经减压浓缩，可得到粗总萜苷。②活性炭、大孔树脂吸附法：用活性炭或大孔树脂吸附水溶液中萜苷后，先用水及稀乙醇依次洗脱除去水溶性杂质，再用合适浓度的乙醇洗脱萜苷，如桃叶珊瑚苷及甜叶菊苷可分别用活性炭及大孔树脂纯化获得。

在萜苷的提取纯化过程中，要防止酶及酸对苷键的裂解，尤其是环烯醚萜苷稳定性差，更需注意避免与酸碱接触。

2. 萜类化合物的分离

（1）利用特殊官能团分离　萜类化合物中常见的官能团为双键、羰基、内酯环、羧基、碱性氮原子（萜类生物碱）及羟基等，可有针对性地用加成、碱开环酸环合、酸碱成盐及形成酸性酯等反应，使具有相应官能团的萜溶解性发生改变，以固体析出或液体转溶的形式从总萜中分离。双键是萜类多具有的官能团，其加成物可使液态单萜烯以结晶形式析出，具有一定的分离精制意义。

（2）结晶法分离　有些萜类化合物的粗提物，用其他溶剂渗提或萃取法纯化处理后，其纯度会明显升高，若将其提取液适当浓缩，常会析出粗晶，滤取结晶，必要时可再用适当溶剂或方法重结晶至得到高纯度结晶。如薄荷醇、樟脑、野菊花内酯（yeiju-hua lactone）及古纶宾（columbin）可用结晶法分离。

（3）柱色谱法分离

①吸附柱色谱：柱色谱法是分离萜类化合物的主要方法，许多用其他方法难以分离的萜类异构体都可用吸附柱色谱法分离。常用的吸附剂为硅胶、中性氧化铝（非中性氧化铝易引起萜类化合物结构变化）及硅酸，其中硅胶应用最广。

萜类化合物的柱色谱分离一般选用非极性有机溶剂，如正己烷、石油醚、环己烷、乙醚、苯或乙酸乙酯做洗脱剂。但使用单一溶剂往往达不到分离的效果，故在实践中多选用混合溶剂，而且应根据被分离物质的极性大小来考虑。常用的洗脱剂多以石油醚、正己烷、环己烷及苯单一溶剂分离萜烯，或混以不同比例的乙酸乙酯或乙醚来分离含氧萜，对于多羟基的萜醇及萜酸还要加入甲醇或用氯仿－乙醇洗脱。此法也可用于分离各类三萜化合物。吸附柱色谱依所用吸附剂性质的不同，分为正相吸附柱色谱和反相吸附柱色谱。正相吸附柱色谱的吸附剂常用硅胶，样品上柱后，可用不同比例的混合溶剂如氯仿－丙酮、氯仿－甲醇或氯仿－甲醇－水等进行梯度洗脱。反相柱色谱通常以反相键合相硅胶 Rp－18、Rp－8 或 Rp－2 为填充剂，常用甲醇－水或乙腈－水等溶剂为洗脱剂。反相色谱柱需用相对应的反相薄层色谱进行检识，如使用预制的 Rp－18、Rp－8 等反相高效薄层板。

对于单纯以硅胶或氧化铝为吸附剂难以分离的萜类化合物，可用硝酸银络合柱色谱分离。一般多以硝酸银－硅胶或硝酸银－氧化铝作吸附剂进行络合吸附。其分离机制主要是利用硝酸银可与双键形成 π 络合物，而双键数目、位置及立体构型不同的萜在络合程度及络合物稳定性方面有一定的差异，利用此差异可进行色谱分离。硝酸银络合色谱分离萜类化合物的洗脱剂与上述硅胶及氧化铝色谱相同。

除柱色谱法外，制备硅胶薄层色谱也可用于萜类化合物的分离。

②分配柱色谱法：由于三萜皂苷极性较大，故也可采用分配色谱法进行分离，常用硅胶等作为支持剂，固定相为3%草酸水溶液等，流动相为含水的混合有机溶剂，如氯仿－甲醇－水、二氯甲烷－甲醇－水、乙酸乙酯－乙醇－水等，也可用水饱和的正丁醇等作为流动相。

③高效液相色谱法：高效液相色谱法是目前分离皂苷类化合物最常用的方法，其分离效能较高。用于皂苷的分离制备一般采用反相色谱柱，以甲醇－水、乙腈－水等系统为洗脱剂。

④大孔吸附树脂柱色谱法：大孔树脂色谱是常用于分离极性较大的天然产物的有效方法，尤其适用于皂苷的精制和初步分离。将含有皂苷的水溶液通过大孔树脂柱后，先用水洗涤除去糖和其他水溶性杂质，然后再用不同浓度的甲醇或乙醇依其浓度由低到高的顺序进行梯度洗脱。极性大的皂苷，可被10%～30%的甲醇或乙醇洗脱下来，极性小的皂苷，则被50%以上的甲醇或乙醇洗脱下来。

⑤凝胶色谱法：凝胶色谱法是利用分子筛原理来分离分子量不同的化合物，在用不同浓度的甲醇、乙醇或水等溶剂洗脱时，各成分按分子量递减顺序依次被洗脱下来，即分子量大的皂苷先被洗脱下来，分子量小的皂苷后被洗脱下来。应用较多的是能在有机相使用的 Sephadex LH－20。

用色谱法分离萜类化合物通常采用多种色谱法相组合的方法，即一般先通过硅胶柱色谱进行分离后，再结合低压或中压柱色谱、薄层制备色谱、高效液相色谱或凝胶色谱等方法进行进一步的分离。对三萜皂苷的分离，还可在进行硅胶柱色谱前，先用大孔树脂柱色谱进行精制或初步分离。

（五）萜类化合物的检识

萜类多为不饱和的环烃结构，其碳架类型多而繁，绝大多数的萜类化合物缺乏专属性强的检识反应，目前对绝大多数萜类化合物主要是用硫酸-乙醇等通用显色剂或羰基类显色剂，在薄层色谱上进行检识。䓬酚酮类、环烯醚萜类、薁类这样一些基本碳架结构相对固定的特殊萜类化合物具一定专属性的检识反应，而三萜皂苷也具有一些特殊的检识反应。

1. 理化检识

（1）䓬酚酮类的检识反应　䓬酚酮具有一般酚类的性质，能与铁、铜等重金属离子生成具有一定颜色的络盐，可供检识。①三氯化铁反应：1%的三氯化铁溶液可与䓬酚酮生成赤色络合物。②硫酸铜反应：稀硫酸铜溶液可与䓬酚酮生成稳定的绿色结晶。此结晶可用氯仿重结晶，并具有高熔点。许多其他酚类也可与三氯化铁及硫酸铜生成相似颜色的沉淀或结晶，因此根据这些检识反应下结论时，要结合䓬酚酮的挥发性及其羰基（1600～1650cm^{-1}）和羟基（3100～3200cm^{-1}）的红外光谱吸收峰综合分析。

（2）环烯醚萜类的检识反应　①Weiggering法：取新鲜药材1g，适当切碎，加入1%盐酸5ml，浸渍3～6小时，取此浸渍液0.1ml转移至装有Trim-Hill试剂（乙酸10ml、0.2%硫酸铜水溶液1ml、浓硫酸0.5ml的混合溶液）试管内，混匀，加热至产生颜色。许多环烯醚萜苷类化合物（环烯醚萜及裂环环烯醚萜苷）可产生不同颜色，如车叶草苷（asperulaside）、桃叶珊瑚苷、水晶兰苷（monotopein）为蓝色，哈帕苷（harpagide）为紫红色；有些环烯醚萜为阴性反应，如番木鳖苷（loganin）、梓苷等。②Shear反应：Shear试剂［浓盐酸与苯胺（1:15）混合液］多能与吡喃衍生物产生特有的颜色。如车叶草苷与Shear试剂反应能产生黄色，继变为棕色，最后转为深绿色。③其他显色反应：环烯醚萜类化合物对酸碱试剂敏感，多发生分解、聚合、缩合、氧化等反应，形成不同颜色的产物。如京尼平（genipin）与氨基酸（甘氨酸、亮氨酸、谷氨酸）共热，即显红色至蓝色。有的与冰乙酸及少量铜离子共热也能产生蓝色。分子中有环戊酮结构，可与2,4-二硝基苯肼反应产生黄色。上述检识反应并不是对每种环烯醚萜类化合物都为阳性反应，故检识时应多做几种反应，并佐以苷的一般检识反应进行补充检识。

（3）薁类化合物的检识　①Sabety反应：取挥发油1滴溶于1ml氯仿中，加入5%溴的氯仿溶液数滴，若产生蓝、紫或绿色，表示含有薁类衍生物。②Ehrlich试剂反应：取挥发油适量与Ehrlich试剂（对-二甲胺基苯甲醛-浓硫酸试剂）反应，若产生紫色或红色，表明有薁类衍生物存在。③对-二甲胺基苯甲醛显色反应：此反应是挥发油经薄层色谱展开分离后，再喷以由对-二甲胺基苯甲醛0.25g、乙酸50g、85%磷酸5g和水20ml混匀后组成的显色剂（避光可保存数月），室温下显蓝色，示有薁类衍生物。氢化薁在80℃加热10分钟显蓝色，蓝色随后会减弱转为绿色，最后转为黄色，将薄层放在水蒸气上则蓝色可再现。

（4）三萜皂苷类的检识　通过Liebermann-Burchard等颜色反应和Molish反应，可初步推测化合物是否为三萜或三萜皂苷类化合物。利用试剂检识皂苷虽然比较灵敏，但其专属性较差。

①皂苷水溶液经强烈振摇能产生持久的泡沫，此性质可用于皂苷的鉴别。其方法是

取中药粉末 1g，加水 10ml，煮沸 10 分钟后滤出水液，振摇后产生持久性泡沫（15 分钟以上），则为阳性。由于有的皂苷没有产生泡沫的性质，而有些化合物如蛋白质的水溶液等亦有发泡性，但其泡沫加热后即可消失或明显减少。因此，利用此法鉴别皂苷时应该注意可能出现的假阳性或假阴性反应。

②取供试液 1ml，于水浴上蒸干，用 0.9% 的生理盐水溶解，加入几滴 2% 的红细胞悬浮液，如有皂苷类成分存在，则发生溶血现象，溶液由混浊变为澄明。此性质不仅可以用于皂苷的检识，还可推算样品中所含皂苷的粗略含量。例如，浸出液测得的溶血指数为 1:1M，所用对照标准皂苷的溶血指数为 1:100M，则可得出其中皂苷含量约为 1%。

2. 色谱检识

（1）薄层色谱　分离萜类化合物的薄层吸附剂多用硅胶 G、氧化铝 G 及此两种吸附剂与硝酸银组成的络合吸附剂，展开剂多为石油醚（30℃~60℃）、乙烷、苯，分别加入不同比例的乙酸乙酯或乙醚，极性大的萜醇或萜酸类可加入氯仿或甲酸、乙酸展开分离。

三萜类化合物常用硅胶为吸附剂。游离三萜类化合物常以环己烷－乙酸乙酯（1:1）、氯仿－乙酸乙酯（1:1）、苯－丙酮（1:1）、氯仿－丙酮（95:5）等亲脂性溶剂为展开剂；皂苷常用的展开剂有氯仿－甲醇－水（65:35:10，下层）、正丁醇－乙酸－水（4:1:5，上层）、乙酸乙酯－吡啶－水（3:1:3）、乙酸乙酯－乙酸－水（8:2:1）等，也可用反相薄层色谱，将样品点于预制的 Rp－18、Rp－8 等反相高效薄层板上，用甲醇－水或乙腈－水进行展开。分离酸性皂苷时，使用中性溶剂系统展开，往往易产生拖尾或分离效果不好，可在展开剂中加入少量甲酸或乙酸加以克服。

除前述草酚酮、环烯醚萜及蒽类等特殊萜类化合物外，其他萜类化合物经薄层展开后，用通用显色剂或醛酮类显色剂反应方可显色。常用的通用显色剂及醛酮显色剂反应如下。

①通用显色剂：10% 硫酸溶液、三氯乙酸试剂、五氯化锑试剂、香草醛－硫酸试剂等。

②专属性试剂：a. 2,4－二硝基苯肼：用于检识醛和酮类化合物。喷洒后，无环的醛和酮显黄色，环状的羰基化合物则显橙红色。b. 邻联茴香胺：用于检识醛和酮类化合物。在室温中喷洒后，醛类显黄至棕色，加热后颜色变深而背景颜色亦变深。

用上述显色反应检识萜类化合物时，因其通用范围广，故应尽量使用相应的对照品、同系物或对照药材作对照检识。

（2）纸色谱　对于亲水性强的皂苷，纸色谱可用水为固定相，移动相的亲水性也相应增大。例如，乙酸乙酯－吡啶－水（3:1:3）、正丁醇－乙酸－25% 氨水（10:2:5）、正丁醇－乙醇－15% 氨水（9:2:9）等，后两种展开剂适用于酸性皂苷的纸色谱。这种以水为固定相的纸色谱法，缺点是不易得到集中的斑点。

对游离三萜和亲脂性皂苷，一般多用甲酰胺为固定相，用甲酰胺饱和氯仿溶液为移动相。如果皂苷的亲脂性较弱，则需相应地减弱移动相的亲脂性，可用氯仿－四氢呋喃－吡啶（10:10:2，下层，预先用甲酰胺饱和）、氯仿－二氧六环－吡啶（10:10:3，下层，预先用甲酰胺饱和）等溶剂系统。

皂苷的纸色谱显色剂有三氯乙酸、五氯化锑试剂等。

（六）萜类化合物的结构研究

一般萜类化合物的碳架种类十分丰富，较难以总结出共同的波谱规律。但萜类化合物结构中所具有的甲基、亚甲基、偕碳二甲基、双键、共轭双键、羰基及内酯等是常见的结构特征，可用于结构研究中。以下主要介绍环醚萜类和三萜类化合物的几种波谱特征规律。

1. 环烯醚萜类化合物的结构研究

环烯醚萜类化合物的结构母核较固定，主要有环烯醚萜苷、4 位有取代的环烯醚萜苷及裂环环烯醚萜苷 3 种结构类型，其波谱特征规律性较强，用波谱法并佐以必要的化学手段测定，使环烯醚萜这种特殊萜类化合物的结构研究变得较为简单。

（1）紫外光谱　4 位碳有—COOH、—COOR 取代基的环烯醚萜类化合物，由于分子中具有发色团 α,β - 不饱和酸、酯和内酯结构，故在 230～240nm 之间有较强吸收，ε 值约在 10000 左右。这与按 Woodward 规则计算的结果相一致。例如，马鞭草苷（verbenalin）的 λ 实测值为 238nm（ε9600），计算值为 235nm（α,β - 不饱和酯基本强吸收约在 195nm，加上 α - 烷基的取代基增值 10nm，再加上 β - OR 基取代基增值 30nm）。

该类型的环烯醚萜类化合物，若在 0.01mol/L 氢氧化钠溶液中测定时，则 230～240nm 吸收峰可向红带移动 30～40nm。例如，马鞭草苷元（verbenalol）在醇中测定 λ_{max} 为 240nm（ε9050），而在 0.01mol/L NaOH 溶液中测定时则为 271nm（ε19000）。这种吸收峰的红移可归因于烯醇阴离子的形成。

马鞭草苷元（240nm）　　　马鞭草苷元烯醇阴离子（271nm）

此外，环戊烷部分有羰基时，在 270～290nm 处出现 n→π* 引起的弱峰，ε 值多小于 100。

综上所述，UV 光谱可用于判断 α,β - 不饱和酯及烯醚键是否存在。根据 230～240nm 峰的存在与否，判断环烯醚萜类化合物 C_4 位取代状况，分子中有 C_4 - COOR 者均有此峰，而 C_4 位无取代基的降解环烯醚萜类或 C_4 位取代基为—CH_3、—CH_2OH、—CH_2OR 者则无此峰。

（2）红外光谱　环烯醚萜类化合物的主要 IR 光谱特征如下。

共同特征是在 1640cm^{-1} 左右有强峰，系烯醚双键的伸缩振动引起的。若 C_4 位有—COOR基，则在 1680cm^{-1} 左右（个别可在 1710cm^{-1}）有 α,β - 不饱和酯的羰基吸收，也是强峰。此点可与 C_4 位无取代基或 C_4 位取代基为—CH_3、—CH_2OH 等相区别。若戊烷部分有环酮结构存在，则于 $1740cm^{-1}$（$1710 \sim 1750cm^{-1}$）附近有一强峰。若五元环部分有环氧结构存在，如丁香醚苷，则应有 $1250cm^{-1}$、$830 \sim 890cm^{-1}$ 两个吸收峰。裂环环烯醚萜类化合物分子中多有乙烯基（—$CH{=}CH_2$）结构，在 $990cm^{-1}$、$910cm^{-1}$ 两处有红外吸收。

总之，可用 IR 光谱特征判断化合物是否为环烯醚萜类，C_4 位有无—COOR 取代基，是否为裂环环烯醚萜类，五元环中有无羟基、羰基、双键及环氧结构。

（3）**核磁共振氢谱**　^1H - NMR 谱对环烯醚萜类化合物的结构测定十分重要。它可用于判定环烯醚萜的结构类型，并能确定许多立体化学（构型、构象）结构问题。

环烯醚萜类化合物中 H - 1 与 H - 3 的 NMR 信号最具有鉴别意义。

由于 C_1 原子与两个 O 原子相连，故 H - 1 共振发生在较低磁场，化学位移约在 $\delta 4.5 \sim 6.2$ 之间。H - 1 与 H - 9 相互偶合，其偶合常数 $J_{1,9}$ 是判断二氢吡喃环构型和构象的重要依据。$J_{1,9}$ 很小（$0 \sim 3Hz$），表明 H - 1 处于平伏键，而 C_1 - OH（或 C_1 - O - glc）则处于直立键，此时 C - 1 折向平面上方。$J_{1,9}$ 很大（$7 \sim 10Hz$），表明 H - 1 处于直立键，而 C_1 - OH（或 C_1 - O - glc）处于平伏键，在此情况下，二氢吡喃环几乎处于同一平面，但 C - 1 折向下方。

H - 3 的 NMR 信号可用以区别 C_4 是否有—COOR 取代基、C_4 - CH_3 或 C_4 - CH_2OR、C_4 - 无取代基的环烯醚萜类。当 C - 4 有 COOR 取代基（包括裂环环烯醚萜类）时，H - 3 因受 COOR 基影响处于更低的磁场区，一般 δ 值多在 $7.3 \sim 7.7$（个别可在 $7.1 \sim 8.1$）之间，因与 H - 5 远程偶合，故 $J_{3,5}$ 很小，为 $0 \sim 2Hz$。该峰为 C_4 有 COOR 取代基的特征峰。当 C - 4 取代基为—CH_3 时，H - 3 的化学位移在 $\delta 6.0 \sim 6.2$，为多重峰。当取代基为 CH_2OR 时其化学位移在 $\delta 6.28 \sim 6.6$，也为多重峰。

当 C - 4 无取代基时，H - 3 的化学位移与 C - 4 取代基为—CH_3 或—CH_2OR 相近（也在 $\delta 6.5$ 左右），但峰的多重度及 J 值有明显区别。因 H - 3 与 H - 4 为邻偶，同时 H - 3 与 H - 5 又有远程偶合，故 H - 3 多呈现双二重峰（dd），J_1 约 $6 \sim 8Hz$，$J_2 = 0 \sim 2Hz$。例如，山罗花苷（melampyroside）的 H - 3 化学位移为 6.33，dd 峰，$J_1 = 7Hz$，$J_2 = 2Hz$。又如车前草中的甲基梓醇（Methyl Catalpol），H - 3 化学位移为 6.5，也为 dd 峰，$J_1 = 6Hz$，$J_2 = 2Hz$。

其他质子信号：C_8 位上常连有 10 - CH_3。若 C - 8 为叔碳，则 10 - CH_3 为二重峰，$J = 6Hz$，化学位移多在 $\delta 1.1 \sim 1.2$。若 C_7 - C_8 之间有双键，则该甲基变成单峰或宽单峰，化学位移移至 $\delta 2$ 左右。分子中如有—COOMe 取代基，其—OCH_3 信号为单峰，一般出现在 $\delta 3.7 \sim 3.9$ 之间。

（4）**核磁共振碳谱**　环烯醚萜类化合物的 ^{13}C - NMR 化学位移特征如下。

对于一般的环烯醚萜苷来说，C_1 - OH 与葡萄糖成苷，C - 1 化学位移在 $\delta 95 \sim 104$ 左右，如果 C_5 位连有羟基时，其化学位移约在 $\delta 71 \sim 74$，如果 C_6 位存在羟基时，其化学位移约在 $\delta 75 \sim 83$，C_7 位一般情况下没有羟基，如果 C_7 位连有羟基时，其化学位移在 $\delta 75$ 左右，如果 C_8 位连有羟基时，其化学位移约在 $\delta 62$ 左右。C_{10} 位甲基通常为羟甲基或羧基化，如果 C_{10} 位为羟甲基，其化学位移为 $\delta66$ 左右，若 C_7 位有双键，其化学位移为 $\delta61$ 左右。C_{10} 位为羧基时，其化学位移在 $\delta175 \sim 177$ 之间。C_{11} 位通常为羧酸甲酯、羧基或醛基，如为醛基时，化学位移在 $\delta190$ 左右，为羧基时，化学位移在 $\delta170 \sim 175$ 之间，如果形成羧酸甲酯，其化学位移在 $\delta167 \sim 169$ 左右。环烯醚萜绝大多数有 $\Delta^{3(4)}$，由于 2 位氧的影响，3 位碳比 4 位碳处于低场。如果分子中 C_7 位和 C_8 位之间有双键，且同时 C_8 位有羟甲基取代，则 7 位碳化学位移比 8 位碳处于高场。而如果 C_8 位有羧基取代，则 7 位碳比 8 位碳处于低场。有的化合物 C_6 位为羰基，其化学位移在 $\delta212 \sim 219$ 之间。

4 - 去甲基环烯醚萜苷由于 4 位无甲基，所以 4 位碳化学位移一般在 $\delta143 \sim 139$，3 位碳在 $\delta102 \sim 111$ 之间。

8 - 去甲基环烯醚萜苷由于 8 位无甲基，如果有 $\Delta^{7(8)}$ 时，其化学位移在 $\delta134 \sim 136$ 左右，若 7 位碳和 8 位碳与氧形成含氧三元环，其化学位移一般在 $\delta56 \sim 60$ 之间。

（5）旋光谱 具有环戊酮结构的环烯醚萜类，一般都有显示较强的 （-）Cotton 效应。这对判断羰基的存在及某些立体结构具有意义。

2. 三萜类化合物的结构研究 三萜类化合物的结构研究除采用常规的化学和物理方法外，由于生源关系，同属植物常含有结构类似的化学成分，所以查阅同属植物的化学成分研究报道，对确定所研究植物的三萜及皂苷的结构会有较大帮助。例如，皂苷可经苷键裂解得到较小分子的苷元和糖，苷元结构的确定可采用氧化、还原、脱水、甲基化或双键转位、乙酰化、甲酯化等化学反应将未知苷元结构转变为已知化合物，然后将其 IR、mp、R_f 值或其他波谱数据与已知物数据对照，推测其结构，也可采用半合成或全合成方法制备相应的合成产物以确证天然产物的结构。由于波谱技术，特别是核磁共振技术的发展，目前皂苷结构的确定通常主要采用波谱法，对于一些母核新颖且较复杂的三萜类化合物的结构可采用 2D - NMR 和单晶 X 射线衍射分析等方法进行确定。

（1）紫外光谱 多数三萜类化合物不产生紫外吸收，但齐墩果烷型三萜化合物由于结构中多具有双键，可用紫外光谱判断其双键类型，如结构中只有一个孤立双键，则仅在 205 ~ 250nm 处有微弱吸收；若有 α, β - 不饱和羰基，最大吸收在 242 ~ 250nm；如有异环共轭双烯，最大吸收在 240nm、250nm、260nm；同环共轭双烯最大吸收则在 285nm。此外，11 - oxo，Δ^{12} - 齐墩果烷型化合物，可用紫外光谱判断 18 - H 的构型，当 18 - H 为 β 构型，最大吸收为 248 ~ 249nm，18 - H 为 α 构型，最大吸收为 242 ~ 243nm。

（2）质谱

①游离三萜类化合物：主要采用 EI - MS，通过对化合物分子离子峰和裂解碎片峰的研究，可提供该类化合物的分子量、可能的结构骨架或取代基种类及位置等的信息。

齐墩果 - 12 - 烯（乌苏 - 12 - 烯）类三萜化合物：其 EI - MS 显示分子离子峰 [M^+] 及失去 CH_3、OH 或 COOH 等碎片峰。由于分子中存在 C_{12} 双键，具环己烯结构，故 C 环易发生 RDA 裂解，出现含 A、B 环和 D、E 环的碎片离子峰。

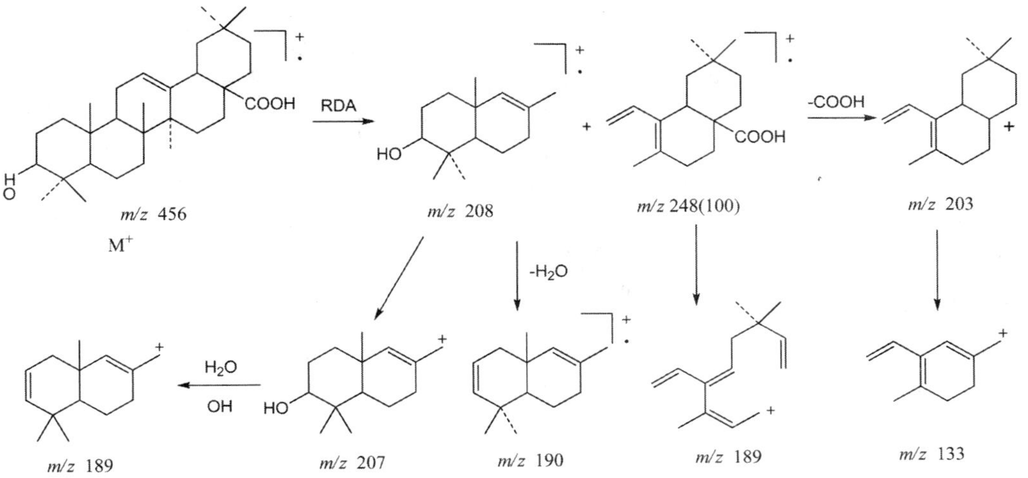

羽扇豆醇型三萜皂苷元：可出现失去异丙基产生的 M－43 的特征碎片离子峰。

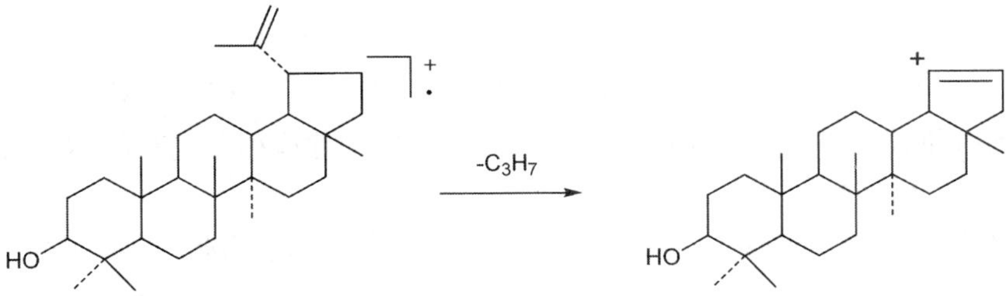

羽扇豆醇 *m/z* 426

m/z 383

②三萜皂苷类化合物：由于皂苷的难挥发性，所以电子轰击质谱（EI－MS）和化学电离质谱（CI－MS）技术在三萜皂苷的应用上受到限制。目前，常用场解析质谱（FD－MS）和正或负离子快原子轰击质谱（FAB－MS）。这两种质谱方法均不依赖于样品的挥发就可得到皂苷的准分子离子峰 [M＋H]$^+$、[M＋Na]$^+$ 和 [M＋K]$^+$ 等，负 FAB－MS 给出 [M－H]$^-$ 峰，还可以给出皂苷分子失去寡聚基或单糖碎片峰，并同时出现相应的糖单元的碎片峰。以下述皂苷为例，该皂苷结构为齐墩果酸－3－*O*－β－D－葡萄糖基－（1→4）－*O*－D－葡萄糖基－（1→3）－*O*－α－L－鼠李糖基－（1→2）－*O*－α－L－阿拉伯糖苷，FAB－MS 呈现了 1081 [M＋Na]$^+$ 准分子离子峰及 919 [（M＋Na）－162]$^+$、757 [（M＋Na）－162－162]$^+$、611 [（M＋Na）－162－162－146]$^+$ 和 479 [（M＋Na）－162－162－146－132]$^+$ 的碎片峰，根据以上数据不仅可知其分子量，还能推测出皂苷元与糖、糖与糖之间的连接顺序。

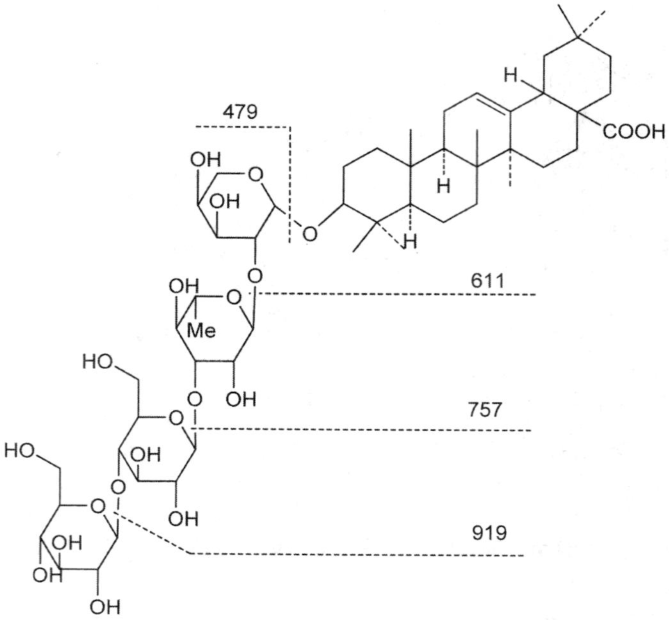

此外，二级离子质谱（SI－MS）、飞行时间质谱（TOF－MS）、电喷雾质谱（ESI－MS）和激光解析质谱（LD－MS）等也被成功地应用于皂苷的结构研究。

（3）核磁共振谱

①核磁共振氢谱：可获得三萜及其皂苷中甲基质子、连氧碳上的质子、烯氢质子及糖的端基质子信号等重要信息。

在^{1}H－NMR谱的高场，出现多个甲基单峰是三萜类化合物的最大特征。一般甲基质子信号在$\delta 0.60 \sim 1.50$。羽扇豆烷型三萜的30－CH_3，因与双键相连，δ值在$1.63 \sim 1.80$，呈宽单峰。乙酰基中甲基信号为$\delta 1.82 \sim 2.07$，甲酯部分的甲基信号在$\delta 3.6$左右。高场区甲基信号的数目及峰形有助于推断三萜类化合物的基本骨架。例如，有与双键相连的甲基，则可否定齐墩果烷、乌苏烷型的可能性。又如甲基信号以二重峰形式出现，则可能为乌苏烷型或羊毛脂甾烷型或环菠萝蜜烷型等。需要注意鉴别的是，在三萜苷类化合物的^{1}H－NMR谱中，有时分子中6－去氧糖的5位连接的CH_3虽然也为二重峰（$J = 5.5 \sim 7.0Hz$），但δ值在$1.4 \sim 1.7$，而乌苏烷型三萜母核上的29－CH_3和30－CH_3虽均为二重峰，δ值却多为$0.8 \sim 1.0$，J值约为6Hz。

高场区的其他信号有时也具有特征性的鉴别意义，如中药黄芪中具有环丙烷结构的环黄芪醇类衍生物，其环丙烷结构部分中亚甲基的2个质子非常特征地各以二重峰（$J = 3.5 \sim 4.5Hz$）信号出现在约$\delta 0.3$和0.6左右处，极易辨认。此外，一般在高场区的$\delta 0.63 \sim 1.50$区域内，常出现堆积成山形的归属于基本母核的CH和CH_2峰，这些信号过去较难全部解析。近年来随着NMR谱仪器性能的提高和各种测定技术的改进和新技术的出现，对这些信号的完全解析也成为可能。

烯氢信号的化学位移值一般为$\delta 4.3 \sim 6.0$。环内双键质子的δ值一般大于5，环外烯氢的δ值一般小于5。前者如在齐墩果－12－烯类及乌苏－12－烯类化合物中的12

位烯氢常以一个宽单峰或分辨度不好的多重峰出现在 $\delta 4.93 \sim 5.50$ 处；若 11 位引入羰基与此双键共轭，则烯氢可因去屏蔽而向低场位移，在 $\delta 5.55$ 处出现一单峰；具 $\Delta^{9(11),12}$ 同环双烯化合物，在 $\delta 5.50 \sim 5.60$ 处出现 2 个烯氢信号，均为二重峰；若为 $\Delta^{11,13(18)}$ 异环双烯三萜，其中一个烯氢为双峰，出现在 $\delta 5.40 \sim 5.60$，另一个烯氢为 2 个二重峰，出现在 $\delta 6.40 \sim 6.80$ 处。后者如羽扇豆烷型的环外双键烯氢（H - 29）则常以双二重峰形式出现在 $\delta 4.30 \sim 5.00$ 区域内。因此，利用这一规律，可以对具有不同类型烯氢的三萜类化合物进行鉴别。

三萜类化合物常有—OH 取代，连接—OH 的碳上质子信号一般出现在 $\delta 3.2 \sim 4.0$。连接乙酰氧基的碳上质子信号一般为 $\delta 4.0 \sim 5.5$。三萜皂苷糖部分的 ^{1}H - NMR 特征最主要的是端基质子信号，其偶合常数可用于确定苷键构型。

②^{13}C - NMR 谱：^{13}C - NMR 谱是确定三萜及其皂苷结构最有应用价值的技术，比 ^{1}H - NMR 谱有更多的优越性。由于分辨率高，几乎可给出其每一个碳的信号。在 ^{13}C - NMR 谱中，三萜母核上的角甲基一般出现在 $\delta 8.9 \sim 33.7$，其中 23 - CH_3 和 29 - CH_3 为 e 键甲基出现在低场，δ 值依次约为 28.0 和 33.0。苷元中除与氧连接的碳和烯碳等外，其他碳 δ 值一般在 60.0 以下，苷元和糖上与氧相连碳为 $\delta 60.0 \sim 90.0$，烯碳在 $\delta 109.0 \sim 160.0$，羰基碳为 $\delta 170.0 \sim 220.0$。

以下举例说明 ^{13}C - NMR 谱在三萜类化合物结构研究中的一些应用。

a. 结构母核的确定

齐墩果烷型、乌苏烷型与羽扇豆烷型皂苷元的确定：一般齐墩果烷型具有 6 个季碳（C_4、C_8、C_{10}、C_{14}、C_{17} 和 C_{20}），δ 值约为 37.0 ~ 42.0；而乌苏烷型和羽扇豆烷型只有 5 个季碳（C_4、C_8、C_{10}、C_{14}、C_{17}）。此外，这三种类型的主要代表性化合物如齐墩果酸、乌苏酸和白桦脂酸及其衍生物，还可以根据它们的烯碳信号的 δ 值予以区别。一般来说，在齐墩果酸型的烯碳中，C - 12 信号的 δ 值多位于 122.0 ~ 124.0，C - 13 信号的 δ 值多为 144.0 ~ 145.0；乌苏酸型的烯碳中，C - 12 的 δ 值一般均大于 124.0（多为 125.0 左右），而 C - 13 的 δ 值多为 140.0 左右；在白桦脂酸型中，因有异丙烯基，双键处于环外，且其 C - 20 的 δ 值较大，约为 150.0，而 C - 30 的 δ 值较小，约为 110.0。因此，根据 ^{13}C - NMR 谱中的季碳信号数和烯碳的化学位移值的不同，可以对上述三种类型进行鉴别。

人参皂苷 C - 20 异构体的确定：人参皂苷的皂苷元大多为 20（S）- 原人参二醇 [20（S）- protopaxadiol] 或 20（S）- 原人参三醇 [20（S）- protopanaxatriol]，其 C - 20 的构型用其他波谱法难以区别，但用 ^{13}C - NMR 谱却很容易将 20（S）与 20（R）两种构型相互区别。因为 C - 20 构型的不同，可引起相近的其他碳信号，特别是 C - 17、C - 21 和 C - 22 的 δ 值产生改变。如 20（S）- 原人参二醇的 C - 13、16、17、20、21 和 22 信号分别出现在 $\delta 47.7$、26.6、53.6、74.0、26.8 和 34.8 处，而 20（R）- 原人参二醇的相应碳信号则分别出现在 $\delta 48.5$、26.4、49.9、74.6、21.8 和 42.3 处，前者与后者的差值分别为 - 0.8、+0.2、+3.7、- 0.6、+5.0 和 - 7.5。可见两者化学位移差明显，相互鉴别较易。

b. 苷化位置的确定：糖与苷元羟基成苷或糖与糖连接位置产生的苷化则位移向低场位移，若苷元 3 - OH 苷化，可使 C - 3 向低场位移 8~10，而且会影响 C - 4 的 δ 值。糖之间连接位置处苷化，则位移约为 +3~8。但糖与 28 - COOH 成酯苷，则羧基碳向高场位移，其苷化位移约为 - 2~5，而糖的端基碳信号一般出现在 $\delta 95~96$ 处。

c. 羟基取代位置的确定

29,30 - COOH 和 CH₂OH 位置的确定：29,30 位羧基或羟甲基取代与 29,30 位甲基取代比较，C - 19，21 向高场位移 4~6；C - 20 则向低场位移；若为—COOH 取代，向低场位移约 13；若为—CH₂OH 取代则向低场位移约 5，这时 C_{20} 连接的甲基碳向高场位移约 4~5。当 29 - COOH（或 CH₂OH，e 键）取代时，C - 29 的 δ 值为 181.4（73.9），30 - CH₃ δ 值为 19~20；当 30 - COOH（或 CH₂OH，a 键）取代时，C - 30 的 δ 值为 176.9（65.8），29 - CH₃ δ 值为 28~29。

23,24 - OH 位置的确定：23 - CH₂OH（e 键）δ 值约为 68，较 24 - CH₂OH（约 64）处于低场；和 23,24 - CH₃ 比较，具 23 - CH₂OH 取代时，使 C - 4 向低场位移 4 左右，C - 3、C - 5 和 C - 24（CH₃）向高场位移约 4 和 2.4；具 24 - CH₂OH 取代时，也使 C - 4 的 δ 值向低场位移约 4，C - 23（CH₃）向高场位移约 4.5，但对 C - 3 和 C - 5 影响较小。

2,3 - 二 OH 位置的确定：当 2,3 位均有羟基取代时，在 $\delta 66.0~71.0$ 和 $78.2~83.8$ 区域内，可分别观察到归属于 C - 2 和 3 的信号，并且，C - 2 的信号总是出现在 C - 3 的高场。同时，由于 2 位羟基的存在，使 C - 1 的 δ 值较仅有 3 位羟基取代时向低场位移约 5~10。

d. 羟基构型的确定

3 - OH 构型的确定：3β - OH 取代与相应的 3α - OH 取代的化合物比较，C - 5 向低场位移 4.2~7.2，C - 24 向高场位移 1.2~6.6。

16 - OH 构型的确定：当 C_{16} - OH 为 β 型时，C - 16 的 δ 值约为 67.5 左右；若 C_{16} - OH 为 α - 型时，则 C - 16 的 δ 值约为 74 左右。但在具有 $\Delta^{11,13(18)}$ 异环双烯结构的三萜中则相反，如当 C_{16} - OH 为 β 型时，C - 16 的 δ 值约为 77 左右；若 C_{16} - OH 为 α 型，则 C - 16 的 δ 值约为 68 左右。

3. 萜类结构鉴定实例

（1）蜘蛛香中环烯醚萜类化合物的结构鉴定　从败酱科缬草属植物蜘蛛香 *Valeriana jatamansi* 的根中分离得到一个环烯醚萜类化合物（VJ - 1），经鉴定为 1 - homoacevaltrate，为一新化合物，其结构确定过程如下。

化合物 VJ - 1 为无色油状物，$[\alpha]_D^{24}$ +175.9（c 0.01，MeOH），Vanillin 反应为阳性，示为萜类化合物。HRESI - MS 示 m/z 493.2078 $[M - H]^-$，分子式为 $C_{25}H_{34}O_{10}$。^{13}C - NMR 谱和 DEPT 谱显示有 25 个碳信号，其中 6 个甲基信号，5 个亚甲基信号，6 个次甲基信号和 8 个季碳信号。IR 光谱（cm^{-1}）显示 1765 和 1768 有两个典型的酯羰基信号。结合文献，通过 ^1H - NMR 和 ^{13}C - NMR 数据分析发现该化合物是含有酯基的环烯醚萜。在 ^1H - NMR 中 $\delta 5.98$（1H，d，$J = 10.0Hz$）和在 ^{13}C - NMR 中

$\delta92.6$（CH）分别归属为 H－1 和 C－1。在 ^{13}C－NMR 中，$\delta148.6$ 和 118.6 为 2 个烯键的次甲基碳信号，$\delta108.5$ 和 141.1 为 2 个烯键的季碳信号，它们分别归属为 C－3、C－6、C－4 和 C－5；季碳信号 $\delta64.8$（C－8）和次甲基碳信号 $\delta48.0$（C－10）是 valtrate 类型环烯醚萜在 C－8 和 C－10 位置形成环氧丙烷的典型碳信号特征。

在 ^{1}H－NMR 中 $\delta2.06$ 为一个甲基单峰，是乙酰基中的甲基信号。在 HMBC 谱中，一个 ^{13}C－NMR 信号 $\delta170.8$ 与甲基氢信号 $\delta2.06$ 具有远程相关峰，因此将 $\delta170.8$ 归属为乙酰基中的羰基碳信号，同时 $\delta170.8$ 的羰基碳信号又和 $\delta4.66$，4.76（2H，AB，$J=12.4Hz$，H－11）显示了三键远程相关，因此推定这个乙酰基连接在环烯醚萜的 C_{11} 位。

在 TOCSY 谱中，$\delta2.26$（2H，m）、2.11（1H，m）、1.24（2H，m）、0.93（3H，t，$J=6.0Hz$）和 1.08（3H，d，$J=6.1Hz$）显示在一个相同的自旋系统，分别归属为 β－Me－isovalerate 基团的 2～6 位碳上的氢信号。在 HMBC 谱中，其 H－2（$\delta2.26$）与 $\delta170.4$ 的羰基碳信号具有远程相关，而这个 $\delta170.4$ 的羰基碳信号又表现出与 $\delta5.98$（H－1）具有远程相关，因此推定这个 β－Me－isovalerate 基团连接在环烯醚萜的 C_1 位。

除了 valtrate 类型环烯醚萜骨架、1 个乙酰基、一个 β－Me－isovalerate 基团，在 ^{1}H－NMR 中还有 3 个甲基氢信号 $\delta1.50$（3H，s）、1.53（3H，s）、1.95（3H，s）和 1 个连有羰基的亚甲基氢信号 $\delta2.81$ 和 3.04（2H，AB，$J=14.2Hz$）；同时 ^{13}C－NMR 和 DEPT 显示还有 7 个碳信号，包括 3 个甲基碳 $\delta22.2$、26.6 和 26.7，1 个连有羰基的亚甲基碳 $\delta44.2$，1 个连氧季碳 $\delta79.3$，2 个酯羰基碳信号 $\delta168.9$ 和 170.5。这些数据揭示该化合物含有 1 个 β－OAc－isovalerate 基团。在 HMBC 谱中，1 个酯羰基碳信号 $\delta168.9$ 显示与 $\delta5.38$（1H，d，$J=2.6Hz$，H－7）具有相关性，因此推定这个 β－OAc－isovalerate 基团连接在环烯醚萜的 C_7 位。VJ－1 的 ^{1}H－NMR 和 ^{13}C－NMR 谱数据见表 4－24。

表 4－24 化合物 VJ－1 的 ^{1}H－NMR 和 ^{13}C－NMR 谱数据

Position	^{1}H－NMR 谱数据	^{13}C－NMR 谱数据
1	5.98（1H，d，10.0）	92.6
3	6.70（1H，s）	148.6
4		108.5
5		141.1
6	5.85（1H，dd，2.4，2.6）	118.6
7	5.38（1H，d，2.6）	83.6
8		64.2
9	3.44（1H，dd，2.4，10.0）	43.3
10	2.91，3.02（2H，AB，5.0）	48.0
11	4.66，4.76（2H，AB，12.4）	61.0
R_1－1		170.4
R_1－2	2.26（1H，m）	41.2

续表

Position	^1H – NMR 谱数据	^{13}C – NMR 谱数据
R_1 – 3	2.11 (1H, m)	31.7
R_1 – 4	1.24 (2H, m)	29.4
R_1 – 5	0.94 (3H, t, 6.0)	11.4
R_1 – 6	1.08 (3H, d, 6.1)	19.2
R_7 – 1		168.9
R_7 – 2	2.81, 3.04 (2H, AB, 14.2)	44.2
R_7 – 3		79.3
R_7 – 4	1.50 (3H, s)	26.6
R_7 – 5	1.53 (3H, s)	26.7
R_7 – 6		170.5
R_7 – 7	1.95 (3H, s)	22.2
R_{11} – 1		170.8
R_{11} – 2	2.06 (3H, s)	20.8

通过以上分析，确定该化合物为 1 – homoacevaltrate，结构如下。

（2）没药中倍半萜类化合物的结构鉴定　采用硅胶柱层析对没药 *Commiphora myrrha* 树脂的二氯甲烷萃取部位进行分离，得到倍半萜化合物。其结构鉴定如下。

化合物为柱状白色结晶（CH_3Cl_2），mp. 109.1℃～112.1℃。EI – MS 示（m/z）M^+320.15（2.58），85.05（100）。分子式为 $C_{18}H_{24}O_5$。

^1H – NMR（500MHz，$CDCl_3$）δ（ppm）为 5.25（1H，d，$J=9.2Hz$，H – 1）；4.12（1H，m，H – 2）；3.66，3.32（4H，dd，$J=16.8Hz$，H – 3，9）；7.03（1H，s，H – 12）；2.40（1H，m，H – 4）；5.53（1H，d，H – 5）；1.97（6H，s，H – 13，15）；2.03（3H，s，H – 16）；3.20（3H，s，H – 14）；1.09（3H，s，H – 14）。

^{13}C – NMR（125MHz，$CDCl_3$）δ（ppm）为 132.8（C – 1）；73.8（C – 2）；37.9（C – 3）；30.6（C – 4）；78.9（C – 5）；170.1（C – 6）；121.1（C – 7）；154.1（C – 8）；38.1（C – 9）；135.0（C – 10）；123.2（C – 11）；137.9（C – 12）；17.3（C – 13）；55.7（C – 14）；8.6（C – 15）；20.6（C – 16）；18.7（C – 17）；195.4（C – 18）。分析 MS、^1H – NMR、^{13}C – NMR、DEPT 谱数据示有 6 个季碳，5 个 CH，2 个 CH_2，5 个 CH_3 与文献中 2 – Methoxy – 5 – acetoxy – fruranogermacr – 1（10） – en – 6 – one 数据一致。因此，化合物鉴定为 2 – Methoxy – 5 – acetoxy – fruranogermacr – 1（10） – en – 6 – one。化学结构式如下。

（3）松香中二萜类化合物的结构鉴定　从马尾松 *Pinus massoniana* 松香的石油醚提取物中分离得到 5 个松香烷型二萜，分别为 7α‐羟基去氢松香酸（PM‐1）、7β‐羟基去氢松香酸（PM‐2）、7‐酮基去氢松香酸（PM‐3）和 15‐羟基去氢松香酸（PM‐4），其中化合物 PM‐1 为新化合物。其结构测定研究如下。

化合物 PM‐1 为无色结晶，香草醛浓硫酸反应显棕黄色，示为萜类化合物。HRE-SI‐MS 示（m/z）：317.4489［M‐H］$^+$，分子量 318，IR 光谱（KBr）（cm^{-1}）测得 3421，2600（羧基），1712（羧基），1652，1371，1244，990，857。其核磁共振谱显示为取代去氢松香酸，氢谱中 δ7.13（1H，d，8.2）、δ7.29（1H，dd，8.2，2.2）和 δ7.29（1H，d，2.2）分别为 11、12 和 H‐14 的信号，δ2.86（1H，m）和 δ1.23（6H，d，7.0Hz）为异丙基上 H‐15 和 H‐16，17 的信号；δ4.80（1H，d，3.2）为与羟基相连碳上的质子信号，HMBC 谱中出现该氢和 C‐8（δ135.5）、C‐9（δ146.7）、C‐14（δ128.2）相关，说明该氢为 H‐7，化合物 PM‐1 为 7‐羟基去氢松香酸，碳谱中 δ182.1 为 C‐18 信号，δ126.6、δ124.2 和 δ146.5 分别为苯环上 C‐11、C‐12 和 C‐13 的信号，其 NMR 谱和化合物 PM‐2 相比较非常相似，只是 H‐7 信号的峰型和位移有差距。由氢谱中 H‐7 的耦合裂分（d，3.2Hz）可推出 H‐7 为 α 构型，二维 NOESY 谱给予了证明。数据见表 4‐25。

表 4‐25　化合物 PM‐1 的 ^{1}H‐NMR 和 ^{13}C‐NMR 谱数据（δ）

No.	^{1}H‐NMR 谱数据	^{13}C‐NMR 谱数据
1	1.49（m），2.29（m）	37.3
2	1.81（m）	18.5
3	1.86（m）	35.7
4		47.0
5	2.48（m）	39.8
6	1.82（m），2.13（m）	30.8
7	4.80（d，3.2）	68.2
8		135.5
9		146.7
10		37.7
11	7.13（d，8.2）	126.6
12	7.29（dd，8.2，2.2）	124.2

No.	¹H - NMR 谱数据	¹³C - NMR 谱数据
13		146.5
14	7.29（d，2.2）	128.2
15	2.86（m）	33.5
16	1.23（d，7.0Hz）	23.9
17	1.23（d，7.0Hz）	23.8
18		182.1
19	1.26（s）	16.3
20	1.08（s）	24.1

7α-羟基去氢松香酸化学结构式如下。

7α-羟基去氢松香酸

（4）大枣中三萜类化合物的结构鉴定　中药大枣 *Jujubae Fructus* 中含有多种三萜类化合物，其中化合物 I 为白色针晶，mp.295°C。Liebermman - Burchard 反应阳性，Molish 反应阴性。ESI - MS（*m/z*）示 455 [M - H]⁻。¹H - NMR（CDCl₃）δ 测得 4.74（1H，br s，H - 29β），4.61（1H，br s，H - 29α），3.19（1H，dd，*J* = 4.5，11.0Hz，H - 3），3.00（1H，m，H - 19），1.69，0.98，0.97，0.94，0.83，0.75（各3H，s，6 个甲基）。¹³C - NMR 数据如表 4 - 26 所示。在化合物 I 的 ¹³C - NMR 谱中，2 个烯碳信号分别出现在 δ109.7 和 150.4 处，结合 ¹H - NMR 谱数据 δ1.69（3H，s），表明化合物 I 中存在异丙烯基结构，属于羽扇豆烷型化合物。根据其 ¹³C - NMR 谱数据还可知其 C₃ 位有—OH 取代（δ79.0），C₂₈ 位有游离—COOH 取代（δ181.0）。将化合物 I 的 ¹³C - NMR 谱数据与结构已知化合物白桦脂酸的 ¹³C - NMR 谱数据相比较，两者完全一致，故鉴定化合物 I 为白桦脂酸。

表4 - 26　化合物 I（白桦脂酸）的 ¹³C - NMR 的化学位移（CDCl₃，δ）

No.	C	No.	C	No.	C
1	38.8，CH₂	11	20.9，CH₂	21	30.6，CH₂
2	27.4，CH₂	12	25.6，CH₂	22	37.1，CH₂
3	79.0，CH	13	38.4，CH	23	28.0，CH₃
4	40.8，C	14	42.5，C	24	15.3，CH₃
5	55.4，CH	15	29.7，CH₂	25	16.1，CH₃
6	18.3，CH₂	16	32.2，CH₂	26	16.1，CH₃
7	34.4，CH₂	17	56.4，C	27	14.7，CH₃
8	38.9，C	18	46.9，CH	28	180.1，C
9	50.6，CH	19	49.3，CH	29	109.7，CH₂
10	37.3，C	20	150.4，C	30	30.6，CH₃

4. 三萜类化学成分提取分离与结构鉴定实例　供试甘草为豆科植物甘草 *Glycyrrhiza uralensis* 的干燥根，文献信息表明其主要含有甘草皂苷（glycyrrhizin）等丰富的三萜类资源性化学成分。具有抗溃疡、抗炎、抗变态反应作用，临床上也用于治疗和预防肝炎，尚有抗肿瘤和抑制艾滋病病毒等作用。其中，主要成分甘草酸和甘草次酸都有促肾上腺皮质激素（ACTH）样生物活性，临床作为抗炎药，并用于胃溃疡病的治疗，但只有 18β – H 型的甘草次酸才具有 ACTH 样作用，18α – H 型没有此种生物活性。此外，还有甘草酸铵盐及甘草酸半胱氨酸酯、甘草酸半琥珀酸酯等作为临床用药。通过药理研究还发现甘草酸除有抗变态反应外，还具有增强非特异性免疫的作用，同时能对抗 CCl_4 对肝脏的急性损伤作用。

甘草皂苷是由皂苷元 18β – 甘草次酸（glycyrrhetinic acid）及 2 分子葡萄糖醛酸所组成。由冰乙酸中结晶出的甘草皂苷为无色柱状结晶，mp. 约为 220℃（分解），$[\alpha]_D^{27}$ +46.2°，易溶于热稀乙醇，几乎不溶于无水乙醇或乙醚。其水溶液有微弱的起泡性及溶血性。甘草皂苷可以钾盐或钙盐形式存在于甘草中，其盐易溶于水，于水溶液中加稀酸即可析出游离的甘草酸。这种沉淀又极易溶于稀氨水中，故可作为甘草皂苷的提制方法。甘草中除含有甘草酸和甘草次酸外，还含有乌拉尔甘草皂苷 A、B（uralsaponin A、B）和甘草皂苷 A_3、B_2、C_2、D_3、E_2、F_3、G_2、H_2、J_2、K_2 及多种游离的三萜类化合物。此外，尚含有较多的黄酮类化合物，目前已分离出的黄酮类化合物已有 70 余种，其中游离者 50 多个，黄酮苷类近 20 余种。

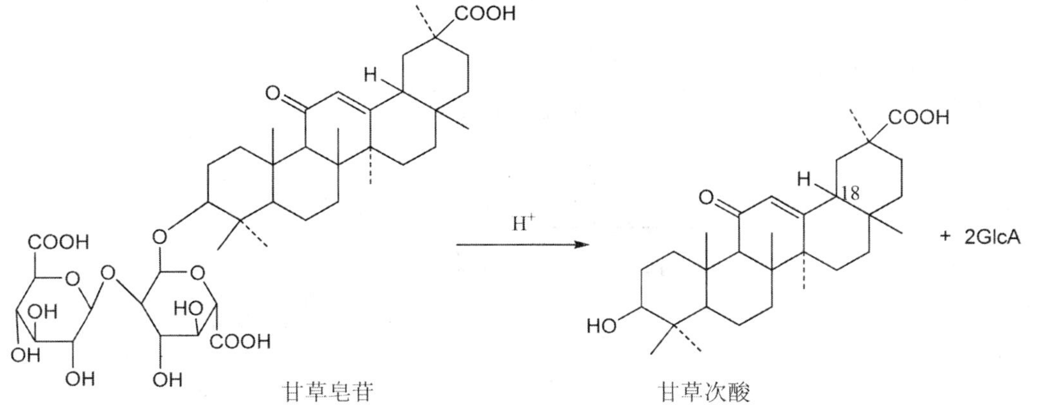

甘草皂苷　　　　　　　　甘草次酸

甘草皂苷与 5% 稀 H_2SO_4 在加压、110℃～120℃条件下，进行水解，生成 2 分子葡萄糖醛酸及 1 分子甘草次酸。甘草次酸有两种类型：一种 D/E 环为顺式（即 18β – H），为针状结晶，mp. 256℃，$[\alpha]_D^{27}$ +86°（乙醇）；另一种为其异构体 D/E 环反式，即 18α – 甘草次酸，又称乌拉尔甘草次酸（uralenic acid），呈小片状结晶，mp. 283℃，$[\alpha]_D^{27}$ +140°（乙醇），这两种结晶均易溶于乙醇或氯仿。

（1）甘草酸铵盐的制备　方法如下。

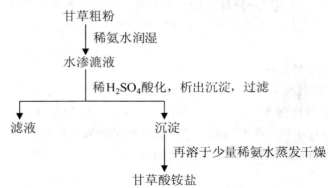

（2）甘草酸单钾盐的提取与精制　甘草酸不易精制，需先制成钾盐才能进一步精制，方法如下。

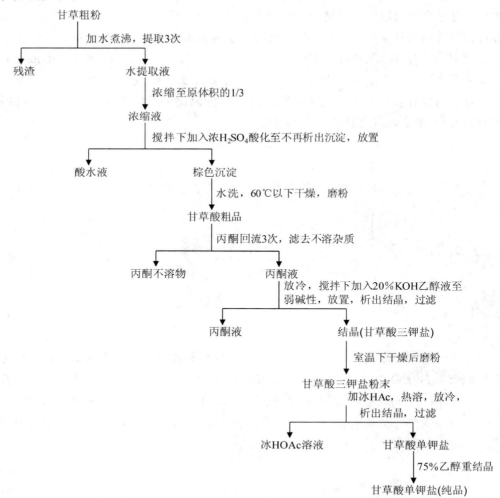

（3）甘草次酸的提取

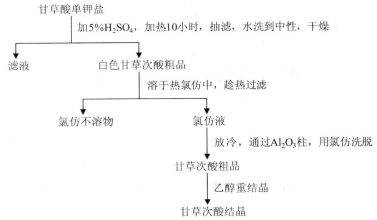

（4）甘草三萜皂苷类成分的结构鉴定

①Uralsaponin C 的结构鉴定：化合物为白色无定形粉末，紫外光谱（MeOH）λ_max （lgε）=250.2nm（4.14），提示化合物结构具有 α,β - 不饱和系统；红外光谱（KBr）也显示化合物结构中存在 α,β - 不饱酮（1751cm⁻¹、1652cm⁻¹）取代；此外，在 3100～3500cm⁻¹ 处的宽吸收谱带提示化合物中存在糖取代。高分辨质谱（HR - ESI - MS）图中可见准分子离子峰（m/z）825.4261 $[M+H]^+$（已知 $C_{42}H_{65}O_{16}$ 分子量为 825.4267），以及 847.4081 $[M+Na]^+$，确定其分子式为 $C_{42}H_{65}O_{16}$。此外，质谱图中还观察到 m/z 649.3941（$[M+H-C_6H_8O_6]^+$），473.3616（$[M+H-2C_6H_8O_6]^+$），455.3514（$[M+H-2C_6H_8O_6-H_2O]^+$）的碎片峰，根据皂苷类成分的质谱裂解规律，推测这些碎片离子来源于分子中糖苷键的断裂，从失去的特征分子量为 176 来推测，结构中应含有 2 个葡萄糖醛酸取代基。

从 ^{13}C - NMR 谱（见图 4 - 5）中可以观察到 42 个碳信号，其中 12 个来自 2 个糖取代基（δ_C105.1、106.6，2 个端基碳信号；δ_C172.0、172.3，2 个糖羰基碳信号，以及 δ_C73.1～84.5 之间，8 个连羟基的次甲基信号）；^1H - NMR 中显示有 2 个糖的端基信号，δ_H5.03（d，J=7.5）和 5.41（d，J=7.5）。以上数据表明分子结构中有 2 个 β 构型的葡萄糖醛酸单糖形成二糖苷，进一步从 HMBC 谱中观察到 δ_H5.03（H - 1′）与 δ_C89.2（C - 3）、δ_H5.41（H - 1″）与 δ_C84.5（C - 2′）有相关信号，从而确定 2 个葡萄糖醛酸均以 β（1→2）苷键相连，并与苷元 3β - 羟基成苷。数据见表 4 -27。

DEPT 谱显示，苷元结构中含有 7 个甲基、9 个亚甲基、5 个次甲基和 9 个季碳。碳谱中 δ_C199.4（C - 11）、128.7（C - 12）、169.4（C - 13），以及氢谱中 δ_H5.48（s，H - 12）的质子信号，表明结构中存在 α,β - 不饱和系统。通过 HSQC 确定分子结构中的 7 个角甲基的氢谱信号分别为 δ_H1.39，1.22，1.19，1.06，1.40，1.12 和 1.11，相应的碳信号分别为 δ_C28.1，16.9，16.8，18.9，23.1，21.7 和 28.2。该成分符合甘草三萜皂苷类成分的特征。

与甘草酸的分子式以及碳谱信息对比发现，少了 1 个羰基信号 δ_C179.2、1 个亚甲

基信号 $\delta_C 38.1$，多了 1 个连氧亚甲基 $\delta_C 69.9$ 以及连氧次甲基 $\delta_C 74.6$ 碳信号，氢谱分别见 $\delta_H 3.83$（H－30），3.73（H－22），推测分子结构中 C－30 不是以羧基形式存在，而是为一连氧亚甲基；C－22 为一个连氧次甲基。进一步以 HMBC 及 H^1－H^1 COSY 谱对以上推测结构进行了验证。

在 HMBC 谱中可见一些关键的相关信息：H－19 与 C－30，H－21 与 C－17、C－19，H－22 与 C－20，H－28 与 C－18、C－22，H－29 与 C－19、C－30，H－30 与 C－21 相关。H^1－H COSY 谱显示结构中 E 环上的 H－18 与 H－19，H－21 与 H－22 相关。该化合物的 ^{1}H－NMR、^{13}C－NMR 以及主要的 HMBC 和 ^{1}H－^{1}H COSY 相关信号进行了归属，结果与 Uralsaponin C 结构相吻合。

表 4－27　Uralsaponin C 的 ^{13}C－NMR 的化学位移（C_5D_5N，δ）

NO	C	NO	C	NO	C	NO	C	NO	C
1	39.5CH$_2$	10	37.2qC	19	40.6CH$_2$	28	21.7CH$_3$	1″	106.9CH
2	26.7CH$_2$	11	199.4qC	20	35.8qC	29	28.2CH$_3$	2″	76.8CH
3	89.2CH	12	128.7CH	21	38.6CH$_2$	30	69.9CH$_2$	3″	77.6CH
4	39.9qC	13	169.4qC	22	74.6CH	1′	105.1CH	4″	73.3CH
5	55.5CH	14	44.0qC	23	28.1CH$_3$	2′	84.5CH	5″	78.4CH
6	17.6CH$_2$	15	26.6CH$_2$	24	16.9CH$_3$	3′	77.7CH	6″	172.0qC
7	33.1CH$_2$	16	28.0CH$_2$	25	16.8CH$_3$	4′	73.0CH		
8	45.4qC	17	37.8qC	26	18.9CH$_3$	5′	77.4CH		
9	62.0CH	18	45.4CH	27	23.1CH$_3$	6′	172.4qC		

Uralsaponin C

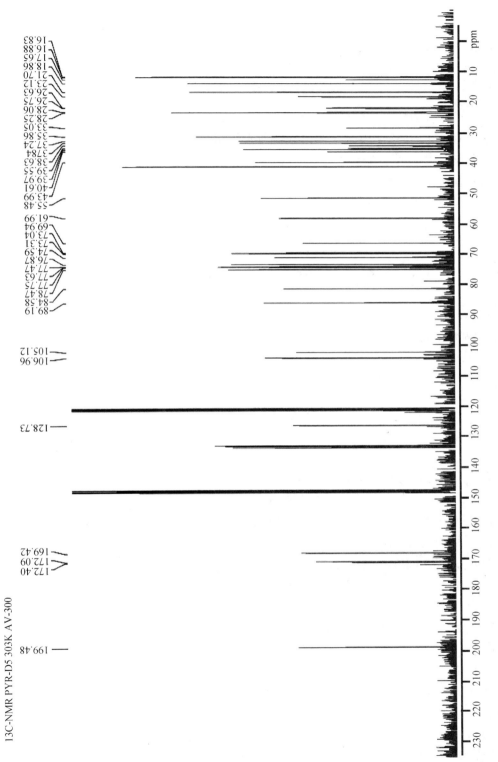

13C-NMR PYR-D5 303K AV-300

图4-5 Uralsaponin C ^{13}C-NMR (C_5D_5N)

八、甾体类

(一) 概述

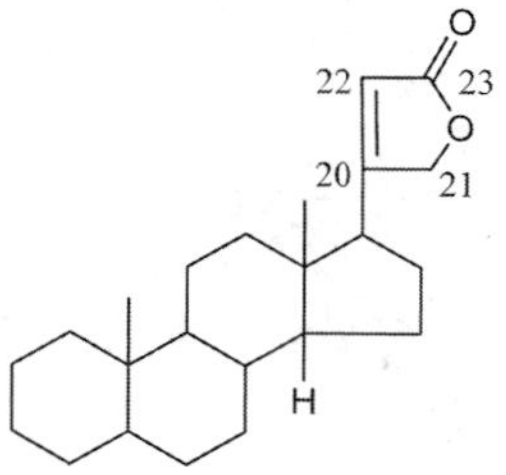

甾体类化合物是广泛存在于自然界中的一类天然资源性化学成分，它们的结构中都具有环戊烷骈多氢菲的甾体母核。包括植物甾醇、胆汁酸、C_{21}甾类、昆虫变态激素、强心苷、甾体皂苷、甾体生物碱、蟾毒配基等。

强心甾

1. 甾体化合物的结构与分类 各类甾体成分 C_{17} 位均有侧链。根据侧链结构的不同，又分为许多种类，如表 4 - 28 所示。

表 4 - 28 天然甾体化合物的种类及结构特点

名称	A/B	B/C	C/D	C_{17} - 取代基
植物甾醇	顺、反	反	反	8~10 个碳的脂肪烃
胆汁酸	顺	反	反	戊酸
C_{21} 甾醇	反	反	顺	C_2H_5
昆虫变态激素	顺	反	反	8~10 个碳的脂肪烃
强心苷	顺、反	反	顺	不饱和内酯环
蟾毒配基	顺、反	反	反	六元不饱和内酯环
甾体皂苷	顺、反	反	反	含氧螺杂环

天然甾体化合物的 B/C 环都是反式，C/D 环多为反式，A/B 环有顺、反两种稠合方式。由此，甾体化合物可分为两种类型：A/B 环顺式稠合的称正系，即 C_5 位上的氢原子和 C_{10} 位上的角甲基都伸向环平面的前方，处于同一边，为 β 构型，以实线表示；A/B 环反式稠合的称别系，即 C_5 上的氢原子和 C_{10} 上的角甲基不在同一边，而是伸向环平面的后方，为 α 构型，以虚线表示。通常这类化合物的 C_{10}、C_{13}、C_{17} 侧链大都是 β 构型，C_3 上有羟基，且多为 β 构型。甾体母核的其他位置上也可以有羟基、羰基、双键等功能团。

2. 甾体类化合物的颜色反应 甾体类化合物在无水条件下用酸处理，能产生各种颜色反应。这类颜色反应的机理较复杂，是甾类化合物与酸作用，经脱水、缩合、氧化等过程生成有色物。

（1）Liebermann - Burchard 反应 将样品溶于氯仿，加硫酸-乙酐（1:20），产生红→紫→蓝→绿→污绿等颜色变化，最后褪色。也可将样品溶于冰乙酸，加试剂产生同样的反应。

（2）Salkowski 反应 将样品溶于氯仿，加入硫酸，硫酸层显血红色或蓝色，氯仿层显绿色荧光。

（3）Tschugaev 反应　将样品溶于冰乙酸，加几粒氯化锌和乙酰氯共热；或取样品溶于氯仿，加冰乙酸、乙酰氯、氯化锌煮沸，反应液呈现紫红→蓝→绿的变化。

（4）Rosen - Heimer 反应　将样品溶液滴在滤纸上，喷 25% 的三氯乙酸乙醇溶液，加热至 60℃，呈红色至紫色。

（5）Kahlenberg 反应　将样品溶液点于滤纸上，喷 20% 五氯化锑的氯仿溶液（不含乙醇和水），于 60℃～70℃加热 3～5 分钟，样品斑点呈现灰蓝、蓝、灰紫等颜色。

（二）强心苷类化合物

1. 强心苷概述　强心苷（cardiac glycosides）是中药资源植物中存在的一类对心脏有显著生理活性的甾体苷类，是强心苷元（cardiac aglycones）与糖缩合的一类苷类化合物。该类成分能加强心肌收缩力，减慢窦性频率，影响心肌电生理特性。临床上主要用于治疗慢性心功能不全，以及一些心律失常如心房纤颤、心房扑动、阵发性室上性心动过速等心脏疾患。

强心苷类化合物主要分布于玄参科、夹竹桃科、百合科、萝摩科、十字花科、毛茛科、卫矛科、桑科等十几个科的百余种植物中。常见的有毛花洋地黄 *Digitalis lanata*、紫花洋地黄 *Digitalis purpurea*、黄花夹竹桃 *Peruviana peruviana*、毒毛旋花子 *Strophanthus kombe*、铃兰 *Convallaria keiskei*、海葱 *Scilla maritime*、羊角拗 *Stropanthus divaricatus* 等 10 余个科百余种植物中，迄今已发现的强心苷元有 140 余种，形成的苷类成分近 600 种。

主要存在于植物体的叶、花、种子、鳞茎、树皮和木质部等不同部位。在同一植物体中往往含有几个或几十个结构类似、理化性质近似的苷，同时还有相应的水解酶存在。

2. 强心苷的结构与分类

（1）苷元部分的结构　强心苷由强心苷元与糖缩合而成。天然存在的强心苷元是 C_{17} 侧链为不饱和内酯环的甾体化合物。其结构特点如右。

甾体母核 A、B、C、D 四个环的稠合方式为 A/B 环有顺、反两种形式，但多为顺式；B/C 环均为反式；C/D 环多为顺式。

C_{10}、C_{13}、C_{17} 位的取代基均为 β 型。C_{10} 位为甲基或醛基、羟甲基、羧基等含氧基团，C_{13} 位为甲基取代，C_{17} 位为不饱和内酯环取代。C_3、C_{14} 位有羟基取代，C_3 位羟基多数是 β 构型，少数是 α 构型，强心苷中的糖均是与

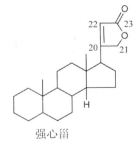

强心甾

C_3 位羟基缩合形成苷。C_{14} 位羟基为 β 构型。母核其他位置也可能有羟基取代，一般位于 1β、2α、5β、11α、11β、12α、12β、15β、16β，其中 16β - OH 有时与小分子有机酸，如甲酸、乙酸等以酯的形式存在。在 C_{11}、C_{12} 和 C_{19} 位可能出现羰基。有的母核含有双键，双键常在 C_4、C_5 位或 C_5、C_6 位。

根据 C_{17} 不饱和内酯环的不同，强心苷元可分为两类。

①C$_{17}$侧链为五元不饱和内酯环（Δ$^{\alpha\beta}$ - γ - 内酯），称强心甾烯类（cardenolides），即甲型强心苷元。在已知的强心苷元中，大多数属于此类。

②C$_{17}$侧链为六元不饱和内酯环（Δ$^{\alpha\beta,\gamma\delta}$ - δ - 内酯），称海葱甾二烯类（scillanol-ides）或蟾蜍甾二烯类（bufanolide），即乙型强心苷元。自然界中仅少数苷元属此类，如中药蟾蜍中的强心成分蟾毒配基类。

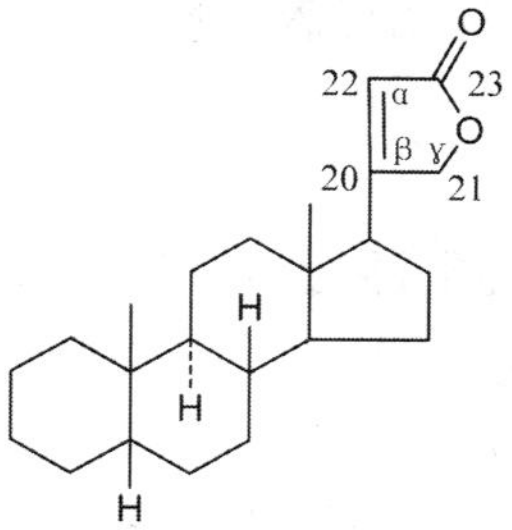

强心甾烯 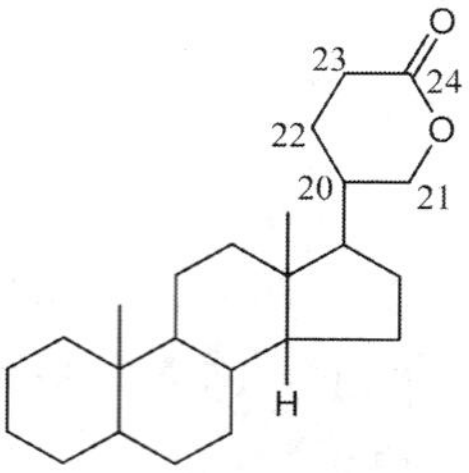　　　　　海葱甾 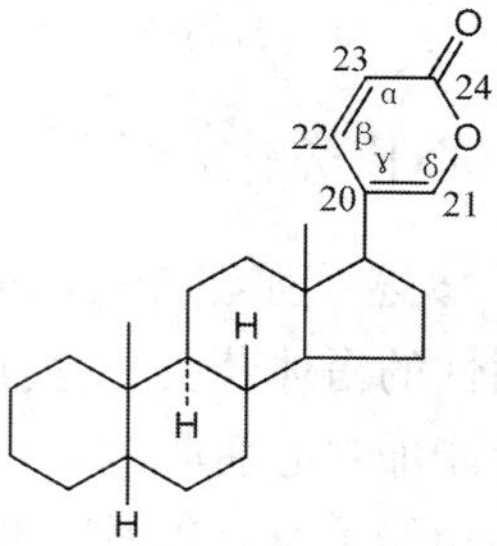　　　海葱甾二烯（蟾蜍甾二烯）

具有显著活性的一些强心苷元有洋地黄毒苷元（digitoxigenin）、3 - 表洋地黄毒苷元（3 - epidigitoxigenin）、乌沙苷元（uzarigenin）、夹竹桃苷元（oleandrigenin）、绿海葱苷元（scilliglaucosidin）、蟾毒素（bufotalin）等。

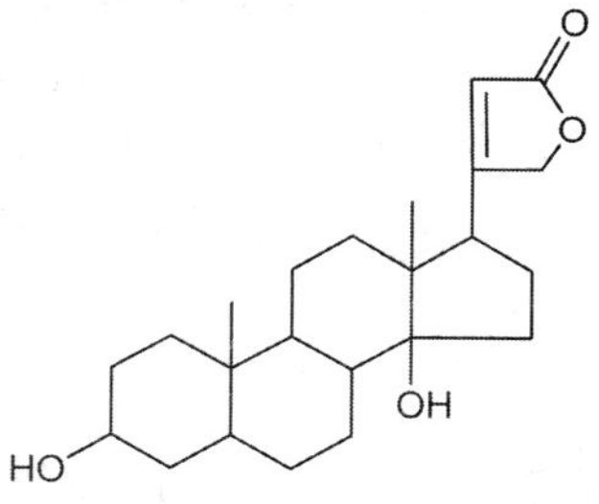

洋地黄毒苷元 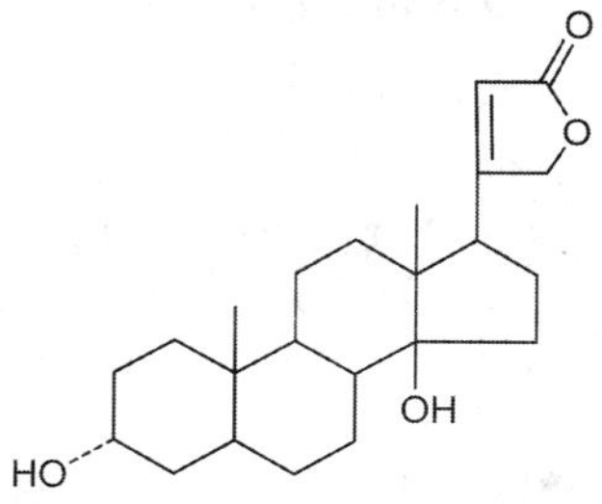　　　　　3 - 表洋地黄毒苷元 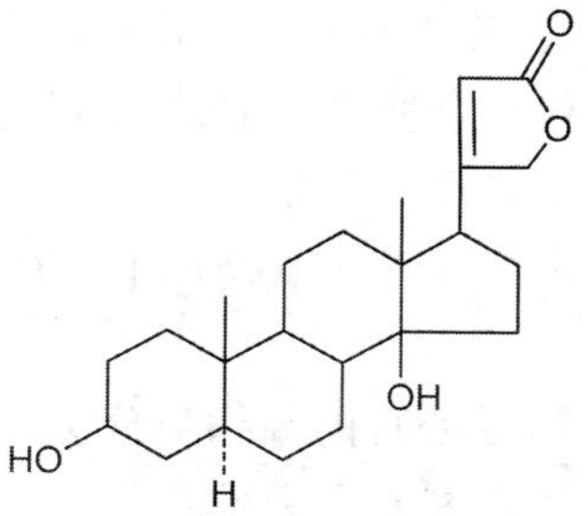　　　　　乌沙苷元

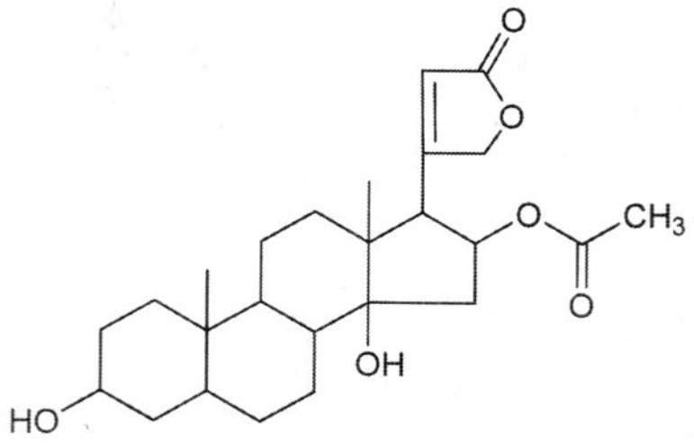

夹竹桃苷元 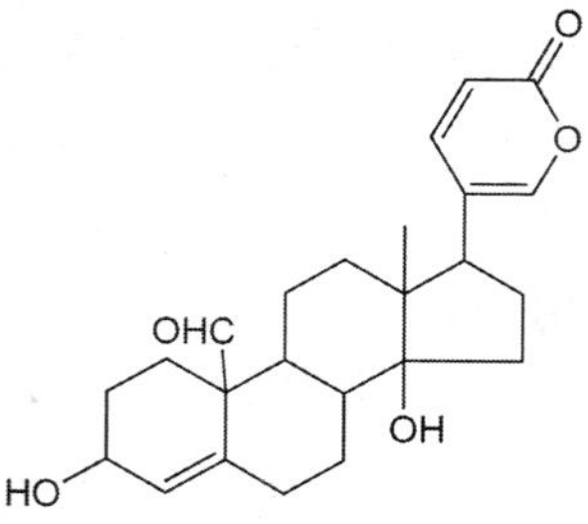　　　　　绿海葱苷元 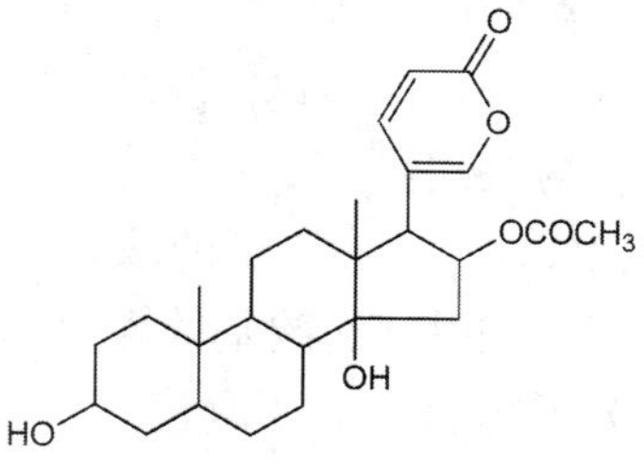　　　　　蟾毒素

按甾类化合物的命名，甲型强心苷以强心甾为母核命名。例如，洋地黄毒苷元的化学名为 3β,14β - 二羟基强心甾 - 20（22）- 烯。乙型强心苷元以海葱甾或蟾酥甾为母核命名，绿海葱苷元的化学名为 3β,14β - 二羟基 - 19 - 醛基海葱甾 - 4,20,22 - 三烯。

（2）糖部分的结构　构成强心苷的糖有 20 多种。根据它们 C$_2$ 位上有无羟基可以分成 α - 羟基糖（2 - 羟基糖）和 α - 去氧糖（2 - 去氧糖）两类。α - 去氧糖常见于强心苷类，是区别于其他苷类成分的一个重要特征。

①α-羟基糖：除D-葡萄糖、L-鼠李糖外，还有6-去氧糖如L-夫糖（L-fucose）、D-鸡纳糖（D-quinovose）、D-弩箭子糖（D-antiarose）、D-6-去氧阿洛糖（D-6-deoxyallose）等；6-去氧糖甲醚如L-黄花夹竹桃糖（L-thevetose）、D-洋地黄糖（D-digitalose）等。

②α-去氧糖：有2,6-二去氧糖如D-洋地黄毒糖（D-digitoxose）等；2,6-二去氧糖甲醚如L-夹竹桃糖（L-oleandrose）、D-加拿大麻糖（D-cymarose）、D-迪吉糖（D-diginose）和D-沙门糖（D-sarmentose）等。

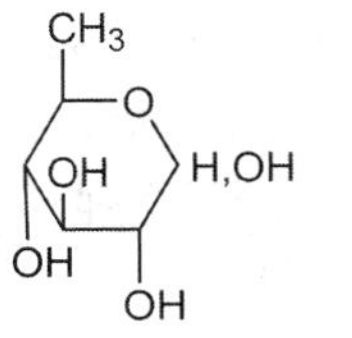

| D-鸡纳糖 | 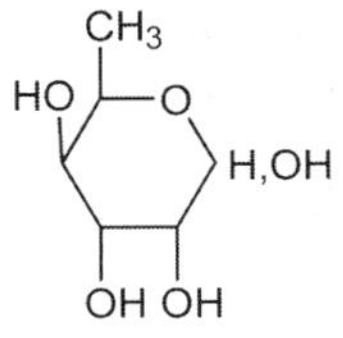 D-弩箭子糖 | 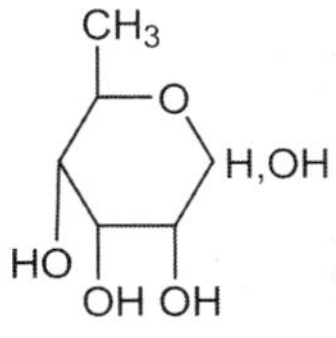 D-6-去氧阿洛糖 | 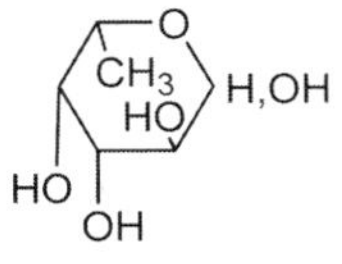 L-夫糖 |

| D-洋地黄糖 | 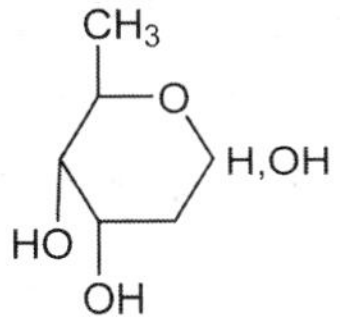 D-洋地黄毒糖 | 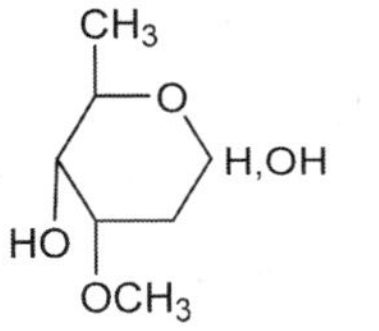 D-加拿大麻糖 | 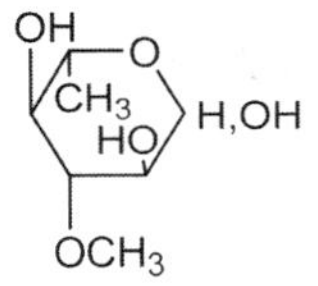 L-黄花夹竹桃糖 |

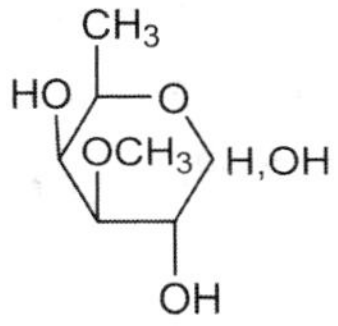

（3）苷元和糖的连接方式　强心苷中糖部分大多是低聚糖，少数是单糖苷或双糖苷。通常按糖的种类以及和苷元的连接方式分为以下3种类型。

Ⅰ型：苷元-（2,6-去氧糖）$_x$-（D-葡萄糖）$_y$。

Ⅱ型：苷元-（6-去氧糖）$_x$-（D-葡萄糖）$_y$。

Ⅲ型：苷元-（D-葡萄糖）$_y$。

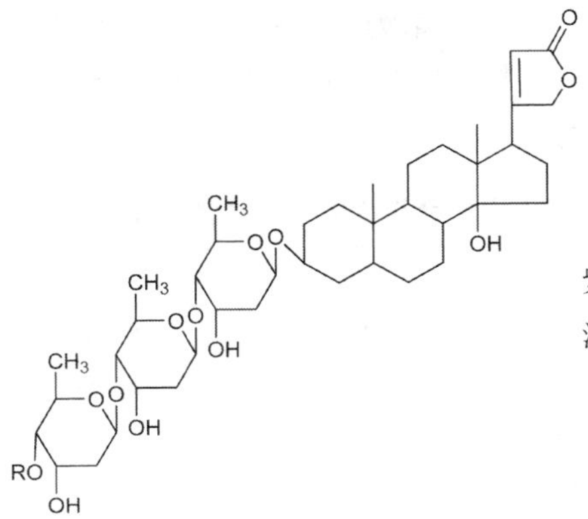

	R
紫花洋地黄苷A	β-D-葡萄糖
洋地黄毒苷	H

3. 强心苷的结构与活性的关系　强心苷的强心作用取决于苷元部分，主要是甾体母核四个环的稠合方式、立体结构、不饱和内酯环的种类，以及取代基的种类及其构型。糖部分本身不具有强心作用，但可影响强心苷的强心作用强度。

（1）**甾体母核**　甾体母核的立体结构与强心作用关系密切的是 C/D 环，需为顺式稠合。一旦这种稠合被破坏，将失去强心作用。若 C_{14} - 羟基为 β 构型时即表明 C/D 环是顺式稠合，若为 α 构型或脱水形成脱水苷元，则强心作用消失。A/B 环为顺式稠合的甲型强心苷元，必须具 $C_3\beta$ - 羟基，否则无活性。A/B 环为反式稠合的甲型强心苷元，无论 C_3 是 β - 羟基还是 α - 羟基均有活性。

（2）**不饱和内酯环**　C_{17} 侧链上 α,β - 不饱和内酯环为 β 构型时，有活性；为 α 构型时，活性减弱；若 α,β 不饱和键转化为饱和键，活性大为减弱，但毒性也减弱；若内酯环开裂，活性降低或消失。

（3）**取代基**　强心苷元甾核中一些基团的改变亦将对生理活性产生影响。如 C_{10} 位的角甲基转化为醛基或羟甲基时，其生理活性增强；C_{10} 位的角甲基转为羧基或无角甲基，则生理活性明显减弱。此外，母核上引入 5β，11α，12β - 羟基，可增强活性，引入 1β，6β，16β - 羟基，可降低活性；引入双键 $\Delta^{4(5)}$，活性增强，引入双键 $\Delta^{16(17)}$ 则活性消失或显著降低。

（4）**糖部分**　强心苷中的糖部分尽管无直接强心作用，但它们的种类、数目对强心苷的生物活性会产生一定影响。一般来说，苷元连接糖形成单糖苷后，毒性增强。随着糖数的增多，分子量增大，苷元相对比例减少，又使毒性减弱。如毒毛旋花子苷元组成的 3 种苷的毒性比较，结果见表 4 - 29。

表 4 - 29　毒毛旋花子苷元组成的 3 种苷的毒性比较

化合物名称	LD_{50}（猫，mg/kg）
毒毛旋花子苷元	0.325
加拿大麻苷（毒毛旋花子苷元 - D - 加拿大麻糖）	0.110
K - 毒毛旋花子次苷 - β（毒毛旋花子苷元 - D - 加拿大麻糖 - D - 葡萄糖）	0.128
K - 毒毛旋花子苷［毒毛旋花子苷元 - D - 加拿大麻糖 - D -（葡萄糖）$_2$］	0.186

由此可知，一般甲型强心苷及苷元的毒性规律为：三糖苷 < 二糖苷 < 单糖苷 > 苷元。在甲型强心苷中，同一苷元的单糖苷，其毒性的强弱取决于糖的种类。如洋地黄毒苷元与不同单糖结合的苷的毒性比较，结果见表 4 - 30。

表 4 - 30　洋地黄毒苷元与不同单糖结合的苷的毒性比较

化合物名称	LD_{50}（猫，mg/kg）
洋地黄毒苷元	0.459
洋地黄毒苷元 - D - 葡萄糖	0.125
洋地黄毒苷元 - D - 洋地黄糖	0.200
洋地黄毒苷元 - L - 鼠李糖	0.278
洋地黄毒苷元 - 加拿大麻糖	0.288

由此表明，单糖苷的毒性次序为：葡萄糖苷 > 甲氧基糖苷 > 6 - 去氧糖苷 > 2,6 - 去氧糖苷。

在乙型强心苷及苷元中，苷元的生物活性大于苷，其毒性规律为：苷元＞单糖苷＞二糖苷。比较甲、乙两型强心苷元时发现，通常乙型强心苷元的毒性大于甲型强心苷元。

4. 强心苷的理化性质

（1）性状　强心苷类化合物多为无定形粉末或无色结晶，具有旋光性，C_{17}位侧链为β构型者味苦，为α构型者味不苦。对黏膜具有刺激性。

（2）溶解性　苷类化合物一般可溶于水、醇、丙酮等极性溶剂，微溶于乙酸乙酯、含醇氯仿，几乎不溶于乙醚、苯、石油醚等极性小的溶剂。强心苷的溶解性与分子所含糖的数目、种类、苷元所含的羟基数及位置有关。原生苷由于分子中含糖基数目多，而比其次生苷和苷元的亲水性强，可溶于水等极性大的溶剂，难溶于极性小的溶剂。

（3）脱水反应　强心苷用混合强酸进行酸水解时，苷元往往发生脱水反应。C_{14}、C_5位上的β羟基最易发生脱水。

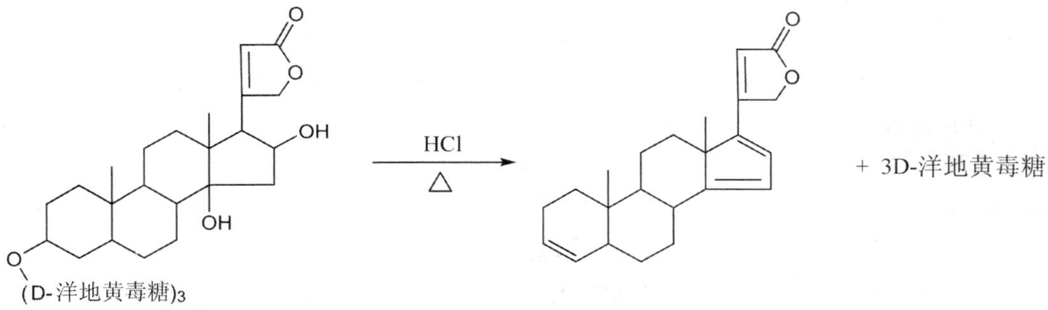

（D-洋地黄毒糖）₃
羟基洋地黄毒苷　　　　　　　　　　　　　脱水羟基洋地黄毒苷元

（4）水解反应　强心苷的苷键可被酸或酶催化水解，分子中的内酯环和其他酯键能被碱水解。水解反应是研究强心苷组成、修饰强心苷结构的重要方法，可分为化学方法和生物方法。化学方法主要有酸水解、碱水解；生物方法有酶水解。强心苷的苷键水解难易和水解产物因组成的糖不同而有所差异。

①酸水解法

a. 温和酸水解：是采用稀酸$0.02\sim0.05$mol/L的盐酸或硫酸，在含水醇中经短时间加热回流，可使Ⅰ型强心苷水解为苷元和糖。因为苷元和α-去氧糖之间、α-去氧糖与α-去氧糖之间的糖苷键极易被酸水解，在此条件下即可断裂。而α-去氧糖与α-羟基糖、α-羟基糖与α-羟基糖之间的苷键在此条件下不易断裂，常常得到二糖或三糖。此水解条件温和，对苷元的影响较小，不致引起脱水反应，对不稳定的α-去氧糖亦不致分解。该方法不宜用于16位有甲酰基的洋地黄强心苷类的水解，因16位甲酰基即使在这种温和的条件下也能被水解。

b. 强烈酸水解：Ⅱ型和Ⅲ型强心苷与苷元直接相连的均为α-羟基糖。由于糖的2-羟基阻碍了苷键原子的质子化，使水解较为困难，需采用增大酸浓度（3%～5%），延长作用时间或同时加压，才能使α-羟基糖定量地水解下来，但常引起苷元结构的改变，失去一分子或数分子水形成脱水苷元。

c. 氯化氢－丙酮法（Mannich 和 Siewert 法）：将强心苷置于含 1% 氯化氢的丙酮溶液中，20℃放置 2 周。因糖分子中 C_2－羟基和 C_3－羟基与丙酮反应，生成丙酮化物，进而水解，可得到原生苷元和糖衍生物。

本方法适合于多数 II 型强心苷的水解。但是，多糖苷因极性太大，难溶于丙酮中，则水解反应不易进行或不能进行。此外，也并非所有能溶于丙酮的强心苷都可用此法进行酸水解，例如黄夹次苷乙用此法水解只能得到缩水苷元。

②酶解法：酶解有一定的专属性。不同性质的酶，作用于不同性质的苷键。在含强心苷的植物中，有水解葡萄糖的酶，但无水解 α－去氧糖的酶，所以能水解除去分子中的葡萄糖，保留 α－去氧糖而生成次级苷。例如：

$$紫花洋地黄苷 A \xrightarrow{紫花苷酶} 洋地黄毒苷 + D－葡萄糖（紫花苷酶为 \beta－葡萄糖苷酶）$$

含强心苷的植物中均有相应的水解酶共存，故分离强心苷时，常可得到一系列同一苷元的苷，其区别仅在于 D－葡萄糖的个数。

尚需注意其他生物中的水解酶亦能使某些强心苷水解。如来源于动物脏器（家畜的心肌、肝等）、蜗牛的消化液、紫苜蓿和一些霉菌中的水解酶。尤其是蜗牛消化酶，它是一种混合酶，几乎能水解所有苷键，能将强心苷分子中糖链逐步水解，直至获得苷元，常用来研究强心苷的结构。苷元类型不同，被酶解难易程度也不同。毛花洋地黄苷和紫花洋地黄毒苷用紫花苷酶酶解，前者糖基上有乙酰基，对酶作用阻力大，故水解慢，后者水解快。一般来说，乙型强心苷较甲型强心苷易被酶水解。

③碱水解法：强心苷的苷键不被碱水解。但强心苷分子中的酰基、内酯环会受碱的影响，发生水解或裂解、双键移位、苷元异构化等反应。

酰基的水解：强心苷的苷元或糖上常有酰基存在，它们遇碱可水解脱去酰基。一般用碳酸氢钠、碳酸氢钾、氢氧化钙、氢氧化钡等。α－去氧糖上的酰基最易脱去，用碳酸氢钠、碳酸氢钾处理即可，而羟基糖或苷元上的酰基需用氢氧化钙、氢氧化钡处理才可。甲酰基较乙酰基易水解，提取分离时，若用氢氧化钙处理，即可水解。

内酯环的水解：在水溶液中，氢氧化钠、氢氧化钾溶液可使内酯环开裂，加酸后可再环合；在醇溶液中，氢氧化钠、氢氧化钾溶液使内酯环开环后生成异构化苷，酸化亦不能再环合成原来的内酯环，为不可逆反应。

甲型强心苷在氢氧化钾醇溶液中，通过内酯环的质子转移、双键转移，以及 C_{14} 位羟基质子对 C_{20} 位的亲电加成作用而生成内酯型异构化苷，再经皂化作用开环形成开链型异构化苷。甲型强心苷在氢氧化钾醇溶液中，内酯环上双键由 20（22）转移到 20（21），生成 C_{22} 活性亚甲基。如后所述，C_{22} 活性亚甲基与很多试剂可以产生颜色反应。乙型强心苷在氢氧化钾醇溶液中，不发生双键转移，但内酯环开裂生成甲酯异构化苷。

5. 强心苷的颜色反应　强心苷的颜色反应可由甾体母核、不饱和内酯环和 α－去氧糖产生。

（1）C_{17} 位上不饱和内酯环的颜色反应　甲型强心苷在碱性醇溶液中，由于五元不饱和内酯环上的双键移位产生 C_{22} 活性亚甲基，能与活性亚甲基试剂作用而显色。这些有色化合物在可见光区常有最大吸收，故亦可用于定量。乙型强心苷在碱性醇溶液中，不能产生活性亚甲基，无此类反应。所以利用此类反应，可区别甲、乙型强心苷。

①亚硝酰铁氰化钠试剂反应（Legal 反应）：取样品 1~2mg，溶于 2~3 滴吡啶中，加 3% 亚硝酰铁氰化钠溶液和 2mol/L 氢氧化钠溶液各 1 滴，反应液呈深红色并渐渐褪去。

②间二硝基苯试剂反应（Raymond 反应）：取样品约 1mg，以少量 50% 乙醇溶解后加入间二硝基苯乙醇溶液 0.1ml，摇匀后再加入 20% 氢氧化钠 0.2ml，呈紫红色。

反应机制是通过间二硝基苯与活性亚甲基缩合，再经过量间二硝基苯的氧化生成醌式结构而呈色，部分间二硝基苯自身还原为间硝基苯胺。其他间二硝基化合物如 3,5 - 二硝基甲酸（Kedde 反应）、苦味酸（Baljet 反应）等也具有相同的反应机制。

③3,5 - 二硝基苯甲酸试剂反应（Kedde 反应）：取样品的甲醇或乙醇溶液于试管中，加入 3,5 - 二硝基苯甲酸试剂（A 液：2%3,5 - 二硝基苯甲酸的甲醇或乙醇溶液；B 液：2mol/L 氢氧化钾溶液，用前等量混合）3~4 滴，产生红色或紫红色。

可用于强心苷纸色谱和薄层色谱显色剂，喷雾后显紫红色，几分钟后褪色。

④碱性苦味酸试剂反应（Baljet 反应）：取样品的甲醇或乙醇溶液于试管中，加入碱性苦味酸试剂（A 液：1% 苦味酸乙醇溶液；B 液：5% 氢氧化钠水溶液，用前等量混合）数滴，呈现橙色或橙红色。此反应有时发生较慢，放置 15 分钟以后才能显色。

（2）α - 去氧糖的颜色反应

①Keller - Kiliani（K - K）反应：取样品 1mg，用冰乙酸 5ml 溶解，加 20% 的三氯化铁水溶液 1 滴，混匀后倾斜试管，沿管壁缓慢加入浓硫酸 5ml，观察界面和乙酸层的颜色变化。如有 α - 去氧糖，乙酸层显蓝色。界面的呈色是由于浓硫酸对苷元所起的作用逐渐向下层扩散，其显色随苷元羟基、双键的位置和数目不同而异，可显红色、绿色、黄色等，但久置后因炭化作用，均转为暗色。

此反应只对游离的 α - 去氧糖或 α - 去氧糖与苷元连接的苷显色，对 α - 去氧糖和葡萄糖或其他羟基糖连接的二糖、三糖及乙酰化的 α - 去氧糖不显色。因它们在此条件下不能水解出 α - 去氧糖。故此反应阳性可肯定 α - 去氧糖的存在，但对此反应不显色的未必完全具有否定意义。

②咕吨氢醇（Xanthydrol）反应：取样品少许，加咕吨氢醇试剂（咕吨氢醇 10mg 溶于冰乙酸 100ml 中，加入浓硫酸 1ml）1ml，置水浴上加热 3 分钟，只要分子中有 α - 去氧糖即显红色。此反应极为灵敏，分子中的 α - 去氧糖可定量地发生反应，故还可用于定量分析。

③对 - 二甲氨基苯甲醛反应：将样品的醇溶液点于滤纸上，喷对 - 二甲氨基苯甲醛试剂（1% 对二甲氨基苯甲醛的乙醇溶液 4ml，加浓盐酸 1ml），于 90℃加热 30 秒，分子中若有 α - 去氧糖可显灰红色斑点。此反应可能由于 α - 去氧糖经盐酸的催化影响，发生分子重排，再与对 - 二甲氨基苯甲醛缩合所致。

④过碘酸 - 对硝基苯胺反应：将样品的醇溶液点于滤纸或薄层板上，先喷过碘酸钠水溶液（过碘酸钠的饱和水溶液 5ml，加蒸馏水 10ml 稀释），于室温放置 10 分钟，再

喷对硝基苯胺试液（1%对硝基苯胺的乙醇溶液4ml，加浓盐酸1ml混匀），则迅速在灰黄色背底上出现深黄色斑点，置紫外灯下观察则为棕色背底上出现黄色荧光斑点。再喷以5%氢氧化钠甲醇溶液，则斑点转为绿色。

6. 强心苷的提取与分离　从中药资源原料中分离提纯强心苷是比较复杂与困难的，因为它在植物中的含量一般都比较低（1%以下）；同一植物又常含几个甚至几十个结构相似、性质相近的强心苷，且常与糖类、皂苷、色素、鞣质等共存，这些成分往往能影响或改变强心苷在许多溶剂中的溶解度。多数强心苷是多糖苷，受植物中酶、酸的影响可生成次生苷，与原生苷共存，从而增加了成分的复杂性，也增加了提取分离工作的难度。

由于强心苷易受酸、碱和酶的作用，发生水解、脱水及异构化等反应，因此，在提取分离过程中要特别注意这些因素的影响或应用。在研究或生产中，当以提取分离原生苷为目的时，首先要注意抑制酶的活性，防止酶解，原料要新鲜，采收后尽快干燥，最好在50℃~60℃通风快速烘干或晒干，保存期间要注意防潮，控制含水量，提取时要避免酸碱的影响；当以提取次生苷为目的时，要注意利用上述影响因素，采取诸如发酵以促进酶解、部分酸、碱水解等适当方法，以提高目标提取物的产率。

（1）强心苷的提取　强心苷的原生苷和次生苷在溶解性上有亲水性、弱亲脂性、亲脂性之分，但均能溶于甲醇、乙醇中。一般常用甲醇或70%~80%乙醇作溶剂，提取效率高，且能使酶失去活性。

原料为种子或含脂类杂质较多时，需用石油醚或汽油脱脂后提取；原料为含叶绿素较多的叶或全草时，可用稀碱液皂化法或将醇提液浓缩，保留适量浓度的醇，放置，使叶绿素等脂溶性杂质成胶状沉淀析出，滤过除去。强心苷稀醇提取液经活性炭吸附也可除去叶绿素等脂溶性杂质。用氧化铝柱或聚酰胺柱吸附，可除去糖、水溶性色素、鞣质、皂苷、酸性及酚性物质。但应注意，强心苷亦有可能被吸附而损失。

经初步除杂质后的强心苷浓缩液，可用氯仿和不同比例的氯仿－甲醇（乙醇）溶液依次萃取，将强心苷按极性大小划分为亲脂性、弱亲脂性等几个部分，供进一步分离。

（2）强心苷的分离　分离混合强心苷，常采用溶剂萃取法、逆流分溶法和色谱分离法。对含量较高的组分，可用适当的溶剂，反复结晶得到单体。但一般需用多种方法配合使用。两相溶剂萃取法和逆流分溶法均是利用强心苷在两相溶剂中分配系数的差异而达到分离目的。前者的应用实例有毛花洋地黄苷甲、乙、丙的分离，后者的应用实例有黄夹苷甲、乙的分离。

分离亲脂性单糖苷、次生苷和苷元，一般选用吸附色谱，常以中性氧化铝、硅胶为吸附剂，用正己烷－乙酸乙酯、苯、丙酮、氯仿－甲醇、乙酸乙酯－甲醇等作洗脱剂。对弱亲脂性成分宜选用分配色谱，可用硅胶、硅藻土、纤维素为支持剂，以乙酸乙酯－甲醇－水、氯仿－甲醇－水作洗脱剂。

7. 强心苷的检识

（1）理化检识　强心苷的理化鉴别主要是利用强心苷分子结构中甾体母核、不饱和内酯环、α－去氧糖的颜色反应。常用的反应有 Liebermann－Burchard 反应、Keller－Killiani 反应、呫吨氢醇反应、Legal 反应和 Kedde 反应等。

如果样品的显色反应表明有甾体母核和α－去氧糖，则基本可判定样品含强心苷类成分。若进一步试验，其 Legal 反应或 Kedde 反应等亦呈阳性，则表明样品所含成分可能属于甲型强心苷类，反之，则可能是乙型强心苷类。

（2）色谱检识 色谱法是检识强心苷的一种重要手段，主要有纸色谱、薄层色谱等平面色谱。

①纸色谱：一般对亲脂性较强的强心苷及苷元，多将滤纸预先以甲酰胺或丙二醇浸渍数分钟作为固定相，以苯或甲苯（用甲酰胺饱和）为移动相，便可达到满意的分离效果。如果强心苷的亲脂性较弱，可改为极性较大的溶剂，如二甲苯和丁酮的混合液，或氯仿、苯和乙醇的混合液、氯仿－四氢呋喃－甲酰胺（50∶50∶6.5）、丁酮－二甲苯－甲酰胺（50∶50∶4）等溶剂系统作为移动相。对亲水性较强的强心苷，宜用水浸透滤纸作固定相，以水饱和的丁酮或乙醇－甲苯－水（4∶6∶1）、氯仿－甲醇－水（10∶2∶5，10∶4∶5，10∶8∶5）作移动相，展开效果较好。

②薄层色谱：常用硅胶作吸附剂，以氯仿－甲醇－冰乙酸（85∶13∶2）、二氯甲烷－甲醇－甲酰胺（80∶19∶1）、乙酸乙酯－甲醇－水（8∶5∶5）等作展开剂。也可用反相硅胶薄层色谱分离强心苷类化合物，常用的展开系统有甲醇－水、氯仿－甲醇－水等。对于极性较弱的苷元及一些单糖苷，亦可采用氧化铝、氧化镁、硅酸镁作吸附剂，以乙醚或氯仿－甲醇（99∶1）等作展开剂。

8. 强心苷的结构研究

（1）紫外光谱 具有 $\Delta^{\alpha\beta}-\gamma-$内酯环的甲型强心苷元，在 $217\sim220$nm（$\lg\varepsilon$ $4.20\sim4.24$）处呈最大吸收；具有 $\Delta^{\alpha\beta、\gamma\delta}-\delta-$内酯环的乙型强心苷元在 $295\sim300$nm（$\lg\varepsilon3.93$）处有特征吸收。

若甲型强心苷分子中 $\Delta^{16(17)}$ 与 $\Delta^{\alpha\beta}-\gamma-$内酯环共轭，则上述最大吸收红移至 270nm 处（强吸收）；若有 $\Delta^{14(15)与\Delta^{16(17)}}$ 双烯和不饱和内酯共轭，该最大吸收进一步红移至 330nm 附近（强吸收）；若引入非共轭双键，对紫外光谱几乎无影响；若引入 2 个非共轭双键也不与内酯的双键共轭，在 244nm 处有吸收。苷元中有孤立羰基时，在 $290\sim300$nm 附近有低吸收（$\lg\varepsilon$ 约1.8），若为苷时，该吸收几近消失。

（2）红外光谱 强心苷类化合物的红外光谱特征主要来自不饱和内酯环上的羰基。根据羰基吸收峰的强度和峰位，可以区分苷元中的五元不饱和内酯环和六元不饱和内酯环，即区分甲、乙型强心苷元。具有 $\Delta^{\alpha\beta}-\gamma-$内酯环的甲型强心苷元，一般在 $1800\sim1700$cm^{-1} 处有 2 个羰基吸收峰。其中较低波数的是 α,β 不饱和羰基的正常吸收，而较高波数的吸收峰为其不正常吸收，可受溶剂极性的影响，随溶剂极性的增大而减弱或消失。如果用溴化钾压片测定，此较高波数的吸收峰消失。例如，3－乙酰毛花洋地黄毒苷元（3－acetylgitoxigenin）在二硫化碳溶液中测定时，其红外光谱在 $1800\sim1700$cm^{-1} 区间有 3 个羰基吸收峰，即 1783cm^{-1}、1756cm^{-1} 和 1738cm^{-1}。其中 1738cm^{-1} 为乙酰基上羰基的吸收；1756cm^{-1} 是不饱和内酯环上羰基的正常吸收峰，由于羰基与 α,β 不饱和键共轭而向低波数位移 20～30cm^{-1}（α, β 饱和内酯的羰基峰在 1786cm^{-1} 处）；1783cm^{-1} 处的吸收峰则是羰基的不正常吸收峰，可随溶剂的性质不同而改变。

具有 $\Delta^{\alpha\beta, \gamma\delta}$ - δ - 内酯环的乙型强心苷元在 1800～1700cm^{-1} 区域内虽也有 2 个羰基吸收峰，但因其环内共轭程度高，故两峰均较甲型强心苷元中相应的羰基峰向低波数位移约 40cm^{-1} 左右。例如，嚏根草苷元（hellebrigenin）在氯仿中测得 1740cm^{-1} 和 1718cm^{-1} 2 个吸收峰。

（3）**核磁共振氢谱**　在各种强心苷类化合物的 ^{1}H - NMR 谱中，高场区均可见饱和的亚甲基及次甲基信号相互重叠严重，较难准确地指定归属。但是，在强心苷类的 ^{1}H - NMR 谱中仍可见不少质子信号具有明显的特征，易于解析，且可为其结构确定提供重要信息。

甲型强心苷中，$\Delta^{\alpha\beta}$ - γ - 内酯环上 C_{21} 的 2 个质子以宽单峰或三重峰或 AB 型四重峰（$J = 18$Hz）出现在 $\delta 4.50 \sim 5.00$ 区域；C_{22} 上的烯质子因与 C_{21} 上的 2 个质子产生远程偶合，故以宽单峰出现在 $\delta 5.60 \sim 6.00$ 区域内。在乙型强心苷中，其 $\Delta^{\alpha\beta, \gamma\delta}$ - δ - 内酯环上的 H - 21 以单峰形式出现在 $\delta 7.20$ 左右。H - 22 和 H - 23 各以二重峰形式分别出现在约 $\delta 7.80$ 和 6.30 左右。

强心苷元的 18 - CH$_3$ 和 19 - CH$_3$ 在 $\delta 1.00$ 左右有特征吸收峰，均以单峰形式出现，易于辨认，且一般 18 - CH$_3$ 的信号位于 19 - CH$_3$ 的低场。若 C_{10} 上连有羟甲基时，则在高场区仅见一个归属于 18 - CH$_3$ 的单峰信号，在低场区则出现归属于 19 - CH$_2$OH 的信号，酰化后更向低场位移，一般在 $\delta 4.00 \sim 4.50$ 区域内呈 AB 型四重峰，J 值约为 18Hz。若 C_{10} 上连有醛基，在 $\delta 9.50 \sim 10.00$ 内出现一个醛基质子的单峰。H - 3 为多重峰，约在 $\delta 3.90$ 处，成苷后，向低场位移。

强心苷糖部分的质子信号特征同其他苷类化合物。此外，由于分子中除常见的糖外，常连有一些去氧糖，它们在 ^{1}H - NMR 谱中均有特征信号。6 - 去氧糖 C_5 上的甲基呈双峰（$J = 6.5$Hz）或多重峰，处于高场 $\delta 1.0 \sim 1.5$ 之间。α - 去氧糖的端基质子与 α - 羟基糖不同，呈四重峰（dd 峰），C_2 上的 2 个质子处于高场区，通过去偶实验或 ^{1}H - ^{1}H 相关谱可以相互确认归属。含有甲氧基的糖，其甲氧基以单峰出现在 $\delta 3.50$ 左右。

（4）**核磁共振碳谱**　强心苷分子中的甾体母核各类碳的化学位移范围见表 4 - 31。

表 4 - 31　强心苷甾体母核各类碳的化学位移范围（δ）

碳的类型	化学位移	碳的类型	化学位移
伯碳	12～24	醇碳	65～
仲碳	20～41	烯碳	119～172
叔碳	35～57	羰基碳	177～220
季碳	27～43		

当强心苷元的结构中引入羟基，可使羟基的 α - 碳和 β - 碳向低场位移。如洋地黄毒苷元与羟基洋地黄毒苷元比较，后者的 C_{16} 位有羟基，所以其 15、16、17 位碳的化学位移值（$\delta 42.6$、72.8、58.8）均比洋地黄毒苷元相应碳原子的化学位移值大（$\delta 33.0$、27.3、51.5）。如果 C_5 位引入 β - 羟基，4、5、6 位碳信号均向低场移动。当羟基被酰

化后，与酰氧基相连的碳的信号向低场位移，而其 β - 碳则向高场位移。如洋地黄毒苷元 2、3、4 位碳的 δ 值分别为 28.0、66.9、33.5，而 3 - 乙酰基洋地黄毒苷元的 C_2、C_3、C_4 的 δ 值为 25.4、71.4、30.8。

在 5α - 甾体（如乌沙苷元）的 A/B 环中大多数碳的 δ 值较 5β - 甾体（如洋地黄毒苷元）处于低场 2~8，而且前者 19 - 甲基碳的 δ 值约为 12.0，后者（5β - 甾体）的 δ 值约为 24.0。两者相差约 11~12，易于辨认。因此，利用这一规律有助于判断 A/B 环的构象。

强心苷分子中常见的糖有 2,6 - 去氧糖、6 - 去氧糖及它们的甲氧基糖。这些糖的 ^{13}C - NMR 化学位移值见表 4 - 32。

表 4 - 32 2,6 - 去氧糖和 6 - 去氧糖 ^{13}C - NMR 谱的 δ 值（Py - d_6）

化合物	1′	2′	3′	4′	5′	6′	OCH$_3$
L - 夹竹桃糖	95.9	35.8	79.3	77.1	69.1	18.6	56.9
D - 加拿大麻糖	97.6	36.4	78.7	74.0	71.1	18.9	58.1
D - 迪吉糖	98.2	33.1	79.1	67.0	71.2	17.6	55.1
D - 沙门糖	97.3	33.6	80.3	67.9	69.9	17.5	56.7
L - 黄花夹竹桃糖	98.9	73.8	84.8	76.6	68.9	18.5	60.6
D - 洋地黄糖	103.6	70.9	85.1	68.7	71.0	17.4	57.2

（5）质谱 强心苷的主要开裂方式是苷键的 α - 断裂，而苷元的开裂方式较多，也较复杂，除 RDA 裂解、羟基的脱水、脱甲基、脱 17 位侧链和醛基脱 CO 外，还有一些由复杂开裂产生的特征碎片。

甲型强心苷元可产生如下保留 γ - 内酯环或内酯环加 D 环的碎片离子。

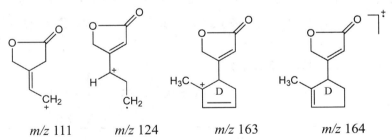

| m/z 111 | m/z 124 | m/z 163 | m/z 164 |

乙型强心苷元的裂解，可见以下保留 δ - 内酯环的碎片离子峰，借此可与甲型强心苷元相区别。

| m/z 109 | m/z 123 | m/z 135 | m/z 136 |

在强心苷的 EI - MS 中，一般难以观察到分子离子，有时只能出现丰度极低的分子离子。但可较清楚地看到分子离子连续失水或失糖基再失水而产生的碎片离子，以及来自苷元部分和糖基部分的碎片离子。以洋地黄毒苷为例：

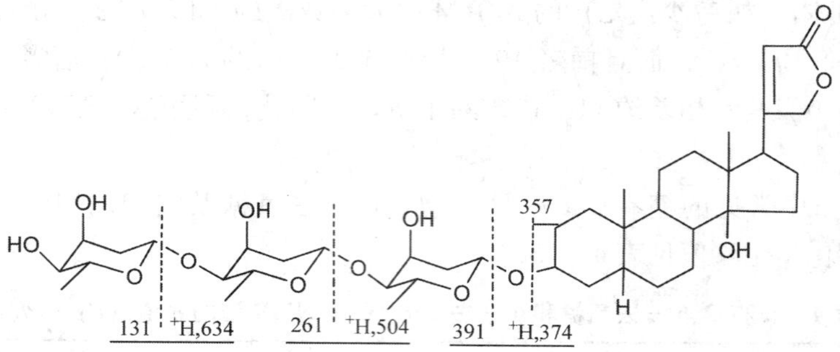

洋地黄毒苷（MW 764）

在其 EI - MS 中，m/z764 是分子离子峰，极弱，相对丰度仅 0.05%。较强的离子有 m/z634、504、374 和基峰 357。m/z634 是［M + H - 洋地黄毒糖］$^+$ 碎片离子；m/z504 是［M + H - （洋地黄毒糖）$_2$］$^+$ 碎片离子；m/z374 是苷元离子；m/z357 为基峰离子，是苷元失去羟基形成的离子。

FD - MS 和 FAB - MS 均适于强心苷分子量和糖连接顺序的测定，是目前在对强心苷进行 MS 测定时常用的技术。

（6）结构鉴定实例   从黄花夹竹桃的乙醚提取物中分得 1 个强心苷成分（Ⅰ），为无色微小针状结晶，mp. 203℃～204℃，分子式为 $C_{30}H_{46}O_8$，TLC 显单一色点。Liebermann - Burchard 反应阳性，Legal 反应阳性，Keller - Killiani 反应阳性。

IR 光谱（ν_{max}，KBr，cm^{-1}）：3490，3420，1785，1740。

EI - MS（m/z）：534（M^+，0.2）、375、357、356、339、246、231、161、111、74（基峰）。

^1H - NMR 及 ^{13}C - NMR 谱数据分别见表 4 - 33、34。

表 4 - 33   化合物（Ⅰ）^1H - NMR 谱数据［$CDCl_3$ - CD_3OD（1.5:1）］

No.	化学位移	偶合常数（Hz）
3	3.97（br. m）	
16α, β	2.0～2.25（m）	
17	2.28（dd）	9.0，5.3
18	0.88（s）	
19	0.94（s）	
21α, β	4.82（dd），4.99（dd）	18.0，1.5；18.0，1.5
22	5.88（t）	1.5
1′	4.92（d）	1.7
2′	4.02（dd）	3.1，1.7
3′	3.42（dd）	9.2，3.1

No.	化学位移	偶合常数（Hz）
4′	3.50（t）	9.1
5′	3.73（dq）	9.0，6.3
6′	1.29（d）	6.3
MeO	3.50（s）	

表4-34 化合物（Ⅰ）和洋地黄毒苷元（Ⅱ）的 ^{13}C-NMR 谱数据
[$CDCl_3$ - CD_3OD（1.5:1）]

No.	Ⅰ	Ⅱ	No.	Ⅰ	Ⅱ
1	30.4[a]	30.0	16	26.9	27.3
2	26.5[a]	28.0	17	50.9	51.5
3	71.7	66.8	18	15.8	16.1
4	29.4[a]	33.5	19	23.8	23.9
5	36.5	35.9[a]	20	174.6	177.1[c]
6	26.6[a]	27.1	21	73.5	74.5
7	21.2[b]	21.6[b]	22	117.7	117.4
8	41.8	41.9	23	174.6	176.3[c]
9	35.7	35.8[a]	1′	97.3	
10	35.2	35.8	2′	67.4	
11	21.4[b]	21.7[b]	3′	81.4	
12	40.0	40.4	4′	71.7	
13	50.35	50.3	5′	67.7	
14	85.55	85.6	6′	17.6	
15	33.1	33.0	MeO	57.0	

注：a、b、c 在同一列中可互换。

该化合物的显色反应表明，可能是甲型强心苷类化合物。IR 光谱显示有羟基（3490cm $^{-1}$、3420cm $^{-1}$）和 $\Delta^{\alpha\beta}$ - γ - 内酯的羰基（1785cm $^{-1}$，1740cm $^{-1}$）吸收。MS 的分子离子峰是 534，m/z 375（苷元+H）、357（苷元-OH）、356（苷元- H_2O）、339（357- H_2O）、246（357- $C_6H_7O_2$）等。质谱显示化合物是洋地黄毒苷元的甲基去氧六碳糖。

在 ^1H-NMR 谱中，化合物（Ⅰ）的 H-3 的化学位移值、峰形均与洋地黄毒苷元的 H-3 相同，表明二者 C_3 的构型一致，即 C_3-OH 为 β 构型。由 J 值显示其 $C_{2'}$ 位氢为 e 键取代，$C_{3'}$、$C_{4'}$、$C_{5'}$ 氢均为 a 键取代。$J_{1',2'}=1.7Hz$，与报道的 α-甘露糖苷的 $J_{1',2'}$ 一致，故推断化合物（Ⅰ）的 $C_{1'}$ 为 e 键取代，$C_{1'}$-OH 为 α 构型（a 键取代）。$C_{5'}$-H（dq）、$C_{6'}$-CH $_3$（d）显示是 6-去氧甘露糖（即 L-鼠李糖）的衍生物。

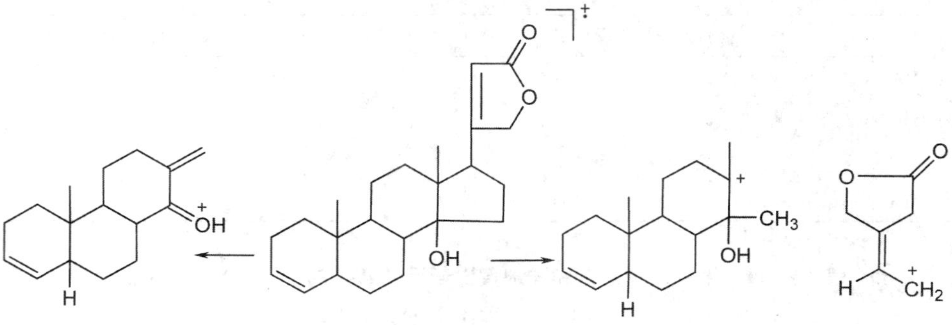

m/z 231　　　m/z 356　　　m/z 246　　　m/z 111

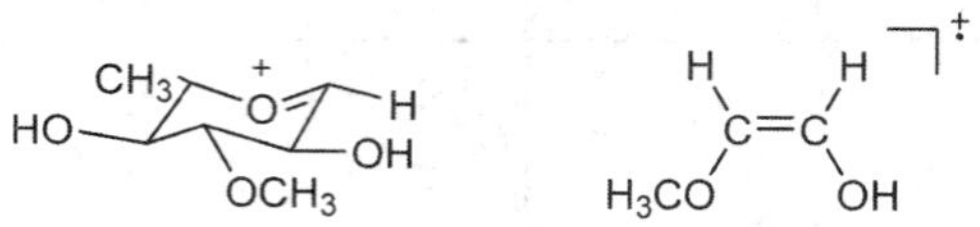

m/z 161　　　　　　m/z 74

　　化合物（Ⅰ）的^{13}C – NMR谱数据与洋地黄毒苷元（Ⅱ）相比，前者苷元部分的3位碳信号较后者的相应碳信号向低场位移4.9，而C –2和C –4位碳信号较后者分别向高场位移1.5和4.1，其余碳信号二者基本相同。这表明化合物（Ⅰ）中的糖基连接在苷元的C_3位上。综合分析化合物（Ⅰ）糖部分碳信号的化学位移值，并与常见的鼠李糖苷相比较，其$C_{3'}$信号向低场位移约10，证明化合物（Ⅰ）分子中的甲氧基连接在鼠李糖的$C_{3'}$位上。此外，将化合物（Ⅰ）制备成二乙酰衍生物，并测定其MS，结果亦支持上述结论。确认化合物（Ⅰ）的结构应为3′ – O – methylevomonoside。

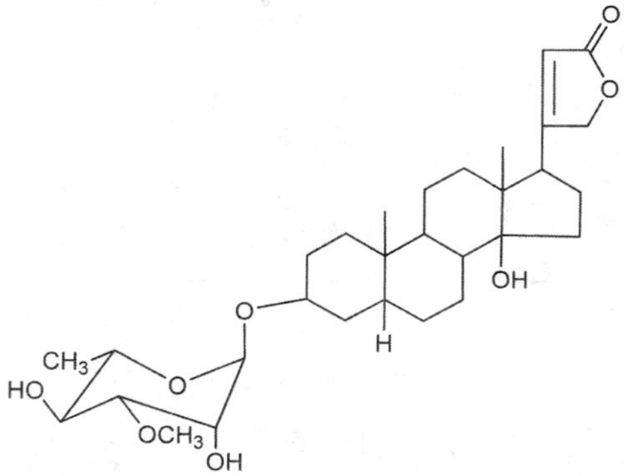

3′ – O – methylevomonoside

（三）甾体皂苷

　　1. 概述　甾体皂苷（steroidal saponins）是一类由螺甾烷（spirostane）类化合物与糖结合而成的甾体苷类，其水溶液经振摇后多能产生大量肥皂水溶液样的泡沫，故称为甾体皂苷。甾体皂苷类在植物中主要分布在单子叶植物中，大多存在于百合科、薯蓣科、石蒜科、龙舌兰科，菠萝科、棕榈科、茄科、玄参科、菝葜科、豆科、姜科、延龄草科、蒺藜科等植物中也有存在。中药麦冬、薤白、重楼、百合、玉竹、知母、蒺藜等富含甾体皂苷。此外，由多种海洋生物和动物体内亦分离到一系列结构特殊的甾体皂苷。

由于甾体皂苷元是合成甾体避孕药和激素类药物的原料，国内外学者于 20 世纪 60 年代在寻找该类药物资源和改进工艺等方面做了大量工作。进入 80 年代后，随着分离技术、结构研究手段的发展，促使极性较大、糖链较长的皂苷研究有了长足进展，许多新的生物活性物质逐渐被发现，特别是其防治心脑血管疾病、抗肿瘤、降血糖和免疫调节等的作用引起了国际上的广泛关注，一些新的皂苷类药物开始进入临床。例如，从黄山药 *Dioscorea panthaica* 中提取的甾体皂苷制成的地奥心血康胶囊，对冠心病心绞痛发作具有疗效。心脑舒通为蒺藜 *Tribulus terres tris* 果实中提取的总皂苷制剂，临床用于心脑血管疾病的防治，具有改善冠脉循环作用，对缓解心绞痛、改善心肌缺血有一定的疗效。甾体皂苷还具有降血糖、降胆固醇、抗菌、杀灭钉螺及细胞毒等活性。欧铃兰次皂苷有显著的抗霉菌作用，对细菌也有抑制作用；蜘蛛抱蛋皂苷具有较强的杀螺活性；重楼 *Paris polyphylla* 中分得 2 个有细胞毒活性的化合物，称皂苷 I 和皂苷 IV，对 P_{388}、L－1210、KB 细胞均有抑制作用。

甾体皂苷具有的表面活性和溶血作用与三萜皂苷相似，但 F 环开裂的皂苷不具溶血性，也无抗菌活性。

2. 甾体皂苷的结构与分类

（1）甾体皂苷的结构特征　甾体皂苷由甾体皂苷元与糖缩合而成。甾体皂苷元由 27 个碳原子组成，其基本骨架是螺甾烷的衍生物。

甾体皂苷元结构中含有六个环，除甾体母核 A、B、C 和 D 四个环外，E 环和 F 环以螺缩酮（spiroketal）形式相连接，构成螺旋甾烷结构。

一般 A/B 环有顺、反两种稠合方式，B/C 和 C/D 环均为反式稠合。

E 环和 F 环中有 C_{20}、C_{22} 和 C_{25} 三个手性碳原子。其中，20 位上的甲基均处于 E 环的平面后，属于 α 型（$20\alpha_E$ 或 $20\beta_F$），故 C_{20} 的绝对构型为 S 型。22 位上的含氧侧链处于 F 环的后面，亦属 α 型（$22\alpha_F$），所以 C_{22} 的绝对构型为 R 型。C_{25} 的绝对构型依其上甲基取向的不同可能有两种构型，当 25 位上的甲基位于 F 环平面上，处于直立键时，为 β 取向（$25\beta_F$），其 C_{25} 的绝对构型为 S 型，又称 L 型或 neo 型，为螺旋甾烷；当 25 位上的甲基位于 F 环平面下，处于平伏键时，为 α 取向（$25\alpha_F$），其 C_{25} 的绝对构型为 R 型，又称 D 型或 iso 型，为异螺旋甾烷。螺旋甾烷和异螺旋甾烷互为异构体，它们的衍生物常共存于植物体中，由于 25R 型较 25S 型稳定，因此，25S 型易转化成为 25R 型。

皂苷元分子中常含有羟基，大多在 C_3 位上连有羟基，且多为 β 取向。除 C_9 和季碳外，其他位置上也可能有羟基取代，既可能为 β 取向，也可能是 α 取向。一些甾体皂苷分子中还含有羰基和双键，羰基大多在 C_{12} 位，是合成肾上腺皮质激素所需的结构条件；双键多在 Δ^5 和 $\Delta^{9(11)}$ 位，少数在 $\Delta^{25(27)}$ 位。

组成甾体皂苷的糖以 D - 葡萄糖、D - 半乳糖、D - 木糖、L - 鼠李糖和 L - 阿拉伯糖较为常见，也可见到夫糖和加拿大麻糖。在海星皂苷中还可见到 6 - 去氧葡萄糖和 6 - 去氧半乳糖。糖基多与苷元的 C_3 - OH 成苷，也有在其他位如 C_1、C_{26} 位置上成苷。寡糖链可能为直链或分支链。皂苷元与糖可能形成单糖链皂苷或双糖链皂苷。

甾体皂苷分子结构中不含羧基，呈中性，故又称中性皂苷。

（2）甾体皂苷的结构类型　按螺甾烷结构中 C_{25} 的构型和 F 环的环合状态，将其分为四种类型。

①螺甾烷醇（spirostanol）型：由螺甾烷衍生的皂苷为螺甾烷醇型皂苷。从中药知母 *Anemarrhena asphodeloides* 中分得的知母皂苷 A - Ⅲ（timosaponin A - Ⅲ），其皂苷元称菝葜皂苷元（sarsasapogenin），化学名为 5β，$20\beta_F$，$22\alpha_F$，$25\beta_F$ - 螺旋甾 - 3β - 醇，简称螺旋甾 - 3β - 醇。

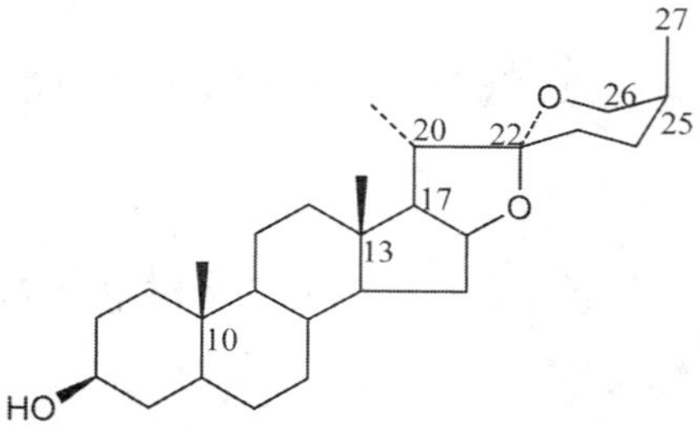

螺甾烷醇 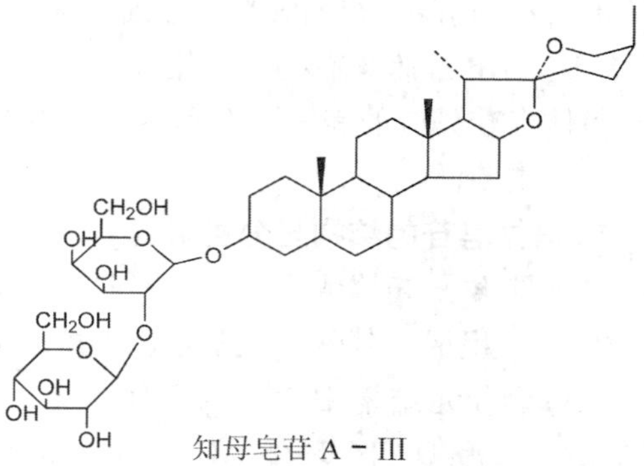　　　　　　　知母皂苷 A - Ⅲ

②异螺甾烷醇（isospirostanol）型：由异螺甾烷衍生的皂苷为异螺甾烷醇型皂苷。从薯蓣科薯蓣属多种植物根茎中分得的薯蓣皂苷（dioscin），其水解产物为薯蓣皂苷元（diosgenin），化学名为 Δ^5 - $20\beta_F$，$22\alpha_F$，$25\alpha_F$ - 螺旋甾烯 - 3β - 醇，简称 Δ^5 - 异螺旋甾烯 - 3β - 醇，是合成甾体激素类药物和甾体避孕药的重要原料。

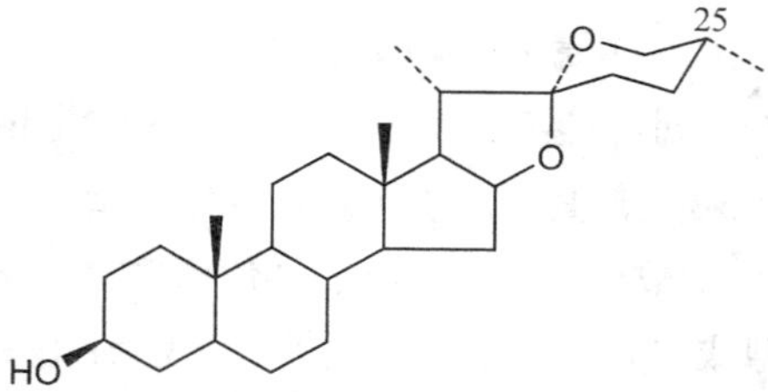

异螺甾烷醇 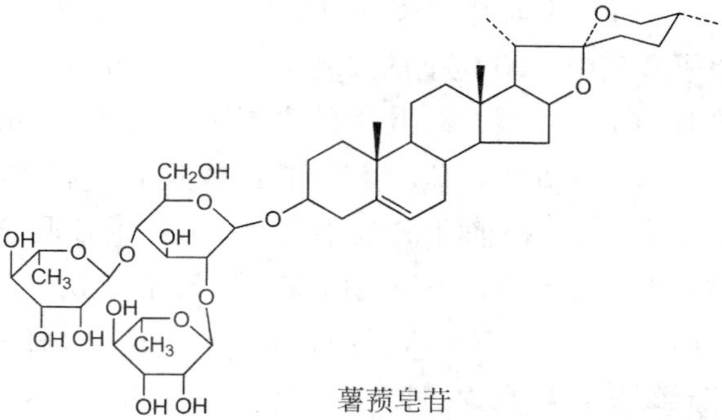　　　　　　　薯蓣皂苷

③呋甾烷醇（furostanol）型：由 F 环裂环而衍生的皂苷称为呋甾烷醇型皂苷。呋甾烷醇型皂苷中除 C_3 位或其他位可以成苷外，C_{26} - OH 多与葡萄糖成苷，但其苷键易被酶解。在 C_{26} 位上的糖链被水解下来的同时 F 环也随之环合，成为具有相应螺甾烷或异螺甾烷侧链的单糖链皂苷。例如，菝葜 *Smilax aristolochiaefolia* 根中的菝葜皂苷（parillin），即属于螺甾烷醇型的单糖链皂苷。与菝葜皂苷伴存的原菝葜皂苷（sarsaparilloside），是 F 环开裂的呋甾烷醇型双糖链皂苷，易被 β - 葡萄糖苷酶酶解，失去 C_{26} 位上的葡萄糖，同时 F 环重新环合，转为具有螺甾烷侧链的菝葜皂苷。

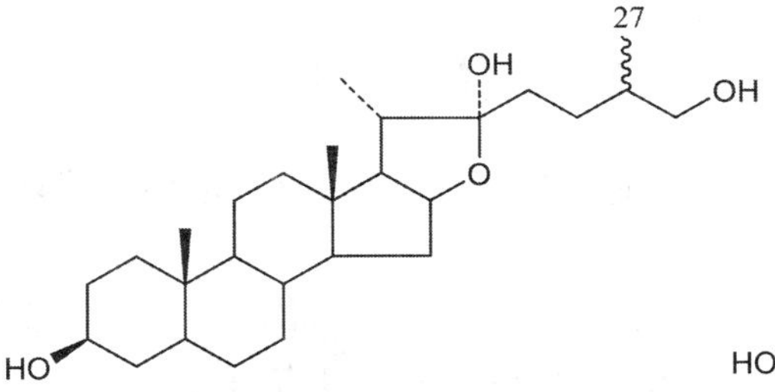

呋甾烷醇 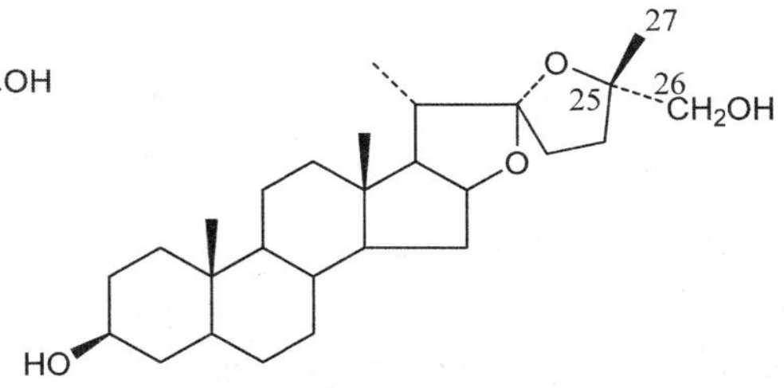　　　　　　　　　　　变形螺甾烷醇

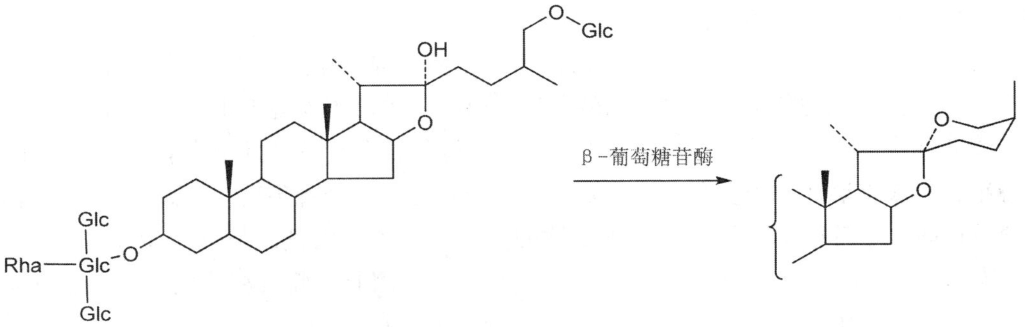

原菝葜皂苷　　　　　　　　　　菝葜皂苷

④变形螺甾烷醇（pseudospirostanol）型：由 F 环为呋喃环的螺甾烷衍生的皂苷为变形螺甾烷醇型皂苷。天然产物中这类皂苷较少。其 C_{26} - OH 为伯醇基，均与葡萄糖成苷。在酸水解除去此葡萄糖的同时，F 环迅速重排为六元吡喃环，转为具有相应螺甾烷或异螺甾烷侧链的化合物。如从新鲜茄属植物 *Solanum aculeatissimum* 中分得的 aculeatiside A，是纽替皂苷元（nuatigenin）的双糖链皂苷，当用酸水解时，可得到纽替皂苷元和异纽替皂苷元。

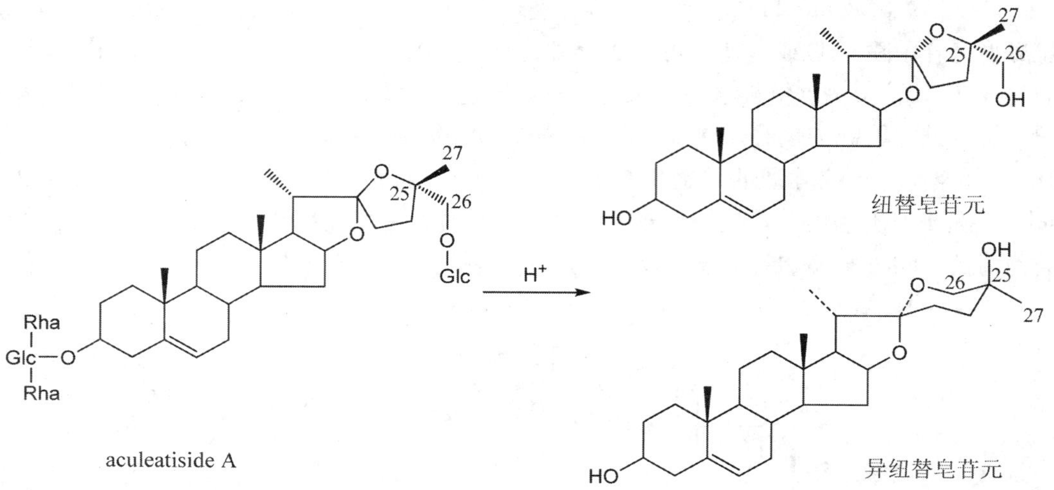

aculeatiside A

纽替皂苷元

异纽替皂苷元

3. 甾体皂苷的理化性质

（1）性状　甾体皂苷大多为无色或白色无定形粉末，不易结晶，而甾体皂苷元多有较好的结晶形状。它们的熔点都较高，苷元的熔点常随羟基数目增加而升高。甾体皂苷和苷元均具有旋光性，且多为左旋。

（2）溶解性　甾体皂苷一般可溶于水，易溶于热水、稀醇，难溶于丙酮，几不溶于或难溶于石油醚、苯、乙醚等亲脂性溶剂。甾体皂苷元则难溶或不溶于水，易溶于甲醇、乙醇、氯仿、乙醚等有机溶剂。

（3）沉淀反应　甾体皂苷的乙醇溶液可与甾醇（常用胆甾醇）形成难溶的分子复合物而沉淀。生成的分子复合物用乙醚回流提取时，胆甾醇可溶于醚，而皂苷不溶。故可利用此性质进行分离精制和定性检查。除胆甾醇外，皂苷可与其他含有 $C_3\beta - OH$ 的甾醇结合生成难溶性分子复合物，而 $C_3 - OH$ 为 α 构型，或者是当 $C_3 - OH$ 被酰化或者生成苷键时，皂苷则不能与其生成难溶性的分子复合物。而且，与 A/B 环为反式相连或具有 Δ^5 结构的甾醇形成的分子复合物溶度积最小。因此，此沉淀反应还可用于判断、分离甾体化合物中的 C_3 差相异构体和 A/B 环顺反异构体。

甾体皂苷还可与碱式醋酸铅或氢氧化钡等碱性盐类生成沉淀。

（4）颜色反应　甾体皂苷在无水条件下，遇某些酸类亦可发生与三萜皂苷相似的显色反应。只是甾体皂苷在进行 Liebermann - Burchard 反应时，其颜色变化最后出现绿色，三萜皂苷最后出现红色；在进行 Rosen - Heimer 反应时，三萜皂苷加热到100℃才能显色，而甾体皂苷加热至60℃即发生颜色变化。由此可区别三萜皂苷和甾体皂苷。

在甾体皂苷中，F 环裂解的双糖链皂苷与盐酸二甲氨基苯甲醛试剂（Ehrlich 试剂，简称 E 试剂）反应能显红色，对茴香醛（Anisaldehyde）试剂（简称 A 试剂）则显黄色，而 F 环闭环的单糖链皂苷只对 A 试剂显黄色，对 E 试剂不显色。以此可区别两类甾体皂苷。

4. 甾体皂苷的提取与分离　甾体皂苷的提取分离方法基本与三萜皂苷相似，只是甾体皂苷一般不含羧基，呈中性，亲水性相对较弱，在提取分离时应加以注意。

（1）甾体皂苷的提取　提取皂苷多利用皂苷的溶解性，采用溶剂法提取。主要使用甲醇或稀乙醇作溶剂，提取液回收溶剂后，用丙酮、乙醚沉淀或加水后用水饱和正丁醇萃取，或用大孔树脂处理等方法，得到粗皂苷。

提取皂苷元可根据其难溶或不溶于水，易溶于有机溶剂的性质，以有机溶剂进行萃取。此外，实验室中常自原料中先提取粗皂苷，将粗皂苷加酸加热水解，然后用苯、氯仿等有机溶剂自水解液中提取皂苷元。工业生产常将植物原料直接在酸性溶液中加热水解，水解物水洗干燥后，再用有机溶剂提取。例如，由盾叶薯蓣 *Dioscorea zingiberensis* 或穿龙薯蓣 *D. hipponica* 干燥根茎中提取薯蓣皂苷元。

（2）甾体皂苷的分离　分离混合甾体皂苷的方法与三萜皂苷相似，常采用溶剂沉淀法（乙醚、丙酮）、胆甾醇沉淀法、吉拉尔试剂法（含羰基的甾体皂苷元）、硅胶柱色谱法（洗脱剂多采用 $CHCl_3 - MeOH - H_2O$ 系统）、大孔吸附树脂柱色谱、葡聚糖凝胶 Sephadex LH - 20 柱色谱及液滴逆流色谱（DCCC）等方法进行分离。对正丁醇部位极性较大的皂苷成分在上述分离的基础上，尚需用反相中低压 Lobar 柱色谱、反相制备 HPLC 或制备 TLC 等手段分离。例如，从新鲜大蒜 *Allium satyvum* 鳞茎的水溶性部位中分得的呋甾皂苷 protoisoeruboside - B（Ⅰ）和螺甾皂苷 eruboside - B（Ⅱ）、isoeruboside - B（Ⅲ）3 个甾体皂苷。其中 protoisoeruboside - B 有显著的提高纤溶活性，isoeruboside - B 有明显的延长血液凝固时间和提高纤溶活性。

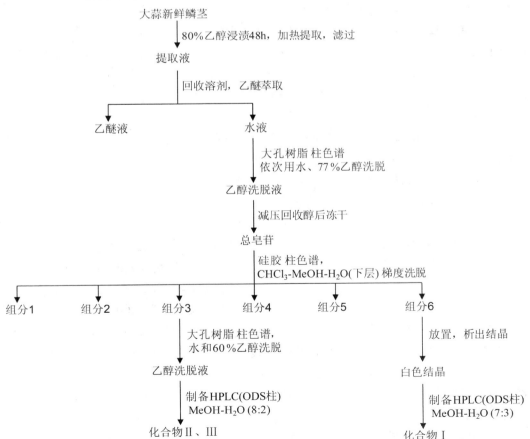

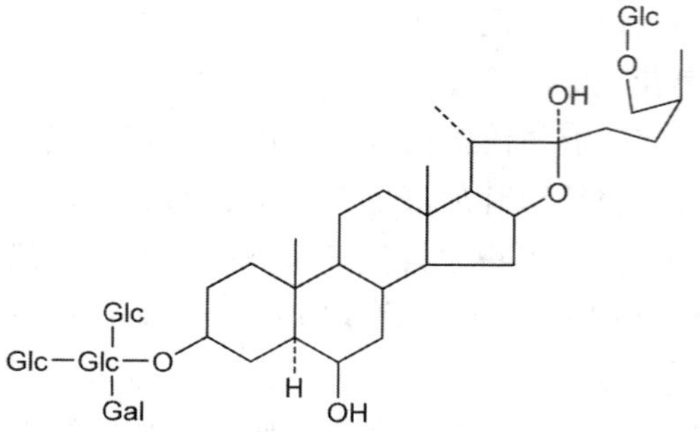

protoisoeruboside–B（Ⅰ）

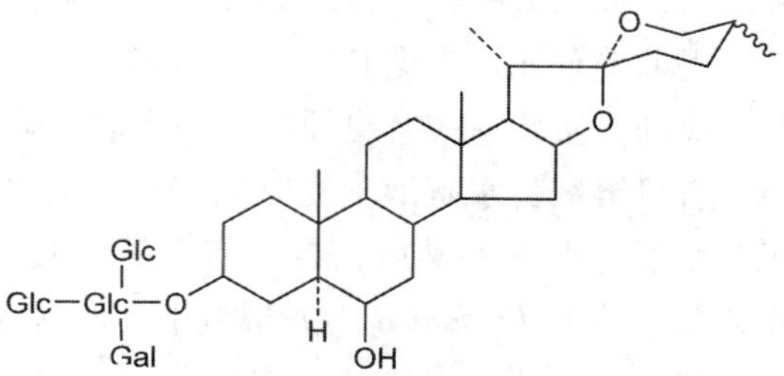

25R：eruboside–B（Ⅱ）
25S：iso eruboside–B（Ⅲ）

5. 甾体皂苷的检识

（1）**理化检识** 甾体皂苷的理化检识方法与三萜皂苷相似，主要是利用皂苷的理化性质，如显色反应、泡沫试验、溶血试验等。常用的显色反应有 Liebermann – Burchard 反应、Salkowski 反应、Rosenheimer 反应、五氯化锑反应、茴香醛 – 硫酸和盐酸 – 对二甲胺基苯甲醛反应。其中 Liebermann – Burchard 反应和 Rosenheimer 反应可用于区别三萜皂苷和甾体皂苷；茴香醛 – 硫酸和盐酸 – 对二甲胺基苯甲醛反应可用于区别螺甾烷类和 F 环开环的呋甾烷类甾体皂苷。

（2）**色谱检识** 甾体皂苷的色谱检识可采用吸附薄层色谱和分配薄层色谱。常用硅胶作吸附剂或支持剂，用中性溶剂系统展开。亲水性强的皂苷，用分配色谱效果较好。若采用吸附薄层色谱，常用的展开剂有氯仿 – 甲醇 – 水（65∶35∶10，下层）、正丁醇 – 醋酸 – 水（4∶1∶5，上层）等；亲脂性皂苷和皂苷元，用苯 – 甲醇、氯仿 – 甲醇、氯仿 – 苯等。

薄层色谱常用的显色剂有三氯醋酸、10% 浓硫酸乙醇液、磷钼酸和五氯化锑等，喷雾后加热，不同的皂苷和皂苷元显不同的颜色。

6. 甾体皂苷的结构研究 甾体皂苷的结构研究，除各种化学法（包括各种水解反应）外，随着结构测定技术的不断完善和发展，波谱分析是确定甾体皂苷化学结构的重要手段。

甾体皂苷中糖部分的研究，包括水解、糖的种类、糖与糖之间的连接顺序、连接位置、苷键的构型等，均与其他苷类相似，这里重点介绍甾体皂苷元的结构研究。

（1）**紫外光谱** 甾体皂苷元多数无共轭系统，因此在近紫外区无明显吸收峰。如果结构中引入孤立双键、羰基、α,β – 不饱和酮基或共轭双键，则可产生吸收。但不含共轭体系的甾体皂苷元，如先用化学方法，制备成具有共轭体系的反应产物，然后测定产物的紫外光谱，可以为结构鉴定提供线索。当甾体皂苷元与浓硫酸作用后，则在 $220 \sim 260nm$ 间出现吸收峰，甾体皂苷元中的 E 环和 F 环可能引起 $270 \sim 275nm$ 处的吸收。测定其吸收值并与对照品的光谱对照，可以检识不同的甾体皂苷元。此外，此法也可用于定量测定。

（2）**红外光谱** 螺甾皂苷及其苷元，由于分子中含有螺缩酮结构，在红外光谱中均能显示出 980cm^{-1}（A），920cm^{-1}（B），900cm^{-1}（C）和 860cm^{-1}（D）附近的 4 个特征吸收谱带，其中 A 带最强。B 带与 C 带的相对强度与 F 环上 C$_{25}$ 位的构型有关，若 B 带 ＞C 带，则 C$_{25}$ 为 S 构型，相反则为 R 构型。因此可藉以区别 C$_{25}$ 位 2 种立体异构体。当 F 环上存在 C$_{25}$ - CH$_2$OH 或 C$_{26}$ - OH 时，IR 吸收情况与上不同，其特征是 C$_{25}$ 为 S 型时，在 995cm^{-1} 处出现强吸收；C$_{25}$ 为 R 型时，在 1010cm^{-1} 附近呈强吸收。F 环开裂后，无螺缩酮的特征吸收。

（3）核磁共振谱　甾体皂苷元的氢谱和碳谱具有较明显的谱带特征，因而核磁共振谱是甾体皂苷结构研究的重要方法。

①氢谱：甾体皂苷元在高场区亦出现因环上亚甲基和次甲基质子信号相互重叠堆积而成的复杂峰图。但是，在其中可明显地见有 4 个归属于甲基（18、19、21 和 27 位甲基）的特征峰，其中 18 - CH$_3$ 和 19 - CH$_3$ 均为单峰，前者处于较高场，后者处于较低场；21 - CH$_3$ 和 27 - CH$_3$ 均为双峰，且 27 - CH$_3$ 常处于 18 - CH$_3$ 的高场，21 - CH$_3$ 则常位于 19 - CH$_3$ 的低场；如果 C$_{25}$ 位有羟基取代，则 27 - CH$_3$ 为单峰，并向低场移动。C$_{16}$ 位和 C$_{26}$ 位上的氢是与氧同碳的质子，处于较低场，易于辨认。需要特别指出的是，根据 27 - CH$_3$ 的化学位移值还可鉴别甾体皂苷元的 2 种 C$_{25}$ 异构体，即 C$_{25}$ 上的甲基为 α - 取向（25R 型）时，其 CH$_3$ 质子信号（δ 约 0.70）要比 β - 取向（25S 型）的 CH$_3$ 质子信号（δ 约 1.10）处于较高场。此外，C$_{26}$ 上 2 个氢质子的信号，在 25R 异构体中化学位移值相近，而在 25S 异构体中差别较大，故也可用于区别 25R 和 25S 2 种异构体。

②碳谱：一般甾体皂苷元碳原子上如有羟基取代，化学位移向低场位移 40～45。如羟基与糖结合成苷，则与糖基以苷键相连的碳原子（α 碳）信号发生苷化位移，再向低场位移 6～10；双键碳的化学位移在 δ115～150 范围内；羰基碳信号出现在 δ200 左右。16 位和 20 位连氧碳，其化学位移分别在 δ80 和 δ109 左右，这两个碳信号极具特征性，易于辨别。特别是后者，在螺旋甾烷型甾体皂苷中，其化学位移与 5、22 和 25 位碳的构型无关。18、19、21 和 27 位的 4 个甲基的化学位移一般均低于 δ20。此外，^{13}C - NMR 谱对于鉴别甾体皂苷元 A/B 环的稠合方式及 C$_{25}$ 异构体可提供极为重要的信息。甾体皂苷元 C$_5$ 构型是 5α（A/B 反式）还是 5β（A/B 顺式），可根据其 5、9 和 19 位碳的化学位移值予以区别。5 位碳构型如为 5α，其 5、9 和 19 位碳信号的化学位移值分别为 δ44.9、54.4 和 12.3 左右；如为 5β，则其 C - 5、C - 9 和 C - 19 信号的化学位移值分别为 δ36.5、42.2 和 23.9 左右。

在螺旋甾烷型甾体皂苷中，27 - CH$_3$ 信号的化学位移值虽与 C$_5$ 构型无关，但它却与 C$_{25}$ 的构型有关，且因取向不同，还将显著影响 F 环上其他各碳信号的化学位移。在 22α - O、25R - 系列中，27 - CH$_3$ 信号位于 δ17.1 ±0.1 处，而 F 环上的 23、24、25 和 26 位碳信号，一般分别出现在 δ31.3 ±0.3、28.8 ±0.3、30.3 ±0.3 和 66.9 ±0.2 处。在 22α - O、25S - 系列中，27 - CH$_3$ 信号位于 δ16.2 ±0.2 处，而 F 环上的 23、24、25 和 26 位碳信号，大多分别出现在 δ27.3 ±0.3、25.8 ±0.3、26.1 ±0.3 和 65.1 ±0.1 处。

呋甾烷型甾体皂苷元，其 E 环和 F 环碳原子的化学位移与螺甾烷骨架显著不同，其

22 位碳信号出现在 δ90.3；当 C_{22} 位连有羟基时，22 位碳信号出现在 δ110.8 处；当 C_{22} 位连有甲氧基时，22 位的碳信号出现在 δ113.5 处（其甲氧基碳在较高场，一般为 δ47.2 ±0.2）。

变型螺甾烷类，F 环为五元呋喃环，22 位碳信号出现在 δ120.9，25 位信号出现在 δ85.6，可明显区别于其他类型。

（4）**质谱** 甾体皂苷元的质谱裂解方式很有特征，由于分子中具有螺缩酮结构，EI - MS 中均出现很强的 m/z139 基峰，中等强度的 m/z115 碎片离子峰及一个弱的 m/z126 碎片离子峰。如果 F 环有不同取代，则上述 3 个碎片峰可发生相应质量位移或峰强度变化，因而对于鉴定皂苷元尤其是 F 环上的取代情况十分有用。

（四）C21 甾体化合物

1. 概述 C21 甾（C21 - steroides）是一类含有 21 个碳原子的甾体衍生物。此类化合物多具有抗炎、抗肿瘤、抗生育等生物活性，是广泛应用于临床的一类重要药物。

C21 甾体类成分除存在于玄参科、夹竹桃科、毛茛科等植物中外，在萝摩科植物中分布较集中。例如，从中药白首乌基原植物萝摩科鹅绒藤属耳叶牛皮消 *Cynanchum auriculatum* 的块根中分离得到的细胞毒活性成分白首乌新苷 A、B（cynanauriculoside A and B）；从具有抗癫痫作用的萝摩科南山藤属植物苦绳 *Dregea sinensin* 中分离得到的苦绳苷Ⅰ（dresiosideⅠ）。

在药用植物资源中，C21 甾体类成分多数以苷的形式存在，且大多与强心苷共存于同种植物中。例如洋地黄叶和种子中，既含有强心苷，也含有 C21 甾苷，一般称为洋地黄醇苷类，它们没有强心作用，如与强心苷共存于紫花洋地黄叶中的地芰普苷、地芰帕尔普苷等。但也有一些植物含 C21 甾苷，而不含强心苷，如萝摩科植物等。

地芰普苷　　　　　　　　　　　地芰帕尔普苷

2. 结构特点和主要性质 C21 甾类成分都是以孕甾烷（pergnane）或其异构体为基本骨架的羟基衍生物。一般 A/B 环为反式稠合，B/C 环多为反式，少数为顺式，C/D 环为顺式稠合。甾体母核上多有羟基、羰基（多在 C_{20} 位）、酯基及双键（多在 C_5、C_6 位）。C_{17} 位侧链多为 α 构型，但也有 β 构型。

C21 甾苷中除含有一般的羟基糖外，尚有 2 - 去氧糖。糖链多与苷元的 C_3 -

OH 相连，少数与 C_{20} – OH 相连。有单糖苷和低聚糖苷。C_{20} 位苷键易被酸水解成次生苷。

C21 甾类化合物具有甾核的显色反应，由于分子中具有 α – 去氧糖，还能发生 Keller – Kiliani 反应。

（五）植物甾醇

1. 概述　植物甾醇为甾体母核 C_{17} 位侧链是 8 ~ 10 个碳原子链状侧链的甾体衍生物。在植物界分布广泛，几乎所有植物中均存在，是植物细胞的重要组分。在植物体中多以游离状态存在，且常与油脂共存于植物种子或花粉中，也有与糖形成苷的形式或高级脂肪酸酯的形式存在。

中药资源中常见的植物甾醇有 β – 谷甾醇（β – sitosterol）及其葡萄糖苷［胡萝卜苷（daucosterol）］、豆甾醇（stigmasterol）、α – 菠甾醇（bessisterol）等。此外，在低等植物中存在的如麦角甾醇（ergosterol），是维生素 D 的前体，经紫外光照射能转化为维生素 D_2。

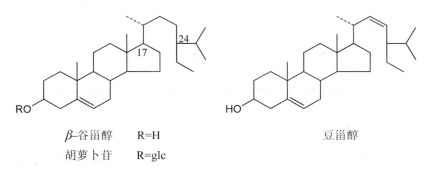

β–谷甾醇　　R=H
胡萝卜苷　　R=glc
豆甾醇

2. 结构特点和主要性质　甾体母核 A/B 环有顺式和反式两种稠合方式，B/C 环和 C/D 环均为反式稠合。甾体母核或侧链上多有双键。C_3 – OH 可与糖成苷或形成脂肪酸酯。

游离的植物甾醇都有较好的结晶形状和熔点，易溶于氯仿、乙醚等有机溶剂，难溶于水，其苷能溶于醇中。具有甾体母核的颜色反应。

由于植物甾醇常与油脂共存，在提取分离时可用皂化法使油脂皂化为可溶于水的钠皂或钾皂，而与不溶于水的不皂化物分离，不皂化物中即含有甾醇。

3. 结构鉴定实例　从酸枣 *Ziziphus jujuba* var. *spinosa* 果肉中分离得到化合物 I，为白色结晶性粉末，mp. 289°C。硫酸 – 乙醇显色显紫红色，长时间置变成灰绿色，Liebermman – Burchard 及 Molish 反应均为阳性，推测该化合物为甾体苷类化合物。ESI – MS m/z 575 ［M – H］$^-$。

^{1}H – NMR（DMSO – d_6）δ5.34（1H, br s, H – 6）为烯氢质子，4.24（1H, d, J =7.7Hz, Glc – H – 1）为糖上端基质子信号，3.43（1H, m, H – 3）为 3 位偕氧质子信号，高场 0.97（3H, s, H – 19）、0.74 ~ 0.91（12H, m, H – 21, 26, 27, 29）、0.65（3H, s, H – 18）为典型的甾类化合物谱图信号。

碳谱数据显示在低场处有如下信号：δ140.4（C－5）、121.2（C－6）为烯碳信号，100.8（Glc－C－1）为葡萄糖端基碳信号，76.9（C－3）为3位连氧碳信号，73.4（Glc－C－2）、76.7（Glc－C－3）、70.1（Glc－C－4）、76.7（Glc－C－5）和61.1（Glc－C－6）为葡萄糖上信号。将化合物Ⅰ的^{13}C－NMR谱数据与结构已知的化合物胡萝卜苷的^{13}C－NMR谱数据相比较，两者完全一致，故鉴定化合物Ⅰ为胡萝卜苷。碳谱数据见表4－35。

表4－35　化合物Ⅰ（胡萝卜苷）的^{13}C－NMR的化学位移（DMSO－d_6）

No.	C	No.	C	No.	C	No.	C
1	36.8，CH$_2$	10	36.2，C	19	19.1，CH$_3$	28	22.6，CH$_2$
2	29.2，CH$_2$	11	20.6，CH$_2$	20	35.5，CH	29	12.1，CH$_3$
3	76.9，CH	12	38.3，CH$_2$	21	18.6，CH$_3$	1′	100.8，CH
4	40.0，CH$_2$	13	41.8，C	22	33.3，CH$_2$	2′	73.4，CH
5	140.4，C	14	56.2，CH	23	25.5，CH$_2$	3′	76.7，CH
6	121.2，CH	15	23.8，CH$_2$	24	45.1，CH	4′	70.1，CH
7	31.3，CH$_2$	16	27.8，CH$_2$	25	28.7，CH	5′	76.7，CH
8	31.4，CH	17	55.4，CH	26	18.9，CH$_3$	6′	61.1，CH$_2$
9	49.6，CH	18	11.6，CH$_3$	27	19.7，CH$_3$		

（六）胆汁酸类化合物

1. 概述　胆汁酸（bile acid）是胆烷酸（cholanic acid）的衍生物，存在于动物胆汁中，如动物药熊胆粉、牛黄等均含有胆汁酸，且为其主要有效成分。

2. 胆汁酸的结构特征及其在动物界的分布　胆汁酸甾核四个环的稠合方式与植物甾醇相同。在甾核的3、6、7、12等位都可以有羟基或羰基取代，各种动物胆汁中胆汁酸的区别，主要在于羟基数目、位置及构型的区别。胆汁酸在动物胆汁中通常以侧链的羧基与甘氨酸或牛磺酸结合成甘氨胆汁酸或牛磺胆汁酸，并以钠盐的形式存在，如牛磺胆酸（taurocholic acid）等。主要胆汁酸类成分及其在动物胆汁中的分布见表4－36。

胆烷酸

牛磺胆酸

表 4 – 36 主要胆汁酸其在动物胆汁中的分布

名 称	取代基位置	熔点（℃）	$[\alpha]_D$	分 布
石胆酸（lithocholic acid）	3α - OH	186	+35	牛、家兔、猪的胆结石
胆酸（cholic acid）	3α, 7α, 12α - OH	198	+37	牛、羊、狗、蛇、熊、鸟
去氧胆酸（deoxycholic acid）	3α, 12α - OH	177	+53	牛、兔、羊、猪
α - 猪胆酸（α - hyocholic acid）	3α, 6α, 7α - OH	189	+5	猪
α - 猪去氧胆酸 （α - hydroxycholic acid）	3α, 6α - OH	197	+5	猪
β - 猪去氧胆酸 （β - hydroxycholic acid）	3β, 6α - OH	190	+5	猪，特别在结石中
	3α, 6β - OH	210	+37	
鹅去氧胆酸 （chenodeoxycholic acid）	3α, 7α - OH	140	+11	鹅、牛、熊、鸡、猪
熊去氧胆酸 （ursodeoxycholic acid）	3α, 7β - OH	203	+57	熊

3. 胆汁酸的化学性质

（1）酸性　游离或结合型胆汁酸均呈酸性，难溶于水，易溶于有机溶剂，与碱成盐后则可溶于水。利用此性质可以精制各种胆汁酸。

（2）酯化反应　将胆汁酸的末端羧基酯化后，易得到胆汁酸酯结晶，胆汁酸酯类在酸水中回流数小时，即可得到游离的胆汁酸。此性质也可用于精制各种胆汁酸。

（3）羟基与羧基的反应　甾核上的羟基可以乙酰化，其乙酰化物容易结晶，有利于胆汁酸的纯化和精制。甾核上的羟基还可氧化成酮基，再用还原法除去酮基。利用此反应，以来源丰富的胆汁酸为原料，选择适宜的氧化剂和还原剂，可制备某些去氧胆酸。

（4）颜色反应　胆汁酸类除具有甾体母核的颜色反应外，尚具有以下颜色反应。

①Pettenkofer 反应：取胆汁 1 滴，加蒸馏水 4 滴及 10% 蔗糖溶液 1 滴，摇匀，倾斜试管，沿管壁加入浓硫酸 5 滴，置冷水中冷却，则在两液分界处出现紫色环。其原理是蔗糖经浓硫酸作用生成羟甲基糠醛，后者可与胆汁酸结合成紫色物质。

②Gregory Pascoe 反应：取胆汁 1ml，加 45% 硫酸 6ml 及 0.3% 糠醛 1ml，塞紧振摇后，在 65℃ 水浴中放置 30 分钟，胆酸存在的溶液显蓝色。本反应可用于胆酸的定量分析。

③Hammarsten 反应：取少量样品，用 20% 铬酸溶液（20g CrO_3 在少量水中，用乙酸加至 100ml）溶解，温热，胆酸为紫色，鹅去氧胆酸不显色。

（七）昆虫变态激素

1. 概述　昆虫变态激素（moulting hormones）可认为是甾醇的衍生物或甾醇类的代谢产物，是一类具有促蜕皮活性的物质。该类化合物最初在昆虫体内发现，是昆虫蜕皮时必要的激素。如蚕蛹中含的蜕皮甾酮（ecdysterone），有促进细胞生长的作用，能刺激真皮细胞分裂，产生新的表皮并使昆虫蜕皮。20世纪60年代后从植物界也逐渐分离得到蜕皮类化合物，如从中药牛膝和川牛膝中分得的蜕皮甾酮、牛膝甾酮（inokos-terone）；从桑树中分得的 α - 蜕皮素（α - ecdysone）和川牛膝甾酮（cyasterone）等。因此，又将这类成分称为植物蜕皮素（phytoecdysones）。这类成分对人体除能促进蛋白质合成外，还能排除体内的胆甾醇，降低血脂以及抑制血糖升高等作用。

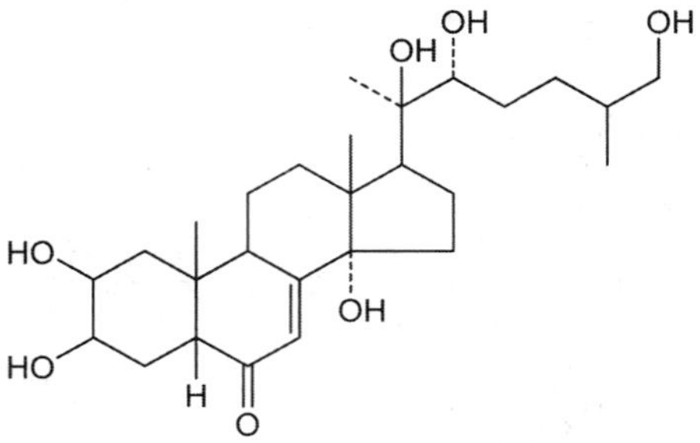

牛膝甾酮 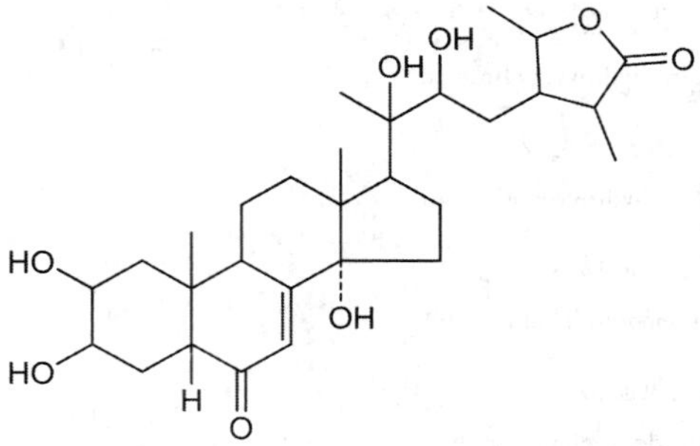　　　　　　　　　　　　　　　　川牛膝甾酮

2. 结构特点和主要性质　　昆虫变态激素的甾体母核 A/B 环大多为顺式稠合，个别为反式，且反式者无蜕皮活性或活性减弱。甾核上有多个羟基取代，C_6 位上有羰基，C_7 位有双键，C_{17} 位侧链为 8～10 个碳原子的多元醇。

由于昆虫变态激素类化合物分子中含多个羟基，在水中的溶解度较大，易溶于甲醇、乙醇、丙酮，难溶于正己烷、石油醚等。具有甾体母核的颜色反应。

从植物中提取昆虫变态激素类化合物多用醇类溶剂提取，提取物用乙醚除去脂溶性成分后以乙酸乙酯或正丁醇萃取，再结合沉淀法、结晶法及色谱法等分离。

九、生物碱类

（一）概述

生物碱类（alkaloids）是指来源于生物界的一类含氮有机化合物。大多含有氮杂环结构，多呈碱性，具有明显的生理活性。基于生物碱类化合物的生物合成途径，大多源于氨基酸，但也存在非氨基酸或胺类途径，而是由萜类或甾体形成的次生代谢产物。

生物碱类资源性化学成分主要分布于植物界，绝大多数存在于高等植物的双子叶植物中。分布较为丰富的代表性类群有毛茛科植物黄连、乌头、附子等；罂粟科植物罂粟、延胡索等；茄科植物洋金花、颠茄、莨菪等；防己科植物汉防己、北豆根等，小檗科植物三棵针等；豆科植物苦参、苦豆子等。单子叶植物代表性类群有石蒜科、百合科、兰科等。百合科植物中较重要的品种有川贝母、浙贝母等。裸子植物有麻黄科、红豆杉科、三尖杉科等类群。

金鸡纳生物碱主要分布在金鸡纳树皮中，麻黄生物碱在麻黄髓部含量高。

生物碱类成分结构式样丰富，生物活性多样，是发现具有抗菌消炎、解痉镇痛、止咳平喘作用，可治疗心脑血管、代谢性疾病，以及抗肿瘤的重要资源性化学物质群。如吗啡、延胡索乙素具有镇痛作用；阿托品具有解痉作用；小檗碱、蝙蝠葛碱有抗菌消炎作用；利血平有降血压作用；麻黄碱有止咳平喘作用；奎宁有抗疟作用；苦参碱、氧化苦参碱等有抗心律失常作用；喜树碱、秋水仙碱、长春新碱、三尖杉碱、紫杉醇等有不同程度的抗癌作用等。

（二）生物碱的结构与分类

生物碱类化合物的分类方法主要有三种：一是依其生物基原分类，如苦参生物碱、鸦片生物碱等；二是按化学结构分类，如异喹啉类生物碱、哌啶类生物碱等；三是按生源途径结合化学结构进行分类，如来源于鸟氨酸途径的吡咯烷类生物碱等。后一种分类方法更能体现中药资源化学认知和探讨其生源途径与生物碱类成分的分布、积累与利用的关系。

1. 源于鸟氨酸途径的生物碱类　来源于鸟氨酸的生物碱主要包括吡咯烷类、莨菪烷类和吡咯里西啶类生物碱。

（1）吡咯烷类（pyrrolidines）生物碱　本类生物碱结构较简单，数量较少。常见的如益母草 *Leonurus heterophyllus* 中的水苏碱（stachydrine）；山莨菪 *Anisodus luridus* 中的红古豆碱（cuscohygrine）等。

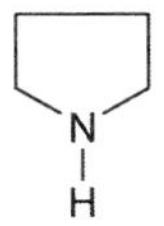

四氢吡咯 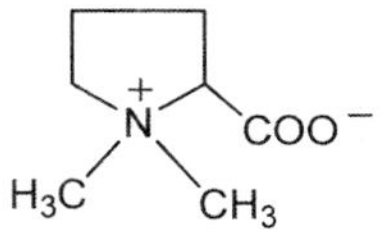　　水苏碱 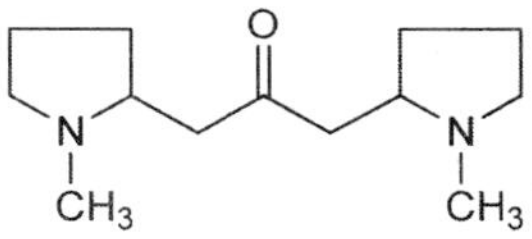　　红古豆碱

（2）莨菪烷类（tropanes）生物碱　本类生物碱多由莨菪烷环系的 C_3 - 醇羟基和有机酸缩合成酯。主要存在于茄科的颠茄属、曼陀罗属、莨菪属和天仙子属中，典型的化合物如莨菪碱（hyoscyamine）等。

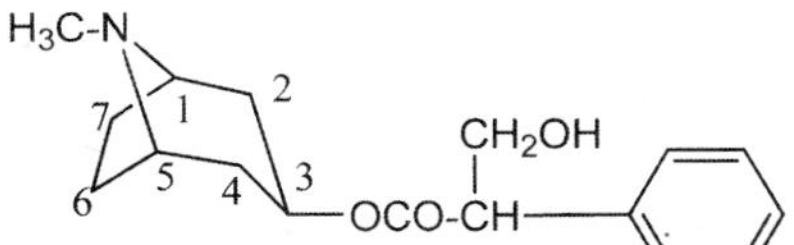

莨菪碱

（3）吡咯里西啶类（pyrrolizidines）生物碱　吡咯里西啶为 2 个吡咯烷共用 1 个氮原子稠合而成，主要分布于菊科千里光属中。如大叶千里光碱（macrophylline）等。

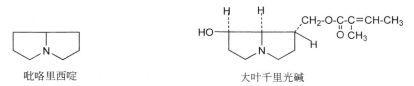

吡咯里西啶　　　　　　　　　大叶千里光碱

2. 源于赖氨酸途径的生物碱类　来源于赖氨酸的生物碱有哌啶类、喹诺里西啶类和吲哚里西啶类。

（1）哌啶类（piperidines）生物碱　生源上关键的前体物是哌啶亚胺盐类。代表性化合物如胡椒 *Piper nigrum* 中的胡椒碱（piperine），槟榔 *Areca catechu* 中的槟榔碱（arecoline）、槟榔次碱（arecaidine）等。

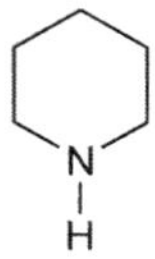

哌啶 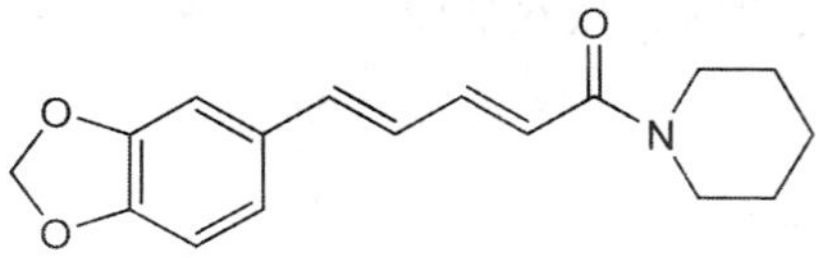　　　　　　　胡椒碱 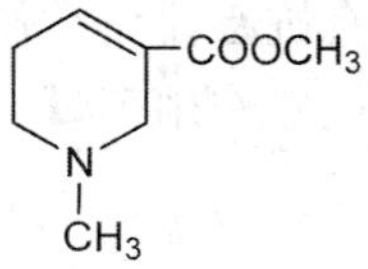　　　　　　　　　槟榔碱

（2）喹诺里西啶类（quinolizidines）生物碱　生源上前体物为赖氨酸衍生的戊二胺。本类生物碱是由 2 个哌啶共用 1 个氮原子稠合而成的衍生物。主要分布于豆科、石松科和千屈菜科植物中。代表性化合物如野决明中的金雀儿碱（cytosine）和苦参中的苦参碱（matrine）等。

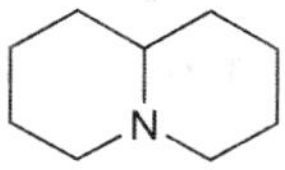

喹诺里西啶 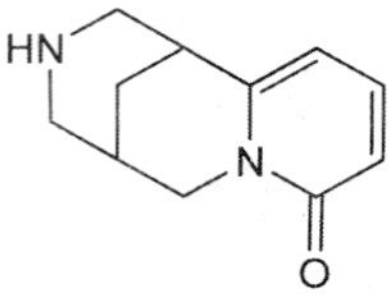　　　　　金雀儿碱 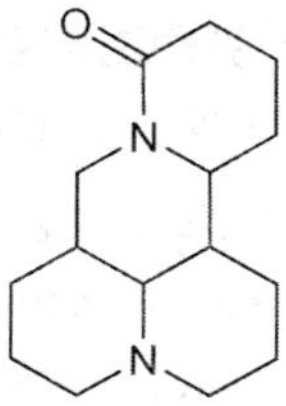　　　　　　　苦参碱

（3）吲哚里西啶类（indolizidines）类生物碱　为哌啶和吡咯共用 1 个氮原子稠合的衍生物。又分为简单吲哚里西啶和一叶萩碱两类。主要分布于大戟科一叶萩属植物中。本类化合物数目较少，但有较强的生物活性，如存在于一叶萩中的一叶萩碱（securinine）对中枢神经系统有兴奋作用。

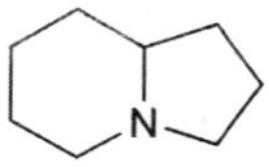

吲哚里西啶 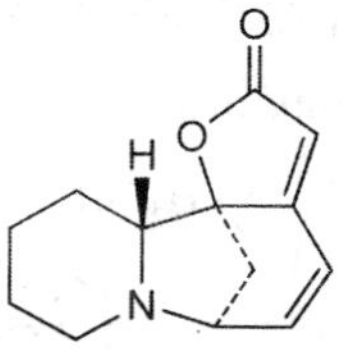　　　　　　　一叶萩碱

3. 源于苯丙氨酸和酪氨酸途径的生物碱类　该类生物碱是由苯丙氨酸和酪氨酸为前体生物合成的一大类数量多、类型复杂、分布广泛、具有多样生物活性的生物碱类型。

（1）苯丙胺类（phenylalkyamines）生物碱　较为典型的化合物是麻黄中的麻黄碱（ephedrine）。

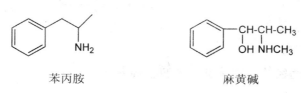

苯丙胺　　　　　　　　麻黄碱

（2）异喹啉类（isoquinolines）生物碱　本类生物碱在药用植物中分布较广泛，类型和数目较多。按化学结构可分为 20 多类，现将主要类型介绍如下。

①小檗碱类与原小檗碱类：此两类生物碱可以看成为 2 个异喹啉环稠合而成，依据两者结构母核中 C 环氧化程度不同，分为小檗碱类和原小檗碱类，前者多为季铵碱，分布于黄连、黄柏、三棵针等资源植物中的小檗碱（berberine）系列生物碱类成分；后者多为叔胺碱，存在于罂粟科植物延胡索中的延胡索乙素（*dl* - tetrahydropalmatine）等。

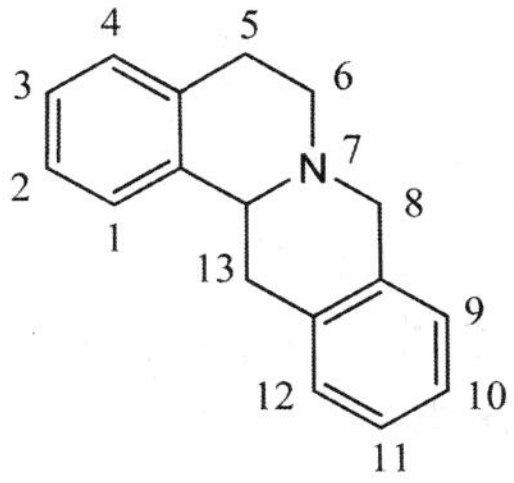

原小檗碱 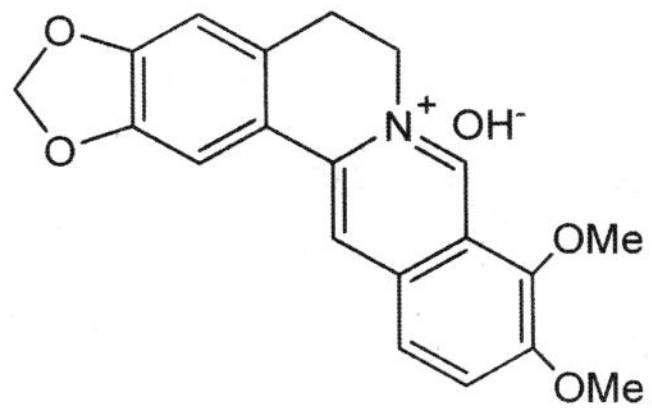　　　　　　　　　　小檗碱 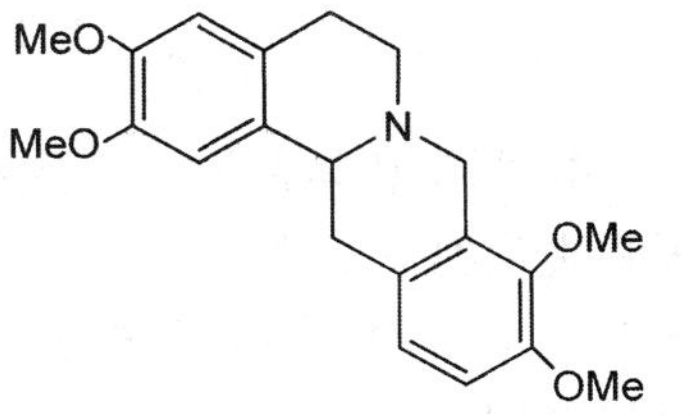　　　　　　　　　　延胡索乙素

②苄基异喹啉类：为异喹啉母核 1 位连有苄基的一类生物碱。罂粟 *Papaver somniferm* 果实中的罂粟碱（papaverine）；厚朴 *Magnolia officinalis* 树皮中的厚朴碱（magnocurarine）等。

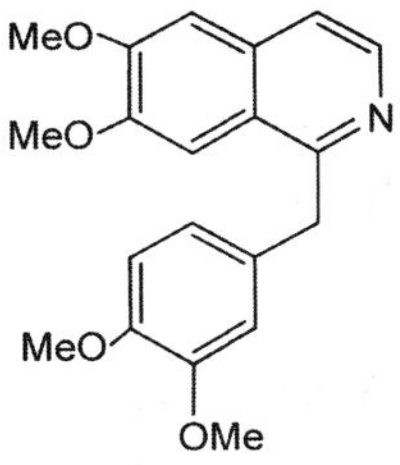

罂粟碱 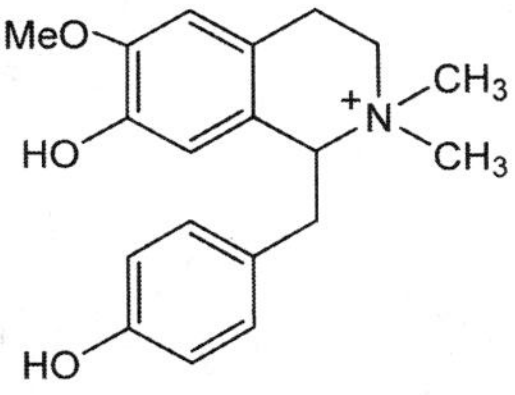　　　　　　　　厚朴碱 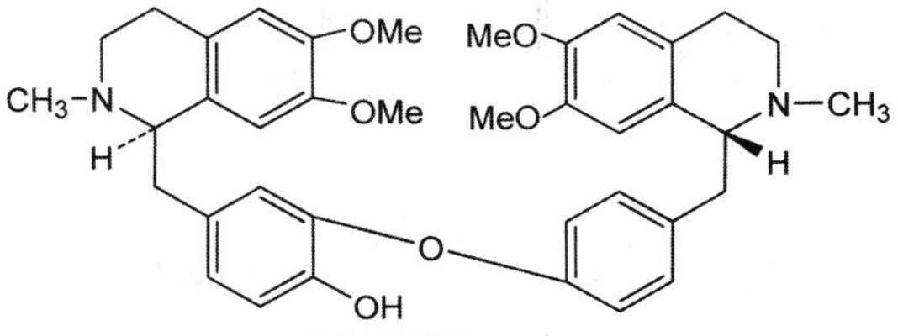　　　　　　　　　　　蝙蝠葛碱

③双苄基异喹啉类：为 2 个苄基异喹啉通过 1～3 个醚键相连接的一类生物碱。连接方式较多，故类型也较多。例如，存在于防己科北豆根 *Menispermum dauricum* 中的主要酚性生物碱蝙蝠葛碱（dauricine）等。

④吗啡烷类：代表性的化合物有罂粟中的吗啡（morphine）、可待因（codeine）、蒂巴因（thebaine）；青风藤 *Sinomenium acutum* 中的青风藤碱（sinomenine）等。

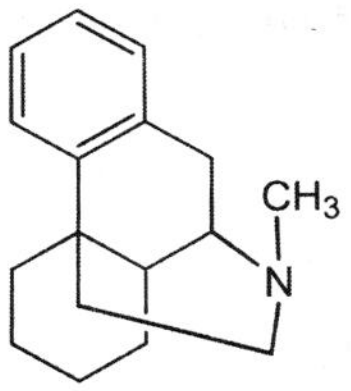

吗啡烷 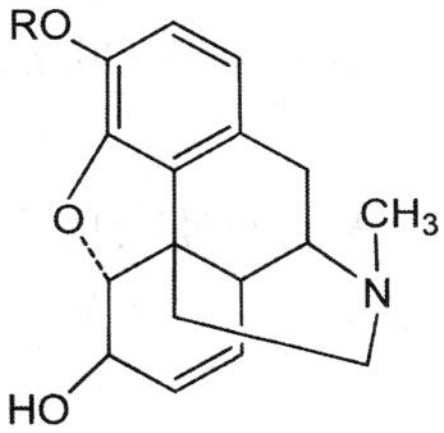　　　　　R=H 吗啡；R=CH₃ 可待因 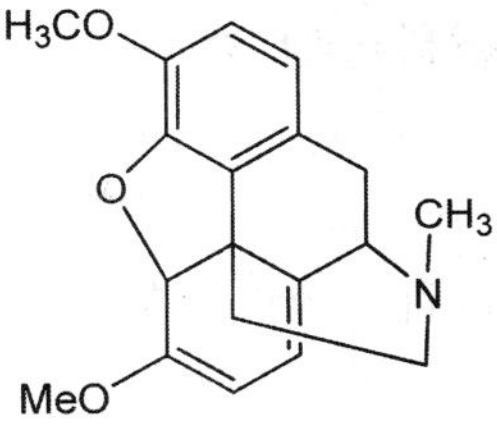　　　　蒂巴因 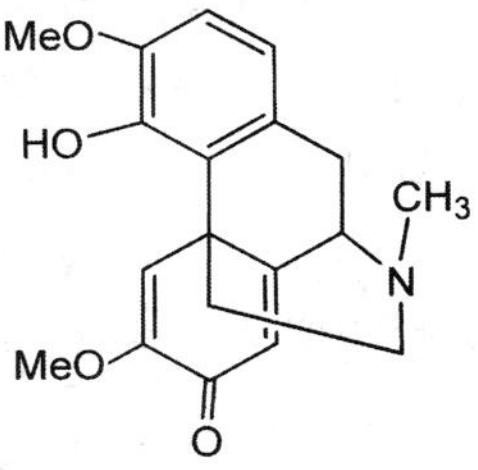　　　　　青风藤碱

（3）苄基苯乙胺类生物碱　本类生物碱主要分布于石蒜科的石蒜属、水仙属以及 *Haemanthus* 属植物中，重要的化合物如石蒜碱（lycorine）、加兰他敏（galanthamine）等。

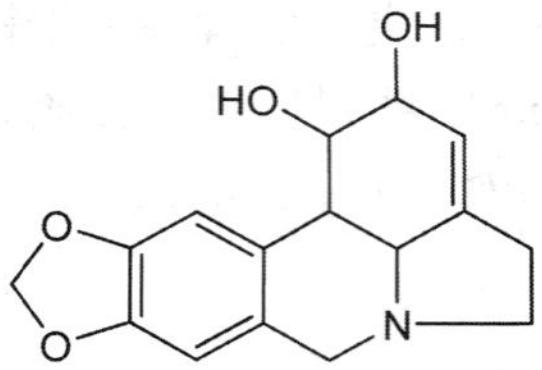

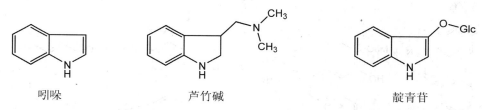

石蒜碱 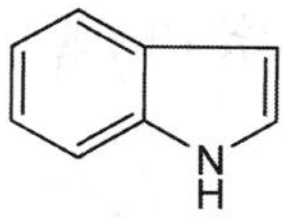　　　　　　　　　　吲哚 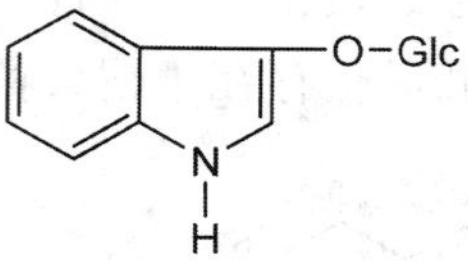　　　　　　　　　靛青苷

4. 源于色氨酸途径的生物碱类　由色氨酸（tryptophan）衍生的生物碱，是一系列吲哚类生物碱，类型丰富、结构复杂，已发现的该类生物碱达千余种，且常具独特而显著的生物活性。主要分布于马钱科、夹竹桃科、茜草科等几十个科属中。按生源关系，可将其划分为五类。

（1）简单吲哚类（simple indoles）生物碱　结构特点为只有吲哚母核，而无其他杂环。主要分布于禾本科、豆科等约 20 个科植物类群中，如芦竹碱（gramine）、靛青苷（indican）。

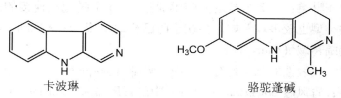

吲哚　　　　　　　　　　芦竹碱　　　　　　　　　　靛青苷

（2）卡波琳类（carbolines）生物碱　是由色氨酸脱羧后环合而成的生物碱成分。主要分布于苦木科、蒺藜科的骆驼蓬属（peganum）多种植物的种子和全草中，如骆驼蓬碱（harmanine）等。

卡波琳　　　　　　　　　　骆驼蓬碱

（3）吴茱萸胺类（evodiamines）生物碱　此类化合物是由卡波琳与异喹诺啉结合而成的一类仅分布于芸香科植物类群中的生物碱。如吴茱萸 *Evodia rutaecarpa* 果实中的吴茱萸碱（evodiamine）等系列生物碱。

（4）麦角碱类（ergolines）生物碱　由色胺构成的吲哚衍生物上连有一个异戊二烯单位后形成，分子中含有一个四环的麦角碱核结构。主要分布于麦角菌类中，如麦角新碱（ergometrine）。

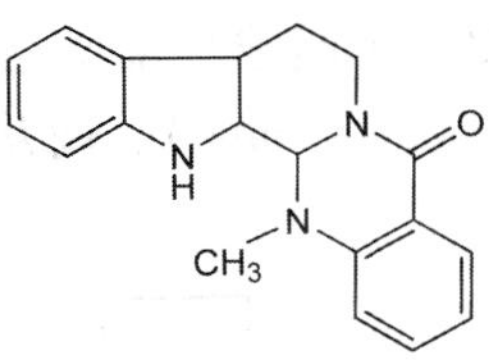

吴茱萸碱 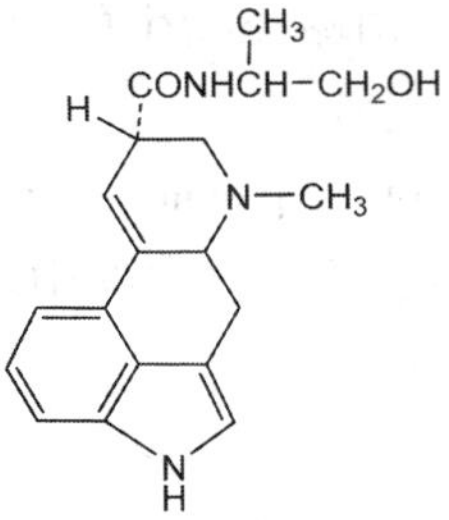　　　　　　　　麦角新碱

（5）吲哚类（indoles）生物碱　具有吲哚母核和一个 C_9 或 C_{10} 的裂环番木鳖萜及其衍生物的结构单元。如萝芙木 *Rauvolfia veticillata* 中的利血平（reserpine）、番木鳖中的士的宁（strychnine）等。

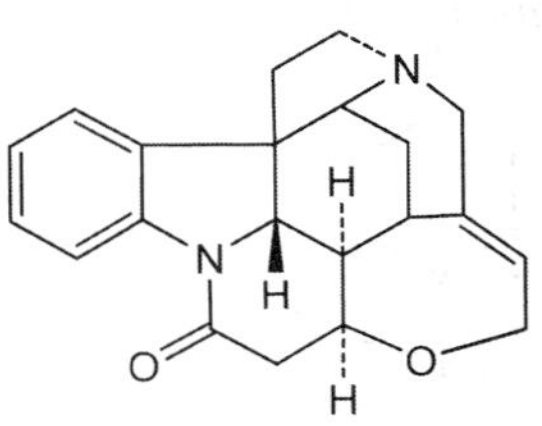

士的宁 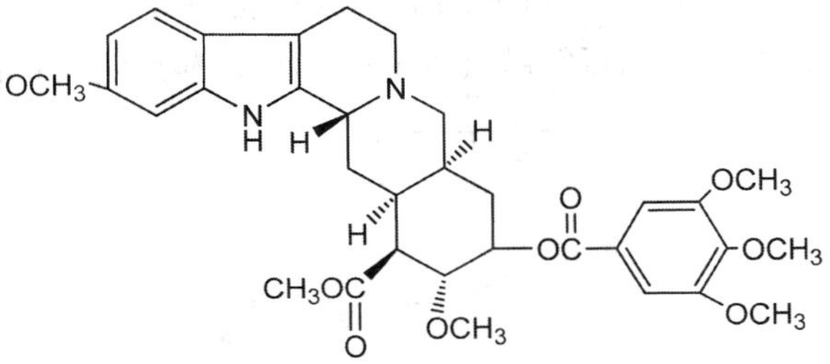　　　　　　　　　　　利血平

另外，还有一些生物碱按传统化学分类法属喹啉类生物碱，但从生源上与吲哚类生物碱有关，如喜树 *Camptotheca acuminata* 中的喜树碱（camptothecine）、10 - 羟基喜树碱（10 - hydroxycamptothecine）和金鸡纳属植物中的金鸡宁碱（cinechonine）、奎宁（quinine）等。

5. 源于邻氨基苯甲酸途径的生物碱类　　主要包括喹啉和吖啶酮类生物碱，于芸香科植物中多见分布。白鲜 *Dictamnus alba* 皮中的白鲜碱（dictamnine）；鲍氏山油柑 *Acronychia bauert* 树皮中具有的显著抗癌活性的山油柑碱（acronycine）等。

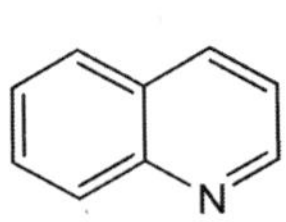

喹啉 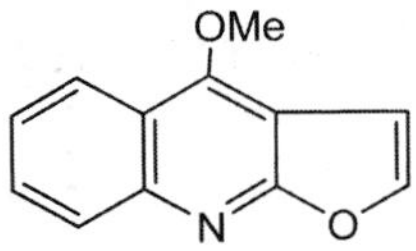　　　　　　　白鲜碱 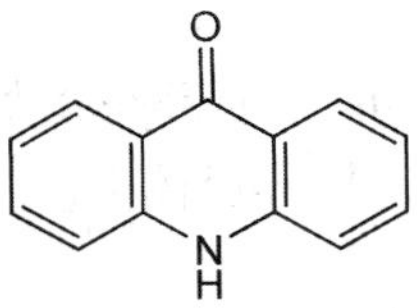　　　　　　　吖啶酮 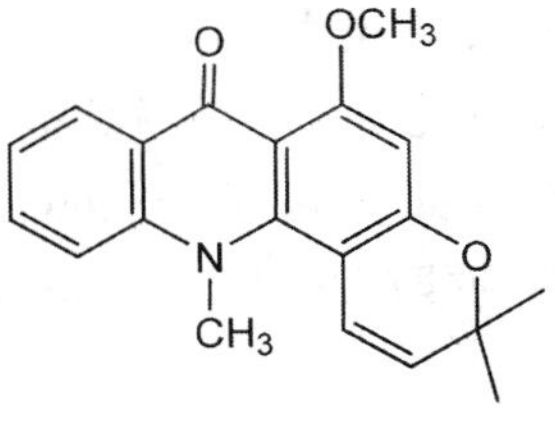　　　　　　　山油柑碱

6. 源于组氨酸途径的生物碱类　　主要为咪唑类生物碱，数目较少。芸香科植物毛果芸香 *Pilocarpus jaborandi* 中的毛果芸香碱（pilocarpine）属于该类生物碱。

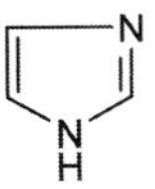

咪唑 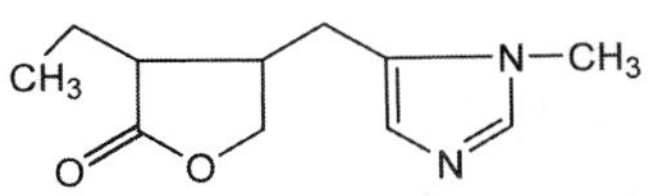　　　　　　　　　　　毛果芸香碱

7. 萜类生物碱 由萜类衍生的生物碱类成分其碳原子骨架符合异戊烯法则，但生源途径各异。

（1）单萜类（monoterpenoids）生物碱 主要为单萜或环烯醚萜衍生的生物碱，多分布于龙胆科、列当科等植物类群中。如龙胆碱（gentianine）、肉苁蓉碱（bosehiniakine）等。

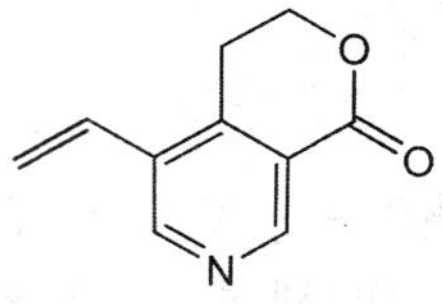

龙胆碱 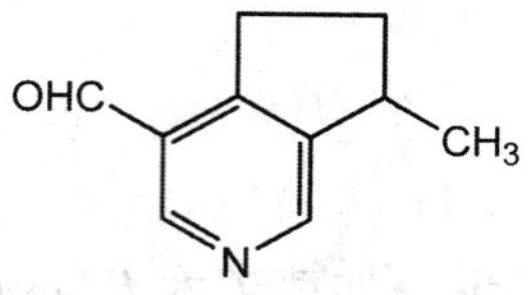　　　　　　　　　　　　　肉苁蓉碱

（2）倍半萜类（sesquiterpenoids）生物碱 主要分布于兰科石斛属和睡莲科萍蓬属 *Nuphar* 植物中。如石斛碱（dendrobine）、萍蓬定（nupharidine）等。

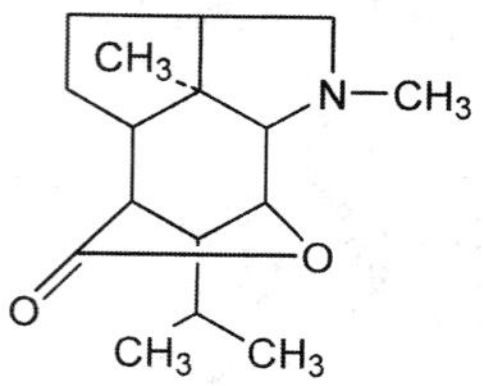

石斛碱 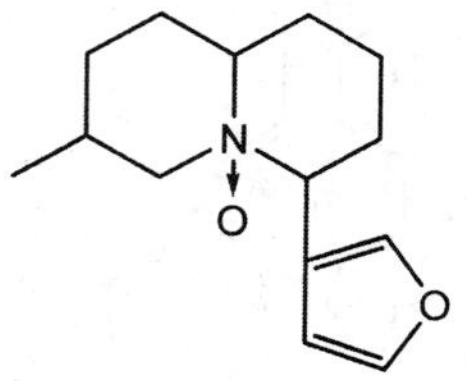　　　　　　　　　　　　　萍蓬定

（3）二萜类（diterpenoids）生物碱 是四环二萜或五环二萜分子中具有 β - 氨基乙醇、甲胺或乙胺的杂环化合物。主要分为去甲二萜碱（C19）；二萜碱（C20）两类。主要存在于毛茛科乌头属、翠雀属和飞燕草属植物类群中。代表性化合物为乌头碱（aconitine）、牛扁碱（lycaconitine）、关附甲素（Guan - fu base A）等。

（4）三萜类生物碱 这类生物碱较少，主要分布于交让木科交让木属 *Daphniphyllum* 植物中。代表性化合物为交让木碱（daphniphylline）。

8. 甾体类生物碱 本类生物碱都具有甾体母核，但氮原子均不在甾体母核内。又分为孕甾烷类、环孕甾烷类和胆甾烷类及异甾体类。例如，存在于黄杨科黄杨属植物中的环常绿黄杨碱 D（cyclovirobuxine）属环孕甾烷类；百合科植物藜芦 *Veratrum nigrum* 中含有的藜芦胺碱（veratramine）属异甾体类。

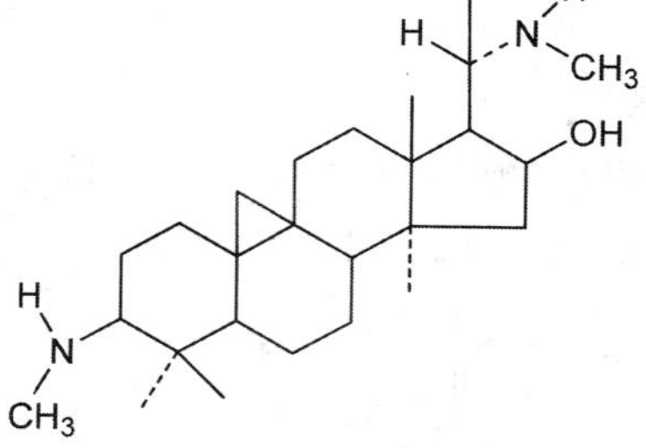

环常绿黄杨碱 D 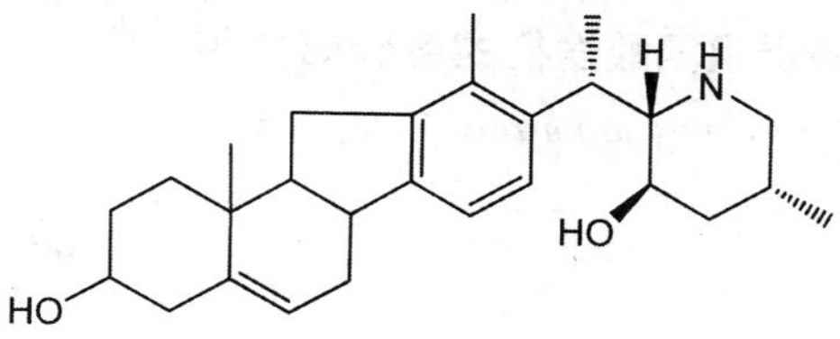　　　　　　　　　　　　藜芦胺碱

（三）生物碱的理化性质

1. 物理性质

（1）性状　绝大多数生物碱类化合物均是由 C、H、O、N 元素组成，极少数分子中含有 Cl、S 等元素。生物碱多数为结晶形固体，少数为非晶形粉末，个别为液体。生物碱多具苦味，少数呈辛辣味，成盐后较游离者味更大。生物碱一般为无色或白色，少数具有高度共轭体系结构者呈不同颜色，如小檗碱为黄色，小檗红碱（berberubine）呈红色等。少数液体状态及小分子固体生物碱如麻黄碱、烟碱等具挥发性，可用水蒸气蒸馏法提取。咖啡因等少数生物碱类成分具有升华性。

（2）旋光性　生物碱结构中如有手性碳原子或本身为手性分子即有旋光性。影响生物碱旋光性的因素主要有手性碳的构型、测定溶剂及 pH、浓度等。麻黄碱在水中测定呈右旋光性，而在氯仿中测定则呈左旋光性。北美黄连碱（hydrastine）在 95% 以上乙醇中呈左旋光性，而在稀乙醇中则呈右旋光性；同样该碱在中性条件下呈左旋光性，在酸性条件下呈右旋光性。生物碱的生理活性与其旋光性密切相关，通常左旋体的生理活性比右旋体强。例如 l - 莨菪碱的散瞳作用比 d - 莨菪碱大 100 倍。去甲乌药碱（higenaenine）仅左旋体具强心作用。

（3）溶解性　生物碱氮原子的存在状态、分子中极性基团的有无及多少，以及溶剂种类等。大多数生物碱的溶解性符合一般规律，但也有一些生物碱的溶解性较特殊。

①游离生物碱类

a. 亲脂性生物碱：大多数叔胺碱和仲胺碱为亲脂性，一般能溶于有机溶剂，如苯、乙醚、卤代烷类（二氯甲烷、氯仿、四氯化碳）等，特别易溶于氯仿。溶于酸水，不溶或难溶于水和碱水。

b. 亲水性生物碱：主要指季铵碱和某些含氮氧化物的生物碱。这些生物碱可溶于水、甲醇、乙醇，难溶于亲脂性有机溶剂。麻黄碱、苦参碱、氧化苦参碱、东莨菪碱、烟碱等有一定程度的亲水性，可溶于水、醇类，也可溶于亲脂性有机溶剂。这些生物碱的结构特点往往是或分子较小，或具有醚键、配位键，或为液体等。

c. 具酚羟基或羧基的生物碱：具酚羟基或羧基的生物碱称为两性生物碱（具酚羟基者常称为酚性生物碱），如吗啡、小檗胺（berbamine）、槟榔次碱等，这些生物碱既可溶于酸水，也可溶于碱水溶液，但在 pH 8～9 时溶解性最差，易产生沉淀。具内酯或内酰胺结构的生物碱在正常情况下，其溶解性类似一般叔胺碱。但在碱水溶液中，其内酯（或内酰胺）结构可开环形成羧酸盐而溶于水中，继之加酸复又还原。

②生物碱盐：一般易溶于水，可溶于醇类，难溶于亲脂性有机溶剂。生物碱在酸水中成盐溶解，调碱性后又游离析出沉淀。通常生物碱的无机酸盐水溶性大于有机酸盐；无机酸盐中含氧酸盐的水溶性大于卤代酸盐；小分子有机酸盐大于大分子有机酸盐。

有些生物碱或盐的溶解性不符合上述规律。如吗啡为酚性生物碱，难溶于氯仿、乙醚，可溶于碱水；石蒜碱难溶于有机溶剂，而溶于水；喜树碱不溶于一般有机溶剂，而溶于酸性氯仿等。有些生物碱盐可溶于亲脂性有机溶剂，如高石蒜碱（homolycorine）的盐酸盐难溶于水而易溶于氯仿；有些生物碱盐难溶于水，如小檗碱盐酸盐、麻黄碱草酸盐等。

2. 化学性质

（1）碱性　碱性是生物碱重要的化学性质，也是提取、分离和结构鉴定的理论依据。

①生物碱碱性概念及碱性大小的表示方法：根据 Lewis 酸碱电子理论，凡是能给出电子的电子授体为碱；能接受电子的电子受体为酸。生物碱分子中氮原子上的孤电子对能给出电子或接受质子而使生物碱显碱性。生物碱碱性大小可用碱的碱式离解常数 pK_b 表示，也可用其共轭酸的酸式离解常数 pK_a 表示。

$$B + H_2O \rightleftharpoons BH^+ + OH^-$$
碱　　酸　　　共轭酸　共轭碱

目前，生物碱碱性大小统一用 pK_a 表示，pK_a 越大，碱性越强。

$pK_a = pK_w - pK_b = 14 - pK_b$。其中，$pK_w$ 为水的离解常数。

生物碱的碱性大小与 pK_a 的关系：$pK_a < 2$ 为极弱碱，$pK_a 2 \sim 7$ 为弱碱，$pK_a 7 \sim 11$ 为中强碱，$pK_a 11$ 以上为强碱。

生物碱分子中碱性基团的 pK_a 值大小顺序一般是：胍基 > 季铵碱 > N - 烷杂环 > 脂肪胺 > 芳香胺 ≈ N - 芳杂环 > 酰胺 ≈ 吡咯。

②生物碱类成分碱性大小与分子结构的关系：生物碱的碱性大小与氮原子的杂化方式、电子云密度、空间效应及分子内氢键形成等有关。

③氮原子的杂化方式：生物碱分子中氮原子的孤电子对在有机胺分子中为不等性杂化，其碱性强弱随杂化程度的升高而增强，即 $sp^3 > sp^2 > sp$。在杂化轨道中，p 电子因活动性大而易供给电子，故 p 成分比例大，碱性强。如四氢异喹啉（pK_a 9.5）为 sp^3 杂化；吡啶（pK_a 5.17）和异喹啉（pK_a 5.4）均为 sp^2 杂化；氰基呈中性，因其为 sp 杂化。季铵碱的碱性强（pK_a 11.5 以上）则是因羟基以负离子形式存在，类似无机碱。

④诱导效应：生物碱分子中氮原子上的电子云密度受到氮原子附近供电基（如烷基）和吸电基（如各类含氧基团、芳环、双键）诱导效应的影响。供电诱导使氮原子上电子云密度增加，碱性增强；吸电诱导使氮原子上电子云密度减小，碱性降低。如麻黄碱的碱性（pK_a 9.58）强于去甲麻黄碱（pK_a 9.00），即是由于麻黄碱氮原子上的甲基供电诱导的结果。而二者的碱性弱于苯异丙胺（pK_a 9.80），则因前二者氨基碳原子的邻位碳上羟基吸电诱导的结果。

麻黄碱　　　　　　　去甲麻黄碱　　　　　　　苯异丙胺

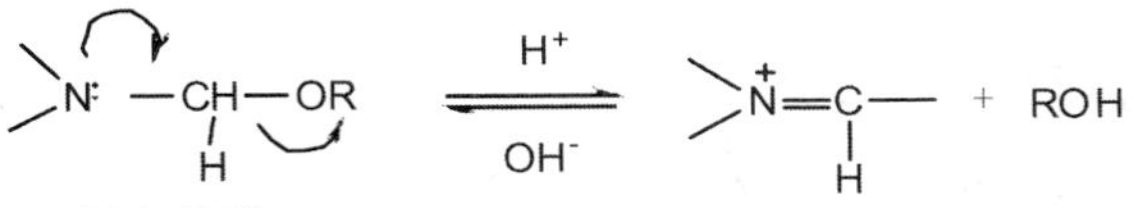

氮杂缩醛

通常双键和羟基的吸电诱导效应使生物碱的碱性减小。但具有氮杂缩醛结构的生物碱常易于质子化而显强碱性。如氮原子的邻位碳上具 α、β 双键或 α - 羟基者，可异构成季铵碱使碱性增强。如醇铵型小檗碱亦为氮杂缩醛结构，其氮原子上的孤电子对与 α - 羟基的 C—O 单键的 σ 电子发生转位，形成季铵型小檗碱：

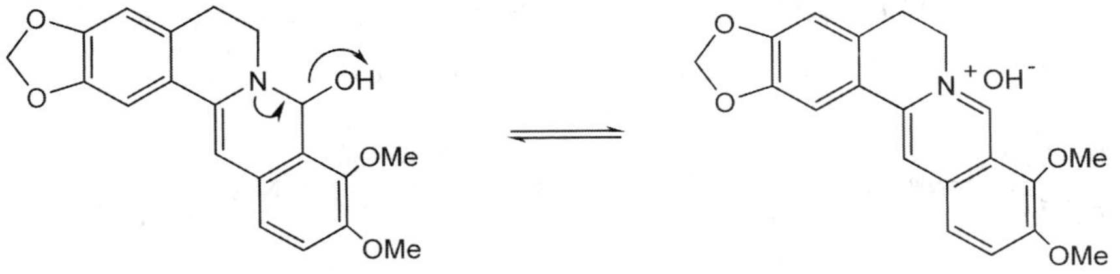

醇铵型小檗碱   季铵型小檗碱

在稠环中，氮杂缩醛体系中氮原子处于桥头时，因其具有刚性结构不能发生质子化异构，相反由于 OH 的吸电效应使碱性减小。这是因为根据 Bredts 规则，稠环系统中若有原子桥，桥头不可能存在 C=C、C=N。如阿马林（ajmaline）的 N_4 虽然有 α - 羟基，但其为桥头氮，氮原子上的孤电子对不能转位，故碱性为中等（pK_a 8.15）。伪士的宁（pseudostrychnine）的碱性（pK_a 5.60）小于士的宁（pK_a 8.29），原因也是如此。

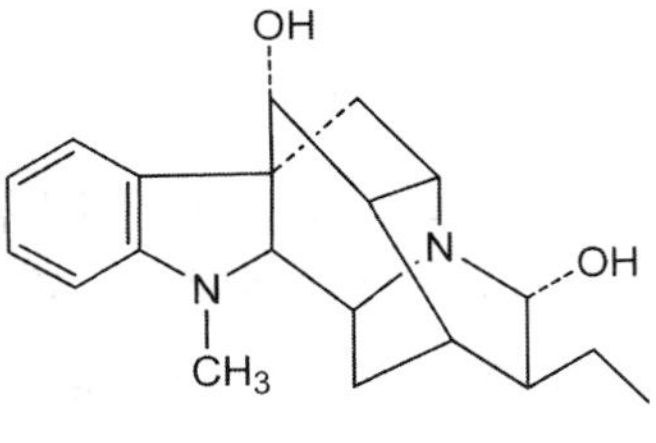

阿马林 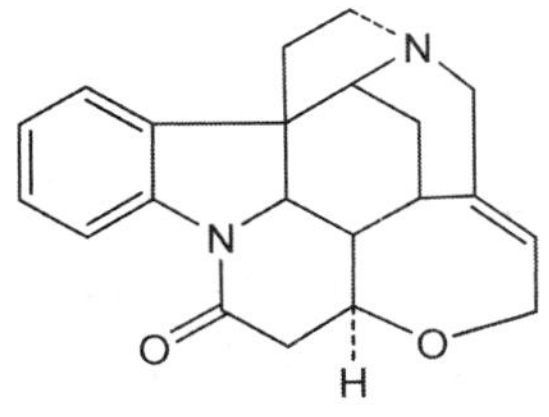   士的宁 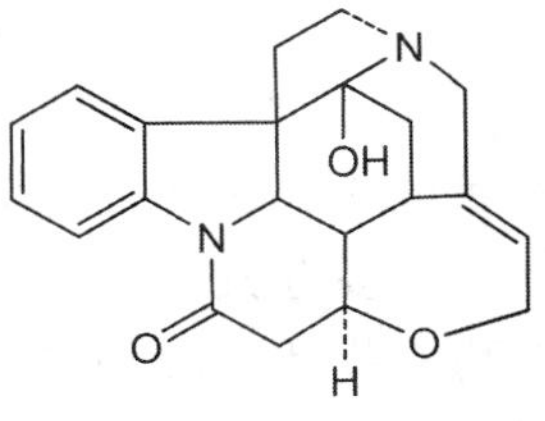   伪士的宁

⑤诱导 - 场效应：生物碱分子中如有 1 个以上氮原子时，即便各氮原子的杂化形式和化学环境完全相同，各氮原子的碱性也是有差异的。当其中一个氮原子质子化后，就产生一个强的吸电基团 - N^+HR_2，它对另外的氮原子产生 2 种碱性降低效应，即诱导效应和静电场效应。诱导效应如前所述，而静电场效应是通过空间直接传递的，故又称直接效应。

⑥共轭效应：生物碱分子中氮原子的孤电子对与 π - 电子基团共轭时一般使生物碱的碱性减弱。常见的有苯胺和酰胺两种类型。

a. 苯胺型：氮原子上的孤电子对与苯环 π - 电子形成 p - π 共轭体系后碱性减弱。毒扁豆碱（physostigmine）的 2 个氮原子，其 N_1 的 pK_a 为 1.76，N_3 的为 7.88，两个氮原子碱性的差别系由共轭效应引起。环己胺的 pK_a 10.64，而苯胺为 4.58，后者显然为共轭效应所致。

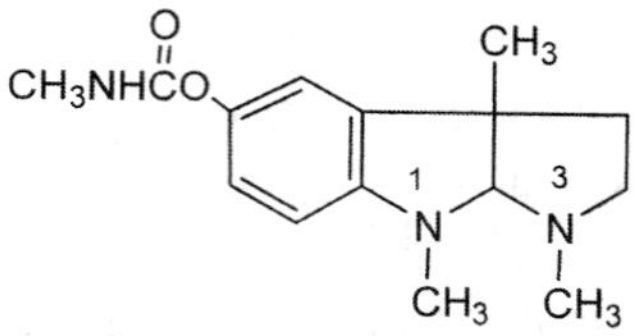

毒扁豆碱 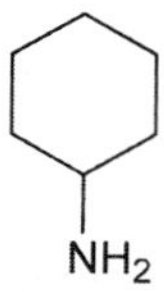　　　　　　　　　环己胺 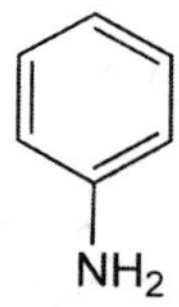　　　　　　　　　苯胺

b. 酰胺型：酰胺中的氮原子与羰基形成 p－π 共轭效应，使其碱性极弱。胡椒碱 $pK_a 1.42$，秋水仙碱（colchiamine）$pK_a 1.84$，咖啡因（caffeine）$pK_a 1.22$。但是，并非所有 p－π 共轭效应均减低碱性，如胍接受质子后形成季铵离子，呈更强的 p－π 共轭，体系具有高度共振稳定性，而显强碱性（$pK_a 13.6$）。

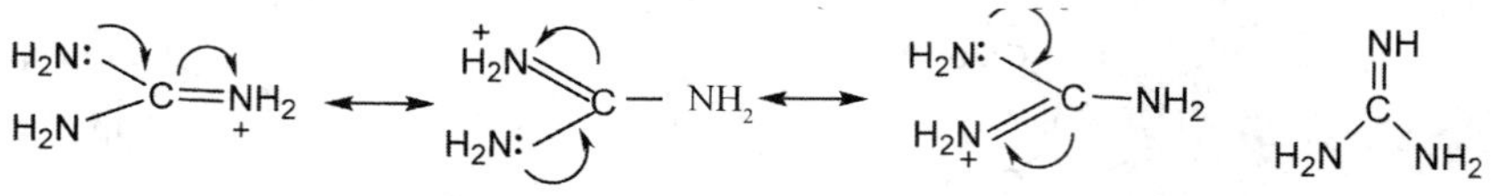

氮原子的孤电子对 p 电子的轴与共轭体系的 π 电子轴共平面是产生 p－π 共轭效应的必要条件。在下述两个化合物中，邻甲基 N,N－二甲苯胺（$pK_a 5.15$）中邻甲基的存在产生空间位阻而使 p－π 共轭效应减弱，从而使碱性强于 N,N－二甲基苯胺（$pK_a 4.39$）。

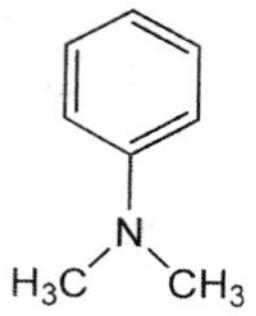

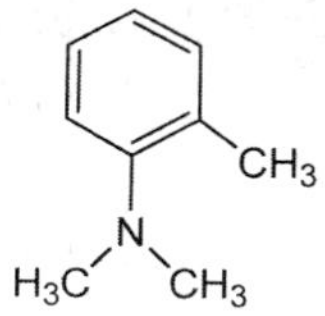

⑦空间位阻效应：氮原子由于附近取代基的空间立体障碍或分子构象因素，而使质子难以接近氮原子，碱性减弱。如东莨菪碱（$pK_a 7.50$）及利血平（$pK_a 6.07$）等。甲基麻黄碱（$pK_a 9.30$）的碱性弱于麻黄碱（$pK_a 9.58$）的原因也是前者甲基的空间障碍。

⑧分子内氢键形成：当生物碱成盐后，氮原子附近如有羟基、羰基，并处于有利于形成稳定的分子内氢键时，氮上的质子不易离去，碱性强。典型的例子是麻黄碱和伪麻黄碱，麻黄碱的碱性（$pK_a 9.58$）小于伪麻黄碱（pseudoephedrine）（$pK_a 9.74$），是因为麻黄碱分子中的甲基和苯基重叠而成为不稳定构象，从而使其共轭酸和 C_1－OH 形成的分子内氢键稳定性差；而伪麻黄碱分子中的甲基和苯基为不重叠的稳定构象，使其共轭酸和 C_1－OH 形成的分子内氢键稳定。再如，钩藤碱（rhychophylline）成盐后产生分子内氢键使其更稳定，碱性强于无类似氢键的异钩藤碱（sorhychophylline）。一般来说，空间效应与诱导效应共存，空间效应居主导地位；共轭效应与诱导效应共存，共轭效应居主导地位。

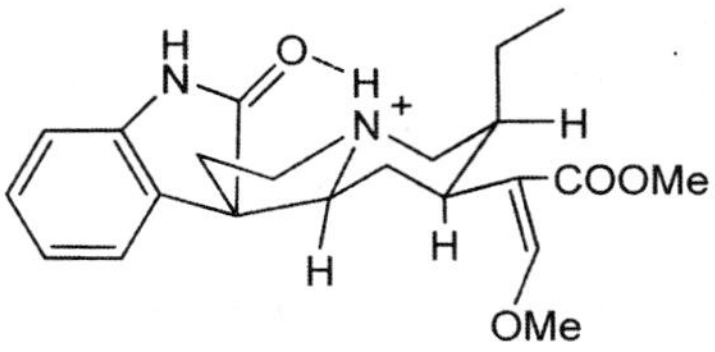

钩藤碱（pK_a 6.32） 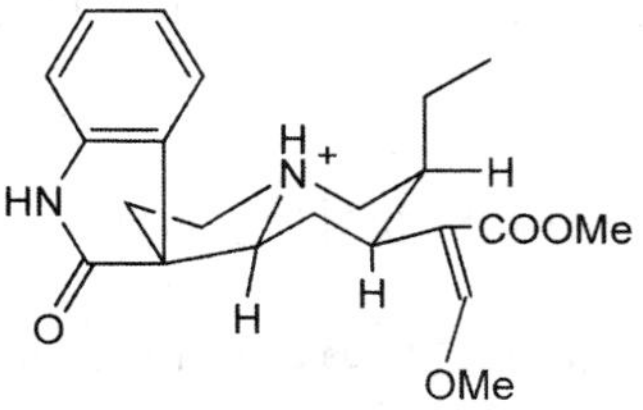　　　　　　　异钩藤碱（pK_a 5.20）

（2）沉淀反应　生物碱在酸性水或稀醇中与某些试剂生成难溶于水的复盐或络合物的反应称为生物碱沉淀反应。这些试剂称为生物碱沉淀试剂。生物碱沉淀反应主要用于检查生物碱的有无，在生物碱的定性鉴别时，这些试剂可用于试管定性反应和作为平面色谱的显色剂。另外在生物碱的提取分离中还可指示提取、分离终点。同时个别沉淀试剂可用于分离纯化生物碱，如硫氰酸铬铵（雷氏铵盐）可用于沉淀分离季铵碱。

常用的生物碱沉淀试剂如下：

①碘化铋钾（Dragendorff）试剂：其组成为 $KBiI_4$，与生物碱反应生成橘红色至黄色无定形沉淀。

②碘化汞钾（Mayer）试剂：其组成为 K_2HgI_4；与生物碱反应生成类白色沉淀。

③硅钨酸（Bertrad）试剂：其组成为 $SiO_2 \cdot 12WO_3 \cdot nH_2O$，与生物碱反应生成类白色或淡黄色沉淀。

④碘－碘化钾（Wagner）试剂：其组成为 $KI - I_2$，与生物碱反应生成红棕色无定形沉淀。

⑤苦味酸（Hager）试剂：苦味酸即 2,4,6 －三硝基苯酚，与生物碱反应生成黄色沉淀，为苦味酸的生物碱盐。

⑥雷氏铵盐试剂：雷氏铵盐即硫氰酸铬铵，其组成为 $NH_4[Cr(NH_3)_2(SCN)_4]$，其与季铵型生物碱反应生成红色沉淀或结晶。

生物碱沉淀反应要在酸水或酸性稀醇中进行，因为生物碱和生物碱沉淀试剂均可溶于其中，使反应易于进行且反应结果易于判断。但苦味酸试剂可在中性条件下进行。利用沉淀反应鉴别生物碱时，应注意假阴性和假阳性反应。仲胺一般不易与生物碱沉淀试剂反应，如麻黄碱。水溶液中如有蛋白质、多肽、鞣质亦可与此类试剂产生阳性反应，故应在被检液中除去这些成分，方法是：将酸水提取液碱化，以氯仿萃取，分取氯仿层，再用酸水萃取氯仿层，此酸水层除去了上述水溶性干扰物质，可作为沉淀反应用溶液。此外，对生物碱定性鉴别时，应用 3 种以上试剂分别进行反应，均阳性或阴性方有可信性。

（3）生物碱的显色反应　某些试剂能与个别生物碱反应生成不同颜色溶液，这些试剂称为生物碱显色试剂。显色反应用于生物碱的检识和区别个别生物碱。Mandelin 试剂（1% 钒酸铵的浓硫酸溶液）与莨菪碱及阿托品显红色，奎宁显淡橙色，吗啡显蓝紫色，可待因显蓝色，士的宁显蓝紫色。Fröhde 试剂（1% 钼酸钠的浓硫酸溶液）与乌头碱显黄棕色，吗啡显紫色转棕色，黄连素显棕绿色，利血平显黄色转蓝色。Marquis 试剂（30%甲醛溶液0.2ml与10ml硫酸混合溶液）与吗啡显橙色至紫色，可待因显洋红色至黄棕色。

（四）生物碱的提取与分离

常用生物碱类成分的提取富集方法有溶剂法、离子交换树脂法、沉淀法、柱色谱法。

1. 总生物碱的提取

（1）水或酸水提取法　具有一定碱性的生物碱在植物体内都以盐的形式存在，故可选用水或酸水提取。常用无机酸水提取，以便将生物碱有机酸盐置换成无机酸盐，增大溶解度。酸水提取法常用0.1%～1%的硫酸、盐酸或醋酸、酒石酸溶液作为提取溶剂，采用浸渍法或渗漉法提取。个别含淀粉少者可用煎煮法。酸水提取的优点是使生物碱的大分子有机酸盐变为小分子无机酸盐，增大在水中的溶解度，且提取方法比较简便。用酸水提取后，一般可采用下列纯化和富集生物碱的方法。

①阳离子树脂交换法：生物碱盐在水中可解离出生物碱阳离子，能和阳离子交换树脂发生离子交换反应，被交换到树脂上。操作时将总碱的酸水液通过强酸型阳离子交换树脂柱，使酸水中生物碱阳离子与树脂上的阳离子进行交换，用生物碱沉淀反应检查交换是否完全。交换完全后，用中性水或乙醇洗除柱中的杂质。

a. 碱化后用氯仿或乙醚提取：将已交换上生物碱的树脂从色谱柱中倒出，用氨水碱化至pH值为10左右，再用氯仿或乙醚等有机溶剂回流提取，浓缩提取液可得较纯的总碱。

b. 碱性乙醇洗脱方法：用含氨水的乙醇洗脱，中和洗脱液，回收乙醇即得较纯生物碱。

c. 酸水或酸性乙醇洗脱方法：交换到树脂上的生物碱阳离子，用酸水或酸性乙醇洗脱时，酸中的阳离子将其置换下来，被吸附在树脂表面，继续用酸水或酸性乙醇洗脱，可得较纯的总碱盐。

②萃取法：将酸水提取液碱化，生物碱游离后，如沉淀，过滤即得；如不沉淀，以适当亲脂性有机溶剂萃取，回收溶剂，即得总生物碱。

（2）醇类溶剂提取法　游离生物碱或其盐均可溶于甲醇、乙醇，可用醇回流或渗漉、浸渍。醇提取的优点是对不同碱性生物碱或其盐均可选用；同时，多糖、蛋白质等水溶性杂质的提出较少。但其缺点是脂溶性杂质多。可配合酸水－碱化－萃取法处理去除。具体方法是醇提取液回收醇后加稀酸水搅拌，放置，滤过，溶液调碱性后以适合的亲脂性有机溶剂萃取，回收溶剂即得总生物碱。

（3）亲脂性有机溶剂提取法　大多数游离生物碱都是亲脂性的，故可用氯仿、苯、乙醚以及二氯甲烷等提取游离生物碱。可采用浸渍、回流或连续回流法提取。但一般要将药材用少量碱水湿润后提取，以便使生物碱游离，也可增加溶剂对植物细胞的穿透力。

以亲脂性有机溶剂提取的一般工艺流程如下：

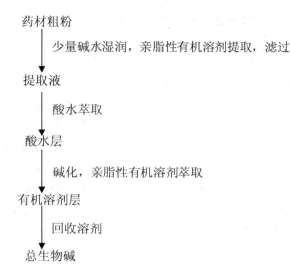

挥发性生物碱如麻黄碱可用水蒸气蒸馏法提取。可升华的生物碱（如咖啡碱）可用升华法提取。

2. 生物碱类成分的分离 采用通常方法提取得到的总生物碱是各类型生物碱的混合物。根据需要，还要将其进一步分离成所需的单体生物碱。

（1）不同类别生物碱的分离 将总生物碱按碱性强弱、酚性有无、水溶性大小等因素综合分析，形成以下各类别生物碱分离流程。

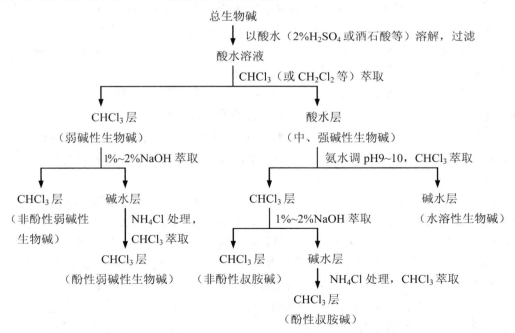

（2）利用生物碱的碱性差异进行分离 总生物碱中各单体生物碱的碱性往往不同，可用 pH 梯度萃取法进行分离。具体方法有两种：一种是将总生物碱溶于氯仿等亲脂性有机溶剂，以不同酸性缓冲液依 pH 由高至低依次萃取，生物碱可按碱性由强至弱先后

成盐依次被萃取出而分离，分别碱化后以有机溶剂萃取即可。另一种是将总生物碱溶于酸水，逐步加碱使 pH 值由低至高，每调节一次 pH 值，即用氯仿等有机溶剂萃取，则各单体生物碱依碱性由弱至强先后成盐依次被萃取出而分离。

对于碱性有差别的两种生物碱，可采用调 pH 后简单萃取法分离。例如，从洋金花的乙醇浸出液中分离莨菪碱和东莨菪碱，就是利用二者碱性差别，将乙醇浸出液浓缩后碱化到 pH9～10，氯仿萃取，氯仿萃取液再用稀酸水萃取，将此酸水液用固体碳酸氢钠碱化后以氯仿萃取，东莨菪碱因碱性小游离出而被萃取。水层再用氨水碱化至 pH10，用氯仿可萃取出碱性大的莨菪碱。

（3）利用生物碱或生物碱盐溶解度的差异进行分离　总生物碱中各单体的极性不同，对有机溶剂的溶解度可能有差异，可利用这种差异来分离生物碱。如苦参中苦参碱和氧化苦参碱的分离，可利用苦参总碱中氧化苦参碱极性稍大，难溶于乙醚而苦参碱可溶于乙醚的性质，将苦参总碱溶于氯仿，再加入 10 倍量以上乙醚，氧化苦参碱即可析出沉淀。从中国粗榧 *Cephalotaxus sinensis* 的枝叶中用逆流分布法分离三尖杉酯碱（harringtonine）和高三尖杉酯碱（homoharringtonine），也是利用二者极性的微小差异进行分离。分离条件为：固定相为 pH4 左右的柠檬酸和磷酸氢二钠缓冲液，流动相为氯仿，二者互相饱和。将总生物碱样品以流动相溶解，以逆流分布法萃取，三尖杉酯碱主要分布于固定相，高三尖杉酯碱主要分布于流动相。再用 Al_2O_3 柱色谱分别进行精制，即可得二者纯品。

不同生物碱与相同酸生成的盐溶解性可能不同，也可以利用这种差异来分离生物碱或其盐。用溶剂法从麻黄中提取分离麻黄碱、伪麻黄碱，即利用二者草酸盐的水溶性不同，提取后经处理得到的甲苯溶液，经草酸溶液萃取后浓缩，麻黄碱草酸盐溶解度小而析出结晶，伪麻黄碱草酸盐溶解度大而留在母液中。

（4）利用生物碱官能团理化性质进行分离　可利用有些生物碱的分子中含有酚羟基、羧基，少数含内酰胺键或内酯结构的理化性质进行分离。

酚性生物碱在碱性条件下成盐溶于水，可与一般生物碱分离。在阿片生物碱中，吗啡具酚羟基而可待因则无酚羟基，用氢氧化钠溶液处理，吗啡成盐溶解而可待因沉淀可将二者分离。

内酯或内酰胺结构的生物碱可在碱性水溶液中加热皂化开环生成溶于水的羧酸盐而与其他生物碱分离，在酸性条件下又环合成原生物碱而沉淀。例如，喜树中喜树碱具内酯环结构，在提取分离喜树碱工艺中，即利用了这一结构特征所具有的理化性质。

（5）利用色谱法进行分离　药用生物资源中所含的生物碱成分往往比较复杂，而且结构相近，用上述分离方法经常不能实现完全分离，需采用柱色谱法。

①吸附柱色谱：常用氧化铝或硅胶作为吸附剂，有时也用纤维素、聚酰胺等。以苯、氯仿、乙醚等亲脂性有机溶剂或以其为主的混合溶剂系统作洗脱剂。例如：贝母药材中甾体生物碱的分离流程。

贝母（粗粉）

↓ 乙醇回流，过滤，溶液回收乙醇

浸膏

↓ 以 2%HCl 溶解，过滤

酸水液

↓ 以石油醚、二氯甲烷萃取

酸水液

↓ 碱化，氯仿萃取

氯仿层

↓ 回收氯仿

总生物碱

↓ 硅胶柱色谱，以二氯甲烷-甲醇（50:1~2:1）梯度洗脱

浙贝双酮　　浙贝乙素　　异浙贝甲素　　浙贝甲素

	R_1	R_2	R_3	R_4
浙贝甲素	OH	H	H	OH
异浙贝甲素	OH	H	OH	H
浙贝乙素	OH	H	=O	
浙贝双酮	=O		=O	

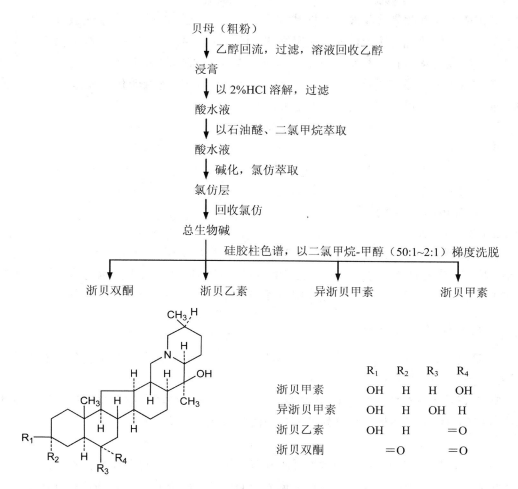

②高效液相色谱法（HPLC）：高效液相色谱法具有分离效能好、灵敏度高、分析速度快的优点，能使很多其他色谱法难分离的混合生物碱得到分离。HPLC 法分离生物碱时，可用硅胶吸附色谱柱，也可用 C_{18} 反相色谱柱。此外，制备性薄层色谱、干柱色谱、中压或低压柱色谱等也常用于分离生物碱。

对于某些植物中生物碱种类较多、结构相似者，仅靠其中一种方法很难分离出生物碱纯品，一般需要多种分离方法配合应用。

3. 水溶性生物碱的分离

（1）*沉淀法*　水溶性生物碱可用沉淀试剂使之从水溶液中沉淀出来，与留在滤液中的水溶性杂质分离，以获得纯度较高的水溶性生物碱或其盐。实验室中常用雷氏铵盐沉淀试剂，工业生产因其价格较高而不常用。

用雷氏铵盐纯化季铵碱的一般操作步骤：

①沉淀季铵碱：将含季铵碱的水溶液用稀无机酸溶液调 pH 值 2～3，加入新配制的雷氏盐饱和水溶液，生物碱的雷氏盐即沉淀析出，沉淀完全后滤过，用少量水洗涤沉淀，至洗涤液不呈红色为止。

②柱色谱净化：生物碱的雷氏盐用丙酮溶解后，滤除不溶物。将滤液通过氧化铝短

柱，以丙酮洗脱并收集洗脱液。生物碱雷氏盐被丙酮洗脱，一些极性杂质被氧化铝柱吸附而除去。在上述洗脱液中加入硫酸银饱和水溶液至不再产生雷氏银盐沉淀为止，滤除沉淀，生物碱转化为硫酸盐留在溶液中。加入与硫酸银摩尔数相等的氯化钡溶液（剧毒）于溶液中，生成硫酸钡和氯化银沉淀，滤除沉淀，生物碱转化为盐酸盐留在溶液中，浓缩滤液，可得到较纯的季铵碱盐酸盐结晶。

用雷氏铵盐纯化水溶性生物碱的化学反应式如下：

$$B^+ + NH_4[Cr(NH_3)_2(SCN)_4] \longrightarrow B[Cr(NH_3)_2(SCN)_4] \downarrow$$

$$2B[Cr(NH_3)_2(SCN)_4] + Ag_2SO_4 \longrightarrow B_2SO_4 + 2A[Cr(NH_3)_2(SCN)_4] \downarrow$$

$$Ag_2SO_4 + BaCl_2 \longrightarrow 2AgCl \downarrow + BaSO_4 \downarrow$$

$$B_2SO_4 + BaCl_2 \longrightarrow 2BCl + BaSO_4 \downarrow$$

注：B 代表季铵生物碱。

（2）**溶剂法**　利用水溶性生物碱能够溶于极性较大而又能与水分层的有机溶剂（如正丁醇、异戊醇或氯仿－甲醇的混合溶剂等）的性质，用这类溶剂与含水溶性生物碱的碱水液反复萃取，使水溶性生物碱与强亲水性的杂质得以分离。

（五）生物碱的检识

1. 理化检识　生物碱类成分的检识常用方法为生物碱沉淀试剂和显色试剂进行生物碱沉淀反应和显色反应。

2. 色谱检识　生物碱的色谱检识方法在中药研究和实际工作中应用很广泛，常用的有薄层色谱法、纸色谱法、高效液相色谱法和气相色谱法等。

（1）**薄层色谱**

①吸附薄层色谱法：吸附剂常用硅胶和氧化铝。硅胶本身显弱酸性，直接用于分离和检识生物碱时，与碱性强的生物碱可形成盐而使斑点的 R_f 值很小，或出现拖尾，或形成复斑，影响检识效果。为了避免出现这种情况，在涂铺硅胶薄层时可加稀碱溶液制成碱性硅胶薄层；或者使色谱过程在碱性条件下进行，即在展开剂中加入少量碱性试剂，如二乙胺、氨水等。氧化铝的吸附性能较硅胶强，其本身显弱碱性，不经处理便可用于分离和检识生物碱，一般较常用。

生物碱类成分薄层色谱所用展开剂系统多以亲脂性溶剂为主，一般以氯仿为基本溶剂，根据色谱结果调整展开剂的极性。若 R_f 值太小，可在氯仿中加入适量甲醇、丙酮等极性大的溶剂；若 R_f 值太大，则在氯仿中加入适量环己烷等极性小的溶剂。但往往在展开剂中加入适量的碱性溶剂，如二乙胺、氨水等，可达到较好的分离效果。

薄层展开后，有色生物碱可直接观察斑点；具有荧光的生物碱在紫外光下显示荧光斑点；绝大多数生物碱的薄层色谱可用改良碘化铋钾试剂显色，显示橘红色斑点。应注意有些生物碱与改良碘化铋钾试剂不显色，可选择某些特殊显色剂。

一般来说，硅胶和氧化铝薄层色谱适用于分离和检识脂溶性生物碱。尤其氧化铝的吸附力较硅胶强，更适合于分离亲脂性较强的生物碱。

②分配薄层色谱法：当用硅胶或氧化铝吸附薄层色谱法检识生物碱效果不理想时，

可考虑用分配薄层色谱法。特别是用于分离有些结构十分相近的生物碱，可获得满意的效果。支持剂通常选用硅胶或纤维素粉。对于脂溶性生物碱的分离，固定相多选甲酰胺。展开剂（流动相）的选择应依被分离生物碱的极性不同而不同。分离脂溶性生物碱，应以亲脂性有机溶剂作展开剂，如氯仿－苯（1:1）等。分离水溶性生物碱，则应以亲水性的溶剂作展开剂，如 BAW 系统（正丁醇－乙酸－水 4:1:5，上层）。在配制流动相时，需用固定相饱和。显色方法同吸附薄层色谱法。

与吸附薄层色谱比较，分配薄层色谱一般用于分离检识极性较大的生物碱。以甲酰胺为固定相的薄层色谱，适于分离弱极性或中等极性的生物碱；以水为固定相的薄层色谱，用于分离水溶性生物碱，可获得较好的分离效果。

（2）纸色谱　纸色谱常用于水溶性生物碱、生物碱盐和亲脂性生物碱的分离检识。纸色谱的固定相常用水、甲酰胺或酸性缓冲液。其中水可用滤纸本身含有 6% ~7% 的水分，也可以水浸润滤纸；甲酰胺为固定相时，可将甲酰胺溶于丙酮，再将滤纸置于其中浸湿片刻，取出，挥去丙酮即可。选择酸性缓冲液作为固定相进行纸色谱，常采用多缓冲纸色谱的方式。可将不同 pH 值的酸性缓冲液自起始线由高到低间隔 2cm 左右的距离涂布若干个缓冲液带，晾干即可使用。在这种纸色谱中，混合物在展开过程中由于碱性不同，碱性强的先成盐，极性变大，斑点不动，后面的同理依碱性由强至弱依次分开。

3. 高效液相色谱　高效液相色谱法广泛应用于生物碱的分离检识。有些无法用薄层色谱或纸色谱分离检识的生物碱，能够通过高效液相色谱法获得满意的分离效果。

（六）生物碱类成分的结构研究

生物碱类化合物的结构鉴定方法包括化学法和波谱法。20 世纪 60 年代以前，以化学法为主，常采用脱氢、氧化降解、官能团分析、全合成验证等一系列化学手段以推测其结构。随着波谱等技术的快速发展，迄今已取代了经典的化学方法。

1. 紫外光谱　生物碱类成分的紫外光谱反映了结构中共轭系统信息。根据共轭系统在生物碱结构中的地位，其作用可分为以下 3 种情况。

①共轭系统为生物碱母核的整体结构部分：此类生物碱的 UV 光谱可反映分子的基本骨架和类型。如吡啶、喹啉、吲哚、氧化阿朴菲类等。

②共轭系统为生物碱母核的主体结构部分：如莨菪烷类、苄基异喹啉类、四氢原小檗碱类等。此类生物碱的 UV 特点是，不同类型或种类的生物碱具有相同或相似的 UV 谱，所以不能由 UV 谱推断该生物碱的骨架和母核类型，因而 UV 谱只有辅助推断作用。

③共轭系统为生物碱母核的非主体部分：如吡咯里西啶、喹诺里西啶、萜类和甾体生物碱类等。此类生物碱的 UV 谱也不能反映分子的骨架和母核特征，故不能由 UV 谱推断该生物碱的骨架和母核类型，其对于推断结构作用较小。

2. 红外光谱　生物碱类成分由于结构类型多而且复杂，在红外光谱上共性特征较少。所以，IR 光谱主要用于分子中功能基种类的判断和与已知结构的生物碱进行对照鉴定。典型的例子是利用红外光谱对反式和顺式喹诺里西啶环的确定。反式稠合者在

$2800 \sim 2700 cm^{-1}$ 区域有两个以上明显的吸收峰，而顺式则没有，此峰称为 Bohlmann 吸收峰。这是因为在反式喹诺里西啶环中，氮原子的邻位至少有两个直立键 C—H 与氮的孤电子对成反式。而顺式喹诺里西啶环氮原子的邻位只有一个直立键 C—H 与氮的孤电子对成反式，则无 Bohlmann 吸收峰。例如，从苦豆子种子中分离出的莱曼碱（lchmannine）母核具喹诺里西啶结构，其 IR 有 2798、2735cm^{-1}两个峰，说明其喹诺里西啶环为反式结构。

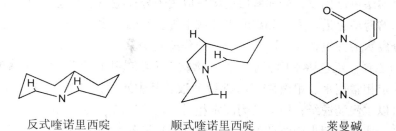

反式喹诺里西啶　　　顺式喹诺里西啶　　　莱曼碱

　　具有 Bohlmann 吸收峰的除喹诺里西啶外，还有吐根碱类、四氢原小檗碱类以及某些吲哚和甾体生物碱类。而反式喹诺里西啶的盐、季铵盐、N - 氧化合物及内酰胺等，因氮原子上没有孤电子对，故无 Bohlmann 吸收峰。

3. 核磁共振氢谱　^1H - NMR 谱解析生物碱类化合物与其他类型化合物解析规律区别不大。主要介绍受氮原子影响的质子化学位移范围与其生物碱结构解析。

　　（1）不同类型 N 上质子的 δ 值范围　脂肪胺：$0.3 \sim 2.2$；芳香胺：$2.6 \sim 5.0$；酰胺：$5.2 \sim 10$。生物碱不同类型氮原子上甲基的 δ 值范围见表 4 - 37。

表 4 - 37　不同类型 N - CH_3 的化学位移值（$CDCl_3$）

N 原子类型	N - CH_3 一般范围（δ）
叔胺	$1.97 \sim 2.56$
仲胺	$2.3 \sim 2.5$
芳叔胺和芳仲胺	$2.6 \sim 3.1$
杂芳环	$2.7 \sim 4.0$
酰胺	$2.6 \sim 3.1$
季铵	$2.7 \sim 3.5$ *

* 测定溶剂为 DMSO - d_6，或 C_5D_5N，或 CD_3OD

　　（2）用于生物碱类化学成分结构式构象和取代基的推定　以 N,O,O - 三甲基乌药碱及其衍生物为例，说明^1H - NMR 谱在确定苄基异喹啉中的苄基构象的作用。a 式中 A 环上 C_7 - 甲氧基位于 C 环（于 A 环下方）的正屏蔽区，受其屏蔽效应影响比 C_6 - 甲氧基在高场；而 b 式中 C_7 - 甲氧基则不受此影响。同理，N - CH_3 也是如此，在 b 式中，受 C 环影响，N - CH_3 中的质子处于 C 环的正屏蔽区，比 a 式的 N - CH_3 质子在高场。由此可推断 a、b 两式的结构如下。

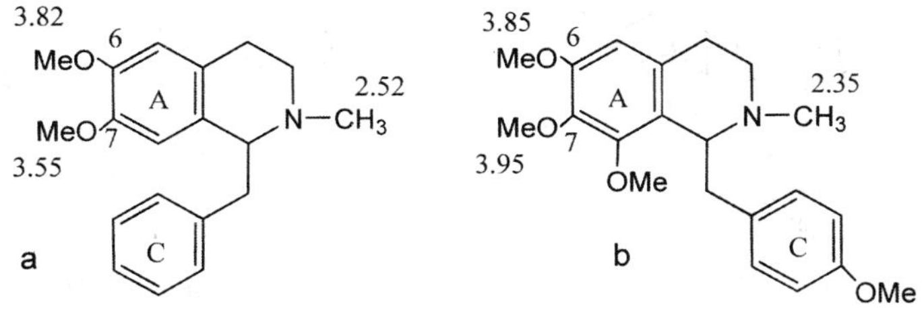

4. 核磁共振碳谱　现将生物碱类化合物结构鉴定中有关的^{13}C - NMR 谱特殊规律进行归纳。

（1）生物碱结构中氮原子电负性对邻近碳原子化学位移的影响　生物碱结构中氮原子电负性产生的吸电诱导效应使邻近碳原子向低场位移。α - 碳的位移最大。一般规律为：α - 碳 > γ - 碳 > β - 碳。如吡啶和烟碱。同样，在 N - 氧化物和季铵以及 N - 甲基季铵盐中的氮原子使 α - 碳向低场位移幅度更大。例如，在海南青牛胆碱中，氮原子周围的三个 α - 碳的 δ 值分别是 60.56、60.75 和 64.70，较两个 β - 碳（δ 值分别为 22.77 和 27.81）大大向低场位移。

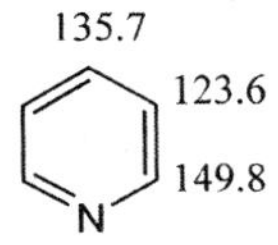

吡啶 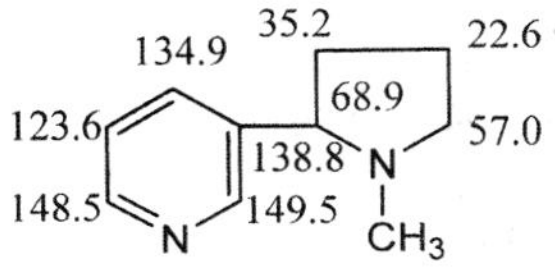　　　　　　　　　烟碱（nicotine）

生物碱结构中氮原子对甲基碳化学位移的影响　氮原子的电负性使与氮原子相连的甲基的化学位移较普通甲基向低场位移。N - 甲基的 δ 值一般在 30 ~ 47 之间。例如，海南青牛胆碱 N - 甲基的 δ 值为 38.73。

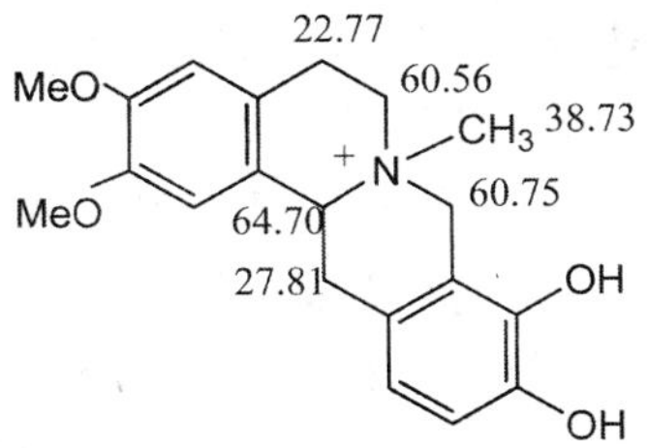

海南青牛胆碱 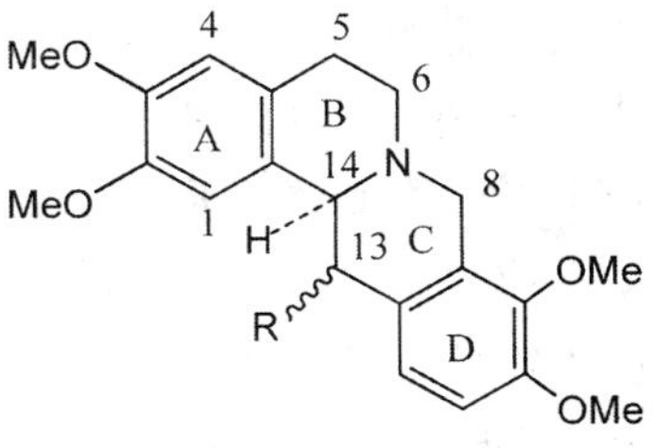　　　　　　　　　　　紫堇碱　　R= —CH₃

中紫堇碱　R= ···CH₃

5. 质谱　在生物碱类成分的结构确定中，MS 的作用不仅可确定分子量、分子式，还可利用生物碱碎片裂解规律推定结构。在判断生物碱的分子离子峰时，要注意该离子峰是否符合氮律。以下介绍生物碱 MS 的一些裂解规律。

（1）α - 裂解　裂解主要发生在和氮原子相连的 α - 碳和 β - 碳之间的键即 α - 键上。其特征是基峰或强峰是含氮的基团或部分。另外，当氮原子的 α - 碳连接的基团不同时，则所连接的大基团易于发生 α - 裂解。具有这种裂解的生物碱及类型很多，如辛可宁（cinchonine）、莨菪烷、甾体生物碱等。

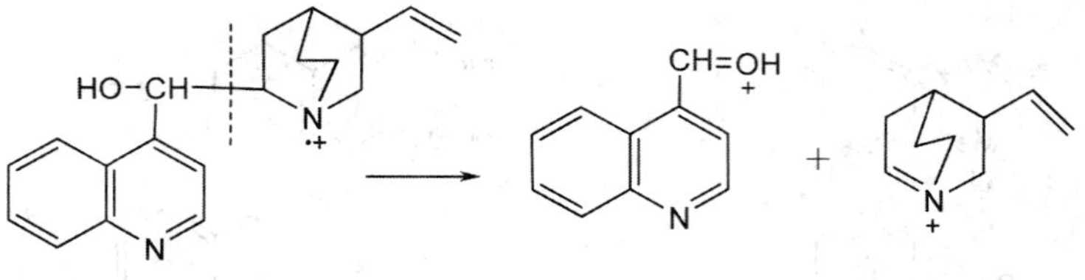

辛可宁 *m/z* 294(M⁺)   *m/z* 158   *m/z* 136(100)

（2）RDA 裂解　即双键的 β 位键的裂解。当生物碱存在相当于环己烯部分时，常发生此种裂解，产生一对互补离子。四氢原小檗碱型生物碱从 C 环发生的 RDA 裂解，产生保留 A、B 环和 D 环的一对互补离子，不但可以证实该生物碱的类型，还可以由相应的碎片峰 *m/z* 值推断 A 环和 D 环上的取代基类型和数目。该类型生物碱裂解产生 a、b、c、d 四个主要离子碎片，具有诊断价值。现以延胡索乙素为例，说明其 RDA 裂解的过程。

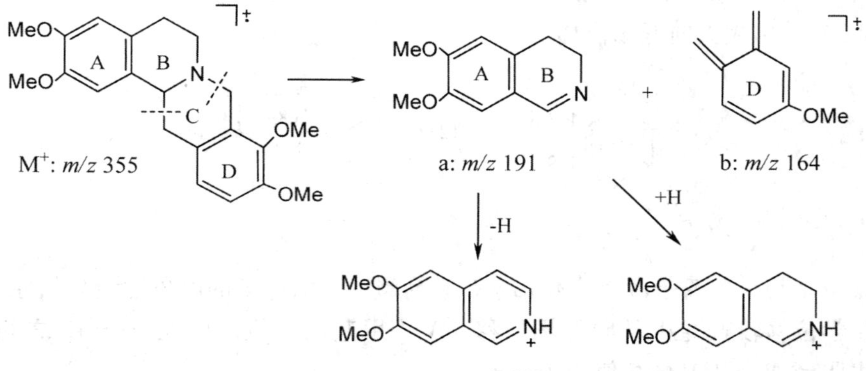

M⁺: *m/z* 355   a: *m/z* 191   b: *m/z* 164

c: *m/z* 190   d: *m/z* 192

需要注意的是，有些生物碱在发生 RDA 裂解后产生的不是一对互补离子，可进一步发生 α - 裂解，此时产生的含氮环部分离子峰的 *m/z* 也为基峰。

（3）难于裂解或由取代基及侧链裂解产生的离子　当生物碱主要为芳香体系组成或为主、或环系多、分子结构紧密者，环裂解较为困难，一般看不到由骨架裂解产生的特征离子，裂解主要发生在取代基或侧链上。此种裂解的 M⁺ 或 ［M － 1］⁺峰多为基峰或强峰。如喹啉类、去氢阿朴菲类、苦参碱类、吗啡碱类、萜类及某些甾体生物碱类等可产生此类裂解。

（4）主要由苄基裂解产生的离子　此种裂解发生在苄基，是苄基四氢异喹啉和双苄基四氢异喹啉的主要裂解类型。裂解产生的二氢异喹啉离子碎片多数为基峰。

6. 结构鉴定实例　从延胡索 *Corydalis yanhusuo* 植物的干燥块茎中分得一化合物 F₁，其结构鉴定如下。

F₁为无色方晶（甲醇），mp. 147 ℃，碘化铋钾反应呈阳性，示含氮化合物。高分辨质谱测得分子量为 356.1867，分子式 C₂₁H₂₅NO₄（计算值：356.1862）。表明化合物可能含有奇数氮原子。F₁在甲醇中测得的 UV 光谱，最大吸收峰为 285nm。IR 光谱

（KBr）cm^{-1}：2940（OH），2927（＝CH），1610，1522，1493（苯环），1455，1256，1229，1080，858，784（取代苯）。F_1 的 ^1H－NMR 谱（$CDCl_3$）数据如表 4－38 所示。根据分子式，F_1 拥有 10 个不饱和度。从 ^1H－NMR 谱可以观察到 4 个与氧杂原子相连的甲基氢，分别为：$\delta 3.85$（3H，s，—OCH$_3$），3.86（3H，s，—OCH$_3$），3.88（3H，s，—OCH$_3$），3.89（3H，s，—OCH$_3$），4 个芳香氢 $\delta 6.88$（1H，d，$J=8.25Hz$，H－12），6.79（1H，d，$J=8.55Hz$，H－11），6.74（1H，s，H－1），6.62（1H，s，H－4），同碳氢 $\delta 4.25$（1H，d，$J=15.85Hz$，H－8－He），3.54（1H，d，$J=15.25Hz$，H－8－Ha）。在 ^{13}C－NMR 谱低场芳环区有 12 个碳，可推测为两个苯环，在较高场区有 4 个与杂原子相连的甲基碳，$\delta 59.3$（s，C－OCH$_3$），56.1（s，C－OCH$_3$），55.9（s，C－OCH$_3$），55.8（s，C－OCH$_3$）。其全部碳信号的归属见表 4－38。综合上述各种结果，鉴定 F_1 为延胡索乙素。

表 4－38 化合物 F_1 的 ^1H－NMR 和 ^{13}C－NMR 数据（$CDCl_3$，δ）

No.	δ_C	δ_H	No.	δ_C	δ_H
1	108.6	6.74（1H，s）	10	145.1	
2	147.4		11	111.0	6.79（1H，d，$J=8.55Hz$）
3	147.5		12	123.8	6.88（1H，d，$J=8.25Hz$）
4	111.4	6.62（1H，s）	13	36.4	3.20（2H，m）
4a	126.8		14	60.2	2.84（2H，m）
5	29.1	2.67（2H，m）	14a	129.7	
6	51.5	3.55（2H，m）	2－OCH$_3$	55.8	3.85（3H，s）
8	54.0	4.25（1H，d，$J=15.85Hz$） 3.54（1H，d，$J=15.25Hz$）	3－OCH$_3$	59.3	3.89（3H，s）
8a	127.8		9－OCH$_3$	56.1	3.88（3H，s）
9	150.3		10－OCH$_3$	55.9	3.86（3H，s）

下篇　各　论

第五章　植物类中药资源化学

我国拥有丰富的药用生物资源，其中以植物类为主。据第三次全国中药资源普查结果统计，药用植物资源种类达 11 000 余种，分属 383 科 2 309 属，占中药资源种类的 87%。按自然界生物演化程度，植物类中药资源又可分为藻类、菌类、蕨类、裸子及被子植物类，其中又以被子植物类中药资源所占比例最大。由于各类群药用生物资源中存在和表征的资源性化学成分与其类群的演化水平密切相关，形成了丰富多彩的、具有特征性化学组成结构的中药资源。揭示和利用这一规律，可为人类科学合理的开发资源、寻找和发现新资源与替代性资源、开展植物化学分类学研究提供科学依据。

第一节　藻类中药资源化学

藻类植物是植物界中一群最原始的低等植物类群。它们的基本构造和功能与高等植物有着本质差别，在植物学上常把藻类植物称为原植体植物。藻类与细菌和原生动物不同之处是，藻类产生能量的方式为光合自养型，可利用光能合成为有机物，以供自身生长发育之需。

一、藻类中药资源化学概述

【资源类群概述】

藻类是一个庞大的原植体植物类群，跨 9～13 门，计约 1450 属 21 100 种。分布于陆地、淡水水体、咸水环境和海洋，从极区到赤道各个纬度带都有广泛分布。在水中生活的藻类，有的浮游于水中，也有的固着于水中岩石上或附着于其他植物体上，有些蓝藻能在高达 85℃ 的温泉中生活。有的藻类能与真菌共生，形成共生复合体，如地衣。

藻类植物体的类型多种多样,但它们具有许多共同特征。

藻类植物体构造简单,没有真正的根、茎、叶分化。多为单细胞、多细胞群体、丝状体、叶状体和枝状体等,仅少数具有组织分化和类似根、茎、叶的构造。常见单细胞藻类如小球藻、衣藻、原球藻等;多细胞呈丝状的如水绵、刚毛藻等;多细胞呈叶状的如海带、昆布等;多细胞呈树枝状的如马尾藻、海蒿子、石花菜等。藻类植物体通常较小,小者仅有几微米,在显微镜下方可看出其形态构造,体形大者如生长在太平洋中的巨藻,长可达 60m 以上。

藻类植物细胞内具有和高等植物一样的叶绿素、胡萝卜素、叶黄素。此外,尚含有藻蓝素、藻红素、藻褐素等其他色素。因此,不同种类的藻体呈现不同颜色。由于藻类含有叶绿素等光合色素,能进行光合作用,是自养方式,故称自养植物。

【资源化学研究】

藻类植物中蕴藏着丰富的化学成分,一般大型藻类主要含有多糖和藻胶等碳水化合物。金藻类、隐藻类、甲藻类、蓝藻类、裸藻类和部分浮游藻类等微型藻类主要含蛋白质、脂肪酸类、维生素类和具有活性的胡萝卜素、虾青素、藻蓝素等色素类资源性化学成分。

1. 多糖类 多糖类成分是藻类植物的重要组成物质,在藻类各门中均广泛存在,其中尤以大型藻类含量为高。组成绿藻类植物细胞壁的木聚糖和甘露聚糖,存在于褐藻类植物中的褐藻胶、岩藻多糖,存在于红藻类植物中的琼胶、卡拉胶等硫酸化多糖等。

2. 蛋白质类 蛋白质类成分为微型藻类的重要组成物质,含量可占植物干重的50% ~70%,为重要的蛋白质资源。蓝藻和红藻中存在的一些蛋白质为重要的色素,如藻蓝素、藻红素、别藻红素。藻蓝素可作为荧光探针材料,具有增进外周造血细胞功能的作用。

3. 甾醇类 褐藻类植物中存在植物甾醇类,多具抗菌活性。例如,岩藻甾醇、异岩藻甾醇、岩藻甾酮和异岩藻甾酮等。

4. 萜类 凹顶藻类为富含卤代萜的重要资源生物,从中已分离出多种含卤倍半萜。褐藻科尤其是 *Dictyota* 属含有大量有意义的二萜。从绳岛水域的凹顶藻提取物中得到 3 种活性化合物,即三萜类四环素醚及其衍生物。此外,从红藻类植物海头红属 *Plocamium* 中分离出含卤单萜、环状多卤单萜及含氧卤代单萜。

藻类中含有的四萜类化合物类胡萝卜素,是一类有巨大药用和保健前景的色素类资源性成分,在各门中所含类胡萝卜素种类差异较大,衍生物较多,极具开发利用前景。目前仅有 β - 胡萝卜素、番茄红素(lycopene)、隐黄素(cryptoxanthin)、玉米黄素(zeaxanthin)、虾青素(astaxanthin)和叶黄素(lutein)等少数种类被大规模应用于生产。

5. 其他类 蓝藻中尚含有二吲哚类化合物,具抗炎和抗惊恐作用。绿藻中含有异戊二烯和溴化对苯二酚类化合物,如波纹藻醇(cymopol)、环波纹藻醇(cyclocymopol)、异波纹酮(isocymopolone)和波纹铬醇(cymopochromenol)等。

【资源开发与利用】

藻类植物养殖业在世界各地的沿海地区已蓬勃兴起，形成独具特色的藻类资源经济产业链。例如，我国的海带、紫菜、江蓠等；日本的裙带菜、紫菜、海带等；菲律宾和印度尼西亚的麒麟菜，以及智利的江蓠均有大面积养殖。目前已经实现商业化或规模化人工生产的大型藻类植物有 3 大类 11 种属：褐藻类的海带、裙带菜、羊栖菜；红藻类的紫菜、江蓠、麒麟菜、卡巴藻；绿藻类的石莼、礁膜、浒苔、蕨藻等。但其中年产量超过 10 万吨的仅有海带、裙带菜、紫菜、江蓠、麒麟菜、卡巴藻等。

我国食用药用藻类资源的历史悠久，在历代本草中均有记载。如海藻、昆布、紫菜、海蕴、石莼、鹧鸪菜、葛仙米等。其应用方式主要包括以下几个方面。

（1）药用 常用中药昆布、海藻等。

（2）食用 紫菜属、浒苔属、石莼属多种，以及海带、裙带菜等。

（3）保健食品 螺旋藻、海带滋补浸膏、海带片、裙带菜丝等。

（4）琼脂原料 石花菜、麒麟菜属（生物培养基和纺织工业上的浆料）。

（5）固氮肥 许多蓝藻是新型的肥源。

（6）天然色素 常被应用于食品、医药、化工等领域。

藻酸双酯钠（PSS）是从海洋褐藻中提取的一种多糖硫酸酯，为类肝素药物，具有抗凝血、降低血黏度、降血脂、抑制红细胞和血小板聚集等作用，是近年来常用的改善微循环药物之一。甘糖酯（PGMS）为褐藻酸钠经水解、酯化而成的聚甘露糖醛酸丙酯的硫酸钠盐，是一种低分子量的果糖类药物，具有温和的抗凝作用和较好的抗血栓作用，可用于治疗高脂血症。以昆布、麒麟菜的提取物为主要原料，经降解、分级、纯化后，再经硫酸化而制成的制剂，对慢性肝炎有良好疗效。

二、藻类中药资源化学研究实例

海 藻

海藻（Sargassum）为马尾藻科植物海蒿子 *Sargassum pallidum*（Turn.）C. Ag. 或羊栖菜 *Sargassum fusiforme*（Harv.）Setch. 的干燥藻体。前者习称"大叶海藻"，后者习称"小叶海藻"。具有消痰、软坚散结、利水消肿的功效。

【资源类群概述】

马尾藻科 Sargassaceae 马尾藻属 *Sargassum* 植物全世界约有 250 种，广泛分布于暖水和温水海域。我国有近百种，其中包括羊栖菜 *S. fusiforme*、铜藻 *S. horneri*、半叶马尾藻 *S. hemiphyllum*、海蒿子 *S. pallidum*、无肋马尾藻 *S. fulvellum*、海黍子 *S. muticum*、鼠尾藻 *S. thunbergii* 等，分布于广东、广西、福建、浙江、山东等地沿海，生长在低潮带石沼中或潮下带 2～3m 米水深处的岩石上。

海蒿子：藻体皱缩卷曲，黑褐色，有的被白霜，长 30 ~ 60cm。主干呈圆柱状，具圆锥形突起，主枝自主干两侧生出，侧枝自主干叶腋生出，具短小的刺状突起。初生叶披针形或倒卵形，全缘或具粗锯齿；次生叶条形或披针形，叶腋间有着生条状叶的小枝。气囊黑褐色，球形或卵圆形，有的有柄，顶端钝圆，有的具细短尖。质脆，湿润时柔软；水浸后膨胀，肉质，黏滑。气腥，味微咸。

羊栖菜：藻体较小，长 15 ~ 40cm。分枝互生，无刺状突起。叶条形或细匙形，先端稍膨大，中空。气囊腋生，纺锤形或球形，囊柄较长，质较硬。

【资源性化学成分】

海藻的资源性化学成分主要有多糖类、脂肪酸类、氨基酸和蛋白质类、甾醇类、矿物质与微量元素等。此外，尚含有少量的黄酮类、糖脂类等化学成分。

1. 多糖类 羊栖菜多糖是一种水溶性多糖，包括褐藻酸、褐藻多糖硫酸酯和褐藻淀粉。其组成单糖有岩藻糖、半乳糖、甘露糖、葡萄糖、鼠李糖、木糖和阿拉伯糖等。

海蒿子多糖是海蒿子中一类重要的生物活性物质，主要由岩藻糖、木糖、甘露糖和半乳糖等构成。

2. 脂肪酸类 羊栖菜脂质中含有丰富的脂肪酸，其中饱和脂肪酸有肉豆蔻酸、棕榈酸等；不饱和脂肪酸有十六碳烯酸、油酸、亚麻酸、十八碳四烯酸、花生四烯酸等。

3. 氨基酸和蛋白质类 海藻中含有人体所必需的 18 种重要氨基酸。其蛋白质中氨基酸的组成均以丙氨酸、天门冬氨酸、甘氨酸等中性氨基酸居多。赖氨酸、蛋氨酸等必需氨基酸的含量均较低。

4. 甾醇类 海藻中甾醇类化合物有岩藻甾醇（fucosterol）、马尾藻甾醇（saringosterol）、过氧化麦角甾醇、24R,28R - 和 24S,28S - 环氧 - 24 - 乙基胆甾醇、24 - 氢过氧基 - 24 - 乙烯基胆甾醇、29 - 氢过氧基豆甾 - 5,24（28）- 二烯 - 3β - 醇、（24S）- 5,28 - 豆甾二烯 - 3β,24 - 二醇和（24R）- 5,28 - 豆甾二烯 - 3β,24 - 二醇等。

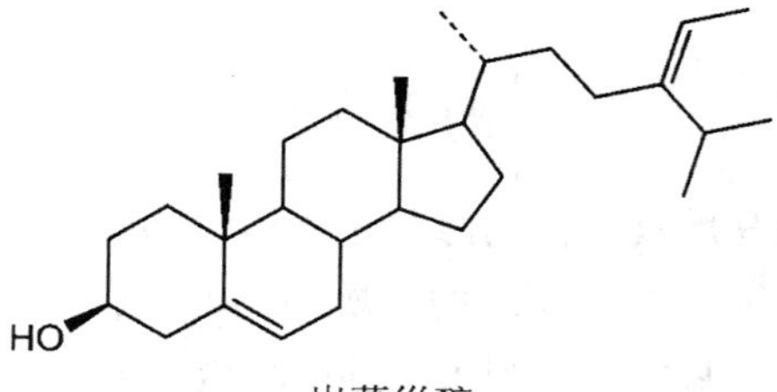

岩藻甾醇

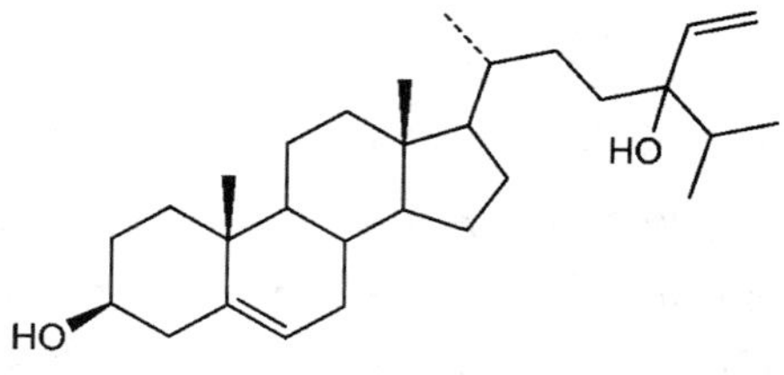

马尾藻甾醇

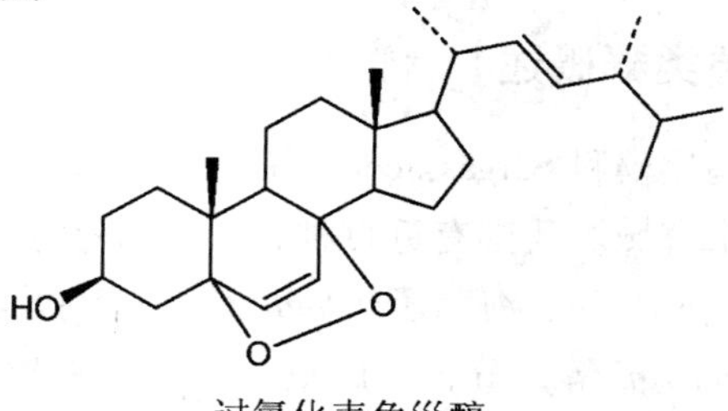

过氧化麦角甾醇

5. 矿物质与微量元素　海藻含有丰富的钾、钠、钙、镁、碘等人体必需矿物质，有天然矿物质食品的美誉。

【资源化学评价】

1. 多糖类成分的资源化学评价

（1）不同品种海藻中多糖含量比较　对从不同产地收集到的 5 个中药商品海藻进行品种鉴定，分别为马尾藻科半叶马尾藻、海蒿子、羊栖菜、海黍子、铜藻。水提醇沉法提取海藻粗多糖，用苯酚－硫酸法测定多糖含量，结果显示：药用海藻品种海蒿子和羊栖菜的多糖含量均高于其他马尾藻品种。

（2）选育与野生羊栖菜多糖组成比较　采用高效凝胶渗透色谱法分析人工选育羊栖菜与野生羊栖菜中多糖相对分子量，并用高效离子色谱法分析褐藻糖胶中单糖组成。结果显示：选育羊栖菜褐藻胶中古罗糖醛酸含量以及褐藻糖胶中葡萄糖、甘露糖和氨基葡萄糖含量均显著高于野生羊栖菜。

2. 碘及多种元素资源化学评价　采用紫外－可见分光光度法测定了 7 种马尾藻属植物羊栖菜、海蒿子、海黍子、鼠尾藻、铜藻、匐枝马尾藻和半叶马尾藻中碘的含量；采用原子吸收分光光度法测定了铁、钙、锌、铜、铅、镉等元素的含量。碘元素测定结果表明，铜藻的含碘量最高，海蒿子和羊栖菜居中。7 种植物中金属元素测定结果表明，海蒿子和羊栖菜植物体中，铁、锌、钙的含量较高，铜、铅、镉的含量均较低。其中铅含量低于其他 5 种马尾藻属植物。

【资源利用途径】

1. 在医药领域中的应用　海藻具有悠久的临床应用历史。早在《神农本草经》就有其食疗性质和利用方法的介绍。《本草纲目》记载，海藻有主治"瘿瘤结气"、"利小便"、"治疗奔豚气、脚气、水气浮肿、宿食不消"等功用。

现代研究表明，海藻水煎液及粗提物具有调节免疫功能、对抗肉毒素及抑制肿瘤的作用；多糖类成分能够清除体内自由基、抗脂质过氧化、提高红细胞免疫功能。

2. 在保健食品中的应用　羊栖菜多糖具有良好的调血脂作用，可作为调血脂药物或保健食品的资源性成分。已开发出的海藻保健食品有羊栖菜多糖饮料、羊栖菜蛋糕、羊栖菜调味酱等。

第二节　菌类中药资源化学

菌类是一类多细胞的异养型（腐生型、寄生型或共生型）真核生物，能够分泌纤维素酶、木质素酶等多种水解酶类。细胞壁含有几丁质，缺乏鞭毛。菌类植物生长受到内、外双重因素的控制。内部因素由菌类自身遗传特性决定，外部因素为适应其特性的生态环境，以满足其生长发育的需要。外部因素主要包括营养、温度、湿度、光照、酸碱度、氧和二氧化碳浓度等，当这些因子相互协调时，菌类植物才能正常生长发育。

一、菌类中药资源化学概述

【资源类群概述】

菌类生物广泛分布于自然界，其生活方式多样。菌类生物种类繁多，通常分为细菌门、黏菌门和真菌门。地球上的真菌种类大约有 20 万 ~25 万种，我国至少有 10 万余种，已报道 8000 种左右，其中传统药用真菌多达 400 余种，共 51 科，138 属，传统药物应用最多的是大型真菌的子实体和菌核。

真菌的药用历史悠久，本草典籍多有收载。药用菌品种分布主要在子囊菌纲和担子菌纲，其中担子菌纲药用种数约占药用真菌的 90%，主要集中分布于多孔菌科（27 属 74 种）、口蘑科（18 属 45 种）、红菇科（2 属 33 种）、牛肝菌科（5 属 16 种）、马勃科（6 属 13 种）和蘑菇科（2 属 12 种）6 个科中。药用真菌种类较为集中的属有灵芝属、多孔菌属、羊肚菌属、红姑属、侧耳属等。灵芝属真菌全世界有 100 余种，中国有 93 种，是世界灵芝种数最为丰富的国家，据调查海南省灵芝资源种质就有 54 种；云南省约有 30 种。

担子菌中常用药用真菌资源种类有香菇 *Lentinus edodes*、茯苓 *Poria cocos*、灵芝 *Ganoderma lucidum*、云芝 *Coriolus versicolor*、雷丸 *Polyporus mylittae*、马勃 *Calvatia craniiformis*、银耳 *Tremella fuciformis*、猴头菌 *Hericium erinaceus*、侧耳 *Pleurotus ostreatus*、木耳 *Auricularia auricula*、苦白蹄 *Laricifomes officinalis*、竹荪（短裙竹荪）*Dictyophora duplicata*、竹黄 *Shiraia bambusicola* 等。

子囊菌纲中药用真菌主要集中在麦角菌科（5 属 10 种）、肉座菌科（4 属 4 种）、黑粉菌科（2 属 4 种）。冬虫夏草属菌物中国共有 58 种，有药用价值并已被利用或研究开发的有 20 种（包括无性型），主要有冬虫夏草 *Cordyceps sinensis*、蛹虫草 *C. militris*、蝉花 *C. sobolifera*、大蝉草 *C. cicadae* 等。台湾（22 种）、广东（17 种）、云南（13 种）等地的虫草菌物种类也较为丰富。属于子囊菌纲的药用真菌还有玉米黑粉菌、小麦散黑粉菌（麦奴）、谷子黑粉菌（粟奴）、麦角菌、稻曲菌、高粱黑粉菌等。

药用真菌在藻状菌纲和半知菌纲较少分布，仅有粟白发（糠谷老）、白僵菌等具有一定的药用价值。随着科学技术的进步，新的药用真菌种类不断被发现，如蜜环菌 *Armillaria mellea*、亮菌 *Armillariella tabescens* 等的药用价值就是近些年发现并加以开发利用的品种。

【资源化学研究】

菌类植物资源性化学成分种类丰富，在抗肿瘤、提高免疫力、抗高血压、降血糖、抗血栓形成等方面具有显著的生理活性。化学成分类型包括多糖类、萜类、生物碱类、甾醇类、鞘脂类、氨基酸类、肽类等。因此，菌类植物资源化学研究日益引起人们重视，已成为探索和发掘具有药用价值新资源的重要领域。

1. 多糖类　真菌多糖可分为葡聚糖、甘露聚糖、杂多糖、糖蛋白和多糖肽。从雷

丸 *Omphalia lapidescens* 中得到的葡聚糖，分子主链为 β - D - （1→3）连接的葡聚糖，支链连在主链的 O -6 位，每隔 3 个主链单元连接 2 个支链。银耳 *Tremella fuciformis* 中含有甘露聚糖，分子主链为 β - D - （1→3）连接的甘露糖，支链分别连在主链的 O -2、O -4、O -6 位。松杉灵芝 *Ganoderma tsugae* 菌丝体中的杂多糖 GFb，其相对分子质量为 9.8 万，主链为 1→6 葡萄糖基和 1→6 半乳糖基构成，二者之比为 1∶1，侧链由 1→3 葡萄糖基、1→4 葡萄糖基、末端葡萄糖基及末端半乳糖基构成。泰山赤灵芝 *Ganoderma lucidum* 中分离得到的 7 个肽多糖，其中 2 个为 TGLP -2 和 TGLP -3。TGLP -2 相对分子质量为 20.9 万，为 β - （1→3）（1→4）连接的甘露葡聚糖肽，含肽量为 8.9%。TGLP -3 相对分子质量为 4.5 万，为 β - （1→3）（1→4）（1→6）连接的葡聚糖肽，含肽量为 4%。

2. 萜类

（1）三萜类 三萜类资源性成分是真菌活性成分中重要物质基础。按化合物分子中碳原子数可分为 C27、C28、C30 和 C31 四环三萜等类型。目前研究较多的是茯苓三萜和灵芝三萜。茯苓三萜可分为 2 个类型：羊毛甾烷三萜烯型和 3,4 -开环羊毛甾烷三萜烯型。羊毛甾烷三萜烯型化合物主要来源于茯苓内核、茯苓皮和茯苓菌株培养液；3,4 -开环 -羊毛甾烷三萜烯型化合物仅存于茯苓皮中。灵芝三萜类化合物结构较为复杂，目前已知有 7 类不同的母核结构，三萜母核上有多个不同的取代基，常见有羧基、羟基、酮基、甲基、乙酰基和甲氧基等。已从灵芝属真菌的子实体、孢子粉和菌丝体中先后分离得到 100 余种三萜类化合物。

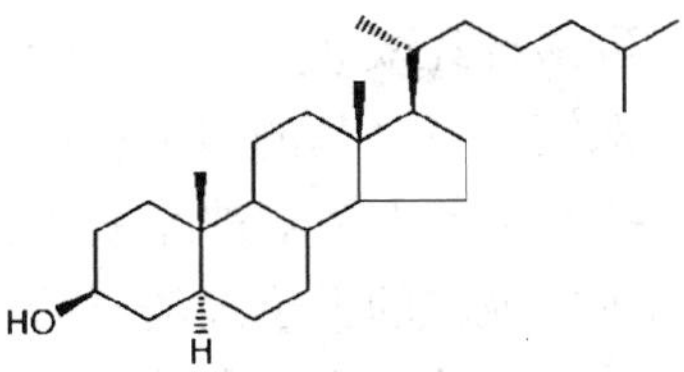

C27四环三萜 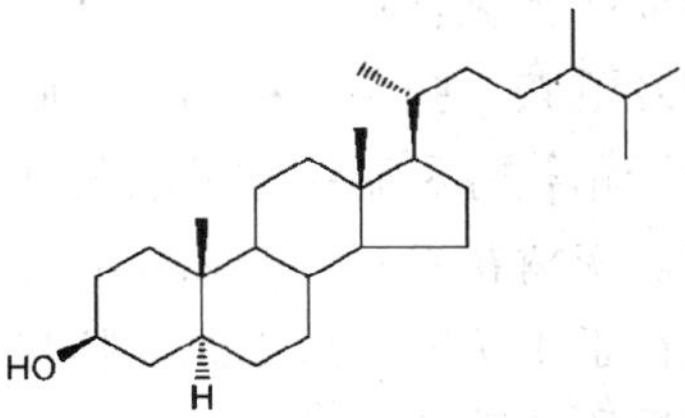 C28四环三萜

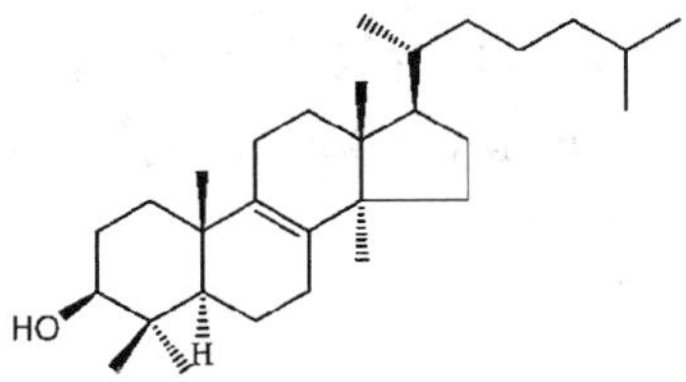

C30四环三萜 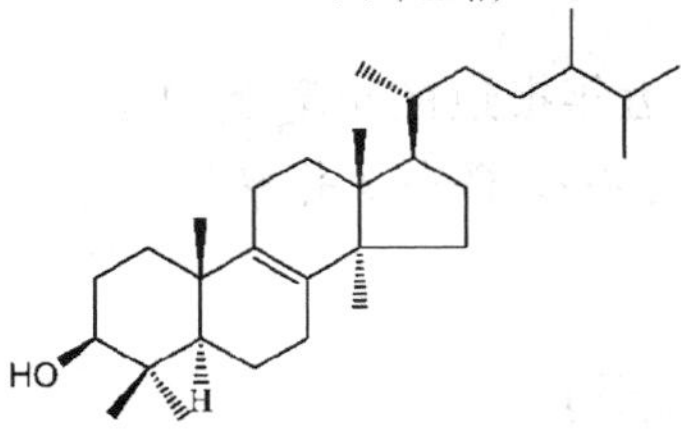 C31四环三萜

（2）二萜类 菌类资源中二萜类化合物多属于 cyathane、trichoaurantiane、sphaeroane 及其他类型的骨架。如猴头菌丝体中分离得到的二萜化合物 erinacine P。

（3）倍半萜类 倍半萜类是菌类资源中化学结构类型最为丰富的一类资源性成分。菌类植物中相继分离得到一系列的倍半萜类化合物。如从蜜环菌 *Armillaria mella* 菌丝体的石油醚、丙酮部分分离获得的原伊鲁烷型倍半萜芳香酸酯类化合物。

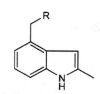

cyathin C₃   trichoaurantiane

3. 生物碱类 菌类资源中生物碱类成分主要包括吲哚类、腺苷类、吡咯类、肽类等生物碱。从白蘑属的 *Tricholma sciodes* 和 *T. virgatum* 中分离到 3 个吲哚类生物碱；从人工蛹虫草 *Cordyceps militaris* 子实体中分离得到 5 个腺苷类化合物和 1 个虫草环肽 A。

2,4-dimethylindole   R=H
4-hydroxymethyl-2-methylindole   R=OH
4-methoxymethyl-2-methylindole   R=OCH₃

香菇嘌呤

4. 鞘脂类 鞘脂类化学成分广泛存在于各类真菌中，是真核生物细胞质膜的组成成分。真菌来源的鞘脂基本结构为神经酰胺，即以（神经）鞘氨醇为基本骨架，与长链脂肪酸形成的酰胺类化合物。根据与神经酰胺 1 位羟基相连的基团不同，可将鞘脂分为以下几类：神经酰胺、脑苷、糖鞘脂、肌醇磷酸神经酰胺、二肌醇磷酸神经酰胺。在各类结构中，由于鞘氨醇和脂肪酸链的长度、双键以及羟基的多少和位置不同，鞘脂的结构变化也较多。灰树花 *Grifola frondosa* 孢子粉中含有 4 个新神经酰胺，其鞘氨醇骨架均相同，区别仅在于脂肪链长短不同。脑苷为神经酰胺的 1 位羟基与糖连接而成。该类化合物的结构根据所连糖的种类不同，可分为葡萄糖脑苷和半乳糖脑苷，真菌中常见的是葡萄糖脑苷。

5. 甾醇类 近年报道的甾醇类包括环氧、过氧化合物。真菌中普遍存在麦角甾醇类及其衍生物，亦有少部分豆甾醇类化合物。麦角甾醇环氧、过氧化合物具有一定抗肿瘤活性。

【资源开发与利用】

菌类植物资源主要通过野生采集、人工栽培和发酵培养 3 种途径获得。与野生采集和人工栽培相比，发酵培养可以提高菌类药材的质量和产量。发酵过程中除菌丝或孢子大量增殖外，还会产生多糖类、多肽类、生物碱类、萜类、甾醇类、核酸和氨基酸等多种资源性成分。因此，利用现代发酵工程技术进行菌类植物资源性成分研究与开发利用具有重要意义和应用价值。

菌类发酵可分为固体发酵和液体发酵两种类型。药用真菌固体发酵的历史悠久，中国在北魏时期就已利用酵母菌等微生物进行自然发酵制成中药神曲。而菌类液体发酵是随着抗生素工业发展和液体发酵技术的成熟逐步发展起来的，已应用于冬虫夏草、云芝、灵芝、茯苓、灰树花、蜜环菌等菌类制品的生产。

二、菌类中药资源化学研究实例

冬虫夏草

冬虫夏草（Cordyceps）为麦角菌科真菌冬虫夏草菌 *Cordyceps sinensi*（Berk）Sacc. 寄生在蝙蝠蛾科昆虫幼虫上所形成的子座与幼虫尸体的干燥复合体。具有补肺益肾、止血化痰的功效。

【资源类群概述】

冬虫夏草的生态环境较为复杂，主要取决于寄主昆虫的生态环境，受到光照、水分、温度及其他诸多自然和人为因子直接或间接的影响。土壤是冬虫夏草菌及其寄主蝙蝠蛾幼虫的重要生活场所，一般生长在高原草甸土、山地草甸土和高山草甸土中，尤以高原草甸土为多，其土壤草根盘结层发达而紧密，常超过 20cm 厚，一般呈细团粒状而不板结，水分的通透性和排水性能高，大多数是酸性砂壤土，土壤结构多为石砾或粉状小块及碎屑结构。其自然分布和地形、地貌、海拔的高低有着密切的关系。主要集中分布于海拔 3000～5000m 的高寒地区的草甸、灌木丛、山坡、谷地等高山雪线附近。

冬虫夏草产区的气候特点是气温低，昼夜温差大，无绝对无霜期，冻土时间长，日照充足，紫外线强，局部存在现代冰川，气候差异较大，属青藏高原气候型。冬虫夏草的菌丝在平均气温 2℃ 左右时开始生长，当土壤温度达到 14℃～16℃ 时生长最好；在十月上、中旬地温低于零度时菌丝体停止生长，并在冻土中越冬；至翌年五月大气月均温达到 6℃ 左右时，子座开始长出地面，随着气温和地温的升高，子座渐渐伸长肥大。

冬虫夏草的生态植被主要以云杉属为主的针叶林及杜鹃、绣线菊、金露等灌木丛及蓼科、菊科、豆科、伞形科、虎耳草科、百合科等草甸层组成。湿度对冬虫夏草的生长亦有一定影响，大气相对湿度为 80%～98% 时，冬虫夏草生长最好，子座生长快而肥大；干旱、大气相对湿度低于 70% 时，则不利于冬虫夏草的生长。

冬虫夏草菌属于真菌门 Eumycota 子囊菌亚门 Ascomycotina 球壳目 Sphaeriales 麦角菌科 Clavicipitaceae 虫草属 *Cordyceps*。目前世界上已发现虫草属真菌 400 余种，其中我国记录有 68 种。冬虫夏草分布于中国、日本、法国、美国、墨西哥、加拿大、新西兰、加纳、俄罗斯、荷兰、肯尼亚、澳大利亚、坦桑尼亚、挪威、意大利等地，在我国的分布北起祁连山，南至滇西北高山，东自川西高原山地，西达喜马拉雅的大部分地区，包括西藏、青海、四川、云南、甘肃等省区。药材主产区为青海、四川、西藏等省。

蛹虫草 *C. militaris* 又名北冬虫夏草，与冬虫夏草同属异种，其主要有效成分为虫草多糖、核苷类、虫草素、虫草酸、甾醇类、超氧化物歧化酶（SOD）等，与冬虫夏草相似。由于蛹虫草具有良好的药用价值，已作为类效资源开发利用。此外，凉山虫草 *C. liangshanensis* 的子座及虫体在四川、云南等地也在开发利用中。

【资源性化学成分】

野生冬虫夏草约含水分 10.84%、粗蛋白 29.1% ~ 33%、粗脂肪 8.62%、总糖 13.94% ~ 24.20%、纤维素 18.55%、灰分 8.64%。资源性化学成分类型主要为核苷类、多糖类、甾醇类、氨基酸类、肽类、有机酸类、维生素类、无机元素类等。

1. 核苷类　冬虫夏草中含有 43 种碱基、核苷及其类似物，并鉴定了其中 16 种。其中尿苷含量最高，腺嘌呤含量最低。

2. 糖类　冬虫夏草中虫草多糖占总干重量的 3% ~ 8%。在人工培养的虫草属真菌中，功能性多糖源自菌丝体的分泌。虫草多糖具抗氧化、免疫调节和抗肿瘤等多种生理活性，其抗肿瘤活性与分子量相关，分子量大于 1.6×10^4 时，才具有抗肿瘤活性。多糖活性除了跟分子量有关外，与多糖的溶解度、黏度、初级结构和高级结构也有关。天然虫草中分离纯化的多糖组分有 CS - 1 和 CT4N，CS - 1 为一种水溶性、高度分支的半乳甘露聚糖，主链为由 α - （1→2）糖苷键连接的 D - 呋喃甘露聚糖，支链含（1→3）、（1→5）和（1→6）糖苷键连接的 D - 吡喃半乳糖基，非还原性末端均为 D - 吡喃半乳糖和 D - 呋喃甘露糖；CT4N 为含少量蛋白的高度分支半乳甘露聚糖。

尚从虫草粗多糖中获得分子量为 9.25×10^4 的虫草多糖 Ck3 - A 以及 2.56×10^4 的中性虫草多糖 CPS1 和 9.91×10^4 的酸性虫草多糖 CPS2。

冬虫夏草中甘露醇含量高达 3.6%，具有利尿、提高血浆渗透压、平喘祛痰、抗自由基等作用，且对多种疾病具有一定的疗效，故被认为是冬虫夏草的活性成分之一。

3. 甾醇类　冬虫夏草中的甾醇类化合物主要有麦角甾醇及其过氧化物、β - 谷甾醇、胆甾醇、啤酒甾醇和 5,6 - epoxyergosta - 7,22 - dien - 3β - ol。甾醇常与 β - D - 葡萄糖形成单糖苷，如胡萝卜苷、ergosteryl - 3 - O - β - D - glucopyranoside、5α,8α - epidioxyergosta - 6,22 - dien - 3 - O - β - D - glucopyranoside、22,23 - dihydroergosteryl - 3 - O - β - glucopyranoside。麦角甾醇过氧化物的单葡萄糖苷可以抑制肿瘤细胞株 K562、Jurkat、HL - 60、WM1341 和 RPMI8226 的增殖。

4. 氨基酸类　冬虫夏草含有丰富的氨基酸类成分，为虫草补益强壮及增强免疫力功能等生物活性的物质基础之一。游离氨基酸总量达到 1875.5mg/100g，其中 11 种人体必需氨基酸和 10 种非蛋白质氨基酸含量较高，其中以 Glu、Arg、Asp、Leu 的含量最高，以 Arg、Glu、Trp 和 Tyr 为主要药理活性成分，并以 Trp 为主，具有补益、抑菌以及增强免疫力等活性。

5. 肽类　冬虫夏草发酵菌丝中环二肽类化合物包括 L - 甘 - L - 脯环二肽、L - 亮 - L - 脯环二肽、L - 缬 - L - 脯环二肽、L - 丙 - L - 亮环二肽、L - 苏 - L - 亮环二肽。其中 L - 甘 - L - 脯环二肽等，具有抗癌和增强免疫作用的生理活性。

6. 脂肪酸类　冬虫夏草中含有油酸、亚油酸、亚麻酸、棕榈酸等，以及 4 - 甲基 - 2,6 - 二（1,1 - 二甲乙基）苯酚、十五烷酸、9 - 十六烯酸 - （Z）、14 - 甲基十六酸、

9 - 十八烯酸 - 2、11 - 二十烯酸。冬虫夏草子实体中含有丰富的不饱和脂肪酸，其中反式油酸、亚油酸的含量分别为 58.38% 和 19%。

7. 维生素类　冬虫夏草含维生素 B_{12} 和 C、硫胺素、核黄素。人工发酵虫草菌丝含有维生素 B_1、B_2、B_{12}、E 和 K。

8. 无机元素类　冬虫夏草所含无机元素十分丰富，以磷含量最高，其次是钠、钾、镁、锰、铁、铜、锌。

【资源化学评价】

1. 核苷类成分资源化学评价　冬虫夏草不同部位核苷类成分分析结果表明，西藏产冬虫夏草水溶性核苷类成分主要集中在子座部分，虫体部分含量较低。子座水浸液中核苷类化合物主要为次黄嘌呤核苷、胸腺嘧啶和尿嘧啶；虫体水浸液仅含有微量的次黄嘌呤、鸟嘌呤、腺嘌呤和腺苷。

2. 氨基酸类成分资源化学评价　虫草蝙蝠蛾幼虫和冬虫夏草中氨基酸类成分分析评价结果表明，虫草蝙蝠蛾幼虫含有 19 种氨基酸，总含量达 46.17%，其氨基酸组成与冬虫夏草一致，但含量以虫草蝙蝠蛾幼虫为高（约为幼虫含量的 1/2）。虫草子座部分的氨基酸种类与僵虫体（菌核）基本一致，但其含量子座 > 僵虫体。

3. 蛋白质类成分资源化学评价　我国不同产区冬虫夏草中蛋白质分析结果表明，云南（26.40%）> 四川（24.08%）> 青海（23.24%）> 西藏（21.48%）。云南丽江地区产虫草不同部位总氮量、粗蛋白、氨基酸的分布呈现规律变化，子座上端 > 虫体与子座结合部 > 虫体尾部 > 子座中段 > 虫体中段。

4. 糖类成分资源化学评价　冬虫夏草中甘露醇的含量主要与其产地、寄主及生长期等因素有关。对四川、青海、西藏、云南等省的冬虫夏草中甘露醇分布量进行分析，结果表明：青海、西藏地区冬虫夏草中甘露醇含量较高。此外，冬虫夏草不同生长期子座中甘露醇含量均低于 7%，虫体中甘露醇含量均高于 7%；冬虫夏草第二生长期虫体中甘露醇含量最高；子座、虫体中甘露醇的总含量以第三生长期最高，第一生长期最低；甘露醇含量随子座发育成熟而增加。

5. 无机元素类成分资源化学评价　冬虫夏草不同部位所含元素不同，子座中钴、铬、硒、锌等元素含量高于僵虫体。蝙蝠蛾幼虫的微量元素含量与冬虫夏草相似。天然虫草与虫草菌丝体相比，尚含有镓、钒和锆三种元素。对蝙蝠蛾拟青霉（Cs - 4）发酵菌丝含硒量高于天然虫草。

【资源利用途径】

1. 在医药领域中的应用　冬虫夏草始载于《本草从新》，是传统的名贵滋补中药。中医临床常用于肺肾两虚、精气不足、咳嗽气短、自汗盗汗、腰膝酸软、阳痿遗精、劳嗽痰血等病症。现代研究表明，虫草提取物对免疫系统、心血管系统、呼吸系统、中枢神经系统和内分泌系统均有显著活性，能够促进机体代谢，具有抗肿瘤、抗衰老、镇痛和抗辐射作用。

通过液体发酵获得冬虫夏草菌的菌丝体，现已开发成系列药物或功能性保健产品应用。例如，虫草头孢菌 *Cephalosporium sinensis* 是从青海产冬虫夏草中分离得到，通过液体发酵研制开发成"宁心宝胶囊"，用于治疗缓慢型心律失常，能改变窦房结及房室传导功能，提高窦性心率；蝙蝠蛾拟青霉 *Paecilomyces hepiali* 是从青海化隆县产冬虫夏草中分离得到，已被研制开发成"金水宝胶囊"，在临床上用于治疗慢性支气管炎、高脂血症等，对癌症亦有辅助治疗的作用；蝙蝠蛾被孢霉 *Mortierella hepiali* 从四川汶上县产冬虫夏草中分离得到，已被开发成"至灵胶囊"，在临床上用于治疗支气管炎、哮喘等。亦有通过深层发酵方法获取虫草多糖、虫草氨基酸等资源性物质被利用。

2. 在保健产品中的应用　虫草相关的保健食品已在市场上形成一定的规模。例如虫草精胶囊、虫草头孢胶囊、心肝宝胶囊、虫草丸、虫草玉胶囊、虫草花粉胶囊、肾康胶囊、虫草鸡精、虫草精口服液、虫草蚂蚁口服液、西洋参虫草口服液等等。该类产品大多直接以虫草菌粉为原料，具有成本低、活性成分保留率高等特点。发酵虫草菌丝体中多糖含量丰富且活性显著，市场上的"虫草多糖胶囊"主要以菌丝粗多糖或虫草胞外粗多糖为主。

灵　芝

灵芝（Ganoderma）为多孔菌科真菌赤芝 *Ganoderma lucidum* （Leyss. ex Fr.） Karst. 或紫芝 *Ganoderma sinense* Zhao，Xu et Zhang 的干燥子实体。具有补气安神、止咳平喘等功效。

【资源类群概述】

灵芝为腐生菌，常腐生在阔叶树的倒木、枯木、树桩上。故在野生自然条件下，常在柞、栎、椴、桦、杨、白松等腐木上生长，或以这些树种的锯木屑为生长基质。灵芝菌丝在4℃～35℃范围内都可以生长，以24℃～30℃为菌丝生长最适温度。灵芝为好气性真菌，菌丝的生长，尤其是子实体的生长需要通风和足够的氧气供给。菌丝生长不需要光，子实体的生长需要一定的光照。灵芝喜偏酸性的基质，菌丝在pH3.5～7.5的基质中都可以生长，但在pH5～6的条件下生长较好。

按照 Ainsworth 真菌分类系统，灵芝隶属于担子菌亚门 Basidiomycotina 层菌纲 Aphyllophorales 无隔担子菌亚纲 Holobasidiomycetidae 多孔菌目 Polyporales 灵芝菌科 Ganodermataceae 灵芝属 *Ganoderma*。我国现已知灵芝属真菌66种，分为3个亚属。

（1）灵芝亚属　共有44种。分为两组：①灵芝组：有21种，分布于国内各省区；②紫芝组：有23种，其中有15种分布在海南省，余者分布在以长江流域为中心的11个省区内。

（2）粗皮灵芝亚属　仅有分布在广西壮族自治区的1种。

（3）树舌亚属　有17种，分布较为广泛。

药用灵芝资源在我国主要分布于黑龙江、吉林、河北、山东、山西、内蒙古、安徽、江苏、浙江、江西、广东、广西、贵州、云南、湖南、福建及台湾地区等地。野生灵芝资源数量日趋减少，主要分布在长江以南各地阔叶林区。目前随灵芝人工栽培技术的推广，其产量与品质已显著提升。

【资源性化学成分】

灵芝的主要资源性成分包括多糖类、三萜类、核苷类、生物碱类、麦角甾醇等。

1. 多糖类　灵芝多糖大部分为 β-葡聚糖，少数为 α-葡聚糖。多糖链具有螺旋状立体结构，其立体构型和 DNA、RNA 相似，其螺旋结构主要由氢键来保持其稳定性。分子量从数百到数十万，不溶于高浓度的乙醇，微溶于低浓度乙醇及冷水中，可在热水中溶解。大多数灵芝多糖存在于灵芝菌丝体、子实体细胞壁内壁、液体培养的发酵液以及固体培养的培养基中。

灵芝多糖的单糖组成一般为 D-葡萄糖、D-半乳糖、D-甘露糖、D-木糖、L-岩藻糖、L-鼠李糖、L-阿拉伯糖等，差异主要体现在组成的种类和比例的不同。单糖间通常以 β-（1→3）、（1→6）连接或以 β-（1→4）、（1→6）连接，此类糖苷键具有活性。灵芝多糖的药理活性还与其立体结构有关，分子量 $>10^4$ 时才具有较强的肿瘤抑制活性。灵芝多糖的主链越长，侧链出现频率越高，分子量越大，生物学活性越高。灵芝、紫芝、树舌、铁杉灵芝及其他几种灵芝属真菌多糖构-效关系研究表明，以 β-（1→3）糖苷键为主链的葡聚糖具有较强的抗肿瘤活性，其抗肿瘤活性与 β-（1→6）为支链的分支度有关。该类成分尚具有显著提高吞噬细胞吞噬能力、增强体液免疫和细胞免疫功能，还能提高红细胞中超氧化物歧化酶活性。

2. 三萜类　灵芝中三萜类成分多数为高度氧化的羊毛甾烷衍生物。根据所含功能团和侧链的不同可分为灵芝酸、赤芝酸、灵芝醇、灵芝内酯等。现已从野生或人工种植的灵芝子实体以及人工培养的菌丝体中分离到部分萜烯酸，如灵芝酸（gandenic acid）A、B、C、D、E、G、I、L、α、DM、MA、MB、MC、MD、MG；赤芝酸（lucidunicacid）A、B、C、D、E、F、O；tsugaric acid A、B。灵芝酸类化学成分大部分具有 30 个碳原子，部分为 27 个碳原子的萜类化合物。灵芝酸的化学成分按结构可分为四环三萜和五环三萜两类。灵芝的苦味主要是由于灵芝酸 A 和赤芝酸 A 的存在，而灵芝酸 D 和赤芝酸 B 则没有苦味。该类化合物具有护肝排毒、抗氧化、抗菌抗炎、抗 HIV 病毒和疱疹病毒、抑制肝脏肿瘤细胞等活性。

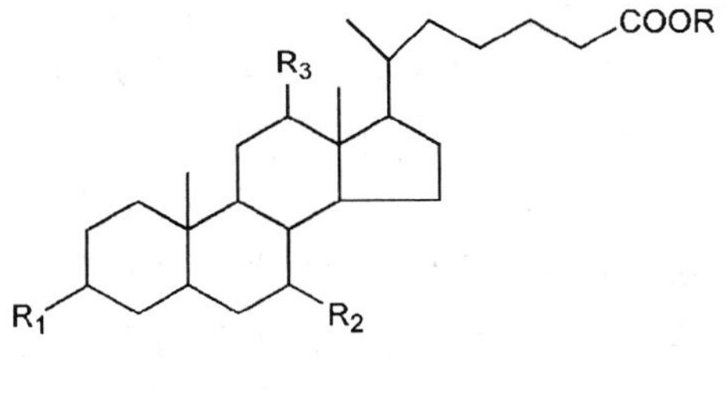

灵芝三萜类化合物基本骨架

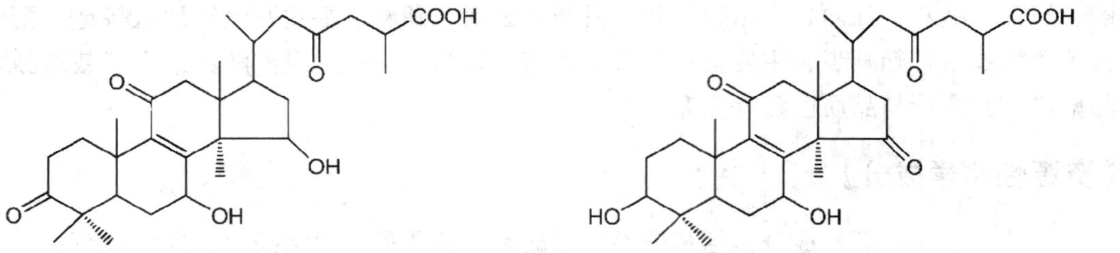

灵芝酸 A　　　　　　　　　　　　　灵芝酸 B

3. 核苷类　灵芝中核苷类成分包括尿嘧啶、腺嘌呤、腺苷、尿苷等。从灵芝水溶性部分还分离获得尿苷和尿嘌呤。灵芝腺苷具有降低血液黏度，抑制体内血小板聚集，提高血红蛋白、2,3－二磷酸甘油的含量，提高血液供氧能力和加速血液循环，提高血液对心、脑的供氧能力等作用。

4. 生物碱类　灵芝中生物碱类成分有胆碱、甜菜碱、γ－三甲胺基丁酸、硫组氨酸甲基胺盐、灵芝碱甲和灵芝碱乙等。具有改善冠状动脉血流量、降低心肌耗氧量、增强心肌及机体对缺氧的耐受性和降胆固醇的作用，对心脑血管、高血压、高脂血症、肝炎和肌无力等疾病有一定的治疗作用。

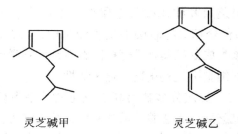

灵芝碱甲　　　　　　　　　　　灵芝碱乙

5. 无机元素类　灵芝子实体中含有 Mn、Cr、Cu、Fe、Ca、K、Mg、Zn、Se、Ge 等多种微量元素，其中有机锗是具有抗癌活性的中药资源性化学成分。

【资源化学评价】

1. 灵芝多糖类成分资源化学评价　灵芝多糖是灵芝的主要功效成分之一，具有免疫调节、抗肿瘤、抗凝血、抗血栓等作用。灵芝多糖主要分布于子实体、孢子粉及菌丝体，其中以子实体中多糖含量最高，可达 3.88%。不同灵芝品种的子实体及其不同部位多糖含量存在差异，对子实体的菌皮、皮层、菌肉、菌管 4 个部分中的多糖类成分分析表明，灵芝子实体多糖主要来源于灵芝菌管，菌皮和菌肉中含量较少。

灵芝多糖类资源化学分析评价结果表明，不同生长期子实体中的多糖含量存在显著差异，现蕾期时最高，开伞期有所降低，成熟期又有所增加，衰老期时大幅度降低。成熟期及时采收子实体是有效收获灵芝多糖类资源性物质的最佳时期。

2. 灵芝三萜类成分资源化学评价　三萜类化合物为灵芝抗肿瘤、保肝、解毒、抗衰老等功效实现的物质基础。不同品种的灵芝、同一品种不同培养基生产的灵芝、不同生长阶段的子实体中，三萜类成分灵芝酸的含量各不相同。由于灵芝的苦味物质来源于灵芝酸，因此灵芝苦味程度反映着灵芝中灵芝酸的含量高低。灵芝子实体中灵芝酸的含量随着其成熟度的提高而递增，且集中在子实体的外周部位。灵芝萜烯酸类成分的种类和含量同其生长状态有关，野生灵芝子实体含有萜烯酸的种类及含量较高，人工栽培次之，发酵菌丝体较少。

【资源利用途径】

1. 在医药领域中的应用 灵芝多糖主要作为抗癌药物应用于医药领域，具有提高机体免疫力的作用，癌症病人在放疗、化疗过程中机体免疫力受损，期间配合使用灵芝多糖可有效降低放疗、化疗毒副作用。从灵芝菌丝体或子实体中获得的灵芝肽多糖，现已开发生产作为临床药物。日本将灵芝菌丝体或子实体用碱液提取，硫酸盐纯化处理得到一种灵芝蛋白多糖，作为处方类药物。利用灵芝子实体及其菌丝体开发而成的产品有以下 3 类。

（1）灵芝子实体制品 灵芝饮片、浸膏、煎剂、冲剂、胶囊、片剂、蜜丸、糖浆、注射剂、酊剂及口服液等。

（2）灵芝菌丝体制剂 以薄盖灵芝菌丝为原料的薄芝片，具有镇痛、安神等作用；增肌注射液可用于治疗硬皮症、红斑狼疮、肌营养不良、肌萎缩、肌炎以及妇女更年期综合征。

（3）灵芝孢子粉制剂 可收集灵芝孢子粉（或经破壁处理后）制成胶囊、冲剂、注射剂等。

2. 在保健食品中的应用 以灵芝提取物为原料，经配伍组方，制成具有一定功能的保健食品。如灵芝饮料、灵芝茶、灵芝冲饮片、灵芝药膳、灵芝酒等。灵芝子实体经提取、精制得到的灵芝蛋白多糖，可用于日常的膳食补充。灵芝具有润泽肌肤作用，以美容为目的的灵芝制品将是开发方向之一。

第三节 蕨类中药资源化学

蕨类植物（Pteridophyta）又称为羊齿植物，具有根、茎、叶器官的分化，有明显的配子体与孢子体世代交替，是具有原始维管束的孢子植物。配子体与孢子体皆能独立生活，孢子体形态多样，有体形大如乔木状者，也有植株不足 1cm 的小草本。当孢子体产生的孢子成熟后散落在适宜的土壤条件下便萌发形成配子体，形状微小而简单。在蕨类植物中，孢子体占优势，平时所见的蕨类植物大多均为其孢子体。

一、蕨类中药资源化学概述

【资源类群概述】

我国植物分类学家秦仁昌于 1978 年将蕨类植物分为 5 个亚门，即石松亚门 Lycophytina、水韭亚门 Isoephytina、松叶蕨亚门 Psinophytina、楔叶蕨亚门 Sphenophytina 和真蕨亚门 Flicophytina。前四个亚门为小叶型蕨类（Microphyll），又称拟蕨植物（Fern allies），是原始、古老的类型，现存种类较少，叶是由茎的表皮突出而形成，只有 1 个单一不分枝的叶脉。真蕨亚门是大型叶蕨类，又称真蕨类（Ferns），现代蕨类大多属于此类，叶有叶柄、叶片两个部分，叶脉多分歧。

全世界蕨类植物约有 12 000 种，广布于世界各地，尤以热带、亚热带最为丰富。我国产 2 600 种，是世界上种类最为丰富的地区之一，主要分布于西南地区及长江以南各省。尤以云南省和台湾地区蕨类物种最为丰富、分布广泛。蕨类植物适宜生长在温带和热带阴蔽潮湿的环境。在高山、平原、森林、草地及沼泽等多种环境中均有生长，某些种类可生长在岩石上、附生或气生于树干上等。

在我国历史上，很早就对蕨类植物的应用有所认识。远在周代，《诗经》等古籍中已有蕨类、绵马羊齿等蕨类植物名称的记载，并认识到蕨可以食用。石韦、贯众、狗脊、卷柏、石长生和乌韭等 6 种蕨类植物最早在《神农本草经》中已有可以药用的记载，后在历代本草中均有关于蕨类植物药用的论述。根据 1985 年全国中药普查结果，我国药用蕨类植物 455 种。药用蕨类植物多为真蕨亚门和石松亚门，占药用蕨类植物总数的 98%，尤以真蕨亚门药用植物种类最多，常见的有紫萁、粗茎鳞毛蕨（贯众）、槲蕨（骨碎补）、庐山石韦、单芽狗脊蕨、乌毛蕨、金毛狗蕨和海金沙等。

【资源化学成分研究】

药用蕨类植物常以全草、根状茎或孢子入药，其所含的资源性化学成分主要有黄酮类、酚类、生物碱类、三萜类等。

1. 黄酮类 黄酮类成分是蕨类植物的重要资源化学部分。以山奈素、槲皮素、棉花素及其苷类等黄酮醇类；柚皮苷元、二氢山奈素、二氢槲皮素及其苷类等二氢黄酮（醇）等为主。例如，木贼科药用植物普遍含有黄酮类成分，如芹菜素、木犀草素和芫花素及其苷类等。卷柏科、松叶蕨科以及紫萁蕨科等植物多含有穗花杉双黄酮（amentoflavone）、扁柏双黄酮（hinokiflavone）、异柳杉素（isocrytomerin）、橡胶树双黄酮（heveaflavone）、野漆树双黄酮乙（rubustaflavone）、银杏双黄酮（ginkgetin）、苏铁双黄酮（sotetsuflavone）等双黄酮类资源性化学成分。

2. 酚酸类 蕨类植物中存在的酚酸类成分主要以香豆酸、咖啡酸和阿魏酸等羟基肉桂酸类、羟基苯甲酸、原儿茶酸类和香草酸等羟基苯甲酸类为主。该类成分多以糖酯类、酰化糖苷类，以及各种醇酯的形式存在。

3. 生物碱类 生物碱类资源性成分主要分布于石杉科、石松科等植物类群，此类生物碱通称为石松类生物碱。根据其结构可分为石松碱型（lycopodine class）、石松定碱型（lycodine class），fawcettimine 型和 miscellaneous 型 4 种类型，其代表性化合物分别有石松碱、石松定碱、fawcettimine 和 phlegmarine。

此外，木贼科药用植物含有犬问荆碱、烟碱、犬问荆定碱等多种生物碱类成分。

4. 三萜类 三萜类成分是蕨类药用植物中重要的资源性化学成分之一。石杉科和石松科药用植物中含有的石杉型三萜类成分，是一类特殊的五环三萜，其 C 环为七元环，另外 4 个环为六元环，常见的化合物有石松素（lycoclavanin）和石松醇（lycocla-vanol）。该类化合物具有较强的抗肿瘤活性及抑制天冬氨酸蛋白酶活性等。鳞毛蕨科药用植物中尚有何帕烷型三萜类成分。

【资源开发与利用】

1. 在医药领域中的应用　在我国古本草中记载蕨类植物药用的历史悠久。迄今，各民族已有药用记载的蕨类植物达到 450 余种。常见药用蕨类有：石松以全草入药，可用于肝炎、痢疾、关节酸痛、手足麻痹、小儿麻痹后遗症、外伤出血等病症的治疗；贯众以根状茎入药，具有驱除涤虫、蛔虫等作用；千层塔中含有的石杉碱甲是一种胆碱酯酶抑制剂，可用于阿尔茨海默病及重症肌无力的治疗。

2. 在食品领域中的应用　蕨类植物中有多种植物的嫩叶和叶柄可以作为蔬菜食用。凤尾蕨科蕨属植物蕨 *Pteridium aquilinum* var. *latiusculum* 的嫩叶称为蕨菜，可鲜食，也可盐渍或做干菜。紫萁科紫萁属植物紫萁 *Osmunda japonica* 的嫩叶可以鲜食，也可加工制成"薇干菜"。

蕨类植物中可供食用的植物还有中华蹄盖蕨 *Athyrium sinense*、桂皮紫萁 *Osmunda cinnamomea* var. *asiatica*、密毛蕨 *Pteridium revolutum*、南岳凤丫蕨 *Coniogramme centro - chinensis*、凤丫蕨 *Coniogramme japonica*、长羽凤丫蕨 *Coniogramme longissima*、乳头凤丫蕨 *Coniogramme rosthornii*、粗梗水蕨 *Ceratopteris pteridoides*、中华荚果蕨 *Matteuccia inter-media*、莲座蕨 *Angiopteris esculenta* 等。

从水龙骨科植物修蕨 *Selliguea feei* 的根茎中分离得到的修蕨素 A（selligueain A），其在浓度 0.05%～0.06% 时，甜度相当于 2% 蔗糖水溶液；从欧亚水龙骨 *Polypodium vulgare* 根茎中分离得到的水龙骨甜素（osladin），是一种甜味皂苷，甜度是蔗糖的 300 倍；从甘草蕨 *Polypodium glycyrrhiza* 根茎中分离得到的多足蕨苷 A、B（polypodoside A，B），其中多足蕨苷 A 的甜度为蔗糖的 600 倍，可作为甜味剂。因此，从蕨类植物中寻找和发现资源性非糖类甜味物质是有前景的。

3. 在工业领域中的应用　石松中含有石松碱等多种化学成分，可作为蓝色染料资源；乌蕨中含有可开发的红色染料资源；蕨的叶片可做绿色染料。凤尾蕨属植物大多含有鞣质，全株可作为提取栲胶的资源，是皮革业、石油化工、医药等多领域需求的重要原料。石松孢子的含油量约为 40%，为不干性油，不仅是铸造业的优良脱模剂，而且还可以在火箭、信号弹、照明弹中作为引爆燃料。凤尾蕨类等大型蕨类植物又是造纸等的良好纤维原料。

4. 在农业领域中的应用　有些蕨类植物在农业上是优质的饲料和肥料。满江红的叶内有共生的固氮蓝藻，可以固定大气中的氮，其干重含氮量达 4.65%，可作为农用绿肥，同时还是家禽、家畜的良好饲料。蕨里白 *Diplopterygium glancum* 和芒萁 *Dicranop-teris dichotoma* 等植物不易腐烂和发生病虫害，常用作育苗床的覆盖材料。

部分蕨类植物的成熟叶中含有大量亚硝酸化合物和有毒物质，对害虫具有胃毒和抑制种群生长的作用，可开发为无公害的植物源杀虫剂。

5. 在其他领域中的应用　蕨类植物还可以作为观赏植物栽培在岩石园或作为室内盆栽。常见的观赏蕨类植物有铁线蕨属 *Adiantum*、莲珠蕨属 *Aglaomorpha*、贯众属 *Cyrtomium*、骨碎补属 *Davallia*、蚌壳蕨属 *Dicksonia*、旱蕨属 *Pellaea*、耳蕨属 *Ploystichum*、多足蕨属 *Polypodium*、凤尾蕨属 *Pteris*、金毛狗属 *Cibotium* 等属的多种植物。

石松科、紫萁科、海金沙科、蹄盖蕨科、乌毛蕨科、球子蕨科的一些蕨类植物可作为酸性土壤的指示植物；中国蕨科、金星蕨科、乌毛蕨科、三叉蕨科、水龙骨科的一些蕨类植物可以作为碱性钙质土和石灰岩的指示植物。

二、蕨类中药资源化学研究实例

卷　柏

卷柏（Selaginellae Herba）为卷柏科植物卷柏 *Selaginella tarmariscina*（Beauv.）Spring、垫状卷柏 *Selaginella pulvinata*（Hook. et Grev.）Maxim. 的干燥全草，具有活血通经等功效。

【资源类群概述】

卷柏为多年生草本。蜷缩似拳状。枝丛生，扁而有分枝，绿色或棕黄色，向内卷曲，枝上密生鳞片状小叶，叶先端具长芒。中叶（腹叶）两行，卵状矩圆形，斜向上排列，叶缘膜质，有不整齐的细锯齿；背叶（侧叶）背面的膜质边缘常呈棕黑色。基部残留棕色至棕黑色须根，散生或聚生成短干状。孢子叶卵状三角形，背部呈龙骨状。大孢子囊四面体型，小孢子囊肾形，孢子异型。质脆，易折断。气微，味淡。

垫状卷柏须根多散生。中叶（腹叶）两行，卵状披针形，直向上排列。叶片左右两侧不等，内缘较平直，外缘常因内折而加厚，呈全缘状。

卷柏属 *Selaginella* 植物全世界广布，主产于热带地区，约700余种，中国约有 60～70 种，其中可供药用者有 22 种，常用品种如深绿卷柏 *S. doederleinii*、翠云草 *S. uncinata*、江南卷柏 *S. moellendorffii*、中华卷柏 *S. sinensis*、兖州卷柏 *S. involvens*、细叶卷柏 *S. labordei* 等。本属可供药用植物多具有清热解毒、活血止血等功效。卷柏全国各地均有分布，资源丰富；垫状卷柏多见于西南省区和华北太行山区一带。

【资源性化学成分】

卷柏植物所含化学成分类型丰富，主要包括黄酮类、炔多酚类、苯丙素类等。此外，尚含有机酸类、糖类、核苷类以及挥发性成分等。

1. 黄酮类　卷柏中的黄酮类成分大多为双黄酮类化合物。从生源关系来看，它们均以芹菜素（apigenin）或其衍生物为基本母核，通过 C—C 和 C—O—C 连接而成的。根据这些黄酮母核连接方式的不同，可分为 3 种类型：3′,8″-双芹菜素型，即 amentoflavone 型；3′,6″-双芹菜素型，即 robustaflavone 型；4′-O-6″-双苯醚型，即 hinokiflavone 型。另外，尚含有 3′,3‴ - 双芹菜素型，2′,8″ - 双芹菜素型化合物。该类化合物具有抗肿瘤、抗病毒、抗炎、抗菌等多种生物活性。

卷柏中的单黄酮种类和数量较少，主要为芹菜素（apigenin）及其衍生物。迄今发现的黄酮苷多为碳苷。

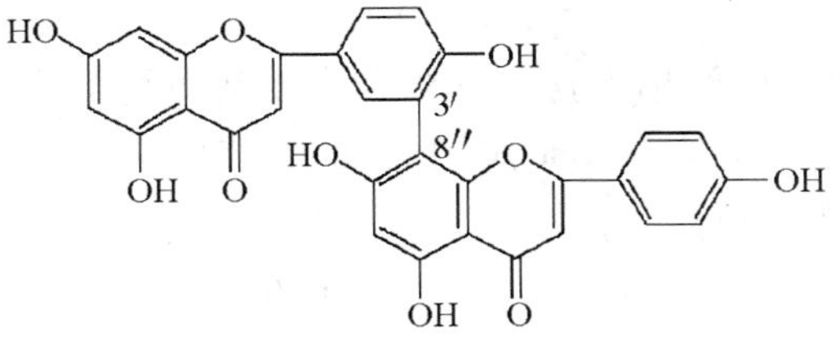

3′,8″ - 双芹菜素型

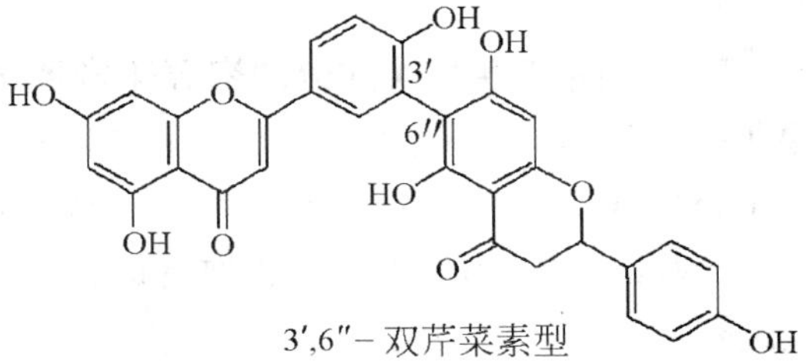

3′,6″ - 双芹菜素型

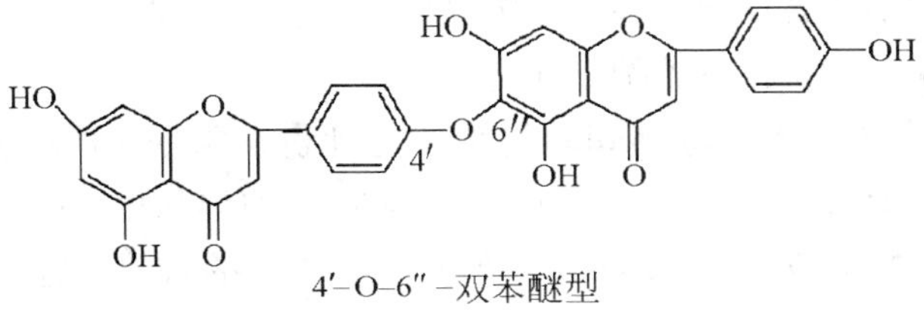

4′- O-6″ - 双苯醚型

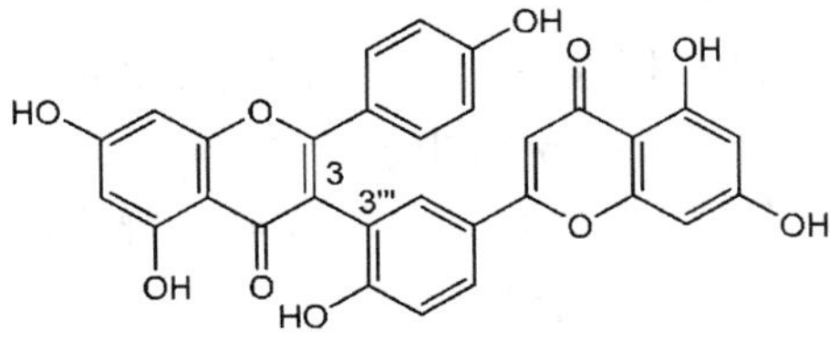

3,3‴ - 双芹菜素型

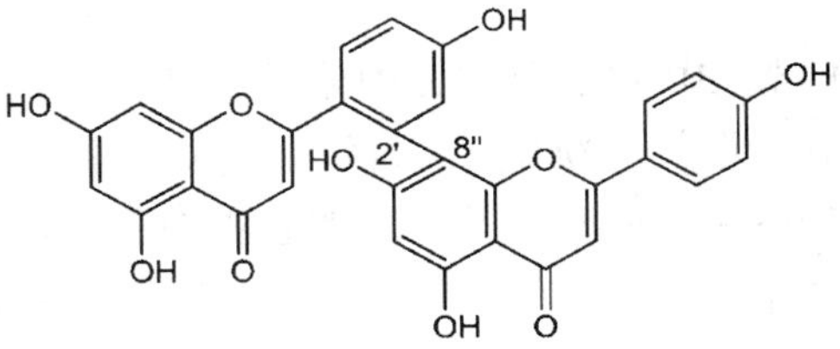

2′,8″ - 双芹菜素型

2. 炔多酚类　从卷柏植物中分离获得 selaginellins 等一系列骨架新颖的炔多酚类化合物。初步活性评价表明，具有明显的抗衰老、神经保护以及抗微生物活性等作用。此类化学成分也是该类群植物中重要的特征性成分，可作为植物化学分类学的依据。

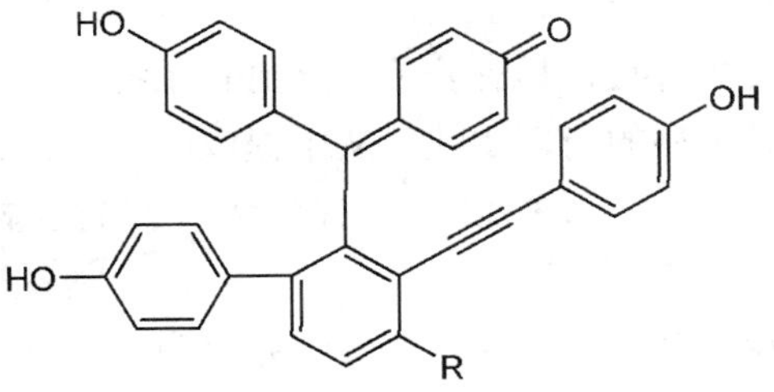

selaginellins

3. 苯丙素类　卷柏植物中的苯丙素类化合物包括卷柏酯 A，卷柏苷 B、C，（2R，3S）- 二氢 -2 -（3′,5′- 二甲氧基 -4′- 羟苯基）-3 - 羟甲基 -7 - 甲氧基 -5 - 乙酰基苯骈呋喃、1 -（4 - 羟基 -3 - 甲氧基苯基）丙三醇、香荚兰酸、丁香脂素等。

4. 糖类　卷柏中含有大量的海藻糖，正是该植物体在缺水条件下维持细胞膜及蛋白质结构和功能完整性的重要化学物质基础。该类植物中尚有丰富的木糖、果糖、阿拉伯糖、葡萄糖等单糖，以及多糖类资源性化学成分。研究证实卷柏多糖具有抗疲劳等作用。

5. 核苷类　卷柏中含有腺苷、鸟苷等核苷类物质，其中腺苷的含量较为丰富。外源性腺苷能够有效改善心功能，对再灌注心脏有保护作用，并有舒张血管、降低血压、抑制血小板凝集的作用。因此，核苷类为卷柏的活性组分之一。

【资源化学评价】

1. 卷柏中双黄酮类成分的资源化学评价　以卷柏中含有的 4 种主要双黄酮类成分穗花杉双黄酮（amentoflavone）、扁柏双黄酮（hinokiflavone）、异柳杉双黄酮（isocryptomerin）、穗花杉双黄酮 -7 -甲醚（sequoiaflavone）为指标，应用 HPLC 分析方法，对分布于我国不同产地的 10 个批次卷柏和 12 个批次的垫状卷柏样品中的双黄酮类成分含量进行了考察。结果显示，卷柏中穗花杉双黄酮的含量普遍高于垫状卷柏，且 4 种双黄酮在卷柏与垫状卷柏中的含量分布呈现一定的规律性，分布量由高到低依次为：穗花杉双黄酮 >扁柏双黄酮 >异柳杉双黄酮 >穗花杉双黄酮 -7 -甲醚。

2. 卷柏中炔多酚类成分 selaginellins 的分析与评价　采用 HPLC 分析方法，对分布于全国不同产地的共计 10 个卷柏样品和 12 个垫状卷柏样品中 selaginellin 含量进行分析。结果显示，炔多酚类成分 selaginellins 在垫状卷柏中的含量普遍高于其在卷柏中的含量。

3. 卷柏中腺苷类成分的分析与评价　采用 HPLC 分析方法，比较采自河南省西峡县伏牛山、北京及新疆天山的卷柏中腺苷的含量，结果：卷柏中腺苷含量较为丰富（3.17～8.46mg/g），不同产地卷柏中腺苷的含量不同，同一产地、不同质量规格的卷柏中腺苷的含量也有较大差别，以个大、叶茂、色绿者腺苷含量较高。

【资源利用途径】

1. 在医药领域中的应用　卷柏始载于《神农本草经》，被列为上品。生用破血，治疗经闭、癥瘕、跌打损伤、腹痛、哮喘等病症；炒用止血，治疗吐血、便血、尿血、脱肛等病症。民间尚用于治疗癌症、降血压、降血糖、治疗呼吸道感染等。现代研究表明，卷柏中富含双黄酮类化合物，具有防治心脑血管系统疾病、抗病毒、防治老年性痴呆，以及治疗子宫内膜异位症的药理活性。从中提取的 Selaginellin 具有抗衰老、神经保护活性及良好的抗微生物活性。卷柏多糖具有抗疲劳、抗衰老、提高人体免疫力的功能。

对该类群植物江南卷柏全草的活性与功效研究表明，具有治疗各种内出血和外伤出血、胃病、肝炎及抗病毒的作用。翠云草具有止咳平喘作用。中华卷柏具有治疗肾炎和气管炎的作用。

2. 在日用化工品中的应用　卷柏中的黄酮类化合物可改善肌肤由紫外线引起的伤害，具有皮肤抗皱作用，并具有刺激毛发生长的生物活性，可用于发蜡或发乳中。其具有的抗氧化、抑制酪氨酸酶及黑色素形成的活性，亦可产生良好的美白效果。

第四节　裸子植物类中药资源化学

裸子植物（Gymnospermae）是种子植物中较低级的一类，是一群介于蕨类植物与被子植物之间的维管植物。具有颈卵器、胚珠和种子裸露。裸子植物常具多胚现象，孢子体发达。

一、裸子植物类中药资源化学概述

【资源类群概述】

裸子植物是原始的种子植物，其发生发展历史悠久。最初的裸子植物出现在古生代，在中生代至新生代它们是遍布各大陆的主要植物。现在生存的裸子植物有不少种类出现于第三纪，后又经过冰川时期保留下来，并繁衍至今。据统计，目前全世界生存的裸子植物约有850种，隶属5纲（苏铁纲、银杏纲、松柏纲、红豆杉纲和盖子植物纲）9目15科79属。裸子植物种数虽仅为被子植物的0.36%，但却分布于世界各地，特别是在北半球的寒温带和亚热带地区。

我国是世界上裸子植物资源种类最为丰富的国家，现已发现有5纲8目11科41属236种及一些变种和栽培种。许多资源种质是北半球其他地区早已灭绝的古残遗种或孑遗种，并常为特有的单型属或少型属。例如，特有单种科银杏科Ginkgoaceae；特有单型属：水杉属Metasequoia、水松属Glyptostrobus等。在药用植物资源中，裸子植物药用种类有10科27属126种，最重要的是松科，有10属113种29变种；柏科有8属29种7变种。三尖杉科中多种植物中含有抗癌活性物质，颇受关注，我国有1属10种，均可药用。

【资源化学研究】

我国药用裸子植物的资源性化学成分类型主要有黄酮类、萜类、生物碱类、木质素类、甾酮类等。

1. 黄酮类　黄酮类和双黄酮类成分在药用裸子植物中普遍分布，特别是双黄酮在银杏科、苏铁科、杉科、柏科、红豆杉科植物中广泛存在，是裸子植物的特征性成分。多种药用裸子植物中都含有双黄酮类化合物，其中穗花杉双黄酮（amentoflavone）在苏铁中的含量较高；扁柏双黄酮（hinokiflavone）在罗汉松中积累丰富；银杏双黄酮（ginkgetin）在香榧中的含量较高。

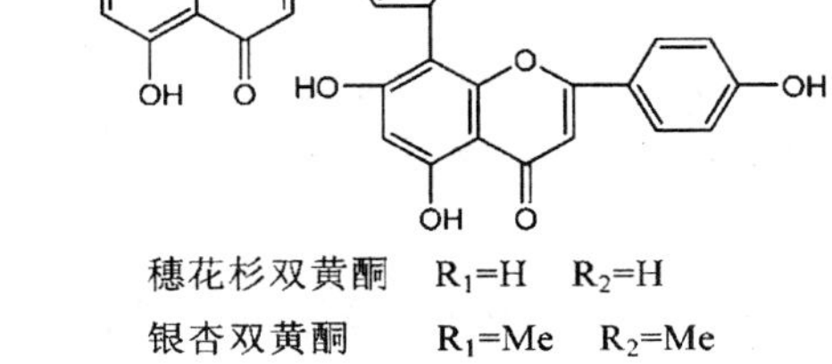

穗花杉双黄酮　　R$_1$=H　　R$_2$=H
银杏双黄酮　　　R$_1$=Me　R$_2$=Me

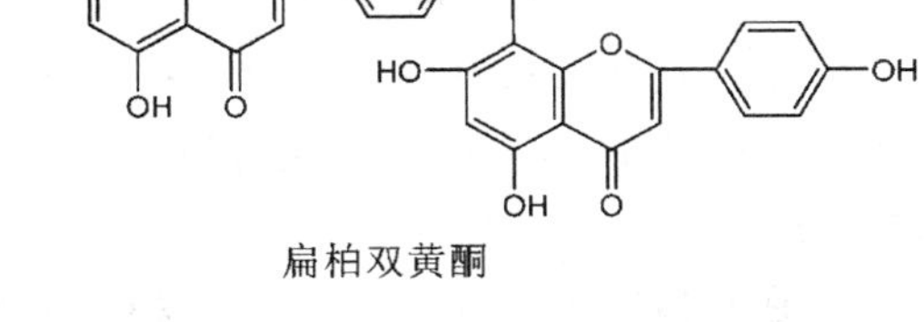

扁柏双黄酮

2. 生物碱类 生物碱类成分多见于红豆杉纲（三尖杉科、红豆杉科）及盖子植物纲（麻黄科、买麻藤科），在苏铁科及红豆杉科中有零星分布。三尖杉科植物含有粗榧碱类和高刺桐碱类生物碱，且粗榧碱是该科的特征性成分。生物碱是麻黄科植物的主要活性成分，含量较高的为三对立体异构的生物碱，即左旋麻黄碱（占总生物碱含量60%以上）、右旋伪麻黄碱、左旋去甲基麻黄碱、右旋去甲基伪麻黄碱、左旋甲基麻黄碱、右旋甲基伪麻黄碱等。买麻藤科植物主要含有买麻藤定类、买麻藤叶林类生物碱。

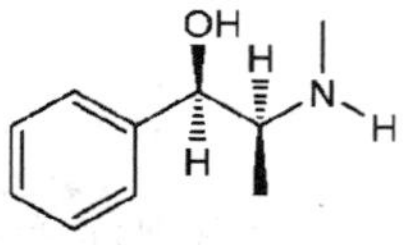

| 左旋麻黄碱 | 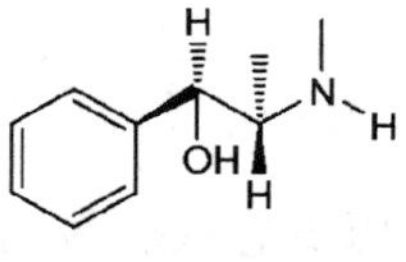 右旋伪麻黄碱 | 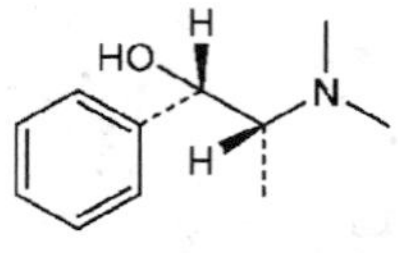 左旋甲基麻黄碱 | 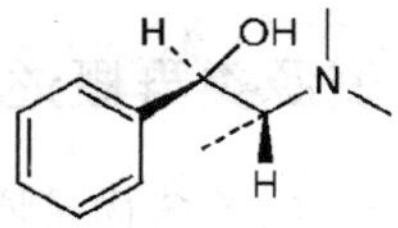 右旋甲基伪麻黄碱 |

3. 萜类 萜内酯化合物是银杏叶中一类重要的生物活性物质，银杏萜内酯（ginkgolides）包括二萜内酯和倍半萜内酯。松杉纲植物叶中多含有挥发油，其主要组成为单萜类和倍半萜类化合物；其枝干含有树脂，经蒸馏得松节油和松香，松节油主要含单萜和倍半萜类化合物；松香含90%以上树脂酸（松香酸）。红豆杉属植物树皮和枝叶中含有紫杉烷型二萜及二萜生物碱类成分，是重要的资源性化学成分。

4. 其他类 罗汉松科的罗汉松、红豆杉科的红豆杉植物中含有昆虫蜕皮激素类物质——羟基蜕皮甾酮。此外，苏铁科植物种子含有的苏铁苷及其系列偶氮化合物具有致癌作用；银杏外果皮含白果酸、白果二酚等，对皮肤有致敏作用，可引起皮炎等。

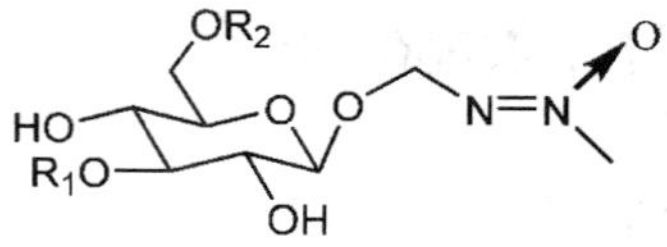

苏铁苷	R_1=H	R_2=H
新苏铁苷 A	R_1=glc	R_2=H
新苏铁苷 B	R_1=H	R_2=glc

【资源开发与利用】

1. 在医药领域中的应用 裸子植物中具有药用价值的种类较多。银杏叶具有益气活血作用；银杏种子称白果入药，其止咳平喘之功。侧柏的枝叶具有凉血止血的功能；种仁称柏子仁可养心、安神、润燥。油松、马尾松的针叶能祛风止痛、活血消肿、明目。三尖杉植株所含多种生物碱类物质可作为治疗白血病、淋巴肿瘤等的资源性化学成分。麻黄是提取麻黄素的重要资源，同时麻黄药材具有发汗、平喘、利尿等功效。买麻藤的茎藤可入药，有祛风行血、消肿止痛、接骨功能。此外，圆柏、金钱松、杉木等裸子植物都具有一定的药用价值。

2. 在林产化工领域中的应用 裸子植物为重要的林产化学工业原料资源，可供提取和制备松节油、松香、树脂、栲胶等，并延伸形成特色鲜明、效益可观的林产化工资源经济产业链。

3. 在其他领域中的应用 裸子植物是林业生产上的主要用材树种，东北的红松、南方的杉木等松柏类植物为我国社会和民用建筑、造船等提供了资源保障。多数裸子植物为常绿树种，可作为园林观赏和重要的行道树种。

二、裸子植物类中药资源化学研究实例

银 杏 叶

银杏叶（Ginkgo Folium）为银杏科植物银杏 *Ginkgo biloba* L. 的干燥叶，具有活血化瘀、通络止痛、敛肺平喘、化浊降脂的功效。银杏的干燥成熟种子作为白果（Ginkgo Semen）入药，具有敛肺定喘、止带缩尿的功效。

【资源类群概述】

银杏为落叶乔木，叶片具细长的叶柄，扇形，在宽阔的叶缘具缺刻或 2 裂，多数具二分歧平行脉，光滑无毛，易纵向撕裂。雌雄异株，稀同株，球花单生于短枝的叶腋；雄花成下垂的菜荑花序，雄蕊多数，各有 2 花药；雌花有长梗，梗端常分两叉，叉端生 1 具有盘状珠托的胚珠，常 1 个胚珠发育成种子。种子核果状，具长梗，下垂；假种皮肉质，被白粉，成熟时淡黄色或橙黄色；种皮骨质，白色，常具 2 纵棱；内种皮膜质，淡红褐色。

银杏科 Ginkgoaceae 植物全世界现存仅 1 属 1 种。曾有学者依其核的形态结构与种子特征将其划分为 3 个变种：梅核银杏 *G. biloba* var. *typical*、佛手银杏 *G. biloba* var. *huana*、马铃银杏 *G. biloba* var. *apiculata*，主要分布在中国的温带和亚热带气候区内。

【资源性化学成分】

1. 银杏叶中资源性化学成分　银杏叶中资源性成分主要为黄酮类、萜内酯类、聚戊烯醇类、酚酸类。此外，尚含有多糖类、甾醇类、氨基酸类等。目前已从银杏叶中分离并经结构鉴定的化合物有 200 余种。

（1）黄酮类　银杏叶中黄酮类成分含量较高，约为 2.5% ~ 5.9%，主要为双黄酮、黄酮醇苷元及其苷等，其中双黄酮化合物为银杏科特征性化学成分。银杏双黄酮类主要成分组成为穗花杉双黄酮、去甲银杏双黄酮、银杏双黄酮、异银杏双黄酮、金钱松双黄酮和 5'-甲氧基去甲银杏双黄酮等。尚含有黄酮类成分，如槲皮素、山奈酚、异鼠李素、芫花素、洋芹素、木樨草素、杨梅黄酮（myricentin）、槲皮素 $3-O-\alpha-L-(6'''-p-$香豆酰葡萄糖基 $-\beta-D-1,2-O-$鼠李糖苷）、异鼠李素 $3-O-\alpha-L-(6'''-p-$香豆酰葡萄糖基 $-\beta-D-1,2-$鼠李糖苷）、山奈酚 $3-O-\alpha-L-(6'''-p-$香豆酰葡萄糖基 $-\beta-D-1,2-$鼠李糖苷）、小麦黄酮 $4'-$甲醚 $-3'-O-\beta-D-$葡萄糖苷等黄酮醇苷元及其苷。

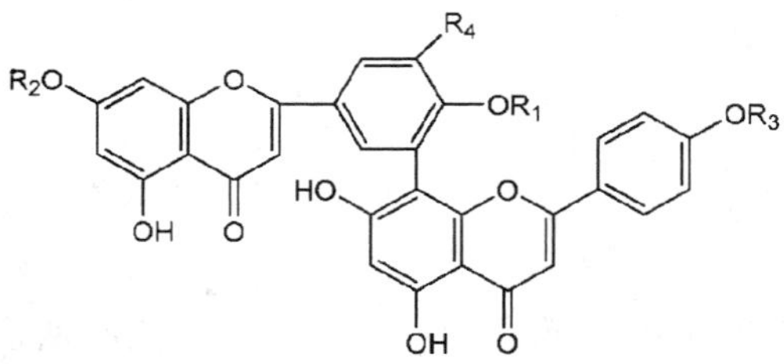

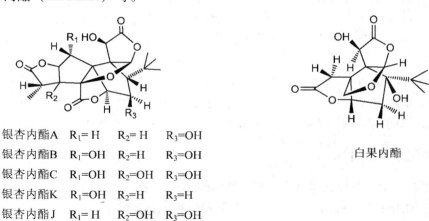

银杏双黄酮母核 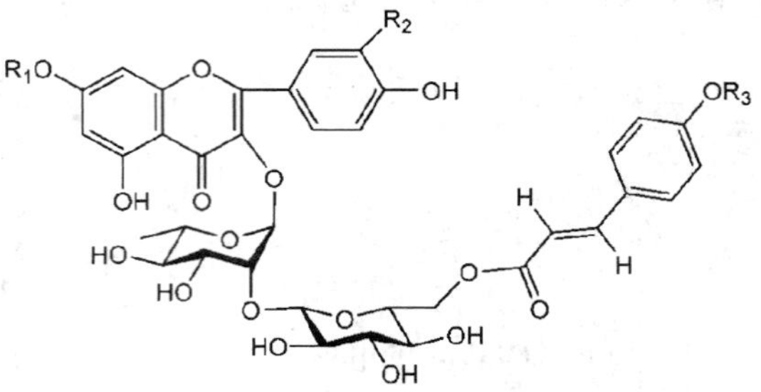　　　　　　　　　　　银杏香豆酰黄酮醇苷类

（2）萜内酯类　萜内酯化合物是银杏叶中重要的生物活性物质。银杏萜内酯包括二萜内酯和倍半萜内酯。二萜内酯又称银杏内酯，包括银杏内酯 A、B、C、J、K（ginkgolides A，B，C，J，K）。银杏内酯类化合物的结构特征是：存在着 2 个戊烷环，3 个内酯环，并在侧链上连有一个叔丁基，该类结构在天然产物中少见。含有的倍半萜内酯有白果内酯（bilobalide）等。

银杏内酯A　　R_1= H　　R_2= H　　R_3=OH
银杏内酯B　　R_1=OH　　R_2=H　　R_3=OH
银杏内酯C　　R_1=OH　　R_2=OH　　R_3=OH
银杏内酯K　　R_1=OH　　R_2=H　　R_3=H
银杏内酯J　　R_1= H　　R_2=OH　　R_3=OH

白果内酯

（3）聚戊烯醇类　银杏叶所含聚戊烯醇类化学成分主要是以乙酸酯的形式存在，极少量是以游离醇形式存在。银杏叶中的聚戊烯醇主要为桦木聚戊烯醇型，具有促进造血干细胞增殖的作用，可用于再障性贫血的治疗等。

（4）酚酸类　银杏叶中的烷基酚和烷基酚酸类成分属漆树酸类化合物。该类化合物包括白果酸（ginkgolic acid）、氢化白果酸（hydroginkgolic acid）、氢化白果亚酸（ginkgolinic acid）、白果酚（ginkgol）和银杏酚（bilobal）等。该类成分对皮肤具有一定的刺激性，但可用于治疗痤疮，亦可开发成生物农药等。

2. 银杏种子（白果）中的资源性化学成分　银杏为裸子植物，其种子具种皮 3 层：外种皮为肉质；中种皮为骨质；内种皮为膜质。除去外种皮的干燥种子称白果入药。

银杏外种皮含有多种黄酮类、内酯类、酚酸类及多糖类成分，其中酚酸类成分被认为具有潜在致敏和致突变作用，该类成分包括白果酸、氢化白果酸、氢化白果亚酸、银杏二酚（bilobol）和白果醇等。银杏酚酸类成分在银杏提取物或制剂产品中作为限量成分（一般要求小于 5ppm）进行控制。近年来研究表明，银杏酚酸类成分具有抑菌、抗肿瘤、杀虫、提高机体免疫功能等多种活性。

银杏种仁中含有银杏内酯类、银杏双黄酮类、银杏酚酸类、脂肪酸类、氨基酸类、蛋白质类、多糖类等，其中脂肪酸类成分包括亚油酸、油酸、柠檬酸、硬脂酸、亚麻酸（linolenic acid）等；氨基酸类成分包括赖氨酸、苯丙氨酸、亮氨酸、异亮氨酸、缬氨酸、组氨酸、酪氨酸等。尚含有 Na、Mg、P、Ca、Fe、Zn、Mn、Cu、Ni 等微量元素。

3. 银杏树干心材的资源性化学成分　银杏心材含木脂素类 d-芝麻素（d-sesamin）约 0.52%，另含挥发性物质约 5%，其中主要为银杏木酮（bilobanone）。

【资源化学评价】

1. 黄酮类成分的资源化学评价

（1）不同生长季节银杏叶中黄酮类成分的积累规律　采用 HPLC 法，对不同生长季节银杏叶中以槲皮素、山奈素及异鼠李素为苷元的总黄酮含量进行评价，结果显示：4～5 月份幼嫩叶片中的总黄酮含量最高，随后逐月下降，11 月份总黄酮含量降至最低。见图 5-1。

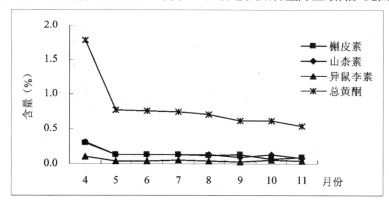

图 5-1　不同季节银杏叶总黄酮积累动态

对银杏叶中黄酮醇苷类、酰基黄酮苷类及双黄酮类成分在营养生长期内积累规律进行分析，结果显示：黄酮醇苷类成分在叶芽中即具有较高的含量，且随叶芽生长发育其含量迅速增加，在 4 月份即达到全年含量的最高点，此后随着叶片的逐渐生长，黄酮醇苷含量逐日下降，10 月份是全年含量最低点，11 月份又开始缓慢上升，见图 5-2；酰基黄酮苷类成分的含量在叶芽中达到全年含量的最高点，然后随着叶片的生长，其含量呈下降趋势；双黄酮类成分在叶芽中未检测到，之后在整个营养生长期内呈现出缓慢的递增趋势，见图 5-3。

（2）不同树龄银杏叶黄酮类成分的含量变化　银杏叶黄酮类成分含量随树龄增长呈递减趋势。数年生幼株比 10 年以上大树叶片中的黄酮类成分含量高出近 1 倍；10 年以下（含 10 年）银杏植株叶片黄酮含量与树龄线性关系良好，20 年以上成年植株叶片黄酮含量较低且变化不大。采自江苏邳州不同树龄（二年生、三年生、四年生、五年生、六年生）的银杏叶，其总黄酮含量随树龄的增长，呈明显的下降趋势，见图 5-4。

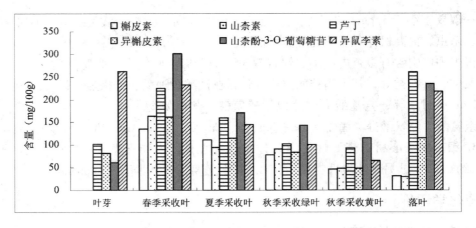

图 5-2　不同季节银杏叶黄酮醇苷类成分积累动态

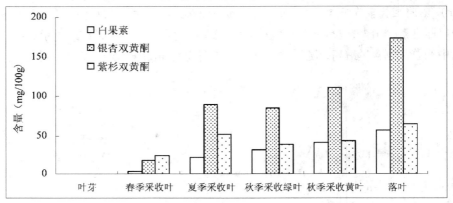

图 5-3　不同季节银杏叶双黄酮类成分积累动态

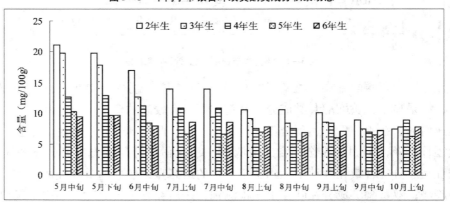

图 5-4　不同树龄银杏叶黄酮类成分积累动态

（3）不同产地银杏叶黄酮类成分的含量变化　采用 HPLC 法测定我国 19 个产地银杏叶中 3 种主要黄酮醇苷元（槲皮素、山柰酚、异鼠李素）的含量，并以此换算出总黄酮含量。结果显示：不同产地银杏叶中总黄酮类含量差异较大，其中银杏产量较大的江苏邳州、广西兴安、贵州正安、湖北安陆等地的银杏叶总黄酮含量较高。见图 5-5。

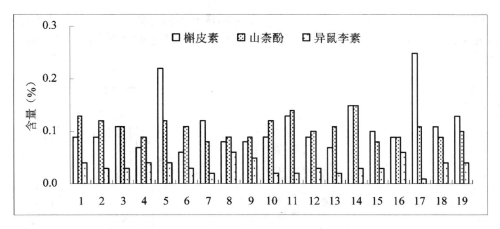

图 5 - 5　不同产地银杏叶黄酮类成分含量比较

1. 辽宁大连 2. 河北石家庄 3. 山西太原 4. 山东济南 5. 江苏邳州 6. 陕西西安 7. 江苏如皋

8. 江苏泰兴 9. 江苏南京 10. 湖北随州 11. 湖北安陆 12. 四川成都 13. 浙江杭州

14. 贵州正安 15. 福建宁德 16. 贵州惠水 17. 广西兴安 18. 广西桂林 19. 广东南雄

（4）银杏不同部位黄酮类成分的分布规律　银杏的不同部位均含有黄酮类成分。银杏营养器官黄酮含量由高到低依次为：芽 > 叶 > 根 > 枝 > 树皮 > 树干，但不同的器官、组织及不同来源的材料表现出较大的变异性。实生苗顶芽黄酮含量 > 侧芽，而嫁接苗则反之。长枝上定型叶黄酮含量高于短枝上的叶含量，一年生枝上、中、下枝段上叶的黄酮含量呈下降趋势；叶片黄酮含量大于叶柄；吸收根黄酮含量 > 根皮部 > 根木质部；一年生长枝皮部黄酮含量大于木质部。

2. 萜内酯类成分的资源化学评价

（1）不同生长季节银杏叶中萜内酯类成分的积累规律　采用 HPLC 法，对不同生长季节银杏叶中萜内酯类成分白果内酯，银杏内酯 A、B、C 的积累规律进行研究，结果显示：萜内酯类成分在初春开始富集，随着叶片的逐渐生长其内酯含量呈上升趋势，其中白果内酯从 5 月份到 10 月份含量上升 8 倍；各指标成分及总萜内酯含量在 10 月份以后均急剧下降，总萜内酯含量以 9 月份最高。见图 5 - 6。

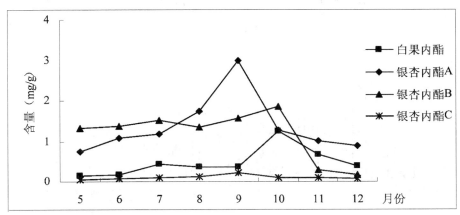

图 5 - 6　不同季节银杏叶萜内酯积累动态

（2）不同树龄银杏叶萜内酯类成分的变化规律　不同树龄银杏叶总内酯含量不同。幼苗的萜类内酯含量明显高于老树，并伴随树龄的增长，总萜内酯含量逐渐下降。见图5-7。

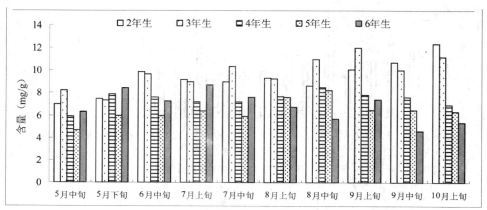

图5-7　不同树龄银杏叶萜内酯类成分积累动态

（3）不同产地银杏叶萜内酯类成分的分布规律　不同产地银杏叶中萜内酯类成分含量差异较大。其中银杏叶产量较大的江苏邳州、贵州正安、安徽亳州等地的银杏叶萜内酯含量较高。

3. 聚戊烯醇类成分的资源化学评价　银杏叶随着生长季节的改变，其聚戊烯醇类成分的含量也在不断变化。老树叶和幼树叶中聚戊烯醇的含量在春季（4~5月）均最低。从6月份开始，聚戊烯醇的富集增幅加大，秋季增幅最快。老树叶至11月底，聚戊烯醇含量达到最大，约为1.1%，直到叶黄落叶时聚戊烯醇的含量基本不变。幼树叶中聚戊烯醇含量在9月底达到最高，约1.5%，10月下旬开始下降，落叶时下降至0.7%左右。

4. 银杏酸类成分的资源化学评价　采用HPLC，对不同生长期银杏叶中总银杏酸的变化规律进行研究，结果显示：银杏叶中总银杏酸含量随季节的变化呈现出先上升后逐渐下降的趋势，5月底6月初含量最高，后随时间推移逐渐下降，9月中旬到10月初含量较低；银杏叶中总银杏酸含量随着树龄的增长而降低。见图5-8。

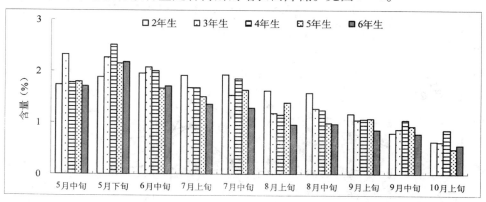

图5-8　不同树龄银杏叶银杏酸积累动态

【资源利用途径】

1. 在医药领域中的应用　白果始载于《日用本草》，具有敛肺定喘、止带缩尿功能，用于治疗咳嗽、哮喘、遗精遗尿、白带等。现代研究表明，白果具有抑制真菌、抗过敏、通畅血管、改善大脑功能、延缓老年人大脑衰老、增强记忆能力、治疗老年痴呆症和脑供血不足等多种生物活性。

银杏叶的药用在中医药古籍中并无记载。现代研究表明，银杏叶黄酮类和内酯类物质对动物循环系统、改善脑功能具有良好的作用。以银杏叶提取物或黄酮类及内酯类成分为原料开发的制剂对治疗冠心病、心绞痛和高脂血症有明显的效果，可明显改善冠心病患者头晕、胸闷、心悸、气短、乏力等症状；改善心脏血流、保护缺血心肌、降低胆固醇和甘油三酯、升高高密度脂蛋白、改善血液流变学等。聚戊烯醇类成分具有一定抗肿瘤、辅助放化疗、促进肿瘤细胞凋亡、抗病毒和保护肝损伤及免疫调节等药理作用。

2. 在保健食品中的应用　白果不仅可药用，且富含脂肪、淀粉、蛋白质、粗纤维、维生素、蔗糖、氨基酸、矿物质等，营养丰富，是药食兼用的重要品种。新鲜白果含有白果酸等有毒成分，食用时注意熟化与用量。

银杏叶提取物除用于药品生产外，亦广泛用于保健食品中；以银杏叶提取物为原料的保健食品十分丰富。

3. 在园林及林产中的应用　银杏树形优美，叶片雅致，是重要的行道树种和观叶盆景植物。银杏木材浅黄色，有光泽，纹理直，质地细软，干缩性小，不易变形，不反翘，不开裂，干缩性小，耐腐性强，易加工，用途广泛，可制作成雕刻工艺品、家具、玩具和室内装饰材料等。

第五节　被子植物类中药资源化学

一、被子植物类中药资源化学概述

被子植物的演化形成并呈爆发式发展是距今约一亿四千万年前的白垩纪。现代地球上最为繁盛的植物类群和植被构成的主体部分是被子植物。全世界约有被子植物 24 万种，为人类的生存繁衍提供了重要的物质资源，其中约有四分之一的品种具有药用价值。被子植物类群中资源性化学成分的类型多样，种类十分丰富，几乎包含了天然产物的各种类型。由于其各自的生物合成途径不同，其衍化产物由简单到复杂表现为系统而具有一定规律的化学式样。

被子植物依演化水平和类群关系其资源性化学成分的分布具有一定的规律与特点：①次生代谢产物的分布具有一定的局限性。②亲缘关系相近的植物常含有结构类型相同或相似的植物次生代谢产物。③同一植物在不同生长发育阶段或不同组织器官中资源性化学成分的分布与积累存在差异。④同一植物相同药用部位因生态环境、生产技术、加工方法等的不同其资源性成分含量存在差异。

【资源化学成分研究】

1. 糖苷类成分　糖苷类成分在植物体内存在的特点是：苷与其分解酶共存于植物的同一器官（组织）不同的细胞中，因此当组织粉碎、细胞死亡或细胞膜失去半渗透性时，酶与苷可接触，在适宜的温度与水分条件下发生水解。因此采收的药用植物组织器官需及时加工处理，避免苷水解的发生。苷类分布广泛，化合物类型具有多样性，是普遍存在的次生代谢产物，尤以被子植物中分布最为丰富。据统计，现已知的氰苷有数十种，分布在 60 个科的植物中，其中以蔷薇科、毛茛科、亚麻科、忍冬科、菊科、禾本科及大戟科最为丰富；硫苷在十字花科、番木瓜科 Caricaceae、大戟科、环蕊科 Gyrostemonaceae、木犀草科 Resedaceae 及烈味三叶草科 Tovariaceae 等植物类群中集中分布。

2. 醌类成分　被子植物中含有醌类化合物的种类约有 50 余科百余属植物，但含量较为丰富的类群是紫草科、茜草科、紫葳科、蓼科、胡桃科、鼠李科、百合科等。自然界中醌类化合物多具有酚羟基或羟基，如多元酚、鞣质等，易氧化为醌类。因此，植物界中存在的蒽醌、萘醌等醌类物质常与鞣质类等酚性化学成分物质伴生。新鲜植物往往含有蒽酚或蒽酮，需经氧化而生成蒽醌，使其性质稳定。

3. 苯丙素类成分　苯丙素类成分包括简单苯丙素类、香豆素类、木脂素类等。富含香豆素的被子植物类群有伞形科、芸香科、菊科、豆科、茄科、瑞香科、兰科、木犀科、五加科、藤黄科等。香豆素类成分生物合成起源于对羟基桂皮酸，仅在 7 位有含氧官能团取代。木脂素类是由 2 分子或 3 分子苯丙基（C_6-C_3）以不同形式聚合而成，主要存在于植物的木质部和树脂道中，多数呈游离状态，少数与糖形成苷。绝大多数是通过侧链的中间碳原子（β-碳原子）相连接而成。

4. 黄酮类成分　被子植物是黄酮类化合物最集中分布的类群，其中豆科、蔷薇科、芸香科、伞形科、杜鹃花科、报春花科、苦苣苔科、唇形科、玄参科、马鞭草科、菊科、蓼科、鼠李科、冬青科、桃金娘科、桑科、大戟科、鸢尾科、兰科、莎草科以及姜科植物尤为富集。

同一种植物随着地区和季节的不同，黄酮类化合物含量也大不相同。开花季节达到最高，之后逐渐减少。在阳光充足的地区生长的植物中黄酮成分含量比其他地区要高。在各类型黄酮化合物中黄酮醇含量最多（占总黄酮的 40% 左右），二氢黄酮、邻羟基查耳酮等含量较少。

5. 萜类和挥发油类成分　萜类化合物在被子植物中分布广泛，尤其在芳香植物类群中极为富集。在我国野生与栽培的芳香植物有 56 科 136 属，约 300 种。特别是菊科、芸香科、伞形科、唇形科、姜科及樟科植物中最多。挥发油主要存在于植物的腺毛、油室、油管、分泌细胞或树脂道中，大多数成油滴状存在。

6. 皂苷类成分　根据苷元不同分为甾体皂苷和三萜皂苷类成分。甾体皂苷在植物中已发现近百种，大部分集中分布于单子叶植物纲的薯蓣科、百合科、龙舌兰科及姜科植物；双子叶植物仅在豆科、玄参科、蒺藜科、苦木科及茄科少数属种中有分布。富含三萜皂苷的科有伞形科、五加科、桔梗科、忍冬科、石竹科、山茱萸科、葫芦科、玄参科、豆科、唇形科、商陆科和远志科等被子植物类群。

7. 强心苷类成分　强心苷是生物界中存在的一类对心脏具有显著生理活性的甾体苷类。主要分布于夹竹桃科、玄参科、百合科、萝藦科、十字花科、毛茛科、卫矛科、大戟科、豆科、桑科及梧桐科等十几个科的百余种植物中。强心苷类资源性成分结构复杂，性质不稳定，易发生水解而生成次生苷。

8. 生物碱类成分　被子植物类群许多科含有生物碱，尤其是双子叶植物。例如，毛茛科、防己科、罂粟科、茄科、马钱子科、小檗科、豆科等；单子叶植物类群中富含生物碱的有石蒜科、百合科等。生物碱类化学成分主要是以有机酸盐的形式存在于植物体内，还有无机酸盐、游离型、苷和酯等。生物碱类资源性成分在资源利用时，应避免与大分子有机酸产生沉淀。

9. 有机酸类成分　有机酸类资源性化学成分根据组成不同分为芳香族、脂肪族、萜类等。被子植物中的脂肪族有机酸除呈酯的形式存在外，在植物体中也有呈游离状态的。当归酸（angelic acid）、草酸、琥珀酸、乌头酸、柠檬酸、奎尼酸等；芳香族有机酸（包括多酚酸类）常见的有苯甲酸、水杨酸、咖啡酸、阿魏酸、绿原酸、马兜铃酸 A（aristolochic acid A）、肉桂酸（cinnamic acid）和莨菪酸（tropic acid）等。萜类有机酸如松香酸、甘草次酸、齐墩果酸等。

10. 鞣质类成分　迄今发现含鞣质的植物资源约 90 科 600 余种。种子植物中富含鞣质的类群有漆树科、红树科、豆科、壳斗科、使君子科、桃金娘科等，而在十字花科、罂粟科则缺少。资源利用时应避免鞣质被氧化。

11. 甾体类成分　含有甾体母核结构的化合物类型较为丰富，除了甾体皂苷和强心苷外，还有昆虫变态激素、甾醇类、甾苷类、甾体生物碱、胆汁酸、蟾毒类等。

植物甾醇是植物细胞的重要组分，常与油脂共存于植物的种子和花粉中。常见的有谷甾醇、豆甾醇、菠甾醇类（spinasterols）等。分布于茄科、百合科等植物类群的甾体生物碱类成分为提取甾体化合物的重要原料，是一类具有重要药用资源价值的天然产物。

昆虫变态激素包括蜕皮酮、羟基蜕皮甾酮等脱皮激素。被子植物中以苋科、桑科、唇形科、鸭跖草科及泽泻科等比较丰富。鸭跖草科的露水草 *Cyanotis arachnoidea* 地上部分含量为 1.2%，地下部分高达 2.9%。

二、被子植物类中药资源化学研究实例

桑　叶

桑叶（Mori Folium）为桑科植物桑 *Morus alba* L. 的干燥叶。具有疏散风热、清肺润燥、清肝明目的功效。桑的干燥根皮作为桑白皮（Mori Cortex）入药，具有泻肺平喘、行水消肿的功效。桑的干燥嫩枝作为桑枝（Mori Ramulus）入药，具有祛风湿、利

关节，行水气的功效。桑的干燥果穗作为桑椹（Mori Fructus）入药，具有滋阴补血、生津润燥的功效。

【资源类群概述】

桑为落叶乔木，有乳汁。单叶互生，卵形，有时分裂，托叶早落。花单性，雌雄异株，菜黄花序；花被片 4；雄花的雄蕊 4，中央有退化雌蕊；雌花 1 室 1 胚珠。瘦果包于肉质化的花被片内，组成聚花果，黑紫色或白色。

桑科 Moraceae 桑属 *Morus* 植物全世界约 30 种 10 变种。中国桑属植物资源有 15 种 4 变种，是世界上桑树种质资源最为丰富的国家，其中栽培种有鲁桑、白桑、广东桑、山桑、瑞穗桑，野生种有长穗桑、长果桑、黑桑、华桑、细齿桑、蒙桑、川桑、唐鬼桑、滇桑、鸡桑等；变种有蒙桑的变种鬼桑、白桑的变种大叶白桑、垂枝桑、白脉桑等。其中作为药用的桑品种有桑 *M. alba*、鸡桑 *M. australis*、吉隆桑 *M. serrala*、黑桑 *M. nigra*、华桑 *M. cathayana*、长穗桑 *M. wittlorum*、蒙桑 *M. mongolica* 等。

【资源性化学成分】

桑属植物资源所含资源性化学成分类型主要包括黄酮类、生物碱类、甾酮类、香豆素类、芪类、多糖类等。

1. 黄酮类　桑属植物中分布的黄酮类成分包括黄酮、异黄酮、黄烷酮、查尔酮、连有异戊烯基的黄酮，以及花青素类化合物等结构类型。例如，桑色素、6-甲氧基-5,7,4′-三羟基异黄酮、桑根素、4′-甲氧基-7,2′-二羟基-8-异戊烯基黄烷、2,2′,4,4′-四羟基查尔酮、矢车菊素等。该类成分具有降血糖、抗病毒、抗高血压、抗肿瘤、抗菌、抗病毒、抗微生物等多种生理活性。

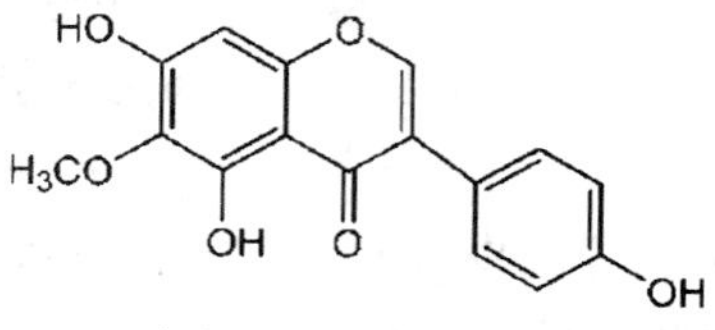

6-甲氧基-5,7,4′-三羟基异黄酮 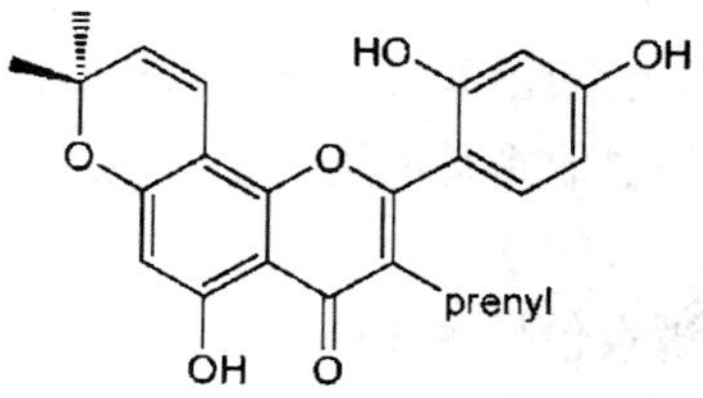　　　　桑根素

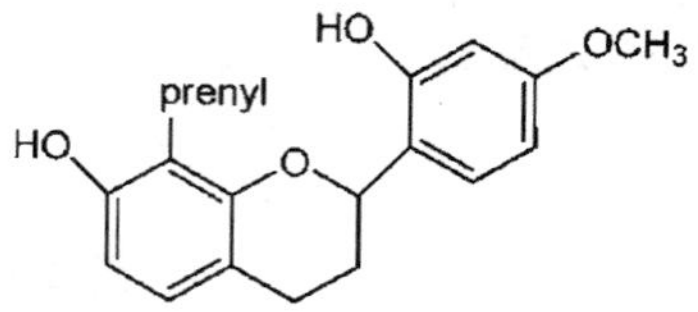

4′-甲氧基-7,2′-二羟基-8-异戊烯基黄烷 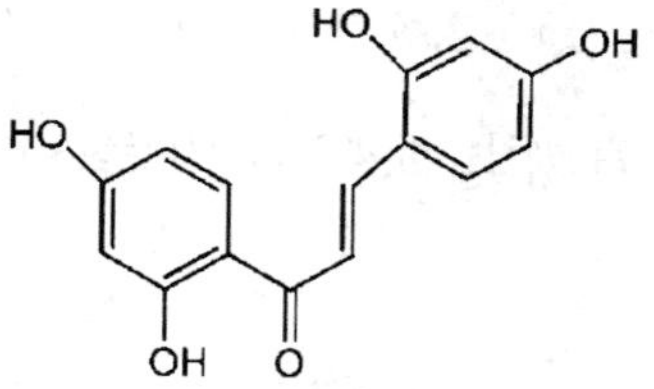　　2,2′,4,4′-四羟基查尔酮

Diels-Alder 型加合物是桑属植物的特征性成分，其生源途径由异戊二烯基衍生物与查尔酮的 α,β 双键发生 [4+2] 环加成而形成。常见的加成方式包括查尔酮与异戊二烯基黄酮（醇）类化合物的加合、查尔酮与异戊二烯基二氢黄酮（醇）类化合物加

合、查尔酮与异戊二烯基查尔酮加合、查尔酮与异戊二烯基二苯乙烯加合、查尔酮与异戊二烯基苯并呋喃加合等。从桑白皮中发现许多结构新颖的 Diels – Alder 型加合物，例如桑皮酮类化合物、桑呋喃类化合物等。

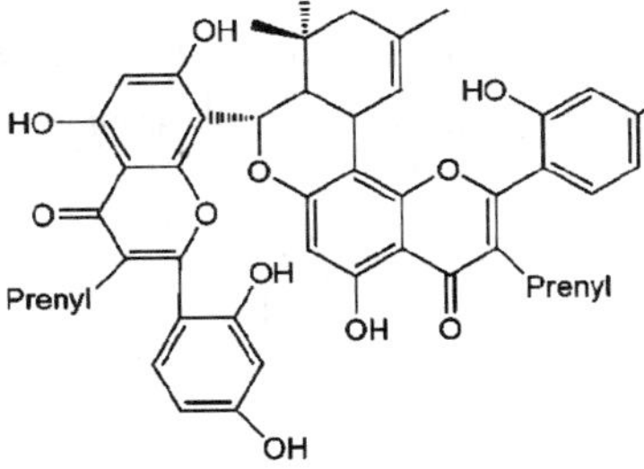

桑皮酮M 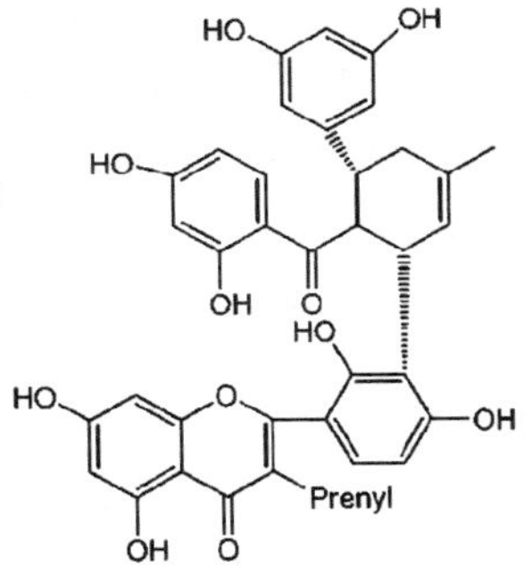　　　　　　　　　　桑皮酮K

2. 生物碱类　多羟基生物碱及其苷类化合物集中分布于桑属植物亲水性较强的部位，常与氨基酸、甜菜碱等化合物共存。根据化合物结构特点，可分为多羟基哌啶类、多羟基吡咯烷类和多羟基降托品烷类。由于其结构具有与糖类似的多羟基结构，2 位被还原，故多被看成含氮糖类化合物，其中代表性成分为 1 – 脱氧野尻霉素（1 – deoxynojirimycin）及其系列衍生物。除桑叶外，从桑白皮中也发现多羟基生物碱类化合物的存在。1 – 脱氧野尻霉素及其系列衍生物具有显著的降血糖活性。

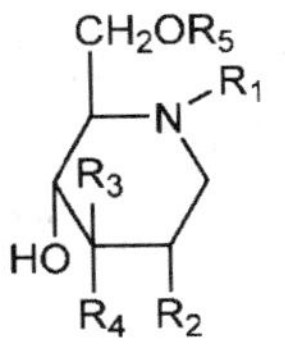

1-deoxnojirimycin　　$R_1=R_4=R_5=H$, $R_2=R_3=OH$

N-甲基-1-deoxynojirimycin　　$R_1=CH_3$, $R_2=R_3=OH$, $R_4=R_5=H$

Fagomine　　$R_1=R_2=R_3=R_5=H$, $R_4=OH$

6-O- actopyranosyl-1-deoxynojirimycin　　$R_1=R_4=H$, $R_2=R_3=OH$, $R_5=\alpha\text{-}D\text{-}gal$

3. 甾酮类　桑叶中含有丰富的甾酮类成分，包括牛膝甾酮、β – 蜕皮甾酮、昆虫变态激素等。蜕皮激素作用于人体具有促进蛋白质合成、排除体内胆固醇、降血脂、抑制血糖升高等生理活性。民间用于风湿性关节炎、高血糖等疾病的治疗，在医药上有着巨大的潜在应用价值。在养蚕业上，用于促使桑蚕龄期缩短，促进吐丝结茧。在虾、蟹、地鳖虫的养殖过程中广泛运用。在化妆品中蜕皮激素作为特殊添加剂。蜕皮激素能影响昆虫从幼虫孵化到成虫的全部发育阶段，因而可控制或杀死害虫，现已将其作为农药进行开发和应用。蜕皮激素在农作物丰产辅助剂方面也有很好的开发应用前景。

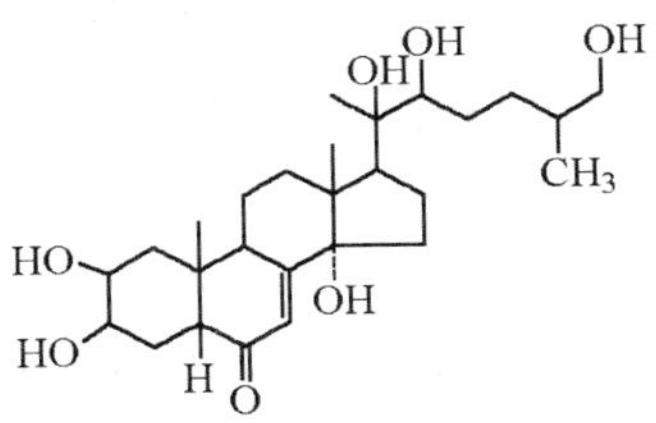

牛膝甾酮　　　　　　　　　　β-蜕皮甾酮

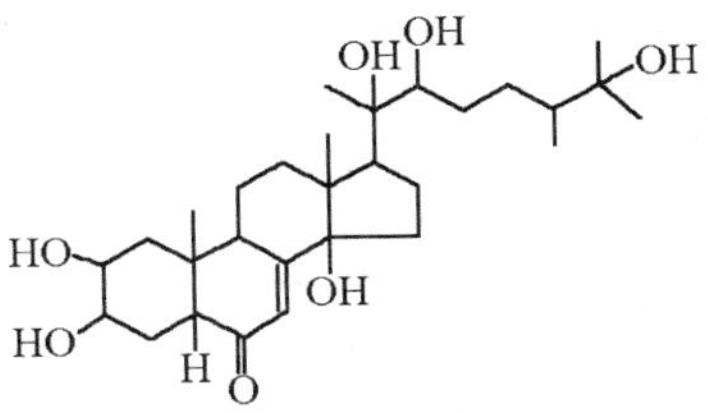

4. 香豆素类　桑属植物的叶、根皮中均含有香豆素类成分，具有调节血脂等活性。

这些苯骈呋喃衍生物是以 2 - 苯基苯骈呋喃为基本骨架，5、7、2′、4′、6′位常有异戊烯基或牻牛儿基取代，也有的是异戊烯基与邻位羟基形成六元、七元杂环，有的则形成 Diels - Alder 加合物。

5. 芪类 桑属植物中芪类化合物主要包括二苯乙烯类、2 - 苯基苯骈呋喃类和芪类低聚物三类。二苯乙烯类化合物之间或（和）2 - 苯基苯骈呋喃类化合物分别通过环己烯环如 alboctalol，或二氢呋喃环如 macrourin、andalasin B、austrafuran B，或部分不饱和的二氧六环如 austrafuran A、austrafuran C 形成低聚物。桑叶、桑白皮中均含有芪类化合物。

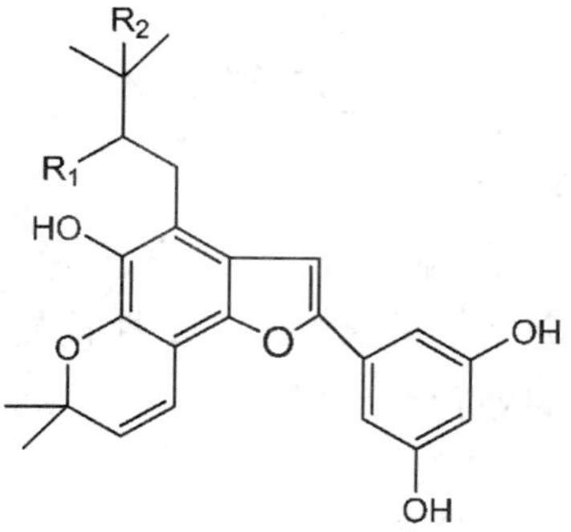

Wittifuran A   R$_1$=H, R$_2$=OH
Wittifuran B   R$_1$=R$_2$=$\Delta^{9(10)}$

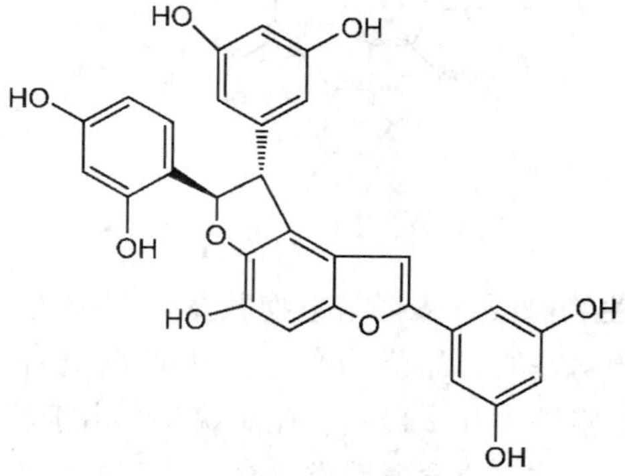

Macrourin B

6. 多糖类 多糖是桑叶中的主要活性成分之一，具有降血糖、抗肿瘤、抗氧化等多种功效。桑叶多糖由鼠李糖（Rha）、阿拉伯糖（Ara）、半乳糖（Gal）和葡萄糖醛酸（GluA）组成，其摩尔比为 Rha: Ara: Gal: GluA = 1: 1.56: 1.57: 1.08。桑叶中分离纯化获得的均一多糖 MP -3b 是由鼠李糖、阿拉伯糖、木糖、葡萄糖、半乳糖、半乳糖醛酸组成的结构复杂的酸性多糖，相对分子量为 8.9×10^4。

【资源化学评价】

1. 桑叶中黄酮类成分的积累动态评价

（1）不同生长期桑叶中黄酮类成分动态分析 不同生长时期桑叶中黄酮类成分评价结果显示，不同生长时期桑叶的总黄酮含量差异较大；桑树生长前期的桑叶总黄酮含量较低，桑树停止生长后至晚秋桑叶中总黄酮含量较高。

（2）不同品种桑叶中黄酮类成分动态分析 以毛细管电泳法分析测定不同品种、不同时期桑叶中的芦丁、槲皮素等成分表明：湖桑 9001 叶片中的芦丁含量最高，湖桑 32 号的槲皮素含量最高，10 月份采摘桑叶中的芦丁和槲皮素的含量最高。见图 5 -9、5 -10。

（3）不同产地桑叶中黄酮类成分的动态分析 浙江省不同产地桑叶中黄酮类成分的含量进行比较，结果表明：嘉兴、金华、临安、温州、湖州、宁波、仙居、余杭、湖州 9 个产地桑叶中黄酮类成分的含量差异明显，范围在 0.753% ~4.849% 之间；在 9 个产地中，以临安产的桑叶中黄酮类成分含量较高，而嘉兴者相对较低。

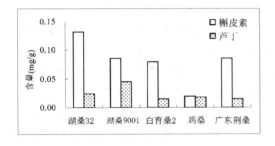

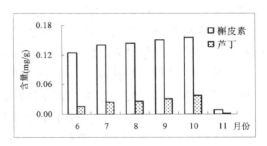

图 5-9 不同品种桑叶中黄酮类成分含量变化　　图 5-10 不同生长期桑叶中黄酮类成分积累规律

2. 桑叶中酚酸类成分的积累动态分析评价　对不同品种桑叶在不同采收时间总多酚及绿原酸、安息香酸和黄芪苷4种主要酚类化合物进行评价，结果表明：6个品种桑叶总多酚量在4～10月连续7个月内变化趋势基本相同。各品种中13种酚类单体物质的变化比较复杂：同一品种桑叶中不同酚类物质变化不同，不同品种桑叶的酚类单体成分的组成及其变化规律具有品种特异性，在相同栽培条件及气候条件下，桑叶中酚类物质的量在不同品种之间有差异，但在所有品种中多酚的量均以绿原酸最高，其次为安息香酸和黄芪苷。

3. 桑叶中生物碱类成分 1-脱氧野尻霉素的积累动态评价　柱前荧光衍生-高效液相色谱法分析不同生长季节桑叶中重要的资源性化学成分1-脱氧野尻霉素（DNJ）的积累动态，结果表明：7、8月份DNJ的含量最高。提示桑叶中DNJ含量与生长季节、温度密切相关。

4. 桑椹成熟期资源性化学成分的动态变化规律　对桑椹成熟期中资源性化学成分的变化规律评价结果表明，随着桑椹成熟度的增加，不同品种果实的单果重、出汁率及可溶性固形物、总糖、总酚物质和单宁含量均逐渐增加，而酸度逐渐降低；桑椹的蛋白质含量则出现2个高峰，分别在果实红色期和紫黑色期。

5. 优化提取工艺，提高资源利用效率　通过不同提取方法比较，采用微波辅助处理可使桑叶中黄酮类成分的提取效率显著提升。研究结果表明：提取物中黄酮类成分质量浓度比未经微波处理的提升18.5%。

【资源利用途径】

1. 在医药领域中的应用　桑叶始载于《神农本草经》，列为中品，自古即有"止消渴"的功效。现代研究表明桑叶具有降血糖、降血压、抗病毒等活性。多羟基生物碱类成分1-脱氧野尻霉素及其衍生物具有明确的降血糖作用，其中Fagomine能显著提高唾液中蛋白含量，对糖尿病症状有显著改善作用。桑叶中所含的Diels-Alder型加合物黄酮类成分Moracin，Kuwannons G、M，Mulberrofuran G，Sanggenon D等均能抑制protein kinase C的活性，其中Moracin有显著抑制小鼠皮肤肿瘤生长作用。桑叶黄酮类成分对副流感病毒（PIV）、流感病毒（Flu）、柯萨奇病毒B3（Cox B3）、2型鼻病毒（rhinovirus 2）有良好的抑制作用；对丙型肝炎病毒（HCV）具有较强的抗性活性。DNJ具有抗牛病毒性腹泻病毒（BVDV）、GB病毒B型（GBV-B）、土拨鼠肝炎病毒（WHV）、乙型肝炎病毒（HBV）的活性。

桑白皮具有止咳平喘、利尿、降血压等功效。日本学者首先用桑白皮提取物对兔进行降血压实验，并获得桑白皮降压成分 Kuwanons G、H、M，Sanggenons C、D，Mulber-rofuran C、F、G 等黄酮类成分，其降压机理可能与抑制 cAMP 磷酸二酯酶活性有关。桑白皮中异戊烯基黄酮类化合物、苯骈呋喃化合物均显示出较强的抗 HSV－1 病毒活性。

桑枝始载于《本草图经》，用于治疗风寒湿痹、四肢拘挛、脚气浮肿、皮肤瘙痒等病症。近年来利用桑枝开发出的新药，如桑枝颗粒剂可用于糖尿病引起的关节疼痛等症。

桑椹首见于《新修本草》，具有补肝益肾、滋阴养血、黑发明目、祛斑延年的功效。以桑椹为原料制成的制剂具有降低血清总胆固醇、甘油三酯、低密度脂蛋白、过氧化脂质、动脉硬化指数及升高血清锌的作用，并具有增高血清高密度脂蛋白和红细胞中 SOD 活性的效应，预防动脉粥样硬化和血管老化及延缓衰老的作用。桑椹水煎液能降低红细胞膜的 $Na^+－K^+－ATP$ 酶活性。

2. 在保健食品中的应用　桑叶保健食品有桑叶茶、桑叶保健饮料等。另外，桑叶多酚已开发成抗氧化和保护肝脏等功能性食品。桑白皮与其他药味伍用开发成辅助降血糖类保健食品。桑椹对眩晕、失眠、消渴、便秘及风湿关节炎等不适症状有一定的改善和调节作用，已开发保健产品有桑椹保健酒、饮料、糖、蜜饯、蜜膏等制品。

3. 在畜牧业中的应用　桑叶主要作为桑蚕的饲料。桑叶含有丰富的糖、蛋白质、昆虫蜕皮激素、维生素和矿物元素及天然活性物质，可有效提高畜产品的质量和产量。饲喂出栏前 4 周的肉鸡，添加桑叶可提高产肉率、改善鸡肉的品质。桑叶作为泌乳奶牛的补充饲料能够提高产奶量。

大　黄

大黄（Rhei Radix et Rhizoma）为蓼科植物掌叶大黄 *Rheum palmatum* L. 、唐古特大黄 *Rheum tanguticum* Maxim. ex Balf. 或药用大黄 *Rheum officinale* Baill. 的干燥根及根茎。具有泻下攻积、清热泻火、凉血解毒、逐瘀通经、利湿退黄的功效。

【资源类群概述】

掌叶大黄为多年生草本。根及根茎肥厚，黄褐色。茎直立，中空。基生叶具长柄，叶片宽卵形或近圆形，掌状半裂，裂片 3～5（～7），每一裂片有时再羽裂或具粗齿；托叶鞘膜质筒状。圆锥花序大型且顶生；花小，数朵成簇，紫红色或带红紫色；果枝多聚拢，瘦果三棱有翅，棕色。花期 6～7 月，果期 7～8 月。

唐古特大黄与掌叶大黄的主要区别：叶片深裂，裂片通常窄长，呈三角状披针形或窄线形。

药用大黄与掌叶大黄的主要区别：叶片浅裂，浅裂片呈大齿形或宽三角形。花较大，黄白色。果枝开展。

大黄属 *Rheum* 植物全世界约有 60 种，主要分布于亚洲温带及亚热带的高寒山区。

我国有 41 种和 4 个变种。掌叶大黄主要分布于青海、甘肃、四川、西藏、陕西、湖北、贵州、云南、宁夏等地，现多为栽培，为大黄商品药材的主要来源。唐古特大黄主要分布于青海、西藏、甘肃、四川、云南等地，野生或栽培。药用大黄主要分布于四川、贵州、云南、湖北、河南、陕西和甘肃等地，栽培或野生，产量较少。

青海东部、甘肃南部、四川西北部和西藏东北部是我国大黄资源的分布中心，资源丰富，所产大黄药材质地坚实，香气浓郁，品质上好。著名的"西宁大黄"、"铨水大黄"即产于此。

【资源性化学成分】

大黄中资源性化学成分类型主要包括蒽醌类、苯丁酮类、茋类、鞣质类等。

1. 蒽醌类　大黄根及根茎中蒽醌类成分分为游离型与结合型两类，含量约为 3% ~ 5%。游离型蒽醌类化合物主要有大黄酸、大黄酚、大黄素甲醚、大黄素、芦荟大黄素、异大黄素、ω - 羟基大黄素、虫漆酸 D 等；结合型蒽醌类化合物包括蒽醌苷和双蒽酮苷，蒽醌苷类中主要含有大黄素 - 龙胆二糖苷（emodin - gentiobioside）、大黄酚 - 1 和 8 - O - β - D - 吡喃葡萄糖苷、大黄酚 - 8 - O - β - D - （6' - O - 没食子酰）- 吡喃葡萄糖苷、大黄酚 - 8 - O - β - D - （6' - O - 丙二酸单酰基）吡喃葡萄糖苷、芦荟大黄素 - 8 - O - β - D - 吡喃葡萄糖苷、大黄素 - 8 - O - β - D - 吡喃葡萄糖苷、大黄素 - 3 - 羟甲基 - O - β - D - 吡喃葡萄糖苷、大黄素甲醚 - 1，8 - O - β - D - 吡喃葡萄糖苷、大黄酚甲醚等；双蒽酮苷类中含有番泻苷（sennoside）A、B、C、D、E、F，大黄二蒽酮（rheidin）A、B、C，掌叶二蒽酮（palmidin）A、B、C 等。大黄中还含有 2 - 甲氧基 - 6 - 乙酰基 - 7 - 甲基胡桃醌、6 - 羟基酸模素 - 8 - O - β - D - 吡喃葡萄糖苷、10R - 柯芦荟苷 - O - β - D - 吡喃葡萄糖苷等萘醌类物质。

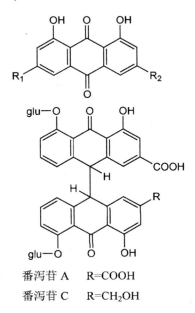

大黄酚	R_1=H	R_2=CH$_3$
大黄素	R_1=OH	R_2=CH$_3$
大黄素甲醚	R_1=OCH$_3$	R_2=CH$_3$
芦荟大黄素	R_1=H	R_2=CH$_2$OH
大黄酸	R_1=H	R_2=COOH

番泻苷 A　R=COOH
番泻苷 C　R=CH$_2$OH

番泻苷 B　R=COOH
番泻苷 D　R=CH$_2$OH

2. 苯丁酮和色原酮类　大黄根及根茎中苯丁酮和色原酮类化合物主要包括2,5－二甲基－7－甲氧基色原酮、2,5－二甲基－7－羟基色原酮、2－甲基－5－羟甲基－7－羧基色原酮、3－（3′,5′－二羟基－反式－肉桂酰基）－5－羟基－Δ^5－α－吡喃酮、4－（4′－羟基苯基）－2－丁酮、4－（4′－羟基苯基）－2－丁酮－4′－O－β－D－（2″－O－桂皮酰基－6″－O－没食子酰基）－吡喃葡萄糖苷、4－（4′－羟基苯基）－2－丁酮－4′－O－β－D－[2″－O－没食子酰基－6″－O－（4‴－羟基）－桂皮酰基]－葡萄糖苷、4－（4′－羟基苯基）－2－丁酮－4′－O－β－D－（2″－O－没食子酰基－6″－O－p－香豆酰基）－葡萄糖苷、墨沙酮（maesopsin）、莲花掌苷（lindleyin）、异莲花掌苷（isolindleyin）、6－桂皮酰异莲花掌苷。

3. 茋类　大黄中茋类化合物主要包括白藜芦醇（resveratrol）、$trans$－3,5,3′,4′－四羟基茋（piceatannol）、$trans$－3,5,3′,4′－四羟基茋－4′－O－β－D－吡喃葡萄糖苷、$trans$－3,5,3′,4′－四羟基茋－4′－O－β－D－（6″－O－没食子酰）－吡喃葡萄糖苷、反式－3,5,3′,4′－四羟基茋－4′－O－β－D－（6″－O－p－香豆酰）－吡喃葡萄糖苷、波叶素（rheumin）、白藜芦醇－4′－O－β－D－（6″－O－没食子酰）－葡萄糖苷、去氧土大黄苷元、土大黄苷元、去氧土大黄苷、土大黄苷。大黄降脂素即3,3′,5′－三羟基－4－甲氧基茋－3′－O－β－D－葡萄糖苷、$trans$－3,5,4′－三羟基茋、$trans$－3,5,4′－三羟基茋－4′－O－β－D－吡喃葡萄糖苷、$trans$－3,5,4′－三羟基茋－4′－O－β－D－（2″－O－没食子酰）－吡喃葡萄糖苷、$trans$－3,5,4′－三羟基茋－4′－O－β－D－（6″－O－没食子酰）－吡喃葡萄糖苷。

茋类化合物基本母核

4. 鞣质类　大黄根及根茎富含鞣质，主要包括没食子酸（gallic acid）、d－儿茶素（d－catechin,）、（－）表儿茶素－3－O－没食子酸酯、1,6－二没食子酰－O－β－D－吡喃葡萄糖、1－O－β－D－没食子酰吡喃葡萄糖。

(-)表儿茶素　　　　没食子酸

【资源化学评价】

1. 蒽醌类资源性成分的动态评价　应用分光光度法，对分布于青海、甘肃、四川等6个产地的大黄样品中的游离蒽醌和结合蒽醌类成分进行评价。结果显示，不同产地的大黄样品游离蒽醌和结合蒽醌含量差异较大，结合蒽醌含量由高到低依次为：甘肃大黄1.72%、九龙大黄1.63%、广元大黄1.47%、甘孜大黄1.33%、青海大黄1.06%、昌都大黄0.82%。

应用HPLC法，对甘肃不同产区的大黄药材中5种游离蒽醌类成分大黄酸、大黄素、大黄酚、大黄素甲醚、芦荟大黄素进行考察，结果显示，不同产地大黄药材中各种游离蒽醌含量及总量差异均较大，天祝所产野生凉州瓣的5种游离蒽醌的含量均为最高，其大黄酸、大黄素、大黄酚含量均在1.2%以上。见图5－11。

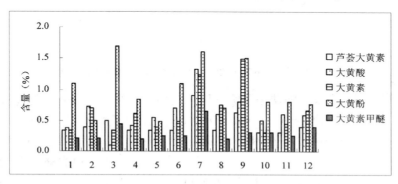

图5－11　不同产地大黄中5种游离蒽醌含量比较

1. 礼县原大黄 2. 宕县原大黄 3. 庄浪原大黄 4. 陇西苏吉 5. 陇南雅黄 6. 甘南南大黄 7. 天祝藏族自治县掌叶凉州瓣（野生）8. 天祝凉州瓣 9. 天祝水根 10. 清水县原大黄 11. 文县雅黄 12. 岷县原大黄

采用HPLC法，分别对产于四川平武地区不同采收期大黄叶片及叶柄中大黄素和大黄酚含量进行考察，结果显示，药用大黄叶的蒽醌含量在4月中旬到7月中旬呈上升趋势，7月中旬最高，而后开始呈现下降趋势。见图5－12、5－13。

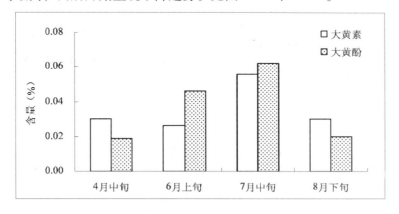

图5－12　不同采收期大黄叶柄中大黄素和大黄酚的积累规律

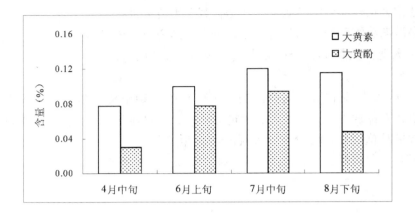

图5-13 不同采收期大黄叶片中大黄素和大黄酚的积累规律

2. 苯丁酮类资源性成分的动态评价 以大黄中苯丁酮类成分4-羟基苯基-2-丁酮、4-羟基苯基-2-丁酮-4-O-β-D-（6″-没食子酰基）-葡萄糖苷和反-3,5,4-三羟基苯乙烯基-4′-O-β-D-葡萄糖苷为指标，对不同产地、不同基原的大黄药材进行评价。结果显示，正品大黄药材中均能检测到上述3种成分，反-3,5,4-三羟基苯乙烯基-4′-O-β-D-葡萄糖苷在掌叶大黄中的含量普遍高于唐古特大黄和药用大黄，青海土大黄中含量最低，仅为掌叶大黄的4%左右。4-羟基苯基-2-丁酮和4-羟基苯基-2-丁酮-4-O-β-D-（6″-没食子酰基）-葡萄糖苷的含量在掌叶大黄和唐古特大黄中较为接近，药用大黄中含量较低。土大黄中不含4-羟基苯基-2-丁酮-4-O-β-D-（6″-没食子酰基）-葡萄糖苷。该结果提示这三种成分均可作为大黄药材的质量评价指标。见图5-14。

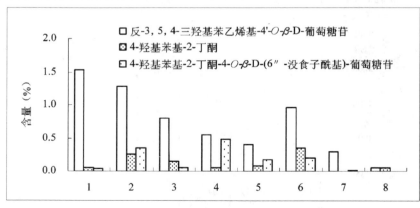

图5-14 不同产地、不同基原大黄中苯丁酮类成分的含量比较

1. 青海玉树掌叶大黄 2. 甘肃玛曲掌叶大黄 3. 甘肃掌叶大黄 4. 青海唐古特大黄

5. 甘肃唐古特大黄 6. 四川唐古特大黄 7. 甘肃药用大黄 8. 青海土大黄

3. 鞣质类资源性成分的分析与评价 以四川平武地区的大黄叶为研究对象，采用

干酪素法，分别对不同采收期样品中鞣质含量进行分析，结果显示：药用大黄叶片的鞣质含量4月中旬最高，7月中旬最低，7月中旬后开始呈现上升趋势。

4. 加工过程中资源性成分的转化　大黄产地加工是切去大黄根茎顶端的生长点、修剪除去粗皮及水根，以达净制的目的。并依据个体形状切成片或块状晾晒，至切面处收缩并现油状颗粒时，再行阴干、烘干或熏烤至干。阴干、烘干者无"槟榔茬"或特征不显著，熏烤至干者"槟榔茬"显著，色度较好。现代研究表明，大黄中主要含有的游离型、结合型蒽醌类成分，以及鞣质类、二苯乙烯苷类等成分，在干燥过程中伴随着一系列的化学成分转化：鲜大黄中的蒽酚类化合物在干燥过程中可缓慢被氧化为蒽醌衍生物，结合型蒽醌可转化为游离型蒽醌；所含 α-儿茶素经氧化聚合而成双聚体，进而形成聚合度更高的鞣质类产物。过程图见5-15。

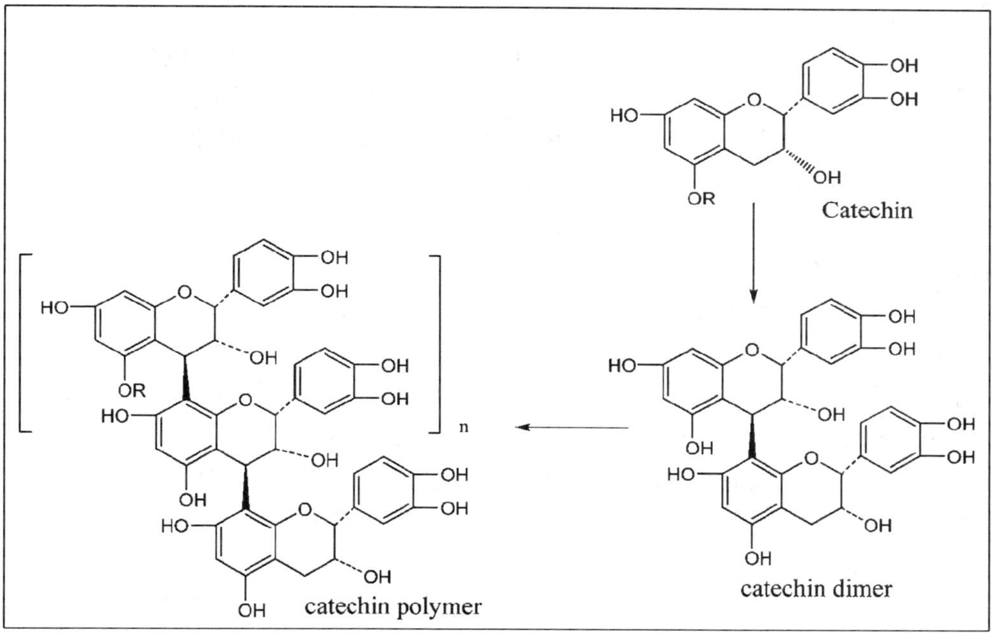

图5-15　大黄产地加工过程中的化学成分转化

【资源利用途径】

1. 在医药领域中的应用　大黄始载于《神农本草经》，被列为下品，在中医临床常用作泻下药，为治疗积滞便秘之要药，亦可用于血热吐衄、目赤咽肿、热毒疮疡、烧烫伤、瘀血诸症，以及湿热痢疾、黄疸、淋证。大黄对消化系统的影响主要表现为泻下、利胆、保肝；对血液系统主要表现为止血、降血脂、活血、抗感染；亦具有利尿、改善肾功能的作用。大黄尚有抗病原体、抗炎、抗肿瘤、免疫调节等作用。

大黄在现代临床的应用主要为治疗便秘及各种急腹症，如急性胰腺炎、急性胆囊炎、肠梗阻；急性肾功能衰竭；急性感染性疾病及各种菌痢肠炎；各种出血性疾病，如痔疮出血；胃溃疡、高脂血症、病毒性肝炎、子宫内膜异位症、慢性前列腺炎。

2. 在畜禽养殖中的应用 在《中国兽药典》中，大黄是重要和常用的畜禽兽药。常用于抗病原体、抗炎，以及泻下、利胆等，对消化系统疾病具有良好的作用。

淫 羊 藿

淫羊藿（Epimedii Folium）为小檗科植物淫羊藿 *Epimedium brevicornu* Maxim. 、箭叶淫羊藿 *E. sagittatum*（Sieb. et Zucc.）Maxim. 、柔毛淫羊藿 *E. pubescens* Maxim. 或朝鲜淫羊藿 *E. koreanum* Nakai 的干燥叶。具有补肾阳、强筋骨、祛风湿之功效。

【资源类群概述】

淫羊藿为多年生草本，落叶或常绿。根状茎粗短或横走。茎单生或数茎丛生，基部被有褐色膜状鳞片。叶片成熟后常革质，1~2 回 3 出复叶，基生或茎生；小叶片卵圆形，先端微尖，顶生小叶基部心形，两侧小叶较小，偏心形，外侧较大，呈耳状，边缘具黄色刺毛状细锯齿；主脉 7~9 条，细脉两面突起，网脉明显。

箭叶淫羊藿为三出复叶，小叶片长卵形至卵状披针形，先端渐尖，两侧小叶基部明显偏斜，外侧呈箭形。叶片革质。

柔毛淫羊藿叶下表面及叶柄密被绒毛状柔毛。

朝鲜淫羊藿小叶较大，先端长尖。叶片较薄。

小檗科 Berberidaceae 淫羊藿属 *Epimeium* 全球约有 50 种，分布于中国、朝鲜、日本、西喜马拉雅地区、意大利北部至黑海及北非。我国约 40 种，是世界上淫羊藿属植物的地理分布中心。包括淫羊藿、箭叶淫羊藿、柔毛淫羊藿、朝鲜淫羊藿、巫山淫羊藿等，均为野生。除淫羊藿分布于暖温带，朝鲜淫羊藿分布于寒温带，其余种类分布于我国亚热带地区，以中部和西南部种类最为丰富。

上述 5 种淫羊藿资源呈现区域分块分布特点，重叠较少。柔毛淫羊藿分布于陕西秦岭以南、四川中部和北部以及甘肃东南部；淫羊藿分布于甘肃南部、陕西秦岭以北、山西南部、河南西北部；朝鲜淫羊藿分布于辽宁和吉林长白山脉中低海拔地区；巫山淫羊藿分布于四川北部、重庆北部和陕西安康地区，年提供资源量较少；箭叶淫羊藿主要分布于江西、安徽、浙江、福建等省。

此外，尚有天平山淫羊藿 *E. myrianthum*、黔岭淫羊藿 *E. leptorrhizum* 和粗毛淫羊藿 *E. Acuminatum* 供地区药用。

【资源性化学成分】

淫羊藿中资源性化学成分类型主要包括黄酮及其苷类、酚苷类、萜醇苷类、生物碱类等。此外，尚含有多糖类、脂肪酸类、植物甾醇类、单宁类等。

1. 黄酮及其苷类 淫羊藿含有丰富的黄酮、黄酮醇及其苷，以及双黄酮类资源性成分。黄酮苷元主要为淫羊藿素（icaritin）和去甲淫羊藿素（noranhydroicaritin），尚有麦黄酮（tricin）、槲皮素、木犀草素、芹菜素、金圣草黄素（chrysoeriol）、山柰酚、芹菜素二甲醚等。

　　黄酮醇苷类（亦称淫羊藿苷类）成分普遍存在于淫羊藿属、美洲淫羊藿属 *Vancou-veria* 植物的根、茎、叶中，为其特征性成分。该类成分化学结构多为8位具异戊烯基的化合物。迄今已获得60余个黄酮醇苷类化合物，主要包括淫羊藿苷（icariin），朝藿定A、B、C，淫羊藿苷Ⅰ（icariinⅠ），淫羊藿素、鼠李糖基－淫羊藿苷Ⅱ、宝藿苷Ⅰ、Ⅱ、Ⅲ、Ⅳ、Ⅴ、Ⅵ、Ⅶ，icarisoside B、C、D、E、F，双淫羊藿苷A、C（diphylloside A、C），朝藿苷A、B、C、D、E（caohuoside A、B、C、D、E），朝藿苷甲、乙、丙（korepimedoside A、B、C），淫羊藿苷A、B、C、D、E，epimedo－koreanosideⅠ、Ⅱ，箭藿苷A、B、C（sagittatoside A、B、C），粗毛淫羊藿苷（acuminatin）、柔藿苷（rou-huoside）、粗藿苷（cuhuoside）、巫山淫羊藿苷（wushanicariin）等。此外，尚含有金丝桃苷（hyperoside）、黄芪苷（astragalin）、山柰黄苷（kaempferin）、山柰苷（kaempferitrin）、栎素（quercitrin）等。

Icariin　　　　R_1=glc，R_2=rha，R_3=Me
IcariinⅠ　　　R_1=glc，R_2=H，R_3=Me
Epimedin A　　R_1=glc，R_2=rha-glc，R_3=Me
Epimedin B　　R_1=H，R_2=rha-glc，R_3=Me
Epimedin C　　R_1=glc，R_2=rha-rha，R_3=Me

BaohuosideⅠ　R_1=H，R_2=rha，R_3=Me
Icarisoside B　R_1=H，R_2=rha-glc，R_3=H
Noranhydroicaritin　R_1=R_2=R_3=H
Icaritin　　　　R_1=R_2=H，R_3=Me

Brevicornin　　R_1=R_2=H，R_3=Me
Caohuoside D　R_1=glc，R_2=H，R_3=Me

Icarisoside E　R_1=rha，R_2=H
Acuminatin　　R_1=rha，R_2=Me

　　2. 酚苷类和萜醇苷类　淫羊藿中酚苷类和萜醇苷类化合物，主要结构类型有还原型菲醌类 icariside A1、A2、A3、A5、A7；二苯乙烯苷类 icariside A4、A6；苯乙苷类 icariside D1、D2、D3、F1、F2；二聚苯丙素苷类 icariside E1、E2、E3、E4、E5、E6、

E7；木脂素类 acanthoside；萜醇苷类 icariside B1～10、C1～4 等。

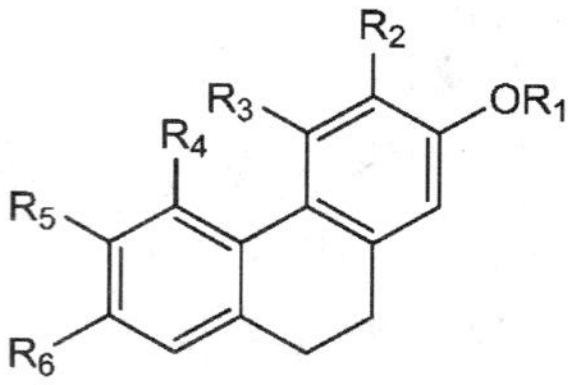

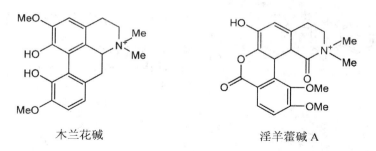

Icariside A1　R₁=glc，R₂= R₄= R₅= R₆= OMe，R₃=H
Icariside A2　R₁=glc，R₂= R₃= R₅= OMe，R₄=OH，R₆=H
Icariside A5　R₁=glc，R₂=OH，R₃= R₅= R₆= OMe，R₄=H

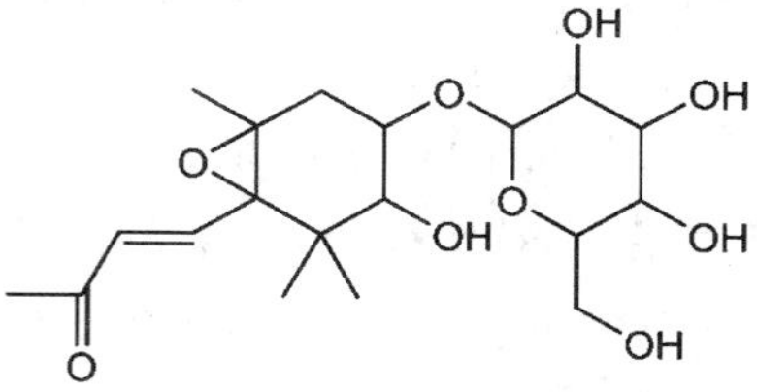

Icariside B3

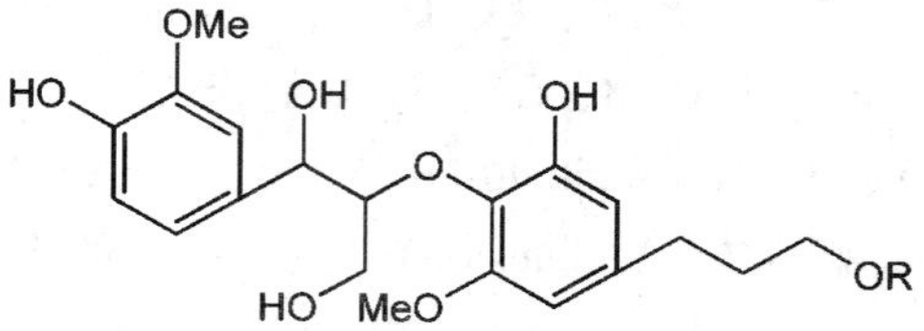

Icariside E1　R=rha
Icariside E2　R=glc

3. 生物碱类　淫羊藿含有生物碱类成分，以木兰花碱（magnoflorine）为主，根茎中含量居多。尚含有一种特殊结构的季铵碱——淫羊藿碱 A。

木兰花碱

淫羊藿碱 A

【资源化学评价】

1. 黄酮类成分资源化学评价

（1）不同品种及不同产地淫羊藿黄酮类成分动态变化　以淫羊藿中总黄酮、朝藿定 A、B、C 和淫羊藿苷等指标性成分评价 8 种主要资源种类共计 98 份淫羊藿药材的质量。结果显示：所测淫羊藿均富含黄酮类成分，有 85% 的样品含量达到 5.0% 以上。除黔岭淫羊藿外，均以 8 位具异戊烯基的淫羊藿苷类成分为主，约 78% 的样品朝藿定 A、B、C 和淫羊藿苷的总量大于 1.3%。

（2）淫羊藿不同部位黄酮类成分分布规律　对淫羊藿不同部位黄酮类成分的比较分析显示，总黄酮含量淫羊藿根大于叶，远大于茎；从黄酮的种类来看，根中以双叶淫羊藿苷 A、淫羊藿次苷 A、大花淫羊藿苷 F、宝藿苷 II 等 4′位具 OH 基的化合物为主，而叶中此类成分含量较低；淫羊藿苷、朝藿定 C 等 4′位为甲氧基的化合物在根中的含量低于叶片，朝鲜淫羊藿、淫羊藿、柔毛淫羊藿、箭叶淫羊藿和巫山淫羊藿均表现出相同的规律。

（3）**不同生长期淫羊藿中黄酮类成分的积累规律** 不同种淫羊藿中总黄酮、淫羊藿苷和朝藿定 C 含量随物候期改变呈现相近的变化趋势，即萌发早期花开前后含量最高，随后下降，至地上部分生长晚期，含量略有回升，然后又下降。朝鲜淫羊藿生长期短，5 月初植物刚萌发的时候黄酮类成分的含量最高，随后急速下降，至 7～8 月黄酮类成分含量略有回升，9 月下旬地上部分枯死时含量最低。朝鲜淫羊藿中朝藿定 C 的含量变化和淫羊藿苷变化总趋势一致。见图 5-16。

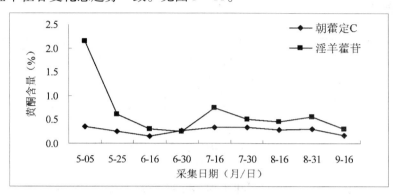

图 5-16 不同生长期朝鲜淫羊藿黄酮类成分积累规律

2. 多糖类成分资源化学评价 不同种淫羊藿多糖含量差异较大，含量范围在 22.47%～31.11%，其中朝鲜淫羊藿含量较高，但同品种不同产地差异较小。

3. 优化提取工艺，提高资源利用效率 采用微波辅助提取技术提取淫羊藿中的淫羊藿苷，可使淫羊藿苷提取率达到 84.53%，干浸膏得率 22.47%。闪式提取法和高压提取技术也可提高淫羊藿苷和总黄酮的提取率，缩短提取时间。

【资源利用途径】

1. 在医药领域中的应用 淫羊藿始载于《神农本草经》，被列为中品，具有补肾壮阳、强筋骨、祛风湿功效。用于治疗肾阳虚衰，阳痿遗精，筋骨痿软，风湿痹痛，麻木拘挛。现代药理研究表明，淫羊藿具有抗骨质疏松、免疫促进、促进雄性生殖系统和生殖内分泌功能、抗肿瘤、抗衰老、改善心脑血管系统功能等作用。已开发应用的中药制剂主要用于治疗骨质疏松、前列腺炎、妇女更年期综合征、抗风湿等，如二仙汤、安神补脑液、肾宝合剂、补肾益寿胶囊、壮骨关节丸、前列舒乐片、更年灵胶囊、更年舒片、仙灵风湿酒等。

2. 在保健食品中的应用 淫羊藿的黄酮类和多糖类成分具有良好的增强免疫功能，是多种抗衰老、抗骨质疏松保健食品，以及欧美市场中食品补充剂的主要原料。

五味子

五味子（Schisandrae Fructus）为木兰科植物五味子 *Schisandra chinensis*（Turcz.）Baill. 和华中五味子 *S. sphenanthera* Rehd. et Wils. 的干燥成熟果实，分别习称"北五味子"和"南五味子"。具有收敛固涩、益气生津、补肾宁心的功效。

【资源类群概述】

五味子为落叶木质藤本。叶于幼枝上互生，于老茎的短枝上簇生，叶柄幼时红色，叶片广椭圆形或倒卵形，边缘有短小疏齿；花单性异株，单生或簇生于叶腋；花被片6~9，长圆形，乳白色；雄花雄蕊4~6；雌蕊群椭圆形，心皮17~40，覆瓦状排列于花托上。聚合果呈穗状，浆果球形，肉质，成熟后深红色。种子1~2，肾形。花期5~7月，果期7~10月。

木兰科 Magnoliaceae 五味子属 *Schisandra* 植物全世界约30种，我国约有19种，南北各地均有分布。五味子主要分布于黑龙江、吉林、辽宁等省区，生于海拔1200~1700m 的沟谷、溪旁、山坡。目前五味子原料主要来源于栽培生产。

华中五味子分布于我国华中、华东及西南地区，生于海拔600~2400m 的密林中、溪沟边或湿润山坡边。同属绿叶五味子 *S. viridis*、红花五味子 *S. rubriflora* 和铁箍散 *S. propinqua* var. *sinensis* 在地理分布上与华中五味子相重叠，其干燥果实与华中五味子果实外形相似，常作为南五味子应用。

【资源性化学成分】

五味子资源性化学成分类型主要包括木脂素类、三萜类、有机酸类、挥发油类和糖类等，尚含有丰富的氨基酸类、维生素类以及环二肽类化合物。

1. 木脂素类　木脂素类成分为五味子属药用植物的特征性成分和主要活性成分，以联苯环辛二烯类化合物（dibenzocyclooctadiene）为主，具有保肝降酶、抗肿瘤、抗氧化、抗病毒、中枢抑制及神经保护等作用。

五味子果实及藤茎中的主要木脂素类成分包括五味子醇甲（五味子素，schisandrin）、五味子醇乙（戈米辛 A，gomisin A）、五味子甲素（去氧五味子素，deoxyschisandrin）、五味子乙素（schisandrin B）、五味子丙素（schisandrin C）、五味子酯甲（schisantherin A）、五味子酚（schisanhenol）、戈米辛 J（gomisin J）等联苯环辛烯类木脂素，其中五味子醇甲、五味子醇乙和五味子丙素含量较高。尚含2,3 - 二甲基 -1,4 - 二芳基丁烷类木脂素等。

华中五味子中木脂素类成分包括五味子甲素、五味子酯甲、五味子酯乙、五味子酯丙和五味子酚等，以五味子甲素、五味子酯甲为主。华中五味子还含有安五脂素等二芳基丁烷类木脂素，具抗肿瘤活性。此外，尚含有五味子酮和 *d* - 表加巴辛等芳基四氢萘和四氢呋喃类木脂素类资源性化学成分。

五味子甲素　$R_1=R_2=R_3=R_4=R_5=Me$　$R_6=H$
五味子乙素　$R_1+R_2=CH_2$　$R_3=R_4=R_5=Me$　$R_6=H$
五味子酚　$R_1=R_2=Me$　$R_3=H$　$R_4=R_5=Me$　$R_6=H$
五味子醇甲　$R_1=R_2=R_3=R_4=R_5=Me$　$R_6=OH$
五味子醇乙　$R_1=R_2=R_3=Me$　$R_4+R_5=CH_2$　$R_6=OH$

五味子丙素　$R_1+R_2=CH_2$　$R_3+R_4=CH_2$　$R_5=R_7=H$　$R_6=Me$
戈米辛 J　$R_1=Me$　$R_2=H$　$R_3=Me$　$R_4=R_5=R_7=H$　$R_6=Me$
五味子酯甲　$R_1=R_2=Me$　$R_3+R_4=CH_2$　$R_5=Benzoyl$　$R_6=OH$　$R_7=Me$

2. 三萜类　五味子中的三萜类成分多为高度氧化的降三萜类化合物,其结构类型主要分为 6 种:schiartane 型、schisanartane 型、18 - norschiartane 型、pre - schisanartane 型、18(13→14) - abeo - schiartane 型和 wuweiziartane 型。该类化合物多具有抗 HIV 病毒和抗肿瘤等活性。

3. 多糖类　多糖类成分为五味子中一类重要的活性物质,含量高达 6%。具有保肝、增强免疫、抗衰老、抗肿瘤、抗病毒、降血糖等作用。多糖类成分主要存在于果肉中,五味子多糖的单糖组成为鼠李糖、葡萄糖、阿拉伯糖、半乳糖,其质量分数分别为 1.69%、79.47%、1.78%、10.48%,此外尚可能含有甘露糖 1% 和岩藻糖 5.59%。

4. 挥发油类　南、北五味子果实和种子中含有丰富的以倍半萜类成分为主的挥发性成分,种子中含挥发油约 1%～2%;北五味子果实中的主要挥发性成分包括 β - 月桂烯、γ - 杜松烯、δ - 杜松烯、橙花叔醇、δ - 杜松醇等,而种子中的主要挥发性成分为 Conpaene、α - 金合欢烯、α - 荜澄茄油烯等。南五味子果实中的挥发性成分以 α - 檀香烯、γ - 杜松萜烯、β - 雪松烯、δ - 榄香烯为主,而种子中的挥发性成分以 α - 檀香烯、δ - 榄香烯、β - 雪松烯、γ - 杜松萜烯为主。

五味子挥发性成分具有良好的镇咳作用,其镇咳效力为可待因的 75%。尚对中枢神经系统具有调节作用,以及增强机体对非特异性刺激的防御能力。

5. 有机酸类　五味子果实中尚含有苹果酸、柠檬酸、酒石酸、原儿茶酸等有机酸类成分,为五味子收敛固涩功效的物质基础。苹果酸、柠檬酸等多种有机酸尚具有祛痰和镇咳等作用。

【资源化学评价】

1. 木脂素类资源性成分的分析与评价

（1）五味子果实及种子中木脂素类成分的分析评价　采用 HPLC 方法测定了不同产地五味子果实及种子中 4 种活性木脂素类成分的含量，结果表明，各种木脂素在种子中的含量显著高于果实。见图 5－17。

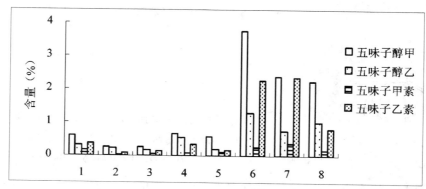

图 5－17　不同产地五味子果实及种子中 4 种木脂素类成分的含量比较
1. 吉林通化果实 2. 吉林左家果实 3. 吉林临江果实 4. 黑龙江牡丹江果实
5. 辽宁清原果实 6. 辽宁丰城种子 7. 黑龙江一面坡种子 8. 吉林辉江种子

（2）华中五味子果实及藤茎中木脂素类成分的分析评价　应用 HPLC 分析方法，对不同产地华中五味子果实及藤茎中 3 种木脂素类成分的含量进行了考察。结果显示，随着地理分布的不同，华中五味子果实中木脂素类成分的结构类型及其含量存在显著差异。产于秦岭南侧、东侧、中条山及太行山南端的华中五味子果实含有保肝降酶、抗炎、抗氧化及抗肿瘤活性的木脂素五味子酯甲、五味子甲素、安五脂素等，且总木脂素含量较高，质量较优。见图 5－18。

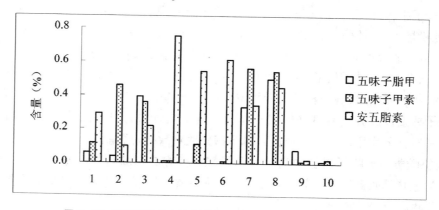

图 5－18　不同产地华中五味子果实及藤茎中木脂素类成分的含量比较
1. 河南衡山果实 2. 湖南壶瓶山果实 3. 陕西平利果实 4. 湖北神农架果实 5. 陕西太白山果实
6. 甘肃小陇山果实 7. 山西陵川果实 8. 贵州贵阳果实 9. 四川金佛山茎藤 10. 四川都江堰茎藤

研究还发现，南五味子中木脂素类成分的种类及含量与北五味子明显不同，前者主含五味子酯甲、五味子甲素和安五脂素等，其中安五脂素可作为鉴别北五味子与南五味子的指标性成分。

（3）不同生长期五味子果实中木脂素类成分的动态分析　采用 HPLC 法测定辽宁凤城地区不同生长期五味子果实中五味子醇甲、醇乙、酯甲、甲素、乙素的含量，结果显示：半成熟果实样品中 5 种木脂素的总量高于幼果和成熟果，含量高低趋势为半成熟果>幼果>成熟果。

（4）不同生长期五味子藤茎中木脂素类成分的动态分析　通过对产自吉林通化市佐安村五味子藤茎中的五味子甲素、乙素、五味子醇甲等指标性成分在 12 个月及 1~6 年内的变化规律评价结果表明：五味子藤茎中木脂素含量在秋、冬季节较高，藤茎的最佳采收期为秋、冬季；不同年生的五味子藤茎中五味子甲素和乙素的含量随年龄的增长而递增，三年生藤茎中的五味子甲素、乙素的含量与五味子果实中的含量接近；四年生以上的茎藤中的木脂素含量高于果实。因此，三年生以上的藤茎可以代替五味子果实作为提取五味子木脂素的原料。由不同组织部位木脂素含量分析结果得知：五味子藤茎中木脂素类成分主要存在于韧皮部。

2. 不同采收期五味子藤茎中糖类成分的动态分析　采用蒽酮－硫酸比色法，评价吉林蛟河地区不同采收期五味子藤茎中单糖、寡糖、多糖的变化规律。结果表明，11月多糖含量最高，9月单糖、寡糖含量最高。

【资源利用途径】

1. 在医药领域中的应用　五味子始载于《神农本草经》，被列为上品，为传统的滋补强壮药。中医临床主要用于久咳虚喘、梦遗滑精、遗尿、尿频、久泻不止、自汗盗汗、津伤口渴、内热消渴、心悸失眠、肝炎等。《图经本草》记载："五味子皮肉甘酸，核中辛苦，均有咸味，此则五味俱也。"

现代药理研究表明，五味子在中枢神经系统主要具有镇静、安神、神经保护作用；作用于肝脏主要表现为降低血清谷丙转氨酶，对化学毒物所致的肝损伤具保护作用，可增强肝脏解毒功能、抗脂质过氧化、促进蛋白质合成和肝糖原生成等；作用于心血管系统主要表现为钙拮抗作用、心肌保护作用等；作用于呼吸系统主要表现为镇咳、祛痰作用；作用于免疫系统主要表现为免疫增强作用。此外，五味子还表现出抗炎、抗肿瘤、抗病毒、延缓衰老等作用。

2. 在保健食品中的应用　用五味子果实可酿造果酒和保健酒，具有缓解疲劳、保肝益肾、安神等保健作用。五味子的根、茎、叶可用以泡茶饮用，五味子原汁含有丰富的营养成分和木脂素、多糖等抗氧化、增强免疫的活性成分，可以作为保健饮品的原料。

3. 在畜牧业中的应用　五味子提取物可用作断乳仔猪、肉仔鸡和蛋雏鸡等畜禽养殖过程中的饲料添加剂，可显著提高畜禽的免疫功能，并能调节肠道微生态平衡，减少病害的发生。

黄　连

黄连（Coptidis Rhizoma）为毛茛科植物黄连 *Coptis chinensis* Franch.、三角叶黄连 *C. deltoidea* C. Y. Cheng et Hsiao 或云南黄连 *C. teeta* Wall. 的干燥根茎，分别习称"味连"、"雅连"、"云连"。具有清热燥湿、泻火解毒的功效。

【资源类群概述】

黄连为多年生草本。根状茎黄色，生多数须根。叶全部基生，有长柄，三或五全裂，花葶 1～2 条；花序为单歧、二歧或多歧聚伞花序，或只含单花；苞片披针形，通常羽状分裂；花小，辐射对称；萼片 5，黄绿色或白色，花瓣比萼片短；种子少数，长椭圆球形。

黄连属 *Coptis* 植物约 16 种，分布于北温带，多数分布于亚洲东部。我国有 9 种、2 个变种。包括黄连、短萼黄连 *C. chinensis* var. *brevisepala*、爪萼黄连 *C. chinensis* var. *unguiculata*、线萼黄连 *C. linearisepala*、古蔺黄连 *C. gulinensis*、三角叶黄连、云南黄连、峨眉黄连 *C. omeiensis*、五裂黄连 *C. quinquesecta*、五叶黄连 *C. quinquefolia* 等。主要分布于西南、中南、华东和台湾。其中短萼黄连、五裂黄连在部分地区亦作为黄连药用。

黄连、三角叶黄连、云连植物自然分布于秦岭以南各省区。目前，黄连（味连）主要生产于长江中游的 30 余县，位于川鄂湘黔山地，多为栽培，产量占全国总产量的 80%。产于重庆石柱、南川和湖北恩施利川、来风等地的称南岸连；产于重庆城口、巫溪和湖北巴东、竹溪等地者称北岸连。雅连分布于川西南山区、秦巴山地海拔 1600～2200m 处的山坡林下，野生植株少见，主要栽培于四川峨嵋与洪雅。云连生于川滇藏南山地海拔 2000～3000m 的高山寒湿林荫下，分布于云南、西藏昌都地区。

【资源性化学成分】

黄连根茎中的资源性化学成分类型主要为生物碱类、有机酸类等，以生物碱利用价值最为重要。

1. 生物碱类　黄连中生物碱类成分以季铵型生物碱为主，主要包括小檗碱（berberine）、黄连碱（coptisine）、巴马亭（palmatine）、药根碱（jatrorrhizine）、非洲防己碱（columbamin）、甲基黄连碱（wrorenine）等。小檗碱多以盐酸盐形式存在，其含量高低顺序为小檗碱＞黄连碱＞巴马汀＞表小檗碱＞药根碱。此外，黄连药材中尚含有木兰碱（magnonorine）和表小檗碱（epiberberine）。

2. 有机酸类　黄连中含有阿魏酸（ferulic acid）、绿原酸（chlorogenic acid）等有机酸类成分。

	R_1	R_2	R_3	R_4
小檗碱	-O-CH₂-O-		-OMe	-OMe
黄连碱	-O-CH₂-O-		-O-CH₂-O-	
表小檗碱	-OMe	-OMe	-O-CH₂-O-	
药根碱	-OH	-OMe	-OMe	-OMe
巴马亭	-OMe	-OMe	-OMe	-OMe
非洲防己碱	-OMe	-OH	-OMe	-OMe
groenlandieine	-OH	-OMe	-O-CH₂-O-	

【资源化学评价】

1. 不同品种黄连中生物碱类成分的分析与评价 采用 HPLC 法，对 8 种黄连中 7 种小檗碱型生物碱的含量进行分析评价，结果显示：不同品种黄连在化学成分上存在较大差异。与味连药材比较西藏产云连中不含有非洲防己碱与药根碱；其余 5 种黄连中 7 种小檗碱型生物碱均可检测到。云南产云连中 groeulnadicnie、非洲防己碱和表小檗碱的含量甚微；峨眉野连中非洲防己碱的含量只有 0.10%；日本产黄连中 goreulnadicine 和非洲防己碱含量甚微，但药根碱含量最高可达到 1.65%；西藏产云黄连中巴马亭的含量在 8 种黄连中最低，仅为 0.16%，小檗碱含量最高，可达到 13.79%；线萼黄连中gorenlnadicine 的含量在 8 种黄连最高，可达到 0.49%。

2. 不同生长环境黄连中生物碱类成分的分析与评价 采用 HPLC 法，分别测定在简易棚下、柳杉林下、白马桑林下、厚朴林下 4 种栽培模式连续 2 年的黄连样品中生物碱类成分的含量。结果表明，4 种栽培模式下黄连总生物碱含量和盐酸小檗碱含量均无明显差异，总生物碱含量变化幅度在 13.78% ~17.41%，盐酸小檗碱在 6.95% ~9.47%。

3. 不同生长期黄连中生物碱类成分的积累规律 对同一产地不同生长年限黄连中小檗碱及总生物碱积累量进行分析，结果显示：小檗碱及总生物碱的含量随栽培年限的延长而增高；4~5 年生黄连 10~11 月份小檗碱含量达全年最高值，而 4 月份（开花结实期）小檗碱含量为整个生长期最低。见图 5-19。

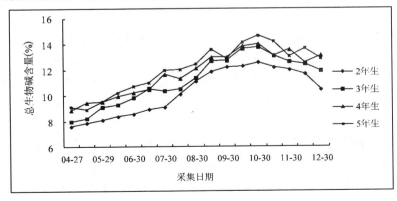

图 5-19 不同生长期栽培黄连中总生物碱含量的动态积累曲线

4. 黄连不同部位中生物碱类成分的分布规律 采用 HPLC 法对云南黄连不同部位生物碱类成分进行分析评价，结果表明：黄连植物不同组织器官中生物碱的分布及其含量由高至低依次为：根茎＞须根＞叶柄＞叶片。见表5-1。

表5-1 3年生栽培黄连不同部位中生物碱含量的比较（％）

生物碱	根茎	须根	叶柄	叶片
盐酸小檗碱	9.27 ±1.20	1.21 ±0.18	1.13 ±0.22	0.84 ±0.08
巴马亭	0.44 ±0.21	0.026 ±0.007	0.056 ±0.008	0.034 ±0.011
药根碱	0.54 ±0.08	0.12 ±0.02	0.23 ±0.04	0.06 ±0.02
总生物碱	13.21 ±2.21	6.46 ±0.22	4.13 ±0.27	2.67 ±0.13

5. 优化提取工艺，提高资源利用效率 采用亚临界水提取法提取黄连中4种生物碱类成分，结果显示：亚临界水提取法较传统溶剂提取法可使提取时间缩短，且避免了使用有机溶剂造成的污染，可用于黄连生物碱的工业化提取。

【资源利用途径】

1. 在医药领域中的应用 黄连始载于《神农本草经》，被列为上品，在中医临床各科均有应用。内服用于治疗湿热痞满、呕吐吞酸、泻痢、黄疸、高热神昏、心火亢盛、心烦不寐、血热吐衄、目赤、牙痛、消渴、痈肿疔疮等病症；外用治疗湿疹、湿疮、耳道流脓等疾病。以黄连为主配伍的经典方剂有黄连解毒汤、黄连温胆汤、黄连阿胶汤、黄连紫草汤、生地黄连汤等。

现代研究表明，黄连具有较宽的生物活性谱，具有抗菌、抗炎、抗病毒、抗心律失常、降血脂、降血糖、调节机体免疫功能等。临床用于治疗痢疾、急性胃肠炎、慢性腹泻、呼吸道感染、白喉、百日咳、结核性腹膜炎、萎缩性鼻炎、流行性结膜炎、化脓性中耳炎、口疮、牙周炎、痔疮、脓疱疮、婴儿湿疹、萎缩性胃炎、胃及十二指肠溃疡、慢性胆囊炎、急性肾盂肾炎、心律失常、高血压、中风后遗症、肿瘤和糖尿病等多种疾病。

小檗碱是黄连主要活性成分之一，在抗炎、抗菌、免疫调节、调节血糖等多方面具有显著活性。

2. 在保健食品中的应用 黄连花序中含有丰富的氨基酸类资源性成分。必需氨基酸的含量占总氨基酸的38%，基本达到WTO/FAO提出的理想蛋白质EAA/TAA为40%的要求。因此，黄连花丰富的营养价值和保健功能具有良好的开发应用及产业化价值。目前已有黄连花或叶茶的发明专利，其产品具有清热、降糖、降血脂、降血压等保健功能。

3. 在畜牧业中的应用 黄连可开发为兽药，用于治疗多种动物疾病，尤其在痢疾、肠胃炎、顽固性肠炎及湿热等疾病中较为常用。

值得注意的是黄连地上部分茎叶尚含有2%～4%的生物碱类资源性成分，可以此为原料开发利用，实现废弃物的资源化。

赤 芍

赤芍（Paeoniae Radix Rubra）为毛茛科植物芍药 *P. lactiflora* Pall. 或川赤芍 *P. veitchii* Lynch 的干燥根。具有清热凉血、散瘀止痛的功效。芍药的干燥根经水煮后去外皮或去皮后再煮，晒干，入药称白芍（Paeoniae Radix Alba）。具有平肝止痛、养血调经、敛阴止汗的功效。

【资源类群概述】

芍药为多年生草本植物。根圆柱形，茎直立，上部略分枝，叶互生，茎下部叶为二回三出复叶，小叶窄卵形、披针形或椭圆形，先端渐尖或锐尖。花大，叶生于花茎分枝的顶端，每花茎可有 2~5 朵生茎顶端和其下的叶腋；萼片 3~4；花瓣 6~10 片或更多，白色、粉红色或红色至紫红色，倒卵形；雄蕊多数，花药黄色；心皮 2~5。花期 5~7 月，果期 6~9 月。

芍药属 Paeonia 植物在全球约有 24 种，分布广泛。我国有 8 种 5 变种，包括草芍药 *P. obovata* 及其变种毛叶草芍药 *P. obovata* var. *willmottiae*、美丽芍药 *P. mairei*、芍药及其变种毛果芍药 *P. lactiflora* var. *trichocarpa*、多花芍药 *P. emodi*、白花芍药 *P. steriana*、川赤芍及其变种毛赤芍 *P. veitchii* var. *woodwrdii*、光果赤芍 *P. veitchii* var. *leiocarpa* 及单花赤芍 *P. veitchii* var. *uniflora*、新疆芍药 *P. sinjiagennsis*、窄叶芍药 *P. anomala* 及其变种块根芍药 *P. anomala* var. *intermedia* 等。主要分布于长江流域以北各省区和西南、西北等地。

白芍、赤芍商品药材的主要划分依据是：家种与野生，以及是否经过去皮、水煮等加工处理。一般将家种，其根肥大平直，经过刮皮、煮后修整并晒干的称为白芍。随着历史发展，全国逐渐形成了安徽亳州、浙江杭州、四川中江 3 个白芍道地产区；野生芍药，其根较家种品形瘦而多筋，大小不整，统称为赤芍。内蒙古多伦县出产赤芍为道地药材，称"多伦赤芍"。

【资源性化学成分】

芍药中的资源性化学成分类型主要包括单萜苷类、黄酮类、鞣质类、芪类、三萜类、酚酸类及挥发油类等。其中，单萜苷类为其特征性成分，且含量高、药用价值大。

1. 单萜及其苷类 芍药中单萜苷类成分的化学结构特征为笼状的 α - 蒎烯单萜苷，分布于芍药属植物的各个部位，尤以根部含量最高。该类化合物为芍药属植物的特征性化学成分，主要包括芍药苷（paeoniflorin）、苯甲酰芍药苷（benzoylpaeoniflorin）、氧化芍药苷（oxypaeoniflorin）、芍药内酯苷（albiflorin）、芍药苷元酮（paeoniflorigenone）、芍药新苷（lactiflorin）、芍药内酯（paeonilactone）A、B、C 等 70 余个单萜苷类化合物。

2. 黄酮类 芍药中黄酮类成分按照结构类型可分为黄酮、黄酮醇、查耳酮、二氢黄酮、黄烷 -3 -醇和花色素等，包括天竺葵色素 -3 -葡萄糖苷、花青素 -3 -葡萄糖苷、花青素 -3,5 -双葡萄糖苷、芍药素 -3 -葡萄糖苷、芍药素 -3,5 -二 -O -β - D -吡喃葡萄糖苷、山奈酚 -3,7 -β -D -二葡萄糖苷等。主要分布于花中。

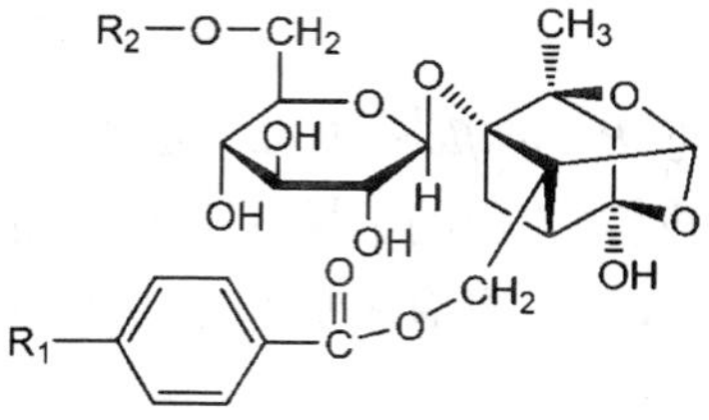

芍药苷　　　R₁=H, R₂=H
苯甲酰芍药苷　R₁=H, R₂=Bz
氧化芍药苷　　R₁=OH, R₂=H

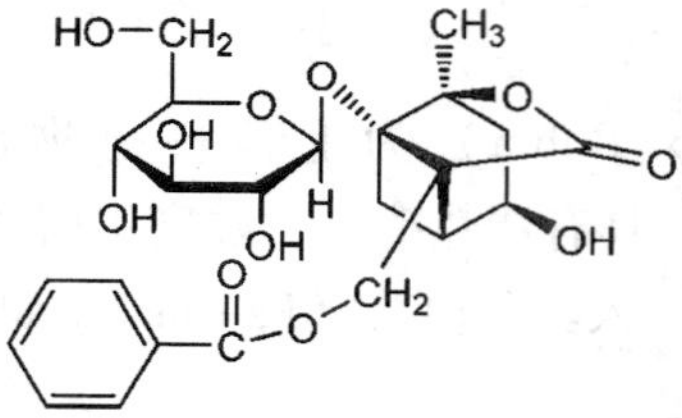

芍药内酯苷

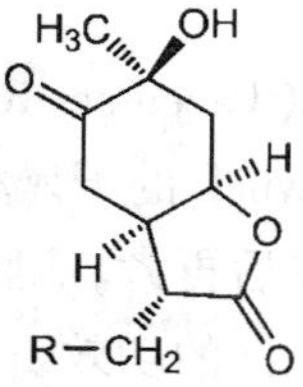

芍药内酯 A　R=H
芍药内酯 B　R=Benzoyloxy

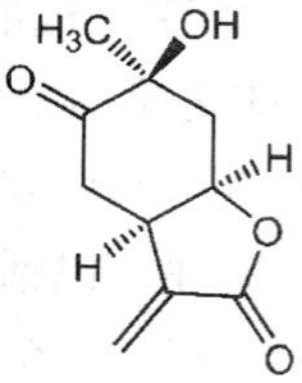

芍药内酯 C 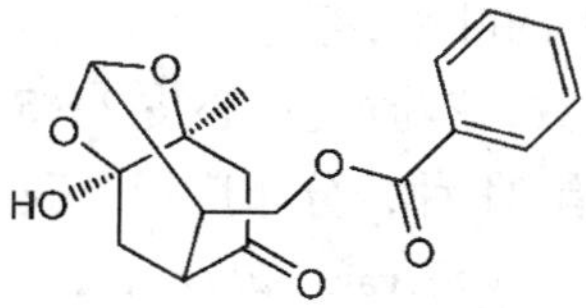　　　　芍药苷元酮 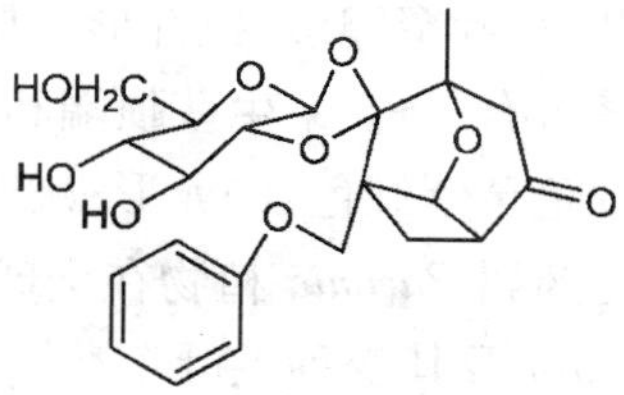　　　　芍药新苷

3. 鞣质类　芍药中鞣质类成分按结构类型可分为没食子鞣质、鞣花鞣质和缩合鞣质等。该类成分主要分布于芍药的果实及根部，主要包括 1,2,3,4,6 -penta -O- galloyl $-\beta$-D-glucose、1,2,3,6 -tetra -O- galloyl $-\beta$-D-glucose、paeonianin A、B、C、D等化合物。

【资源化学评价】

1. 不同品种芍药中芍药苷类成分的分析与评价　对不同种芍药中羟基芍药苷、芍药内酯苷、芍药苷、苯甲酰芍药苷和苯甲酸进行分析评价，结果表明：种间芍药苷类成分含量差异较大，且受采收时间及生长环境的影响较大。就芍药苷而言，以芍药和川赤芍的含量较高。见图 5 -20。

2. 不同产地芍药中芍药苷类成分的分析与评价　采用 HPLC 法对不同产地野生和栽培芍药中芍药苷含量进行评价，结果显示：野生芍药（赤芍）中芍药苷含量均大于 3.5%，高于栽培芍药中芍药苷的含量。见图 5 -21。

3. 不同采收期芍药中芍药苷类成分的分析与评价　亳白芍中芍药苷与白芍总苷含量均以开花期的 4 月和 5 月最高；6~8 月芍药苷与白芍总苷含量较低；9~10 月亳白芍地上部分逐渐枯萎，药用部位出干率较高，芍药苷与白芍总苷含量趋于稳定，此时收获药材，芍药苷与白芍总苷含量及亩产药材产量之乘积最高。见图 5 -22。

多伦赤芍中芍药苷以 8、9 月（幼果期和果期）含量较高（4.72%，4.58%），5 月（苗期）含量最低（3.05%），6~10 月平均含量之间无显著差异。

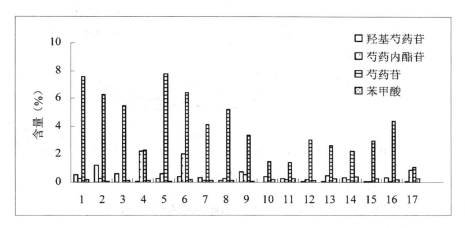

图 5 – 20 不同种芍药中芍药苷类化合物的含量比较

1. 芍药（黑龙江密山）2. 芍药（黑龙江宁安）3. 芍药（吉林前郭）4. 毛果芍药（四川峨眉）

5. 毛果芍药（浙江磐安）6. 毛果芍药（安徽亳州）7. 川赤芍（四川茂汶）8. 川赤芍（四川松潘）

9. 毛赤芍（四川卧龙）10. 草赤芍（吉林左家）11. 美丽芍药（四川茂汶）12. 美丽芍药（四川南坪）

13. 窄叶芍药（新疆塔城）14. 块根芍药（新疆塔城）15. 新疆芍药（新疆塔城）

16. 毛果新疆芍药（新疆塔城）17. 日本芍药（黑龙江）

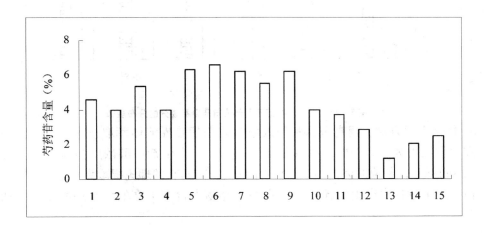

图 5 – 21 不同产地野生和栽培芍药中芍药苷含量比较

1. 黑龙江黑河（野生）2. 黑龙江克生（野生）3. 黑龙江桦南（野生）4. 辽宁西丰（野生）

5. 内蒙古多伦（野生）6. 内蒙古克什克腾旗（野生）7. 河北围场（野生）8. 陕西黄龙（野生）

9. 陕西旬邑（野生）10. 湖北恩施（野生）11. 俄罗斯贝加尔（野生）12. 陕西紫阳（栽培）

13. 安徽亳州（栽培）14. 浙江东阳（栽培）15. 甘肃漳县（野生）

　　4. 不同部位中芍药苷类成分的分析与评价　　亳州产芍药不同部位中羟基芍药苷含量以主根最高，去皮主根最低；芍药内酯苷含量以根皮最高，支根次之，去皮主根最低；芍药苷含量以支根最高，主根最低；苯甲酸含量支根最高，加工去皮主根最低。见图 5 –23。

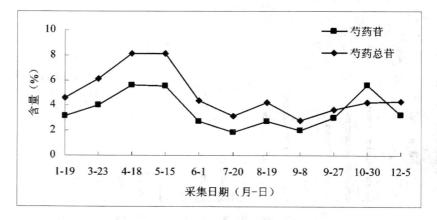

图 5-22 四年生亳白芍不同采收月份根中芍药苷类成分的变化规律

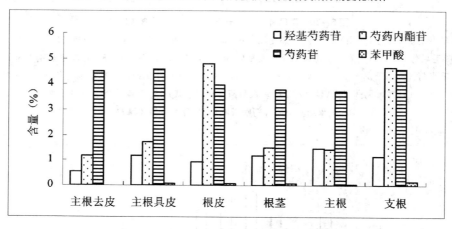

图 5-23 亳州产芍药不同部位芍药苷类成分的分布规律

5. 优化提取方法，提高资源利用效率 采用超临界流体萃取技术提取芍药中芍药苷，在萃取压力为 18.9MPa，萃取温度为 59.9℃，夹带剂甲醇浓度为 68.5%，夹带剂流速 0.4ml/min，萃取时间为 60 分钟的条件下，芍药苷的理论提取率可达 7.85mg/g。

白芍加工过程中产生的栓皮、废水等废弃物中含有丰富的可利用物质，应加以利用。

【资源利用途径】

1. 在医药领域中的应用 芍药始载于《神农本草经》，被列为中品，陶弘景始分为赤、白两种，在中医临床与方剂配伍中多有应用。

白芍养血敛阴，补而不腻，柔肝缓中，止痛收汗，尤擅长于妇科疾病的治疗。现代药理研究表明，白芍具有镇痛、解痉、护肝、抗炎和抗心肌缺血作用，主要用于治疗肌肉痉挛、疼痛、类风湿等症，对心血管系统具有扩张冠状动脉、降低血压的作用。

赤芍具有清热凉血、活血化瘀等功效。现代研究表明具有增加冠状动脉血流量、抗血栓形成和抗动脉粥样硬化、抗菌抗炎、抗脑缺血等生物活性。临床上赤芍单用或配伍应用治疗冠心病及急性脑血栓效果良好。

芍药苷为芍药重要的资源性化学成分。现代研究表明，芍药苷在免疫系统调节、心血管和中枢系统保护方面均呈现出显著的药理作用。尚可显著降低总胆固醇、低密度脂蛋白和甘油三酯水平；有明确的抗心肌缺血作用；对多种伤害和过敏症产生的痛觉具有良好的对抗作用；对于治疗脑功能退化症和认知障碍具有潜在的应用价值。芍药总苷也可用于类风湿性关节炎和全身性红斑狼疮等症。

2. 在精细化工与化妆品中的应用　芍药根、花的提取物可作为化妆品原料，其产品具有抗炎、抗衰老、美白、抗过敏、改善血液、保持皮肤健康等功效。芍药苷可显著抑制并改善内在性皮肤老化，抑制并改善由紫外线引起的 DNA 损伤和皮肤皱纹等。因此芍药苷化妆品组合物和药物组合物是具有拓展前景的皮肤护理保养产品。

芍药种子榨油可为制作肥皂的资源性油脂原料；也可作为油漆和油性涂料的稀释剂及溶媒剂。芍药根和叶片中富含鞣质，可提制栲胶。

3. 在生物农药和畜禽产业中的应用　芍药属植物提取物可用于杀灭大豆蚜虫和作为防治小麦秆锈病等的农药原料资源。毛果芍药的植物提取物尚可用于制备家畜的促生长剂。

4. 在花卉行业的应用　芍药花大而艳丽，品种丰富，是著名的观赏花卉，其培育品种已近千种。在中国、日本、美国和欧洲是十分重要的观赏花卉和切花植物资源，并日益壮大为花卉产业。

板 蓝 根

板蓝根（Isatidis Radix）为十字花科植物菘蓝 *Isatis indigotica* Fort. 的干燥根，具有清热解毒、凉血利咽的功效。菘蓝的干燥叶作为大青叶（Isatidis Folium）入药，具有清热解毒、凉血的功效。

【资源类群概述】

菘蓝为二年生草本植物。主根深长，上部常有紫晕，外皮灰黄色。茎直立，高 40～100cm，光滑无毛。叶互生，基生叶具柄，叶片长圆状椭圆形；茎生叶长圆形至长圆状披针形，基部垂耳圆形，半抱茎，全缘。复总状花序；花萼 4，绿色；花瓣 4，黄色；雄蕊 6，4 强；雌蕊 1，长圆形。角果长圆形，扁平翅状。种子 1 枚。花期 4～5 月。果期 6 月。

菘蓝属 *Isatis* 植物全世界约有 30 余种，分布于中欧、地中海、西亚及中亚地区。我国有 6 种 1 变种，作为药用的主要为菘蓝，其他品种如长圆果菘蓝 *I. oblongata*、毛果菘蓝 *I. tinctoria* var. *praecox*、小果菘蓝 *I. minima* 和欧洲菘蓝 *I. tinctoria* var. *tinctoria* 在不同区域或作为民族药资源应用。

菘蓝原产我国，野生于湿润肥沃的沟边或林缘。现全国各地广为栽培，喜温暖气候，但耐寒、耐霜、怕水涝，属深根性植物，以土层深厚、肥沃、疏松的砂质壤土栽培为好。主产于河北、甘肃、陕西、江苏、安徽等地。菘蓝适应性较强，对气候和土壤要求不严苛，中国南北方各省平原和山区均可栽培。

【资源性化学成分】

菘蓝根（板蓝根）中资源性化学成分类型主要有生物碱类、硫代葡萄糖苷类、有机酸类、木脂素类、黄酮类、核苷类、甾醇类、氨基酸类等。

1. 生物碱类 菘蓝根中生物碱类成分可分为 3 类：吲哚类生物碱、喹唑酮类生物碱、中氮茚类生物碱。

（1）**吲哚类生物碱** 大部分均含有酮基，以苷形式存在。常见取代基：3 位大多为醛基、乙腈基或酮基，2 位、5 位为羟基取代，1 位氮原子上大多为甲氧基取代。代表性化合物有靛蓝（indigo）、靛玉红（indirubin）、羟基靛玉红（hydroxyindirubin）、依靛蓝酮（isaindigodione）、吲哚 $-3-$乙腈 $-6-O-\beta-$D$-$葡糖苷、（E）$-2-$［（$3'-$吲哚）腈基亚甲基］$-3-$吲哚酮、2,5$-$二羟基吲哚、3$-$乙酸基吲哚、3$-$甲酰吲哚、1$-$甲氧基$-3-$吲哚醛、1$-$甲氧基$-3-$乙腈基吲哚、3$-$羟基$-3-$乙腈$-4-$羟基$-2-$吲哚酮。

菘蓝叶（大青叶）新鲜叶片中主要含有大青素 B（isatan B）；干燥加工后叶片中主要含有 5$-$羟基$-2-$吲哚酮、靛蓝、靛玉红、青黛酮（gingdainone）等。

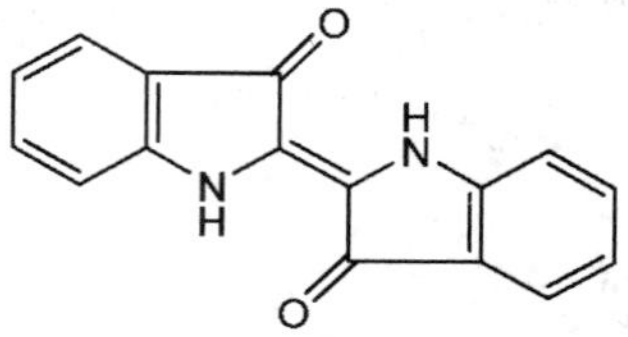

靛蓝

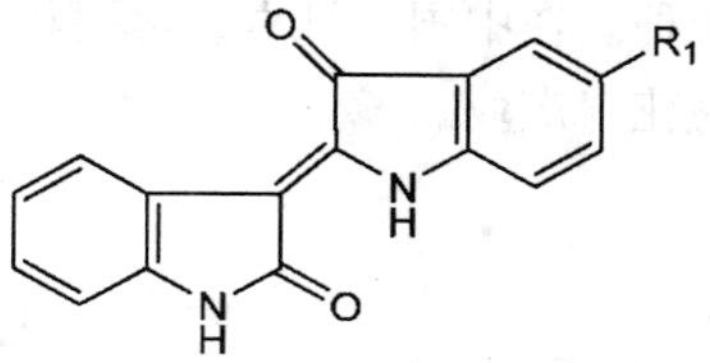

靛玉红 $R_1 = H$
羟基靛玉红 $R_1 = OH$

（2）**喹唑酮类生物碱** 板蓝根含有脱氧鸭嘴花酮碱（deoxyvasicinone）、色胺酮、板蓝根甲素（isatan A）、3$-$（2'$-$羟基苯基）-4（3H）$-$喹唑酮、isaindigotone 等。大青叶中也含有此类生物碱成分：2,4$-$（1H,3H）喹唑二酮、色胺酮、脱氧鸭嘴花酮碱、4（3H）$-$喹唑酮、10H$-$吲哚$-$（3，2b）$-$喹啉、3$-$（2$-$羧苯基）$-4-$（3H）$-$喹唑酮等。

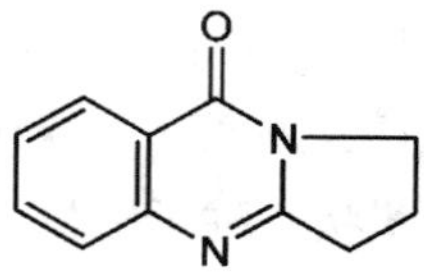

脱氧鸭嘴花酮碱

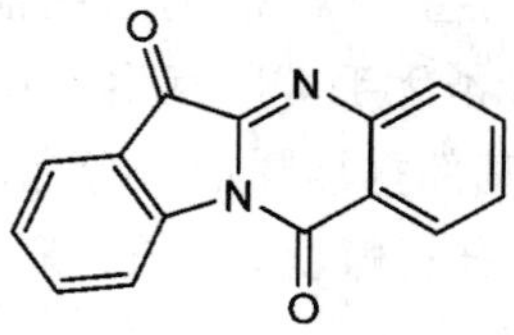

色胺酮

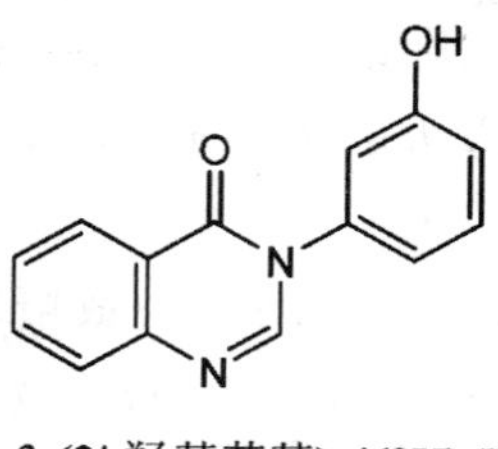

3-(2′-羟基苯基)-4(3H)-喹唑酮

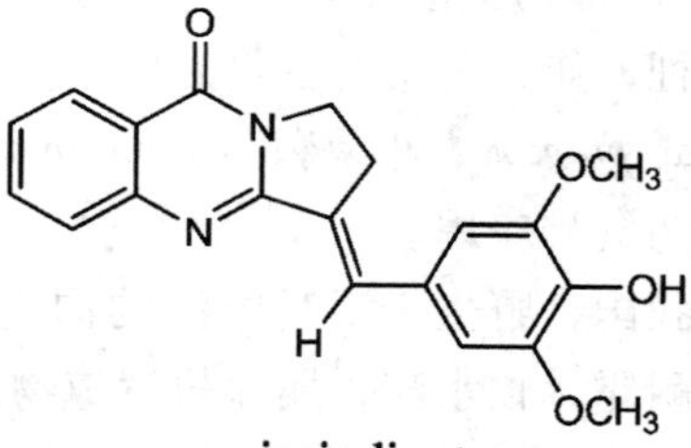

isaindigotone

（3）中氮茚类生物碱 该类生物碱的结构特征为具有含一个氮原子的五元和六元并环体系的吲哚类似物。板蓝根中依靛蓝双酮（isaindigotidione）即为中氮茚生物碱衍生物。具有抗病毒、抗肿瘤、抗炎、抗真菌、抗利什曼原虫、抗氧化、组胺 H_3 受体拮抗及免疫调节等多种生物活性。

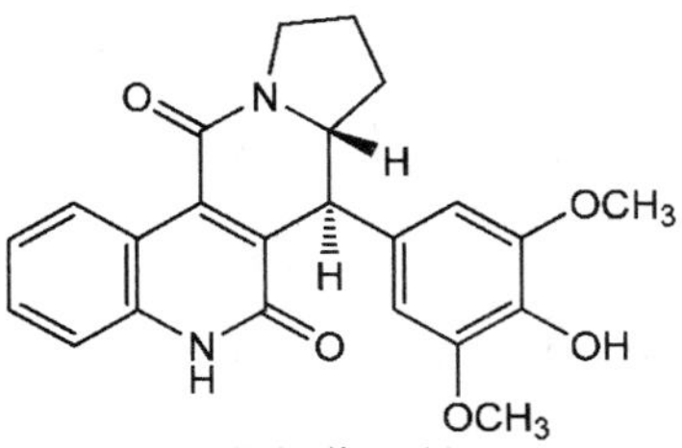

依靛蓝双酮

2. 硫代糖苷类 硫代葡萄糖苷类成分普遍存在于十字花科植物中。板蓝根中可分离获得 1－硫氰基－2－羟基－3－丁烯、5－甲氧基－3－吲哚甲基芥子油苷、5－羟基－3－吲哚甲基芥子油苷、表告依春（epigoitrin）、告依春（goitrin）等。

菘蓝鲜叶中含芸苔葡糖硫苷（glucobrassicin）、新芸苔葡糖硫苷（neoglucobrassicin）、1－磺酰－3－吲哚甲基葡萄糖异硫氰酸盐，即1－磺酰芸苔苷等。

3. 有机酸类 板蓝根中有机酸类成分包括芳香酸、高级饱和及不饱和脂肪酸等类型的化合物。主要有烟酸（nicotinic acid）、2－羟基－1,4－苯二甲酸、苯甲酸、水杨酸、丁香酸、邻氨基苯甲酸、棕榈酸、亚油烯酸、顺丁烯二酸、芥酸、琥珀酸等。

4. 木脂素类 板蓝根中木脂素类化合物多为单体、二聚物及其苷。包括落叶松树脂醇（lariciresinol）及其糖苷等。

5. 黄酮类 菘蓝植物中黄酮类成分有异牡荆苷（homovitexin）、蒙花苷（linarin）、甜橙素（sinensetin）、半齿泽兰素（eupatorin）、新橙皮苷、异甘草素、甘草素等。

6. 核苷类 板蓝根中含有的核苷类成分有腺苷、尿苷、次黄嘌呤、尿嘧啶、鸟嘌呤等。

7. 甾醇类 菘蓝等十字花科植物中普遍含有丰富的甾醇类化合物。主要有 β－谷甾醇、γ－谷甾醇、胡萝卜苷、扶桑甾醇、豆甾醇、胆甾醇、β－谷甾醇十二烷酸酯、(24R)－乙基－$3\beta,5\alpha,6\beta$－三羟基胆甾烷、$3\beta,6\alpha$－二羟基豆甾烷等。

8. 氨基酸类 板蓝根中含有的氨基酸类成分有精氨酸、谷氨酸、酪氨酸、脯氨酸、缬氨酸、γ－氨基丁酸、亮氨酸、色氨酸、天门冬氨酸、苏氨酸、丝氨酸、甘氨酸、丙氨酸、异亮氨酸、苯丙氨酸、组氨酸、赖氨酸等。

【资源化学评价】

1. 生物碱类成分的分析与评价

（1）不同产地板蓝根中靛蓝、靛玉红含量比较分析 采用 HPLC 法分析 9 批采自不同产地板蓝根药材中的靛玉红和靛蓝含量，结果表明：河南清丰产板蓝根药材中靛玉红和靛蓝含量最高。见图 5－24。

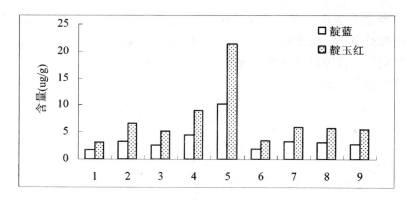

图 5 – 24　不同产地板蓝根中靛玉红和靛蓝含量

1. 山东临沂 2. 河北玉田 3. 安徽阜阳 4. 河北祈新 5. 河南清丰

6. 内蒙古赤峰 7. 安徽阜阳 8. 安徽太和 9. 黑龙江哈尔滨

（2）不同采收时间板蓝根中靛玉红、靛蓝积累规律　同一产地不同采收期板蓝根中靛玉红与靛蓝含量考察结果表明，11 月份靛玉红和靛蓝的含量均达到最高，分别为 1004μg/g 和 12.3μg/g，前者是其他月份的 95.6～215 倍，后者是含量最低月份的近 3 倍。

（3）采收茬次对大青叶中靛玉红含量的影响　比较大青叶采收茬次对靛玉红含量影响，结果显示：同一季节，10～11 月中，第一茬药材中靛玉红含量达 0.3% 以上；第二茬含量约为 0.14%；第三茬含量在 0.065% 以下。靛玉红含量与大青叶药材色泽相关，以色泽紫或灰紫含量较高，绿色至灰绿色含量较低。

2. 硫代葡萄糖苷类成分表告依春的分析与评价　对采自 5 个产地的板蓝根药材中表告依春含量进行分析，结果显示：江苏泰州产板蓝根药材中表告依春含量最高，可达 0.1441%，是亳州的 17 倍，广西的 25 倍。最高者与最低者相差 360 余倍。表明产地对板蓝根表告依春含量影响较大。

3. 核苷类成分的分析与评价　对不同采收期板蓝根药材中腺苷的积累动态进行分析，结果显示：9 月腺苷快速积累，10～11 月份间达到较高积累量（300 mg/kg），此后板蓝根中腺苷含量略有增长。分析尚表明，不同产地板蓝根药材中腺苷含量无显著差异。

4. 多糖类成分的分析与评价　板蓝根及大青叶中总多糖含量均随生长期延长而逐月增加，均在 11 月份总多糖含量达到最高。不同生长期板蓝根中总多糖含量均高于大青叶中的总多糖。

【资源利用途径】

1. 在医药领域中的应用　板蓝根始载于《神农本草经》，具有清热解毒、凉血利咽的功能。为中医临床用量较大的常用药材之一，用于治疗流行性感冒、流行性乙型脑炎、流行性腮腺炎、带状疱疹、急性病毒性结膜炎、急性病毒性心肌炎、感染性心内膜炎等病症疗效显著。板蓝根煎剂在 1:200 稀释度时即有显著的抗病毒活性，对人巨细胞病毒（HCMV）有确切地抑制活性。板蓝根多糖对特异性免疫和非特异性免疫均有一定的促进作用。

菘蓝茎叶可加工制成青黛，其中所含靛玉红用于治疗慢性粒细胞白血病、银屑病。

青黛酮、色胺酮等在体内外均具有一定程度的抗肿瘤活性。依靛蓝双酮具有抗炎作用；3-羟基-3-乙腈-4-羟基-2-吲哚酮等具有体外抗单纯疱疹病毒2型（HSV2型）活性；2,4-（1H，3H）-喹唑二酮和表告依春有抗流感病毒作用。3-（2′-羟基苯基）-4（3H）-喹唑酮等具有体外抗内毒素作用。

2. 在生产产朊假丝酵母中的应用 板蓝根颗粒生产过程中常采用水提醇沉工艺，板蓝根醇沉物中含有大量多糖类物质，对其多糖进行水解可成为发酵性糖，是微生物可以利用的营养物质。采用液态发酵培养产朊假丝酵母，在优化培养条件下培养20小时后，产朊假丝酵母的生长达到稳定期，其活菌数达到 $6.61 \times 10^8/ml$。

3. 在畜牧业中作为饲料应用 板蓝根药渣粗纤维含量在29%～35%之间，其中还含有大量木质素、半纤维素等。将风干切碎的药渣装在塑料袋中，按每公斤药渣加入20%氨水35kg，然后封口，密封50天后即可饲用。其机理为：药渣与氨作用时发生氨解反应，破坏木质素与多糖（纤维素、半纤维素）链间的酯键并形成铵盐，即成为牛、羊胃内微生物的氮源。同时，氨溶于水形成氢氧化铵，对粗饲料有碱化作用。因此，氨化处理是通过氨化与碱化双重作用以提高药渣的营养价值。药渣经氨化处理后粗蛋白质含量可显著提高，纤维素含量降低10%，有机物消化率提高20%以上，是牛、羊反刍家畜良好的粗饲料。

4. 在农业中的应用 板蓝根药渣中含有大量的纤维素、淀粉、粗蛋白、磷、钾等营养成分，用20%药渣与其他农家肥混合发酵形成肥效更高的有机复合肥。

杜 仲

杜仲（Eucommiae Cortex）为杜仲科植物杜仲 *Eucommia ulmoides* Oliver 的干燥树皮。具有补肝肾、强筋骨、安胎的功效。杜仲的干燥叶作为杜仲叶（Eucommiae Folium）入药，具有补肝肾、强筋骨的功效。

【资源类群概述】

杜仲为落叶乔木。皮、枝及叶均含胶质。单叶互生；椭圆形或卵形，边缘有锯齿；叶柄长 1～2cm。花单性，雌雄异株，与叶同时开放，有花柄；无花被；雄花有雄蕊 6～10 枚；雌花有一裸露而延长的子房，子房1室，顶端有2叉状花柱。翅果卵状长椭圆形而扁，内有1粒种子。花期 4～5月。果期 9月。

杜仲为我国特有植物，主要分布于长江中下游各省，尤以湖南、贵州、四川和湖北资源丰富。杜仲性喜温暖湿润、阳光充足的环境，在海拔 300～2500m 的山地分布。对气温的适应性较强。宜生长在土层深厚、肥沃、湿润、疏松的土壤上。

【资源性化学成分】

杜仲中资源性化学成分类型主要包括木脂素及其苷类、环烯醚萜类、杜仲胶、有机酸类、三萜类等。

1. 木脂素及其苷类 杜仲树皮中已分离鉴定的木脂素类化合物包括双环氧木酯素类、松脂酚类、丁香树脂醇类、橄榄树脂素类、松柏醇类、吉尼波西狄克酸甲脂等，其中松脂醇二葡萄苷（Pinoresinol diglucoside）为其主要降压成分。

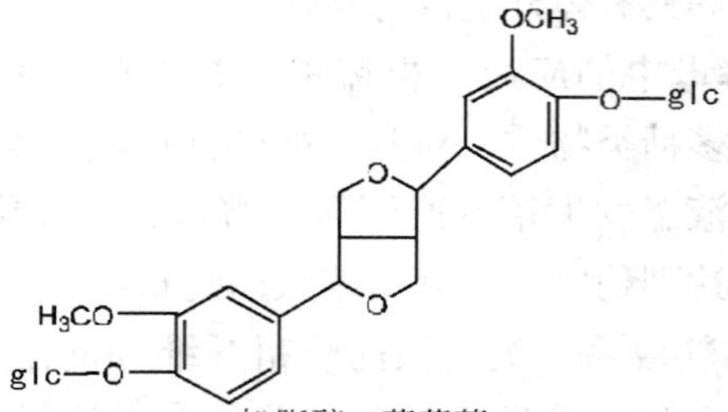

松脂醇二葡萄苷

2. 环烯醚萜类 杜仲中环烯醚萜类化合物包括杜仲醇、杜仲醇苷、脱氧杜仲醇、京尼平苷、京尼平苷酸、桃叶珊瑚苷（aucubin）、哈巴苷等。

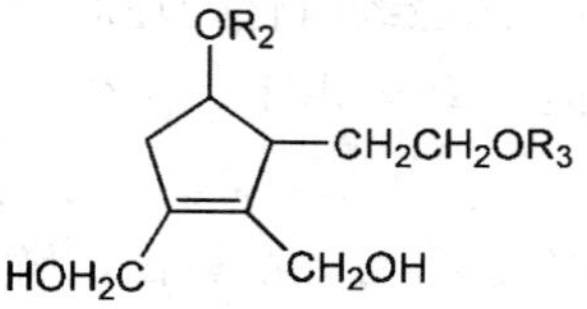

杜仲醇 $R_1 = R_2 = H$
杜仲醇苷 I $R_1 = glc, R_2 = H$
杜仲醇苷 II $R_1 = H, R_2 = glc$

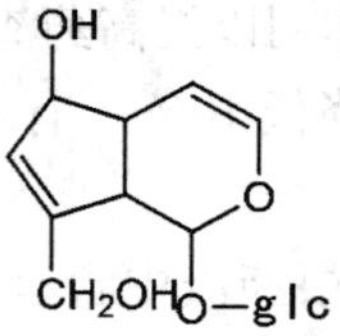

桃叶珊瑚苷

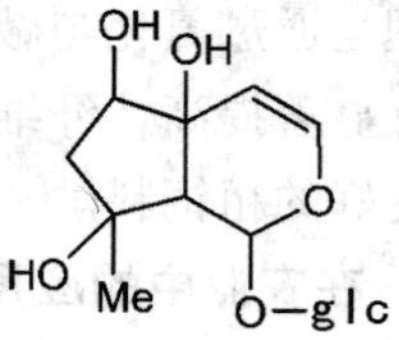

哈巴苷

3. 有机酸类 杜仲树皮及叶片中含有的有机酸类成分主要有绿原酸、松柏酸、咖啡酸、酒石酸、香草酸、癸酸、半己酸等。

4. 三萜类 杜仲树皮及叶片中含有的三萜类成分包括白桦脂醇、白桦脂酸、熊果酸等。

5. 杜仲胶 杜仲胶习称古塔波胶（cutta - percha）或巴拉塔胶（balata），广泛存在于杜仲树皮、叶片、果皮内，为天然高分子化合物，与天然橡胶的化学组成一致，即 $(C_5H_8)_n$，但分子链构型不同，二者互为异构体。杜仲胶链结构具有双键、柔性、反式结构等特点。

【资源化学评价】

1. 杜仲中绿原酸的动态评价

（1）不同生长年限杜仲中绿原酸含量的变化 对同一生长环境下 8 年生、13 年生、22 年生及 30 年生杜仲中绿原酸含量进行评价。4 组杜仲样品内皮层绿原酸含量变化不明显，最高含量与最低含量相差 2.4 倍，22 年生杜仲内皮层绿原酸含量相对较高。4 组杜仲样品栓皮层绿原酸含量差异显著，最高者与最低者相差 10 余倍，杜仲栓皮层绿原酸含量在 13 年生样品中含量最高。见图 5 - 25。

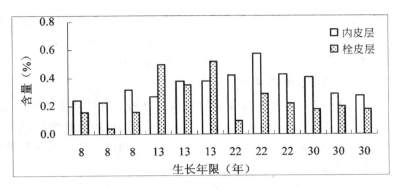

图 5 - 25 不同生长年限杜仲内皮层、栓皮层绿原酸含量比较

（2）杜仲不同部位绿原酸的分布规律 分别对同一株杜仲树的栓皮层、内皮层、茎枝、叶片中的绿原酸进行分析评价，结果表明：杜仲皮、叶、枝中均含有绿原酸，且以叶片中绿原酸含量最高。见图 5 -26。

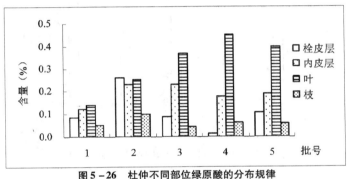

图 5 - 26 杜仲不同部位绿原酸的分布规律

2. 杜仲中松脂醇二葡萄糖苷的动态评价

（1）不同生长年限杜仲中松脂醇二葡萄糖苷含量的变化 对同一生长环境下 8 年生、13 年生、22 年生及 30 年生杜仲中松脂醇二葡萄糖苷含量进行评价。结果显示：各组杜仲样品栓皮层松脂醇二葡萄糖苷含量明显低于内皮层含量。13 年、22 年生杜仲内皮层松脂醇二葡萄糖苷含量相对较高。见图 5 -27。

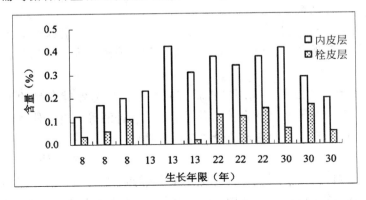

图 5 - 27 不同生长年限杜仲内皮层、栓皮层松脂醇二葡萄糖苷含量比较

（2）杜仲不同部位松脂醇二葡萄糖苷的分布规律　分别测定同一株杜仲树的栓皮层、内皮层、茎枝、叶片中松脂醇二葡萄糖苷的含量。结果表明：杜仲各部位松脂醇二葡萄糖苷含量由高至低依次为内皮层＞栓皮层＞枝皮＞叶。

3. 杜仲中桃叶珊瑚苷的动态评价

（1）不同年限杜仲中桃叶珊瑚苷含量的变化　对同一生长环境下 8 年生、13 年生、22 年生及 30 年生杜仲树干栓皮层及内皮层桃叶珊瑚苷含量进行评价。结果显示，杜仲树干内皮层桃叶珊瑚苷的含量明显高于栓皮层，内皮层桃叶珊瑚苷的含量差异较小，其中以 13 年生含量相对较高。

（2）杜仲不同部位桃叶珊瑚苷的分布规律　分别对同一株杜仲树的栓皮层、内皮层、茎枝、叶片中的桃叶珊瑚苷进行比较分析，结果显示：以上四个部位均含有桃叶珊瑚苷，各部位含量由高至低依次为：内皮层＞叶＞枝＞栓皮层。见图 5 － 28。

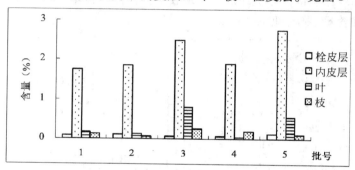

图 5 － 28　杜仲不同部位桃叶珊瑚苷的分布规律

【资源利用途径】

1. 在医药领域中的应用　杜仲始载于《神农本草经》，被列为上品，是传统名贵滋补中药。具有补肝肾、强筋骨、安胎、降血压等功效。久服能轻身耐老，可治腰膝酸软、肾虚阳痿、阴下湿痒、胎动不安等。现代研究表明，杜仲富含绿原酸、桃叶珊瑚苷、松脂醇二葡萄糖苷、维生素 C 等资源性成分。具有促进代谢、增强免疫、延缓衰老、调节血压等生物活性。

以杜仲配伍补骨脂、胡桃仁对肝肾不足，腰膝酸痛，或足膝痿软无力者尤佳；或配伍续断、桑寄生、熟地黄等，以增强补肾固胎作用；或配伍人参、阿胶、当归等对于妊娠下血者效良。

2. 在保健食品中的应用　我国自古就有应用杜仲作为保健食品的记载。唐代名医孙思邈创制的羊肉杜仲汤，以及后世民众喜用的杜仲补酒等。将杜仲嫩叶作为保健茶等产品，具有促进机体新陈代谢和预防骨质疏松等功效。

3. 在工业材料中的应用　杜仲树皮、叶片和果皮均含有天然杜仲胶，可塑性强，是高级的工业原料。通过定量控制硫化，杜仲胶可以做成低温可塑材料、热弹性材料及橡胶型弹性材料等。杜仲胶通过和其他塑料或橡胶混合应用可开发出用途更为广泛的新型材料。

山　楂

山楂（Crataegi Fructus）为蔷薇科植物山里红 *Crataegus pinnatifida* Bge. var. *major* N. E. Br. 或山楂 *Crataegus pinnatifida* Bge. 的干燥成熟果实。具有消食健胃、行气散瘀、化浊降脂的功效。山楂叶（Crataegi Folium）为其干燥叶，具有活血化瘀、理气通脉的功效。

【资源类群概述】

山里红为落叶乔木，高达 6m。枝刺长 1～2cm，或无刺。单叶互生；叶柄长 2～6cm；叶片阔卵形或三角卵形，稀菱状卵形，有 2～4 对羽状裂片，先端渐尖，基部宽楔形，下面沿叶脉被短柔毛，边缘有不规则重锯齿。伞房花序；萼筒钟状，5 齿裂；花冠白色，花瓣 5，倒卵形或近圆形；雄蕊约 20，雌蕊 1，子房下位，5 室，花柱 5。梨果近球形，深红色，有黄白色小斑点；小核 3～5。花期 5～6 月。果期 8～10 月。

山楂的植物形态与山里红极为相似，主要区别为果形较小，直径约 1.5cm；叶片较小，且分裂较深。

蔷薇科 Rosaceae 山楂属 *Crataegus* 植物广泛分布于北半球，北美洲种类较为丰富，据记载有 1000 种以上。我国约产 17 种，包括山楂 *C. pinnatifida*、云南山楂 *C. acabrifolia*、湖北山楂 *C. hupehensis*、陕西山楂 *C. shensiensis*、野山楂 *C. cuneata*、华中山楂 *C. wilsonii*、滇西山楂 *C. oresbia*、毛山楂 *C. maximowiczii*、桔红山楂 *C. aurantia*、辽宁山楂 *C. sanguinea*、光叶山楂 *C. dahurica*、中甸山楂 *C. chungtienensis*、甘肃山楂 *C. kansuensis*、阿尔泰山楂 *C. altaica*、裂叶山楂 *C. remotilobata*、绿肉山楂 *C. chlorosarca*、准噶尔山楂 *C. songorica* 等，分布于全国各地，野生或栽培。

【资源性化学成分】

山楂属植物富含黄酮类、有机酸类及三萜类等资源性化学成分。

1. 黄酮类　山楂属植物中黄酮类成分主要包括黄酮、黄酮醇、二氢黄酮、二氢黄酮醇和黄烷醇类及其聚合物等。

（1）黄酮类　已从该属植物分得的黄酮及其苷类成分多以芹菜素（apigenin）和木犀草素为主要苷元类型。糖和苷元大多以碳－碳键相连成碳苷。以芹菜素为苷元的成分有牡荆素（vitexin）、异牡荆素（isovitexin）及其衍生物，以及芹菜素己酮呋喃糖苷类成分山楂苷 A、B、I 等；以木犀草素为苷元的碳苷类成分则主要为红蓼素（orientin）和异红蓼素（isoorientin）及其衍生物。

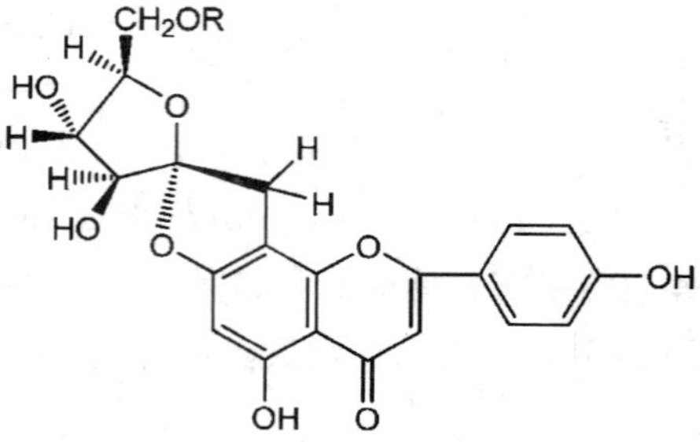

山楂苷 A　R=H
山楂苷 B　R=Acetyl

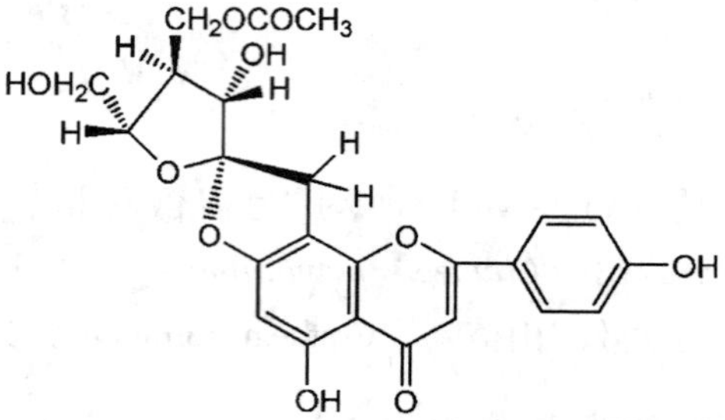

山楂苷 I

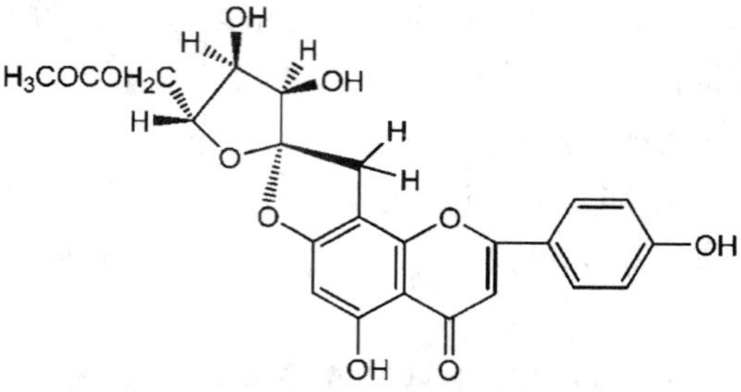

山楂苷 C

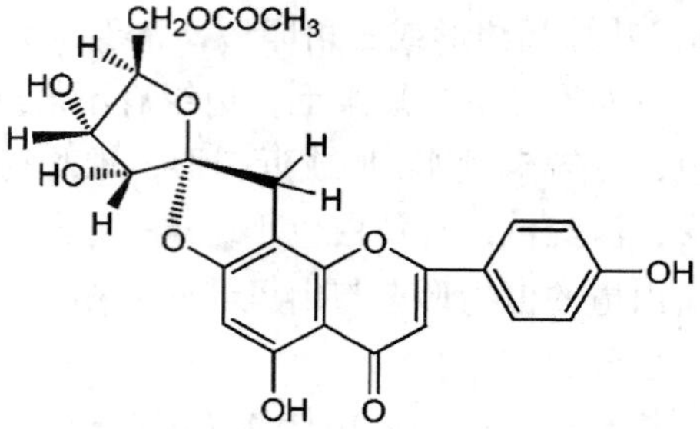

山楂苷 D

（2）黄酮醇类　山楂属植物中的黄酮醇及其苷类成分以槲皮素及其苷类为主，尚含有山柰酚及其苷类、草质素（herbacetin）衍生物及苷类、散亭（santin）、5-羟基酸橙素等。糖和苷元大多以碳-氧键相连成氧苷类化合物。

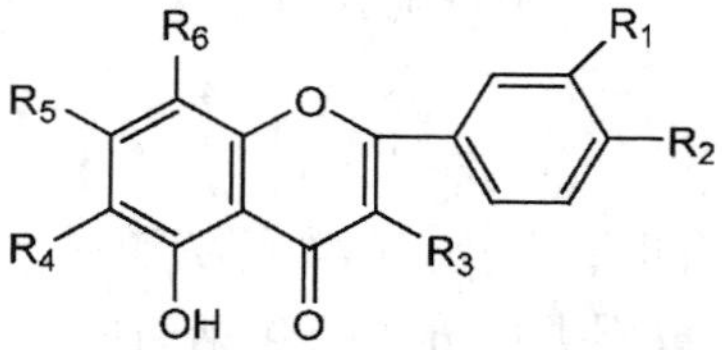

山柰酚　 R_1=H，　　 R_2=OH，　 R_3=OH，　 R_4=H，　 R_5=OH，　 R_6=H
槲皮素　 R_1=OH，　 R_2=OH，　 R_3=OH，　 R_4=H，　 R_5=OH，　 R_6=H
草质素　 R_1=H，　　 R_2=OH，　 R_3=OH，　 R_4=H，　 R_5=OH，　 R_6=OH
散亭　 R_1=H，　　 R_2=OCH_3，　 R_3= OCH_3，　 R_4= OCH_3，　 R_5=OH，　 R_6=H
5-羟基酸橙素　 R_1=H，　　 R_2=OCH_3，　 R_3= OCH_3，　 R_4= OCH_3，
　　　　　　　　 R_5= OCH_3，　 R_6= OCH_3

（3）二氢黄酮与二氢黄酮醇类　华盛顿山楂 *C. phaenopyrum* 叶中含有柚皮素-5，7-双葡萄糖苷和北美圣草素-5,3′-双葡萄糖苷；*C. sinaica* 中含有花旗松素、花旗松3-*O*-β-阿拉伯吡喃糖苷和花旗松3-*O*-β-吡喃木糖苷等。

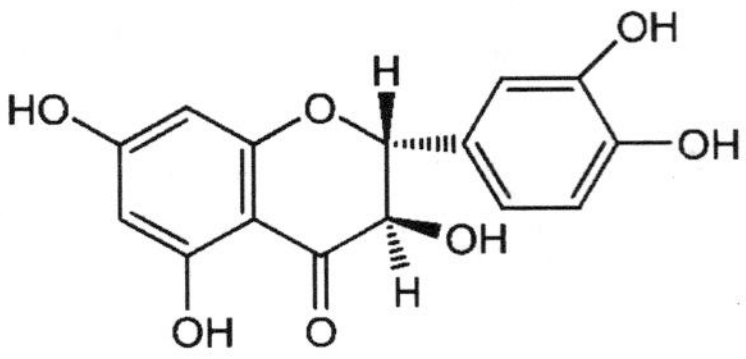

花旗松素

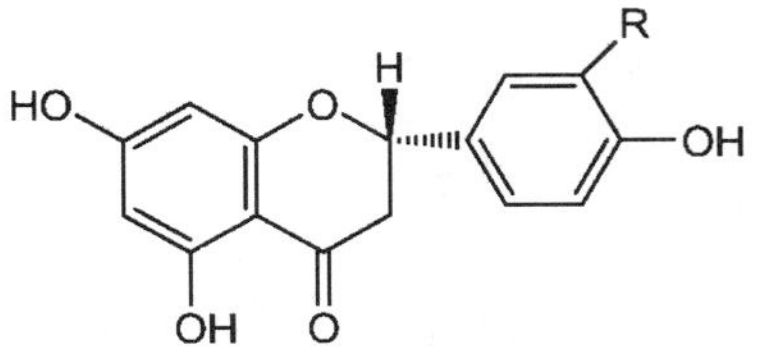

柚皮素 R=H

北美圣草素 R=OH

（4）黄烷醇类及其聚合物　山楂属植物中富含黄烷醇类成分，包括花青素（anthocyanin）、原花青素（proanthocyanin）及儿茶精（catechins）等，多以单体或二聚体、多聚体形式存在。其基本单元为儿茶素 [（+）-catechin]、表儿茶素 [（-）-epi-catechin] 和白矢车菊素（leucocyanidin），聚合物则是三者相互聚合的一系列化合物，主要有二聚体前花靛 A_2（proanthocyanidin A_2）、四聚体前花青素 D_1（procyanidin D_1）、五聚体前花青素 E_1（procyanidin E_1）等。

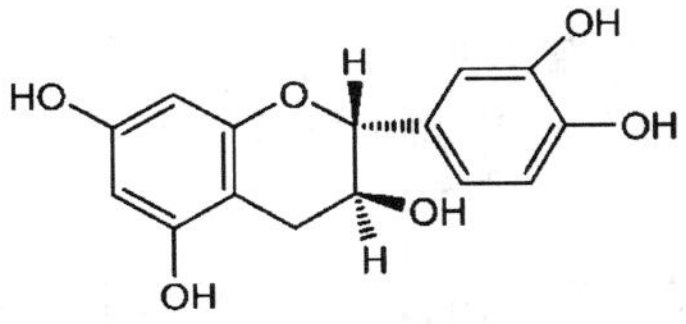

儿茶素 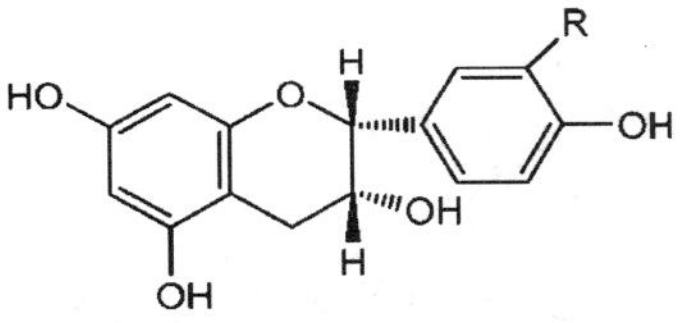　　　　　　　　表儿茶素 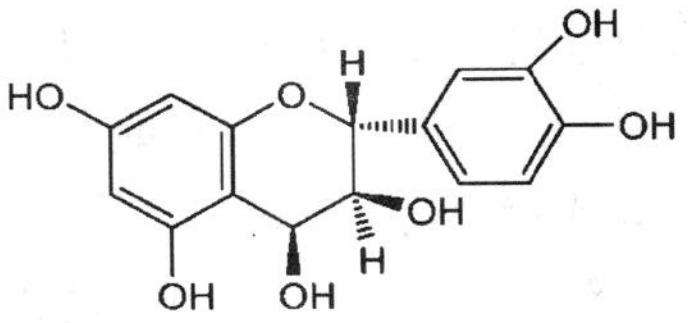　　　　　　　白矢车菊素

2. 三萜类　山楂属植物果实中含有丰富的三萜类资源性成分，主要有乌苏烷型、环阿屯烷型、齐墩果烷型、羊毛脂烷型和羽扇豆烷型 5 种类型。乌苏烷型化合物主要有熊果酸，环阿屯烷型有环阿屯醇，齐墩果烷型有齐墩果酸、山楂酸（crataegolic acid），羊毛脂烷型有牛油树醇，羽扇豆烷型有白桦脂醇等。

3. 有机酸类　酚酸类和多类型有机酸成分是构成山楂果实风味的主要物质基础。酚酸类成分包括安息香酸（p-hydroxybenzoic acid）、没食子酸、原儿茶酸等。其他有机酸类成分包括苹果酸（malic acid）、枸橼酸（citric acid）、奎尼酸（quinic acid）、丙酮酸等。

【资源化学评价】

1. 黄酮类成分的动态评价　对山楂叶中牡荆素、牡荆素 -2″-O- 鼠李糖苷、牡荆素 -4″-O- 葡萄糖苷、牡荆素 -4‴-O-乙酰 -2″-O- 鼠李糖苷、槲皮素、金丝桃苷、芦丁、槲皮素 -3-O- [鼠李糖（1→4）芸香糖苷] 等 9 种黄酮类成分进行分析评价，结果显示：野山楂叶含量最高，云南山楂叶次之，山楂叶、山里红叶和单子山楂叶三者含量相当。不同种样品所含的主要成分不同，云南山楂叶中主要成分为牡荆素 -4‴-O-乙酰 -2″-O- 鼠李糖苷，山楂叶、山里红叶和单子山楂叶中主要成分为牡荆素 -2″-O- 鼠李糖苷、牡荆素 -4″-O- 葡萄糖苷等。对不同采收期山里红叶片中的黄酮类成分积累动态评价表明，春季（5月）开花期的叶中9种成分的累积总量最高，之后缓慢降低到一个相对稳定的水平。见图5－29。

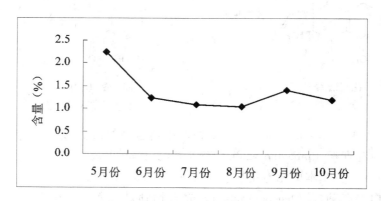

图5－29　不同采收期山里红叶中黄酮类成分动态变化

2. 三萜类成分的动态评价　采用 HPLC 法评价不同品种、不同产地、不同生长期山楂叶中熊果酸的变化规律。结果表明：不同品种山楂叶中熊果酸的含量存在较大差异，其中以云南山楂叶中含量最高，其次是野山楂叶、山楂叶、山里红叶及单子山楂叶。对于同种山楂叶、不同产地之间熊果酸的含量差异较小。在山里红叶的不同生长期，从5月份到10月份含量变化较小，在5.5%～6.5%之间。

对不同品种、不同产地山楂果实中羽扇豆醇的积累动态分析表明，果实中羽扇豆醇含量存在一定差异，最高者为辽宁锦州产山楂，最低为宁夏银川产山楂。见图5－30。

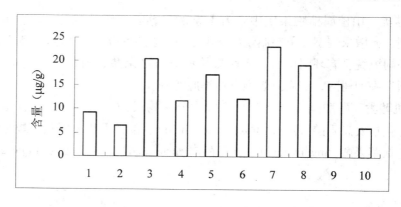

图5－30　不同产地山楂果实中羽扇豆醇积累变化
1. 青海西宁 2. 天津 3. 辽宁抚顺 4. 吉林四平 5. 陕西西安 6. 黑龙江哈尔滨
7. 辽宁锦州 8. 河南郑州 9. 黑龙江黑河 10. 宁夏银川

【资源利用途径】

1. 在医药领域中的应用　山楂药用始见于《本草衍义补遗》。生山楂用于饮食积滞、脘腹胀痛、泄泻痢疾、血瘀痛经、经闭、产后腹痛、恶露不尽、疝气或睾丸肿痛、高脂血症等症。单用或临床配伍应用。中药制剂有大山楂丸、山楂丸、开胃山楂丸、山楂糖浆、复方降脂片等。焦山楂在消食导滞方面的功用增强，用于肉食积滞、泄痢不爽等症。

山楂叶主要用于气滞血瘀、胸痹心痛、胸闷憋气、心悸健忘、眩晕耳鸣、高脂血症。中药制剂产品有益心酮系列产品，能够稳定血压、调整心律，对抗乙酰胆碱，具有适度的强心作用，降低血清胆固醇含量，对心血管系统有作用；以及山楂叶总黄酮软胶囊、山楂叶总黄酮盐粉针剂、心安胶囊、复心片、山玫胶囊等。此外，欧洲将山楂叶制剂用于充血性心力衰竭，在临床上与银杏叶制剂统称为"两叶制剂"而备受重视。

2. 在保健食品中的应用

（1）山楂果实类产品　山楂糕、山楂饼、山楂片、山楂果丹皮、山楂果茶、山楂果酱、山楂软糖等以山楂为原料的特色风味健康食品。尚有以山楂整果制成的食品，如山楂蜜饯、果脯、山楂罐头、山楂干片等。

（2）山楂叶类产品　以山楂叶单用或与其他植物叶、花、果共同配制的茶类有山楂叶茶、山楂花茶等。

（3）山楂类加工产品　通过发酵等加工方法将山楂果肉、果汁与其他原料混合制成的山楂果醋、山楂低黄酮酒、山楂勾兑果酒、果汁类饮料等。

甘　草

甘草（Glycyrrhizae Radix et Rhizoma）为豆科植物甘草 *Glycyrrhiza uralensis* Fisch. 、胀果甘草 *G. inflata* Bat. 、光果甘草 *G. glabra* L. 的干燥根及根茎。具有补脾益气、清热解毒、祛痰止咳、缓急止痛、调和诸药的功效。

【资源类群概述】

甘草为多年生草本。通常被腺毛或鳞片状腺体。根和茎粗壮，常木质化。奇数羽状复叶；托叶棕褐色，干膜质，宿存；总状花序腋生，花萼钟状，花冠蓝紫色或白色；雄蕊为二体雄蕊（9 +1），花丝长短互生，花药大小不等，药室于顶端联合。荚果革质，具刺或瘤突起，光滑不开裂或稍 2 瓣裂。种子肾形或近球形，无种阜。

甘草属 *Glycyrrhiza* 植物约 24 种，分布于全球各大洲，以欧亚大陆为多，又以亚洲中部分布最为集中。我国有 11 种，包括甘草（乌拉尔甘草）、胀果甘草、光果甘草、无腺毛甘草 *G. eglandulosa*、黄甘草 *G. eurycarpa*、粗毛甘草 *G. aspera*、圆果甘草 *G. squamulosa*、大叶甘草 *G. macraphylla*、刺果甘草 *G. pallidiflara*、石河子甘草 *G. shihezis*、云南甘草 *G. yunnanensis* 等。主要分布于黄河流域以北各省区，个别种见于云南西北部。作为药用资源的甘草、胀果甘草、光果甘草主要分布在西北干旱区的温带荒漠区域和温带草原区域。部分地区作甘草药用的品种还有：分布于新疆的粗毛甘草，分布于甘肃、新疆的黄甘草，分布于云南的云南甘草，分布于内蒙古、河北、山西、宁夏、新疆、河南等地的圆果甘草等。

【资源性化学成分】

甘草属植物所含资源性化学成分类型丰富，主要包括三萜类、黄酮类、香豆素类、木脂素类、糖类以及氨基酸类等多种类型化学成分，其中尤以三萜类和黄酮类成分资源价值大，开发利用程度高。

1. 三萜类 甘草植物中的三萜及其皂苷类成分多分布于根及根茎中。目前发现的三萜及其皂苷类成分多以齐墩果烷型化合物为主。含量较高的为甘草酸（glycyrrhizic acid），其钾、钙盐为甘草甜素，是甘草中的甜味成分，水解后产生两分子葡萄糖醛酸（glucuronic acid）和一分子18β-甘草次酸（18β-glycyrrhetic acid）。其他三萜皂苷及其苷元有乌拉尔甘草皂苷（uralsaponin）A、B、C、D、E、F，甘草皂苷（licoricesaponin）A$_3$、B$_2$、C$_2$、D$_3$、E$_2$、F$_3$、G$_2$、H$_2$、J$_2$、K$_2$，18α-羟基甘草次酸，24-羟基甘草次酸，24-羟基-11-去氧甘草次酸，11-去氧甘草次酸，甘草萜醇（glycyrrhetol），甘草内酯（glabrolide），去氧甘草内酯（deoxyglabrolide），21α-羟基异光果甘草内酯，甘草环氧酸（liquoric acid）等。研究表明，甘草酸类成分在抗病毒、抗炎、调血脂以及免疫调节等方面具有较良好的生物活性。甘草酸还具有抗射线伤害及治疗某些皮肤性疾病等作用。

甘草酸 R=β-D-glucuro (1→2)-β-D-glucuro
18β-甘草次酸 R=H

甘草内酯 R=O
去氧甘草内酯 R=H$_2$

2. 黄酮类 甘草属植物全草中含有丰富的黄酮类化学成分。主要包括黄酮及其醇类、二氢黄酮及其醇类、异黄酮及二氢异黄酮类、查耳酮类、异黄烷类、异黄烯类等类型。已分离鉴定的成分有甘草苷（liquiritin）、异甘草苷、甘草素（liquiritigenin）、异甘草素、甘草黄酮、异甘草黄酮醇、甘草查尔酮乙、甘草利酮（licorieone）、芒柄花苷（ononin）、甘草醇（glycyrol）、芒柄花素（formononetin）、甘草西定、异芒柄花苷、异鼠李糖-3-O-芸香糖苷、山奈酚-3-O-β-D-葡萄糖苷、槲皮素-3-芸香糖苷等。现代药理研究表明，甘草中黄酮类成分在抗心血管疾病、抗病原微生物、抗肿瘤，以及治疗多种药物性溃疡等方面均有明显活性。甘草黄酮尚对环磷酸腺苷磷酸二酯酶（PDE）、醛糖还原酶（AR）、单胺氧化酶（MAO）等多种酶具有抑制作用。

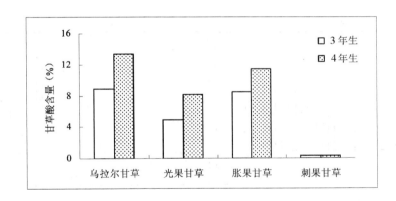

甘草素　R=H
甘草苷　R=glc

异甘草素　R=H
异甘草苷　R=glc

【资源化学评价】

1. 甘草根中甘草酸的积累动态评价

（1）不同甘草品种甘草酸的含量比较　对同一生长环境下3年生及4年生的4种甘草进行甘草酸含量的分析比较，结果显示：不同种类甘草中甘草酸的含量不同，对于同年生甘草，以乌拉尔甘草中甘草酸含量最高，其次为胀果甘草、光果甘草。刺果甘草中甘草酸含量甚微，不宜作为甘草酸类资源发展和生产。见图5-31。

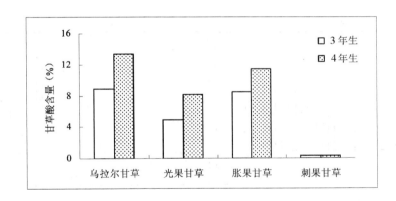

图5-31　不同品种甘草中甘草酸含量比较

（2）不同产地甘草中甘草酸的含量变化　采用高效毛细管电泳法测定14个产地乌拉尔甘草中甘草酸的含量。结果表明：不同产地甘草中甘草酸含量差异较大，以黑龙江肇东产的甘草酸含量最高，而黑龙江桦南产的甘草酸含量最低。见图5-32。

（3）不同生长期甘草中甘草酸的积累规律　对1~4年生乌拉尔甘草中的甘草酸进行分析评价，结果显示：甘草酸含量随甘草生长年限增加而呈现递增趋势。对产于内蒙古的人工栽培4年生乌拉尔甘草不同生长期根中甘草酸含量进行评价，结果表明：5~6月甘草酸含量呈下降趋势，7月含量升高，7~10月又经历一个小幅下降后再上升的过程。

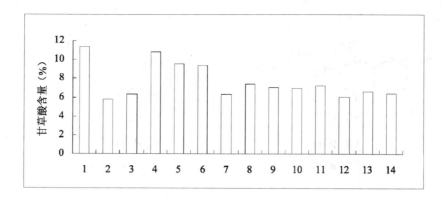

图 5 - 32　不同产地甘草中甘草酸含量比较

1. 黑龙江肇东 2. 黑龙江桦南 3. 吉林镇赉 4. 内蒙古鄂多克旗
5. 内蒙古杭锦旗 6. 内蒙古赤峰 7. 宁夏盐池 8. 宁夏隆德
9. 甘肃民勤 10. 甘肃敦煌 11. 甘肃金塔 12. 新疆沙雅 13. 新疆轮台 14. 新疆巴楚

（4）甘草不同部位中甘草酸的分布规律　采用 HPLC 法对黑龙江省西部栽培乌拉尔甘草不同部位的甘草酸含量进行测定，结果表明：甘草地下部分甘草酸含量较高，各部位甘草酸含量由高至低依次为：不定根 > 主根 > 横根茎，地上部分甘草酸含量甚微。见图 5 - 33。

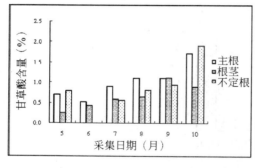
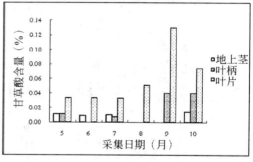

图 5 - 33　甘草不同部位中甘草酸的分析评价

2. 甘草中黄酮类成分的积累动态评价

（1）不同品种甘草中总黄酮动态积累规律　比较相同栽培条件下 6 年生乌拉尔甘草、胀果甘草、光果甘草、刺果甘草根中总黄酮的含量差异，结果显示：乌拉尔甘草中总黄酮含量最高，其次为光果甘草、胀果甘草、刺果甘草。栽培刺果甘草中总黄酮的含量甚微，仅为 0.05% 。

（2）不同生长期甘草中总黄酮动态积累规律　比较不同生长年限栽培甘草中总黄酮的含量，结果显示：生长年限是影响甘草黄酮含量的重要因素，随着生长年限的延长，甘草中黄酮类成分的含量呈上升趋势。3 年生甘草的黄酮含量高于 1 年生及 2 年生甘草。

3. 甘草根中多糖类成分的积累动态评价　比较不同生长期甘草中多糖的含量变化，

结果显示：不同生长期栽培甘草多糖含量随生长年限延长含量逐渐降低，1、2 年生甘草中甘草多糖含量无显著差异，3 年生甘草多糖的含量降低幅度较大。

4. 甘草中氨基酸类成分的积累动态评价　甘草不同部位的氨基酸类成分分析结果表明，甘草根、茎、叶中含有 18 种氨基酸，其中人体必需氨基酸 8 种；总氨基酸含量由高至低依次为：叶 > 根 > 茎，其中以精氨酸、谷氨酸的含量较高。

5. 应用新技术提升甘草资源性化学成分利用效率

（1）超声强化与微波辅助提取对甘草中甘草酸类成分提取效率的影响　分别采用超声强化提取、微波辅助提取 2 种新技术对甘草中的甘草酸类资源性成分提取效率进行评价研究。以甘草酸得率为考察指标，通过正交试验设计，确定超声强化提取、微波辅助提取各自的最佳提取条件。结果表明，超声强化提取在温度为 30℃，超声电功率密度为 80W/cm^2，超声作用时间为 90 分钟，酸化 pH 值为 1.0 的条件下，甘草酸平均得率为 12.20%；微波辅助提取在加入混合提取剂（10% 乙醇和 0.5% 氨水等体积混合），微波功率 550W，加热 3 次，加热时间为 20 秒的条件下，甘草酸平均得率为 10.77%。超声强化提取得率高于微波辅助提取，并且粗品纯度高，但提取所需时间较长；微波辅助提取虽然提取所需时间较短，但产品纯度不高。通过多因素分析，以超声强化提取方法为优选。

（2）复合酶法提取甘草废渣中黄酮类成分　通过考察不同酶、酶的添加量、酶的配比、作用温度、pH 值、时间等因素对甘草废渣中甘草黄酮提取率的影响，结果表明：在纤维素酶添加量为 50U/ml，果胶酶 100U/ml，反应环境 pH6.0，温度 55℃，作用 120 分钟的条件下，甘草黄酮类成分的最终得率可达到 2.25%，较传统直接醇提法可使黄酮得率提高 25% 以上。

【资源利用途径】

1. 在医药领域中的应用　甘草药用始载于《神农本草经》，被列为上品，在传统中医临床遣药组方调剂配伍和现代中药制药中均占有重要地位，故有"十方九草"之誉。主要用于脾胃虚弱，倦怠乏力，心悸气短，咳嗽痰多，脘腹、四肢挛急疼痛，痈肿疮毒，缓解药性。现代药理研究表明，甘草具有肾上腺皮质激素样作用、抗消化性溃疡、抗炎、抗变态反应、抗病毒、抗肿瘤、镇咳祛痰等作用。中医临床和制药中被广泛用于治疗胃溃疡和十二指肠溃疡、咽喉肿痛、支气管炎、咳嗽、关节炎、过敏性疾病、护肝、调血脂、增强细胞免疫调节等。

2. 在保健食品中的应用　甘草在人们生活中，尤其是食品、饮料等工业中有着重要作用。甘草甜素的甜度是蔗糖的 50 倍，与其他甜味剂合用时甜度可达 200~250 倍。因此，甘草甜素作为甜味、调味、矫味等添加剂已广泛应用于食品工业。在生产糖果中，可用甘草甜素代替蔗糖，其甜味持久，香甜浓郁；在饮料中加入甘草，具有一定的降火解毒、润肺养颜、清爽提神等保健作用；在啤酒生产中，也使用甘草及其提取物作添加剂以改善产品的风味。

3. 在化妆品中的应用　甘草中黄酮类化合物具有多种生物活性，可用作抗氧化剂、皮肤调理剂和保湿剂，能深入皮肤内部并保持高活性，有效抑制黑色素生成过程中多种酶的活性。同时甘草还具有防止皮肤粗糙和抗炎作用。采用甘草配制的美白润肤乳，能较好的抑制黑色素的形成，达到良好的美白效果。

4. 在烟草工业中的应用 甘草所含挥发性成分具有特有的香型，作为烟草工业中烟丝的添加剂能改善其风味，增加烟丝的柔润程度。同时添加甘草提取物能降低成瘾物质的吸入量，降低烟瘾"阀值"，且还具有祛痰、止咳、调理呼吸道机能的作用。

5. 在其他行业的应用 据分析测定，甘草植物地上部分在营养期粗蛋白质含量为14.08%，与紫花苜蓿相近；粗脂肪、粗纤维、灰分含量分别为 6.63%、18.8%、6.67%。因此，利用甘草茎叶中含有的丰富蛋白质和脂肪，作为干旱、半干旱地区优良的冬春牧草或辅助性草料，其资源价值与紫花苜蓿相近。

黄 芪

黄芪（Astragali Radix）为豆科植物蒙古黄芪 *Astragalus membranaceus*（Fisch.）Bge. var. *mongholicus*（Bge.）Hsiao 或膜荚黄芪 *A. membranaceus*（Fisch.）Bge. 的干燥根。具补气升阳、固表止汗、利水消肿、生津养血、行滞通痹、托毒排脓、敛疮生肌的功效。

【资源类群概述】

蒙古黄芪为多年生草本。主根长而粗壮，木质，常分枝。茎直立，上部多分枝。奇数羽状复叶；小叶椭圆形或长圆状卵形，先端钝圆或微凹，基部圆形；总状花序腋生；花萼钟状，被短柔毛，具 5 萼齿；花冠黄色至淡黄色，旗瓣长圆状倒卵形，翼瓣及龙骨瓣均较有长爪；雄蕊 10、二体（9 + 1）；子房无毛。荚果下垂，有长柄，薄膜质，无毛，有显著网纹。花期 6~8 月，果期 7~9 月。

膜荚黄芪与蒙古黄芪植物形态的主要区别在于：子房具毛；荚果伏生黑色或白色毛。

我国黄芪属植物共有 8 亚属 278 种、2 亚种、35 变种及 2 变型。除膜荚黄芪和蒙古黄芪外，作为地方药用的品种尚有梭果黄芪 *A. ernestii*、贺兰山黄芪 *A. hoantchy* 等。黄芪属药用植物入药部位多为根，亦有少数以全草或种子入药。

黄芪属药用植物主要分布于我国北方各省，四川、云南等省区也有分布。膜荚黄芪分布于东北、华北、西北等多个省区；蒙古黄芪主要分布于黑龙江、内蒙古、河北、山西等地。由于长期大量采挖，野生资源蕴藏量日渐减少，现主要以栽培生产为主。

【资源性化学成分】

黄芪属植物所含资源性化学成分类型丰富，主要包括三萜类、黄酮类、多糖类、有机酸类等，其中以三萜类、黄酮类和多糖类成分为主。

1. 三萜类 黄芪植物中的三萜皂苷类为其主要活性成分之一，其苷元多为环阿尔廷型四环三萜，是黄芪属特征性成分。黄芪甲苷（astragaloside Ⅳ）、黄芪皂苷Ⅰ（as-tragaloside Ⅰ）、黄芪皂苷Ⅱ、乙酰黄芪皂苷Ⅰ（acetylastragaloside Ⅰ）、异黄芪皂苷Ⅰ、异黄芪皂苷Ⅱ是膜荚黄芪和蒙古黄芪根中的主要皂苷类成分，其中以黄芪皂苷Ⅰ的含量最高。其糖基多为木糖、葡萄糖、鼠李糖或阿拉伯糖，多连接于苷元3位、6位羟基上，少数连在16位、25位；若17位为开链侧链，糖链也可连接在24位。现代研究表明，该类成分具有降压、镇静、镇痛、免疫调节等作用。

从膜荚黄芪和蒙古黄芪茎叶中发现的尚有 mongholicoside A 和 B、huangqiyenin A、B、D 等；从膜荚黄芪叶中还分离到两个9,10-断环阿尔廷三萜皂苷类成分 huangqiye-nin E 和 F，为 B 环扩增成七元环的结构。膜荚黄芪毛状根发现有 astragaloside Ⅰ～Ⅳ，isoastragaloside Ⅰ，acetylastragaloside Ⅰ，agroastragaloside Ⅱ、Ⅲ和Ⅳ等环阿尔廷三萜皂苷类成分。

黄芪中尚含有一系列丙二酰环阿尔廷三萜皂苷类成分，该类成分不稳定，极易脱去丙二酰基。尚含有少量齐墩果烷型五环三萜，如以大豆皂苷元 B 为基本母核的 soyasapo-nin Ⅰ、astragaloside Ⅷ等。

黄芪甲苷　　　$R_1=R_2=R_3=H$
黄芪皂苷Ⅰ　　$R_1=R_2=Ac$　$R_3=H$
黄芪皂苷Ⅱ　　$R_1=Ac$　$R_2=R_3=H$
乙酰黄芪皂苷Ⅰ　$R_1=R_2=R_3=Ac$
异黄芪皂苷Ⅰ　$R_1=R_3=Ac$　$R_2=H$
异黄芪皂苷Ⅱ　$R_2=Ac$　$R_1=R_3=H$

2. 黄酮类 黄芪植物的根与地上部分均含有丰富的黄酮类物质，主要类型有异黄酮、异黄烷、黄酮、紫檀烷等，其中以异黄酮苷类为主。该类成分具有调节免疫、抗病毒、抗心肌缺血、清除自由基等多方面的药理活性。

已分离鉴定的异黄酮类成分有毛蕊异黄酮苷、芒柄花苷及其苷元毛蕊异黄酮（caly-cosin）、芒柄花素（formononetin）等；异黄烷类成分有（3R）-8,2'-dihydroxy-7,4'-dimethoxyisoflavan、（3R）-7,2',3-trihydroxy-4'-methoxyisoflavan、（3R）-2'-hydroxy-7,3',4'-trimethoxy-isoflavan 等；紫檀烷类成分有（6αR，11αR）-3,9-di-methoxy-10-hydroxypterocarpan、（6αR，11αR）-3,9,10-trimethoxy-pterocarpan 等；黄酮类成分有甘草素等；查尔酮类成分有 4,2',4'-trihydroxychalcone 等。

尚从膜荚黄芪的茎叶中发现有黄酮醇苷类成分 rhamnocitrin 3-O-β-D-glucoside 和 quercetin 3-O-β-D-glucoside 等。从膜荚黄芪和蒙古黄芪的根中发现了丙二酰黄酮苷。

毛蕊异黄酮苷　R_1=OH　R_2=β-D-glc

毛蕊异黄酮　R_1=OH　R_2=H

芒柄花苷　R_1=H R_2=β-D-glc

芒柄花素　R_1=R_2=H

3. 多糖类　黄芪根中多糖类成分含量高达 10% 以上，具有免疫调节、抗肿瘤、抗辐射、抗菌、抗病毒、双向调节体内血糖、神经损伤修复、延缓细胞衰老、器官保护等多种生物活性。黄芪多糖主要为葡聚糖和杂多糖。蒙古黄芪根中含有黄芪多糖 I、II、III，其中黄芪多糖 I 由 D－葡萄糖、D－半乳糖、L－阿拉伯糖以 1.75:1.63:1 的比例组成，分子量约为 36300；黄芪多糖 II、III 均为葡聚糖，分子量分别为 12300 和 34600。蒙古黄芪中酸性多糖 amon－S，分子量为 76000，由 L－阿拉伯糖、D－半乳糖、D－半乳糖醛酸及 D－葡萄糖醛酸以 18:18:1:1 的比例组成，还含有少量的 O－乙酰基团和肽残基。膜荚黄芪根中多聚糖 amem－P，平均分子量约 60000，主要结构由 α－1,2 连接的 L－鼠李糖、α－1,4 连接的 D－半乳糖醛酸组成。膜荚黄芪的地上部分分得 14 个多糖，其中 13 个含有以 β－D－(1→6)－低聚半乳糖侧链的 β－D－(1→3)－半乳聚糖分支而具有调节肠道免疫活性。

4. 氨基酸类和微量元素　黄芪富含氨基酸和多种微量元素。γ－氨基丁酸为其降压的有效成分之一。硒与氨基酸结合成为有机硒，具有显著的生物活性。

【资源化学评价】

1. 黄芪中三萜皂苷类成分的资源化学评价

（1）不同生长年限黄芪根中黄芪甲苷积累动态评价　分析结果表明，无论是栽培品还是半野生品，黄芪药材中黄芪甲苷的含量均以 2 年生为高，随着生长年限的延长，黄芪甲苷含量逐年下降。

（2）不同等级黄芪药材中黄芪甲苷含量比较　对同一产地不同等级的黄芪药材中黄芪甲苷含量进行比较，结果发现：依据黄芪药材外观粗细、长短等划分的药材等级，外观越好、等级越高的黄芪药材其黄芪甲苷的含量越低。

（3）黄芪总皂苷的动态积累规律　以山西浑源产蒙古黄芪为研究对象，对其总皂苷积累规律研究结果表明：根中总皂苷在 5 月初苗期含量最低，随着植物的生长含量逐步上升，至 9 月达最高峰，以后逐渐下降；对 3 年生膜荚黄芪地上部分黄芪总皂苷的积累规律分析表明：果盛期黄芪地上部分产量最高，且黄芪总皂苷含量最高，果盛期割去地上部分，不会影响黄芪根的产量及黄芪总皂苷的含量。见图 5－34。

2. 黄芪中毛蕊异黄酮糖苷的资源化学评价　无论是栽培品还是半野生品，黄芪药材中毛蕊异黄酮葡萄糖苷的含量均以 2 年生为高；对不同等级的黄芪药材进行比较发现，药材等级越高，毛蕊异黄酮葡萄糖苷含量越低。

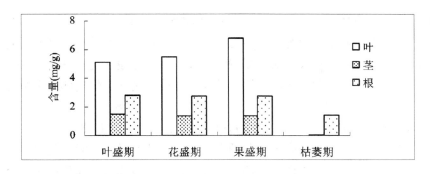

图 5-34 黄芪总皂苷动态积累规律

3. 黄芪中多糖类成分的资源化学评价 对膜荚黄芪和蒙古黄芪根中多糖类成分在不同生长期的积累规律进行研究，结果表明：各品种根中多糖类成分均从 8 月开始迅速积累，至霜冻时多糖含量达到最高，霜冻后多糖含量迅速下降，而可溶性糖含量上升。因此，8 月至霜降初期是黄芪多糖积累高峰期。见图 5-35。

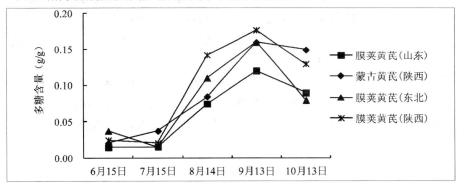

图 5-35 黄芪药材中多糖成分的动态分析

4. 黄芪不同部位资源性成分的分布 采用 HPLC-UV-ELSD 法，对产自山西浑源的蒙古黄芪和黑龙江大兴安岭的膜荚黄芪不同部位中资源性成分的分布进行研究，结果显示：两种黄芪地上部分所含黄酮的种类与根中不同，茎基部含有的资源性成分较少；蒙古黄芪的地下部分，主根、侧根和须根的成分相似，须根中总黄酮和总皂苷含量最高，主根最低，而膜荚黄芪须根总黄酮的含量低于主根。

【资源利用途径】

1. 在医药领域中的应用 黄芪始载于《神农本草经》，被列为上品，是中医临床常用药物之一，被称为"补气固表之圣药"。以黄芪为主要药物的方剂应用范围涉及内、外、妇、儿、五官、骨伤各科。著名的经典方剂有当归补血汤、玉屏风散、补中益气汤、防己黄芪汤、防己茯苓汤、补阳还五汤等，均以黄芪为主要组成药味。

现代研究表明，黄芪具有增强机体免疫及应激能力、保护心血管系统等作用。临床上用于治疗心脑血管疾病、肾病、糖尿病、经久不愈的溃疡、抗衰老、抗菌、抗病毒、抗肿瘤、肿瘤放化疗以及手术后机体康复等。以黄芪单味药开发研制的黄芪注射液，具有益气养元、扶正祛邪、养心通脉、健脾利湿的功效。用于治疗心气虚损、血脉瘀阻之病毒性心肌炎、心功能不全及脾虚湿困之肝炎、血小板减少性紫癜以及慢性肾炎、肾病综合征和糖尿病肾病等。黄芪甲苷是黄芪中具有强心、神经保护、抗胃溃疡、抗衰老、调节免疫、保护肝脏、抗菌抗炎、降压、镇痛、镇静、利尿、促进胰岛素分泌、抗乙肝病毒等作用的资源性成分之一。

2. 在保健食品中的应用　黄芪为药食两用之品，可直接以黄芪、黄芪叶炒制后代茶饮用。还可配制成药酒、药膳等。药酒有归芪酒、黄芪风湿药酒、党参黄芪酒、芍药黄芪酒等；药膳有黄芪粥、黄芪川芎粥、黄芪鸡汁粥、参芪大枣粥等；茶饮有黄芪枣姜茶、黄芪枸杞茶、黄芪红枣茶等。

3. 在畜牧业中的应用　黄芪具有的药性和功效在经济类动物生产过程也得到了利用，并发挥了重要作用。尤其是被用于畜牧业饲料添加剂中，产生了显著的经济效益。在鸡饲料中添加黄芪可提高产蛋率；雏鸡饲料添加 1% 黄芪干粉，可使雏鸡食欲旺盛，消化力增强，抗病力提高，成活率高。在猪饲料中添加黄芪可促进猪仔生长，对感冒、肠炎等常见病有显著的预防作用。黄芪与其他中药配伍，可用于禽、畜病的治疗，如对鸡传染性法式囊病、鸡肾型传染性支气管炎、家畜囊肿、母畜胎动不安、产后泌乳不足及无乳、仔猪缺铁性贫血等有治疗作用。

4. 在化妆品中的应用　以黄芪为原料制成的营养性中药护肤霜（黄芪霜），具有增进细胞活力、延缓皮肤衰老、增强皮肤免疫力、消炎杀菌等功能，对过敏、痤疮、季节性皮炎、面部干燥、黄褐斑以及扁平疣等皮肤性疾病有辅助治疗功能。

大　枣

大枣（Jujubae Fructus）为鼠李科植物枣 *Ziziphus jujuba* Mill. 的干燥成熟果实。具有补中益气、养血安神的功效。

【资源类群概述】

枣为落叶小乔木，稀灌木；短枝和无芽小枝比长枝光滑，紫红色或灰褐色，具 2 个托叶刺。叶卵形、卵状椭圆形，或卵状矩圆形，上面深绿色，无毛，下面浅绿色，无毛或仅沿脉多少被疏微毛；托叶刺纤细，后期常脱落。花黄绿色，两性，5 基数，无毛，具短总花梗，单生或 2~8 个密集成腋生聚伞花序。核果矩圆形或长卵圆形，成熟时红色，后变红紫色；中果皮肉质，厚，味甜；核顶端锐尖，基部锐尖或钝。

枣属 *Ziziphus* 是鼠李科 Rhamnaceae 中最具经济价值的一个属。全球约有 170 种，主要分布于亚洲和美洲的热带和亚热带，少数种分布在非洲，两半球温带也有分布。我国是世界上枣属植物资源较为丰富的国家，原产我国的有 12 种、3 变种，除枣全国栽培外，其余多野生，分布于我国西南和华南地区。目前本属植物作为药用的主要为枣、酸枣 *Z. jujuba* var. *spinosa* 和滇刺枣 *Z. mauritiana*。

我国枣种质资源丰富。据统计，在我国有 1000 余个枣栽培品种，且近年来仍有新品种不断培育成功的报道。全世界约 98% 的枣种质资源和枣产量集中在我国。同时，枣也是我国当今第一大干果。枣树是我国特有的果树资源和独具特色的优势果树树种，其对气候、土壤的适应能力很强，是我国分布最广的果树之一。

【资源性化学成分】

目前已从大枣植物中发现的化合物有 70 余种，主要包括三萜类、生物碱类、黄酮类及糖类等成分。

1. 三萜类　大枣植物中三萜类成分按其是否与糖结合形成苷可分为两大类，即游离三萜类成分和三萜皂苷类成分。

大枣植物中游离三萜类成分多分布于果肉及种子中。现发现的游离三萜类成分以羽扇豆烷型、齐墩果烷型、乌苏烷型及美洲茶烷型化合物为主。常见化合物主要有羽扇豆烷型的白桦脂酸（betulinic acid）、麦珠子酸（alphitolic acid）和白桦脂酮酸（betulonic acid）；齐墩果烷型的齐墩果酸、马斯里酸（maslinic acid）和齐墩果酮酸（oleanonic acid）；乌苏烷型的熊果酸（ursolic acid）、2α -羟基乌苏酸和乌苏酮酸（ursonic acid）；美洲茶烷型的美洲茶酸（ceanothic acid）、表美洲茶酸（epiceanothic acid）、大枣新酸（zizyberanal acid）、zizyberanalic acid、zizyberenalic acid 和 ceanothenic acid 等。此外，尚有 2 位或 3 位羟基的对香豆酰基取代产物，如 $3-O-$ 反式 - 对香豆酰基麦珠子酸、$3-O-$ 顺式 - 对香豆酰基麦珠子酸、$2-O-$ 反式 - 对香豆酰基麦珠子酸、$2-O-$ 顺式 - 对香豆酰基麦珠子酸、$3-O-$ 反式 - 对香豆酰基马斯里酸、$3-O-$ 顺式 - 对香豆酰基马斯里酸等。其中，美洲茶烷型化合物被认为是由 2,3 位邻羟基羽扇豆烷型化合物经水解，A 环开环后重新闭合为五元环而形成的产物，是自然界较为少见的一类三萜酸类化合物，主要分布于鼠李科，其中在枣属植物中较为常见。

美洲茶酸　$R_1=\alpha$-COOH　$R_2=\beta$-OH　$R_3=$ Me
表美洲茶酸　$R_1=\beta$-COOH　$R_2=\beta$-OH　$R_3=$ Me
Zizyberanalic acid　$R_1=\beta$-CHO　$R_2=\alpha$-OH　$R_3=$ Me
大枣新酸　$R_1=\alpha$-CHO　$R_2=$ H　$R_3=$ COOH

大枣植物中发现的三萜皂苷类成分主要分布于叶中，以达玛烷型三萜皂苷为主，其苷元母核又可分为Ⅰ~Ⅲ三个类型。糖多取代在 C_3 位、C_{20} 位，有 L - 鼠李糖、D - 葡萄糖、L - 阿拉伯糖、D - 半乳糖、D - 木糖、L - 6 - 脱氧塔络糖和乙酰鼠李糖等。其中属于Ⅰ型母核的化合物主要有枣树皂苷（jujubasaponin）Ⅰ~Ⅲ、大枣皂苷（zizyphus saponin）Ⅰ~Ⅲ、酸枣仁皂苷（jujuboside）A 和 B 及大枣苷（ziziphin）等；属于Ⅱ型母核的化合物主要有枣树皂苷（jujubasaponin）Ⅳ和Ⅴ；属于Ⅲ型母核的化合物主要有枣树皂苷（jujubasaponin）Ⅵ。

Ⅰ型母核　　　　　　　Ⅱ型母核　　　　　　　Ⅲ型母核

2. 生物碱类　大枣植物中富含生物碱类成分，主要分布于其根皮与干皮部位。目前发现的生物碱类成分主要有环肽类生物碱和异喹啉类生物碱两大类。枣属植物是自然界发现的环肽类生物碱最集中的属之一，且数量较多，特征性强。在大枣植物中发现的环肽类生物碱有20余个，根据其骨架结构可分为两个类型：具十三元环的间柄型，如无刺枣环肽（daechucyclopride）Ⅰ、无刺枣因（daechuine）S3 和 S6～10、jubanine A、B、D 等；具十四元环的对柄型，如无刺枣因（daechuine）S1、S2、S4、S5、jubanine C等。该类化合物具弱碱性，分子中边链氨基酸主要有亮氨酸、异亮氨酸、缬氨酸、脯氨酸、苏氨酸、色氨酸、苯丙氨酸、丙氨酸及它们的氮甲基衍生物。异喹啉类生物碱主要包括在果实中存在的光千金藤碱（stepharine）、N－去甲基荷叶碱和巴婆碱（asimilobine），枣树根皮中含有的异欧鼠李碱（frangulanine）及衡州乌药碱，枣树叶中含有普洛托品（protopine）、小檗碱、异波尔定碱（isoboldine）、降异波尔定碱等。

无刺枣环肽 I　　R1=N,N-Me2Phe　　R2= C3H6(Me)　　R3= H
无刺枣因 S3　　R1= N,N-Me2Ile-Ile　　R2= C3H6(Me)　　R3= Me
无刺枣因 S6　　R1=N,N-Me2Phe　　R2= C3H6(Me)　　R3= Me
无刺枣因 S7　　R1=N,N-Me2Leu　　R2= (CH3)2CHCH2　　R3= Me
Jubanine A　　R1= N,N-Me2Phe-Phe　　R2= C3H6(Me)　　R3= Me
Jubanine B　　R1= N,N-Me2Phe-Phe　　R2= Benzyl　　R3= Me

无刺枣因 S1　　R1= N,N-Me2Phe　　R2= CH3)2CHCH2
无刺枣因 S2　　R1= N,N-Me2Ile　　R2= CH3)2CHCH2
无刺枣因 S4　　R1= N,N-Me2Leu　　R2= CH3)2CHCH2
无刺枣因 S5　　R1= N,N-Me2Val　　R2= CH3)2CHCH2

3. 黄酮苷类　大枣植物中发现的黄酮类成分数量不多，主要分布于果实及叶中。除芦丁外，大多为黄酮碳苷，如当药黄素（swertisin）、棘苷（spinosin）、6,8－二葡萄糖－2（S）-柚皮素和6,8－二葡萄糖－2（R）-柚皮素等。

6,8-二葡萄糖-2(*S*)-柚皮素　　　　　6,8-二葡萄糖-2(*R*)-柚皮素

4. 核苷类　大枣果肉中富含环核苷酸类成分，其中环磷酸腺苷（cAMP）含量可达 100～500 nmol/g 鲜枣重，环磷酸鸟苷（cGMP）含量可达 30～40nmol/g 鲜枣重。此外，大枣果肉中还含有尿苷、鸟苷、胞苷、次黄嘌呤、腺嘌呤、鸟嘌呤等核苷及碱基类化学成分。

【资源化学评价】

1. 三萜类成分的资源化学评价　以大枣果肉中分离得到的 10 种三萜酸类成分（美洲茶酸、麦珠子酸、大枣新酸、zizyberanalic acid、表美洲茶酸、ceanothenic acid、白桦脂酸、齐墩果酸、乌苏酮酸、zizyberenalic acid）为指标，应用 HPLC 分析方法，对分布于我国河南、山东、河北、山西、陕西、甘肃、宁夏及新疆共计 22 个产地的 36 个大枣栽培品种共计 42 批样品中三萜酸类成分含量进行考察，结果显示：所有大枣样品均富含三萜酸类成分，其 10 种三萜酸类成分总量平均值达到 2.04mg/g 样品干重。各样品中白桦脂酸与乌苏酮酸的含量相对较高。不同品种、不同产地大枣三萜酸含量存在较大差异，总三萜酸含量最高的为山东沾化产冬枣品种，达到 8.2mg/g，为其他样品中总三萜酸含量的 3～10 倍。

对大枣及酸枣果实不同部位三萜酸类成分进行比较分析，结果显示：三萜酸类成分主要分布于果肉，且酸枣果肉中三萜酸含量高于相同产地的大枣果肉。

对 3 种大枣栽培品种（冬枣、金丝小枣和阜平大枣）果实不同成熟期总三萜含量测定结果显示，阜平大枣和金丝小枣随果实逐渐成熟总三萜含量呈先下降后上升的变化趋势，在半红期总三萜含量最低；冬枣在不同成熟期总三萜含量呈下降趋势，在全红期总三萜含量最低。3 个品种总三萜含量均以白熟前最高。见图 5－36。

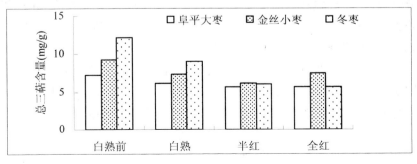

图 5－36　不同成熟期 3 种枣栽培品种总三萜积累量变化规律

2. 核苷及碱基类成分资源化学评价 应用 UPLC – DAD – MS/MS 方法，对分布于我国河南、山东、江苏、河北、山西、陕西、甘肃、宁夏及新疆共计 26 个产地的 43 个大枣栽培品种共计 49 批大枣果肉中核苷及碱基类成分进行分析评价，结果显示：所试大枣样品中普遍含有环磷酸腺苷、环磷酸鸟苷、尿苷、鸟苷、腺嘌呤、次黄嘌呤、鸟嘌呤、胞苷及尿嘧啶 9 种核苷及碱基类成分。其中，平均含量较高的成分为环磷酸腺苷和尿苷，分别达到 189.24μg/g 和 152.25μg/g，平均含量最小的为次黄嘌呤，为 5.77μg/g。见图 5 – 37。不同栽培品种，其核苷含量差异较大，其中环磷酸腺苷含量最高的为山西太谷产壶瓶枣品种，含量达 0.46mg/g；9 种核苷总量含量最高的为陕西彬县产的晋枣品种，达 1.2mg/g，而最低的为河北沧县产绵枣品种，其含量不足 0.3mg/g。

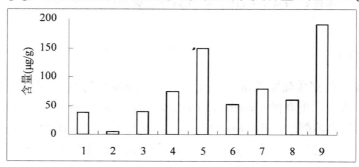

图 5 – 37 大枣果肉中所含核苷类成分的组成及含量
1. 尿嘧啶 2. 次黄嘌呤 3. 鸟嘌呤 4. 胞苷 5. 尿苷 6. 腺嘌呤 7. cGMP 8. 鸟苷 9. cAMP

对大枣及酸枣不同部位中环磷酸腺苷和环磷酸鸟苷的分布量进行比较分析，结果显示：大枣果肉中环磷酸腺苷和环磷酸鸟苷含量均高于酸枣果肉及酸枣仁；大枣叶柄、叶中均含有环磷酸腺苷和环磷酸鸟苷，其中叶柄含量较高；大枣花中含有微量环磷酸鸟苷。

以金丝小枣为受试样品进行枣果中环核苷酸的全生长期动态分析，结果显示：在果实的生长发育期间，随着果实的不断成熟，cAMP 含量急剧增加，到果实完全成熟后达到最大值。cGMP 含量在生长发育期间呈现一定波动性，随着果实不断成熟，其含量整体呈上升趋势，至成熟时达到最大值。

3. 糖类成分资源化学评价 对冬枣和金丝小枣的花和不同生长期果实中低聚糖和多糖的变化规律进行研究，结果显示：在 2 个品种的花和幼果中未检出低聚糖；金丝小枣在果实白熟期检测到大量的二糖（蔗糖），并随果实进一步成熟含量持续上升；冬枣则在白熟期前 3 周即可检测到大量的二糖，并随着果实的成熟出现了三糖和四糖。多糖含量随果实发育逐渐增加。组成多糖的单糖种类和含量也均随枣果发育呈递增趋势，在枣果半红期以前只检测出果糖、葡萄糖和半乳糖，其中以果糖含量最高；半红期后又检测出了甘露糖、鼠李糖和阿拉伯糖，但含量较低。

冬枣和金丝小枣果实中游离单糖主要有葡萄糖、果糖、半乳糖、鼠李糖和阿拉伯糖，在果实发育的各个阶段均以果糖所占比例最大，其次是葡萄糖和半乳糖，鼠李糖和阿拉伯糖含量较低；果糖、葡萄糖和半乳糖含量在枣果发育前期逐渐增加，临近白熟期达最高值，随果实着色成熟又有所下降。

4. 其他类成分资源化学评价 比较临猗梨枣和冬枣不同成熟期维生素 C 含量变化，结果显示：梨枣与冬枣果实的维生素 C 含量变化总体上为幼果期维生素 C 含量较低，随果实的逐渐成熟，维生素 C 含量迅速升高；7 月中旬升至高峰。7 月中旬至 8 月中旬维生素 C 含量变化不明显。8 月中旬至果实成熟，维生素 C 含量迅速下降；成熟时梨枣果实维生素 C 含量为 226.13mg/100g，冬枣为 249.16mg/100g。

临猗梨枣、冬枣果实的可滴定酸含量变化随果实发育均经历了由高降低至成熟前再升高的趋势，从整个果实生长期来看，梨枣果实可滴定酸含量高于冬枣。

5. 加工过程中资源性化学成分的转化与评价 新鲜大枣在 45℃ 干燥过程中，蔗糖随干燥时间延长含量渐次降低，葡萄糖和果糖随干燥时间延长含量逐渐增加；新鲜大枣经隔水蒸制后，其蔗糖含量降低，葡萄糖和果糖含量升高。

核苷类成分随干燥时间延长，其总量呈递增趋势，以 cAMP 和 cGMP 含量增加最为显著；蒸制大枣样品相对未蒸制样品其 cAMP 和 cGMP 含量均呈现不同程度地降低。

多数三萜酸类化合物在烘制 24 小时后，其含量均明显增加，但之后随干燥时间延长，变化不显著；新鲜样品蒸制后，其多种三萜酸类成分含量显著增加。

【资源利用途径】

1. 在医药领域中的应用 大枣作为药用始载于《神农本草经》，被列为上品，在中医临床中应用广泛，常与生姜、甘草同用，主治脾虚食少、乏力便溏、妇人脏躁等症。现代药理研究表明，大枣具有多重药理活性，主要表现为免疫调节、抗氧化、保肝降脂、抗肿瘤等作用。

已发现大枣果实中含有的三萜酸类资源性成分具有抗衰老、抗肿瘤、抗炎、抗病原微生物等生理活性，有望成为提升大枣资源价值和延伸资源经济产业链的切入点。

此外，枣核烧后研末敷，具解毒、敛疮之功，可用于治疗臁疮、牙疳；枣树叶可用于治疗小儿发热、疮疖、热痱、烂脚、烫火伤等症；枣树皮煎汤内服可用于治疗泄泻、痢疾、咳嗽、崩漏等症，煎汤外洗或研末撒敷可治疗外伤出血、烧烫伤等；枣树根则具有调经止血、祛风止痛、补脾止泻之功。

2. 在保健食品中的应用 大枣具有较高的营养价值和药用价值，为药食同源品种。大枣果肉富含多种氨基酸、维生素和矿物质元素，某些品种鲜枣中维生素 C 含量可高达800mg/100g；大枣果肉中富含的 cAMP 具有多种生理活性，参与体内多种代谢过程的调控。大枣多糖具有增强免疫、改善胃肠环境等作用，在医药保健领域具有较好的应用前景。

随着人们对大枣营养保健作用认识的深入，以大枣为原料加工制成的保健食品日益丰富，主要包括红枣饮料、红枣糖果、红枣发酵品及红枣膳食纤维等。

3. 在其他行业的应用 枣果中的香味成分可在食品行业及烟草行业中用作矫味剂；枣核可用于烧制活性炭；枣花芳香，富含蜜腺，为华北地区的重要蜜源植物之一。

酸 枣 仁

酸枣仁（Ziziphi Spinosae Semen）为鼠李科植物酸枣 *Ziziphus jujuba* var. *spinosa* (Bunge) Hu ex H. F. Chow 的干燥成熟种子。具有养心补肝、宁心安神、敛汗、生津的功效。

【资源类群概述】

酸枣常为落叶灌木或小乔木；老枝灰褐色，幼枝绿色；具 2 个托叶刺，长可达 2cm。叶较小，纸质，椭圆形至卵状披针形；核果小，矩圆形或长卵圆形，直径 0.7 ~ 1.2cm；外果皮厚，成熟时红至深红色，中果皮肉质，薄，味酸至甜酸；核圆至长圆形，两端钝，具 1 或 2 粒种子，种仁饱满。花期 6 ~ 7 月，果期 8 ~ 9 月。

酸枣属于鼠李科 Rhamnaceae 枣属 *Ziziphus*。分布于我国的枣属植物共有 12 种、3 变种，其中供药用的除酸枣外，还有枣 *Z. jujuba* 和滇刺枣 *Z. mauritiana*。滇刺枣之种子在其产地云南及其周边地区常作为地方习用药材。

我国酸枣资源丰富，除黑龙江、西藏等省区外，北纬 23°~43° 的省区均有分布。其中尤以山西、陕西、河北、河南、山东等地的低山丘陵区为多，约占资源总量的 90% 左右。常生于向阳干燥山坡、丘陵、岗地或平原。在长期的自然选择过程中，酸枣形成了众多的变异类型。依果肉风味不同可分为酸味酸枣、酸甜味酸枣和甜味酸枣；依果形不同可分为圆酸枣、椭圆酸枣、扁圆酸枣和柱形酸枣等。

【资源性化学成分】

酸枣植物中所含化学成分较为复杂。目前有关酸枣植物化学成分研究多集中于其种仁（酸枣仁）的研究。现发现的化合物类型主要包括三萜类、黄酮类、生物碱类、脂肪酸类、酚酸类，以及氨基酸类、糖类等资源性成分。

1. 三萜类 酸枣植物中发现的三萜皂苷类成分主要分布于种仁及叶中，并被认为是酸枣仁宁心安神功效的主要效应物质之一。其苷元多为达玛烷型四环三萜，糖多取代在 C_3、C_{23} 位。取代糖主要有 L - 鼠李糖、D - 葡萄糖、L - 阿拉伯糖、L - 夫糖、D - 木糖、L-6 - 脱氧塔络糖和乙酰鼠李糖等。该类化合物主要有酸枣仁皂苷（jujuboside）A、A_1、B、B_1、C、E，乙酰酸枣仁皂苷（acetyljujuboside）B，大枣皂苷（zizyphus saponin）Ⅰ~Ⅲ等，其苷元多为酸枣仁皂苷元（Ⅰ）。此外，酸枣仁中尚含有以酮基型达玛烷为苷元（Ⅱ）的皂苷类化合物，如原酸枣仁皂苷（protojujuboside）A、B、B_1 及酸枣仁皂苷（jujuboside）G、H 等。

除以达玛烷型四环三萜为苷元的三萜皂苷类成分外，酸枣植物中尚含有以五环三萜为主的游离三萜类成分，在其种子、果肉、叶及根中均有分布。该类成分以羽扇豆烷型、齐墩果烷型、乌苏烷型及美洲茶烷型化合物为主。常见化合物有在种子、果肉及叶中广泛存在的白桦脂酸、麦珠子酸、美洲茶酸和表美洲茶酸等。此外，果肉中还含有坡模堤酮酸(pomonic acid)、白桦脂酮酸、齐墩果酮酸、乌苏酮酸、齐墩果酸、熊果酸和马斯里酸等;在酸枣树根中尚含有三萜类化合物的 2 或 3 位羟基酯化产物如:$2-O-$protocatechuoylalphitolic acid,$2\alpha-$hydroxypyracrenic acid,$3-O-$protocatechuoylceanothic acid。

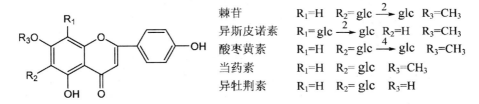

Ⅰ型母核　　　　　　　　　Ⅱ型母核

2. 黄酮类　酸枣植物中黄酮类成分主要分布于种仁、果实及叶中。其中，果实和叶中含有的黄酮类成分主要为芦丁，其含量在干叶中可达2%以上。酸枣仁中黄酮类化合物除山奈酚$-3-O-$芸香糖苷外，多为黄酮碳苷，如棘苷（spinosin）、酸枣黄素（zivulgarin）、$6'''-$芥子酰斯皮诺素、$6'''-$阿魏酰斯皮诺素、$6'''-$对香豆酰斯皮诺素、$6'''-$对羟基苯甲酰斯皮诺素、当药素（swertisin）、异牡荆素（isovitexin）、$6,8-$二$-C-$葡萄糖基芹菜素（vicenin Ⅱ）、葛根素（puerarin）、异斯皮诺素（isospinosin）、$6'''-$阿魏酰异斯皮诺素、异牡荆素$-2''-O-\beta-D-$葡萄糖苷等。

棘苷	R_1=H	R_2= glc $\xrightarrow{2}$ glc	R_3=CH$_3$
异斯皮诺素	R_1=glc $\xrightarrow{2}$ glc	R_2=H	R_3=CH$_3$
酸枣黄素	R_1=H	R_2= glc $\xrightarrow{4}$ glc	R_3=CH$_3$
当药素	R_1=H	R_2= glc	R_3=CH$_3$
异牡荆素	R_1=H	R_2= glc	R_3=H

3. 生物碱类　酸枣植物中的生物碱类成分主要分布于其种仁及根皮与干皮部位。该类成分主要有异喹啉类生物碱（isoquinoline alkaloids）和环肽类生物碱（cyclic peptide alkaloids）两大类。其中异喹啉类生物碱主要有荷叶碱（nuciferine）、原荷叶碱（nomueiferine）、去甲异紫堇定、右旋衡州乌药碱、$N-$甲基巴婆碱、酸李碱（ziziphusine）、$5-$羟基$-6-$甲氧基去甲阿朴啡等；环肽类生物碱主要有酸枣仁碱（sanjoinine）A、B、D、F、G$_1$、G$_2$、安木非宾碱（amphibine）D 及酸枣仁环肽（sanjoineine）等，其母核主要为具十四元环的对柄型结构。

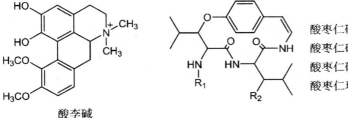

酸枣仁碱 A	R_1= N,N-Me$_2$Phe	R_2= H
酸枣仁碱 B	R_1= N-MePhe	R_2= H
酸枣仁碱 F	R_1= N,N-Me$_2$Phe	R_2= OH
酸枣仁环肽	R_1= PhCH=CHCO	R_2= H

酸李碱

4. 脂肪油类　酸枣种子中含大约 32% 的脂肪油，其中以不饱和脂肪酸居多，主要为油酸、亚油酸、棕榈酸、硬脂酸、亚麻酸、花生酸、花生烯酸、山芋酸。酸枣仁脂肪油中非皂化物含量约为 1.6%，含量最高的为角鲨烯。

【资源化学评价】

1. 三萜及皂苷类成分的资源化学评价　以酸枣仁中含有的两种主要皂苷类成分酸枣仁皂苷 A 和 B 为指标，应用 HPLC 分析方法，对分布于我国河北、山西、陕西、辽宁、河南及山东共计 11 个产地的酸枣仁样品和云南大理产滇枣仁样品中的皂苷类成分含量进行了考察。结果显示：不同产地酸枣仁各样品在酸枣仁皂苷 A 和 B 的含量上差异较大，其中酸枣仁皂苷 A 含量最高的为河北遵化产酸枣仁样品；皂苷 B 含量最高的为河北安国产酸枣仁样品；河北省 5 个样品的两种皂苷含量明显高于其他产地。此外，实验结果表明滇枣仁中上述两种皂苷类成分的含量显著低于酸枣仁。见图 5 -38。

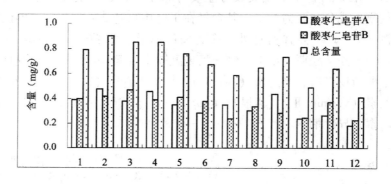

图 5 -38　不同产地酸枣仁（滇枣仁）皂苷类成分含量比较
1. 河北迁西 2. 河北遵化 3. 河北安国 4. 河北青龙 5. 河北武安 6. 山西左权 7. 陕西宝鸡
8. 陕西铜川 9. 辽宁朝阳 10. 河南三门峡 11. 山东烟台 12. 云南大理（滇枣仁）

以宁夏产酸枣为研究对象，应用 HPLC - ELSD - MS 方法，比较其果实不同部位（果肉、果核及种子）中三萜酸类成分的组成及含量差异，并与同产地的大枣果肉进行比较，结果显示：酸枣果肉中含有多种三萜酸类成分，其组成较酸枣仁复杂，可检测三萜酸总量高于酸枣仁；酸枣仁中可检测的三萜酸类成分主要为白桦脂酸及麦珠子酸，其中白桦脂酸含量可达 3.5mg/g 以上；酸枣果核三萜酸类成分含量较少。酸枣果肉所含三萜酸类成分的组成与大枣果肉相似，其中酸枣果肉中含量最高的三萜酸类成分为坡模堤酮酸，其含量可达 1.7mg/g 以上。酸枣果肉中可测定三萜酸总量显著高于相同产地的大枣果肉。见图 5 -39。

应用 HPLC 法比较不同产地酸枣仁中白桦脂酸含量，结果显示：所考察的江苏、河南、河北、山东 4 个产地的酸枣仁样品中均含有白桦脂酸，其平均含量达 1.48mg/g。河北产酸枣仁样品所含白桦脂酸含量高于其他 3 个产地。

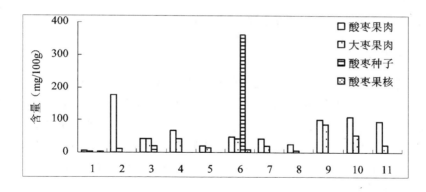

图 5 - 39 酸枣果实不同部位三萜酸类成分分布规律

1. 美洲茶酸 2. 坡模堤酮酸 3. 麦珠子酸 4. 马斯里酸 5. 表美洲茶酸 6. 白桦脂酸

7. 齐墩果酸 8. 熊果酸 9. 白桦脂酮酸 10. 齐墩果酮酸 11. 乌苏酮酸

2. 黄酮类成分的资源化学评价 应用 HPLC - DAD 方法，对分布于我国河北和山东 7 个产地的酸枣仁样品中两种主要黄酮碳苷类成分棘苷和 6‴ - 阿魏酰斯皮诺素进行了比较分析。结果显示：不同产地酸枣仁各样品在棘苷、6‴ - 阿魏酰斯皮诺素的含量上差异较大，山东临沂产酸枣仁样品中两种黄酮苷含量最高，山东济南、枣庄产酸枣仁样品中两种黄酮苷含量较小；河北 3 地酸枣仁样品中两种黄酮苷含量差异较小。见图 5 - 40。

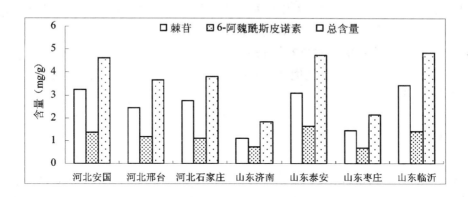

图 5 - 40 不同产地酸枣仁中黄酮苷类成分含量比较

此外，采用分光光度法比较酸枣仁与滇枣仁中总黄酮含量，测定结果显示滇枣仁中总黄酮含量（1.82mg/g）高于酸枣仁（1.22mg/g）。

3. 脂肪酸类成分的资源化学评价 对分布于我国河北、山西、陕西、辽宁、河南及山东共计 11 个产地的酸枣仁样品和云南大理产滇枣仁样品脂肪油中的脂肪酸类成分进行了组成及相对含量分析。结果显示：不同产地酸枣仁样品中脂肪酸组成及其相对含量较为相似。各样品中，不饱和脂肪酸相对含量较高，可达 50% 以上。含量最高的不饱和脂肪酸为油酸，其次为亚油酸和棕榈油酸；饱和脂肪酸含量最高的为棕榈酸。酸枣仁与滇枣仁脂肪油中脂肪酸组成及相对含量差异较小。

【资源利用途径】

1. 在医药领域中的应用 酸枣仁始载于《神农本草经》，被列为上品，是中医临床常用的安神药物。主要用于神经衰弱、失眠、多梦及以情绪或神志障碍为主要表现的精神系统疾病的治疗。现代药理研究表明酸枣仁在中枢神经系统的主要作用为镇静催眠、抗惊厥、抗焦虑、增强记忆等；在心血管系统的作用表现为降压、防治动脉粥样硬化及降血脂等作用；在免疫系统表现为免疫增强作用。此外，酸枣仁还表现出抗炎、抗诱变及防治癌症、抗衰老等作用。

酸枣仁中含有的皂苷类、黄酮类、生物碱类、脂肪油等均具有镇静催眠作用。以上几类成分均有望开发成为治疗神经系统疾病的新制剂。此外，酸枣仁皂苷还表现出调节血脂、保护心肌、降压、抗动脉粥样硬化等药理活性；酸枣仁中的脂肪油含有大量不饱和脂肪酸，具有调节血脂的作用，已开发生产出枣仁油软胶囊，酸枣仁多糖具有增强免疫作用。

酸枣的其他组织器官也多在医药领域中应用，如本草记载应用酸枣果肉治疗出血、腹泻；酸枣花治疗金疮内漏、目昏不明；酸枣叶治疗臁疮；酸枣刺治疗痈肿、喉痹、尿血、腹痛等症；酸枣树皮治疗烧烫伤、外伤出血；酸枣根治疗失眠、神经衰弱等症。

2. 在保健食品中的应用 酸枣果肉具有较高的营养价值，可制成酸枣酱和酸枣饮料等保健食品。酸枣仁可制作具有缓解神经衰弱作用的保健饮料。酸枣叶富含黄酮类成分，可制成具有改善心肌缺血、降血压、调血脂等功能的保健饮品。

3. 在其他行业的应用 酸枣花期长，含蜜多，为华北地区良好的蜜源植物。酸枣树为低矮灌木，适应性强，抗性优良，根系庞大，固土保水，是荒山荒滩绿化和退耕还林的重要树种资源。

人 参

人参（Ginseng Radix et Rhizoma）为五加科植物人参 *Panax ginseng* C. A. Mey. 的干燥根及根茎。具有大补元气、复脉固脱、补脾益肺、生津养血、安神益智的功效。红参（Ginseng Radix et Rhizoma Rubra）为蒸制后干燥的人参根和根茎。具有大补元气、复脉固脱、益气摄血的功效。人参叶（Ginseng Folium）为人参的干燥叶。具有补气，益肺，祛暑，生津的功效。

【资源类群概述】

人参为多年生草本。野生品称为山参，属国家1级保护的濒危野生药用植物资源；人工栽培品称为园参，多栽培4~6年后收获。园参主根肥大，肉质，黄白色，圆柱形或纺锤形，下面稍有分枝。地下根（状）茎（芦头）短，每年增生1节。地上茎直立，不分枝。1年生植株无茎，基生1枚3小叶掌状复叶；2年生植株茎具有1枚5小叶掌状复叶；以后逐年增加 1 枚 5 小叶掌状复叶；至 6 年生以后，茎上稳定地着生 5～6 枚 5 小叶掌状复叶，均轮生于茎顶。掌状复叶中的小叶均呈椭圆形至长椭圆形，边缘有细锯齿。伞形花序单个顶生；花小，淡黄绿色；萼片、花瓣、雄蕊均为 5；子房下位，2 室，花柱 2。浆果状核果，肾形或扁球形，成熟时鲜红色；种子多 2 枚，肾形。

人参属 *Panax* 植物在全世界共有 8 种、3 变种。除三小叶人参 *P. trifolius* 仅分布于北美外，其他种类我国皆有。该属植物分布于亚洲东部、中部和北美洲，起源于第三纪古热带山区的东亚、北美分布的植物区系。现代分布中心为我国西南部。

人参为第三纪孑遗植物，是一种古老稀有的物种，在自然界很稀少。经长期采挖，目前野生人参资源濒临枯竭。历史曾记载山西有山参出产，现已绝迹。我国山参仅产于东北长白山和张广才岭、完达山等地，数量极少。在俄罗斯远东地区，还有一定量的山参分布。目前市售人参商品主要来自于人工栽培品（园参）。

【资源性化学成分】

人参中主要资源性成分类型包括皂苷类、聚炔类、挥发油类、氨基酸类、多肽类和多糖类等。

1. 皂苷类　人参属植物均含有皂苷类成分，按其皂苷元的基本骨架可分为五环三萜类（齐墩果酸型皂苷）、四环三萜类（达玛烷型皂苷）两大类。按皂苷元则可分为三类：齐墩果酸（oleanolic acid）类，该类只有人参皂苷 R_0 一种；20（S）－原人参二醇（protopanaxadiol）类，该类人参皂苷主要有人参皂苷 Ra_1、Ra_2、Ra_3、Rb_1、Rb_2、Rb_3、Rc、Rd、Rg_3、Rh_2、Rs_1、Rs_2，丙二酰基人参皂苷 Rb_1、Rb_2、Rc、Rd，三七皂苷 R_4、西洋参皂苷 R_1、20（S）－人参皂苷 Rg_3、20（R）－人参皂苷 Rh_2、20（S）－人参皂苷 Rh_2 等；20（S）－原人参三醇（protopanaxatriol）类，该类人参皂苷主要有人参皂苷 Re、Rf、20－glu－人参皂苷 Rf、Rf_1、Rg_1、Rg_2、20（R）－人参皂苷 Rg_2、Rh_1、20（R）－人参皂苷 Rh_1、三七人参皂苷 R_1、假人参皂苷 R_{11}、Rp_1、Rt_1、竹节参皂苷－Ⅳ 和Ⅳa、20（R）－原人参三醇等。此外，尚有部分皂苷的苷元母核属于二醇或三醇类型，只是在侧链上有变化，一般将其称为其他类皂苷，主要有人参皂苷 Rh_3、Rg_4、Rh_4、F_4、La、珠子参皂苷 F_4、25－羟基－人参皂苷 Rg_2、伪人参皂苷 RT_5、Rg_7、珠子参皂苷 F_2、珠子参皂苷 Ib、Rh_5、Rh_6、Rh_7、Rh_8、Rh_9 等。

人参属植物竹节参 *P. japonicus*、狭叶竹节人参 *P. japonicus* var. *angustifolius*、假人参 *P. pseudo－ginseng*、姜状三七 *P. zingiberensis*、羽叶参 *P. japonicus* var. *bipinnatifidus*、珠子参 *P. japonicus* var. *major*、屏边三七 *P. stipuleanthus* 等所含皂苷以五环三萜类的齐墩果烷型皂苷为主，总皂苷含量为 10%～20%；而人参、西洋参 *P. quinquelifolium*、三七 *P. notoginseng* 所含皂苷则以四环三萜类达玛烷型皂苷为主。已从鲜人参、人参（生晒参、白参类）、红参、人参叶、花（花蕾）、果实中分离出 40 多种人参皂苷。西洋参根中所含皂苷种类大多与人参相近，其奥克梯隆醇（ocotillol）型拟人参皂苷 F_{11}、拟人参皂苷 RT_5 等为西洋参特征性皂苷成分，区别于人参和三七。人参皂苷主要的母核结构包括以下几种类型。

（1）原人参二醇型皂苷

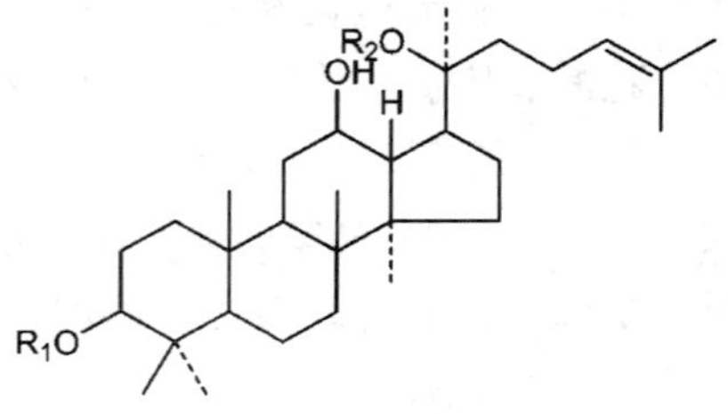

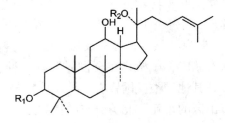

20(*S*)-原人参二醇型皂苷结构　　　　　　　　20(*R*)-原人参二醇型皂苷结构

（2）原人参三醇型皂苷

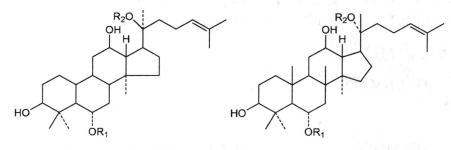

20(*S*)-原人参三醇型皂苷结构　　　　　　　　20(*R*)-原人参三醇型皂苷结构

（3）齐墩果烷型皂苷

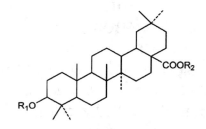

齐墩果烷型皂苷结构

2. 聚炔类　该类成分均具有明显的细胞毒活性。代表性化合物有人参炔醇（panaxynol）、人参环氧炔醇（panaxydol）、17－碳－1－烯－4,6－二炔－3,9－二醇、人参炔三醇（panaxytriol）等。

3. 挥发油类　人参植物根中挥发油以倍半萜类成分为主要组成，具特有香气和多种生物活性，多数成分具有消炎和抗癌等效用。

4. 氨基酸类　人参中除含有普通氨基酸16种，尚含有特殊氨基酸类成分：三七素为三七止血功效物质基础；γ－氨基丁酸具有抑制神经传导递质作用；吡咯谷氨酸具有胰岛素样作用；红参中尚含有增强细胞免疫功能、改善末梢循环等作用的精氨酸双糖苷（Arg－fru－glc，AFG）和精氨酸果糖苷（Arg－fru，AF），是较有前途的抗衰老化合物。

5. 多肽类　人参中发现的多肽类化合物约20余种，具有降血脂和肝糖原作用。代表性成分人参多肽－Ⅵ，其氨基酸序列为 Glu－Thr－Val－Glu－Ile－Ile－Asp－Ser－Glu－Gly－Gly－Asp－Ala。

6. 糖类　该类成分主要包括多糖、三糖、双糖和单糖。人参多糖有抗癌活性，并对慢性肝炎、高血糖等症具有一定疗效。红参中特有的麦芽醇（maltol），具有显著的抗过氧化、抗衰老作用。

【资源化学评价】

1. 人参皂苷的动态积累规律

（1）不同生长年限及不同生长期人参皂苷类成分的动态评价　对吉林省长白县的1～6年生人参中的人参总皂苷含量进行分析，结果显示：总皂苷含量随人参生长年限延长而呈现递增趋势。对产于吉林省集安市的人工栽培3、4、5、6年生人参根中人参总皂苷含量分析结果表明：总皂苷含量随人参生长年限延长而增加，但4～6年期间增长速度不明显；同一年中的不同发育期，人参根呈现出开花期总皂苷含量比展叶期有所下降，但在结果期至枯萎期保持平稳增长的趋势。见图5-41。

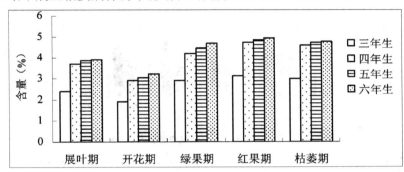

图5-41　栽培人参中人参总皂苷含量的积累动态

通过分析比较1～5年生人参不同部位中人参皂苷的含量，结果表明：人参根中7种人参皂苷含量总体呈随生长年限的延长而增加的变化趋势。1年生人参根中Re含量高于其他人参皂苷，并随生长年限延长缓慢增加。Rg_1、Rb_1、Rd_1随生长年限增加而增加，而后逐渐降低，见图5-42。人参叶中皂苷类成分含量积累与生长年限关系不明显，见图5-43。人参须根中Re含量最高，总皂苷含量随生长年限的延长而增加，1～2年增加缓慢，3～5年变化显著，见图5-44。

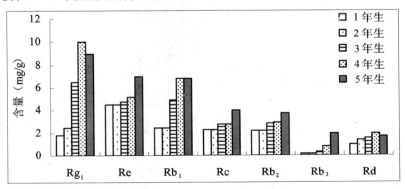

图5-42　不同生长年限人参根中皂苷类成分积累动态

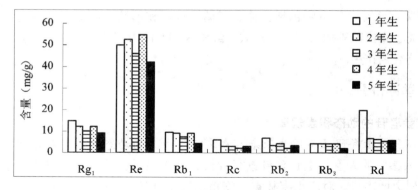

图 5-43 不同生长年限人参叶中皂苷类成分积累动态

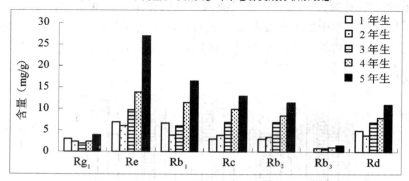

图 5-44 不同生长年限人参须根中皂苷类成分积累动态

（2）不同产地人参中皂苷类成分的分析与评价　采用 HPLC 法同时分析评价不同产地人参皂苷 Rg_1、Re、Rf、Rg_2、Rb_1、Rc、Rb_2、Rb_3 和 Rd 的含量。结果显示：不同产地人参中皂苷含量差异显著，吉林通化产的人参中皂苷总含量最高；人参中主要成分 Rg_1、Re、Rb_1 的含量随产地不同而呈现出一定的差异，其中吉林靖宇与抚松、吉林靖宇与通化、吉林通化与辽宁桓仁产人参中皂苷含量相关性均较好（$R > 0.97$）。由此可见，人参中皂苷含量及不同皂苷的比例受产地生态因素的影响较为显著。见图 5-45。

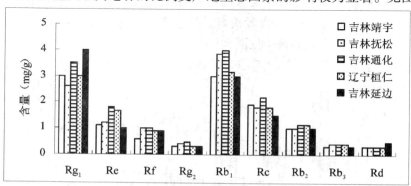

图 5-45 不同产地人参中 9 种人参皂苷类成分含量变化

（3）人参不同部位中皂苷类成分的分析与评价　采用 HPLC 法分析比较吉林靖宇产 5 年生人参不同部位中皂苷的含量，结果显示：在人参不同部位中皂苷类成分含量由高至低依次为：须根 >叶 >根茎 >根 >茎，见图 5 −46。1 年生人参叶中皂苷含量显著高于 5 年生人参的须根和叶。人参叶和须根中皂苷 Re 含量是 Rg_1 含量的 5 倍，但 Re 含量低于根中 Rg_1 含量，其中 Rg_1、Re、Rb_1 是人参根中的主要成分。

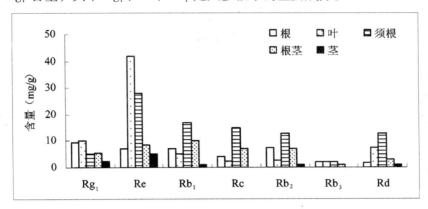

图 5 −46　五年生人参不同部位中皂苷类成分分布规律

　　除人参不同部位中人参总皂苷含量有差异外，各部位的皂苷类型也存在较大差异，其中地下部分的人参根、根茎中二醇型皂苷含量较高，而地上部分的茎、叶、花、果实和种子中的三醇型皂苷含量较高。见图 5 −47。

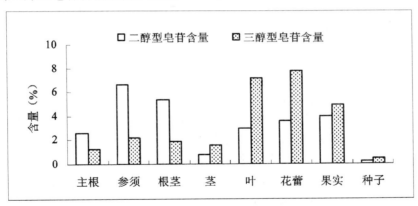

图 5 −47　人参植株不同部位二醇、三醇型皂苷类成分分布规律

　　（4）不同品种人参中皂苷类成分的分析与评价　栽培人参按参根特点可分为大马牙、二马牙、长脖、圆膀圆芦型、竹节芦等农家品种；按商品特点分成普通参、边条参、石柱参；按选育品种可分为"吉参 1 号"、"吉林黄果参"、"宝泉山人参"等。对 7 年生不同类型的人参中皂苷类成分分析表明：抚松大马牙、二马牙、长脖参中皂苷成分含量分别为 4.33%、4.74%、5.36%；集安大马牙、二马牙、长脖、圆芦、竹节芦中皂苷成分含量分别为 5.39%、4.24%、4.34%、4.79%、4.04%；左家黄果参中皂苷含量为 5.74%。结果显示：抚松长脖参、集安大马牙、左家黄果参中皂苷类成分含量为高，品质较佳。

　　2. 糖类成分的动态变化规律　人参根中糖类成分的含量约占人参根干重的 60% ~

80%，是人参的主要成分。多糖中的主要组分以淀粉（约占总多糖的80%）为主。淀粉对参根加工质量影响极大，淀粉含量高的鲜参，加工后的干品质量好。糖类成分在加工成各类商品后含量有所降低，红参类下降最多。

（1）不同年限及不同生长期人参中糖类成分的积累动态　评价吉林省集安市和露水河市不同生长年限、不同采收期人参根中的人参粗多糖、总糖、糖醛酸、淀粉含量，结果显示：人参根中粗多糖、总糖、糖醛酸、淀粉含量随着参龄的增长而有所增加，但增加的幅度不大。

产于集安地区的人参中总糖含量、粗多糖含量的最高值均出现在出苗展叶期，见图5-48，淀粉含量最高值出现在枯萎期，萌动期最低，其变化规律为：萌动期最低，出苗展叶期、开花期、绿果期、红果期、采收期逐渐上升；糖醛酸含量积累峰值则出现在开花期，以后逐渐下降，枯萎期时略有上升。

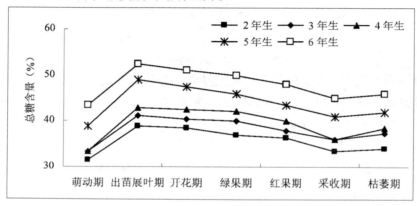

图5-48　不同生长年限、不同采收期人参根中多糖积累动态

（2）不同产地人参中糖类成分动态变化　评价集安市和露水河市不同产地人参根中粗多糖、总糖、糖醛酸、淀粉含量，结果显示：在不同地区、同一年生的人参根中，按照粗多糖、总糖、糖醛酸、淀粉含量出现最高值的时期比较，粗多糖含量集安地区均高于露水河地区（出苗展叶期）；总糖含量集安地区均高于露水河地区（出苗展叶期）；糖醛酸含量集安地区均高于露水河地区（出苗展叶期）；淀粉含量集安地区（枯萎期）均高于露水河地区（枯萎期）。

3. 人参产品加工过程中化学成分转化规律　人参不同的加工过程其化学成分变化具有一定的规律性，形成了各自特有的化学成分特征，表现出的药性与功效也存在一定的差异。

鲜人参含有较为丰富的丙二酸单酰基人参皂苷类成分，因其性质不稳定，在干燥和受热过程中水解脱去丙二酸形成相应的苷。

鲜人参通过蒸制加工成红参过程中可发生一系列化学转化。原级苷被水解为次级苷：人参皂苷 Rd 被水解为人参皂苷 Rh_1；三醇型人参皂苷部分转化为人参皂苷 Rg_1。加工导致部分天然 S-构型的人参皂苷转变成 R-构型：人参皂苷 Re 转变为 $20R$-人参皂苷 Rh_1。红参中含有甘油糖酯，而生晒参中几无。红参中的甾醇苷脂肪酸酯的含量明显高于生晒参，这是由于鲜参中的酯酶经蒸制被灭活，使甘油糖酯和甾醇苷脂肪酸酯得以保留。

鲜人参中含有的麦芽糖与其共存的氨基酸类成分在蒸制和干燥过程中产生梅拉德反应，首先生成 amadori 化合物，然后形成 $4 - O - \beta -$ 葡萄糖基 $-1 -$ 去氧 $-2,3 -$ 二酮基糖。由于该化合物极不稳定，分子内 $2 -$ 酮基与 G_6 位的羟基脱水缩合环化生成 $2 -$ 羟基 $-$ 甲基 $-$ 吡喃酮（3）4 $-$ 葡萄糖苷，进一步水解脱去葡萄糖，再经分子重排生成麦芽酚。见图 5 $-$ 49。

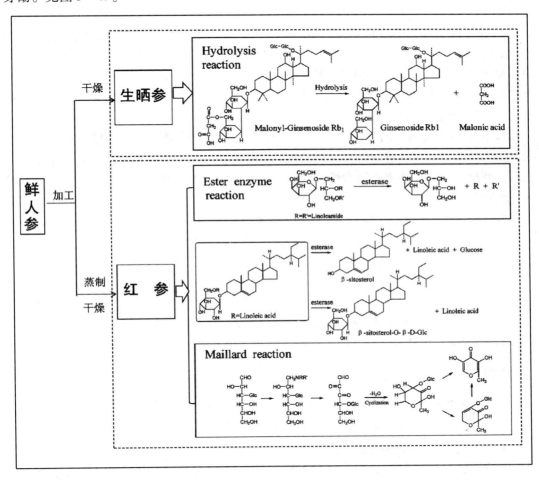

图 5 - 49　人参产品加工过程中发生的化学转化

【资源利用途径】

1. 在医药领域中的应用　人参始载于《神农本草经》，被列为上品，是名贵传统滋补中药。具有补五脏、安精神、定魂魄、止惊悸、除邪气、明目等功效，是补益养生之良药。其功重在大补正元之气，以壮生命之本，进而固脱、益损、止渴、安神。中医临床常用于体虚欲脱、脾虚食少、肺虚喘咳、津伤口渴、内热消渴等病症。以人参为主要药味的方剂众多，著名的传统人参单方和复方包括独参汤、参芦散、参附汤、生脉散、龟龄集、人参败毒散、人参再造丸等。现代人参制剂产品主要有人参注射液、人参多糖注射液、参一胶囊等。

现代研究表明，人参在心血管系统、免疫系统、消化系统等多方面具有显著的药理作用。人参及其制剂产品可加强机体新陈代谢功能，对治疗心血管疾病、胃和肝脏疾病、糖尿病、不同类型的神经衰弱症、调节脂肪代谢、提高生物机体免疫力等均有良好疗效。

人参叶始载于《本草纲目拾遗》，具有清肺解表、生津止渴、醒酒等功能，用于表虚之感冒、虚热、肺燥等病症的治疗。

2. 在保健食品中的应用　人参根、茎、叶、花、果实具有抗疲劳、抗衰老、辅助降低血糖和血脂等功用，可加工成形式多样的保健食品和功能性产品。加工红参时产生的人参露可制成人参饮料。利用人参叶、参花、果肉还可制成人参叶茶、人参花茶、果肉饮品等。人参不同组织器官的提取物可用于人参酒、人参糖果、人参饼干、人参面条、人参烟等的添加剂，形成独具风味的系列产品。

3. 在美容化妆品中的应用　人参皂苷和挥发油类成分易被人体皮肤缓慢吸收，扩张皮肤毛细血管，促进皮肤血液循环，增加皮肤营养，调节皮肤的水油平衡，防止皮肤脱水、硬化、起皱，增强皮肤弹性，且无不良刺激。人参皂苷等活性物质具有抑制黑色素形成和沉积，使皮肤美白的作用。因此，以人参及其组分或成分为补充剂或添加剂形成的具有一定保健功能的产品系列十分丰富多样。例如，添加人参露可制成人参牙膏；添加人参的人参护肤品、人参香皂、人参洗发露等护理产品。

三　七

三七（Notoginseng Radix et Rhizoma）为五加科植物三七 *Panax notoginseng*（Burk.）F. H. Chen 的干燥根和根茎。具有散瘀止血、消肿定痛的功效。

【资源类群概述】

三七为多年生草本植物。三七的根分为块根、支根、须根和不定根；根茎俗称羊肠头，呈暗绿色，形状弯曲似鹦哥嘴状，俗称"鹦哥嘴"；茎直立，有纵行条纹或呈棱状，绿色或紫色；叶为掌状复叶，1～5 枚，轮生于茎顶，少数二级轮生，叶缘呈锯齿状；伞形花序，单生于茎的顶端；花两性，花萼 5 片，花瓣 5，雄蕊 5；柱头 2 裂，子房下位，2～3 室；果实为核状浆果，肾形或球形，成熟时鲜红色；种子卵形或卵圆形，1～3 枚。

三七是我国特有的药用植物，主产于我国云南、广西两省。集中分布于北纬23°30′附近的中高海拔（1300～2200m）地区。适宜于冬暖夏凉的气候，不耐严寒与酷暑，喜半荫和潮湿的生态环境。主产于云南文山州及广西那坡县、靖西县。

【资源性化学成分】

三七植物中资源性化学成分类型主要包括皂苷类、氨基酸类、糖类、黄酮类、挥发油、炔醇类等。

1. 皂苷类 皂苷类成分是三七的主要活性成分。已从三七的不同部位分离得到 70 余种皂苷类化学成分，多为达玛烷型的 20（S）－原人参二醇型［20（S）－proto-panaxdiol］和 20－（S）原人参三醇型［20（S）－protopanaxtriol］。三七所含皂苷类成分组成与人参和西洋参中所含皂苷类成分部分相同：人参皂苷（ginsenoside）Rh_1、$Rb_1 \sim Rb_3$、Rc、Rg_1 等，尤以人参皂苷 Rg_1 和 Rb_1 含量最高。三七所独有的皂苷类成分有三七皂苷 R_1、R_2、R_4、R_5、$R_7 \sim R_9$、Fa、Fc、Fe，三七皂苷 $A \sim E$、$G \sim N$ 等。迄今尚未在三七植物中发现有齐墩果烷型皂苷。三七根及根茎中含有的皂苷类成分以 20（S）－原人参三醇型皂苷为主，此类成分表现为对中枢神经的兴奋作用；三七地上茎叶部分以 20（S）－原人参二醇型皂苷为主，对中枢神经有抑制作用。

2. 氨基酸类 三七中含有 19 种以上氨基酸类成分，其中 8 种人体必需氨基酸约占三七氨基酸总量的 32.69%，含量较高的有精氨酸（Arg）、天门冬氨酸（Asp）、谷氨酸（Glu），约占三七总氨基酸的 39.72%。三七素（dencichine）是三七的止血活性成分，为非蛋白质氨基酸类成分，能够显著增加血小板的数量而发挥显著的止血作用，其结构为 $\beta - N -$ 乙二酸酰基 $- L - \alpha,\beta -$ 二氨基丙酸，现已可人工合成。

3. 黄酮类 三七中的黄酮类化学成分可显著增加冠脉流量，并具有抗炎、抗过敏、祛痰、镇咳、平喘、降压、增强肾上腺素的作用。三七绒根中主要含有的黄酮类成分为三七黄酮 A 和 B 等。三七叶中含有山奈酚、槲皮素、山奈酚 $-3 - O - \beta - D -$ 半乳糖苷、槲皮素 $-3 - O - \beta - D -$ 半乳糖（2→1）葡萄糖苷等。

三七素

4. 糖类 三七中含有鼠李糖、木糖和葡萄糖等单糖及低聚糖和多糖类成分。三七多糖具有增强免疫功能的作用。三七多糖 A（sanchinan－A）存在于三七根中，其分子量为150 000，具有显著的激活网状内皮系统的作用。

5. 挥发油类 三七根挥发油中的成分组成主要为酮、烯烃、环烷烃、倍半萜类、脂肪酸酯、苯取代物、萘取代物等。三七花挥发油成分主要由樟脑、龙脑等单萜类，$\delta -$ 荜澄茄烯、$\delta -$ 波旁烯、$\delta -$ 丁香烯等倍半萜类组成。具有消毒及杀菌作用，有一定局部刺激作用。三七挥发油内服可促进胃肠蠕动和止泻作用，还有镇静安神等活性。

6. 炔醇类 三七中尚含有人参炔醇（panaxynol）、人参环氧炔醇（panaxydol）、法卡林二醇（falcarindiol）和人参炔三醇（panaxytriol）等聚炔醇类成分。

【资源化学评价】

1. 皂苷类成分资源化学评价

（1）不同产地三七中皂苷类成分的含量比较 三七的产地相对较集中，主要为云南和广西两地。经 HPLC 方法分析显示，不同产地三七中皂苷类成分的含量有一定差异，同一产地不同生产区域其药材中的皂苷类成分含量也有不同。分析结果表明，云南三七中的皂苷类成分含量高于广西和广东。见图 5－50。

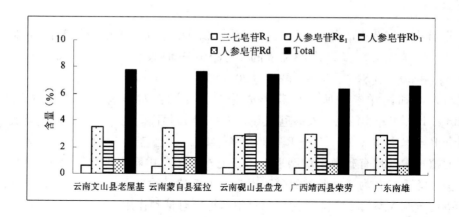

图5-50 不同产地三七中皂苷类成分的含量比较

（2）不同商品规格三七中皂苷类成分的比较分析 由三七主根形成的药材按传统分级方法依其单位重量中药材的个数，可将其分为20、30、40、60、80、120、160、200头等商品规格。不同规格的皂苷类成分含量分析表明，皂苷类成分以20头规格含量最高，20~60头的4种皂苷类成分含量有逐步递减的趋势，见图5-51。也就是说，三七药材中皂苷类资源性成分的积累量与其生长年限、个头大小（商品规格）密切相关。

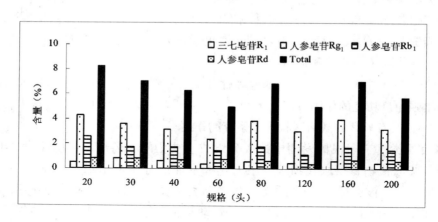

图5-51 不同商品规格三七中皂苷类成分的比较分析

（3）不同生长期三七中皂苷类成分的积累动态 对云南产3年生三七不同生长期三七皂苷积累动态分析结果表明，在出苗期三七根中的皂苷类成分积累最高，开花期明显下降，至药材收获期皂苷类成分出现积累增加的趋势。见图5-52。

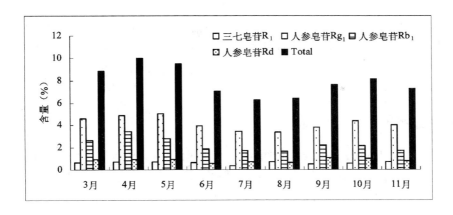

图 5 - 52　三七不同生长期皂苷类成分的积累动态

以云南文山产三七为研究对象，采用 UPLC - ESI - MS 方法，考察其不同部位皂苷类成分的分布规律，结果显示：人参皂苷 Rb$_1$、Rg$_1$、三七皂苷 A、B 是三七根的主要成分；三七皂苷 Q、S、Fc 和人参皂苷 Rb$_2$、Rb$_3$、F$_2$ 是三七花的主要成分；根中 20 (S) - 原人参三醇型皂苷含量高于茎和花，茎和花中 20 (S) - 原人参二醇型皂苷含量高于根，花中人参皂苷的含量最高。

2. 三七素资源化学评价

（1）不同产地三七中三七素含量比较　三七素是三七中主要的止血活性成分。采用 HPLC 方法，对不同产地三七中三七素含量进行分析评价，结果表明，三七药材中的三七素含量在 0.33% ~ 0.62% 之间，不同产地三七中三七素含量有一定差异，总体上云南道地产区的三七素含量高于广西和广东产区。

（2）不同规格三七中三七素含量比较　三七规格不同，三七素含量有明显差异，含量最高的是 200 头规格，达 1.17%，最少的是 120 头规格，仅为 0.49%，相差 2 倍多。20 ~ 60 头规格的三七素含量无显著差异。由此表明，作为止血功用资源，宜选择生长年限较短、药材规格较低者。

（3）三七不同部位中三七素含量比较　三七不同部位中均含有三七素，其含量差异显著。表现为根茎、须根、花蕾 3 个部位的三七素含量高，主根、侧根和茎叶中三七素含量低。

（4）不同生长期三七中的三七素的积累规律　三七不同生长期三七素含量最低为 5 月，达 0.44%；最高为 8 月，达 0.76%。总的趋势是 3 ~ 5 月三七出苗展叶期三七素含量较低，三七进入花蕾期（7 ~ 8 月）到采收期（9 ~ 10 月）三七素含量较高。

3. 糖类成分资源化学评价

（1）不同产地三七中单糖和多糖类成分分析比较　三七中多糖类成分含量因产地不同存在显著差异，最高者为云南砚山者腊产三七，其多糖含量达 0.18%，与最低者广西靖西产三七（0.011%）相差达 12 倍之多。单糖含量差异较小，最高的是云南文山老回龙产三七，总单糖含量为 3.66%，与最低的文山坝心产三七（2.21%）相差近 1

倍。

（2）不同规格三七中单糖和多糖类成分分析比较 不同规格的三七中总单糖含量有一定差异。从总的趋势来看，大规格三七单糖含量较低，小规格三七单糖含量较高。三七多糖含量的结果与单糖含量正好相反，最高的是 20 头，为 1.43mg/g，最低的是160 头，仅有 0.36mg/g。

【资源利用途径】

1. 在医药领域中的应用 三七始载于《本草纲目》，为传统名贵中药，被誉为"金不换"。中医临床用于咳血、吐血、衄血、便血、崩漏、外伤出血、胸腹刺痛、跌扑肿痛等病症。能治一切血症，为止血、理血之妙品，为"外伤科的圣药"。此外，三七尚用于血瘀腹痛、产后恶露不尽、腹痛、痛经等症。

现代研究表明，三七对心、脑血管系统、神经系统、血液系统等具有明确的药理作用。能增加冠脉供血、供氧，降低全血黏度，防止血栓生成，抗心律失常，抗疲劳，镇静、镇痛等。临床上主要用于心、脑血管疾病的治疗。

三七根茎、茎叶也具有活血化瘀、镇痛消炎、消肿生肌、降血脂、抗疲劳、滋补强壮、镇静安神、促进消化等功效。三七花味甘性凉，具有清热解毒、平肝明目、生津止渴、降压、增强免疫之功效，用于头晕目眩、耳鸣、失眠、高血压、偏头痛、急性咽炎等。

2. 在保健食品中的应用 三七具有较高的营养价值，广泛应用于保健食品的开发。包括保健茶、保健酒、保健糖、保健饮料等。三七中的多糖成分及皂苷成分可有效阻止饮酒后肝脏对酒精的吸收而起保肝作用。可利用三七皂苷提取过程中的副产物多糖开发糖果、糕点、饮品等系列产品。尚有三七花茶、三七花糕、三七花藕粉、三七花菜肴等。

3. 在日用护理产品中的应用 利用三七所含有皂苷类、三七素等活性物质的功效，开发日用护理产品。例如，利用三七消炎、止血、活血、抑菌和抗氧化的功效开发三七牙膏。以三七为原料制成的营养性中药护肤品，通过抑制酪氨酸酶而抑制色素沉积，具有美白的功效等。

刺 五 加

刺五加（Acanthopanacis Senticosi Radix et Rhizoma Seu Caulis）为五加科植物刺五加 *Acanthopanax senticosus*（Rupr. et Maxim.）Harms 的干燥根和根茎或茎，具有益气健脾、补肾安神的功效。

【资源类群概述】

刺五加为落叶灌木，高达 2m。老枝灰褐色，幼枝黄褐色，密生细刺。掌状复叶，互生，无毛或疏生毛；小叶通常 5，小叶柄具褐毛，小叶片椭圆状倒卵形至长圆形，边缘具尖锐的重锯齿或单锯齿。伞形花序呈球形，单一或 3～4 个集合顶生于枝端；花萼绿色，与子房合生，花瓣 5；核果为浆果状，成熟时紫黑色，干后具明显 5 棱；种子 4～6。花期 6～7 月，果期 8～10 月。

五加科 Araliaceae 五加属 *Acanthopanax* 植物全球约 37 种，主要分布于中国、日本、韩国。我国有 26 种 18 变种，广布于南北各省，长江流域最盛。同属植物细柱五加 *A. gracilistylus*、白簕 *A. trifoliatus*、红毛五加 *A. giraldii*、糙叶五加 *A. henryi*、长梗刚毛五加 *A. simonii* var. *longipedicellatus*、康定五加 *A. lasiogyne*、轮伞五加 *A. verticillatus*、蜀五加 *A. setchuenensis*、藤五加 *A. leucorrhizus*、无梗五加 *A. sessiliflorus*、吴茱萸五加 *A. evodiaefolius*、倒卵叶五加 *A. canthopanax obovatus* 等均具有一定药用价值。常见的有刺五加、细柱五加和红毛五加。其中刺五加主要分布于我国东北地区海拔数百米到2000m 的森林或灌木丛中，小兴安岭及长白山北部蕴藏量较大。

【资源性化学成分】

刺五加中含有酚苷类、香豆素类、黄酮类、三萜类、有机酸类、多糖类等多种资源性化学成分。

1. 酚苷类　刺五加根和根茎中含有丰富的酚苷类化合物。主要有刺五加苷 B（eleutheroside B，紫丁香苷）、刺五加苷 D 和 E（紫丁香树脂酚二糖苷，二者为立体异构体）、去羟栀子苷等。刺五加叶中含有阿魏酸葡糖苷、刺五加叶苷 A～F。

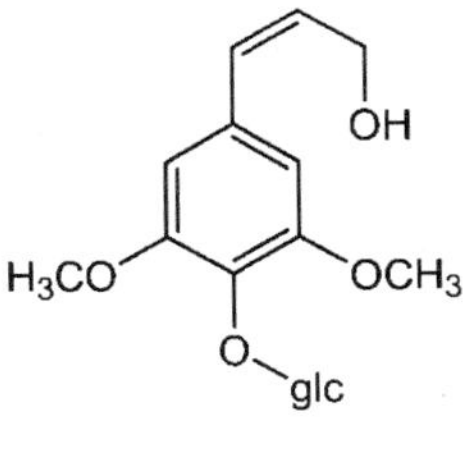

刺五加苷 B 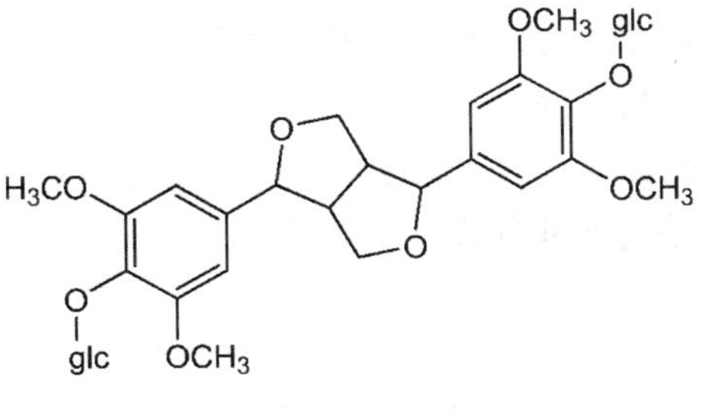　　　　　　　　　刺五加苷 D

2. 香豆素类　刺五加中含有异嗪皮啶（isofraxidin，6,8 -二甲氧基 -7 -羟基香豆素）、刺五加叶苷 B$_1$（异秦皮啶葡萄糖苷），该类资源性成分具有明显的镇静作用。

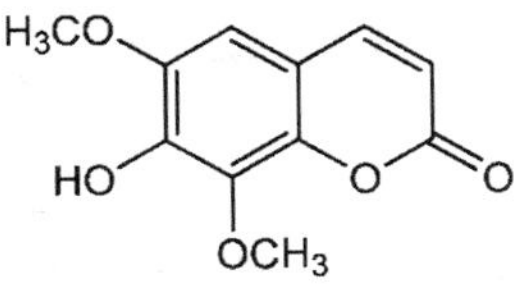

异嗪皮啶

3. 黄酮类　刺五加植物全株均含有黄酮类物质，以花、叶中含量最为丰富。主要为槲皮素、金丝桃苷、芦丁等。

4. 三萜类   五加叶苷 I、K、L、M，刺五加苷 A_3、A_4、D_3 等是以齐墩果酸、去甲齐墩果酸型三萜为配基的糖苷类化合物。该类成分具有抑制心肌收缩、减慢心率、扩张血管、降血压等多种作用。

5. 有机酸类   刺五加植物各组织器官中含有的有机酸类成分主要有咖啡酸、绿原酸、原儿茶酸、香草酸、丁香酸等。

6. 多糖类   刺五加根及根皮中含有的多糖可分为水溶性多糖和碱溶性多糖。由葡萄糖、果糖、阿拉伯糖等组成，具有抗肿瘤、免疫调节等作用。

【资源化学评价】

1. 不同生态环境条件刺五加中资源性成分的积累动态   不同生态环境条件下，刺五加不同部位中丁香苷的含量不同。林内生态环境条件下，刺五加茎枝中丁香苷的含量最低，林隙生境下丁香苷含量较高，林缘生境下含量积累最高。而茎基部丁香苷的积累规律为林内生境最高，林隙生境次之，林缘生境最低。提示丁香苷在刺五加植株中的分布、积累与其光照条件密切相关。

对刺五加含有的黄酮类物质受生境条件的影响分析评价表明：在林内生境下，刺五加叶、花和果中总黄酮的含量最低，林隙生境下其含量有所提高，而林缘生境条件下黄酮类成分的积累最高。

2. 不同生长期刺五加不同组织器官中资源性成分积累动态   对不同生长期刺五加 2 年生枝及其地下根茎中资源性成分变化规律进行研究。结果表明，刺五加苷 B、刺五加苷 E 和异嗪皮啶等 4 种成分具有相似的季节积累规律，其中以刺五加苷 B 最为典型，均表现出春季高，随生长发育其含量逐渐下降，至 8 月下旬绿果期达到最低点，以后又逐渐升高，见图 5 -53。长花丝型和短花丝型 2 种性别类型的刺五加以春、秋两季采收为宜。无论是地下部分或是地上部分，长花丝类型的刺五加苷 E 的含量均显著高于短花丝类型。见图 5 -54。

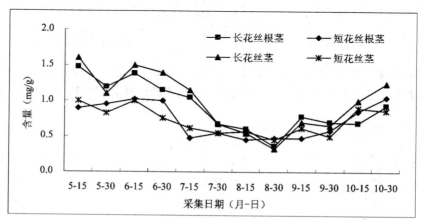

图 5 -53   不同类型、不同生长期刺五加苷 B 积累动态

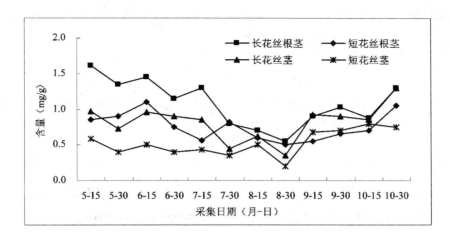

图5-54　不同类型、不同生长期刺五加苷E积累动态

3. 不同产地环境对刺五加资源性成分积累的影响　将黑龙江省虎林县同一批种源所生产的2年生刺五加种苗分别移栽于黑龙江省黑河、抚远、铁力、哈尔滨、通河、尚志、牡丹江，吉林省蛟河、辉南，辽宁省新宾、凤城等地。在相同栽培条件下，黑龙江省黑河、抚远和辽宁省新宾、凤城南北两端刺五加苷B的含量较高，表明该资源性成分受环境影响较大。见图5-55。

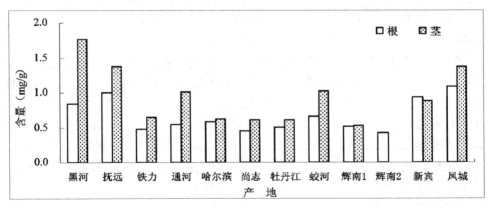

图5-55　不同产地刺五加中刺五加苷B含量比较

4. 刺五加不同药用部位资源性成分分布规律　考察刺五加不同药用部位根、根茎、茎及其木质部、韧皮部中刺五加苷B、刺五加苷E、异嗪皮啶、绿原酸的分布规律表明：刺五加苷B在茎中的含量略高于根部，而绿原酸、刺五加苷E、异嗪皮啶在茎中的含量则略低于根部，4种成分主要分布在韧皮部，木质部和韧皮部含量总和差异较小。评价结果表明，刺五加的根、根茎和茎枝所含主要活性成分及其含量相近，均可作为药用部位。

5. 刺五加叶总黄酮和总皂苷成分变化规律　对不同类型的刺五加叶的总黄酮和总皂苷积累规律研究表明：短花丝刺五加叶的总黄酮含量和总皂苷含量在各个生育期均大于长花丝刺五加叶，两种类型的黄酮类成分积累规律基本相同。总黄酮含量由7月末花

期后快速积累，直至果实膨大期并保持稳定，见图 5 -56。总皂苷的含量随生长发育的
进行逐渐升高，在花期达到最高值，见图 5 -57。

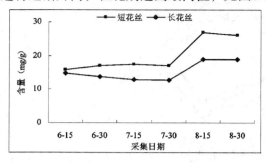

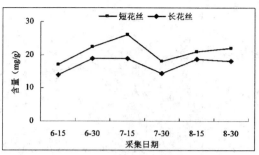

图 5 - 56　刺五加叶中总黄酮积累规律　　　图 5 - 57　刺五加叶中总皂苷积累规律

【资源利用途径】

1. 在医药领域中的应用　刺五加始载于《神农本草经》，被列为上品，主治心腹邪
气、腹痛等。临床常用于脾肺气虚、体虚乏力、食欲不振、肺肾两虚、久咳虚喘、肾虚
腰膝酸痛、心脾不足、失眠多梦等症。

现代药理研究表明，刺五加具有抗风湿、抗炎、抗疲劳、抗氧化、抗衰老、调节血
糖、促性腺、抗肿瘤等多种生物活性。可增强机体的防御机能，防止记忆力衰退等作
用。目前刺五加临床上用于神经衰弱、糖尿病、动脉粥样硬化、风湿性心脏病、心血管
病、阳痿、听视觉疾病、颅脑创伤等的治疗和调理。

近年来，随着人们对刺五加资源价值的不断发现和拓展，已形成了以刺五加根、根
茎、茎枝、叶片和果实为原料开发生产的系列中药制剂品种，如刺五加片、刺五加注射
液、安神补脑胶囊、脑安片、救尔心、脑心血通、脑灵液、扶正散、养生素茶等。在临
床用于治疗冠心病、脑血栓及神经衰弱等病症。

2. 在保健食品中的应用　刺五加嫩茎叶及其加工产品用于健康养生已有较长的应
用历史。主产地民众有采集其嫩叶鲜食或腌渍长期保存食用的习惯；以刺五加叶、花、
果实为原料制成保健茶品和饮料，并有出口外销的需求。

3. 在畜禽养殖业中的应用　刺五加提取物能够显著降低仔猪的腹泻率与死亡率。
蛋鸡饲喂添加刺五加食料，可有效提高动物的机体状况，明显降低发病率和死亡率。

当　归

当归（Angelicae Sinensis Radix）为伞形科植物当归 *Angelica sinensis*（Oliv.） Diels
的干燥根。具有补血活血、调经止痛、润肠通便的功效。

【资源类群概述】

当归为 2 年生或 3 年生草本。主根肥大、肉质、有香气。茎直立，绿色或稍带紫
色。叶互生，基部扩大呈鞘状抱茎，紫褐色。基生叶及茎下部叶为 2 ～3 回奇数羽状复

叶，边缘有齿状缺刻或粗锯齿。复伞形花序，顶生，每 1 小伞形花序具小花 12～36 朵。花瓣 5，雄蕊 5，子房下位；双悬果，扁平，有膜翅，长椭圆形，熟时黄褐色。花期 6～7 月，果期 7～8 月。

伞形科 Umbeliferae 当归属 *Angelica* 植物全世界约 80 种，在我国有 26 种、5 变种、1 变型，分布于南北各地，主产东北、西北和西南地区。

当归药用历史悠久，栽培生产历史可上溯至 1800 年前。目前，当归产地分布于甘肃定西、陇南地区（岷归），云南曲靖、丽江、大理地区（云归），四川阿坝、雅安地区（川归），湖北恩施（窑归）等地。其中，以甘肃产"岷归"产量大，品质优，世为道地，为当归商品药材主流，约占我国当归总产量的 80% 以上。

在我国西南地区将大叶当归 *A. magaphylla*、金山当归 *A. valida*、隆萼当归 *A. oncosepala* 和疏叶当归 *A. laxifoliata* 等作为地区民族、民间习用当归品种使用。东当归 *A. acutiloba* 为《日本药局方》法定当归品种，我国四川、东北部分地区有一定规模引种。朝鲜当归 *A. gigas* 在韩国、朝鲜作为当归使用，我国吉林省延边朝鲜族自治州部分地区亦有代当归使用者。

【资源性化学成分】

当归植物中资源性化学成分主要包括挥发油类、有机酸类、核苷类、神经酰胺类、氨基酸类和糖类等。

1. 挥发油类 当归植物中富含挥发性成分。根中挥发性成分主要由萜类和内酯类成分组成，包括藁本内酯、正丁烯基酞内酯、α-蒎烯、月桂烯、双环榄香烯、别罗勒烯、β-金合欢烯、α-柏木烯法尼烯、匙叶桉油烯醇、草烯、小豆蔻烯、石竹萜烯、朱栾倍半萜等。当归叶的挥发油组成主要为 α-蒎烯、佛手相烯等。该类成分具有抑菌、抑制子宫收缩等生理活性。

当归挥发油中的特征性化学组成为富含烷基苯酞类成分，其中以 Z-藁本内酯（Z-ligustilide）含量较高。已分离鉴定的烷基苯酞类化学成分有 E-藁本内酯（E-ligustilide）、Z-正丁烯基酞内酯、E-正丁烯基酞内酯、3-丁基酞内酯、butylphthalide、新蛇床内酯等。除单体苯酞类成分外，尚含有其二聚体：Z,Z'-3,3',8,8'-diligustilide、riligustilide、新藁本内酯（angelicide）、Z,Z'-6,8',7,3'-diligustilide、levistolide A、Z,E-ligustilide dimmer、E,Z'-6,6',7,3'α-diligustilide 等，通常认为这些二聚体是由不同类型的苯酞单体通过环加成反应伴随进一步氧化或开裂而形成的系列衍生物。

Z-ligustilide: R=H
senkyunolide F: R=OH

Z-butylidene phthalide: $R_1 = R_2 = R_3 = R_4 = H$
3-butylidene-7-hydroxyphthalide: $R_1 = OH$, $R_2 = R_3 = R_4 = H$
senkyunolide B: $R_2 = OH$, $R_1 = R_3 = R_4 = H$
senkyunolide C: $R_3 = OH$, $R_1 = R_2 = R_4 = H$
senkyunolide E: $R_4 = OH$, $R_1 = R_2 = R_3 = H$

2. 有机酸及其酯类 当归中有机酸及其酯类成分主要为阿魏酸及阿魏酸松柏醇酯（coniferylferulate）。此类成分具有抑制血小板聚集、抗氧化、抗自由基、抗菌、抗肿瘤、抗突变等较为广泛的生理活性。尚含有香草酸、咖啡酸、绿原酸、丁二酸、邻羧基苯正戊酮、烟酸、二十四烷酸、棕榈酸、邻苯二甲酸二丁酯等。

3. 神经酰胺类 从当归根部80%乙醇提取物中分离鉴定出神经酰胺类（脑苷脂）成分angelicamide A、angelicamide B，该类成分具有保护神经细胞等重要的生物活性。

4. 糖类 当归多糖类资源性化学成分具有抗肿瘤、抗突变、增强机体免疫功能等作用。当归中有两种葡聚糖APS-1c Ⅰ和APS-1c Ⅱ。APS-1c Ⅰ仅由（1→4）α-D-葡萄糖聚合而成的直链葡聚糖；APS-1c Ⅱ是由（1→4）α-D-葡萄糖和（1→6位）α-D-葡萄糖以摩尔比4:1重复聚合而成的葡聚糖。其分子量范围分别为1.7×10^5和3.9×10^4Da。此外，尚含有阿拉伯葡聚糖（APS-1d），由葡萄糖和阿拉伯糖以13.8:1摩尔比组成；由阿拉伯糖、半乳糖、葡萄糖、鼠李糖组成的杂多糖，其摩尔比为1.38:1.27:1.00:1.07，平均分子量大于2×10^6。当归中的低聚糖主要为蔗糖。

5. 氨基酸类 从岷归中测得含有19种氨基酸，以精氨酸含量最高，达1.72%，谷氨酸次之，达0.97%，尚含有赖氨酸、缬氨酸、色氨酸、蛋氨酸等8种人体必需氨基酸。

【资源化学评价】

当归栽培生产过程中，从播种到收获种子需要跨三年、越两冬，全生育期约500天，从栽培的角度上可分为3个生育期：育苗期（第一年）、成药期（第二年）和留种期（第三年）。

1. 不同产地传统采收期当归资源化学评价 对我国各主产区传统采收期的25批次当归药材样品中总挥发油、藁本内酯、正丁烯基酞内酯、阿魏酸、总多糖进行分析，运用主成分分析法对各产地样品进行综合评价。结果显示：岷归、云归、川归、窑归中，以甘肃产岷归质量为优；藁本内酯含量对当归质量的影响较为显著，见图5-58。另对不同产地当归药材中鸟苷、尿苷、腺苷和胞苷等核苷类成分进行分析评价，结果发现依含量高低顺序依次为：岷归>川归>云归>窑归。

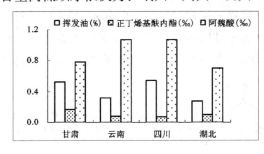
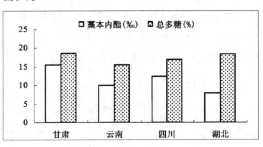

图5-58 不同产地当归药材多指标成分比较分析

2. 不同产地不同采收期当归挥发性成分GC-MS分析评价 采用GC-MS的分析方法，对当归样品中主要共有组分正丁烯基酞内酯、异丁烯基酞内酯、Z-藁本内酯、

E-藁本内酯相对含量的变化进行分析，探讨不同产地不同采收期当归中挥发性成分积累变化规律。结果显示：GC-MS法分析鉴别当归挥发油中32个成分，其中正丁烯基酞内酯、异丁烯基酞内酯、Z-藁本内酯、E-藁本内酯4种主成分总量约占总油的53%以上。相似度与聚类分析结果表明，不同产地当归在10月份时挥发性成分组成及相对含量具有良好的相似性；同一产地不同采收期当归药用部位挥发性成分的组成及相对含量变幅较大。

3. 多指标评价体系综合评价当归药材适宜采收期　依据当归具有补血和血、调经止痛、润燥滑肠的多元功效，选择与其功效密切相关的藁本内酯、正丁烯基酞内酯、阿魏酸、总多糖等化学成分群为指标，构建当归药材适宜采收期多指标评价体系。通过对我国当归3个不同产地的8个代表性生产基地系统采样进行多指标分析，并结合药用部位生物产量进行综合评价，结果表明：当归各产地的适宜采收期分别为甘肃岷县（岷归）为10月中旬；云南鹤庆县（云归）为10月上旬；四川宝兴县（川归）为10月下旬。甘肃、云南的评价结果与传统采收期基本一致，而四川的当归适宜采收期评价结果与传统采收期10月中旬相比则较晚。

4. 当归药材加工过程中的化学成分转化　甘肃定西地区道地药材岷当归的产地加工流程为：净制—堆闷软化—扎把—熏制—干燥—修剪—按商品规格分类。加工后的药材色泽均匀、肥厚柔润、芳香气味浓厚。通过GC-MS、HPLC方法测定使用不同加工方法对当归药材中挥发性成分藁本内酯、正丁基酞内酯的含量，均表明两者呈现负相关，相关系数为 -0.863，表明加工过程中化学成分间可发生相互转化。

研究结果尚表明，通过熏制加工不仅有利于当归药材及时干燥，还使其挥发油组成及相对含量发生了有利功效的转化，苯酞类、有机酸类活性成分含量得以提高，说明传统产地加工方法的科学性与合理性。传统加工过程中尚有硫黄熏制方法，以利干燥及防虫杀虫的工艺环节。研究表明，活性物质挥发油及香豆素类成分经硫黄熏制后其含量大幅度降低。成分转化示意图见图5-59。

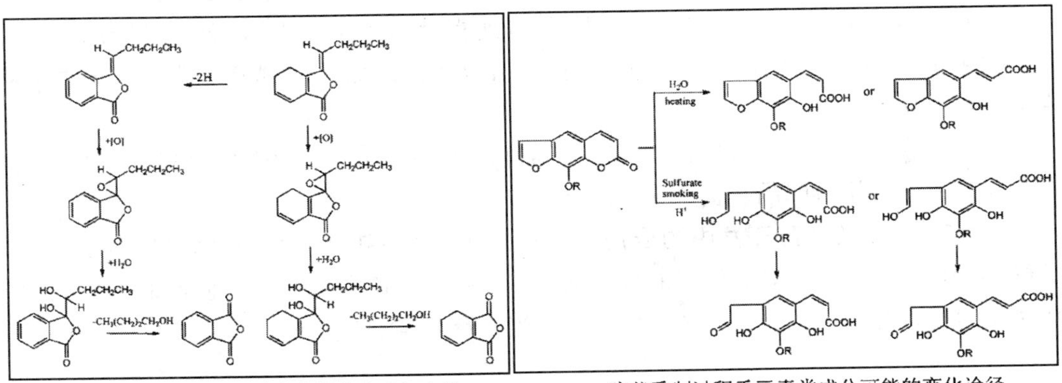

藁本内酯在加工过程中的转化方式与产物　　硫黄熏制过程香豆素类成分可能的变化途径

图5-59　当归药材加工过程中化学成分转化途径

【资源利用途径】

1. 在医药领域中的应用 当归始载于《神农本草经》，被列为上品，具有补血活血、调经止痛、润肠通便的功效。在众多医药典籍中对当归的功用和特点均有记载，《日华子本草》谓其："治一切风，一切血，补一切劳，破恶血，养新血及主癥癖。"《珍珠囊》对当归不同药用部位归头、归身、归尾商品规格功效特点记载曰："头破血，身行血，尾止血。"因此，当归被广泛应用于临床各科，尤擅于妇科血瘀证诸疾的治疗和调养，素有"十方九归"之称。以当归为主的代表性中医经典方剂有当归补血汤、四物汤及其类方等。

现代生物学和药理学研究证实，当归具有镇痛、抗氧化、抗辐射、抗炎、抗凝血、调节神经系统、抑制血小板聚集、抑制子宫收缩、改善造血功能、增加冠脉流量、抗心律失常、增强免疫机能、抗肿瘤、调节血脂、促进肠蠕动等作用。应用于气血不足、原发或继发性痛经、妇女产后血虚血瘀、血栓性脉管炎、偏头痛、疲劳综合征、低剂量辐射损伤、肠燥便秘等病症。

依据当归具有的独特功效，采用现代制药技术研究开发出一系列资源性产品，有效带动当归资源的生产和利用。目前，以当归为是主要组成药味开发生产的中药制剂有当归补血口服液、当归油胶丸、当归浓缩膏、四物汤颗粒剂、少腹逐瘀汤胶囊、血瘀逐瘀口服液等。

2. 在健康护理与化妆品中的应用 当归具有扩张外周血管，降低血管阻力，增加循环血液量等作用，其水溶液具有良好的抗皮肤衰老和美容作用，显著抑制酪氨酸酶的活性，从而抑制黑色素的形成，对黄褐斑、雀斑等色素性皮肤病效果良好。因此，以当归为主要原料开发生产的当归养生抗衰老和美容美白系列健康护理产品在国内外市场获得消费者的认可。

3. 在药膳等保健食品中的应用 当归是重要而广为应用的膳食滋补品，尤其深受广东、福建、台湾等地，以及东南亚国家民众所喜爱，在日常煲汤滋补和健康调养中占有不可或缺的地位。因此，各种当归膳食饮片，当归与枸杞子、黄芪、党参、大枣等补益类中药配伍而成的当归养生系列产品应运而生。

当归富含挥发油，具有独特的风味，作为兼具增香调味和保健功能已形成独具特色的健康产品、日用调味品、食用或功能香料应用。

4. 在畜牧业及兽药开发中的应用 当归地上部分茎叶中含有较为丰富的黄酮类、酚酸类等化学成分，且具有较强的抑菌活性。因此，可拓展当归废弃地上部分茎叶的资源利用途径，开发新的家畜抗菌药物，延伸当归资源经济产业链。

白 芷

白芷（Angelicae Dahuricae Radix）为伞形科植物白芷 *Angelica dahurica*（Fisch. ex Hoffm.）Benth. et Hook. f. 或杭白芷 *A. dahurica*（Fisch. ex Hoffm.）Benth. et

Hook. f. var. *formosana*（Boiss.）Shan et Yuan 的干燥根。具有解表散寒、祛风止痛、宣通鼻窍、消肿排脓的功效。

【资源类群概述】

白芷为多年生草本，茎高大粗壮，中空，圆柱形，带紫色。根生叶大，有长柄，为2~3回羽状分裂，边缘有锯齿。茎生叶小，基部呈鞘状抱茎。花小白色，形成顶生或腋生的复伞状花序。果扁圆形，有种翅，成熟后裂开为两瓣。根粗大、圆锥形、黄棕色。

目前，药用白芷资源几乎全部来源于栽培生产，其商品药材有：主产于四川省遂宁地区的"川白芷"、主产于浙江省杭州等地的"杭白芷"、主产于河北省安国地区的"祁白芷"、主产于河南省禹州地区的"禹白芷"。

【资源性化学成分】

白芷中资源性化学成分类型主要包括香豆素类、挥发油类、多糖类等。

1. 香豆素类　白芷中香豆素类成分以线型呋喃香豆素（Ⅰ）为主，以欧前胡素（imperatorin）为其代表性产物。尚有异欧前胡素（isoimperatorin）、氧化前胡素（oxypeucedanin）、白当归素（byakangelicol）、佛手柑内酯（bergapten）等。此外，从白芷中还分得苯骈四氢呋喃型香豆素（Ⅱ）、简单香豆素（Ⅲ）、双香豆素等。具有抗炎、镇痛、抗病原微生物、扩张血管改善血液循环、解痉止痛及光敏等活性。

欧前胡素（imperatorin）：R_1=H　R_2=OCH_2CH=$C(CH_3)_2$
异欧前胡素(isoimperatorin)：R_1=OCH_2CH=$C(CH_3)_2$　R_2=H
氧化前胡素(oxypeucedanin)：R_1=OCH_2CH-$C(CH_3)_2$　R_2=H
白当归素(byakangelicol)：R_1=OCH_3　R_2=OCH_2CH-$C(CH_3)_2$
佛手柑内酯(bergapten)：R_1=-OCH_3　R_2=H

2. 挥发油类　白芷挥发油类主要成分为甲基环癸烷、1-十四碳烯、月桂酸乙酯、（*Z*）-1-单亚油精、榄香烯、α-古芸烯（α-guriunene）等烷、烯、醇和酯类。该类成分具有明显的中枢性镇痛作用。

3. 多糖类　从白芷根中获得的水溶性大分子多糖物质，其分子组成是由鼠李糖、阿拉伯糖、木糖、甘露糖、葡萄糖和半乳糖等7种单糖组成。白芷多糖对体外培养细胞的生长具有明显的促进作用。

【资源化学评价】

1. 不同产地白芷中欧前胡素、异欧前胡素的分析评价　白芷香豆素类资源性成分的积累与产地生态环境、栽培技术密切相关。收集7省市15个白芷产地的药材及种子，并种植在四川遂宁白芷种质资源圃中，于次年正常采收期采挖、干燥，对其药材中的欧前胡素含量进行分析，结果显示：不同产地白芷中欧前胡素含量存在差异；不同产地样品栽种于同一环境后，欧前胡素含量整体明显提高，化学表达也随产地及栽培方法的一致而趋同。见图5-60。

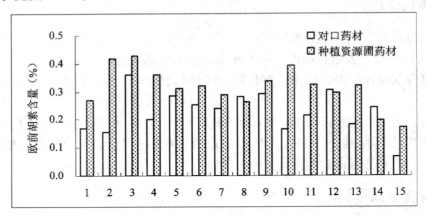

图5-60　不同产地白芷中欧前胡素含量比较分析

1. 川白芷（四川南充）2. 川白芷（四川渠县A）3. 川白芷（四川渠县B）4. 川白芷（四川达县B）
5. 川白芷（四川达县C）6. 川白芷（重庆南川A）7. 川白芷（重庆南川B）8. 川白芷（四川遂宁）
9. 川白芷（四川安岳）10. 祁白芷（河北安国）11. 杭白芷（浙江磐安）12. 亳白芷（安徽亳州A）
3. 亳白芷（安徽亳州B）14. 禹白芷（河南禹州）15. 兴安白芷（吉林延边）

对13批不同产地白芷中欧前胡素、异欧前胡素进行分析评价，结果显示：欧前胡素的含量为 0.853 ~ 3.671mg/g，平均含量为 1.465mg/g；异欧前胡素为 0.393 ~ 1.128mg/g，平均含量 0.575mg/g。以四川遂宁产白芷中欧前胡素、异欧前胡素含量最高，南京漓江产白芷欧前胡素、异欧前胡素含量最低。未硫熏药材中欧前胡素和异欧前胡素含量约分别是硫熏药材的 3.89 和 2.28 倍。

2. 不同生长期白芷中异欧前胡素的动态变化　白芷根中异欧前胡素含量以7月底8月初最高，10月底最低。但10月底时白芷根生物产量最大，单株异欧前胡素积累量在10月底时达到最高。

3. 白芷不同部位香豆素类成分的分布与积累　经对白芷不同部位中香豆素类资源性化学成分分析评价，结果表明：果实中的欧前胡素含量较高；叶片中几乎不含欧前胡素和异欧前胡素；根的木质部中含量也极低，韧皮部是欧前胡素和异欧前胡素的运输和储藏部位，根尾和侧根中欧前胡素和异欧前胡素含量高，根尖可能是欧前胡素和异欧前胡素合成部位。

4. 不同土壤类型、生长年限对药材产量和香豆素类成分积累的影响　2年生栽培白芷药材中欧前胡素的积累量约为1年生的9倍；异欧前胡素的积累量为1年生的7.7倍。对不同栽培土壤类型白芷根中的资源性化学成分评价表明，沙壤环境中栽培生长白芷的欧前胡素和异欧前胡素含量均为最高，其次为黏性土壤，在壤土中最低。

5. 优化提取工艺，提高资源利用效率　采用星点设计-效应面法优化白芷超声提取工艺，以乙醇浓度、料液比和提取时间为考察因素，欧前胡素的提取率为考察指标，分别用多元线性模型和二次多项式模型描述考察指标和 3 个考察因素之间的数学关系，绘制效应面图，确定较优处方并进行验证试验。最终确定最佳提取工艺为：75% 乙醇超声提取 70 分钟，固液比为 1:12，二项式拟合的相关系数为 0.9738，提取率预测值与理论值偏差为 3.26%。

【资源利用途径】

1. 在医药领域中应用 白芷药用始载于《神农本草经》，被列为中品，主治女人漏下赤白、血闭阴肿、寒热、风邪侵目泪出，长肌肤、润泽，可作面脂。医家在止痛配伍处方中使用白芷的频率极高，如九味羌活汤、柴葛解肌汤等。白芷具有化湿、通鼻窍的功效，可治鼻渊、鼻衄，常与苍耳子、辛夷等药同用治疗鼻炎。白芷所含线性香豆素类化合物具有光敏活性，治疗白癜风的复方白芷酊现已在临床应用。尚可采用长波紫外线照射和白芷制剂加黑光照射治疗银屑病。

我国民间有在端午节用白芷等烟熏以辟邪气的习俗，或在香包中放入白芷、檀香等香料，挂在胸前，有祛风、治感冒之效。经近代实验证明，白芷烟熏能杀灭白喉杆菌、伤寒杆菌、金黄色葡萄球菌等多种病菌，具有较强的消毒杀菌作用。

2. 在美容及皮肤保健产品中的应用 白芷自古以来即是医家和民众美容保健应用程度较高的药材。《雷公炮制药性解》中记载白芷的保健功能为润肤除皱，悦泽容颜，去斑白面，长发洁发，乌须黑发，除臭香身，白牙香口。《神农本草经》中谓白芷"长肌肤，润泽，可作面脂"。在《千金面脂方》《玉容散》等健康养生典籍中，均将白芷作为制作面脂的主药。

现代研究表明，白芷水煎剂对体外多种致病菌有抑制作用，并可以改善微循环，促进皮肤新陈代谢，具有生肌敛疮、延缓皮肤衰老等功效。白芷中含有的酚性成分具有较强的抗脂质过氧化作用；佛手苷内酯、白当归素对脑和肾组织匀浆具有抑制脂质过氧化作用。

以白芷为主要原料形成的外用并内服的桃花白芷酒能去除脸部黧黑斑，治疗面色晦暗、黑斑或产后面暗等。白芷与白术、冬葵子等中药制成的化妆品用于治疗瘢痕和痤疮具有显著功效。由白芷、天麻、甘松等制成的玉容皂，具有美容护肤、增白祛斑、防止皮肤衰老等作用，同时还可以防治酒齇鼻，去除皮肤皱纹。白芷与当归、苦参、地肤子、蛇床子制成功能性中草药香皂具有良好的润肤作用，并可预防和治疗皮肤易感疾患。

3. 在香料与食品中的应用 白芷含有的挥发油香气浓郁，可用作食用香料和调味品，也可提取其芳香精油用于日用轻化工行业等。白芷常与砂仁、豆蔻等芳香药物在药膳、食品加工业中配合使用。例如，四川四大腌菜之一的川冬菜在制作中所用的香料就有白芷。

4. 在农畜用品上的应用 白芷有散结消肿、排脓止痛的功效。附子白芷散被用于治疗家畜疮癀症。白芷地上茎叶是栽培生产白芷药材的废弃物，但却含有丰富的营养物质和大量的纤维素，利用其为原料栽培平菇等食用真菌，可实现其资源化价值。

柴　胡

柴胡（Bupleuri Radix）为伞形科植物柴胡 *Bupleurum chinense* DC. 和狭叶柴胡 *B. scorzonerifolium Willd.* 的干燥根，分别习称为"北柴胡"和"南柴胡"。具有疏散退热、疏肝解郁、升举阳气之功。

【资源类群概述】

柴胡为多年生草本，主根质地坚硬，纤维性强，黄棕色至灰褐色。茎直立，上部多次分枝略呈之字形。叶互生；基生叶和下部的茎生叶为披针形或倒披针形；茎生叶长圆状披针形或倒披针形，表面绿色，背面粉绿色，具平行脉 5～9 条。伞形花序多分枝，顶生兼有腋生，常有伞幅 10～15；花瓣 5，淡黄色；雄蕊 5；双悬果长圆状椭圆形，棱槽中通常有 3 条油管，合生面具 4 条油管。花期 7～9 月，果期 9～10 月。

狭叶柴胡根多分支，质地较柔软，棕红色至红褐色。茎单生或数枝丛生，基部常残留多数棕红色或黑棕色纤维状枯叶。伞形花序小，伞幅 5～13；双悬果棱槽中有油管 3～4 条，合生面具油管 4～6 条。

我国柴胡属植物 42 种、17 变种、7 变型，占全世界种类的 1/5 以上，广泛分布于全国各地。北起内蒙古、黑龙江，南至海南岛、广东、广西和云贵高原，西连青藏高原和新疆，东达江浙粤和台湾。柴胡适应性较强，在黑龙江 -40℃冻土层厚 2m 以上的地区可安全越冬，在江南地区也可良好生长。主要集中分布于东北、华北和西北地区，蕴藏量占全国的 60% 以上。

【资源性化学成分】

柴胡类药用植物资源的主要化学成分类型有皂苷类、挥发油类、黄酮类、苯丙素类、聚炔类、多糖类等。

1. 皂苷类　皂苷类成分为柴胡属植物中重要的资源性化学成分。根据其苷元的结构分为 7 种类型：$13\beta,28$ - 环氧醚（Ⅰ），异环双烯（Ⅱ），12 - 烯（Ⅲ），同环双烯（Ⅳ），12 - 烯 -28 - 羧酸（Ⅴ），异环双烯 -30 - 羧酸（Ⅵ），18 - 烯（Ⅶ）。其中 Ⅰ型、Ⅴ型、Ⅵ型是柴胡中的原生皂苷。含量较高的皂苷类成分有柴胡皂苷（sdaikosaponin）A、C、D，具有显著的抗炎、镇静、镇痛、抗惊厥作用。

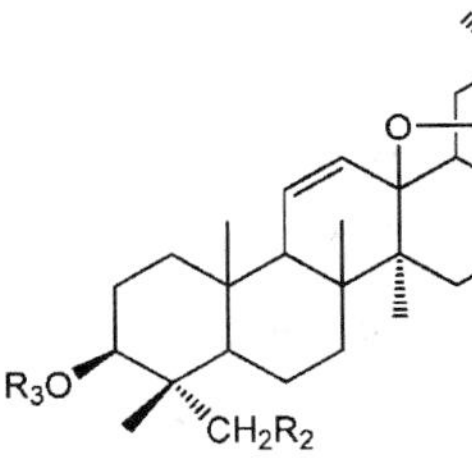

柴胡皂苷 A：R$_1$=-βOH；R$_2$=OH；R$_3$=β-D-glc-(1→3)-β-D-fuc-

柴胡皂苷 C：R$_1$=-αOH；R$_2$=OH；R$_3$=β-D-glc-(1→3)-β-D-fuc-

柴胡皂苷 D：R$_1$=-βOH；R$_2$=OH；R$_3$=6-deoxy-α-L-man-(1-4)-O-β-D-glc-(1-6)-β-D-glc

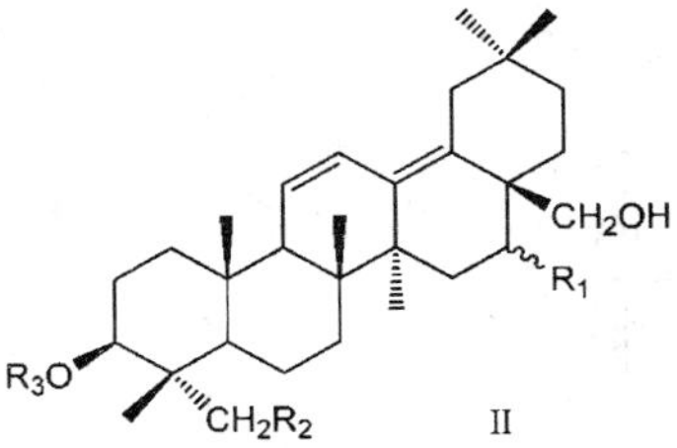

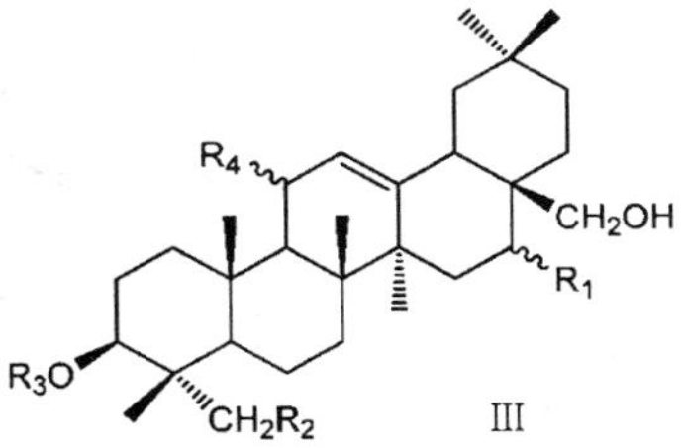

2. 挥发油类　柴胡中挥发油类成分较为复杂，脂肪族化合物为其特征性成分。北柴胡挥发油中含有己醛、月桂烯、柠檬烯、2-甲基环戊酮、长叶薄荷酮、反式石竹烯、十五烷或十六（烷）酸、桃金娘烯醇、里哪醇、α-萜品醇、δ-荜澄茄油烯、β-瑟林烯、百里酚等80多种成分。南柴胡挥发油中含有β-萜品烯、柠檬烯、茨烯、长叶薄荷酮、β-蒈烯、里哪醇、γ-衣兰油烯、异冰片、α-胡椒烯等60多种成分。该类成分具有镇痛、解热、抗炎活性。

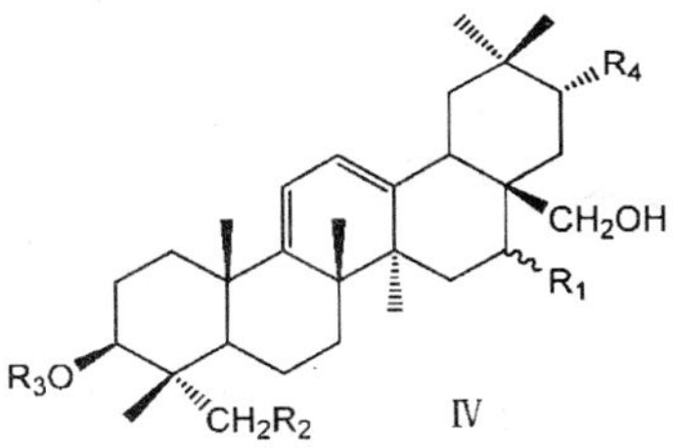

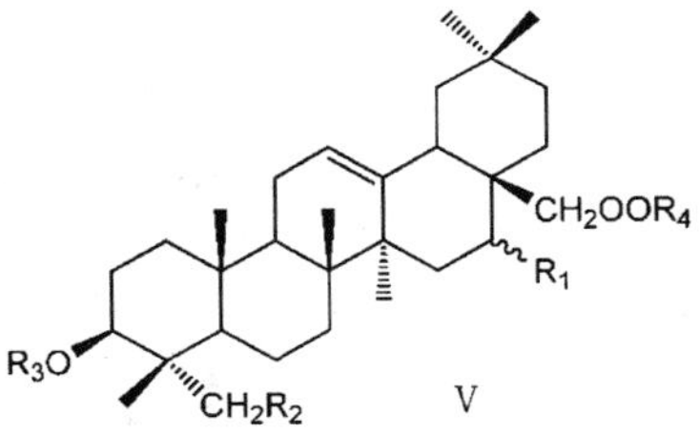

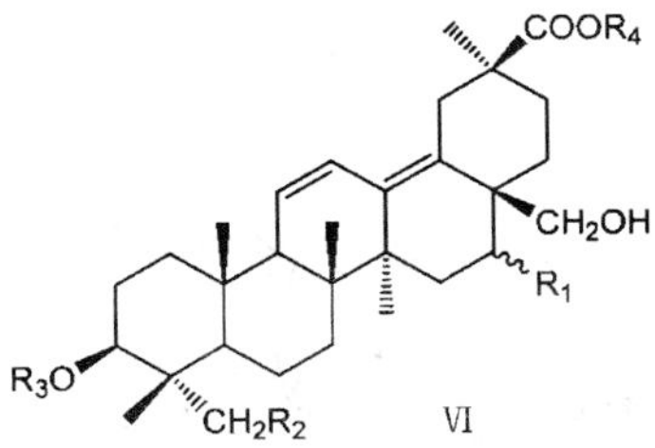

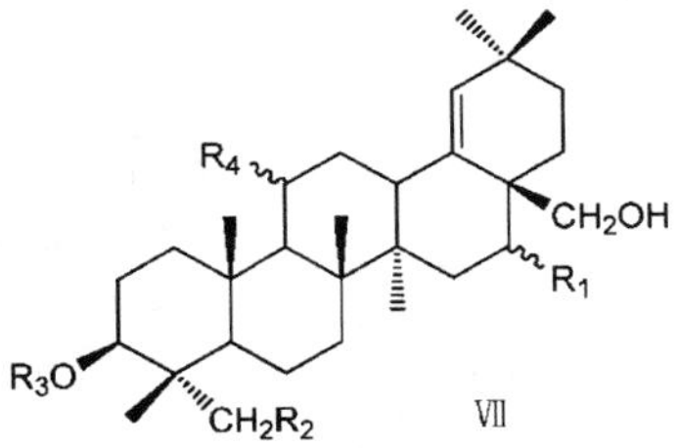

3. 黄酮类　柴胡属植物中黄酮类成分主要为黄酮醇类，以山奈酚、槲皮素、异鼠李素为主要苷元。北柴胡药材中主要含槲皮素、槲皮素-3-L-鼠李糖苷、芦丁、柴胡色原酮酸、山奈苷（山奈酚-3,7-二鼠李糖苷）、山奈酚-7-鼠李糖苷、山奈酚、山奈酚-3-O-α-L-呋喃阿拉伯糖苷-7-O-α-L-吡喃鼠李糖苷、异鼠李素、葛根

素、福寿草醇等；南柴胡药材主要含有槲皮素、异鼠李素、芸香苷、水仙苷、芦丁等。该类成分具有抗流感病毒的作用。

4. 木脂素类　柴胡属植物中的木脂素类大多为油状物，且多存在于植物叶中。目前已从该属植物中获得 40 多种木脂素类化合物，包括 3 种结构类型：木脂内酯类（Ⅰ）、单环氧木脂素（Ⅱ）及双环氧木脂素（Ⅲ）。该类化合物具有抗肿瘤及神经抑制等多种生理活性。

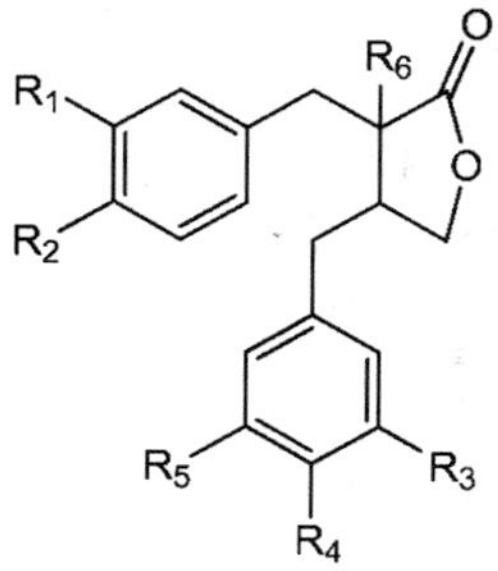

Ⅰa 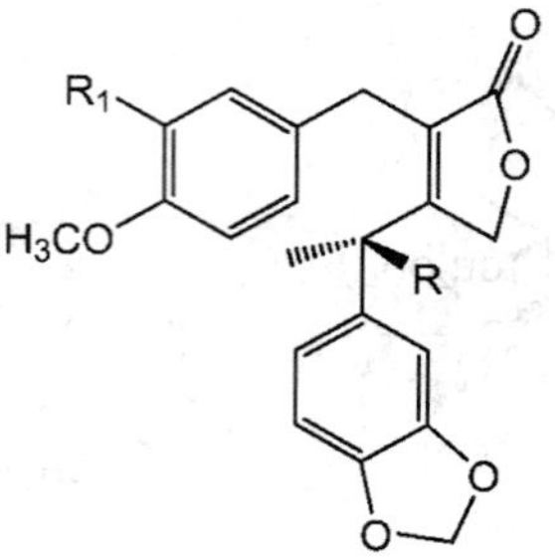　　　　　　Ⅰb 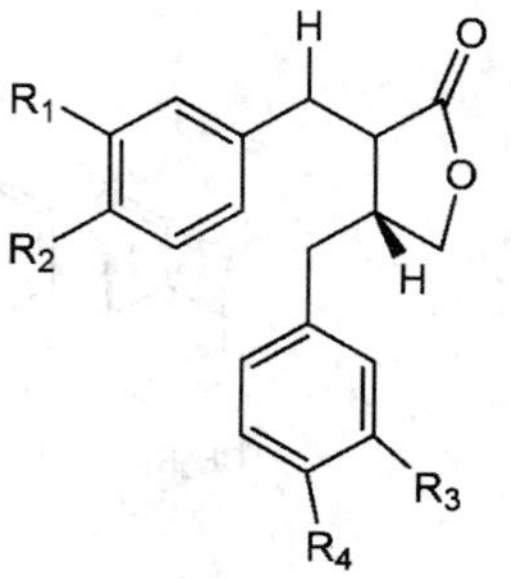　　　　　　Ⅰc

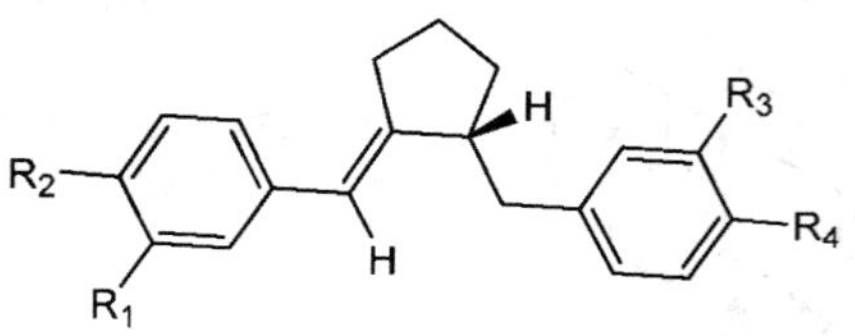

Ⅰd 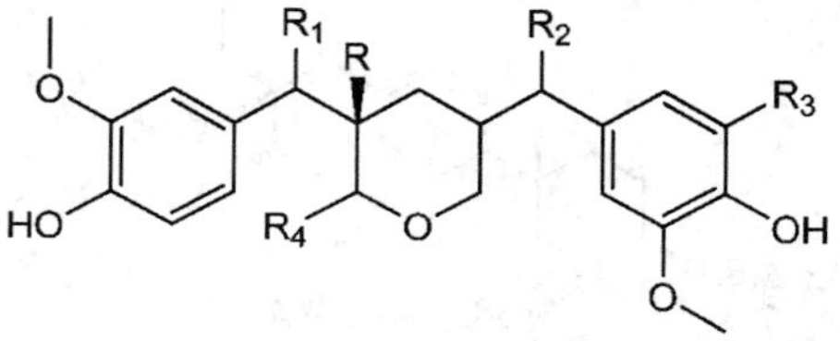　　　　　　　　　Ⅱ

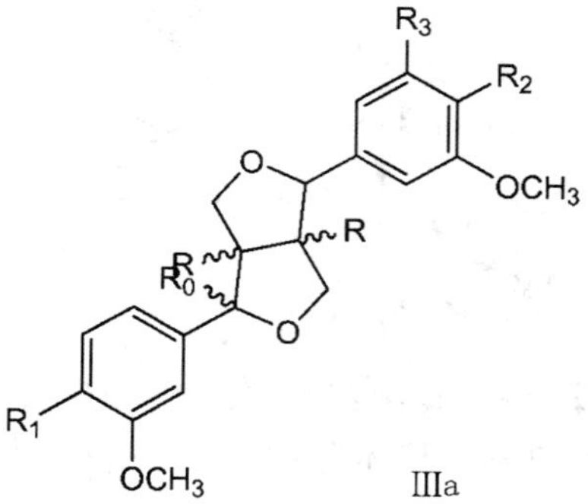

Ⅲa 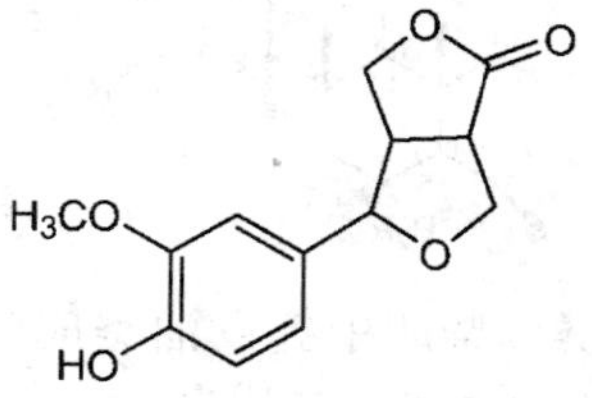　　　　　　　　　Ⅲb

5. 香豆素类　柴胡属植物中香豆素类成分多为简单香豆素类。代表性化合物有脱肠草素（herniarin）、莨菪亭（scopoletin）、蒿属香豆素（scoparone）、白柠檬素（citropten）、白蜡树亭（fraxetin）、七叶亭（aesculetin）等。

6. 聚炔类　聚炔类成分是柴胡属植物中的特征性化学成分之一。从大叶柴胡中分离出的多炔类化合物有柴胡毒素、柴胡酮醇、乙酰柴胡毒素、柴胡炔醇、水芹毒素和水芹醇等。其中柴胡毒素、乙酰柴胡毒素和水芹毒素具有毒性。

7. 多糖类　北柴胡多糖主要由 L－阿拉伯糖、核糖、D－木糖、L－鼠李糖、D－葡萄糖、D－半乳糖等组成。南柴胡多糖主要由阿拉伯糖、核糖、木糖、甘露糖、葡萄糖、半乳糖组成。具有抗溃疡、抗肿瘤、免疫调节及促有丝分裂原的作用。

【资源化学评价】

1. 皂苷类资源性化学成分的分析与评价

（1）不同种类柴胡属植物中皂苷类成分的分析评价　据调查，除南、北柴胡外，各地以柴胡药用的还有同属植物20余种。形成了北柴胡、南柴胡和竹叶柴胡三大类商品柴胡，以及众多区域性习用品种。据分析，不同品种柴胡中的柴胡皂苷A、C、D含量差异悬殊。北柴胡总皂苷含量较高；马尾柴胡 *B. microcephalum*、线叶柴胡 *B. angusitissimum*、秦岭柴胡 *B. longicaule* var. *giraldii*、柴首 *B. chaishoui*、马尔康柴胡 *B. malconense*、竹叶柴胡 *B. marginatum*、狭叶柴胡中的含量相近；小叶黑柴胡 *B. smithii* var. *paivifolium* 根中总皂苷及柴胡皂苷C的含量较高，但柴胡皂苷A、D的含量低于0.15%；银州柴胡 *B. yinchaowense*、小柴胡 *B. tenue*、大叶柴胡 *B. longiradiatum*、雾灵柴胡 *B. sibiricum* var. *jeholense*、细柄柴胡 *B. gracilipes* 等皂苷含量均较低。见图5-61。

（2）不同产地与生境中皂苷类成分的分析评价　不同产地北柴胡药材中柴胡皂苷含量的差异与产地生态环境、栽培方式与采收时期等多种因素有关，见图5-62。北京东灵山和雾灵山地区不同生境的柴胡皂苷含量差异明显，草甸生境下的柴胡皂苷含量较高，柴胡品质较好；林下生境及灌丛生境下柴胡皂苷含量相对较低。研究表明，柴胡皂苷类资源性化学成分的合成与积累与其生境的坡向、海拔、透光性、通风性、积温等因素密切相关。

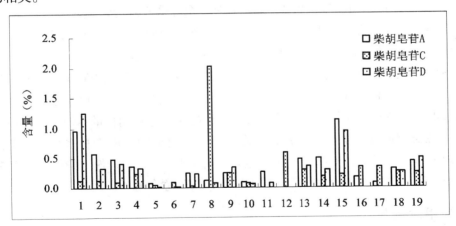

图5-61　不同品种柴胡属植物中皂苷类成分含量分析

1. 北柴胡（河南信阳）2. 狭叶柴胡（陕西延安）3. 竹叶柴胡（四川峨眉山）4. 马尔康柴胡（四川茂汶）
5. 银州柴胡（甘肃天水）6. 小柴胡（四川南川）7. 大叶柴胡（甘肃天水）8. 黑柴胡（内蒙卓资）
9. 柴首（四川茂汶）10. 雾灵柴胡（内蒙卓资）11. 滇生柴胡（青海刚察）12. 秦岭柴胡（陕西秦岭）
13. 新疆柴胡（新疆）14. 线叶柴胡（陕西陇县）15. 太白柴胡（陕西太白县）16. 窄叶柴胡（西藏）
17. 细柄柴胡（四川南川）18. 百花山柴胡（河北蔚县）19. 马尾柴胡（四川黑水）

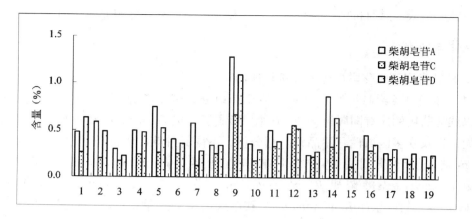

图 5 - 62   不同产地的北柴胡中皂苷类成分含量比较

1. 河北石家庄 2. 河北赞皇 3. 河北承德 4. 河南洛阳 5. 河南郑州 6. 天津市
7. 辽宁沈阳 8. 黑龙江庆安 9. 江西高安 10. 江西萍乡 11. 陕西西安 13. 湖北武汉
14. 安徽阜阳 15. 浙江临安 16. 山西太原 17. 福建福州 18. 福建泉州 19. 广西南宁

（3）不同采收期北柴胡中皂苷类成分的积累动态   8 月至 11 月收获的北柴胡根中柴胡皂苷 A、D 含量和 A + D 含量在一级花序至二级花序开花期间，即 8 月中旬最高，此后呈不断下降的趋势，至一级花序达到果熟期后趋于稳定。

2. 挥发油类资源性化学成分的积累动态   通过对辽宁桓仁产北柴胡不同采收期挥发油含量的测定发现，北柴胡挥发油含量以 7 月份最高，11 月份最低。江苏产狭叶柴胡药材在 4～5 月份当植株生长到 30cm 左右时，全株采收入药，称为"春柴胡"。经对江苏产春柴胡挥发油含量积累动态分析表明，全株中油的含量从 3 月到 4 月初呈上升趋势，4 月中旬呈现峰值，此后又呈下降趋势。

3. 黄酮类资源性化学成分的积累动态   对春柴胡不同部位总黄酮含量分析评价表明，总黄酮含量由高至低依次为：春柴胡叶 > 全草 > 茎 > 根，5 月份采收的春柴胡均比其他采收期样品总黄酮含量高。有研究表明，柴胡果实总黄酮含量不低于 2.3%。

4. 多糖类资源性化学成分的积累动态   不同采收期的柴胡中总多糖含量不同，随着柴胡地上部分的发育，根部总多糖含量呈下降趋势，至 10 月份，柴胡地上部分基本停止生长，其体内的初生代谢物质向根内转移，根部总多糖含量显著提高。

【资源利用途径】

1. 在医药领域中的应用   柴胡始载于《神农本草经》，被列为上品。中医临床主要用于治疗感冒发热、寒热往来、疟疾、肝郁气滞、胸肋胀痛、脱肛、子宫脱垂、月经不调等病症。现代研究表明，柴胡具有抗炎、镇静、镇痛、保肝、解热、免疫调节等多种药理活性。

柴胡在我国北方以根入药，南方地区则有根或全草药用的习惯。柴胡具有较为广泛的生物活性，以其为主要原料研制开发的中药制剂产品有柴胡注射液、柴胡冲剂、柴胡舒络丸、平肝舒络丸、舒肝止痛丸、加味逍遥丸、清宫丸、清瘟解毒丸、黄胆肝炎丸等。

柴胡地上茎叶部分含有 6%～8% 的黄酮类成分，具有抗病毒、增强毛细血管功能及镇痛活性。烟台柴胡是北柴胡的变种，从其地上部分提取的黄酮醇类组分，是"柴酮片"的原料，用于治疗上呼吸道感染所致颈痛发热、咳嗽咽痛等症。

2. 在畜牧业中的开发利用 柴胡植物茎、叶部分均含有丰富的粗蛋白、粗脂肪、粗纤维和矿物元素。我国北方地区的甘肃、山西等地大面积种植柴胡，其根作为药材利用后，地上部分往往弃之不用，若能将其茎叶中的营养物质开发制成营养饲料或配方饲料，将有利于资源的充分利用，促进畜牧业的发展。

丹　参

丹参（Salviae Miltiorrhizae Radix et Rhizoma）为唇形科植物丹参 *Salvia miltiorrhiza* Bge. 的干燥根和根茎，又名赤参、紫丹参、红根等。具有活血祛瘀、通经止痛、清心除烦、凉血消痈的功效。

【资源类群概述】

丹参为多年生草本，全株密被长柔毛及腺毛，触手有黏性。根肥壮，外皮砖红色。羽状复叶对生；小叶常 3～5 片，卵圆形或椭圆状卵圆形，上面有皱，下面毛较密。轮伞花序组成假总状花序；花萼二唇形；花冠紫色，管内有毛环，上唇略呈盔状，下唇 3 裂；能育雄蕊 2，药隔长而柔软，上端的药室发育，下端的药室不发育。

我国唇形科 Labiatae 鼠尾草属 *Salvia* 植物共有 78 种、24 变种、8 变型，遍布全国各地，尤以西南为最多。丹参主要分布于辽宁、河北、河南、山东、山西、江苏、安徽、浙江、江西、广东、广西、宁夏、陕西、甘肃、四川、湖南、贵州等省区，生于山坡、草地、林下、溪旁等处。目前，丹参的药用资源主要是人工栽培生产，陕西商洛，河北安国、行唐，山东临沂，安徽亳州等为其主产区域。

【资源性化学成分】

丹参植物所含资源性化学成分类型包括脂溶性醌类及水溶性酚酸类等。

1. 醌类 丹参中醌类成分可分为邻醌型的丹参酮类二萜、对醌型的罗列酮类二萜和其他类型的二萜。邻醌型的丹参酮类二萜在丹参中含量较高，代表性化合物主要有丹参酮Ⅰ（tanshinone Ⅰ）、丹参酮ⅡA（tanshinone ⅡA）、丹参酮ⅡB（tanshinone ⅡB）、丹参酮Ⅲ（tanshinone Ⅲ）、隐丹参酮（cryptotanshinone）、丹参酸甲酯（methyltanshinone）、丹参新酮（miltirone）、二氢丹参酮Ⅰ、羟基丹参酮、次甲丹参醌、红根草邻醌（saprorthoquinone）、丹参二醇A（tanshindiol A）、紫丹参甲素～己素等。对醌型的罗列酮类二萜在丹参中含量较低，主要有异丹参酮Ⅰ（isotanshinone Ⅰ）、异丹参酮ⅡA、异丹参酮ⅡB、异隐丹参酮、7α-乙氧基罗列酮、异二氢丹参酮Ⅰ、丹参新醌甲～丁等。其他类型的二萜主要有丹参螺缩酮内酯（danshenspiroketallactone）、新隐丹参酮（neo-cryptotanshinone）、表丹参螺缩酮内酯、丹参隐螺内酯，表丹参隐螺内酯、阿罗卡二醇、丹参缩酮二酯、鼠尾草卡诺醇、鼠尾草酚酮、丹参酮二酚等。该类成分具有确切的心血管活性。

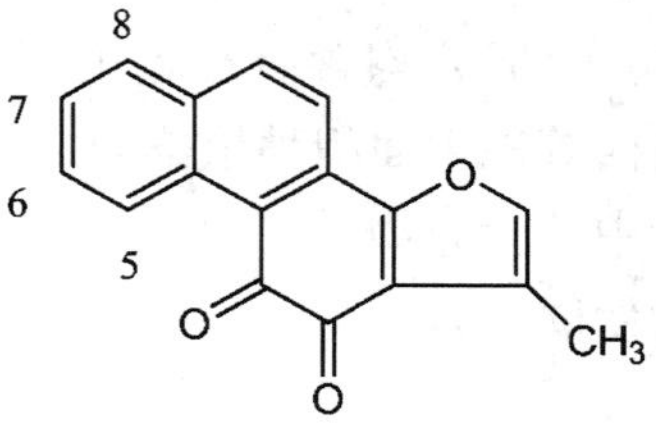

邻醌型丹参酮类结构 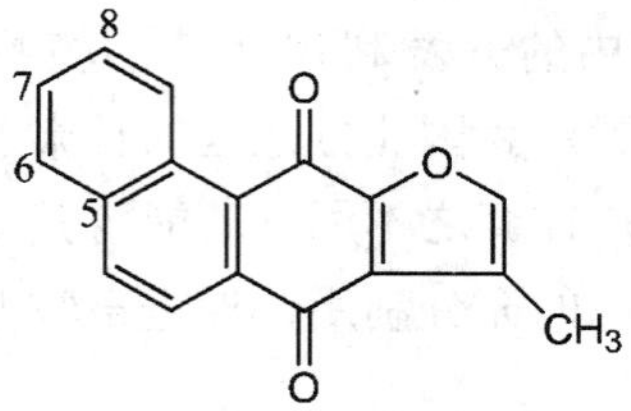　　　　对醌型罗列酮类结构

2. 酚酸类　丹参中酚酸类成分多含有苯丙烷结构以及该类成分缩合形成的多酚芳酸。主要化合物有丹参素（danshensu）、原儿茶醛、迷迭香酸及其甲酯、咖啡酸、阿魏酸、异阿魏酸、紫草酸、铁锈醇、鼠尾草酚、鼠尾草列醇，以及丹酚酸（salvianolic acid）A、B、C、D、E、F、G 等。

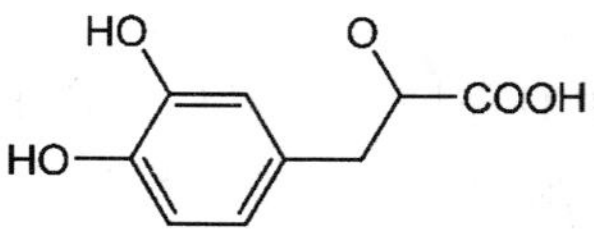

丹参素 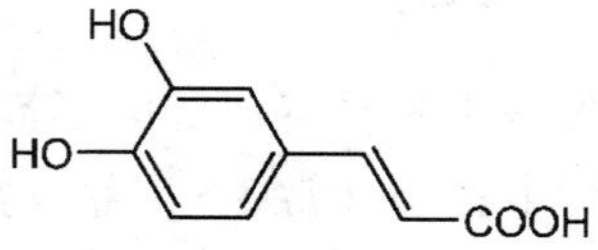　　　　　　　　　　咖啡酸

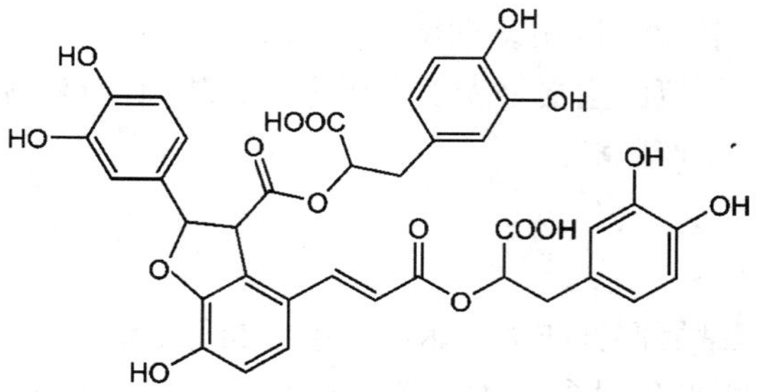

丹酚酸 B 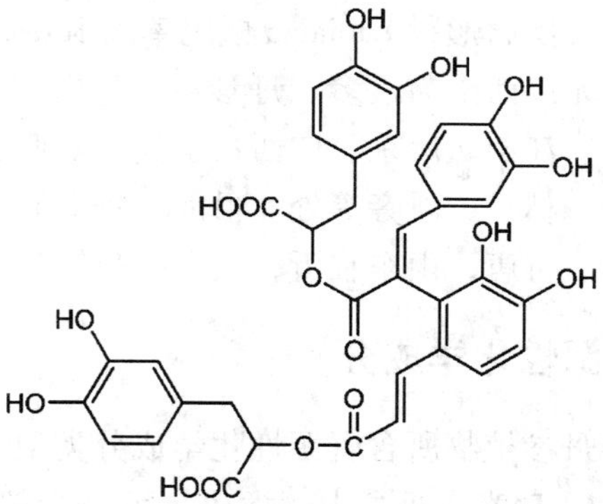　　　　　　　　丹酚酸 E

【资源化学评价】

1. 丹参酮类资源性成分的动态评价

（1）不同生长期丹参酮类成分积累规律　对不同生长期丹参中 4 种丹参酮类成分（丹参酮Ⅰ、丹参酮ⅡA、隐丹参酮、二氢丹参酮）进行分析评价，结果显示：丹参酮Ⅰ在 4 月展叶后呈现上升趋势，12 月积累量最高；丹参酮ⅡA 含量在整个生长季节中变化不大；隐丹参酮含量在 4 月展叶后至 6 月呈下降趋势，6 月以后逐渐上升；二氢丹参酮 8 月份前积累量平稳，8 月后开始上升，12 月积累量达到最大。见图 5 −63。

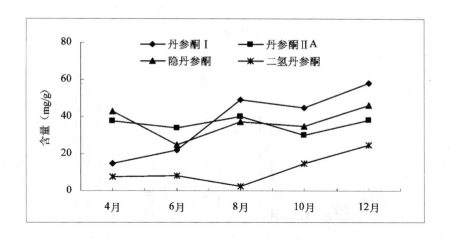

图 5 -63　不同采收期丹参酮类成分积累动态

（2）不同产地丹参中丹参酮类成分分析评价　采用 HPLC 法，对全国 7 个不同气候带主产地的丹参脂溶性成分丹参酮ⅡA、丹参酮Ⅰ、隐丹参酮、二氢丹参酮进行分析评价，结果显示：不同产地丹参药材之间丹参酮类成分含量差异显著，不同产地野生及栽培丹参药材中丹参酮类成分含量差异较大。豫西栽培丹参各丹参酮类成分含量高于其他地区，野生丹参普遍高于栽培丹参。见图 5 -64。

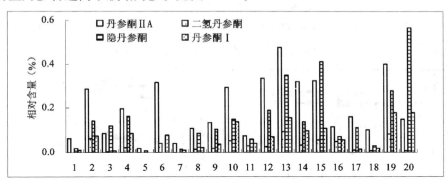

图 5 -64　不同产地丹参中丹参酮类成分成分分析评价

1. 河北安国 2. 河北北冶 3. 陕西太行山 4. 山东沂水 5. 甘肃正定 6. 山东临沂
7. 陕西彬县 8. 河南渑池 9. 河南渑池野生 10. 河南新安 11. 河南洛阳 12. 河南宜阳
13. 河南宜阳野生 14. 河南禹州 15. 河南禹州野生 16. 河南卢氏 17. 陕西商洛
18. 安徽亳州 19. 河南方城 20. 四川中江

（3）丹参不同部位丹参酮类成分分布与积累　对丹参药材中木质部和皮层，以及丹参药材的芦头、上端根、下端根、须根中资源性成分丹参酮ⅡA 的含量变化进行评价，结果显示：丹参酮ⅡA 在丹参药材芦头中的含量均较低，在须根中的含量均较高；丹参酮ⅡA 在丹参根的纵向分布规律大体呈上端含量高、下端含量低的趋势。河南南阳野生品丹参酮的变化趋势与其他样品不同，表现出从上端到下端逐渐升高的趋势，其下端根中丹参酮ⅡA的含量比须根中的含量还高。见图5-65。木质部和皮层比较结果显示：丹参酮ⅡA主要分布在皮层中，木质部中含量甚微。

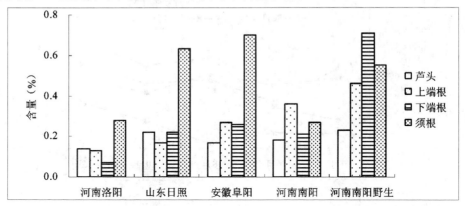

图5-65 丹参不同部位中丹参酮ⅡA的分布与积累

2. 丹参酚酸类资源性成分的动态评价

（1）不同生长期丹参酚酸类成分的积累动态 采用HPLC法分析6~10月份丹参中5种水溶性酚酸类成分的积累规律，结果显示：咖啡酸、丹酚酸C、丹酚酸B、迷迭香酸均呈现逐渐上升达到最大后又逐渐下降的趋势，其中咖啡酸、丹酚酸C在8月份达到最大值，分别为0.22%、0.10%，而丹酚酸B、迷迭香酸在9月份达到最大值，分别为10.81%、0.38%；丹酚酸A从6月份至10月份呈现逐渐增加的趋势，在10月份其含量为0.07%；5种水溶性酚酸类成分总量在9月份达到了积累的最大值。见图5-66。

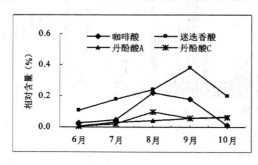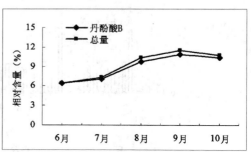

图5-66 丹参酚酸类成分的积累动态

（2）不同产地丹参酚酸类成分分析评价 采用HPLC法，对不同产地丹参中原儿茶醛、咖啡酸、迷迭香酸甲酯、丹酚酸A、迷迭香酸、丹酚酸C、丹酚酸B 7种水溶性酸类成分进行分析评价，结果显示：山西临汾、四川成都产丹参中7种酚酸类成分总量相对较高，原儿茶醛、迷迭香酸、丹酚酸B的含量最高区分别在陕西、山西、江西；迷迭香酸甲酯和丹酚酸C含量大多较低；丹酚酸A在各产区样品中含量差异较大，山西临汾地区含量最高；咖啡酸在各产区均有分布，在四川、陕西两地含量最高。见图5-67。

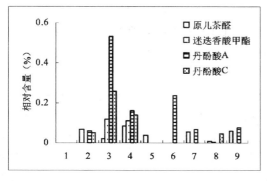
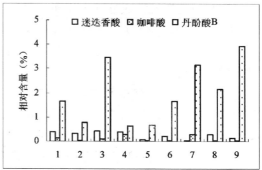

图 5 - 67　不同产地丹参酚酸类成分分析评价

1. 河北安国 2. 山东济南 3. 山西临汾 4. 陕西商洛 5. 河南信阳

6. 湖北隋县 7. 四川成都 8. 湖北黄冈 9. 江西景德镇

（3）丹参不同部位酚酸类成分的分布规律　采用 HPLC 法比较紫花丹参、白花丹参不同部位中丹参素钠、原儿茶醛和丹酚酸 B 的分布规律。结果显示：丹参素钠、原儿茶醛和丹酚酸 B 在紫花丹参和白花丹参的根中普遍较高，在白花丹参中丹参素钠、原儿茶醛和丹酚酸 B 的含量都呈现根 >叶 >花或茎的趋势，其中原儿茶醛在白花丹参的茎与花中未被检测到。白花丹参根、茎、叶、花中丹参素钠、原儿茶醛和丹酚酸 B 含量高于紫花丹参中相应的部位。见图 5 -68。

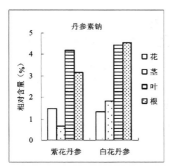
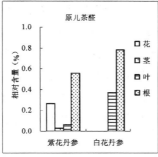
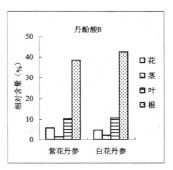

图 5 - 68　紫花丹参、白花丹参不同部位中 3 种酚酸类成分比较分析

3. 丹参不同部位多糖类成分的分布与积累　多糖含量在丹参不同部位中差异较大，分布呈现不均匀性，尤以根中含量最为丰富，茎、叶、花和种子 4 个部位的多糖与根相比含量较低，其中丹参花中多糖的含量稍高，达到 4.59%，种子中含量最低，仅为0.75%。

4. 丹参不同部位挥发性成分的分布与积累　丹参不同部位挥发性成分组成差异较大。茎、叶、花中的挥发性成分主要集中在 130℃ ~165℃ 的低沸程区域，而根中的挥发性成分主要集中在 200℃ 以上的高沸程区域。丹参根挥发性成分为铁锈醇（44.39%）和 7 -异丙基 -1,1,4α -三甲基 -1,2,3,4,4α,9,10,10α -八氢菲内酯（23.41%）；丹参茎、叶与花挥发性成分基本相同，含量较高的 3 种为大根香叶烯 D（茎 15.47%，叶 36.68%，花 23.42%）、石竹烯（茎 15.37%，叶 15.32%，花 22.77%）、α - 石竹烯（茎 5.97%，叶 6.06%，花 10.37%），其中石竹烯与大根香叶烯 D 在丹参各部位的相对含量均较高。

5. 不同产地丹参中元素含量分布与积累　丹参在栽培和野生条件下药材中的钠和铁含量均较高，铜和硼的含量较低。四川、河南、山东产药材中的铜、锌含量均比河北高。丹参药材中的无机元素含量因生长方式（栽培或野生）不同也有显著差异。就栽培药材而言，四川中江产丹参，其钾、钙含量较丰富，磷、钠、铁元素含量低；山西产丹参的磷、钾、镁、钠、铁元素含量高；河南产丹参的磷、钾、镁、钠、铁、锰元素含量均高；山东产丹参的磷、镁、钠、铁、锰含量较高；而河北产丹参含量较高的元素有磷、镁、钠、铁、锰。与栽培丹参相比，河南和山东野生丹参的氮、磷、钾、镁、钠、铁元素含量低于栽培者，锌、铜、硼元素变化不大，而钙元素的含量则比栽培者高。

6. 药材加工过程中资源性成分的转化　传统加工过程中"发汗"至丹参药材变为紫红色是其性状优良的评判标准之一。研究表明，经"发汗"加工后其所含酚酸类和菲醌类成分含量均有显著增加。"发汗"过程有利于丹参根中酪氨酸、苯丙氨酸等氨基酸类成分在保持活性的相关酶作用下转化形成丹酚酸类成分而使其含量积累增加。丹参颜色变化与其中所含菲醌类成分的组成及其含量密切相关。代表性化合物丹参酮 ⅡA 的含量增加，可能与所含共轭系统较小和颜色较浅的隐丹参酮等成分在相关活性酶如脱氢酶等条件下转化为共轭系统较大和颜色较深的丹参酮 ⅡA 有关。见图 5 -69。

丹酚酸类成分具热不稳定性，不同干燥方式对该类成分影响较大；晒干样品中丹酚酸 B 质量分数为 4.41%，50℃烘干样品中丹酚酸 B 的质量分数为 3.12%，100℃烘干样品中未检出丹酚酸 B。反映出该类成分消长变化规律是随着温度的升高，以丹酚酸 B 为代表的缩合酚酸含量不断下降，以丹参素、原儿茶醛为代表的小分子含量不断上升，并有新的小分子生成，这些酚酸之间存在相互转化，此消彼长的关系。其内在机制是丹酚酸 B 的酯水解和苯骈呋喃开环是丹酚酸 B 降解的主要途径。见图 5 -70。

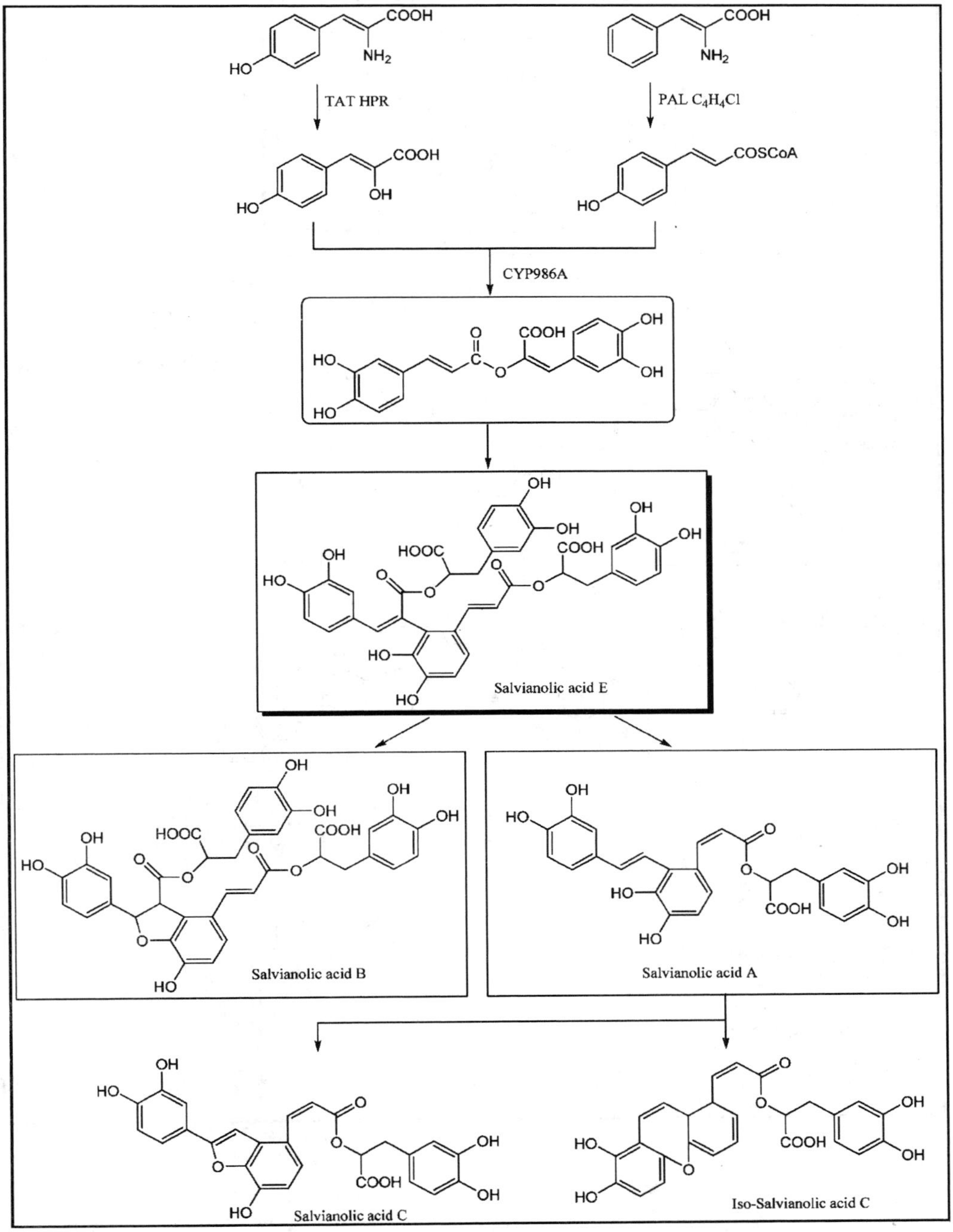

图 5 – 69　丹参中丹酚酸类成分的生物合成与化学转化途径

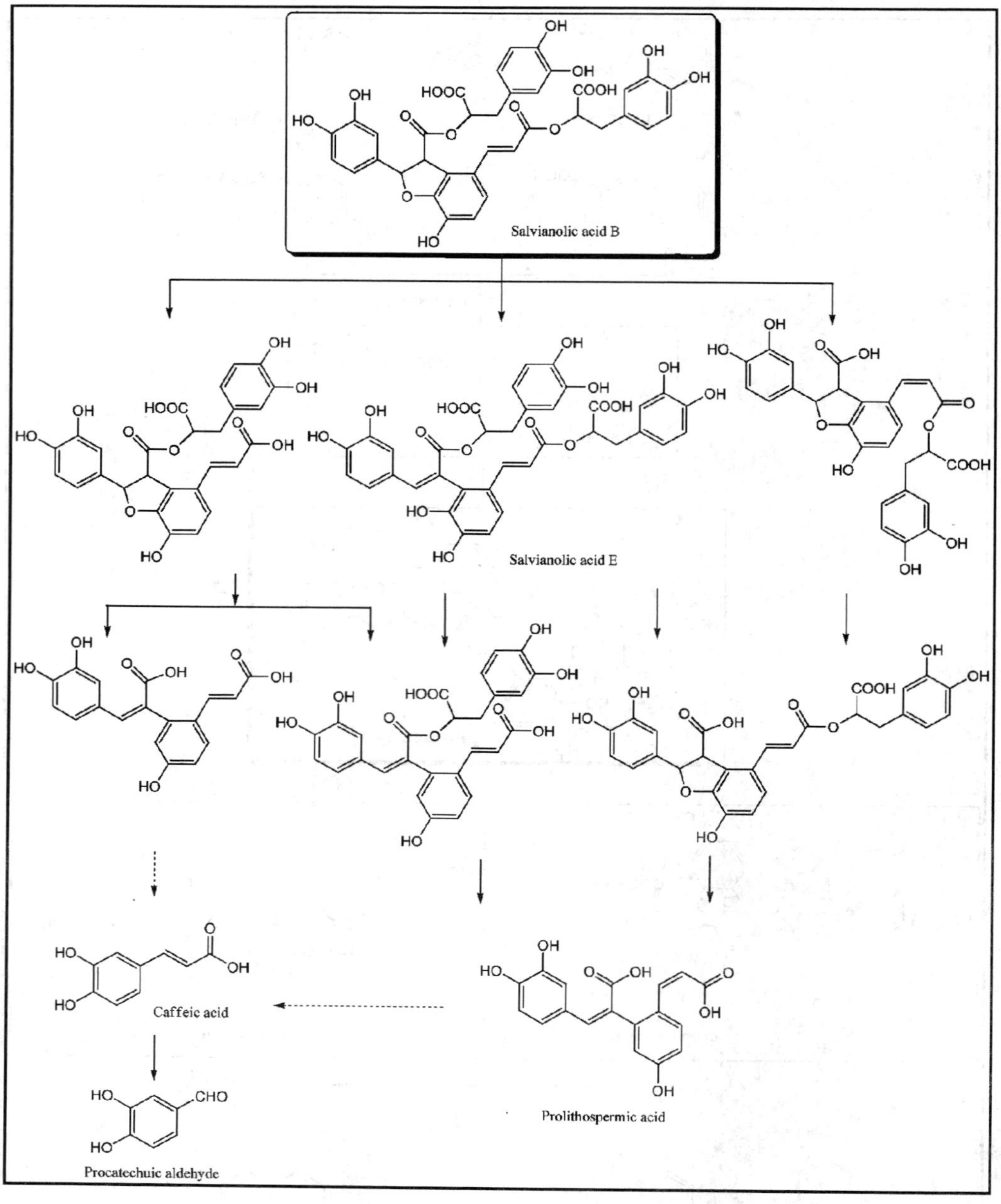

图 5 - 70　丹参中丹酚酸 B 的可能降解途径

7. 优化提取工艺，提高资源利用效率

（1）复合酶法提高丹参素等水溶性资源性化学成分　采用复合纤维素酶对丹参细胞壁进行降解后，水提取方法提取丹参中丹参素。结果显示：采用复合酶法所得的丹参素提取率比传统溶剂水提法高 3.55%，且提取时间比传统工艺缩短 1 小时，温度从100℃降至50℃，降低了能耗，避免了多糖类物质的糊化，也减小了丹参素在提取过程中被氧化的可能。

（2）采用 USMM 技术提取丹参中多种类型资源性成分　USMM 技术是指超临界流体萃取－超声波提取－大孔树脂分离技术－膜分离多元技术联合应用。采用 USMM 联用技术提取丹参中多种类型资源性成分，其中以超临界 CO_2 萃取丹参药材中丹参酮类脂溶性活性成分，超声水提取丹参渣中丹酚酸类水溶性活性成分，大孔树脂、膜分离纯化丹酚酸类成分。结果表明，此法制得提取物中，丹参酚酸类成分提取率提高；大孔树脂纯化丹参超声水提物，提高了丹酚酸 B、总丹酚酸的纯度。USMM 联用技术较单独使用可提高丹参活性成分的提取率和产品纯度。

【资源利用途径】

1. 在医药领域中的应用　丹参药用始载于《神农本草经》，被列为上品。谓："丹参味苦微寒，主心腹邪气、肠鸣幽幽如走水、寒热积聚、破癥除瘕、止烦满、益气。"以后历代本草均有收载。临床多用于治疗月经不调、经闭痛经、癥瘕积聚、胸腹刺痛、热痹疼痛、疮疡肿痛、心烦不眠、肝脾肿大、心绞痛等。

现代药理研究表明，丹参具有强心、抗血栓形成、改善微循环、促进组织修复与再生、抑制过度增生、保肝、抗菌、降血脂等作用。常用丹参方剂如天王补心丸、丹参大黄汤、丹参瓦楞子汤、丹参五味汤、复方丹参汤、丹参金铃子饮等。现代剂型有复方丹参系列制剂等。

丹参地上茎叶中富含迷迭香酸等有机酸类化合物，具有抗艾滋病毒、抗癌、抗菌、抗炎、抗氧化等作用。也可用于原发性或继发性血小板减少性紫癜，以及因化疗或放疗引起的白细胞及血小板减少等症。

2. 在保健食品中的应用　在丹参提取丹参酮类及丹酚酸的残渣和制备丹酚酸注射液的废液中，含有丰富的水苏糖类物质。该糖具有促进双歧杆菌增殖、改善脾胃功能、调节免疫力、降血糖、降血脂、瘦身美容等保健和治疗作用，可用于制备成速溶粉末、颗粒剂、口服液等制剂，是重要的天然资源性成分。丹参尚富含维生素 E 和多种微量元素，亦可作为美容美发的保健食品。

3. 在其他行业中的应用　丹参花作为蜜源所得丹参蜂蜜，其香气和味道具有浓厚的丹参花香气味，口感佳。丹参药渣作为肥猪和肉牛的配合饲料使用，能提高肥猪和肉牛的产量与品质。

黄　芩

黄芩（Scutellariae Radix）为唇形科植物黄芩 *Scutellaria baicalensis* Georgi 的干燥根。具有清热燥湿、泻火解毒、止血、安胎的功效。

【资源类群概述】

黄芩为多年生草本植物，根粗壮，圆锥形，断面鲜黄色。茎四棱形。单叶对生，近无柄，披针形，两面无毛或疏被柔毛，下面密被下陷的腺点。总状花序顶生，具叶状苞片；花偏向一侧，花萼二唇形，上唇背部有盾状附属物，果时增大；花冠二唇形，紫、紫红至蓝色，上唇盔状，下唇宽，中裂片三角状卵圆形，两侧裂片向上唇靠合，花冠筒细；雄蕊4，2强；子房4深裂，生于环状花盘上，花柱基生，先端二浅裂。小坚果4，卵球形，黑褐色，有瘤。花期7~8月，果期8~9月。

黄芩属 *Scutellaria* 植物全世界约300种，我国约100种，南北均产。供入药的黄芩主要有7种，除分布地区较广的主流品种黄芩外，尚有滇黄芩 *S. amoena*、连翘叶黄芩 *S. hypericifolia*、甘肃黄芩 *S. rehderiana*、粘毛黄芩 *S. viscidula*、丽江黄芩 *S. likiangensis*、大黄芩 *S. tenax* var. *patentipilosa*。此外，乌苏里黄芩 *S. pekinens* var. *ussuriensis*、念珠根茎黄芩 *S. moniliorrhiza* 和狭叶黄芩 *S. regeliana* 在长白山区也称黄芩，为地方习用或民间药用。

黄芩主要分布于黄河流域和东北地区的辽宁、吉林、黑龙江、河北省的东部和北部、山西、内蒙古的东部、山东省的半岛地区、河南、陕西、甘肃、宁夏，以及四川、贵州、云南等地。同属其余种分布于东北、华北及西南地区。

【资源性化学成分】

黄芩中资源性化学成分主要为黄酮类。此外，尚含有挥发油类、二萜类、苯乙醇苷类等。

1. 黄酮类　黄芩中黄酮类成分主要包括黄酮及其醇类、二氢黄酮及其醇类、黄烷酮类、查耳酮类等化合物。黄酮类成分通常在 C_5 位上具有羟基取代，黄酮苷化常在 C_5、C_7、C_6、C_8 位，黄酮醇类成分较少。代表性化合物有黄芩苷（baicalin）、黄芩素（baicalein）、汉黄芩苷（wogonoside）、汉黄芩素（wogonin）、千层纸素 A（oroxylin A）、5, 7,2′,6′-四羟基黄酮、粘毛黄芩素Ⅲ（viscidulin Ⅲ）、千层纸素 A-7-O-葡萄糖醛酸苷、白杨素-6-C-α-L-阿拉伯吡喃糖-8-C-β-D-吡喃葡萄糖苷、白杨素-8-C-β-D-吡喃葡萄糖苷、粘毛黄芩素Ⅲ-2′-O-β-D-吡喃葡萄糖苷等。

二氢黄酮类成分多在 C_5 和 C_7 位有羟基取代，并且 C_7 位的羟基通常连接糖成苷。二氢黄酮醇化合物的 C_3 位羟基常与吡喃葡萄糖连接成苷。如二氢黄芩苷、红花素（carthamidin）、异红花素及滇黄芩中的滇黄芩苷（amoenin）B、C、（*trans*-）D、（*cis*-）E 等。

黄烷酮类成分 C_5、C_7 位均存在羟基，尚未见到该位置被糖苷化的报道。

查尔酮成分有 2,6,2′,4′-四羟基-6′-甲氧基查尔酮和滇黄芩苷甲（amoenin A）。

黄芩茎叶部分黄酮类成分主要为野黄芩苷（scutellarin）、白杨素-7-C-β-D-葡萄糖醛酸苷、黄芩苷、红花素、5,6,7-三羟基-4′-甲氧基黄酮、异红花素等。

黄芩苷　R_1=OH　R_2=O-gluA　R_3=H
黄芩素　R_1=OH　R_2=OH　R_3=H
汉黄芩苷　R_1=H　R_2=O-gluA　R_3=OCH$_3$
汉黄芩素　R_1=H　R_2=OH　R_3=OCH$_3$

2. 挥发油类　黄芩根中挥发性成分主要为烯类和酮类成分，前者包括 β-广藿香烯

（β – patchoulene）、α – 愈创木烯（α – guaiene）等；后者包括薄荷酮、胡薄荷酮等；酯类成分有癸基 – 己基 – 邻苯二甲酸二酯、邻苯二甲酸二异己酯等。

黄芩地上部分挥发油主要由烯丙醇、苯乙酮、石竹烯（caryophyllene）、α – 葎草烯（α – caryophyllene）等组成。

3. 二萜类　黄芩中二萜类成分均为新 – 克罗烷（clerodance）型二萜。从黄芩地上部分分离得到的二萜类成分有 scutebaicalin，即 $6\alpha,7\beta$ – dibenzoyloxy – 8β – hydroxy – neo – cleroda – 4(18),13 – dien – 15,16 – olide。

4. 苯乙醇苷类　黄芩根中苯乙醇苷类成分主要有 2 –（3 – 羟基 – 4 – 甲氧基苯基）– 乙基 – 1 – O – α – L – 鼠李糖 –（1→3）– β – D（4 – 阿魏酰）– 葡萄糖苷、salidroside、darendoside A、darendside B 等。

【资源化学评价】

1. 黄酮类成分的分析评价

（1）**不同品种黄芩中黄酮类成分的分析与评价**　采用 RP – HPLC 法，对 4 个品种共 16 份黄芩样品中黄芩苷、汉黄芩苷、黄芩素、汉黄芩素和千层纸素 A 进行分析评价，结果表明：北京、山东、甘肃产正品黄芩中黄芩苷含量较高，而非正品黄芩中滇黄芩的黄芩苷含量较高，但汉黄芩苷与汉黄芩素的含量明显偏低，各样品的黄芩素、汉黄芩素含量差异很大。从整体上看这 5 个成分的含量，滇黄芩与正品黄芩的差别较明显，而粘毛黄芩、甘肃黄芩与正品黄芩的差别较小。

（2）**不同生长期黄芩中黄酮类成分的动态变化规律**　对陕西省商洛地区 1~4 年生黄芩中 3 种主要黄酮类成分进行分析比较，结果表明：2 年生黄芩中黄芩苷、黄芩素和汉黄芩素的含量均高于其他生长年限。

2 年生栽培黄芩不同采收时期黄酮类成分的变化结果显示，苷元类物质（黄芩素和汉黄芩素）在 9 月下旬达到最高值，而苷类物质（黄芩苷）以 10 月下旬的积累量最高。

（4）**不同生态环境因子对黄芩中黄酮类成分积累的影响**　对河北、北京、内蒙古、山西、山东等地栽培和野生条件下黄芩中黄酮类成分进行分析评价，结果表明：各产地栽培品的黄芩苷含量高于野生品，黄芩素和汉黄芩素差异不明显。栽培品中以河北承德产黄芩中黄芩苷含量最高，为 19.98%；野生品中以山东济南历城区产黄芩中黄芩苷含量最高，为 16.50%。

测定不同土壤营养条件下黄芩中黄芩苷的含量，结果显示：在同一施氮水平下，随着磷肥施用量的增加，黄芩苷含量明显增高。

不同海拔条件下所产黄芩中的黄酮类成分分析结果显示：随着海拔升高，黄芩苷和汉黄芩苷含量总体呈增长趋势；黄芩素、汉黄芩素和千层纸素 A 含量与海拔的相关性不显著。

（5）**黄芩不同部位中黄芩苷的分布规律**　采用 HPLC 法，对黄芩不同部位中的黄芩苷分布规律进研究，结果显示：黄芩根中黄芩苷分布量较高，各部位中黄芩苷含量分别为：叶 1.849% 、茎 2.556% 、茎皮 4.16% 、根 10.41% 、根皮 11.82% 、须根皮 14.40% 。对山东省临沂栽培黄芩有效成分积累规律分析评价，发现叶在 8 月份黄芩苷含量最高，茎在 9 月份最高，根在 10 月份最高。见图 5 -71 。

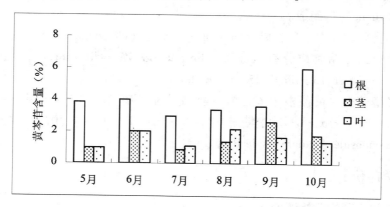

图 5 -71　黄芩不同部位中黄芩苷的分布规律

2. 黄芩中多糖类成分的分析与评价　采用分光光度法，测定不同种质黄芩中多糖及可溶性糖的含量，结果发现多糖及可溶性糖含量由高至低依次为：黄芩 >甘肃黄芩 >沙滩黄芩；不同产地的黄芩中，山东泰安、临朐、文登的黄芩多糖含量较高；黄芩中多糖及可溶性糖的含量与生长时间有关，2 年生黄芩含量最高。

3. 黄芩中无机元素的分析与评价　对河北承德黄芩中无机元素含量及黄芩根际土壤中无机元素含量进行比较分析，结果显示：黄芩对磷有明显富集作用，且黄芩苷与药材中磷显著正相关，与锶、硒呈显著负相关。

4. 黄芩干燥加工过程中的化学成分转化　黄芩根在自然晒干过程中黄芩苷及黄酮总量均呈先升高后降低的倒 "V" 字变化趋势，该变化趋势是由黄芩根自身的抗干旱胁迫生理机制所决定。黄芩药材在潮湿环境或遇水后，黄芩苷可被糖苷酶水解生成苷元（黄芩素），呈现黄色。黄芩素具有三个邻位三酚羟基，易进一步氧化生成邻醌类绿色化合物。

黄芩苷　　黄芩苷酶　　黄芩素（黄色）　　[O]　　（绿色）

【资源利用途径】

1. 在医药领域中的应用　黄芩始载于《神农本草经》，被列为中品，具有清热燥湿、泻火解毒的功效。药用历史已有 2000 余年，系大宗常用中药材品种。除中医临床配方外，大量用作中药制药原料。据统计，我国中药制剂目录中含有黄芩的中药品种包括蜜丸 45 种、水丸 25 种、片剂 46 种，临床广泛用于治疗胃及十二指肠溃疡、急慢性胃炎、慢性胆囊炎、慢性胰腺炎、细菌性痢疾、黄疸、崩漏、褐斑病、过敏性鼻炎、糖尿病、白内障、银屑病、白癜风、感染性脑水肿、心肌缺血、人类肝细胞瘤等多种病症。

黄芩苷为黄芩药材中的主要有效物质，在抗氧化、抗肿瘤、抗感染、抗 HIV 以及治疗心血管疾病等方面具有潜在的开发应用价值。黄芩酊剂可治疗动脉硬化性高血压及神经性机能障碍，也可消除高血压引起的头痛、失眠、胸闷等症。

黄芩茎叶中所含黄酮类成分具有较强的抗炎、抗氧化、抑制肿瘤和较强的记忆改善作用。

2. 在健康饮品中的应用 黄芩叶可作茶饮，习称黄芩茶，具有清热解毒的作用，尤其在东北、河北、山西等黄芩药材产地，为民众所习用。由黄芩嫩茎叶加工制成的黄芩茶已为市场所接受。

3. 在化妆保健产品中的应用 黄芩因其广谱抗菌活性常作为女性化妆品、保健护肤品，以消除颜面及肌肤疮癣疹、痤疮、黑斑和皮炎等，效果显著。尚可用作化妆品和牙膏的添加剂，具有一定的防紫外线损伤、抗过敏、抑制黑色素及消炎抑菌等功效。

4. 在纺织印染行业中的应用 黄芩可作为一种天然植物染料，对羊毛织物、真丝织物等进行染色，经黄芩染色的织物具有抗菌功效和保健功能。因此，黄芩是一种值得开发的天然染料资源。

5. 在农林生产中的应用 黄芩根提取物稀释 30 倍，可防治草地真菌侵染，作为杀菌剂开发利用。可与桔梗、红花等轮作，可提高药材产量和促进药材生长发育。也可与落叶松、杨树等农田防护林间作。

金 银 花

金银花（Lonicerae Japonicae Flos）为忍冬科植物忍冬 *Lonicera japonica* Thunb. 的干燥花蕾或带初开的花。具有清热解毒、疏散风热的功效。

【资源类群概述】

忍冬为多年生半常绿木质藤本。茎中空，幼枝绿色，密被柔毛，老枝棕褐色。叶对生，卵形至长卵形。花成对腋生；苞片叶状，卵形；花萼 5 齿裂；花冠外被柔毛和腺毛；花冠筒细长，上唇 4 浅裂，下唇狭而不裂；雄蕊 5，伸出花冠外。花冠初开时白色，后变黄色。浆果球形，黑色。花期 4~6 月，果期 8~10 月。

忍冬属植物全世界约有 200 种，产自北美洲、欧洲、亚洲和非洲北部的温带和亚热带地区。我国约有 100 种，其中供药用的除忍冬外，各地区用作"金银花"的尚有 20 余种，收入国家和各地方中药材标准的约有 10 种：灰毡毛忍冬 *L. macranthoides*、黄褐毛忍冬 *L. fulvotomentosa*、红腺忍冬 *L. hypoglauca*、华南忍冬 *L. confusa*、细毡毛忍冬 *L. similis*、毛花柱忍冬 *L. dasystyla* 等。目前，《中国药典》已将灰毡毛忍冬、红腺忍冬、华南忍冬或黄褐毛忍冬的干燥花蕾或初开的花作为"山银花"单独列出。

　　我国忍冬属植物资源丰富，除新疆东部、青海和西藏大部分地区、内蒙古西部和黑龙江西南部外，广布于全国其余各省区。于山坡、丘陵、岗地或平原均有分布。金银花药材主要源于栽培，主产于河南新密及周边地区，以及山东平邑、临沂、费县等地。商品分别称为"密银花"、"东银花"或"济银花"。此外，河北巨鹿、陕西汉中等地也有引种栽培。

【资源性化学成分】

　　忍冬植物资源含有挥发油类、有机酸类、黄酮类、环烯醚萜类、三萜皂苷类等化学成分。

　　1. 挥发油类　新鲜忍冬花蕾中挥发油主要化学成分有芳樟醇（linalool）、大牻牛儿烯 D（germacrene D）、α-法尼烯（α-farnesene）、苯乙醛、巴豆酸-3-己烯醇酯、大牻牛儿烯 B、己烯醇苯甲酸酯、棕榈酸甲酯、苯甲酸苄酯、氧化芳樟醇、苯乙酸甲酯、顺式-茉莉酮（cis-jasmone）等。

　　干燥忍冬花蕾（金银花）挥发油主要化学组成为棕榈酸（palmatic acid）、亚油酸（linoleic acid）、肉豆蔻酸、苯甲酸苄酯、棕榈酸甲酯、棕榈酸乙酯、亚油酸甲酯等。

　　2. 有机酸类　忍冬植物（花蕾、茎叶）含有丰富的有机酸类化合物，主要为咖啡酰奎宁酸类化合物。单咖啡酰奎宁酸类成分主要为绿原酸及其异构体、绿原酸甲酯、绿原酸乙酯等；双咖啡酰奎宁酸类成分主要为 3,4-O-双咖啡酰奎宁酸、3,5-O-双咖啡酰奎宁酸、4,5-O-双咖啡酰奎宁酸、1,3-O-双咖啡酰奎宁酸等。此外，还含有咖啡酸、奎宁酸、咖啡酸甲酯等。

3-O-caffeoyl quinic acid	R_1=H　R_2=caffeoyl　R_3=R_4=H
4-O-caffeoyl quinic acid	R_1=H　R_2=H　R_3=caffeoyl　R_4=H
5-O-caffeoyl quinic acid	R_1=H　R_2=H　R_3=H　R_4=caffeoyl
3,4-O-dicaffeoyl quinic acid	R_1=H　R_2=R_3= caffeoyl　R_4=H
3,5-O-dicaffeoyl quinic acid	R_1=H　R_2=R_4=caffeoyl　R_3=H
4,5-O-dicaffeoyl quinic acid	R_1=H　R_2=H　R_3=R_4=caffeoyl
methyl 3-O-caffeoylquinate	R_1=CH_3　R_2=caffeoyl　R_3=R_4=H
ethyl 3-O-caffeoylquinate	R_1=CH_2CH_3　R_2=caffeoyl　R_3=R_4=H

caffeoyl

　　3. 黄酮类　金银花中黄酮类化合物包括木犀草素（luteolin）、木犀草苷、木犀草素-7-O-β-D-半乳糖苷、忍冬苷（lonicerin）、槲皮素、芦丁、槲皮素-3-O-α-L-鼠李糖苷、金丝桃苷（hyperoside）、芹菜素、芹菜素-7-O-芸香糖苷、白杨素、白杨素-7-O-β-D-葡萄糖苷、山奈酚-3-O-β-D-葡萄糖苷、山奈酚-3-O-芸香糖苷等。

　　4. 环烯醚萜苷类　忍冬花蕾及茎叶中环烯醚萜苷类成分主要有马钱苷（loganin）、裂马钱苷（secologanin）、四乙酰开联番木鳖苷、secoxyloganin、7-表-马钱苷、獐牙菜苷（sweroside）、vogeloside 等。

　　5. 三萜皂苷类　忍冬植物中所含三萜皂苷类成分是以常春藤皂苷元为配基的三萜

皂苷和以齐墩果酸为配基的三萜皂苷，且以前者为主。主要有忍冬苦苷 A ～ C（loniceroside A、B、C）、川续断皂苷乙（dipsacoside B）、灰毡毛忍冬皂苷乙（macranthoidin B）、cauloside A、cauloside D 等。

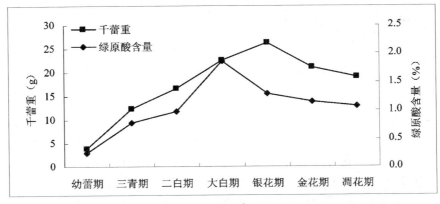

loniceroside A   R₁=ara   R₂=glc —⁶→ xyl)²→ rha
loniceroside B   R₁=ara ²→ rha
                  R₂=glc —⁶→ xyl)²→ rha
loniceroside C   R₁=glc   R₂=glc —⁶→ xyl)²→ rha
dipsacoside B   R₁=ara ²→ rha   R₂=glc ⁶→ glc
macranthoidin B   R₁=ara²→rha³→glc⁴→glc   R₂=glc ⁶→ glc

【资源化学评价】

1. 金银花中绿原酸类成分的资源化学评价

（1）不同品种金银花中绿原酸的分析与评价　采用 HPLC 法测定山东地产 10 个不同品种金银花中绿原酸含量，结果表明：10 个品种金银花中绿原酸的含量存在差异，在 1.101% ～2.136% 之间。

（2）不同产地金银花中绿原酸含量分析与评价　采用 HPLC 法，同时对山东、河南等 8 个不同产地金银花中绿原酸含量进行分析，结果显示：山东平邑东阳产金银花中绿原酸含量最高，其次是河南密县和安徽亳州。

（3）金银花不同成熟期的产量与绿原酸含量积累动态　金银花可分为 7 个生长期：幼蕾期、三青期、二白期、大白期、银花期、金花期和凋花期。

采用紫外分光光度法比较金银花不同生长期绿原酸含量变化，结果表明：绿原酸含量从幼蕾期到大白期逐渐增加，之后开始降低。大白期的含量是幼蕾期的 7.13 倍、银花期的 1.48 倍。而以"千蕾重"为考察指标，金银花不同生长期干物质积累量动态为：银花期 > 大白期 > 金花期 > 凋花期 > 二白期 > 三青期 > 幼蕾期，见图 5-72。综合绿原酸含量与干物质积累量变化动态，金银花采收的最佳时期应在大白期，但二白期与大白期时间间隔较短，故生产上最佳采收期一般为二白期、大白期至银花期。

图 5-72　金银花不同发育期千蕾重和绿原酸含量比较分析

（4）忍冬植物不同部位绿原酸含量分析与评价　采用 HPLC 法比较忍冬茎、叶、花中绿原酸含量，结果表明：忍冬茎含绿原酸 1.73%，叶含 3.94%，花含 6.51%。忍冬茎、叶均含绿原酸，且茎、叶较花更易获得，资源产量也大，可作为提取绿原酸的原料。

2. 金银花中黄酮类成分的资源化学评价

（1）不同种类金银花中黄酮类成分的分析与评价　采用紫外分光光度法，对不同种类金银花中总黄酮含量进行分析评价，结果显示：细毡毛忍冬为 5.02% ~ 5.12%，灰毡毛忍冬为 3.03% ~ 4.83%，淡红忍冬为 1.47% ~ 2.82%，峨眉忍冬为 4.37% ~ 4.81%，红腺忍冬为 4.25%。其中，河南密县道地金银花总黄酮含量为 4.05%。

（2）不同产地金银花中黄酮类成分的分析与评价　采用 HPLC 法分析河南、山东等地金银花中木犀草苷的含量，结果显示：河南安阳产金银花中木犀草苷含量最高，其次是山东平邑东阳产金银花。

（3）不同生长期金银花中黄酮类成分的积累动态　采用比色法比较宁夏引种金银花不同花期（绿蕾、白蕾、银花、金花）总黄酮含量，结果表明：银花期总黄酮含量最高，达到 3.433%；而绿蕾期含量最低，为 2.539%。

3. 金银花中挥发油类成分的资源化学评价

（1）金银花不同发育期产量与挥发油含量的动态变化　金银花花蕾的干物质含量由高至低依次为：银花期 > 金花期 > 大白期 > 二白期 > 三青期 > 幼蕾期；采用水蒸气蒸馏法测定金银花挥发油含量，由高至低依次为：银花期 > 大白期 > 金花期 > 二白期 > 三青期 > 幼蕾期。见图 5 - 73。综合干物质积累量与挥发油含量变化动态，花蕾采收的最佳时期应在每茬花的银花期。

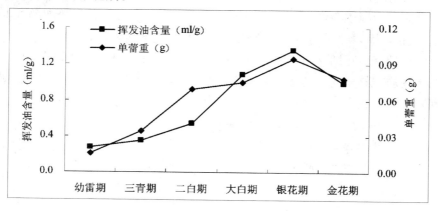

图 5 - 73　金银花不同发育期挥发油含量和单蕾重比较分析

（2）不同种类金银花中挥发油组成分析与评价　采用 GC - MS 法对金银花、山银花（灰毡毛忍冬、红腺忍冬及华南忍冬花蕾）的挥发油成分进行了分析，结果表明：金银花、山银花挥发油的化学组成为烷烃、烯烃、醇、醛、酮、酸、酯等；从金银花中鉴定出 15 种成分，从 3 种山银花中分别鉴定出 20 种、21 种、20 种成分；共有成分有 9 种，分别占各自挥发油的 81.92%、59.69%、65.11%、65.72%；金银花和 3 种山银花挥发油含量较高的化合物均为棕榈酸和棕榈酸甲酯。

【资源利用途径】

1. 在医药领域中的应用　金银花始载于《神农本草经》，被列为上品。临床上常用于治疗呼吸道感染、流行性感冒、扁桃体炎、急性乳腺炎、大叶性肺炎、细菌性疾病、痈疖脓肿、丹毒、外伤感染以及宫颈糜烂等疾病。金银花在清热解毒方剂中出现频率较高，常用的中药制剂有银翘解毒丸、银翘散、银黄片、双黄连口服液等。

现代研究表明，金银花具有抗菌、抗病原微生物、解热、抗炎、保肝、抗生育等药理活性。主要效应物质包括绿原酸等有机酸类、黄酮类、环烯醚萜苷类以及三萜皂苷类成分等。

忍冬藤为忍冬的干燥茎枝，其味甘，性寒，具清热解毒、疏风通络的功效，中医临床常用于温病发热、热毒血痢、痈肿疮疡、风湿热痹、关节红肿热痛。

2. 在保健食品中的应用　金银花中富含绿原酸、黄酮类以及丰富的氨基酸和可溶性糖，具有良好的保健作用。明代李时珍指出：煮汁酿酒，服之，有轻身长年益寿之效。常见的金银花保健产品有忍冬酒、银花茶、忍冬可乐、金银花汽水等。

忍冬植株花期长，产花量大，气味芬芳，是蜜蜂喜欢采食的蜜源植物，所酿蜂蜜有较高的营养保健价值。

3. 在日用化工领域中的应用　以金银花为主要原料制成的牙膏等，具有抗菌消炎作用，可用于防治口腔疾病；金银花痱子水可清热解毒，治疗小儿热痱有较好爽身消痱作用。另有含金银花成分的各类化妆品，如金银花香水、金银花沐浴露等。金银花所含挥发油及浸膏可作为卷烟添加剂，改善和修饰卷烟香气，具有增加清新香韵、减轻刺激性的作用。金银花干花蕾和鲜花中提取的精油，可用作高级香料。

罗 汉 果

罗汉果（Siraitiae Fructus）为葫芦科植物罗汉果 *Siraitia grosvenorii*（Swingle）C. Jeffrey ex A. M. Lu et Z. Y. Zhang 的干燥果实。具有清热润肺、利咽开音、润肠通便的功效。

【资源类群概述】

罗汉果为多年生攀援草本，根肥大，纺锤形或近球形；嫩茎被白色柔毛和红色腺毛，茎暗紫色，具数条纵棱。叶片膜质，单叶互生，卵形、长卵形或卵状三角形，顶端急尖，基部心形；瓠果圆形，卵形或矩圆形；种子多数，淡黄色，近圆形，基部钝圆，两面中央稍凹入而有放射状沟纹。盛花期6～8月，果期8～10月。

葫芦科 Cucurbitaceae 罗汉果属 *Siraitia* 植物，分布于广西、广东、贵州、福建、江西及湖南南部等。野生罗汉果大多分布在海拔200～1000m 的中、低山丘陵地，一般生长在荫蔽、凉爽、高湿、多雾、日照短、日温差大、雨量充沛的山谷、溪边或湿润的山坡上。罗汉果多分布于广西东北部、桂林西部。广西各地数十个县均有罗汉果栽培生产，广东、云南、湖南、浙江、福建等地也相继引种栽培。

【资源性化学成分】

罗汉果果实中主要资源性化学成分类型包括三萜及其苷类、黄酮类、多糖类、维生素类、蛋白质及氨基酸类等。

1. 三萜及其苷类 罗汉果中三萜类成分以葫芦烷型三萜类化合物为主，代表性化合物为多种罗汉果苷，结构中配糖体相同，只是糖链中的葡萄糖残基的个数不同。罗汉果苷的苷元为三萜烯醇，糖基部分由两条葡萄糖残基短链组成。葡萄糖侧链与苷元的连接键为 β -糖苷键，侧链葡萄糖残基之间的连接键有 β -1,6 和 β -1,2 糖苷键。

罗汉果苷 I R_1= glc R_2= glc
罗汉果苷 II R_1= glc R_2= glc $\xrightarrow{6-1}$ glc
罗汉果苷 III R_1= glc $\xrightarrow{6-1}$ glc R_2= glc $\xrightarrow{2-1}$ glc
罗汉果苷 IV R_1= glc $\xrightarrow{6-1}$ glc R_2= glc $\xrightarrow{6-1}$ glc $\xrightarrow{2-1}$ glc
罗汉果苷 V R_1= glc $\xrightarrow{6-1}$ glc $\xrightarrow{2-1}$ glc R_2= glc $\xrightarrow{6-1}$ glc $\xrightarrow{6-1}$ glc
罗汉果苷 VI R_1= H R_2= H

2. 黄酮类 新鲜罗汉果果实中黄酮类成分有山柰酚 $-3-O-\alpha-L-$鼠李糖 $-7-O-[\beta-D-$葡萄糖基 $-(1-2)-\alpha-L-$鼠李糖苷]，命名为罗汉果黄素 grosvenorine（I）；山柰酚 $-3,7-\alpha-L-$鼠李糖苷（II）等。该类黄酮类物质具有良好的抗氧化活性。

罗汉果黄素 R_1=rha R_2=rha $\xrightarrow{2-1}$ glc
山柰酚-3, 7-α-L-鼠李糖苷 R_1=rha R_2=rha

3. 多糖类 罗汉果多糖的分子量为 2.0762×10^4 Da，气相色谱分析表明其单糖组成为葡萄糖，具有降血压和调血脂活性。

4. 维生素类 罗汉果富含维生素 C、维生素 E。在成熟的果实中维生素 C 含量达 $33.9 \sim 46.1$ mg/kg，但干果中的维生素 C 含量下降到 $2.46 \sim 3.88$ mg/kg。

5. 蛋白质及氨基酸类 罗汉果干果中蛋白质达 $7.1\% \sim 7.8\%$。含有的氨基酸类成分有谷氨酸（$108.2 \sim 113.3$ mg/kg）、天冬氨酸（$93.9 \sim 112.5$ mg/kg）、缬氨酸（$52.5 \sim 55.5$ mg/kg）、丙氨酸（$49.9 \sim 66.8$ mg/kg）、亮氨酸（$48.5 \sim 56.7$ mg/kg）等。

【资源化学评价】

1. 三萜苷类成分的资源化学评价

（1）罗汉果不同成熟期中罗汉果苷 II、III、V 的动态变化 采用 HPLC 法分析，评价同一产地不同生长期罗汉果中罗汉果苷 II、III、V 的含量动态变化。结果表明：在生长初期罗汉果中主要含具有苦味的罗汉果苷Ⅱ及无味的罗汉果苷Ⅲ，随着果实成熟度的提高，苦味的罗汉果苷Ⅱ、无味的罗汉果苷Ⅲ含量逐渐减少，甜味的罗汉果苷Ⅴ积累量不断增加，到果实发育80天后（成熟期）含量达峰值。

（2）罗汉果采收后不同贮藏期内罗汉果苷Ⅴ的含量动态变化　利用RP-HPLC法评价罗汉果采收后不同贮藏期内罗汉果苷Ⅴ的含量动态变化，结果显示：罗汉果在采后第1天罗汉果苷Ⅴ含量为0.3232%，第7天为0.3643%，第14天为0.3818%。由此可见，罗汉果在采后1~14天的贮藏期间罗汉果苷Ⅴ含量依然会逐步增加，但前7天增加较快，后7天趋于稳定。

2. 维生素C的资源化学评价　对不同品种、类型、产区，不同发育程度的罗汉果果实中维生素C含量进行比较分析，结果表明：不同品种、类型罗汉果样品间有明显差异，但均比柑橘、苹果、梨、葡萄、柿子高数倍或数十倍；野生罗汉果维生素C含量高于栽培种；在一定范围内，维生素C含量与海拔高度成正相关。不同产地果实中维生素C含量的变化差别显著，永福县龙江所产的罗汉果中维生素C含量较高。

【资源利用途径】

1. 在医药领域中的应用　罗汉果药用首载《岭南采药录》。临床主要用于肺热痰喘咳嗽、咽喉炎、扁桃体炎、急性胃炎、便秘等病症。现代研究表明，罗汉果具有抗菌消炎、止咳润肺、降压及增强机体细胞免疫等药理活性。可治疗肥胖病、糖尿病、支气管炎、扁桃体炎、咽喉炎、急性胃炎、哮喘等。另外，罗汉果植物的块根捣烂外敷可治疗疮痂、风湿性关节炎和无名肿毒等。罗汉果植物新鲜叶片对黄色葡萄球菌、白色葡萄球菌等致病菌有较强的抑制作用，可用于治疗体癣。

2. 在保健食品中的应用　罗汉果营养价值较高，含有丰富的果糖、蛋白质和多种维生素，特别是含有低热量的甜味成分，受到人们的青睐。罗汉果具有食用安全、低热量、高甜度、非致糖尿病性、非致龋齿性等特点和功效。

罗汉果苷Ⅴ是罗汉果中的甜味成分，水溶性好，其甜度为蔗糖的300倍，几乎不含热量，可作为食品添加剂，成为肥胖症、高脂血症、高血糖等病人的理想甜味剂。现已开发生产出罗汉果饮料、罗汉果系列保健产品等。

菊　花

菊花（Chrysanthemi Flos）为菊科植物菊 *Chrysanthemum morifolium* Ramat. 的干燥头状花序。具有散风清热、平肝明目、清热解毒的功效。药材按照产地和加工方法的不同，分为"亳菊"、"滁菊"、"贡菊"、"杭菊"等。

【资源类群概述】

菊为多年生草本，高60~150cm。茎直立，分枝或不分枝，被柔毛。叶互生，有短柄；叶片卵形至披针形，羽状浅裂或半裂，基部楔形，下面被白色短柔毛。头状花序直径

2.5～20cm，大小不一，单个或数个集生于茎枝顶端；总苞片多层，外层绿色，条形，边缘膜质，外面被柔毛；舌状花白色、红色、紫色或黄色。瘦果不发育，花期9～11月。

菊科 Compositae 菊属 *Chrysanthemum* 植物共有30余种，主要分布在东亚，我国产19种。据近年调查，药用菊共有11种、3变种及9栽培变种。包括菊花 *Ch. morifolium*、野菊 *Ch. indicum*、甘菊 *Ch. lavandulifolium*、毛华菊 *Ch. vestitum*、紫花野菊 *Ch. zawadskii*、菊花脑 *Ch. nankingense*、白花山菊 *Ch. albiflorum*、蒙菊 *Ch. mongolicum*、楔叶菊 *Ch. naktongense*、委陵菊 *Ch. potentilloides*、小红菊 *Ch. chanetii* 等。分布于我国各地，野生或栽培。菊属药用植物生态环境多样，既有分布广、蕴藏量大，作为野菊花药用的野菊和甘菊；又有分布局限，有一定药用价值的毛叶甘菊、神农架香菊等；尚有仅分布于安徽大别山、河南伏牛山和湖北神农架的毛华菊、紫花野菊；也有分布于高海拔的蒙菊、甘菊等。

【资源性化学成分】

菊属植物资源所含的化学成分较为丰富，主要含有黄酮类、挥发油类、三萜类、有机酸类、甾醇类等。

1. 黄酮类　菊属植物资源中黄酮类化合物包括黄酮、黄酮醇及其苷类。主要有槲皮素、木犀草素、芹菜素、金合欢素（acacetin）、芹菜素 7-O-β-D-葡萄糖苷、金合欢素-7-O-β-D-葡萄糖苷、金合欢-7-O-（6″-鼠李糖基）-β-D-吡喃葡萄糖苷、木犀草素-7-O-β-D-葡萄糖苷等。该类成分具有明显的心脑血管活性。

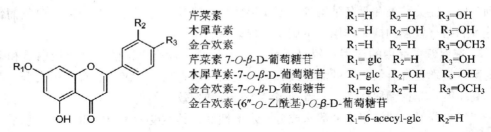

芹菜素	R₁=H	R₂=H	R₃=OH
木犀草素	R₁=H	R₂=OH	R₃=OH
金合欢素	R₁=H	R₂=H	R₃=OCH3
芹菜素 7-O-β-D-葡萄糖苷	R₁=glc	R₂=H	R₃=OH
木犀草素-7-O-β-D-葡萄糖苷	R₁=glc	R₂=OH	R₃=OH
金合欢素-7-O-β-D-葡萄糖苷	R₁=glc	R₂=H	R₃=OCH₃
金合欢素-(6″-O-乙酰基)-O-β-D-葡萄糖苷	R₁=6-acecyl-glc	R₂=H	

2. 挥发油类　菊花中挥发油类成分有单萜烯类、倍半萜烯类及其含氧衍生物等。主要含有菊油环酮（chrysanthenon）、菊醇（chrysanthenol）、龙脑、单龙脑肽酸酯、乙酸龙脑酯（bornylacetate）、桉叶油（eucalyptus oil）等。我国八大主要菊花品种挥发油含量由高到低依次为济菊、祁菊、滁菊、黄菊、杭菊、怀菊、亳菊、贡菊。该类成分具有抑菌、抗炎等活性。

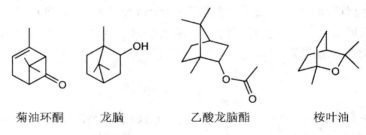

菊油环酮　　龙脑　　乙酸龙脑酯　　桉叶油

3. 有机酸类　菊花中有机酸类成分主要为绿原酸，此外尚含有鞣花酸（gallogen）、4 - O - 咖啡酰基奎宁酸、3,4 - O - 二咖啡酰奎宁酸、3,5 - O - 二咖啡酰基奎宁酸等。

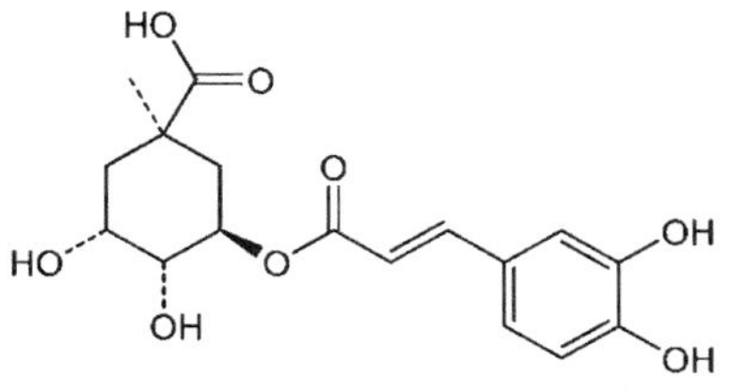

绿原酸

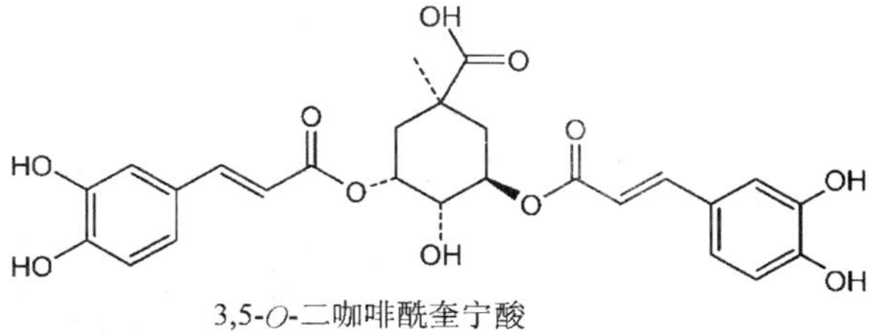

3,5-O-二咖啡酰奎宁酸

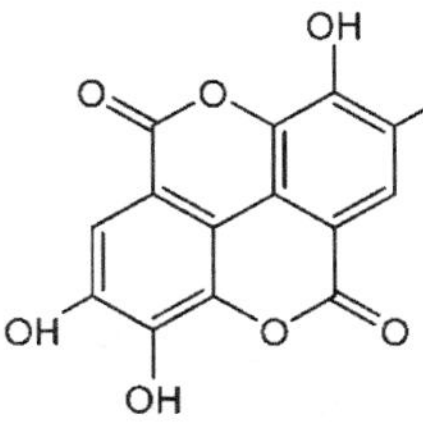

鞣花酸

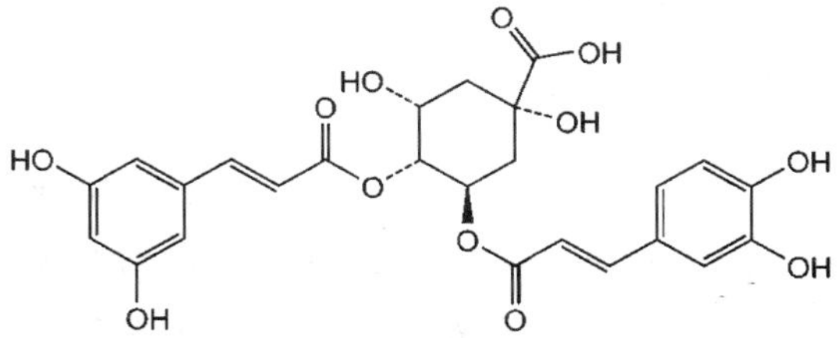

3,4-O-二咖啡酰基奎宁酸

4. 三萜类　菊花中三萜类成分主要为三萜烯二醇和三醇，包括乌苏烷型、羽扇豆烷型、齐墩果烷型、蒲公英烷型等。

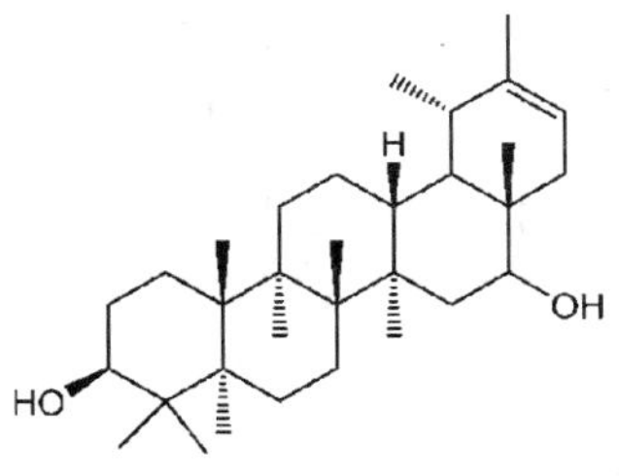

三萜烯二醇母核

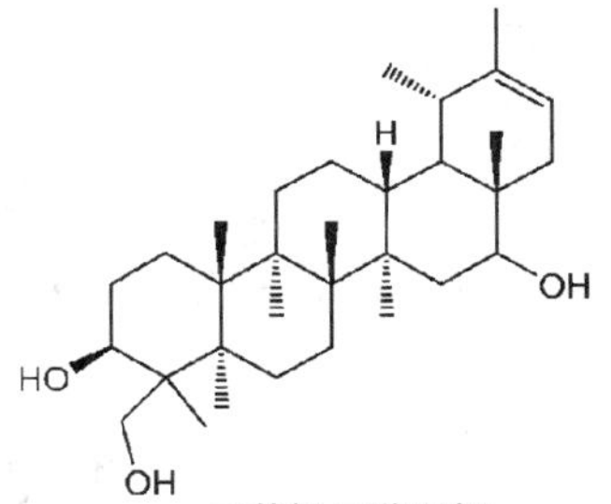

三萜烯三醇母核

5. 甾醇类　甾醇类成分主要为蒲公英甾醇（taraxasterol）、棕榈酸 $16\beta,22\alpha$ - 二羟基假蒲公英甾醇酯、棕榈酸 $16\beta,28$ - 二羟基羽扇醇酯、棕榈酸 16β - 羟基假蒲公英甾醇酯、假蒲公英甾醇等。

【资源化学评价】

1. 不同品种菊花中资源性成分评价　菊花根据产地与特殊的加工方法，形成了各具特色的 8 种主流药用菊花品种。经分析评价，不同品种菊花的绿原酸、木犀草素 - 7 - O - β - D - 葡萄糖苷、芹菜素 7 - O - β - D - 葡萄糖苷、金合欢苷、3,5 - O - 二咖啡酰基奎宁酸的含量有一定差异，其中绿原酸含量以祁菊和济菊较高。见图 5 - 74。

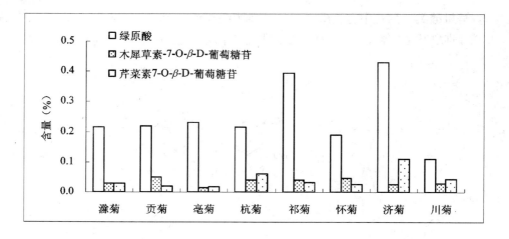

图 5 - 74　不同品种菊花资源性成分比较分析

2. 不同采收期菊花中资源性成分的动态评价　杭白菊 50%、70%、100% 管状花开放时所含的资源性成分及产量分析结果显示：以 70% 开放时总黄酮、挥发油及绿原酸含量为高，质量较好，此时为最适宜采收期。见图 5 -75。

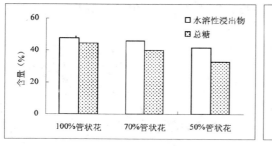
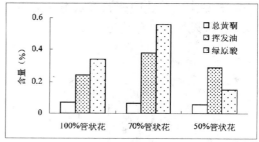

图 5 - 75　不同采收期菊花中资源性成分比较分析

3. 非药用部位中资源性成分的分析评价　对江苏射阳县产大白菊、小白菊、长瓣菊、红心菊 4 种不同栽培类型菊的茎、叶不同生长期资源性化学成分进行评价，结果显示：不同栽培类型菊的茎、叶均含有黄酮类成分金合欢素 $-7-O-$（$6''-O-$鼠李糖）$-\beta-D-$葡萄糖苷（ARG）、木犀草素 $-7-O-\beta-D-$葡萄糖苷（LG）、木犀草素（L）和金合欢素 $-7-O-\beta-D-$葡萄糖苷（AG）；不同栽培类型菊叶在各个生长期总黄酮含量均高于菊茎；各单黄酮类成分变化规律基本相似，ARG 的含量远高于其他黄酮类成分，LG 的含量随生长期的延长逐渐增加，L 和 AG 的含量在整个生长期中由低变高又变低。各黄酮随采花期邻近有所下降。见图 5 -76。

4. 优化提取技术，提升资源利用效率　采用优化超声波 - 酶法提取菊花中总黄酮成分，结果显示：乙醇浓度具有显著性影响，超声波 - 酶法提取杭菊中总黄酮最佳条件为乙醇浓度为 70%，酶添加量为 0.4%，在 55℃下酶解超声 80 分钟，其总黄酮得率为 6.40%；而分别以超声波法或酶法单独提取菊花中的总黄酮，其总黄酮得率为 4.61% 和 5.34%。

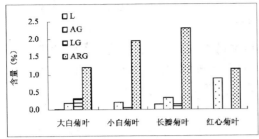 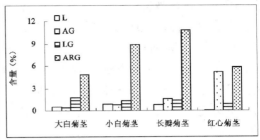

图 5-76　同一生长期不同栽培类型菊叶、茎黄酮类成分比较分析

【资源利用途径】

1. 在医药领域中的应用　菊花始载于《神农本草经》，被列为上品。中医临床常用于风热感冒、头痛眩晕、目赤肿痛、眼目昏花等病症。现代研究表明，菊花具有抗高血压、保护冠状动脉、抑菌、抗肿瘤、免疫调节作用等。生物活性物质基础研究表明，芹菜素 7 - O - β - D（4″ - 咖啡酰基）葡萄糖醛酸苷、金合欢素、金合欢素 - 7 - O - β - D吡喃半乳糖苷、5,7 二氢黄酮等黄酮类成分，具有抗 HIV 病毒活性；蒲公英赛烷型 3 - 羟基三萜类成分，对由 12 - O - 十四酰大戟二萜醇 - 13 - 酯（TPA）引起的小鼠皮肤肿瘤有显著的抑制作用，其 LD_{50} 为 0.03～0.06 mg/kg；菊花多糖及绿原酸可通过调节肠道淋巴细胞分泌 TNF - α 和 γ - IFN 而发挥作用。

含有菊花的经典方剂有桑菊饮、杞菊地黄丸等。现代中药制剂产品有桑菊感冒片、桑菊感冒冲剂、桑菊感冒丸等。

2. 在保健食品中的应用　菊花作为药食两用中药，是古今养生延年佳品，具有祛风、祛邪、乌发、悦色诸功效。菊花代茶饮，不仅风味俱佳，长期服用对冠心病、胸闷、心悸、气急、头痛、四肢麻木等有较明显的作用。现已开发生产的菊花制品有菊花酒、菊花饮料、菊花茶、菊花药枕等。

3. 在日用化妆品中的应用　菊花作为天然的花卉，香气宜人，其中挥发油、黄酮类成分具有抗老防衰、滋润肌肤的功效。化妆品中添加菊花提取物，可强化其防止紫外线辐射和保护皮肤的作用。

麦　冬

麦冬（Ophiopogonis Radix）为百合科植物麦冬 *Ophiopogon japonicus*（L. f）Ker - Gawl. 的干燥块根。具有养阴生津、润肺清心的功效。

【资源类群概述】

麦冬为多年生草本，高 15～40cm。地下具细长匍匐枝，节上被膜质苞片，须根常有部分膨大成肉质的块根。叶丛生，窄线形，叶柄鞘状，两侧有薄膜。总状花序顶生；

苞片膜质，每苞腋生 1~3 花；花淡紫色，花被 6 片；雄蕊 6；子房半下位，3 室。浆果球状，成熟时深绿色或黑蓝色。花期 7 月，果期 11 月。

百合科 Liliaceae 沿阶草属 *Ophiopogon* 植物全世界约有 50 余种及其若干变种，分布于亚洲东部和南部的亚热带和热带地区。我国有 33 种和变种，分布于华南、西南各省区，只有麦冬 1 种分布于秦岭南部、四川、浙江、河南、安徽、江苏等省。目前，麦冬药材资源几乎全部来源于栽培生产，主产地为四川绵阳等地。浙江生产的杭麦冬被列为"浙八味"道地药材之一，但随着原产地开发与生态环境的改变其种植面积日益缩小。

山麦冬为百合科植物湖北麦冬 *Liriope spicata* var. *prolifera* 或短莛山麦冬 *L. musicari* 的干燥块根，其功效与麦冬类同。现以"山麦冬"为名列入《中国药典》。

【资源性化学成分】

麦冬块根中主要含有皂苷类、黄酮类、糖类、氨基酸类等，其中皂苷类、黄酮类和多糖类为其主要资源性化学物质。

1. 皂苷类 麦冬皂苷类成分是以薯蓣苷元（diosgenin）和鲁斯考苷元（ruscogenin）等为苷元的一系列糖苷产物。主要有麦冬皂苷（ophiopogonin）A、B、B′、C、C′、D、D′、E、等，其中 A、B、C、D 的苷元为鲁斯考皂苷元；B′、C′、D′的苷元为薯蓣皂苷元。其他尚含有薯蓣苷元 -3 -*O* - ［（2 -*O* -乙酰基） -α -L -吡喃鼠李糖基（1→2）］［β-D -吡喃木糖基（1→3）］ -β-D -吡喃葡萄糖苷、鲁斯考苷元 -3 -*O* -β-D -吡喃葡萄糖基（1→3） -α -L -吡喃鼠李糖苷、鲁斯考苷元 -3 -*O* -α -L -吡喃鼠李糖苷、25（*S*） -鲁斯考苷元 -1 -*O* -α -L -吡喃鼠李糖基（1→2） -β-D -吡喃岩藻糖苷、鲁斯考苷元 -3 -*O* -β-D -吡喃木糖基（1→3） -α -L -吡喃鼠李糖苷等。

麦冬皂苷 A: R =[Ac(1→3)rha(1→2)]fuc
麦冬皂苷 B: R =rha(1→2)fuc
麦冬皂苷 C: R =[Ac(1→2)rha(1→2)]xyl(1→3)fuc

麦冬皂苷 D: R = xyl (1→3)rha(1→2)fuc

麦冬皂苷 B′: R =[Ac(1→4)rha(1→2)]xyl(1→3)glc
麦冬皂苷 C′: R =rha(1→2)glc
麦冬皂苷 D′: R = xyl (1→3)rha(1→2)glc

2. 黄酮类 麦冬及其变种植物的块根中含有的黄酮类化合物均为高异黄酮类（homoisoflavonoids）。主要含有甲基麦冬黄烷酮（methylophiopogonanone）A、B，甲基麦冬黄酮 A、B，麦冬黄酮（ophiopogone）A、B，异麦冬黄酮 A，去甲基异麦冬黄酮 B，6 -

甲酰基 - 异麦冬酮 A、B，6 - 醛基 - 7 - 甲氧基 - 异麦冬黄烷酮 A、B，6 - 醛基 - 异麦冬黄酮 A、B 等。

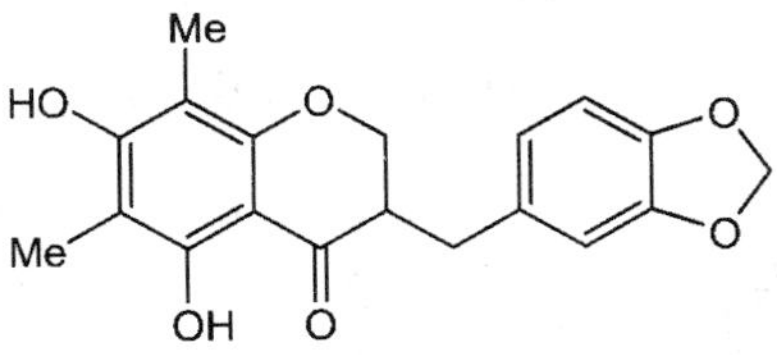

甲基麦冬黄烷酮 A 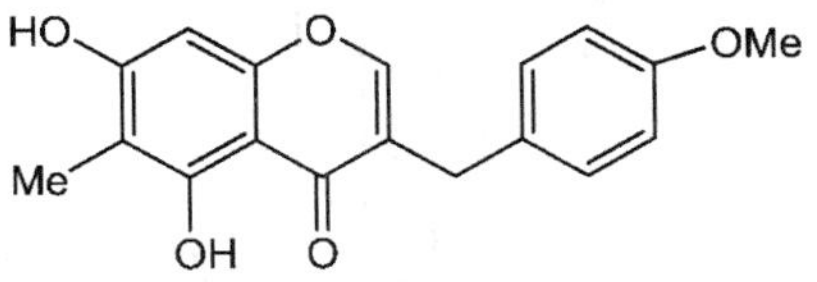　　　　　　麦冬黄酮 B

3. 糖类　麦冬药材中含有大量多糖类物质，是一类具有资源潜力的生物大分子组分。主要组成为麦冬低聚糖（ophiophogonoligosaccharide）A、B、C，麦冬多聚糖（ophiophogonoligosaccharide）等，其化学组成主要为果聚糖。麦冬多糖 MDG - 1 是分子量为 5000 的 β - D - 果聚糖，以 1→2 连接的呋喃型果糖为主。

【资源化学评价】

1. 麦冬中皂苷类资源性成分的分析与评价

（1）不同生长期麦冬中总皂苷的积累规律　分析表明川麦冬总皂苷动态积累规律为：在 12 月地上部分凋萎至次年初有所降低；2 ~ 3 月底是麦冬总皂苷的主要积累期，进入 4 月份后麦冬总皂苷的含量趋于稳定，5 月初麦冬总皂苷的含量下降。证明川麦冬传统采收期在 3 ~ 4 月底的合理性。

（2）同一物种不同产地麦冬皂苷 D 的分析评价　对产自四川的川麦冬和产自浙江的杭麦冬药材中含有的麦冬皂苷 D 的分析结果表明，四川产麦冬含量高于浙江产麦冬。

2. 麦冬中黄酮类资源性成分的分析与评价

（1）不同采收期麦冬中总黄酮类成分的积累动态　应用紫外 - 可见分光光度法对不同生长期川麦冬总黄酮的积累动态进行评价，结果显示：总黄酮的含量在 12 月至次年 1 月的块根形成初期稍有降低，2 ~ 3 月底是主要积累期，进入 4 月份后含量趋于稳定，5 月初含量下降，此后麦冬总黄酮的含量有所起伏。

（2）麦冬不同部位中总黄酮类成分的分布规律　对产自杭州、湖北和四川的麦冬果实、叶片、须根、块根中所含总黄酮进行分析比较，结果显示：黄酮含量由高至低依次为：叶片 > 须根 > 果实 > 块根。叶片所含的黄酮类成分远高于块根，此结果为麦冬地上废弃组织器官的资源化利用提供了依据。见图 5 - 77。

3. 不同采收期麦冬中多糖类资源性成分的积累动态　采用紫外 - 可见分光光度法评价川麦冬块根发育期多糖类成分的动态积累规律，结果显示：川麦冬在 12 月份至次年 4 月的块根生长期中，多糖含量呈逐渐升高趋势，进入 4 月份后，多糖含量趋于稳定，达到 17% 左右，这与传统采收期相一致。

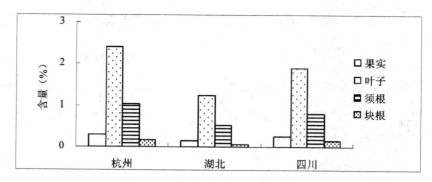

图 5-77 麦冬不同部位中总黄酮类成分的分布规律

4. 麦冬中氨基酸类资源性成分的积累动态　对全国 4 大产区、6 个产地的主流麦冬商品药材中游离氨基酸和总氨基酸进行分析评价，结果表明：不同产地麦冬所含氨基酸种类基本一致，在所含有的 17 种氨基酸中，其中 7 种为人体必需氨基酸。麦冬药材的氨基酸含量与产地具有相关性，其中湖北襄阳与浙江萧山产的麦冬总氨基酸及必需氨基酸含量较高，而浙江慈溪和福建南安的含量较低。

【资源利用途径】

1. 在医药领域中的应用　麦冬始载于《神农本草经》，被列为上品，为常用滋阴类中药。中医临床用于肺燥干咳、虚痨咳嗽、津伤口渴、心烦失眠、内热消渴、肠燥便秘等病症。现代药理研究表明，麦冬具有抗心肌缺血、抗血栓形成、耐缺氧、抗衰老、降血糖等多种生物活性。以麦冬为主药形成的代表性经典方剂和现代中药制剂有生脉散、麦门冬汤、麦冬饮子、降糖饮等，用于治疗心血管系统、呼吸系统疾病及糖尿病等疾病。

现代生物学研究结果证实，麦冬甾体皂苷为麦冬的主要效应成分，具有降低血糖、抗心肌缺血、保护脑缺血损伤及抗凝血等作用。麦冬中高异黄酮类化合物具有抗诱变、抗肿瘤、改善血液流变状况、抑制黑色素细胞生长和抗血管生成等作用。麦冬多糖可以促进体液免疫和细胞免疫功能，并诱生多种细胞因子。据此，以其活性成分部位及其组合研究开发有效药物的研究方兴未艾，具有良好的资源化前景。

2. 在保健产品中的应用　麦冬作为药食两用中药品种，已开发出系列健康食品和功能性保健产品。已有以麦冬、芦根等原料制成保健茶，具有养阴生津、解热止渴等保健功效。麦冬与黄芩、干姜、竹叶等组方制成具有保健功能的饮料。此外，尚有麦冬保健果脯、蜜饯，以及强化的功能性奶制品等。

3. 在畜禽行业的应用　麦冬块根肉质丰厚，富含糖分及丰富的营养物质。在动物饲料中添加麦冬可以快速育肥畜禽，还可以有效防治畜禽哮喘、增强动物机体的免疫力、抵抗流行性疾病的发生。

姜　黄

姜黄（Curcumae Longae Rhizoma）为姜科植物姜黄 *Curcuma longa* L. 的干燥根茎。

具有破血行气、通经止痛的功效。

【资源类群概述】

姜黄为多年生草本，高 1～1.5m。根茎发达，成丛，分枝呈椭圆形或圆柱状，橙黄色；根粗壮，末端膨大成块根。叶基生，5～7 片，2 列。花葶由叶鞘中抽出，总花梗较长，穗状花序圆柱状，上部无花的苞片粉红色或淡红紫色，长椭圆形；中下部有花的苞片嫩绿色或绿白色，卵形至近圆形，花萼筒绿白色，具 3 齿；花冠管漏斗形，淡黄色，喉部密生柔毛，裂片 3；能育雄蕊 1；子房下位，花柱细长，基部有 2 个棒状腺体。花期 8 月。

姜科 Zingiberaceae 姜黄属 *Curcuma* 植物，全世界约有 50 余种，主产地为东南亚，澳大利亚北部亦有分布。在我国约 10 余种，主要有温郁金、姜黄、莪术、川郁金、广西莪术和毛莪术等。主产于我国四川、广东、福建、江西、广西等地。传统以四川犍为、双流，广东佛山所产姜黄为道地药材。印度、印尼、尼泊尔等东南亚国家及牙买加、秘鲁等南美国家的民众也将姜黄作为天然药物或食品添加剂广泛应用。在印度的传统医学（Ayurveda）中，姜黄（Haldi）被认为具有健胃、滋补、净化血液的功能，用于治疗皮肤病、调节肝胆功能等。

【资源性化学成分】

姜黄属植物中主要含有姜黄素类、挥发油类、多糖类等资源性成分。此外，尚含有甾醇类、脂肪酸类、多肽类、生物碱类、树脂类等多种类型的化学成分。

1. 姜黄素类　姜黄素类成分为二苯基庚烃或戊烃类化合物。根据苯环上有无羟基可分为酚性和非酚性两类。以庚烷为母体，在 1,7 位有芳基取代，代表性化合物为姜黄素（curcumin）、去甲氧基姜黄素（demethoxycurcumin）和双去甲氧基姜黄素（bisdemethoxycurcumin）等。该类成分具有抗氧化损伤、调控和抑制癌基因、诱导肿瘤细胞分化及诱导肿瘤细胞凋亡等生物活性。姜黄素对肿瘤坏死因子（TNF）无诱生作用；双去甲氧基姜黄素的细胞毒和抑癌活性较强。姜黄素尚能选择性抑制急性髓性白血病细胞 HL-60 的增殖，因此，可用于肿瘤形成的早期。

curcumin	$R_1 = R_2 = OMe$
demethoxycurcumin	$R_1 = H$　$R_2 = OMe$
bisdemethoxycurcumin	$R_1 = R_2 = H$

2. 挥发油类　姜黄挥发油类成分主要为单萜类及倍半萜类化合物。迄今已从中分离并鉴定出的倍半萜类化合物约 120 余种，根据化学结构骨架可以分为吉马烷型、愈创木烷型、蒈烷型、桉烷型、没药烷型、榄香烷型、苍耳烷型、杜松烷型、螺内酯型、蛇麻烷型、拉松烷型、倍半萜二聚体，及其他类型。姜黄根茎挥发油中主要为 α, β-姜黄酮、姜烯（α, β-tumerone）、芳姜黄烯（artumerene）及芳姜酮等成分。姜黄挥发油类成分可保护细胞免受致突变剂的损伤并能促使已突变细胞的 DNA 修复，挥发油中莪术

醇和榄香烯类成分具有明显的抑制细胞组织癌变活性。

3. 多糖类　姜黄根茎中分离得到的 4 种多糖成分为 ukonan A ~ D，主要由 L - 阿拉伯糖、D - 木糖、D - 半乳糖、D - 葡萄糖、L - 鼠李糖和 D - 半乳糖醛酸等以不同比例组成。生物活性评价显示姜黄多糖类成分具有一定的抗肿瘤活性。

表 5 - 2　姜黄属植物资源中化学成分类型分布

品种	化学成分类型				
	姜黄素类	萜类挥发油	多糖类	甾醇类	生物碱
姜黄（*C. longa*）	+	+	+	+	+
蓬莪术（*C. phaeocalls*）	+	+	+		+
广西莪术（*C. kwangsiensis*）	+	+	+	+	+
温郁金（*C. wenyujin*）	+	+	+		+

【资源化学评价】

1. 总姜黄素、姜黄素资源性成分的分析与评价

（1）姜黄属植物总姜黄素、姜黄素和挥发油的分析与评价　对重庆、四川、浙江、广西等产地的姜黄属不同种类植物的总姜黄素、姜黄素和挥发油含量进行分析，结果表明：不同种类的含量差异悬殊，可达上百倍，挥发油含量差异可达 6 倍，同一种类不同产地之间差异较小。总姜黄素最高为姜黄根茎，含量均在 2% 以上；其次为印尼莪术 *C. xanthorrhiza*、川姜黄 *C. sichuanensis* 和川郁金 *C. chuanyujin*，其含量为 0.2% ~ 0.5%；其余种类低于 0.1%。见图 5 - 78。

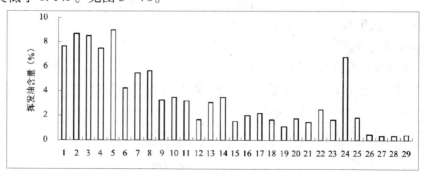

图 5 - 78　姜黄属不同种植物中挥发油含量比较分析

1 ~ 5. 姜黄根茎　6. 姜黄须根　7. 川姜黄根茎　8. 川郁金根茎　9 ~ 12. 温郁金须根　13、14. 毛郁金根茎

15 ~ 18. 蓬莪术根茎　19. 蓬莪术须根　20. 顶花莪术根茎　21. 黄莪术根茎　22. 广西莪术根茎

23. 细莪术根茎　24. 印尼莪术根茎　25. 姜黄块根　26. 绿丝郁金块根　27. 温郁金块根

28. 桂郁金块根　29. 云南郁金块根

（2）姜黄不同部位的总姜黄素和姜黄素的分布规律　基于姜黄植物不同组织器官中挥发油含量分析显示，挥发油含量以根茎和块根为高，分别为 4% ~ 8% 和 1% ~ 3%；其余部位分别为 1% ~ 3% 和 0.1% ~ 0.5%。测定姜黄中总姜黄素的含量，根茎均在 2%

以上，须根为 0.488%，块根仅 0.023%。姜黄属各种药用植物的根茎中姜黄素和挥发油含量均最高，块根含量最低。见图 5 – 79。

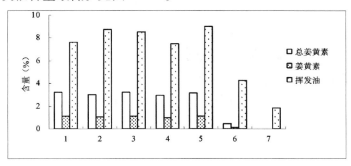

图 5 – 79　姜黄不同部位的总姜黄素、姜黄素和挥发油含量比较
1~5. 根茎 6. 须根 7. 块根

（3）姜黄干燥过程与不同贮存期化学成分的动态变化　姜黄在干燥过程中受到日光照射，所含姜黄素类成分可能引起降解反应。其降解途径如图 5 – 80 所示。其降解产物包括香草醛、香草酸、2 – 羟基 – 香荚兰乙酮、原儿茶醛、乙酰阿魏酮、反式阿魏酸、顺式阿魏酸等。

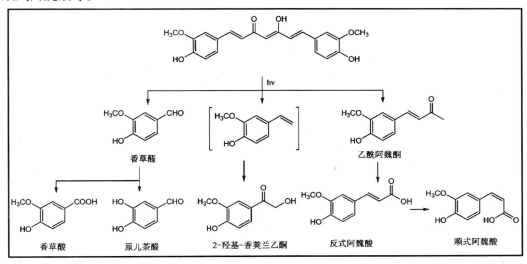

图 5 – 80　姜黄素在日光照射下的可能降解途径

经对不同贮存期姜黄中挥发油含量动态分析评价表明，根茎干燥后贮藏 12 个月后挥发油损失可高达 27.5%。姜黄素遇光易分解，随着药材贮存期延长，其姜黄素含量明显下降。

2. 郁金、莪术、姜黄新鲜块茎中挥发性成分分析与评价　比较泉州种植基地生产的郁金、莪术、姜黄新鲜块茎中挥发油化学成分及含量，结果表明：郁金、莪术、姜黄的挥发油出油率范围在 0.3% ~3.3% 之间，姜黄挥发油得率远高于莪术与郁金。三者的挥发油组分存在差异，莪术挥发油成分以莪二酮、吉马酮为主，郁金、姜黄挥发油成分以桉树脑为主。

3. 不同产地姜黄的品质评价　分析广东、广西、福建、江西、四川、云南等地的17批次不同产地姜黄药材中姜黄素类成分含量，结果表明：不同产地姜黄药材中姜黄素类成分含量变化范围较大，但姜黄素、去甲氧基姜黄素、二去甲氧基姜黄素等各单一指标成分含量的分布及其比例较为稳定。

4. 优化提取方法，提升资源利用效率　采用微波法提取姜黄素，在70%乙醇溶液浸取、溶媒与物料比1:15、微波功率240W、微波回流时间3分钟的条件下，姜黄素提取率大幅度提升，为乙醇加热回流法的百余倍，是酶解后碱水回流提取的八十余倍。

【资源利用途径】

1. 在医药领域中的应用　中医记载姜黄具有破血行气、通经止痛的作用。用于胸胁刺痛、胸痹心痛、痛经经闭、癥瘕、风湿肩臂疼痛、跌打肿痛。以姜黄为主的代表性方剂和现代中药制剂有姜黄散，主治牙痛；升降散，用于治疗高热、支气管炎；蠲痹汤，主治风湿相搏，身体烦疼，项臂痛重；如意金黄散，有消肿止痛的功效；化癥回生片，具有消癥化瘀的功效。

近年来，国内外学者对姜黄素发生了浓厚的兴趣，取得了一系列的研究成果。尤其是在对肿瘤、心脑血管疾病以及糖尿病并发脂代谢紊乱等疾病的干预、调控的分子机制研究，使姜黄素类化合物有望成为先导物或候选药物。以其为原料的姜黄类资源的生产和利用大有可为。

2. 在保健产品中的应用　姜黄属植物的根及根茎等组织器官是中国、日本、印度、巴基斯坦等亚洲国家传统食用香料、辛辣调味品。在印度，从姜黄及其同属植物中提制淀粉作为食用的竹竽淀粉（arrowroot）替代品。分析表明，姜黄干燥根茎含蛋白质6.3%、碳水化合物69.4%、粗脂肪5.1%、矿物质3.5%、纤维2.6%。

姜黄素还是世界各国习用的着色剂，广泛用于糕点、糖果、饮料、冰淇淋、有色酒等食品，是重要的食用天然色素资源。

姜黄素具有的抗氧化、抗衰老、抑制肿瘤发生、改善机体内分泌代谢等生理活性，以及作为抗氧化剂而阻止脂质过氧化等，作为健康产品的添加剂和食物补充剂被广泛使用，可提高食品的附加值，增强竞争力。因此，姜黄类药用植物资源将具有广阔的开发和应用前景

3. 在畜禽产业中的应用　姜黄具有的多方面生理活性及其物质基础，已被用于畜禽疾病的防治。姜黄提取物对肉仔鸡免疫器官发育具有促进作用；姜黄散可用于治疗耕牛腕关节炎。金黄散用于由瘟疫引起的高度传染性疾病（鸡痘）的防治。

4. 在化工领域中的应用　姜黄提制的油树脂既含挥发性的芳香性成分，又含辛辣成分，是国际市场重要的食品和医药化工原料。姜黄素有很强的抗菌作用和明显的抗炎作用，用于洗涤用品兼具营养性和保健功能。

姜黄素对碱敏感，在pH7～8时，溶液呈黄色，pH9.2时，溶液变成红棕色。因此现代化工领域常利用姜黄素的理化性质作为酸碱指示剂。姜黄素能与硼形成红色配合物，可利用甲醇蒸馏姜黄素分光光度法测定碳钢、合金钢、高温合金和精密合金中硼的含量。

第六章　动物类中药资源化学

动物类中药是中药体系中独具特色的重要组成部分，是几千年来中医和其他民族医学工作者基于人类生产和生活认识，在临床应用中总结发现的、能够用于养生保健和防治疾病的药用动物的个体、组织器官、分泌物、排泄物、生理产物、病理产物等。据调查统计，我国药用动物资源涵盖11门33纲141目414科898属1574种及种下等级（不含亚种），其中陆栖动物329科720属1295种；海洋动物85科141属275种。脊椎动物占较大比例，包含约62%的药用动物种类。

第一节　药用动物资源化学研究概论

一、药用动物资源化学成分及分布

药用动物资源化学成分是指来源于药用动物资源的天然产物或其仿生合成物及其衍生物等。药用动物所含资源性化学成分种类繁多，结构复杂，主要包括蛋白质类、多肽类、氨基酸类、粘多糖类、脂质类、萜类、甾体类、生物碱类、大环内酯类等诸多类型。

（一）蛋白质类

蛋白质是药用动物生命个体的重要组成部分，一些蛋白质类生物大分子化学成分具有重要的生物活性。例如，驴皮经熬制加工而成的中药阿胶具有补血滋阴、润燥、止血等作用，其中的主要功效成分是胶原蛋白；羚羊角、水牛角、山羊角等角类药材中角蛋白及其多肽类物质具清热镇痉、平肝息风、解毒消肿之功效；人血清白蛋白用于失血性创伤、烧伤引起的休克，脑水肿及其损伤引起的颅内压升高，肝硬化及肾病引起的水肿或腹水、低蛋白血症的治疗等。

（二）酶类

动物性中药中的酶类物质具有广泛的生物活性，活性酶集中分布于哺乳动物门、环节动物门等。尿激酶用于纤溶酶原激活、癌症辅助性治疗；淀粉酶、蛋白酶、脂肪酶等治疗消化不良；溶菌酶、弹性酶有消炎作用；乳糖酶治疗婴儿乳糖酶缺乏症等。环节动物中的纤溶酶具有溶解血栓的作用，如蚯蚓中蚓激酶能够激活纤溶酶原。软体动物中的酶类如代表性的蜗牛酶是一混合酶，包含水解纤维素、蛋白质、果胶、几丁质等功能酶，被广泛用于细胞生物学和基因工程学的研究。美国药典收载有多种药用酶，如结晶胰蛋白酶、糜蛋白酶及 α -糜蛋白酶、胰酶、胰脂酶、透明质酸酶、凝血酶等。

（三）肽类

肽类物质在哺乳动物中广泛分布，在同一种动物的不同组织器官中有不同结构功能的多肽。哺乳动物中多肽种类繁多，功能各异，所含活性多肽既是生命科学中许多基础研究（细胞分化、免疫防御、肿瘤病变、抗衰防老、生殖控制、生物钟节律等）不可或缺的工具，也是医药研究开发的源泉之一。例如，高血压、胃肠疾病、糖尿病、精神病、癌症、免疫功能低下、性器官发育异常与性功能低下症、骨质疏松与畸形等疑难疾病的起因与治疗，均直接与活性多肽有关。其中最重要的一类为中枢神经系统肽，它们在神经细胞间有时传递信号，有时作为激素在体内起调控作用。与生物胺神经递质不同，它们承担着诸如痛觉、记忆、情绪和行为等重要而复杂的生理功能，目前已证实十几种肽类神经递质。其次是抗炎肽，存在于动物骨骼（虎骨、豹骨、狗骨）、皮肤（象皮）及分泌物（麝香、牛黄）中，具有抗炎、解热及镇痛作用。含有抗凝血活性肽类的药用生物是重要的中药资源，如从牤虫中分得的抗凝肽，水蛭中的水蛭素。昆虫分泌的抗菌肽能抑制革兰阳性菌、阴性菌和真菌，抗菌肽尚广泛存在于鱼类的鳃、皮肤和黏液中。

在斧足类动物体液中含有广谱抗病毒多肽，如鲍宁（paolins）。多种软体动物含抗癌肽，如从海兔体内分离获得的 dolastatin。

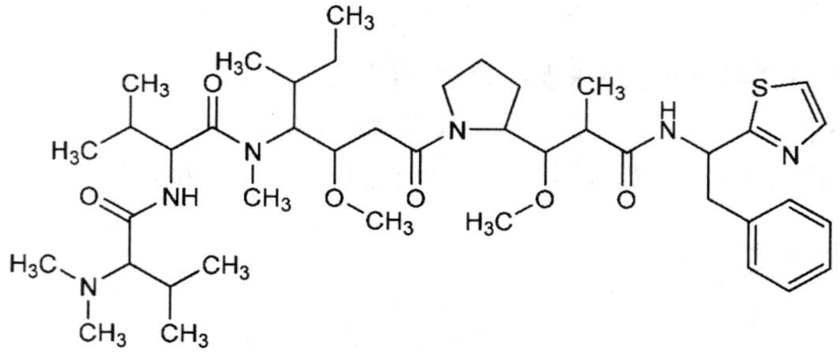

dolastatin

（四）氨基酸类

哺乳动物体内游离氨基酸含量较低，但种类丰富，往往具有显著的生理活性。目前作为药物的氨基酸有 100 余种，其中包括构成蛋白质的 20 种常见氨基酸。系列氨基酸输液产品已在医疗上应用。单一氨基酸作为药品的有甲硫氨酸，可预防脂肪肝和肝硬化；组氨酸可用于消化道溃疡；甘氨酸可中和胃酸；γ -氨基丁酸具有调节血压的作用；牛磺酸用于神经保护和促进神经发育；赖氨酸可增强食欲等。

（五）糖类

黏多糖类广泛存在于哺乳动物组织或体液中，常见的有透明质酸、硫酸软骨素、硫酸皮肤素、肝素和硫酸乙酰肝素等。肝素在临床上用于防止血栓形成，其生物学意义在于它具有阻止血液凝固的特性。软体动物中的多糖类成分具有免疫调节、调节血糖等作用，例如双壳贝类多糖（珠蚌多糖、蛤蜊多糖等）。

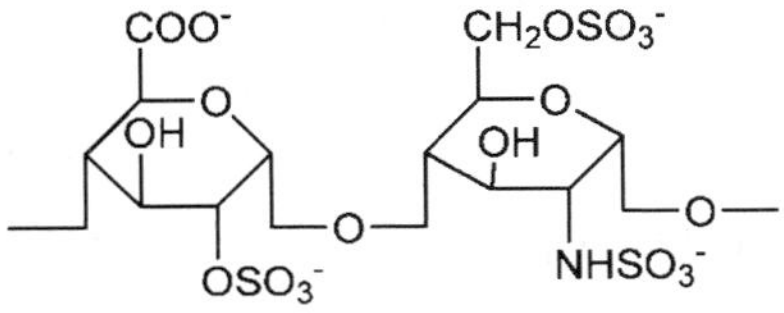

肝素的二糖结构

（六）生物碱类

环节动物中含有的生物碱类成分较为丰富，源于蚯蚓全体的蚯蚓氨酸、蚯蚓退热碱（lumbrofebrine）等含氮有机化合物具有解热活性；水蛭中分得的一系列喋啶类生物碱成分具有抗血栓活性等。又如石房蛤毒素（saxitoxin）为钠离子通道阻断剂；来自于动物资源的生物碱类成分 lamellarin D 能抑制 HIV −1 整合酶、拓扑异构酶，具有抗肿瘤活性。

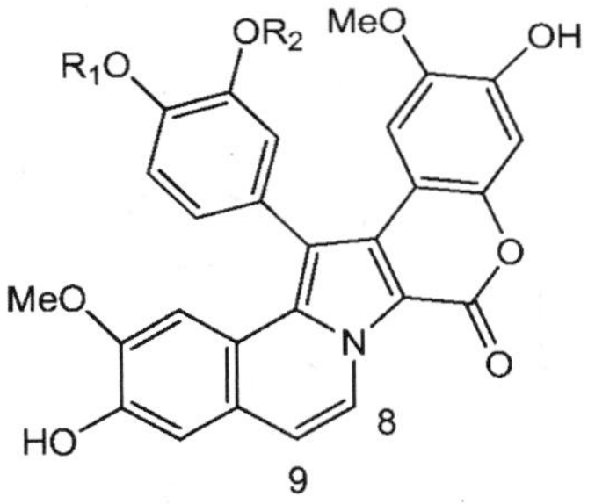

R_1=H　R_2=Me

lamellarin D

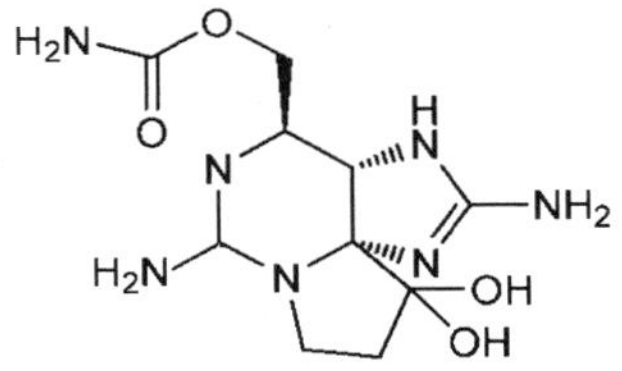

石房蛤毒素

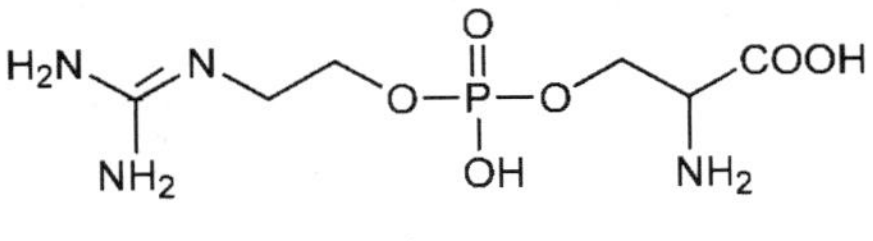

蚯蚓氨酸

从矮箭毒蛙属动物皮肤中分离到的哌啶类生物碱新热带蛙毒素（HTX），具有箭毒样麻痹骨肌肉作用，阻断 K^+ 从细胞内流出，于神经肌肉连接处抑制 Na^+ 及 K^+ 交换的乙酰胆碱通道，而 PTX B 于肌小细胞体放出 Ca^{2+}，使肌肉收缩。

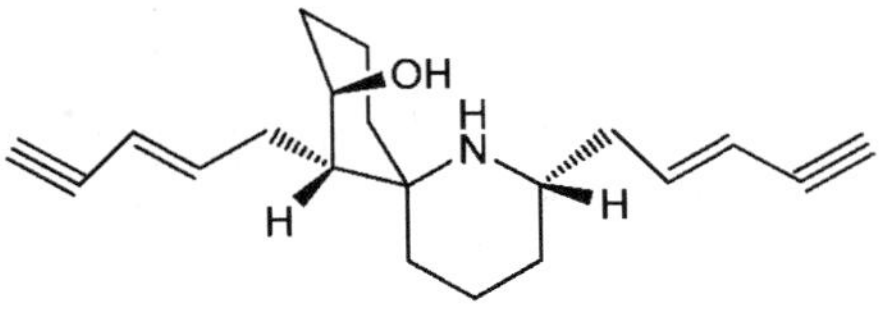

新热带蛙毒素

哺乳动物中几乎所有组织均含有组胺，常分布于皮肤、肠黏膜和肺组织中。组胺和其他神经递质一样，首先和靶细胞上特异性受体结合，从而改变细胞的兴奋性而发挥广泛的生理作用，其最显著的作用是扩张毛细血管，也可引起平滑肌收缩，腺体分泌亢进（临床上用于检查胃液分泌机能）。此外，脊椎动物尿中含有尿囊素，海绵中含有 2－氨基咪唑，腔肠动物含咪唑并天蓝烃化合物等，也具有特殊生理作用。

（七）胆酸类

天然胆汁酸是胆烷酸的衍生物，在动物胆汁中通常与甘氨酸或牛磺酸的氨基以酰胺键结合成甘氨胆汁酸或牛磺胆汁酸，并以钠盐形式存在。

在哺乳动物的胆汁中发现的胆汁酸通常是 24 个碳原子的胆烷酸衍生物，常见的有胆酸、去氧胆酸、鹅去氧胆酸、α－猪去氧胆酸及石胆酸。鱼类、两栖类和爬行类动物中的胆汁酸则含有 27 个或 28 个碳原子，属于粪甾烷酸的羟基衍生物。动物体内胆酸的组成与比例随种类不同而异。有的药用动物除含常见胆酸外还含有特异的胆汁酸，如黑熊、棕熊等等动物胆汁中含有熊去氧胆酸等。动物胆汁酸类成分具有调节血压、强心、解热、镇痉、镇咳、利胆、抑菌、抗炎以及免疫调节等多种生理活性。此外，胆汁酸还可作为药物载体，用于药物传递等。食品工业中胆汁酸盐用于筛选食品用乳酸菌等。

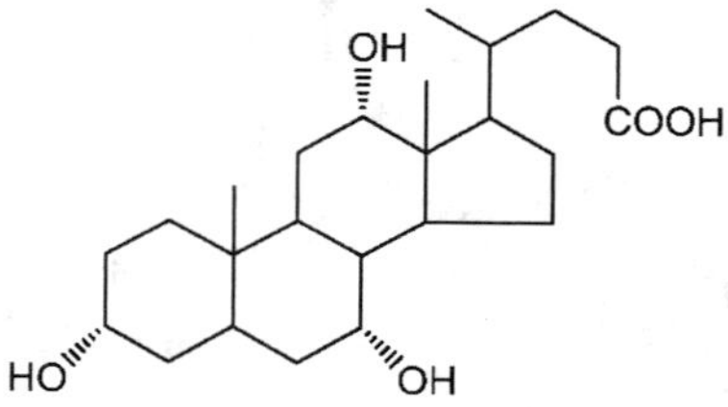

胆酸

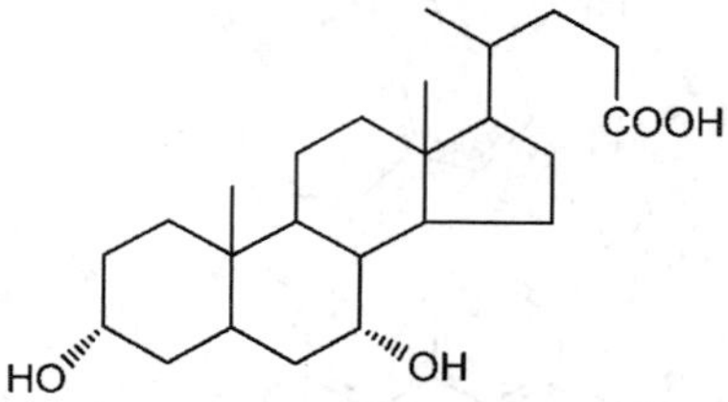

鹅去氧胆酸

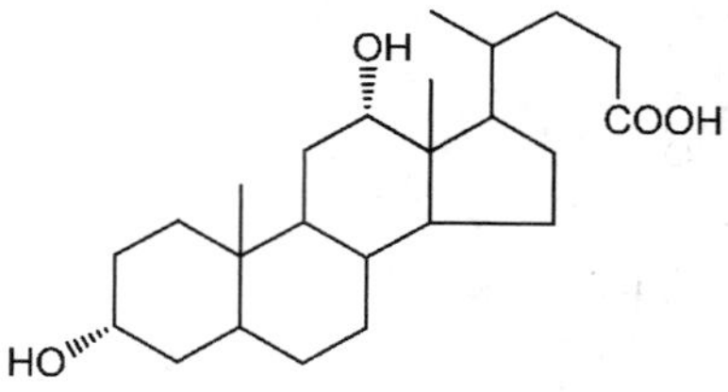

去氧胆酸

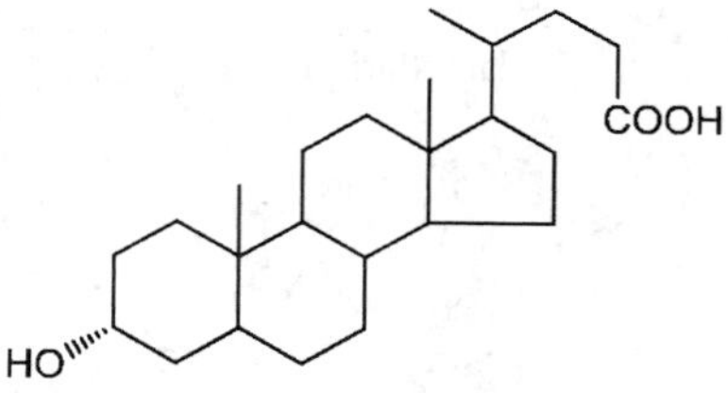

石胆酸

（八）甾体类

甾体类资源性化学成分广泛分布于哺乳动物、节肢动物、两栖动物等类群中。甾醇类激素主要包括肾上腺皮质、性腺及胎盘分泌的激素，如孕烯（肾上腺皮质激素及黄体激素）、雄烯（雄激素）、雌烯（卵泡激素）等。中药麝香、鹿茸、紫河车及海狗肾等药材中含有较为丰富的甾醇类激素。

目前，围绝经期妇女合理使用性激素替代治疗对缓解绝经期症状、减轻骨质疏松及泌尿生殖系统萎缩等症状可起到一定的调节和治疗作用，且能改善绝经期妇女生活质量。

　　节肢动物中含有的蜕皮激素具甾体骨架，结构特点是甾核 6 位带有酮基、7 位有双键，并有多羟基取代。该类化合物与甾醇相比在水中的溶解度更大，且 A/B 环为顺式，也是活性所必需。蜕皮激素在昆虫及甲壳类动物中分布广泛，能促进核酸及蛋白质的合成，通过 cAMP－蛋白激酶系统介导影响糖和脂的代谢，从而影响昆虫幼虫变态发生和成虫性成熟等一系列发育过程。蜕皮激素可使家蚕增丝，缩短成熟期，节省桑叶，也用于人工高密度养殖环境条件下虾、蟹蜕壳促生长及病害的防治。目前临床上已用于肝病、糖尿病、风湿性关节炎的治疗。

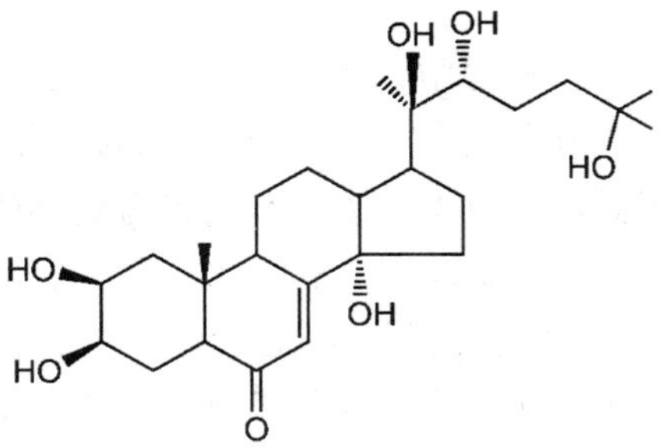

蜕皮甾酮

　　两栖纲蟾蜍属 *Bufonidae* 多种蟾蜍的皮肤及耳后腺分泌物经干燥加工称蟾酥入药，其中含有蟾毒配基类（bufogenins）、蟾蜍毒素类（bufotoxins）、蟾毒色胺类（bufotenines）、蟾毒它灵等甾体类化合物。该类化合物具有强心、升血压、局部麻醉、Na^+－K^+－ATP 酶抑制作用。

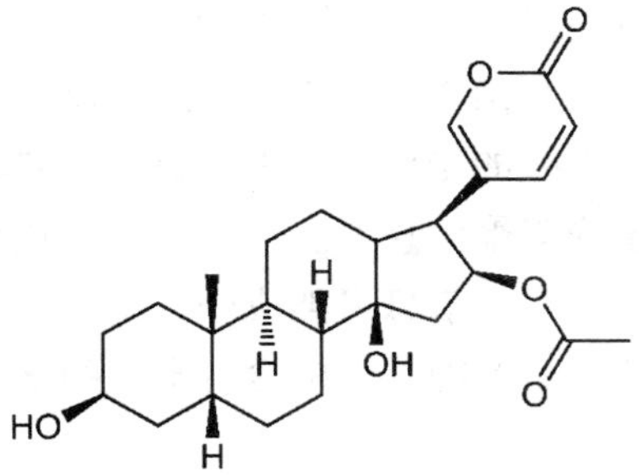

蟾毒它灵

（九）大环类化合物

　　麝香、灵猫香及麝鼠香均含有大分子环酮。例如麝香酮（3－甲基环-十五烷酮）是麝香的主要香味成分，为油状液体，有特殊香味，具有芳香开窍、通经活络、消肿止痛作用，小剂量对中枢神经有兴奋作用，大剂量则有抑制作用。实验证实对蛙离体心脏有兴奋作用，并有雄性激素样作用及抗炎作用。

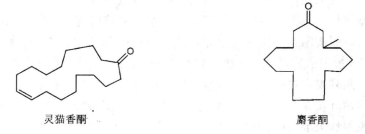

灵猫香酮　　　　　　　　　　麝香酮

（十）萜类

萜类成分广泛存在于药用动物资源中，尤以海洋生物中，且类型十分丰富，常具有特殊的生物活性。从来自南太平洋的海绵 *Luffariella variabilis* 中分离得到的 manoalide 具有显著的抗炎活性，可作为工具药。具有 α,β -不饱和内酯环的西松二萜类化合物普遍具有抗癌活性，特别是以 α,β -环外双键为特征的化合物，有的能与胆碱酯酶结合，具有神经生理活性，是一类具有重要生理活性的化合物。如从软珊瑚（*Lobophytum* sp.）分离得到的 17 -dimethylaminolobohedleolide 具有抑制 HIV 感染活性。

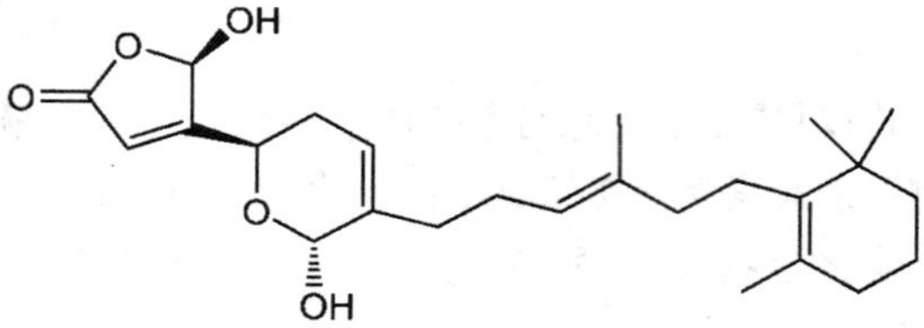

manoalid 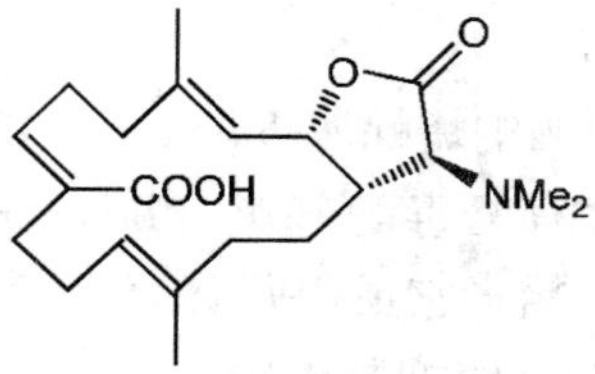　　　　　　　17-dimethylaminolobohedleolide

芫青科、蜡蝉科以及拟天牛科昆虫分泌的斑蝥素，对哺乳动物皮肤、黏膜有发泡发赤作用，但具有抗癌、抗病毒及抗真菌作用。无环单萜在昆虫界作为昆虫的一类信息素存在，如牻牛儿醛、香茅醛为小黄蚁的告警信息素；牻牛儿醛、柠檬醛、牻牛儿醇、香叶醇、牻牛儿酸及橙花酸等是蜜蜂集聚信息素。环状单萜类化合物在昆虫中也有信息素作用，如反 -马鞭烯醇为小蠹虫含有的信息素类成分。昆虫中倍半萜类化学成分存在较为普遍，中药紫草茸是紫胶虫的分泌产物，其中含有丰富的倍半萜类物质。

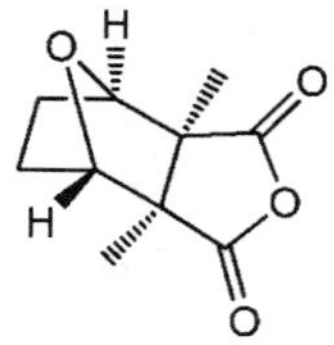

斑蝥素 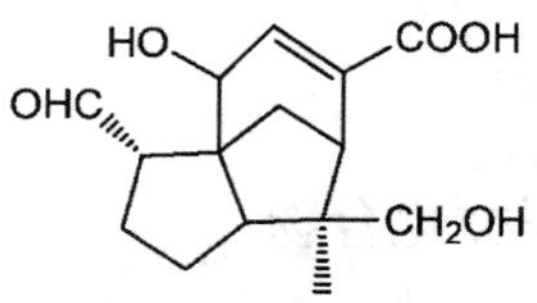　　　　　　　　　　紫草茸醇酸

（十一）大环内酯类

从黑色软海绵 *Halichondria okadai* 中分离得到的大环内酯类化合物 halichondrin B 具有抗肿瘤作用。

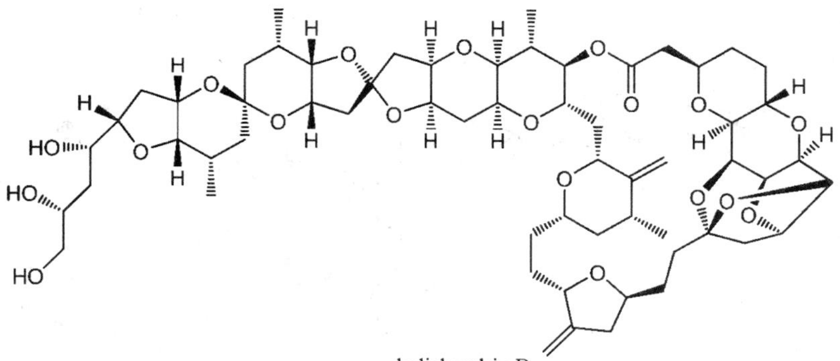

halichondrin B

（十二）毒素类

爬行动物中典型的生物活性物质主要为其毒腺所分泌的毒素。蛇毒按照结构、作用靶点和毒理活性，可包含神经毒、细胞毒、蛋白酶抑制剂、磷脂酶 A2、去整合素、利钠肽、血管生成因子、舒缓激肽增强肽、神经生长因子、免疫排斥抑制剂 CVF、凝集素、C 型凝集素、丝氨酸蛋白酶、金属蛋白酶、富半胱氨酸蛇蛋白毒素（CRVP）和其他酶类（氨基酸氧化酶、透明脂酸酶、5′-核苷酶、胆碱酯酶等）。同一家族的类似物很可能有不同的作用位点。例如，不同 C 型凝集素可分别作用于血液 IX/X 因子、血小板膜糖蛋白 GP I b、GP VI 和 GP I a、II a 等。不同的丝氨酸蛋白酶和金属蛋白酶可以分别作用于血液系统的多个因子及上皮细胞等。因此，蛇毒资源已被研究开发在医学上用于镇痛、抗癌、抑制心绞痛及抗凝血作用。

酰胺类化合物具有极强的抗肿瘤活性和冠状动脉收缩作用。沙群海葵毒素（palytoxin）为已知毒性最强烈的海洋生物毒素。

鱼纲鲀类动物的血液、肝脏和性腺中含有一系列胍类衍生物，代表性的资源性化学成分是河豚毒素，为钠离子通道阻断剂，其阻断轴突传导作用比古柯碱强 16 万倍。由于其毒性极强，安全域值极低，限制了临床应用。近年的研究表明，在严格控制其剂量等条件下，河豚毒素可用于戒毒药，具有镇痛、局部麻醉、解痉等作用。

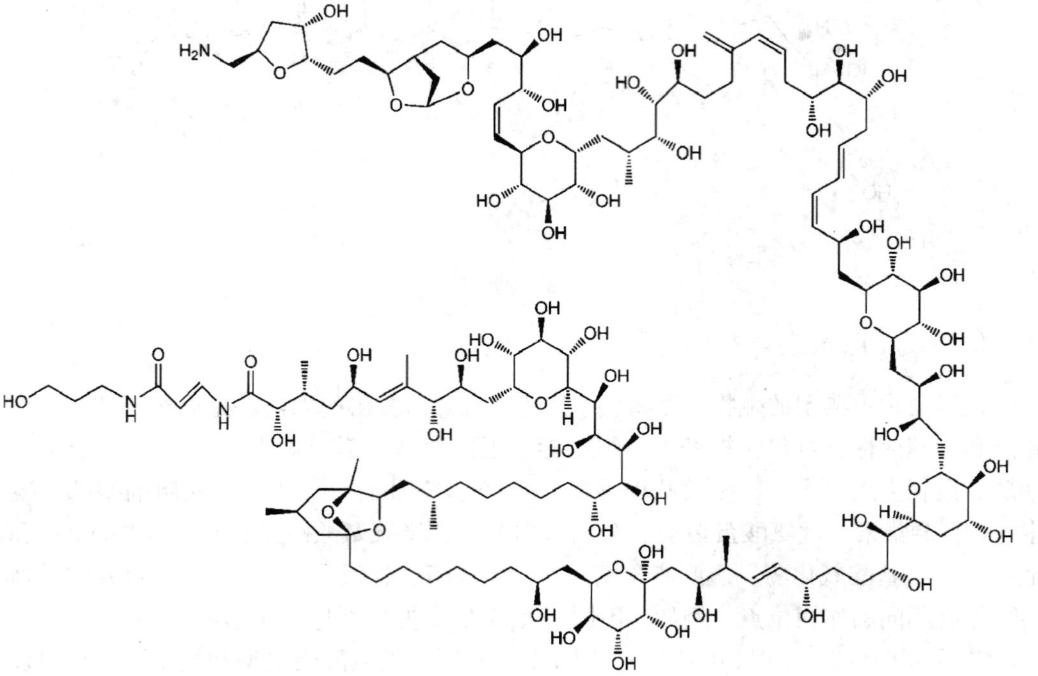

沙群海葵毒素

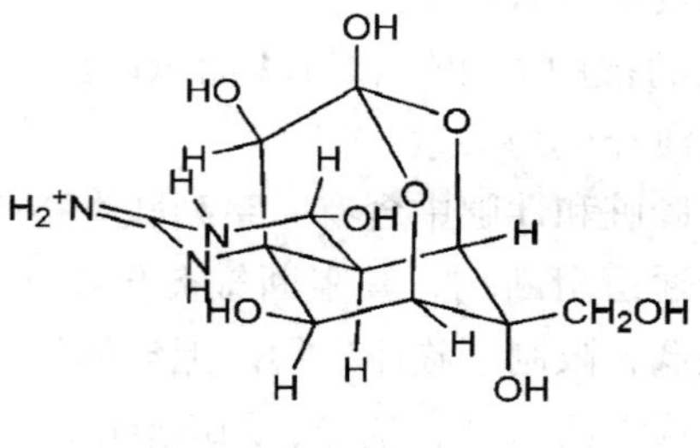

河豚毒素

（十三）皂苷类

棘皮动物门生物是目前除海绵动物外发现存在皂苷类化合物的重要生物资源类群。海参纲动物含有的皂苷类资源性成分主要是羊毛甾烷型三萜皂苷，如海参素 A、B 等。海星纲中含有的甾体皂苷类资源性成分有海星环式甾体皂苷。动物皂苷具有抗肿瘤、抗真菌、抗辐射等多种活性。海胆纲一些种类，如青蝲等含有的伯蝲素（bonellinin）具有抗癌及抑制海胆胚球分裂及精子纤毛运动等活性。此外棘皮动物还含有甾醇类、黏多糖类、蒽醌类、生物碱类等成分。

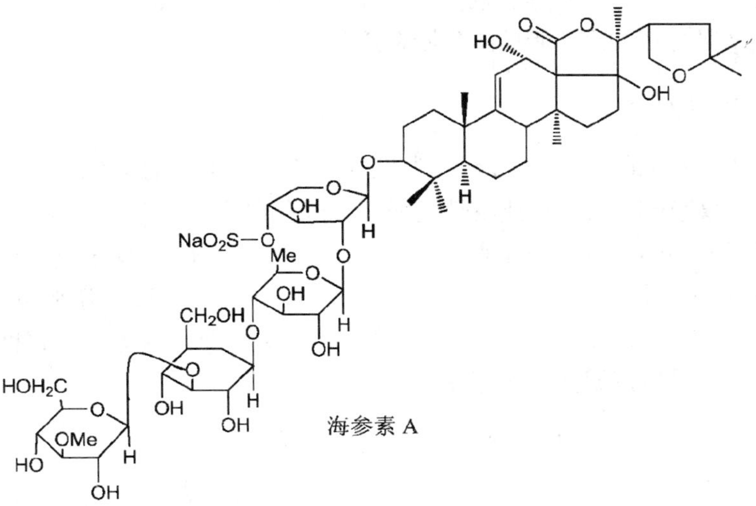

海参素 A

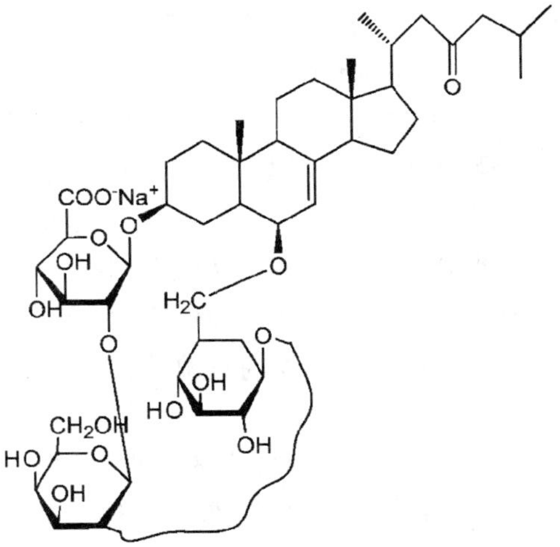

海星环式甾体皂苷

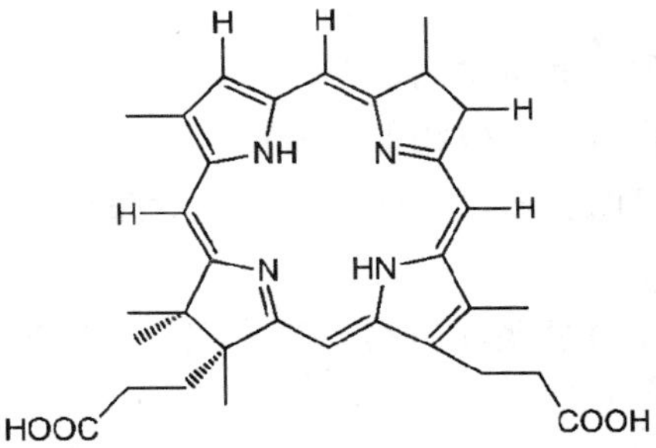

伯蝛素

（十四）甲壳素类

节肢动物门主要资源性化学成分有甲壳素（chitin），多存在于节肢动物的表皮，化学命名为（1,4）-2-乙酰氨基-2-脱氧-β-D-葡萄糖，或 β（1→4）-2-乙酰氨基-2-脱氧-D-葡萄糖线型生物聚合体，亦称聚-N-乙酰-D-葡糖胺。甲壳素可作为药物的良好载体，并作为开发降低胆固醇、调血脂，以及治疗关节性疾病药物的重要原料资源。

（十五）脂肪酸类

鱼类的药用资源性成分主要为鱼油。鱼油含有丰富的 ω_3-多烯脂肪酸，主要有效成分为二十碳五烯酸（EPA）和二十二碳六烯酸（DHA）。鱼油有预防和治疗高脂血症、抗血管栓塞和抗心律失常等功效，也具抗炎、抗衰老、**免疫调节**等作用，现已成为人类健康保健产品生产的重要脂肪酸类原料资源。

（十六）类胡萝卜素类

类胡萝卜素（carotenoid）是由 8 个类异戊二烯单位组成的碳氢化合物。理化性质表现为一类由浅黄色到深红色的脂溶性色素。广泛存在于鸟的羽毛、卵黄、脊椎动物的黄体、视网膜及脂肪体，以及海洋和淡水水域中甲壳类生物体中。例如，虾、蟹等节肢动物体壳含有的虾青素（astaxanthin）、甲壳黄素（crustaxanthin）等脂肪族叶黄素类；从日本海绵中得到的海绵烯（reeieratane）等芳香族类胡萝卜素等。在脊椎动物体内通常形成酯类或苷，少数以游离形式存在。

二、珍稀濒危动物类中药资源的替代性研究

随着药用动物生存环境的恶化，以及人类对自然资源的不断索取和过度利用，导致部分物种的资源量锐减甚至濒临灭绝。为了保持珍稀药用资源的可持续利用和医疗供给，采用野生驯化、近缘资源替代、仿生合成和化学成分组合等策略，通过规范化、规模化驯化养殖实现珍稀动物资源向经济性动物的转型发展。基于近缘物种具有相似的化学组成和生理活性的基本原理，以生物类群、化学成分、生理活性三者间的有机联系为基础，从自然界寻找和发现替代资源。通过对动物性药材形成机理及其功效物质基础的系统研究和科学揭示，以实现仿生合成和化学成分组合替代性产品的创制。

在遵循功效相似、材料易得、符合环保要求的原则下，基于中药资源化学的研究思路与策略，通过近些年来的不断探索实践，部分珍稀濒危动物药资源替代性研究取得良好进展。

1. 牛黄资源的替代性研究　天然牛黄系多种牛的胆囊中形成的病理性（结石）产物，资源稀缺，价格昂贵。自 1972 年起，国家药政部门陆续批准了 3 种牛黄代用品，即人工牛黄、培植牛黄、体外培育牛黄。人工牛黄是按照天然牛黄的主要成分（胆红素、胆酸、胆固醇、无机盐等）及其相对配比经人工配制而成的产品，功效类似，但其制作工艺简单，价格约为天然牛黄的 0.5%，用于中成药制药原料，在一定程度上缓解了药用资源短缺的情况。培植牛黄是通过一定的外科手术，在牛的胆囊系统内放置特制的异物，并注射特制的菌苗，在异物和菌苗的刺激下形成结石状的牛黄。体外培育牛黄在阐明胆结石形成机理的基础上，以仿生学方法模拟胆红素钙结石在体内形成的生物化学过程和条件，应用现代生物工程技术在体外培育牛胆红素钙结石，并经临床相关病种、1852 例病人的研究证明，体外培育牛黄与天然牛黄、以体外培育牛黄制成的安宫牛黄丸与天然牛黄制成的安宫牛黄丸功效一致。

2. 骨类动物药资源替代性研究　虎骨是名贵动物性药材之一，具有固肾益精、强筋健骨、舒筋活血等功效。我国于 1975 年加入《华盛顿公约》，按公约要求，自 1993 年 5 月 29 日起正式禁止一切虎骨贸易，取消虎骨药用标准，禁止虎骨制药。目前，我国已研制出一种人工虎骨粉，找到一种虎骨替代品。

有研究者应用聚类分析和关联分析方法，对虎骨、熊骨、豹骨、黄牛骨、猪骨、狗骨和猫骨的 15 种微量元素进行分析，结果表明狗骨与虎骨最为接近。对哺乳纲食肉目的 5 种动物骨骼（虎骨、熊骨、豹骨、狗骨、猫骨）与偶蹄目食草类动物黄牛、猪的骨骼经水解后氨基酸组成及含量分析结果表明，虎骨、熊骨、狗骨水解氨基酸总含量较高，猫骨较低；18 种氨基酸中以甘氨酸含量较高，其次是脯氨酸、谷氨酸、精氨酸、丙氨酸、酪氨酸、γ-氨基丁酸及组氨酸。通过聚类和差异显著性检验分析提示，虎骨、狗骨与猪骨的氨基酸组成和含量相似。采用 Tris－甘氨酸缓冲液提取虎、猫、熊、豹、猪、狗、牛等 7 种动物骨骼粉末中的骨胶蛋白并进行红外光谱分析，猪骨和虎骨的主要吸收带相近，而狗骨、牛骨、猫骨的红外光谱与虎骨有较大差别。

3. 角类动物药资源替代性研究　1993 年《华盛顿公约》中除禁止虎骨入药的同时，禁止了犀牛角的贸易和药用。为寻找替代药材资源，国家有关部门设立专项进行研究，经对多种动物角类比较研究后证明水牛角的功效与之较为接近，并正式将水牛角或水牛角浓缩粉替代犀牛角处方应用或中成药制药。

为了寻找更有效的犀角、广角、羚羊角替代资源，采用原子吸收分光光度法、原子荧光法、电感耦合等离子体发射光谱法分别对犀角、广角、羚羊角、藏羚羊角、水牛角、黑牦牛角、花牦牛角、白牦牛角 8 种角中铜、锌、铁等 35 种元素、氨基酸类、水溶性蛋白及肽类的组成和含量进行分析，并采用聚类分析方法分别对结果进行统计，结果显示：藏羚羊角和羚羊角近似；牦牛角最接近犀（广）角；水牛角的水溶性蛋白及肽类组成与犀、广角相似。

4. 麝香资源的替代性研究　麝香为雄麝肚脐和生殖器之间的腺囊分泌物，干燥后呈颗粒状或块状，有特殊的香气，味苦，是高级香料，也是重要的中枢神经兴奋剂和芳香开窍要药，外用能镇痛、消肿。

麝自 1988 年被定为二级保护动物后，国家又在 2003 年将麝科的所有种类由国家二级保护调整为一级保护。为解决药用问题，在揭示麝香中各类功效成分的组成及配比基础上，开发出替代资源人工麝香。经现代药理学与安全性及临床研究表明，人工麝香具有与天然麝香近似的开窍醒神、活血通络、消肿止痛功效。1994 年卫生部卫药发（1994）第 17 号文件中明确规定：人工麝香属一类新药，国家保密品种，与天然麝香等同配方使用。2004 年，国家食品药品监督管理局正式批准生产人工麝香。

第二节　动物类中药资源化学研究实例

水　蛭

水蛭（Hirudo）为蛭纲颚蛭目水蛭科动物蚂蟥 *Whitmania pigra*（Whitman）、水蛭 *Hirudo nipponica*（Whitman）或柳叶蚂蟥 *Whitmania acranulata*（Whitman）的干燥全体。具破血通经、逐瘀消癥的功。

【资源类群概述】

水蛭属环节动物门蛭纲动物。药用仅限于颚蛭目的医蛭属和金线蛭属。通常全体具多数环节，略呈圆柱形或扁平纺锤形，体长 2～12cm，宽 0.2～2cm。背部黑褐色或黑棕色，有 5 条纵纹，腹面平坦，体前端腹面前后各有一吸盘。

水蛭类动物约有 300 余种，分布于我国的有 70 种。作为中药使用的主要有水蛭、蚂蟥、柳叶蚂蟥、丽医蛭 *H. pulchra*、台湾医蛭 *H. taivana*、细齿金线蛭 *W. edentula*、光润金线蛭 *W. laevis*、秀丽金线蛭 *W. gracilis*。资源最为丰富的是水蛭、蚂蟥和柳叶蚂蟥。台湾医蛭仅分布于台湾，细齿金线蛭较少见，其余 6 种分布于我国各地，主产于江苏、浙江、江西、湖北、河北、山东、安徽及东北等地。

【资源性化学成分】

水蛭所含化学成分复杂，主要为酶类、多肽类、前列腺素类、氨基酸类、喋啶衍生物类、脑苷脂类、嘌呤类、甘油醚类等。

1. 酶与多肽类　水蛭的主要活性成分为酶和多肽类物质。代表性活性成分水蛭素由 64～69 个氨基酸残基组成，多为 65 个氨基酸残基，分子量约 7000Da。水蛭素随水蛭种类及生态环境不同而有所不同，但都具有相似的三维结构特点：N 端的 6 个半胱氨酸残基分布相似，所形成的 3 对二硫键使 N 端呈紧密结构覆盖于凝血酶的活性位点上，C 端的酸性氨基酸则与凝血酶的纤维蛋白原结合位点的碱性氨基酸形成相反电荷而相互作用。肽链中部还有一个由 Pro－Lys47－Pro 组成的特殊序列，不被一般蛋白酶所降解。

水蛭素为强凝血酶特异性抑制剂，其作用机制为：带负电的 C 端结合在凝血酶带正电的纤维蛋白原识别位点，最小保持抗凝活性的片段为酸性 C 端的 10～12 个肽段，C 端 12 个氨基酸残基的肽段是具有最大活性的最小肽段。N 端密集肽链段则同凝血酶催化位点结合，抑制凝血酶的催化作用。Tyr63 的硫酸化可提高抗凝活性，Phe56、Glu57、Ile59 是抗凝中必不可少成分，Lys47 与靠近凝血酶催化位点的精氨酸侧链（Arg Side Chain Pocket）带负电荷的碱基共同起着促进 N 端与活性位点结合等重要作用。Lys47 也通过氢键和静电两种作用力同时影响水蛭素的三维结构。

水蛭素与凝血酶结合的分子比例为 1:1，解离常数（K）为 2.3×10^{-14} mol/L，故复合物非常稳定，使凝血酶不能分解纤维蛋白原，也不能诱导血小板反应，使凝血酶刺激成纤维细胞增生和平滑肌细胞收缩等作用受抑制，从而达到抗凝效果。单纯温度升高到 100 ℃或 pH 值改变，不影响其活性，只有碱性条件下加热才能失活。在 pH13 条件下经 80℃处理 15 分钟活性完全丧失。在体内，水蛭素不被降解，皮下注射重组水蛭素后半衰期为 1～2 小时、8 小时后降到最低水平，需 8 小时 1 次才能达到有效浓度。静脉注射消除半衰期为 1 小时，70%～85% 以活性组分经肾排出。水蛭素还可抗胰蛋白酶水解，经胃蛋白酶和糜蛋白酶消化后，N 端核心区未被破坏，依然有高的抗凝活性，使水蛭素可口服给药。

2. 前列腺素类　欧洲医蛭 *Hirudo medicinalis* 中存在的前列腺素（prostaglandin）具

有抗血栓、防止动脉硬化的功能。

3. 喋啶衍生物类 已从蚂蟥全体中分得一系列喋啶类衍生物（hirudonucleodisulfide A、B）。水蛭喋啶生物碱（hirudinoidine）A～C 为水蛭类动物特征性小分子化学成分。

hirudinoidine A	R₁=Me	R₂=Me	R₃=SOCH₃	R₄=H
hirudinoidine B	R₁=Me	R₂=H	R₃=SOCH₃	R₄=H
hirudinoidine C	R₁=H	R₂=H	R₃=SOCH₃	R₄=H
hirudonucleodisulfide A	R₁=H	R₂=H	R₃=SCH₃	R₄=COOH
hirudonucleodisulfide B	R₁=H	R₂=H	R₃=SCH₃	R₄=CHOHCH₂OH

4. 其他类 从日本医蛭中分得 7 种溶血小板活化因子、2 种溶血卵磷脂、2 种不饱和长链半乳糖脑苷脂、菜油甾醇、十六烷基甘油醚、（2S,3S,4E）-4,5-二脱氢十八鞘氨醇二十五烷酸脂肪酰胺、1-O-β-D-吡喃葡萄糖基-2-N-（二十二酰基）-E-4,5-二脱氢-3-羟基十八脑苷脂、丁二酸、次黄嘌呤、丙氨酸、异亮氨酸。尚从水蛭中分离得到肝素、抗血栓素等。

【资源化学评价】

对宽体金线蛭、尖细金线蛭、光润金线蛭、日本医蛭和菲牛蛭等 5 种水蛭中尿嘧啶、黄嘌呤、次黄嘌呤的组成及含量进行分析比较。结果表明，宽体金线蛭全体中次黄嘌呤及尿嘧啶含量最高，其次为尖细金线蛭、光润金线蛭，而吸血的日本医蛭和菲牛蛭含量较低；黄嘌呤的含量则以菲牛蛭最高。

【资源利用途径】

1. 在医药领域中的应用 水蛭药用首载于《神农本草经》，被列为下品。传统中医以其干燥全体或经炮制后配方使用，常用于癥瘕痞块、血瘀经闭、跌打损伤、瘀血作痛等症。近年来，水蛭全体作为活血破瘀药应用于心脑血管疾病的治疗和制药工业，还用于高脂血症、血栓性静脉炎、真性红细胞增多症、肝硬化、肾病、肿瘤、眼科疾病等的治疗。

水蛭中含有的资源性成分水蛭素（包括生物工程生产的重组水蛭素），临床用于急性冠脉综合征及心肌梗死等方面，可预防深静脉血栓形成，对抗脑出血损伤，也可用于肿瘤的治疗。此外，水蛭素也是弥散性血管内凝血的有效抗凝剂；可有效减少关节腔内滑液增生，减少关节纤维蛋白沉积；对外伤增生性玻璃体视网膜病变有一定的抑制作用。

2. 在化妆品中的应用 水蛭提取物或水蛭素用于化妆品中具有祛斑、祛痘、润肤、嫩肤、美白、预防皮肤衰老、增强皮肤弹性之功效。

斑 蝥

斑蝥（Mylabris）为昆虫纲鞘翅目芫青科昆虫南方大斑蝥（大斑芫青）*Mylabris phalerata* Pallas 或黄黑小斑蝥（眼斑芫青）*Mylabris cichorii* Linnaeus 的干燥全体。具有破血逐瘀、散结消癥、攻毒蚀疮的功效。

【资源类群概述】

据考证，中医药本草典籍记载的"斑蝥"、"葛上亭长"、"芫青"和"地胆"，分别来源于芫青科斑芫青属 *Mylabris*、豆芫青属 *Epicauta*、绿芫青属 *Lytta* 和短翅芫青属 *Meloe* 的成虫，是我国药用斑蝥可利用资源动物的依据。资源调查表明，在我国分布的近缘生物种类主要有斑芫青属的南方大斑蝥、黄黑小斑蝥、苹斑芫青、丽斑芫青、草原斑芫青、腋斑芫青、西伯利亚斑芫青、曲斑芫青、蒙古斑芫青等；豆芫青属的中华豆芫青、短翅豆芫青、陷胸芫青、凹角豆芫青、存疑豆芫青、广西豆芫青、锯角豆芫青、红头豆芫青等；绿芫青属的绿芫青、西藏绿芫青等；短翅芫青属的耳节短翅芫青、地胆、长地胆等。其中南方大斑蝥、黄黑小斑蝥、苹斑芫青、丽斑芫青、草原斑芫青、腋斑芫青、蒙古斑芫青、中华豆芫青、短翅豆芫青、凹角豆芫青和锯角豆芫青等 11 种芫青体内所含斑蝥素超过或接近 1%，为斑蝥素的重要自然资源。

南方大斑蝥分布于贵、云、豫、徽、苏、鄂、湘、赣、桂、粤、台等省区，其中以徽、豫、桂等地相对集中。黄黑小斑蝥分布于京、黑、辽、川、贵、云、冀、徽、苏、浙、鄂、闽、桂、琼、粤、台等省区。

斑蝥多生活在中低山区、丘陵及荒漠草甸及各种蝗虫较多的区域。喜群集栖息和取食。复变态，幼虫共 6 龄，成虫 4～5 月开始危害植物的叶、芽及花等器官，7～8 月最烈。南方大斑蝥成虫群集食害花生、大豆、芝麻、瓜类等叶片；黄黑小斑蝥成虫食害瓜类、豆类、苹果的花以及番茄、花生的茎叶。

【资源性化学成分】

1810 年法国药物学家 Robiquit 从西班牙绿芫青 *Lytta vesicatoria* 中首次提取得到斑蝥素粗提物。1887 年 Piceard 确定了斑蝥素的分子式。1914 年 Gadamer 等证实了斑蝥素（cantharidin）的分子结构。

斑蝥素，亦称斑蝥酸酐（cantharidin，exo 型，1,2 顺式－二甲基－3,6－氧桥六氢化邻苯二甲酸酐，$C_{10}H_{12}O_4$），为白色片状结晶，系单萜类物质。对肝脏和癌细胞有亲和性，其氧桥为活性中心。主要存在于斑蝥的生殖腺、血液、内脏中，少部分以镁盐形式存在于软组织中，由足的关节处分泌。此外，南方大斑蝥还含有微量斑蝥胺（cantharimide）、羟基斑蝥胺（hydroxylcatharamine）、3 种斑蝥胺二聚体（cantharimide dimer）等酸酐类成分。尚含甲壳素、脂肪酸、甲酸、树脂及色素，以及 Fe、Al、Zn、Mn、P 等微量元素。

【资源化学评价】

1. 斑蝥素在昆虫体内生成与分布　斑蝥素为其昆虫防御物质。幼虫期斑蝥素主要存在于斑蝥的唾液腺和消化道中，如遇惊扰就会从嘴中吐出含斑蝥素的乳白色液体。雌雄成虫在初期都会产生斑蝥素，并随时间的增加而增加，但在隔离饲养 60～90 天时，只出现雄虫产生斑蝥素，而雌虫不产生斑蝥素的性二型现象（sexual dimorphism），此段时间雄虫可以产生大约 17mg 的斑蝥素，占其体重的 10%，主要储存在生殖腺和血淋巴内，通过交配雄虫把生殖腺内的斑蝥素转移到雌虫的受精囊中，产卵时斑蝥素又被转移到卵上。有些种类斑蝥的每个卵块上大约含斑蝥素几百毫克，且绝大多数来源于父系。当斑蝥成虫受到攻击时，会从腿节间释放出黄色黏稠物质，此物质为含有斑蝥素的血淋巴液。

2. 性别不同对斑蝥素含量的影响　不同种芫青雄性成虫体内斑蝥素含量均高于雌性，交尾高峰前后雌性成虫体内斑蝥素含量变化较大，交尾高峰后斑蝥素含量均高于交尾高峰前的含量。表明雌性成虫交尾后可以增加斑蝥素含量。

【资源利用途径】

斑蝥始见于《神农本草经》，被列为下品。传统中医采取研末敷，或酒浸外用，以治疗颈淋巴结核、顽癣、痈疽不溃；或经炮制后煎服、入丸散用于癥瘕、经闭等症。现今斑蝥及其主要成分斑蝥素主要用于抗肿瘤药物开发。斑蝥的水、醇或丙酮提取物体外试验可抑制 Hela 细胞以及人体食道癌、贲门癌、胃癌、肝癌、肺癌、乳腺癌等细胞的代谢。斑蝥动物资源在医药领域的用途主要体现在两个方面：一是通过斑蝥与其他中药配伍形成合理的处方用于肿瘤的治疗，具有增效减毒的作用；二是通过制备斑蝥素衍生物，提高活性和水溶性，降低其毒副作用。例如，羟基斑蝥胺（N – hydroxycantharidimide）、斑蝥酸钠（sodium cantharidinate）等。斑蝥酸钠注射剂用于抗原发性肝癌等恶性肿瘤。

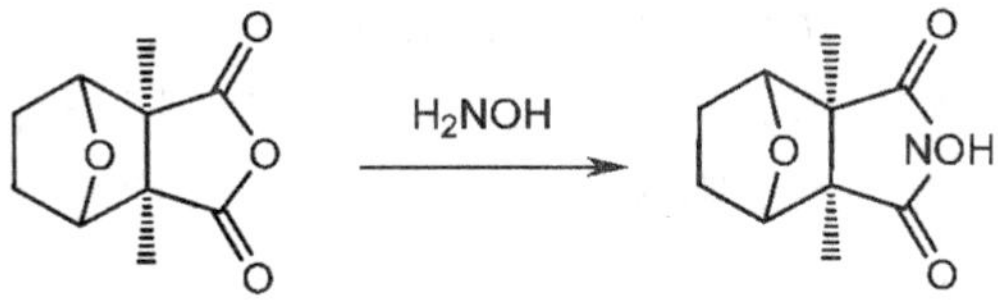

斑蝥素　　　　　　　　　羟基斑蝥胺

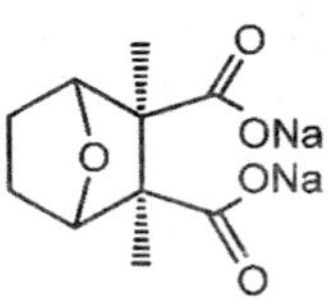

斑蝥酸钠 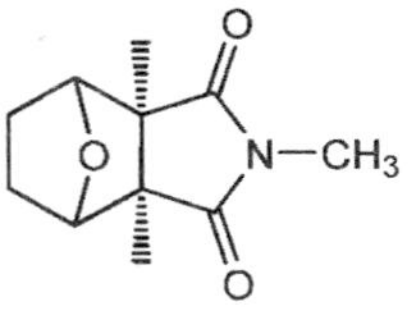　　　甲基斑蝥胺 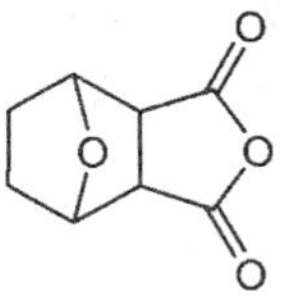　　　去甲斑蝥素 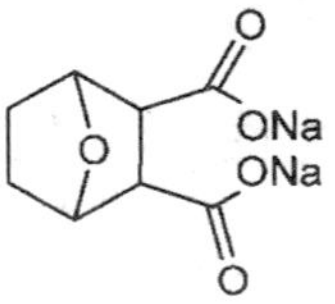　　　去甲斑蝥酸钠

珍　珠

珍珠（Margarita）为瓣鳃纲异柱目珍珠贝科动物马氏珍珠贝 *Pteria martensii*（Dunker）、真瓣鳃目蚌科动物三角帆蚌 *Hyriopsis cumingii*（Lea）或褶纹冠蚌 *Cristaria plicata*（Leach）等双壳类动物外套膜受刺激后分泌物质将刺激物层层包裹而形成的圆珠形物

体。具安神定惊、明目消翳、解毒生肌、润肤祛斑的功效。

【资源类群概述】

《本草纲目》时珍曰："今南珠色红，西洋珠色白，北海珠色微青，各随方色也。"珍珠自古就有海水珠、淡水珠两类，品质以产于广西合浦的海水珍珠为好。《名医别录》记载珍珠："性寒，治目肤翳。"《药性论》记载："治眼中翳障白膜，亦能坠痰。"《开宝本草》记载："主手足皮肤逆胪，镇心，绵裹塞耳主聋，敷面令人润泽好颜色，粉点目中主肤翳障膜。"

我国珍珠贝科 Pteriidae 动物种类有 17 种，分布于热带和亚热带海洋中，利用足丝栖息于浅海岩石或珊瑚礁上。主要品种有珠母贝 Pinctada margarifera，栖息于潮间带低潮线附近，分布于广东、海南、广西及西沙群岛等沿海；马氏珍珠贝 Pinctada martensii，又名合浦珠母贝，栖息于风浪较为平静的海湾中，泥沙、岩礁或石砾较多的海底，分布于广东、广西沿海，尤以北部湾较为常见，广西合浦产量最大；大珠母贝 Pinctada maxima，又名白蝶贝，多栖息于水深 20m 左右的海区，分布于海南及西沙群岛，为热带亚热带品种；长耳珠母贝 Pinctada chemnitzi，生境与分布同合浦珠母贝。

我国常见的蚌科 Unionidae 动物有 10 余种，主要有三角帆蚌，生活于淡水泥底稍带沙质的河湖中，分布于河北、江苏、安徽、浙江等地；褶纹冠蚌，生活于江河、湖泊的泥底，全国各地均见分布；背角无齿蚌 Anodonta woodiana，生活于江河湖泊泥底，分布于全国各地。

珍珠层是珍珠中重要的结构单元，具有完美有序的有机层与无机层状多级微结构，珍珠层由珍珠质层与棱柱层交互叠置而成，且棱柱层垂直于珍珠质层。珍珠质层并非单纯的有机质，而是由有机质胶结的文石微晶组成的片状晶层与有机质层交替平行叠置构成，文石微晶大量为六边形、不规则多边形和近圆形。棱柱层由文石柱状晶体及有机质构成。有机质的参与使珍珠层形成了独特而优良的多层次精细微结构。此外，珍珠的光泽度与其表面结构关系密切，珍珠表面层状结构越均匀，结构越致密，表面缺陷越少，则珍珠光泽就越好。光泽较好的珍珠文石晶体较小，光泽较差的珍珠则文石晶体较大。

【资源性化学成分】

珍珠中的主要化学成分包括氨基酸及蛋白质类、卟啉类、碳酸钙及无机元素类等。

1. 氨基酸及蛋白质类　淡水珍珠含有约 10 种以上氨基酸类成分，包含丝氨酸（serine，Ser）、缬氨酸（valine，Val）、蛋氨酸（methionine，Met）、异亮氨酸（isoleucine，Ile）、亮氨酸（leucine，Leu）、酪氨酸（tyrosine，Tyr）、苯丙氨酸（phenylalanine，Phe）等人体必需氨基酸。海水珍珠中的氨基酸种类与含量高于淡水珍珠。合浦珍珠中含有 16 种氨基酸，其中丙氨酸（alanine，Ala）和甘氨酸（glaycine，Gly）含量较高，天冬氨酸（aspartic acid，Asp）、亮氨酸和精氨酸（arginine，Arg）次之。珍珠中还牛磺酸（taurine）等非蛋白氨基酸，对大脑发育、神经传导等方面具有特殊的生理功能。此外，珍珠母中含有 17 种常见氨基酸，牛磺酸、鸟氨酸、丝氨酸磷酸酯 3 种非蛋白氨基酸。珍珠与珍珠层含有丰富的贝壳硬蛋白（conchiolin）类组分。

2. 无机元素类　主要含有钙（Ca）、钠（Na）、铝（Al）、铜（Cu）、铁（Fe）、镁（Mg）、锰（Mn）、钡（Ba）、锌（Zn）、硅（Si）、钛（Ti）、锂（Li）、锶（Sr）等，以碳酸钙、碳酸镁、氧化硅、磷酸钙、氧化铝等形式存在于珍珠中。海水珍珠比淡水珍珠富含 Mg、Na、钾（K）、Sr、Fe 和 Zn，而淡水珍珠中富含 Mn 和 Ba。

3. 卟啉及金属卟啉类　珍珠中含有卟啉及金属卟啉类成分，金属卟啉为金属离子与卟啉结合生成的络合物。卟啉及金属卟啉类物质具有良好的抗氧化、抗衰老及抗肿瘤作用。

4. 其他类　珍珠中含有 B 族维生素、核酸等营养类补益成分。

【资源化学评价】

1. 不同基原与产地珍珠中氨基酸和微量元素分析评价　对不同产地的淡水养殖褶纹冠蚌、三角帆蚌珍珠及珍珠层中的氨基酸和微量元素比较分析结果表明：褶纹冠蚌珍珠和三角帆蚌珍珠中，脯氨酸、半胱氨酸、蛋氨酸、酪氨酸及组氨酸的含量较少，微量元素钴（Co）、镍（Ni）的含量较少，Cu、Sr 及 Zn 的含量较高。

珍珠因基原不同其微量元素及氨基酸组成及其含量存在明显差异。对浙江产褶纹冠蚌与三角帆蚌珍珠中的氨基酸和元素组成分析表明：前者含有的氨基酸总量低于后者，且褶纹冠蚌珍珠不含异亮氨酸和苏氨酸；后者珍珠中的 Fe、Cu、Zn 含量明显高于前者。基于氨基酸及微量元素评价，三角帆蚌所产珍珠的质量优于褶纹冠蚌产珍珠。

同一基原动物在不同产地所产珍珠质量存在差异。产于浙江的三角帆蚌珍珠含有12 种氨基酸，总含量平均为 4.12%，而产于江苏的三角帆蚌珍珠则含 10 种氨基酸，总含量平均为 2.80%。

2. 不同育龄淡水珍珠中元素组成与含量的分析评价　对不同育龄的珍珠（3、5、7、9 龄）所含各元素组成与含量分析比较结果表明：不同育龄的三角帆蚌珍珠中均含有 Ba、Be、Ca、Cd、Co、Cr、Cu、Fe、Li、Mg、Mn、Mo、Na、Ni、P、Si、Sr、Ti、V和 Zn，其中含量较高的是 Ca 和 Na；9 龄三角帆蚌珍珠中 Ba、Ca、Fe、Li、Mg、Mn 和 Sr 的含量均高于 3 龄三角帆蚌珍珠。

3. 海水珍珠母与淡水珍珠母中氨基酸与元素分析评价　对来源于海洋环境的马氏珍珠贝与来源于淡水环境的三角帆蚌、褶纹冠蚌贝壳珍珠层中氨基酸与元素组成及含量分析评价表明，海水珍珠与淡水珍珠母中的氨基酸类、碳酸钙及无机元素等的组成与含量存在一定差异。

【资源利用途径】

1. 在医药领域中的应用　珍珠入药始载于《雷公炮炙论》，常用于惊悸失眠、惊风癫痫、目赤翳障、疮疡不敛、皮肤色斑等症的治疗；珍珠还可用于补钙，辅助治疗骨质疏松症；珍珠母可用于头痛眩晕、惊悸失眠、目赤翳障、视物昏花等症的治疗。珍珠自古就作为抗衰老、养颜珍品被人们所喜爱，现今通过微粉或超微粉化加工制成的粉体等制剂形式更方便应用，且提高了珍珠资源的利用效率。

珠蚌采收珍珠后的软体部分可经简单加工作为动物饲料或肥料初级利用，资源价值较低。近年来研究表明，珠蚌软体肉质部位所含多糖及其糖肽具有良好的调节血糖、增强机体免疫机能等活性，现已开发为药用及功能性系列健康产品。

2. 在保健食品中的应用　蚌科动物的软体部分含有丰富的营养物质，其中蛋白质、多糖、氨基酸类、维生素类、Ca、P、Fe、Mn 及多种有益元素等资源性物质的含量较高，具有良好的食用和保健价值。目前以三角帆蚌软体部分为原料，按照中医理论记载的临床功效和使用方法，开发了具调节免疫、抗疲劳保健作用的珠蚌均质多糖产品。

3. 在其他行业的应用　蚌科动物贝壳中含有 Ca、P 等无机元素，是优良的钙、磷添加剂。软体中含丰富的蛋白质、脂肪、多糖等多种营养成分，用作饲料蛋白源，可明显提高畜禽产量和蛋白质的质量。珍珠母可开发为生物基质材料，基于其富含微孔的特点，可用于开发除菌、除杂质、除化学试剂的新型吸附剂，亦可用于制作肥料、土壤改良剂或环保涂料等。

蟾　酥

蟾酥（Bufonis Venenum）为两栖纲无尾目蟾蜍科动物中华大蟾蜍 *Bufo bufo gargarizans* Cantor 或黑框蟾蜍 *B. melanostictus* Schneider 耳后腺及皮肤腺的干燥分泌物。具有清热解毒、消肿止痛、开窍醒神的功效。

【资源类群概述】

中华大蟾蜍头部宽大，吻钝圆，吻棱显著，鼻孔近吻端，眼间距大于鼻间距，鼓膜明显，无锄骨齿，上下颌亦无齿。指趾略扁，指侧微有缘膜而无蹼，指长顺序为 3、1、4、2；指关节下瘤多成对。后肢胫跗关节前达肩部，左右跟部不相遇，趾侧有缘膜，蹼尚发达，内蹠突形长而大，外蹠突小而圆，皮肤极粗糙，头顶部平滑，两侧有大而长的耳后腺，其余部分布满大小不等圆形瘰疣，腹面有小疣。

黑眶蟾蜍：头部短宽，上下颌均无齿。头部沿吻棱眼眶上缘、鼓膜前缘和上下颌缘有十分明显的黑色骨质棱或黑色线，是区别其他蟾酥的主要标志。上下颌有黑色线。鼓膜大，椭圆形。皮肤粗糙，除头顶无疣粒外，全身满布大小不等的圆形疣粒。

蟾蜍属动物全世界有 260 余种，我国有 12 个种及亚种，资源丰富，在全国大部分地区均见分布，包括中华大蟾蜍、华西大蟾蜍、岷山大蟾蜍 *B. minshanicus*、头盔蟾蜍 *B. galeatus*、隐耳蟾蜍 *B. melanochloris*、黑框蟾蜍、花背蟾蜍 *B. radde*、西藏蟾蜍 *B. tibetanus*、史氏蟾蜍 *B. stejnegeri*、缅甸蟾蜍 *B. burmanus*。其中中华大蟾蜍及黑框蟾蜍为中药蟾酥的基原动物。

【资源性化学成分】

蟾酥的化学组成复杂，主要的资源性化学成分类型有蟾蜍毒素类、蟾毒配基类、蟾毒色胺类等。此外，尚含有甾醇类、儿茶酚胺类以及多肽类等。

1. 蟾蜍毒素类 蟾蜍毒素为蟾毒配基的脂肪酸酯、氨基酸酯和硫酸酯等。该类资源性成分主要存在于中华大蟾蜍、黑框蟾蜍等蟾蜍属动物耳后腺及皮肤腺的新鲜分泌物中，当采浆后在干燥加工为蟾酥的过程中其3位酯键易水解转化为相应的蟾毒配基。

2. 蟾毒配基类 蟾蜍属动物分泌物中蟾毒配基包括脂蟾毒配基（resibufogenin）、蟾毒灵（bufalin）、华蟾毒精（cinobufagin）、蟾毒它里定（bufotalinin）、去乙酰基华蟾毒精（desacety－cinobufagin）、南美蟾毒精（marinobufagin）、华蟾毒它灵（cinobufotalin）、沙蟾毒精（rrenobufagin）、蟾毒它灵（bufotalin）、嚏根草配基（hellebrigenin）、日蟾毒它灵（gamabufotalin）、远华蟾毒精（telocinobufagin）等。

蟾毒灵(bufalin)	R_1=H	R_2=H	R_3=H
蟾毒它灵(bufotalin)	R_1=H	R_2=OAc	R_3=H
日蟾毒它灵(gamabufotalin)	R_1=OH	R_2=H	R_3=H
远华蟾毒精(telocinobufagin)	R_1=H	R_2=H	R_3=OH

脂蟾毒配基(resibufogenin)	R_1=H	R_2=CH_3	R_3=H
华蟾毒精(cinobufagin)	R_1=OAc	R_2=CH_3	R_3=H
蟾毒它里宁(bufotalinin)	R_1=H	R_2=CHO	R_3=OH
华蟾蜍它灵(cinobufotalin)	R_1=OAc	R_2=CH_3	R_3=OH

3. 蟾毒色胺类 该类化合物为具有一定生物活性的吲哚类生物碱。已分离出5－羟色胺、蟾蜍色胺、蟾蜍季胺等10余种吲哚类衍生物。

【资源化学评价】

1. 不同品种蟾蜍所产蟾酥中资源性成分的分析评价 不同品种蟾蜍所产蟾酥中蟾蜍二烯内酯类成分和生物碱类成分的组成及其含量差别较大。中华大蟾蜍含多种蟾毒配基，含量较高的有脂蟾毒配基、华蟾毒精、蟾毒灵、日蟾毒它灵、沙蟾毒精、嚏根草配基、蟾毒它灵、远华蟾毒精、华蟾毒它灵等成分。岷山大蟾蜍不含有嚏根草配基、远华蟾毒精和华蟾毒它灵，但华蟾毒精的含量较高。华西大蟾蜍中所含蟾毒配基结构类型较少，其中沙蟾毒精含量较高，未见有脂蟾毒配基和华蟾毒精。黑框蟾蜍所含蟾蜍二烯内酯结构类型较少，19－羟基蟾毒灵为其特有成分，占配基总峰的30%～50%，不含有华蟾毒精。花背蟾蜍所含结构类型较少，所含配基的极性较大，南美蟾毒精含量较高，不含有脂蟾毒配基和华蟾毒精。

2. 不同产地蟾酥药材中的资源性成分的分析评价　通过对不同产地商品蟾酥中脂蟾毒配基和华蟾毒精的分析评价，结果显示：不同产地蟾酥中脂蟾毒配基和华蟾毒精的含量有较大差异，其总量以北京产蟾酥含量较高。见图6-1。

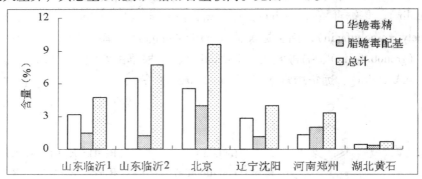

图6-1　不同产地商品蟾酥中脂蟾毒配基和华蟾毒精的含量比较

【资源利用途径】

蟾酥作为药用始载于《药性论》，在《本草衍义》中始有蟾酥一词。传统中医多外用，研末调敷或入膏药贴患处，或入丸散内服，用于痈疽疔疮、咽喉肿痛、中暑神昏、腹痛吐泻、牙痛等症的治疗。

现代研究表明，蟾酥具有显著的抗炎、镇痛作用，以及强心、局部麻醉、抗肿瘤等功效。

蟾酥的抗肿瘤作用是通过诱导肿瘤细胞分化和凋亡，对人源性宫颈癌、胃癌、肝癌以及白血病细胞增殖具有显著抑制效果。以蟾酥或蟾皮为原料研发创制的蟾酥注射液和华蟾酥注射液等现代中药制剂已用于肿瘤疾病的治疗。

目前市售中成药中以蟾酥为主要药味组方制剂有治疗咽喉肿痛的六神丸、解毒消炎丸；治疗牙痛的牙痛一粒丸；用于癌症引起疼痛的蟾酥膏等。

鹿　茸

鹿茸（Cervi Cornu Pantotrichum）为哺乳纲偶蹄目鹿科动物梅花鹿 *Cervus nippon* Temminck 或马鹿 *Cervus elaphus* Linnaeus 的雄鹿未骨化密生茸毛的幼角。具有壮肾阳、益精血、强筋骨、调冲任、托疮毒的功效。

鹿角（Cervi Cornu）为梅花鹿或马鹿雄鹿已骨化的角或锯茸后翌年春季脱落的角基，分别习称"梅花鹿角"、"马鹿角"、"鹿角脱盘"。具有温肾阳，强筋骨，行血消肿的功效。

鹿角经水煎煮、浓缩制成的固体胶为鹿角胶（Cervi Cornus Colia）。具有温补肝肾、益精养血的功效。去胶质的角块称鹿角霜（Cervi Cornu Degelatinatum）。具温肾助阳、收敛止血的功效。

【资源类群概述】

梅花鹿体长 1.5m 左右，体重 100kg 左右，肩高 1m。眶下腺明显，耳大直立，颈细长。四肢细长，后肢外侧踝关节下有褐色腺。主蹄狭尖，侧蹄小，臀部有明显的白色臀斑。尾短。雌鹿无角，雄鹿角长全时有 4～5 权，眉权斜向前伸，第二枝距眉权较远，主干（大挺）末端再分二小枝，角基有一圈瘤状突起称"珍珠盘"。冬毛栗褐色，白斑不显，毛尖沙黄色。夏毛薄，红棕色，白斑显著。在脊背两侧排列成纵行，腹面白色。

马鹿体型较大，身长近 2m，体重 230～300kg 左右，肩高 1.3～1.4m。有眶下腺，腺孔呈裂缝状。耳大成圆锥形。颈长约占体长 1/3，颈下被毛较长，能触及地面。尾短。雌鹿无角，雄鹿角 5 权以上，眉权斜向前伸，与主干几呈直角。第二权起点靠近眉权，二权与三权距离较远。角面除尖端较光滑外其余部位角面粗糙，角基有一圈瘤状突起称"珍珠盘"。冬毛灰褐色，体腹侧毛呈灰棕色，四肢外侧棕色。夏毛较短，赤褐色。

我国境内分布的鹿科动物分属于 10 属 17 种。主要有梅花鹿、马鹿、白臀鹿 *C. macneilli*、白唇鹿 *C. albirostris*、水鹿 *C. unicolor*、海南坡鹿 *C. hainanus*、驯鹿 *Rangifer tarandus*、麋鹿 *Elaphurus davidianus*、狍 *Capreolus capreolus* 等。鹿浑身是宝，茸（幼角）、角（骨化角）、鞭（雄性生殖器）、筋、骨、尾、胎（胎鹿及胎盘）、血均可入药。我国规模驯化养殖的经济型鹿以梅花鹿和马鹿为主。

梅花鹿在我国分为 5 个亚种，包括东北亚种的东北梅花鹿，*C. nippon hortulorum*，分布于东北地区；南方亚种的江南梅花鹿，*C. nippon kopschi*，分布于江苏、安徽南部到广东北部；山西亚种的山西梅花鹿，*C. nippon grassianus* 原分布于山西，现在几乎灭绝；台湾亚种的台湾梅花鹿，*C. nippon taiwanus* 仅见于台湾。现在我国各地饲养及动物园圈养的多半是东北亚种，较少有野生。

马鹿在我国主要分为 4 个亚种，包括东北马鹿 *C. elaphus xanthopygus*、甘肃马鹿 *C. elaphus kansuensis*、藏南马鹿 *C. elaphus wallichi*、天山马鹿 *C. elaphus songaricus* 等。主要分布与东北、内蒙古、西北和西藏等地。现各地饲养的马鹿主要有东北马鹿、甘肃马鹿、天山马鹿等，还有一定数量的野生分布。

【资源性化学成分】

鹿茸的化学成分组成复杂，主要含有蛋白质及多肽类、氨基酸类、复合脂类、胆固醇及脂肪酸类、激素类等。尚含有核苷类、前列腺素类、多胺类、维生素类、糖类、无机元素等资源性化学成分。

1. 氨基酸类　鹿茸含有丰富的氨基酸类成分。主要包括蛋氨酸、天冬氨酸、异亮氨酸、苏氨酸、亮氨酸、丝氨酸、酪氨酸、谷氨酸、苯丙氨酸、脯氨酸、赖氨酸、甘氨酸、组氨酸、丙氨酸、色氨酸、精氨酸、缬氨酸、胱氨酸等蛋白氨基酸，以及牛磺酸、羟脯氨酸、鸟氨酸等非蛋白氨基酸。其中甘氨酸、谷氨酸和脯氨酸含量较高，赖氨酸、精氨酸、亮氨酸、苯丙氨酸和天冬氨酸次之，胱氨酸、蛋氨酸较低。

2. 蛋白质及多肽类　鹿茸中的活性蛋白包括胰岛素样生长因子、成纤维生长因子、促生长释放因子、神经生长因子、神经营养因子、表皮生长因子、转化生长因子、骨形态发生蛋白生长分化因子等，以及抗炎因子、抗肿瘤因子。还从鹿茸中分离到多种鹿茸多肽，具有促进组织创伤愈合及神经损伤修复和再生、免疫促进、抗炎、抗氧化、抗骨质疏松、促进性功能等活性。

3. 脂质类　鹿茸中含有丰富的脂质类成分，包括复合脂类、胆固醇及脂肪酸等。

（1）复合脂类　甘油磷脂如磷脂酰胆碱（卵磷脂）、溶血磷脂酰胆碱（溶血卵磷脂）、磷脂酰乙醇胺（脑磷脂）、溶血磷脂酰乙醇胺（溶血脑磷脂）、磷脂酰肌醇、磷脂酰丝氨酸、磷脂酸、磷脂酰甘油、双磷脂酰甘油等；神经鞘磷脂；神经节苷脂如 GM3、GM4、GD3、N－乙酰 GM3、N－羟基乙酰 GM3、N－乙酰 GD3 等。

（2）胆固醇等甾体类　胆固醇、胆固醇肉豆蔻酸酯、胆固醇棕榈酸酯、胆固醇油酸酯、胆固醇软脂酸酯、胆固醇硬脂酸酯、胆甾烯酮、胆甾烷－5－烯－3β－醇－7－酮、胆甾烷－5－烯－$3\beta,7\alpha$－二醇、胆甾烷－5－烯－$3\beta,7\beta$－二醇、5α－胆甾－7－烯－3－酮、胆甾－3,5－二烯、5α－雄甾烷－1,3－二酮等。

（3）脂肪酸类　n－十四酸（肉豆蔻酸）、n－十六酸（棕榈酸）、十六－顺－9－烯酸（棕榈烯酸）、n－十八酸（硬脂酸）、十八－顺－9－烯酸（油酸）、十八－9,12－二烯酸（亚油酸）、十八－9,12,15－三烯酸（亚麻酸）、n－二十酸（花生酸）、二十－11,14－二烯酸（花生二烯酸）、二十－5,8,11,14－四烯酸（花生四烯酸）、十八碳酸乙酯、十七碳酸乙酯等组成。脂肪酸类成分组成特点是棕榈酸含量较高；饱和脂肪酸与不饱和脂肪酸的比例接近 $1:1$。

4. 其他类　鹿茸中尚含有尿嘧啶、次黄嘌呤、肌酐、脲和尿苷等核苷类成分；维生素 A、B₁、B₂、D、E、K 等维生素类成分；腐胺、精胺、精脒等多胺类成分；前列腺素 A、E 和 F，其中主要为 PGF1α 和 PGF2α；雌二醇、雌三醇、雌酮、皮质酮、睾酮、孕酮、4－壬基酚、双酚 A 等激素及类雌激素成分；硫酸软骨素类、硫酸角质素类、硫酸皮肤素类、透明质酸类等糖胺聚糖成分。

【资源化学评价】

1. 不同品种鹿茸中资源性成分的分析评价　对梅花鹿茸、马鹿茸、花马杂交鹿茸、麋鹿茸及驯鹿茸 5 种鹿茸的粗蛋白、粗脂肪、水浸出物、醇浸出物、醚浸出物、无机元素和氨基酸的组成及其含量进行分析，并结合主成分分析法探讨了不同品种鹿茸的差异及特征性成分。结果表明：粗蛋白、Ca、P、Na、Fe、Ba、Sr、谷氨酸及甘氨酸是鹿茸的特征性成分，与鹿茸品质特征密切相关；根据无机元素含量的主成分分析结果可将梅花鹿茸、麋鹿茸与其他 3 种鹿茸区分，而常规成分和氨基酸的主成分不能明显表征 5 种鹿茸的差异。主成分分析揭示了不同鹿茸在营养成分上的相似性和差异性，为评价鹿茸的品质特征研究提供了依据。

对麋鹿茸、马鹿茸、梅花鹿茸 3 种不同品种鹿茸中水分、粗蛋白、粗脂肪、膳食纤维、水溶性和脂溶性维生素、氨基酸和无机宏量及微量元素等进行了测定。结果表明，麋鹿茸、马鹿茸、梅花鹿茸的化学成分基本一致，且其含量相近，麋鹿茸中膳食纤维和必需无机元素含量高于其他2种鹿茸。另外对麋鹿、梅花鹿和驼鹿3种鹿茸中的雌二醇含量测定结果表明，麋鹿茸显著高于另外2种鹿茸。

2. 不同生长期鹿茸中氨基酸、总磷脂、无机元素的积累动态　梅花鹿茸在其生长周期的不同阶段含有的资源性化学成分组成与含量有所不同。随着生长周期的延长，鹿茸的产量增加，而蛋白质、总氨基酸、糖胺聚糖、糖醛酸和唾液酸的含量则表现为下降的趋势，灰分和胶原蛋白的含量则相应增加，鹿茸生长周期的延长会对鹿茸的质量产生影响。

根据鹿茸在不同生长发育阶段的外部形态的不同，鹿茸可分为二杠、三权、四权、五权等。对采自8个鹿场的8对共16根梅花鹿二杠茸、三权茸样本进行了氨基酸、总磷脂、无机元素的测定。分析结果表明，三权茸中氨基酸总量均高于二杠茸，其中6对三权茸中必需氨基酸的总量高于二杠茸；二杠茸的总磷脂和牛磺酸含量均略高于三权茸，但差异不显著；三权鹿茸中的钙、铁、铜含量均高于二杠茸，而镁、锌含量均低于二杠茸。

3. 鹿茸不同部位中资源性化学成分的分布规律　从鹿茸角尖部到角的基部，依次切片分级分类，可分为蜡片、粉片、纱片、血片、骨片等不同的商品规格。对不同鹿场的10根东北梅花鹿三权茸的不同部位进行了水解及游离氨基酸、多糖、无机元素的分析结果表明：10根鹿茸不同部位蜡片、粉片、血片和骨片所含水解及游离氨基酸种类均相同，但总量差异明显，呈现从基部到顶部递增的变化规律；鹿茸多糖含量也服从此分布规律；鹿茸不同部位中无机元素种类组成相同，但总矿物质含量从顶部到基部逐渐降低；对鹿茸中腐胺、精胺、精脒含量分析结果是鹿茸尖部3种多胺含量均较高，中部次之，基部最少。

对10批不同产地不同商品规格鹿茸中次黄嘌呤含量分析表明，以粉片中含量最高，白纱片和红纱片次之。这与传统评价蜡片、粉片质优，纱片、骨片依次渐次的质量经验相符。新疆产鹿茸片一级含量高于二级，其含量与吉林、辽宁产的纱片相近。

对二杠茸、三权茸、鹿茸片、鹿茸血、鹿角、鹿角盘等梅花鹿鹿茸不同产品中的氨基酸含量进行分析结果表明，鹿茸血中含量最高，鹿茸片次之，三权茸高于二杠茸，鹿花盘高于鹿角。

【资源利用途径】

1. 在医药领域中的应用　鹿茸、鹿角为我国传统名贵中药，在《神农本草经》中被列为中品，中医临床内科、外科、妇科、儿科等均有应用。在内科多用于久病体虚、再生障碍性贫血、神经官能症、男性性功能障碍及不育等症的治疗；妇科用于治疗更年期及内分泌失调、妇女不孕症等病；儿科用于治疗小儿发育不良、筋骨痿软、行迟、语迟、囟门不合等。鹿茸及其鹿的系列产品不仅在我国广泛用于健康养生和临床用药，在新西兰、俄罗斯、日本、朝鲜、韩国等国家的民间医学中也多见应用。

2. 在其他领域中的应用 鹿源系列生物资源的多途径多层次开发利用较为系统和深入，形成了系列经济产业链。利用鹿茸、鹿鞭、鹿血等制成酒类保健产品；利用鹿胎制成鹿胎素化妆品；鹿肉可加工成保健食品；鹿角用作雕刻材料制作高档工艺品等。

牛 黄

牛黄（Bovis Calculus）为哺乳纲偶蹄目牛科动物牛 *Bos taurus domesticus* Gmelin 的胆囊、胆管或肝管中的干燥结石。具有清心、豁痰、开窍、凉肝、息风、解毒的功效。

【资源类群概述】

牛类可分成五属：其中两属牛角为扁平状，即亚洲水牛 *Bubalus* 和非洲水牛 *Syncerus*；另三属牛角呈弯曲的圆锥状，包括牛属 *Bos*、野牛属 *Bison* 和准野牛属 *Bibos*。目前，中国家养的牛主要有黄牛、水牛和牦牛等品种。

天然牛黄因来自病牛个体，靠宰杀过程发现和获取牛黄的概率极低，产量稀少，供不应求。为了满足医药工业生产和临床医疗的用药需求，我国采用人工技术和干预手段寻求牛黄的代用品，或提高天然牛黄的产量，以缓解资源短缺的局面。

人工牛黄（Calculus Bovis Artifactus）主要以牛胆汁酸、胆红素、胆固醇与无机盐（硫酸镁、硫酸亚铁和磷酸三钙）为原料，与淀粉混合而成，临床疗效与天然品大体相似。

培植牛黄（Cultural Calculus Bovis）也称人工培植牛黄、体内培植牛黄，是利用活牛体，以外科手术方法在牛的胆囊内插入致黄因子，使之生成牛黄。其形态取决于牛黄床的构形，并因培育期的长短不一而形成不同厚度的牛黄层。由于人工培植牛黄是在与天然牛黄相同的特定生态因素条件下形成的，经实验证明，优质的培植牛黄在成分、质量、药理作用等方面均与天然牛黄无明显差异。

体外培育牛黄（Calculus Bovis Sativus）是以牛科动物牛的新鲜胆汁作母液，加入去氧胆酸、胆酸、复合胆红素钙等制成。经检测体外培育牛黄的性状、成分组成和主要成分含量，以及系统的药理和临床功效评价，结果显示均与天然牛黄相似。

【资源性化学成分】

天然牛黄中主要含有胆汁酸类、胆色素类、氨基酸类等，尚含有醇和脂类、无机元素类成分。

1. 胆汁酸类 牛黄中含有的胆汁酸类成分可分为游离胆汁酸和结合胆汁酸。游离胆汁酸中主要成分为胆酸（cholic acid，6%～11%）和去氧胆酸（deoxycholic acid，3.33%～4.3%），以及少量的鹅去氧胆酸（chenodeoxycholic acid）和熊去氧胆酸（ursodeoxycholic acid）等；结合胆汁酸中主要成分为牛磺胆酸（taurocholic acid）、甘氨胆酸（glycocholic acid）及少量的牛磺去氧胆酸、牛磺鹅去氧胆酸、甘氨去氧胆酸、甘氨鹅去氧胆酸。

2. 胆色素类　牛黄中含有的胆色素类成分主要为胆红素（bilirubin）和胆绿素（biliverdin）。胆红素含量较高，可达 72% ~76%（其中胆红素及其钙盐占胆红素含量的 25% ~70%），主要包括游离胆红素、胆红素钙、胆红素酯等。

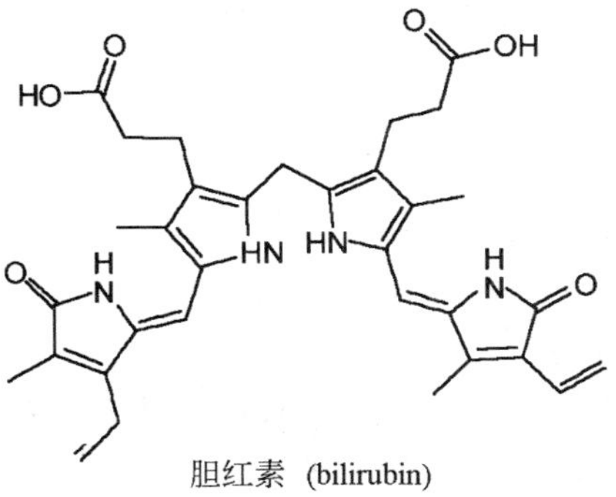

胆红素（bilirubin）

3. 氨基酸类　牛黄中氨基酸类成分丰富，其中牛磺酸占总游离氨基酸的 15.86%，甘氨酸占 34.61%，谷氨酸占 7.98%，而苏氨酸、缬氨酸、亮氨酸、异亮氨酸、赖氨酸、苯丙氨酸及甲硫氨酸占总量的 20.25%；此外，尚有蛋氨酸、天冬氨酸、精氨酸、组氨酸、酪氨酸、胱氨酸、丙氨酸、脯氨酸及丝氨酸等。

4. 其他类　牛黄中尚含有黏蛋白（mucin）、酸性肽类成分（平滑肌收缩物质 SMC – S$_2$ 和 SMC – F）、胆固醇（cholesterol）、脂肪酸、卵磷脂、维生素 D、胡萝卜素类等成分。

人工牛黄是参照天然牛黄中所含胆红素、胆酸、无机盐等有效成分组合而成，各成分配比为胆红素 0.7%，胆固醇 2%，牛羊胆酸 12.5%，猪胆酸 15%，无机盐 5%（硫酸镁 1.5%，硫酸亚铁 0.5%，磷酸三钙 3%），其余为淀粉。其各化学成分含量与天然牛黄有较大差别，特别是评价牛黄品质优劣的指标成分之一的胆红素含量较低。

培植牛黄与天然牛黄相比，胆红素类的含量较低，而且个体间差异较大；胆固醇含量总体上基本接近；氨基酸种类相同，但总氨基酸含量较高；无机成分相似，但钙、锌元素的含量高低与胆红素含量有平行的趋势。主要成分分布比较见表 6 –1。

表 6 – 1　胆红素、胆酸、去氧胆酸在四种牛黄中的分布比较

	天然牛黄	体外培育牛黄	人工牛黄	培植牛黄
胆红素	72% ~76%	35% ~38%	0.7%	20% ~28%
胆酸	7% ~20%	12% ~17%	12.5%	—
去氧胆酸	4% ~10%	5% ~7%	15%	—

【资源化学评价】

1. 天然牛黄和体外培育牛黄中胆酸类成分分析评价　对天然牛黄和体外培育牛黄中的 6 种胆酸类成分含量进行比较。结果显示，天然牛黄中可检测到胆酸、鹅去氧胆酸和去氧胆酸 3 种胆酸类成分；体外培育牛黄中可检测到猪去氧胆酸、鹅去氧胆酸和胆酸

3 种胆酸类成分，即有 2 种胆酸类成分相同，1 种不同，且含量存在差异。

2. 天然牛黄、体外培育牛黄和人工牛黄中胆红素分析评价　3 种牛黄中胆红素的含量有较大差异，天然牛黄胆红素含量最高，体外培养牛黄次之，人工牛黄其含量最低。

【资源利用途径】

1. 在医药领域中的应用　牛黄药用始载于《神农本草经》，被列为上品。传统中医将牛黄用于热病神昏、中风痰迷、惊痫抽搐、癫痫发狂、咽喉肿痛、口舌生疮、痈肿疔疮等症的治疗。以牛黄为主要药味的经典方剂有安宫牛黄丸、至宝丹等用于高热惊厥、神昏、谵语急危症的治疗；珠黄散用于咽喉肿痛、口舌生疮；牛黄解毒片用于火热内盛、咽喉肿痛、目赤肿痛等症。

现代药理研究表明，牛黄具有良好的抗惊厥、镇静、解热、降压、抗衰老、抗菌及抗炎作用。常用于颅内感染所致昏迷以及肝性脑病、肺性脑病等，尤其在流行性急性脑炎的治疗中应用最广。牛黄具有调节血压的作用，对原发性高血压病的疗效确切。由于牛黄还有解痉、镇咳、祛痰、抗炎作用，也可用于急性肺炎、支气管炎、流感、伤风感冒等伴感染性发热及局部炎症疾病的治疗。此外，牛黄尚可用于治疗疮疔等皮肤、黏膜感染。

人工牛黄所含猪去氧胆酸与牛黄中的去氧胆酸有较大区别，并且胆红素和牛磺酸的含量远低于天然牛黄，其功效主要是抗炎，而对中枢系统无作用。因此，人工牛黄入药只能部分替代天然牛黄的功效。

体外培育牛黄与天然牛黄具有同等的药用价值，体外培育牛黄的研发成功和生产，缓解了牛黄资源长期紧缺的局面，保障了中医临床应用名贵中成药的原料的供给。

2. 在化妆品中的应用　牛黄在日用化学品中也有应用，常用于防治皮肤感染等。

水 牛 角

水牛角（Bubali Cornu）为哺乳纲偶蹄目牛科动物水牛 *Bubalus bubalis* Linnaeus 的角。具清热凉血、解毒、定惊的功效。

【资源类群概述】

水牛为哺乳纲牛科 Bovidae 水牛属动物。为一种草食反刍家畜。体长达 2.5m 以上。角型扁而宽大。腰腹隆凸。四肢较短，蹄较大。皮厚无汗腺，毛粗而短，体前部较密，后背及胸腹各部较疏。体色大多灰黑色，但亦有黄褐色或白色的。全国大部分地区均饲养，以南方水域丰富地区最适宜发展养殖。

【资源性化学成分】

水牛角主要含有蛋白质类、多肽类、氨基酸类，以及无机元素类等资源性化学成分。

1. 蛋白质、多肽和氨基酸类　水牛角中主要含有角蛋白，角蛋白来源于外胚层细胞，可分为 α-角蛋白和 β-角蛋白，角蛋白性质稳定，不溶于水和其他有机溶剂。此外，水牛角中还含有游离多肽类成分。

水牛角含有 18 种氨基酸，包括天冬氨酸、苏氨酸、丝氨酸、谷氨酸、脯氨酸、甘氨酸、丙氨酸、半胱氨酸、缬氨酸、蛋氨酸、异亮氨酸、亮氨酸、酪氨酸、苯丙氨酸、赖氨酸、组氨酸、色氨酸、精氨酸。

2. 无机元素类　水牛角含有钙、钾、镁、铝、钠、铁、锌、硫、磷等宏量无机元素，还含有硒、锡、钡、锂、锰、铬等微量无机元素。

3. 其他类　水牛角中尚含有牛磺酸、胆固醇、氨基己糖等化学成分。

【资源化学评价】

水牛角不同部位水解氨基酸含量分析结果发现，不同部位的水牛角中氨基酸含量存在一定的差异，角尖的氨基酸含量较高，而角基部的氨基酸含量为低。

【资源利用途径】

1. 在医药领域中的应用　水牛角为传统动物药，在中医临床已有上千年应用历史，药用首载于《名医别录》，被列入中品，曰："疗时气寒热头痛"。多用于温病高热、神昏谵语、发斑发疹、吐血衄血、惊风、癫狂等症。目前，含有水牛角的方药或中成药临床上主要用于治疗或辅助治疗发热、炎症、出血、惊厥、紫癜、银屑病等症。用水牛角及其制品替代犀、广角用作医药工业和中医临床调剂。

通过丝氨酸蛋白酶与 Na_2S 处理水牛角和水牛蹄甲制得两种形式的角蛋白片段，可用于制作可生物降解的新型靶向药物载体。

2. 在其他领域中的应用　水牛角角质细腻，易于雕刻和造型，常用于制角质梳篦、刮痧、保健等器具。又可因其具有良好弹性而用作弓箭等的衬材。

阿　胶

阿胶（Asini Corii Colla）为哺乳纲奇蹄目马科动物驴 *Equus asinus* Linnaeus 的干燥皮或鲜皮经煎煮、浓缩制成的固体胶。具有补血、滋阴、润燥、止血的功效。

【资源类群概述】

驴体形似马而较小，成年体重一般约 200kg。头大，眼圆，耳长，颈部长而宽，颈背鬃毛短而稀少。躯体对称，四肢粗短，蹄质坚硬。尾尖端处生有长毛。体毛厚而短，毛色主要以黑色、栗色、灰色 3 种为主。颈背部有 1 条短的深色横纹，嘴部有明显的白色嘴圈。耳郭内面色较浅，尖端几乎黑色。腹部及四肢内侧均为白色。

【资源性化学成分】

阿胶中主要含有蛋白质类及其水解产物、氨基酸类、多糖类、微量元素等。此外，尚含有硫酸皮肤素（dermatan sulfate）和透明质酸等糖胺多糖类等。

1. 蛋白质类及其水解产物　阿胶中的主要化学成分为胶原蛋白及其水解产物明胶，蛋白含量约为 60% ～ 80%。主要蛋白质有 3 种类型：驴血清白蛋白、驴胶原蛋白α₁型和驴胶原蛋白α₂型，其中血清白蛋白的含量最高；血清白蛋白和胶原蛋白大量以结合状态存在于阿胶中。蛋白质等电点多集中于 4.6 ～ 4.8，分子量在 2 万 ～ 24 万。多肽的相对分子质量集中在 6 ～ 200kDa。

2. 氨基酸类　阿胶中的氨基酸来自于胶原蛋白的水解产物，分别为赖氨酸、组氨酸、精氨酸、苏氨酸、丝氨酸、谷氨酸、脯氨酸、甘氨酸、丙氨酸、缬氨酸、蛋氨酸、亮氨酸、异亮氨酸、酪氨酸、苯丙氨酸等。其中人体必需氨基酸 7 种，以甘氨酸、脯氨酸、丙氨酸、谷氨酸和精氨酸为高含量氨基酸，均占总氨基酸含量的 7.0% 以上。

3. 多糖类　阿胶中硫酸皮肤素是一类结构复杂、硫酸化的糖胺聚糖，除了具有抗血栓作用外，还具有抗炎、抗肿瘤、抗感染和损伤修复等作用。

4. 微量元素　阿胶中含有 27 种微量元素，其中必需微量元素包括 Fe、Cu、Zn、Mn、Cr、Ni、V、Sr 等 9 种。铁元素含量最为丰富，与其补血功效相关。

【资源化学评价】

通过对不同产地阿胶分析，评价结果表明：氨基酸的总量以山东产者较高，张家口、北京等地产者次之。微量元素含量分析，以张家口阿胶含铁量最高，但铜、钴、镍、锰含量相对较低；山东阿胶含钴、锌、铜量较高，而铁、锰含量相对较低；北京、宁夏阿胶中含锰量较高，但北京阿胶中含锌量最低。影响造血功能的微量元素除铁以外，铜、钴、镍、锌、锰也可作用于造血及酶合成的不同环节，并相互促进与相互制约。

阿胶炮制成阿胶珠后总氨基酸含量有所降低。

【资源利用途径】

1. 在医药领域中的应用　阿胶始载于《神农本草经》，被列为上品。《名医别录》陶弘景谓："出东阿，故名阿胶。"苏颂谓："其胶以乌驴皮得阿井水煎成乃佳尔，今时方家用黄明胶，多是牛皮，本经阿胶，亦用牛皮，是二皮可通用，但今牛皮胶制作不甚精，止可胶物，故不堪入药也。"《本草纲目》李时珍曰："大抵古方所用，多是牛皮，后世乃贵驴皮……真者不作皮臭，夏月亦不湿软。"说明阿胶的传统制作原料有所不同，现今《中国药典》规定为驴皮制成。

阿胶传统中医多用于血虚萎黄、眩晕心悸、肌痿无力、心烦不眠、虚风内动、肺燥咳嗽、劳嗽咯血、吐血尿血、便血崩漏、妊娠胎漏等症。临床应用阿胶治疗肺结核咯血、血尿、功能性子宫出血等多种出血性疾病，白细胞减少症，晚期肿瘤化疗后血小板减少症，缺铁性贫血，产后失眠，慢性溃疡性结肠炎，坐骨结节滑囊炎，更年期综合征等。

以阿胶为主要原料配伍而成的经典方剂有出自《金匮要略》的胶艾汤，用于补血止血，调经安胎；阿胶生化膏用于妇人产后恶露不尽，小腹疼痛等；阿胶养血膏用于益气养血，活血补血等。

2. 在保健食品中的应用 阿胶营养丰富，作为健康产品开发利用价值较高。已开发应用的相关产品有山东阿胶浆、阿胶妇康膏、阿胶蜂蜜、阿胶枣等保健食品。

第七章　矿物类中药资源化学

矿物类中药与动物药和植物药共同构成内涵丰富的中药体系。矿物药的认知与应用历史悠久，远溯至先秦时期的《山海经》中就有关于矿物药的记载。秦汉时期的《神农本草经》所载 365 种药物中，矿物药就有 46 种。明代李时珍《本草纲目》中收载矿物药达 222 种，并对每一种矿物药的来源、产地、形态、功效等都作了较为详细的论述。历代方书以矿物药组成的方剂，大都用来治恶疾沉疴，体现了矿物药在中医药中具有的重要地位。

第一节　矿物类中药资源化学概论

矿物是地壳及地幔中的化学元素经过各种地质作用所形成的在一定条件下相对稳定的自然产物，它们中间的绝大部分是结晶型的单质或化合物，具有比较固定的化学组成和晶体结构，表现出一定的几何形态和物理、化学性质，它们中间的另一部分则以非晶型的液体（自然汞、石油等）、气体（碳酸气、硫化氢气等）或其他状态存在，因而在其几何形态、物理性质与成分、结构之间不像结晶型矿物那样具有依赖关系。

矿物类中药包括原矿物（朱砂、炉甘石、自然铜、雄黄、石膏等）、矿物加工品（轻粉、芒硝等）、动物骨骼化石（龙骨、龙齿）等。

一、药用矿物资源化学类型

药用矿物资源的分类，随着我国药物分类的发展而有所不同。《神农本草经》中将药物以上、中、下三品分类，矿物药也同样分为三品，并被列为各品之首。梁代陶弘景将矿物药单列为"玉石部"。《本草纲目》则将矿物药分别记述在土部、金石部中，其中金石部又分为"金、玉、石、卤"四类。北齐徐之才《雷公药对》将药物以功用分类。随着人们对矿物药的化学组成与生理活性间的认识不断加深，发现主含铜、铁、钙、磷、锰等元素的矿物药大多具有补益滋养类功效；主含镁、钾、钠等元素的矿物药常用作泻下利尿剂；含有铝、铅、锌等成分的矿物药具有收敛功能；应用含硫、砷、汞等化学组成的矿物药治疗疥癣、梅毒和杀虫作用等。

现代研究中由于研究方向、应用目的有所不同，矿物学中的矿物分类与中药中的矿物类药材分类有着明显的不同。在矿物学上通常根据主要成分或含量最多的阴离子的种类进行分类，而在中药学上却根据占主要成分或含量较高的阳离子的种类进行分类。本教材依据矿物药中所含主要化学成分，结合矿物药基原，将其分为：

(1) 砷类矿物药　砒石、雄黄、砒霜等。

(2) 汞类矿物药　朱砂、轻粉、水银等。

(3) 铅类矿物药　铅丹、密陀僧等。

(4) 铁类矿物药　磁石、代赭石、禹余粮等。

(5) 铜类矿物药　胆矾、铜绿等。

(6) 钙类矿物药　石膏、龙骨、钟乳石、花蕊石等。

(7) 钠类矿物药　朴硝、硼砂、火硝等。

(8) 矽类矿物药　滑石、礞石、石英、云母、阳起石、不灰木等。

(9) 铝类矿物药　明矾、赤石脂、白石脂等。

(10) 其他类矿物药　硫黄、琥珀、寒水石、无名异、炉甘石等。

二、药用矿物资源的分布特点

矿物药的分布与我国矿产资源的分布特点密切相关，我国矿产资源的分布主要呈现资源分布不均匀性和区带性的特点。矿物药的分布也呈明显的地域性，以下是一些常见矿物药在我国的分布。

大青盐：分布于山西、青海、内蒙古等地。

石膏：分布于湖北、山东、山西、四川、贵州、甘肃等地。

禹粮石：分布于河南、江苏、浙江、四川、湖北、甘肃、山西等地。

自然铜：分布于安徽、湖北、甘肃、四川、广东、湖南、河北、辽宁和山西等地。

滑石：分布于山东、江苏、陕西、辽宁和山西等地。

硫黄：分布于河南、山东、湖北、江苏、四川、广东和山西等地。

磁石：分布于河北、河南、山东、广东、辽宁、黑龙江、内蒙古、湖北、甘肃、云南、四川、江苏和山西等地。

赤石脂：分布于山西、河南、河北、辽宁、江苏等地。

雄黄：分布于湖南、贵州、云南等地。

紫石英：在我国分布较广，如浙江、内蒙古、山西等地均有分布。

阳起石：分布于河北、山西、四川、湖北、山东、河南、北京等地。

钟乳石：分布于广西、湖北、四川等地。

炉甘石：分布于广西、四川、湖南等地。

胆矾：分布于湖北、甘肃、内蒙古、辽宁等地。

朱砂：分布于湖南、贵州、四川、广西、云南等地。

花蕊石：分布于山西、陕西、河南、辽宁等地。

礞石：分布于湖南、湖北等地。

龙骨：分布于山西、内蒙古、陕西、甘肃、河北、河南、山东、四川、贵州、云南、青海、新疆、江苏、安徽等地。

三、药用矿物资源的开发与利用

矿物药资源与动植物药的最大不同之处是它属于非再生资源，像其他矿产资源一样，只能一次性消费，不可再生，特别是古生物化石、矿物晶体等稀缺品种资源愈来愈少，诸如龙骨、龙齿等化石类药材已限制或禁止采挖或使用。

药用矿物的采集加工不受季节限制，可全年开采。在开采出的矿石中，选择符合药材要求的矿物，除去泥土杂质即得。

药用矿物资源在药品生产中主要有两大作用。其一，为药品的活性物质，用于疾病治疗。其二，充当赋形剂，用于药品和相关医药制品的生产过程。

矿物药的研究也有继承和发展的问题，目前人类已认识 3000 余种矿物，但对其药用价值和服务于人类健康的功用关注较少，需要通过科学研究以发现更多的矿物药新品种以丰富药用矿物资源。同时，应注意加强药用矿物的基础研究以发现其潜在的资源利用价值，实现节约资源，提高资源利用率的目的。

第二节　矿物类中药资源化学研究实例

石　膏

石膏为硫酸盐类矿物硬石膏族石膏（Gypsum Fibrosum）的原矿物。具有清热泻火、除烦止渴的功效；煅石膏为其炮制品，具有收湿、生肌、敛疮、止血的功效。

【资源类群概述】

原矿物为石膏（Gypsum），单斜晶系矿物。晶体常呈板状、纤维状、叶片状和粒状。颜色多为白色，透明至半透明，条痕白色。片状解理，呈玻璃光泽或珍珠光泽，纤维状者呈丝绢光泽。无臭，味淡。硬度 1.5~2.0。相对密度 2.3。微溶于水，易溶于盐酸及硝酸。加热至 107℃时变为熟石膏。

石膏主要由化学沉积作用形成，常产在海湾盐湖和内陆湖泊中形成的岩积层中，也产于金属矿床的氧化带，常与石灰岩、黏土共生。此外硬石膏在外部压力降低的情况下，受地面水作用，也形成大量石膏。主产于甘肃、湖北、安徽、山东、河南、山西、云南、四川、贵州等省区亦产。

【资源性化学成分】

石膏主要含有含水硫酸钙（$CaSO_4 \cdot 2H_2O$），尚含有黏土、有机物、硫化物等杂质；煅石膏为脱水硫酸钙（$CaSO_4$）。另外还含有 0.01%~1% 的铜、铁、铝、镁、硅、钛、锰、银、钠、锶、铅及硫等 13 种元素。

【资源利用途径】

1. 在医药领域中的应用 石膏始载于《神农本草经》，被列为中品。具解热、消炎退火之功用。可用于治疗多种发热性疾病。《本草经疏》记载："石膏辛能解肌，甘能缓热，大寒而兼辛甘，则能除大热。"在临床上凡见高热，伴有汗多、口渴二症，其中以高热和汗出的程度为主要指标，每每配伍应用石膏，且使用剂量较大。

现代研究表明石膏具有多种药理作用。石膏内服经胃酸作用，一部分变成可溶性钙盐，肠吸收入血能增加血清内钙离子浓度，降低骨骼肌的兴奋性，缓解肌肉痉挛，又能减少血管渗透性，故有解热、镇痉、消炎、抗过敏、抗浮肿作用。在感染性高热时应用石膏可加快铁、锌流入肝细胞内和导致铜蓝蛋白复合物及急性期反应蛋白合成加速，增强杀伤微生物和机体防御能力，有助于控制感染。煅石膏外用能收敛黏膜、减少分泌，可用于皮炎湿疹等多种疾病治疗。

2. 在保健产品中的应用 石膏及其制品是医药健康产品中常用的赋形剂或添加剂。采用石膏矿石中的纤维石膏为原料，可制成具有解热功效的药枕——石膏枕等。

3. 在工业制品中的应用 石膏是生产石膏胶凝材料和石膏建筑制品的主要原料，也是硅酸盐水泥的缓凝剂。石膏经 600℃～800℃ 煅烧后，加入少量石灰等催化剂共同磨细，可以得到硬石膏胶结料，具有强度高、隔热性好等特点；经 900℃～1000℃ 煅烧并磨细，可以得到高温煅烧石膏，具有较好的耐磨性和抗水性。

自 然 铜

自然铜（Pyritum）为硫化物类矿物黄铁矿族黄铁矿。具有散瘀止痛、续筋接骨的功效。用于跌打损伤、筋骨折伤、瘀肿疼痛。

【资源类群概述】

自然铜晶形多为立方体（正方晶系），集合体呈致密块状。表面亮淡黄色，有金属光泽，酷似黄铜体；有的黄棕色或棕褐色，无金属光泽。具条纹，条痕绿黑色或棕红色。体重，质坚硬或稍脆，易砸碎，断面黄白色，有金属光泽；或断面棕褐色，可见银白色亮星。硬度 6～6.5。相对密度 4.9～5.2。以块整齐、色亮黄、质重、表面光滑、断面有金属光泽、无杂石者为佳。

黄铁矿是地壳分布最广的硫化物，形成于多种不同的地质条件中，常见以下几种岩石和矿石中：①在岩浆岩中，黄铁矿呈细小浸染状，为岩浆期后溶液活动的结果；②在各种接触交代矿床中，黄铁矿常与其他硫化物共生，形成于后期热液阶段；③在热液矿床中，黄铁矿与各种硫化物、氧化物、自然元素矿物共生，有时可形成黄铁矿的巨大堆积。此时，黄铁矿成致密块状，与黄铜矿等硫化物和石英共生；④沉积岩、煤系及其他沉积矿床中，黄铁矿呈团块、结核或透镜体，它与有机物在还原条件下分解作用有关；⑤在变质岩中黄铁矿是变质作用的新形成物；⑥黄铁矿在氧化带不稳定，易分解为褐铁矿等，形成铁帽。主产于江苏、安徽、四川、云南、湖南、广东、河北及辽宁等地。

【资源性化学成分】

自然铜含二硫化铁，其中含铁 46.6%，硫 53.4%。有的还含铜、镍、砷、锑等杂质。

【资源利用途径】

中药自然铜能促进骨髓本身及其周围血液中网状红细胞和血色素的增生。可用于治疗骨折、骨折迟缓愈合、骨折后遗症、骨软骨炎、股骨头缺血性坏死症、老年性骨质疏松症、氟骨症、神经根性颈椎病、软组织损伤等。

自然铜还具有抗真菌作用。在试管内，自然铜对供试的多种病原性真菌均有不同程度的抗真菌作用，尤其对石膏样毛癣菌、土曲霉菌等丝状真菌作用较强。

芒　硝

芒硝（Mirabilitum）为硫酸盐类矿物芒硝族芒硝，经加工精制而成的结晶体。具润燥软坚、泄热通便的功效。

【资源类群概述】

芒硝为棱柱状、长方形或不规则块状。两端不齐，大小不一，无色透明或类白色半透明。表面有直棱。质脆，易碎，断面呈玻璃样光泽。破碎后断面偏斜或成方形，有的呈颗粒性晶体粉末，条痕白色。无臭，味咸。以无色、透明块状结晶、清洁、无杂质者为佳。芒硝经风化失去结晶水而成白色粉末称玄明粉（元明粉）。

芒硝多形成于含有钠离子和硫酸根离子的饱和溶液干涸的盐湖中。常与石盐、泥土等混合而生，也见于热泉中。产于沿海各地盐区及四川、山西、内蒙古、新疆等内陆盐湖等。我国的芒硝矿资源（不包括各种副产芒硝）主要有两类：盐湖芒硝和钙芒硝，其在全国芒硝总储量中各占近半，盐湖芒硝主要集中于青海、内蒙古、西藏、新疆四省区，钙芒硝主要集中于四川、青海、湖南、云南、湖北、江苏等省区。全国探明的 Na_2SO_4 储量约 200 亿吨，预计总储量 300 亿吨，居世界首位。全国已探明 4 个十亿吨以上的超大型矿床，分别是四川新津县金华矿区普查区、青海互助县硝沟钙芒硝矿、青海茫崖镇汗斯拉图芒硝矿、青海茫崖镇大浪滩矿田梁中矿。

【资源性化学成分】

芒硝主要成分为含水硫酸钠（$Na_2SO_4 \cdot H_2O$），此外尚含有氯化钠（NaCl）、硫酸钙（$CaSO_4$）、硫酸镁（$MgSO_4$），以及锶、铁、铝、钛、硅等元素。

【资源利用途径】

1. 在医药领域中的应用　《神农本草经》收载有朴硝，列为上品。李时珍谓："生于盐卤之地，状似末盐……煎炼入盆，凝结在下粗朴者为朴硝，在上有芒者为芒硝，有牙者为马牙硝。"又谓："取芒硝、英硝（马牙硝）再三以萝卜煎炼去咸味，即为甜硝，以二硝置风中吹去水气，则轻白如粉，即为风化硝，以朴硝、芒硝、英硝同甘草煎过，鼎罐升煅，则为玄明粉。"芒硝内服可泻下攻积，且性寒能清热，味咸润燥软坚，对实热积滞，大便燥结者尤为适宜。芒硝常与大黄相须使用，以增强泻下通便作用。近年来亦常用于胆石症腹痛便秘者。外用有清热消肿的作用，可治疗咽喉痛、口舌生疮、目赤肿痛、痈疮肿痛。此外，芒硝还能刺激网状内皮系统，增强吞噬能力，提高人体内在抗病能力；加快淋巴生成，有消肿和止痛作用。

2. 在工业领域中的应用　以芒硝为原料可以制成其他多种含钠化学品。用芒硝与含钙的硼矿石反应可制硼砂。此外，有研究以芒硝制硝酸钠、亚硫酸钠、枸橼酸钠等，以及将 Na_2SO_4 和 H_2O_2 做成复合材料，替代过碳酸钠、过硼酸钠等作为漂白剂或灭菌剂等。

炉 甘 石

炉甘石（Calamina）为三方晶系含碳酸锌的菱锌矿石。具有解毒敛疮、收湿止痒、消积之功效。

【资源类群概述】

菱锌矿晶体结构属三方晶系。单个晶体呈菱面体或复三方偏三角面体，但极少见。常呈钟乳状、块状、土状、皮壳状集合体。纯者白色，常被染成灰白、淡黄、浅绿或浅褐色。透明至半透明，玻璃光泽或暗淡土状光泽，晶面上偶呈珍珠光泽。硬度 4.5～5，性脆，断口参差状。相对密度 4～4.5。以体轻、质松、色白者为佳。主产于广西融水苗族自治县的四项、融安县的长安垆、桂林葛家塘。四川、湖南、辽宁、云南等地亦产。

【资源性化学成分】

炉甘石主要含有碳酸锌（$ZnCO_3$），并含有少量氧化钙0.27%，氧化镁0.45%，氧化铁0.58%，氧化锰0.01%。还含有铁、钴、锰等碳酸盐以及微量的镉、铟等元素。煅炉甘石主要含氧化锌（ZnO）。

【资源利用途径】

炉甘石始载于《本草纲目》，甘平，无毒。可解毒明目退翳、收湿止痒，为眼科常用的外用药物。现代医学研究表明锌缺乏可能是引起许多严重眼病的原因，如夜盲、中毒性视神经炎、慢性球后视神经炎，以及不明原因的视神经和视网膜病变所导致的视力障碍和色觉异常，故以含锌为主要成分的炉甘石通过一定的给药途径，可治疗内外各种眼病。

研究表明，炉甘石所含碳酸锌不溶于水，外用能部分吸收创面的分泌液，有防腐、收敛、消炎、止痒及保护创面的作用，并能抑制局部葡萄球菌繁殖和生长。故其在治疗皮肤病方面应用较多，如炉甘石洗剂为皮肤科常用药品之一，用于急性瘙痒性皮肤病或许多原因不明的顽固性皮肤瘙痒症，如皮炎湿疹、荨麻疹、痱子等。此外，炉甘石也可用于小儿科多种易发病，如新生儿脐炎。

滑　石

滑石（Taleum）为硅酸盐类矿物滑石族滑石。别名硬滑石、液石、冷石、夕冷、画石等。具有清热解暑、渗湿利尿、收湿敛疮之功效。

【资源类群概述】

滑石多为块状集合体。呈不规则的块状。白色、黄白色或淡蓝灰色，有蜡样光泽。质软细腻，手摸有滑润感，无吸湿性，置水中不崩散。无臭，无味。半透明。硬度1，比重 2.6~2.8。绝热及绝缘性强。以整洁、色白、细腻润滑、无杂质者为佳。

滑石（Talc）是富含镁的基性或超基性岩石经过热液蚀变的产物，也有的是由白云岩经热液作用形成。主产于山东莱阳、掖县，江西鹰潭等地。江苏、浙江、山西、陕西、辽宁、广西等地也有产。

【资源性化学成分】

滑石主要成分为含水硅酸镁$[Mg_3(Si_4O_{10})(OH)_2]$，其中二氧化硅63.5%，氧化镁31.7%，水分4.8%。通常一部分氧化镁被氧化亚铁替代。此外，尚含有三氧化二铝、氧化钙、钾、钠等成分。

【资源利用途径】

1. 在医药领域中的应用　滑石在《神农本草经》中被列为上品。传统中医用于膀胱湿热、小便淋沥涩痛等症。滑石有吸附和收敛的作用，可散布创面形成被膜，有保护创面，吸收分泌物，促进结痂的作用，内服能保护肠壁，起到消炎、止泻的作用。在体外，10%滑石粉对伤寒杆菌、甲型副伤寒杆菌有抑制作用，外用具有清热收湿敛疮的作用，可用于治疗湿疹、湿疮、痱子等疾病，如痱子粉等。

2. 在工业领域中的应用　滑石具有较好的电绝缘性和绝热性、高熔点以及对油类有强烈的吸附性能，因此在工业上有广泛的用途。自20世纪初，滑石粉一直为主要的造纸填料。

滑石尚可用作耐火材料、橡胶的填料、绝缘材料、润滑剂、农药吸收剂、皮革涂料、化妆材料及雕刻用料等。此外，滑石还是一种重要的陶瓷原料，可用于陶瓷坯料和釉料中，作为化工原料引入釉中，起降温、改善釉面粗糙度的作用。由于其对油类有强烈的吸附作用，故可用于含油废水的处理。

白　矾

白矾（Alumen）为硫酸盐类矿物明矾石经加工提炼制成，全年均可采挖。将采得的明矾石用水溶解，滤过，滤液加热浓缩，放冷后所得结晶即为白矾。生用或煅用，煅后称枯矾。外用解毒杀虫、燥湿止痒；内服止血止泻、祛除风痰。

【资源类群概述】

白矾呈不规则的块状或粒状。无色或淡黄白色，透明或半透明。表面略平滑或凹凸不平，具细密纵棱，有玻璃样光泽。质硬而脆。天然明矾石主要产于已变化的火山岩中，由含硫酸的溶液或蒸气与含钾和铝的岩石（尤其是酸性火山岩）起化学变化等生成。产于浙江、安徽、甘肃、山西、湖北、福建、河北等地。

【资源性化学成分】

白矾主要成分为含水硫酸铝钾［$KAl(SO_4)_2 \cdot 12H_2O$］，枯矾为脱水硫酸铝钾。此外，尚含有少量钙、镁、锶、铁、钛、铜、钠、硅等元素。

【资源利用途径】

1. 在医药领域中的应用　矾石在《神农本草经》被列为上品。苏恭谓："矾石有五种，白矾多入药用。"白矾能强力凝固蛋白质，临床可用于消炎、止血、止汗、止泻和用作硬化剂。对多种革兰阳性球菌和隐性杆菌、某些厌氧菌、皮肤癣菌均有不同程度的抑菌作用，对绿脓杆菌、大肠杆菌抑制明显；在体外有明显抗阴道滴虫作用。白矾经尿道灌注有止血作用；还能促进溃疡愈合；净化浑浊生水。此外，白矾更是治疗痔疮、脱肛、子宫脱垂的常用药。

2. 在食品工业中的应用　明矾为传统的食品改良剂和膨松剂，常用作油条、粉丝、米粉等食品生产的添加剂。

3. 在轻工制造中的应用　明矾可用于制备铝盐、油漆、鞣料、媒染剂、造纸、防水剂等。此外，明矾还是传统的净水剂。

朱　砂

朱砂（Cinnabaris）为硫化合物类矿物辰砂族辰砂。具镇心、安神解毒之功效。

【资源类群概述】

朱砂为粒状或块状集合体，呈颗粒状或块片状。鲜红色或暗红色，条痕红色至褐红色，具光泽。有平行的完全解理。断口呈半贝壳状或参差状。硬度2~2.5。比重8.09~8.2。体重，质脆，片状者易破碎，粉末状者有闪烁的光泽，无味。以色红、鲜艳，有光泽，透明，无细粉，不沾手，质脆，体重，无杂质者为佳。

主产于湖南、贵州、四川、广西、云南等省区。湖南新晃、沅陵县的辰砂行销全国。以湖南辰州（今沅陵）产者为好，故得"辰砂"之名。

【资源性化学成分】

朱砂主含硫化汞（HgS），还含有铜、锌、硒、碲、铁等微量元素。药材的外观性状和质量等级与其元素组成和含量密切相关，是检定其品质的重要依据。另外，朱砂中常夹杂雄黄、磷石灰、沥青质、氧化铁等杂质。

【资源利用途径】

1. 在医药领域中的应用　朱砂（丹砂）在《神农本草经》中被列为中品。传统中医常用于心神不安、胸中烦热、惊悸不眠等症。现代药理研究表明，具有镇静、催眠、抗惊厥、抗心律失常作用，内服能降低大脑中枢神经兴奋性，可用于治疗失眠、癫痫、心律失常等症；外用可抑杀皮肤真菌，治疗口腔溃疡、皮肤感染等疾病。其所含硫元素是体内蛋白质及一些酶的组成部分；微量元素硒和锌能提高人体的免疫功能，有抗衰老和抗慢性病作用。

2. 在其他方面的应用　朱砂的粉末呈红色，经久不褪，是我国应用历史悠久的矿质颜料。据记载，在距今6000多年前的河姆渡文化时期就已用天然朱砂作彩绘颜料。

参考文献

[1] 国家药典委员会编. 中华人民共和国药典［M］. 北京：中国医药科技出版社，2010.

[2] 中华本草编委会. 中华本草［M］. 上海：上海科学技术出版社，1999.

[3] 周荣汉. 中药资源学［M］. 北京：中国医药科技出版社，1993.

[4] 周荣汉，段金廒. 植物化学分类学［M］. 上海：上海科学技术出版社，2005.

[5] 匡海学. 中药化学［M］. 北京：中国中医药出版社，2013.

[6] 方起程. 天然药物化学研究［M］. 北京：中国协和医科大学出版社，2006.

[7] 何兰，姜志宏. 天然产物资源化学［M］. 北京：科学出版社，2008.

[8] 相秉仁. 计算药学［M］. 北京：中国医药科技出版社，1990.

[9] 倪永年. 化学计量学在分析化学中的应用［M］. 北京：科学出版社，2005.

[10] 王惠文. 偏最小二乘回归方法及其应用［M］. 北京：国防工业出版社，1994.

[11] 中国科学院中国植物志编辑委员会. 中国植物志［M］. 北京：科学出版社，2004.

[12] 谢宗万. 中药材品种论述［M］. 上海：上海科学技术出版社，1990.

[13]《中国药用动物志》协作组编著. 中国药用动物志［M］. 天津：天津科学技术出版社，1998.

[14] 徐锦堂. 中国药用真菌学［M］. 北京：北京医科大学（中国协和医科大学）联合出版社，1997.

[15] 纪明候. 海藻化学［M］. 北京：科学出版社，1997.

[16] 高天爱. 矿物药及其应用［M］. 北京：中国中医药出版社，1997.

[17] 王敏，邵晖，吴文青，等. 矿产本草［M］. 北京：中国医药科技出版社，2004.

[18] 赵中杰. 矿物药分析［M］. 人民卫生出版社，1991.

[19] 秦仁昌. 中国蕨类植物科属系统位置和历史起源［J］. 植物分类学报，1978，16（3）：1-19.

[20] 李果，沈泽昊，应俊生，等. 中国裸子植物物种丰富度空间格局与多样性中心［J］. 生物多样性，2009，17（3）：272-279.

[21] 段金廒，周荣汉，宿树兰，等. 我国中药资源学科发展现状及展望，自然资源学报，2009，24（3）：378-386.

[22] 段金廒，宿树兰，钱大玮，等. 中药资源化学研究思路方法与进展，中国天然药物，2009，7（3）：333-340.

[23] 段金廒，吴启南，宿树兰，等. 中药资源化学学科建立与发展，中草药，2012，43（7）：1-8.

[24] 段金廒. 中药资源化学研究技术体系的建立及其应用，中国药科大学学报，2012，43（4）：289-292.

[25] 段金廒，严辉，宿树兰，等. 药材适宜采收期综合评价模式的建立与实践［J］. 中草药，2010，

41 (11): 1755 −1760.

[26] 段金廒, 宿树兰, 吕洁丽, 等. 药材产地加工传统经验与现代科学认识, 中国中药杂志, 2009, 34 (24): 3151 −3157.

[27] 段金廒, 宿树兰, 严辉, 等. 药材初加工"杀青"环节与药材品质形成的探讨, 中药材, 2011, 34 (1): 1 −4.

[28] 段金廒, 吴启南, 宿树兰, 等. 药材初加工"发汗"过程的生物转化与化学转化机理, 中草药, 2012, 43 (9): 1 −6.

[29] 严辉, 段金廒, 宋秉生, 等. 我国当归药材资源生产现状与分析 [J]. 中国现代中药, 2009, 11 (4): 1 −6.

[30] 严辉, 段金廒, 钱大玮, 等. 我国不同产地当归药材质量的分析与评价 [J]. 中草药, 2009, 40 (12): 26 −31.

[31] 钱大玮, 鞠建明, 段金廒, 等. 不同树龄银杏叶在不同季节中总黄酮和总内酯的含量变化[J]. 中草药, 2002, 33 (11): 1025 −1027.

[32] 鞠建明, 黄一平, 钱士辉, 等. 不同树龄银杏叶在不同季节中总银杏酸的动态变化规律 [J]. 中国中药杂志, 2009, 34 (7): 817 ~819

[33] 吴启南, 钱大玮, 段金廒, 等. 中药材贮藏过程的质量变化机制探讨, 中国中药杂志, 2010, 35 (14): 1904 −1908.

[34] 江曙, 钱大玮, 段金廒, 等. 植物内生菌与道地药材的相关性研究, 中草药, 2008, 39 (8): 1268 −1272.

[35] 江曙, 段金廒, 钱大玮, 等. 根际微生物对药材道地性的影响, 土壤, 2009, 41 (3): 344 −349.

[36] 刘睿, 段金廒, 钱大玮, 等. 我国麋鹿资源及其可持续发展的思考, 世界科学技术·中医药现代化, 2011, 13 (2): 213 −220.

[37] Guo S, Duan J A, Tang Y P, et al. Characterization of nucleosides and nucleobases in fruits of Ziziphus jujuba by UPLC −DAD −MS [J]. J Agric Food Chem, 2010, 58 (19): 10774 −10780.

[38] Cheng G, Bai Y, Zhao Y, et al. Flavonoids from *Ziziphus jujuba* Mill var. *spinosa* [J]. Tetrahedron, 2000, 56: 8915 −8920.

[39] Guo S, Duan J A, Tang Y P, et al. Characterization of triterpenic acids in fruits of Ziziphus species by HPLC −ELSD −MS [J]. J Agric Food Chem, 2010, 58 (10): 6285 −6289.

[40] 宿树兰, 段金廒, 欧阳臻, 等. 我国桑树药用植物资源化学研究进展, 中国现代中药, 2012, 14 (7): 1 −6.

[41] 郭盛, 段金廒, 唐于平, 等. 中国枣属药用植物资源化学研究进展, 中国现代中药, 2012, 14 (8): 1 −5.

[42] 钱大玮, 朱玲英, 段金廒, 等. 不同生长期菊茎叶中黄酮类成分的动态变化 [J]. 中草药, 2009, 8 (40): 1317 −1319.

[43] 赵明, 段金廒, 黄文哲, 等. 中国黄芪属药用植物资源现状及分析 [J]. 中国野生植物资源, 2006, 19 (6): 5 −9.

[44] 赵明, 段金廒, 黄文哲, 等. 黄芪属植物三萜类化学成分 [J]. 国外医药·植物药分册, 2002, 17 (6): 235 −240.

[45] 楼凤昌, 凌娅, 唐于平, 等. 银杏萜内酯的分离、纯化和结构鉴定 [J]. 中国天然药物, 2004, 2 (1): 11 −15.

［46］王昌伟，彭少麟，李鸣光，等．红豆杉中紫杉醇及其衍生物含量影响因子研究进展［J］．生态学报，2006，26（5）：1583－1590.

［47］唐于平，王颖，楼凤昌，等．银杏叶中的黄酮醇苷类成分［J］．药学学报，2000，35（5）：363－366.

［48］史小娟，徐志明，付顺华，等．采收季节与年龄对曼地亚红豆杉主要活性成分的影响［J］．中国中药杂志，2010，35（19）：2538－2540.

［49］张洁，徐小平，刘静，等．我国不同种类红豆杉不同部位紫杉醇的含量分布研究［J］．药物分析杂志，2008，28（1）：16－19.

［50］Doi K，Kojima T，Makino M，et al. Studies on the constituents of the leaves of Morus alba L［J］. Chem Pharm Bull，2001，49（2）：151－153.

［51］沈维治，廖森泰，邹宇晓，等．桑叶酚类物质的变化规律研究［J］．中草药，2010，41（11）：1890－1892.

［52］贺军权，欧阳晓玫，朱俊儒，等．甘肃不同产区大黄药材的综合质量考察［J］．中成药，2007，29（1）：88－91.

［53］郭宝林，肖培根．5 种淫羊藿的不同部位的黄酮类成分分析［J］．中国中药杂志，1996，21（9）：523－525.

［54］谢娟平，孙文基．生长期巫山淫羊藿不同部位 5 种黄酮类成分的动态积累过程［J］．中草药，2009，40（9）：1480－1483.

［55］Fan H，Li SP，Xiang JJ，et al. Qualitative and quantitative determination of nucleoside，bases，and their analogues in natural and cultured Cordyceps by pressurized liquid extraction and high performance liquid chromatography－electrospray ionization tandem mass spectrometry（HPLC－ESI－MS/MS）［J］. Anal Chim Acta，2006，567（2）：218－228.

［56］Boh B，Berovic M，Zhang J，et al. Ganoderma lucidum and its pharmaceutically active compounds［J］. Biotechnol Annu Rev，2007，13：265－301.

［57］Cheung HY，Ng CW，Hood DJ. Identification and quantification of base and nucleoside markers in extracts of Ganoderma lucidum，Ganoderma japonicum and Ganoderma capsules by micellar electrokinetic chromatography［J］. J Chrom A，2001，911（1）：119－126.

［58］罗俊，林志彬．灵芝三萜类化合物药理作用研究进展［J］．药学学报，2002，37（7）：574－578.

［59］Cao Y，Chen JJ，Tan NH，et al. Antimicrobial Selaginellin Derivatives from Selaginella pulvinata［J］. Bioorg. Med. Chem. Lett.，2010，20：2456－2460.

［60］齐海涛，王有为，朱强，等．不同栽培模式下黄连质量评价［J］．中国中药杂志，2007，32（7）：570－572.

［61］张金渝，王波，金航，等．云南黄连不同部位有效成分及生物量的比较研究［J］．中国中药杂志，2008，33（3）：311－313.

［62］王丽楠，杨美华．杜仲不同部位主要有效成分含量比较［J］．天然药物研究与开发，2009，21：108－110.

［63］赵则海，曹建国，付玉杰，等．野生与栽培甘草不同部位甘草酸分布特点及其意义［J］．植物研究，2006，23（2）：164－168.

［64］张倩茹，王强．中药海藻质量评价研究［J］．中国野生植物资源，2007，26（2）：60－61.

［65］Lu Y，Chen D F. Analysis of Schisandra chinensis and Schisandra sphenanthera［J］. J. Chromatogr. A，

2009, 1216: 1980 −1990.

[66] Xiao WL, Li RT, Huang SX, et al. Triterpenoids from the Schisandraceae familiy [J]. Nat. Prod. Rep. , 2008, 25: 871 −891.

[67] 余凌虹, 刘耕陶. 五味子联苯环辛烯类木质素成分的结构与药理活性关系和药物创新 [J]. 化学进展, 2009, 21 (1): 66 −76.

[68] Kong WJ, Zhao YL, Xiao X H, et al. Spectrum −effect relationships between ultra performance liquid chromatography fingerprints and anti −bacterial activities of Rhizoma Coptidis [J]. Anal. Chim. Acta, 2009, 634: 279 −285.

[69] 田义新, 尹春梅, 盛吉明, 等. 长白人参最佳采收期的确定 [J]. 中草药, 2005, 36 (8): 1239 −1241.

[70] Wei Shi, Yutang Wang, Juan Li, et al. Investigation of ginsenosides in different parts and ages of Panax ginseng [J]. Food Chem, 2007, 102 (3): 664 −668.

[71] Dan M, Su MM, Gao XF, et al. Metabolite profiling of Panax notoginseng using UPLC −ESI −MS [J]. Phytochemistry, 2008, 69: 2237 −2244.

[72] 张媛, 宋双红, 王喆之. 栽培黄芩中黄酮类成分的动态积累研究 [J]. 中草药, 2009, 40 (9): 1478 −1480.

[73] 张建辉, 陈建伟, 李祥. 斑蝥及其近缘种属药用资源研究进展 [J]. 中国中药杂志, 2009, 34 (5): 5 −8.

[74] Sheng Guo, Jin −ao Duan, Yuping Tang, et al. Simultaneous qualitative and quantitative analysis of triterpenic acids, saponins and flavonoids in the leaves of two Ziziphus species by HPLC −PDA −MS/ELSD [J]. J Pharm Biomed Anal, 2011, 56 (2): 264 −270.

[75] Sheng Guo, Jin −ao Duan, Yuping Tang, et al. High −performance liquid chromatography −two wavelength detection of triterpenoid acids from the fruits of Ziziphus jujuba containing various cultivars in different regions and classification using chemometric analysis [J]. J Pharm Biomed Anal, 2009, 49 (5): 1296 −1302.

[76] Sheng Guo, Jin −ao Duan, Yuping Tang, et al. UPLC −TOFMS coupled with chemometric method as a powerful technique for rapid exploring discrepant components between two Ziziphus species [J]. J Sep Sci, 2011, 34 (6): 659 −666.

[77] Sheng Guo, Jin − ao Duan, Yuping Tang, et al. Triterpenoids from the fruits of *Ziziphus jujuba* var. *spinosa* [J]. Biochem Syst Ecol, 2011, 39: 880 −882.

[78] Sheng Guo, Jin −ao Duan, Yu Ping Tang, et al. Triterpenoid acids from Ziziphus jujuba [J]. Chem Nat Comp, 2011, 47 (1): 138 −139.

[79] Sheng Guo, Jin −ao Duan, Yuping Tang, et al. Binary detector fingerprints analysis of Ziziphus jujuba and *Ziziphus jujuba* var. *spinosa* by HPLC −DAD −ELSD coupled with chemometrics method [J]. J Liq Chromatogr RT, 2011, 34 (18): 2048 −2062.

[80] Sheng Guo, Yu Ping Tang, Jin Ao Duan, et al. Two new terpenoids from fruits of Ziziphus jujuba [J]. Chin Chem Lett, 2009, 20 (2): 197 − 200.

[81] Sheng Guo, Yu Ping Tang, Jin −ao Duan, et al. Chemical constituents from the fruits of Ziziphus jujuba [J]. Chin J Nat Med, 2009, 7 (2): 115 −118.

[82] 郭盛, 段金廒, 唐于平, 等. 中国枣属药用植物资源化学研究进展 [J]. 中国现代中药, 2012, (8): 1 −8.

［83］段金廒，宿树兰，严辉等．药材初加工"发汗"过程及其酶促反应与化学转化机制探讨［J］．中草药，2013，44（10）：1219－1225.